U0267492

Congestive Heart Failure and Cardiac Transplantation
Clinical，Pathology，Imaging and Molecular Profiles

充血性心力衰竭与心脏移植

临床、病理、影像与分子生物学

Congestive Heart Failure and Cardiac Transplantation

Clinical，Pathology，Imaging and Molecular Profiles

充血性心力衰竭与心脏移植

临床、病理、影像与分子生物学

原　著　Daniel J. Garry
　　　　Robert F. Wilson
　　　　Zeev Vlodaver

主　译　邹弘麟
　　　　李亚雄
　　　　贾　政

北京大学医学出版社

CHONGXUEXING XINLI SHUAIJIE YU XINZANG YIZHI——LINCHUANG、BINGLI、YINGXIANG YU FENZI SHENGWUXUE

图书在版编目（CIP）数据

充血性心力衰竭与心脏移植：临床、病理、影像及
分子生物学/（美）丹尼尔·加里（Daniel J. Garry），
（美）罗伯特·威尔逊（Robert F. Wilson），（美）泽耶
夫·弗洛达弗（Zeev Vlodaver）原著；邹弘麟，李亚雄，
贾政主译. —北京：北京大学医学出版社，2019.12
书名原文：Congestive Heart Failure and
Cardiac Transplantation：Clinical，Pathology，
Imaging and Molecular Profiles
ISBN 978-7-5659-1973-2

Ⅰ. ①充… Ⅱ. ①丹… ②罗… ③泽… ④邹…⑤李…⑥贾…
Ⅲ. ①心力衰竭－充血 ②心脏移植 Ⅳ. ①R541.6 ②R654.2

中国版本图书馆CIP数据核字（2019）第060148号

北京市版权局著作权合同登记号：图字：01-2019-1774

First published in English under the title
Congestive Heart Failure and Cardiac Transplantation：Clinical，Pathology，Imaging and
Molecular Profiles
edited by Daniel J. Garry, Robert F. Wilson and Zeev Vlodaver
Copyright © Springer International Publishing AG, 2017
This edition has been translated and published under licence from
Springer Nature Switzerland AG.
Springer Nature Switzerland AG takes no responsibility and shall not be made liable for
the accuracy of the translation.

Simplified Chinese translation Copyright © 2019 by Peking University Medical Press.
All Rights Reserved.

充血性心力衰竭与心脏移植——临床、病理、影像与分子生物学

主　　译：邹弘麟　李亚雄　贾　政
出版发行：北京大学医学出版社
地　　址：(100191) 北京市海淀区学院路 38 号　北京大学医学部院内
电　　话：发行部 010-82802230；图书邮购 010-82802495
网　　址：http://www.pumpress.com.cn
E - mail：booksale@bjmu.edu.cn
印　　刷：北京强华印刷厂
经　　销：新华书店
责任编辑：高　瑾　畅晓燕　梁　洁　责任校对：靳新强　责任印制：李　啸
开　　本：889 mm×1194 mm　1/16　印张：33.25　字数：1040 千字
版　　次：2019 年 12 月第 1 版　2019 年 12 月第 1 次印刷
书　　号：ISBN 978-7-5659-1973-2
定　　价：360.00 元

译者名单

主　译　邹弘麟　李亚雄　贾　政

副主译　刘　茜　邢正江

译　者　（以姓氏汉语拼音排序）

陈崛飞　陈文敏　陈　妍　陈志鹏　戴　辉　耿　玥　贾　政

李春城　李亚雄　刘笃秋　刘菲菲　刘　茜　孟凡棣　彭　勇

钱　旭　孙小林　吴　珏　解　英　邢正江　张丽娜　张雅永

赵　斌　赵　义　字云峰　邹弘麟

审校者名单　（以姓氏汉语拼音排序）

光雪峰　侯宗柳　金醒昉　李　鹏　曲丽峰　王戈楠　汪　毅

韦　杰　魏　玲　吴　剑　许文苑　杨　莉　杨应南

原著者名单

Sirtaz Adatya Department of Medicine/Cardiology, University of Chicago Medicine, Chicago, IL, USA

Wayne Adkisson, MD Medicine/Cardiology, University of Minnesota Fairview Medical Center, Minneapolis, MN, USA

Baris Akdemir, MD Medicine/Cardiology, University of Minnesota Fairview Medical Center, Minneapolis, MN, USA

M. Chadi Alraies, MD, FACP University of Minnesota, Minneapolis, MN, USA

Inder S. Anand, MD, FRCP, D Phil (Oxon.) Cardiology Section, VA Medical Center, University of Minnesota, Minneapolis, MN, USA

Richard W. Asinger, MD Cardiology, Hennepin County Medical Center, University of Medicine, Minneapolis, MN, USA

Michelle L. Asp, PhD Integrative Biology and Physiology, University of Minnesota, Minneapolis, MN, USA

David G.Benditt, MD Medicine/Cardiology, University of Minnesota Fairview Medical Center, Minneapolis, MN, USA

Alan Berger Lillehei Heart Institute, Department of Medicine, University of Minnesota Medical Center, University of Minnesota, Minneapolis, MN, USA

Jop H. van Berlo, MD, PhD Division of Cardiology, Lillehei Heart Institute, University of Minnesota, Minneapolis, MN, USA

Mark P. Birkenbach, MD Lab Medicine and Pathology, University of Minnesota Medical Center, Minneapolis, MN, USA

Marilia Cascalho, MD, PhD Surgery; Microbiology and Immunology, University of Michigan, Ann Arbor, MI, USA

Jay N. Cohn, MD Department of Medicine—Cardiology, University of Minnesota Medical School, Minneapolis, MN, USA

Monica M. Colvin, MD, MS Cardiovascular Division, University of Michigan, Ann Arbor, MI, USA

William K. Cornwell III, MD Internal Medicine, University of Colorado Anschutz Medical Campus, Aurora, CO, USA

Daniel Duprez, MD, PhD Cardiovascular Division, Department of Medicine, University of Minnesota, Minneapolis, MN, USA

Peter M. Eckman, MD Minneapolis Heart Institute at Abbott Northwestern Hospital, Minneapolis, MN, USA

Viorel G. Florea, MD, PhD, DSc, FACC, FAHA Cardiology, University of Minnesota Medical School, Minneapolis, MN, USA

Gary S. Francis, MD Cardiovascular Division, University of Minnesota Medical Center/Fairview, Minneapolis, MN, USA

Glynnis A. Garry, MD Department of Internal Medicine, University of Texas Southwestern Medical Center, Dallas, TX, USA

Daniel J. Garry, MD, PhD Lillehei Heart Institute, Department of Medicine, University of Minnesota Medical Center, University of Minnesota, Minneapolis, MN, USA

Mary G. Garry, PhD Lillehei Heart Institute, Department of Medicine, University of Minnesota, Minneapolis, MN, USA

Ranjit John, MD Cardiothoracic Surgery, University of Minnesota Medical Center, Fairview, Minneapolis, MN, USA

Forum Kamdar, MD, PhD Cardiovascular Division, University of Minnesota, Minneapolis, MN, USA

Balaji Krishnan, MD Medicine/Cardiology, University of Minnesota Fairview Medical Center, Minneapolis, MN, USA

Priti Lal, MD, FCAP Perelman School of Medicine, Hospital of the University of Pennsylvania, Philadelphia, PA, USA

John R. Lesser, MD Department of Cardiology, Abbott Northwestern Hospital, Minneapolis, MN, USA

Kenneth K. Liao, MD, PhD Cardiothoracic Surgery, University of Minnesota, Minneapolis, MN, USA

Russell V. Luepker, MD, MS Division of Epidemiology and Community Health, School of Public Health, University of Minnesota, Minneapolis, MN, USA

Shannon M. Mackey-Bojack, MD Jesse E Edwards Registry of Cardiovascular Disease, United Hospital, St. Paul, MN, USA

K.P. Madhu, MD Department of Cardiology, University of Minnesota Medical Center, Minneapolis, MN, USA

Pradeep P.A. Mammen Division of Cardiology, UT Southwestern Medical Center, Dallas, TX, USA

Cindy M. Martin Department of Medicine-Cardiology, University of Minnesota, Minneapolis, MN, USA

Joseph M. Metzger, PhD Integrative Biology and Physiology, University of Minnesota, Minneapolis, MN, USA

James H. Moller, MD Department of Medicine—Cardiology, University of Minnesota, Minneapolis, MN, USA

Khalil Murad, MD, MS Section of Cardiology, Department of Medicine, University of Minnesota, Minneapolis, MN, USA

Prabhjot S. Nijjar, MD Cardiovascular Division, Department of Medicine, University of Minnesota Medical Center, Minneapolis, MN, USA

Maria Patarroyo-Aponte, MD Allegheny General Hospital McGinnis Cardiovascular Institute, Pittsburgh, PA, USA

Jeffrey L. Platt, MD Surgery; Microbiology & Immunology, University of Michigan, Ann Arbor, MI, USA

Marc R. Pritzker, MD Department of Medicine—Cardiovascular, University of Minnesota, Minneapolis, MN, USA

Henri Roukoz, MD Medicine/Cardiology, University of Minnesota Fairview Medical Center, Minneapolis, MN, USA

Scott Sakaguchi, MD Medicine/Cardiology, University of Minnesota Fairview Medical Center, Minneapolis, MN, USA

Chetan Shenoy, MBBS Cardiovascular Division, Department of Medicine, University of Minnesota Medical Center, Minneapolis, MN, USA

Sara J. Shumway, MD University of Minnesota, Minneapolis, MN, USA

John R. Spratt, MD, MA Department of Surgery, University of Minnesota, Minneapolis, MN, USA

Ziad Taimeh, MD Department of Cardiology, Baylor St Luke Medical Center, Baylor College of Medicine, Houston, TX, USA

Ashenafi M. Tamene, MD Cardiovascular Division, Department of Medicine, University of Minnesota Medical Center, Minneapolis, MN, USA

Thenappan Thenappan, MD Department of Medicine—Cardiology, University of Minnesota, Minneapolis, MN, USA

Brian R. Thompson, PhD Integrative Biology and Physiology, University of Minnesota, Minneapolis, MN, USA

Zeev Vlodaver, MD Division of Cardiovascular Medicine, University of Minnesota, Minnesota, MN, USA

Cyprian V. Weaver, PhD Department of Medicine, Lillehei Heart Institute, University of Minnesota, Minneapolis, MN, USA

Robert F. Wilson, MD Cardiovascular Division, University of Minnesota, Minneapolis, MN, USA

译者前言

  《充血性心力衰竭与心脏移植》原名 *Congestive Heart Failure and Cardiac Transplantation*，是由明尼苏达大学医学中心著名心脏病学家 Daniel J. Garry 教授、Robert F. Wilson 教授及 Zeev Vlodaver 教授主编的一部经典的介绍心力衰竭与心脏移植的专业书籍。本书包括五大部分共计 34 章，涉及心脏生理学、临床心脏病学、流行病学、影像学、电生理学、分子生物学和病理学，同时介绍了心脏再同步化治疗、心室辅助装置、心脏移植等高级生命支持技术和方法，书中涵盖了心血管病学各个领域的最新进展，内容新颖前沿，并整合大量典型、生动的图片资料，且各个章节均直接由该领域内的著名专家撰写，具有很强的权威性。本书章节框架设置合理，便于读者阅读学习。

  本书由昆明医科大学附属延安医院及省内多家三甲医院享有盛誉的专家及中青年骨干翻译审校。各位译者在努力忠于原著的基础上，尽量用简明扼要的文字传递原著信息，并通过专家间相互审校，查漏补缺，尽力保证翻译质量。本书原著章节多，内容涉及广泛，参译人员众多，表达风格可能不尽一致，且翻译水平有限，经验不足，虽然在翻译及校对时已尽最大努力，但仍会有不妥之处，恳请读者批评指正。

  最后，感谢全心投入翻译及审校工作的各位同仁，大家努力付出的心血、精力是本书得以出版的根本。感谢北京大学医学出版社的社长、编辑们，他们的理解、支持、细致以及耐心的工作使本书在我们工作的基础上臻于完善，并顺利出版。

邹弘麟 李亚雄 贾 政

昆明医科大学附属延安医院

云南心血管病医院

云南省心血管外科研究所

云南省心血管疾病重点实验室

献 言

谨将此书献给我们的妻子：

Mary Grace Garry

Betsy Wilson

Dalia P. Vlodaver

感谢她们对我们的鼓励、支持与启发！

原著前言

  本书全面并深入地介绍了唯一有望治愈心力衰竭的治疗方法——心脏移植。由于心力衰竭在社会中患病率很高，对当前医疗保健系统产生深远的影响，因此，我们针对不同受众群体出版此书，从医学生到实习医生、科研人员，乃至临床医疗专家均可阅读。从标题与目录大纲中就可以看出，本书的独特之处在于所涉及范围的广度。我们以编写一本专门深入介绍心力衰竭领域的专业书籍为目标，并囊括心脏移植等一系列治疗策略，这将会吸引众多专业领域内的分子生物学家、病理学家、临床医师、放射科医师以及外科医师等的密切关注。

  下面将以部分章节内容简介为例，为后续章节的深入展开做铺垫。第 1 章宏观地介绍了发展史，为本书提供了一个独特的开端。第一部分的后续章节探讨了正常与异常心脏的生理学、分子生物学、病理学与流行病学的基础知识，并突出介绍了对该领域产生重大影响的新兴研究发现。第二部分讨论了心力衰竭的已知病因，如右心衰竭、瓣膜性心肌病、肌节性心肌病的分子机制及神经-肌肉性心肌病等。这些章节将为临床医师及研究学者提供优质的学术资源。第三部分概述了心力衰竭的进展，相关章节详细介绍了心肾综合征、神经激素激活系统、心肌重构和心肌病性心律失常等。第四部分讨论了心力衰竭患者的前沿疗法，包括心脏再同步化治疗、心室辅助装置、延缓重构以及改善血流动力学的细胞治疗策略。再生医学领域是目前备受关注的重要领域，在本书第 23 章中将着重强调该领域内最前沿的研究策略及其所带来的医疗影响力。第五部分涉及心脏移植领域，这些章节详细阐述了外科手术、免疫生物学与治疗学探索的详尽发展史，这些发现是该领域的标志，同时也为心脏移植受体提出临床管理目标。该部分涉及的专题包括心脏移植手术过程、移植术后患者的早期与后期临床管理、同种异体移植排斥反应、心肺联合移植与异种移植。

  本著作的独特之处在于作者的专业知识背景，以及在各自国家与国际中的声誉。本书中的众多作者将研究重点放在心力衰竭和心脏移植，这能够充分展示他们在该领域内杰出的专业特长。许多作者已成为研究机构的创始人与学科带头人，并开展了心血管计划、肺动脉高压计划、神经肌肉计划、生理学科、机器人手术与移植计划、成人先天性心脏病计划、结构性心脏病计划、再生医学计划与成立心血管病研究机构等。本书作者专业知识丰富且全书综合性强，可作为临床实习医生、研究学者等重要的学术资源。最重要的是，我们强烈希望这一学术著作能够激发下一代学者追求创新和发现的愿望，进而扭转心力衰竭与心脏移植的不利局面，为早日实现治愈这些心血管疾病的目标做出贡献。

于美国明尼阿波利斯 Daniel J. Garry

Robert F. Wilson

Zeev Vlodaver

（贾　政　译）

致　谢

　　主编们对本书各章节作者付出的所有努力和提供的见解表示感谢。各位作者无与伦比的科研和临床专业知识使本书能够在同类书籍中脱颖而出。

　　主编们深知创新对心血管病学的贡献，其重要影响在本书中有所体现。

　　C. Walton Lillehei，医学博士，是国际知名的"开放性心脏外科之父"，师从明尼苏达大学外科教授 Owen Wangensteen 博士。1952 年，Lillehei 博士参与了在明尼苏达大学进行的世界上第一例成功使用低体温的开放性心脏手术。1954 年，他进行了世界上第一例使用交叉循环的开放性心脏手术，这些手术为心肺机的使用提供了平台基础。1958 年，Lillehei 博士负责植入世界上第一台小型便携式电池驱动起搏器，并在 1966 年开发并植入了世界上第一个人工心脏瓣膜。世界各地数千名心脏外科医生接受了明尼苏达大学 Lillehei 博士及其同事的培训，并使心血管外科领域发生彻底变革。本书作者之一 Garry 博士特别鸣谢 Lillehei 博士，因为他和已故的 Kaye Lillehei 一起成立了现在由 Garry 博士领导的 Lillehei 心脏研究所。

　　Jesse E. Edwards，医学博士，世界著名的心血管病理学家，明尼苏达州罗彻斯特梅奥诊所和位于明尼阿波利斯的明尼苏达大学的病理学教授。他指导过众多医学生、病理学家、心脏病学家、心脏外科医生，以及来自世界各地的访问学者。Edwards 博士在明尼苏达州圣保罗联合医院收藏了大量尸检心脏，被称为 Edwards 博士的心血管注册登记处，这也成为他绘制本书插图的主要资源：*An Atlas of Acquired Diseases of the Heart and Great Vessels*（1961 年）和 *Congenital Heart Disease*（1965 年）。他还作为共同作者参与撰写了近 800 篇期刊论文和 14 部著作。Vlodaver 博士特别感谢 Edwards 博士，因其是他的老师、指导者和"医疗生涯中的力量源泉"。

　　Howard B. Burchell 博士，心脏病学专家，罗切斯特梅奥诊所医学教授，明尼苏达大学心脏病学系首届主任，从 1965 年到 1970 年担任 *Circulation* 杂志的主编。Burchell 博士在职业生涯中的教育理念是以科学证据为中心，Garry 博士和 Wilson 博士在此特别鸣谢 Burchell 博士，他们为明尼苏达大学心血管病中心带来创新、探索的精神，并提供优质的心血管护理理念。

　　Jay N. Cohn，医学博士，明尼苏达大学教授，发现了许多心力衰竭的基本生理学，以及其与后负荷和血管张力的关系。Cohn 博士为理解心力衰竭创建了一个综合性概念框架，形成了我们对其病理生理学的认识，并引导了一场关于治疗的革命。他创立了美国心力衰竭学会，并担任 *Journal of Cardiac Failure* 的首任主编，如今被公认为心力衰竭之父。Cohn 博士还担任了 22 年的心脏病学主任，并建立了世界领先的心力衰竭项目之一。本书作者之一 Wilson 博士在此特别鸣谢 Cohn 博士将其招募到明尼苏达大学，并对他在心脏移植后交感神经再神经化支配的研究中给予很大的支持。

　　主编们希望向所有在他们职业生涯中共事过的医学生表示感谢。我们希望，将我们分享的发现和探讨转化为一个平台，激励您进一步为这一专业领域做出贡献。

　　我们非常感谢 Jane Hutchins-Peterson 的鼎力协助，协助从编者到出版社之间的材料传送。

　　我们对 Barb Umberger 尽心细致地编辑稿件表示深切的感谢，他的工作确保本项目高质量地完成。

　　我们对 Erik Munson 和 Cynthia DeKay 对本书中展现的插图和艺术图片提供的帮助表示感谢。

　　我们还要对 Springer 出版编辑 Michael Griffin 对本书出版的相关细节所给予的出色付出、支持和关注表示感谢。

　　我们还要感谢 Springer 临床医学资深编辑 Janet Foltin 对本节的支持和鼓励，以及她为实现本书出版所做的一切努力。

于美国明尼阿波利斯　　Daniel J. Garry

Robert F. Wilson

Zeev Vlodaver

（贾　政　译）

目　录

第一部分
心力衰竭的历史与基本机制

心血管疾病与心力衰竭的历史回顾 第 **1** 章

Cyprian V. Weaver，Daniel J. Garry

（贾　政　陈志鹏　译　金醒昉　审校）

引言

» 只要我们有自我意识，我们就敬畏这样一个事实：在我们体内竟存在如此重要、如此活跃的东西——一个有着自己意志的充满活力的核心，它不按我们的手、眼睑甚至肺的方式服从我们的命令。它与我们周围诸如潮汐、星辰和风一样的宇宙运行相关联，节奏不清，原动力不明。一旦意识到这一点，我们看待自己乃至这个世界的方式将从此改变。S. and T. Amidon[1]

The Sublime Engine（译者注：Stephen Amidon 所著《人类心脏传记》的再版）中的这些线索在开启遨游医学历史中扮演着重要的角色。它们提醒我们，从人类最早期的自我意识阶段开始，心脏就作为体内固定的运动伴侣与我们形影不离。无论对于我们的祖先意味着什么，这可能是任何人的猜想，但是我们知道，从人类旅程开始的那一刻起，它就扎根在人们的脑海中。虽然关于心脏方面的研究拥有丰富且动态的历史，但它同时也为专注于衰竭心脏的病理生理学等研究提供了一个平台，以便于发现影响该疾病进程的治疗方法。在这里，我们介绍关于心脏和心力衰竭相关研究的历史，作为新兴技术的基础，这些技术在本书的其余部分都有描述。正如温斯顿·丘吉尔（Winston Churchil）所言："那些不了解历史的人注定要重蹈覆辙。"

心脏和心血管系统简史

最近，有关法国阿尔代什洞穴住宅的旧石器时代奥里尼亚克时期和晚期马格德林文化（公元前35 000—10 000年）的一项研究表明，在狩猎派对的墙壁蚀刻和绘画、隐藏在自然力量中的狩猎精神，以及符号词汇可能按其表义存在。在这些绘画中，有一个令人难以置信的明确的心脏或心形轮廓[2]——一个近似对心爱的人天真烂漫的表达（图1.1）。无论这能反映出什么象征性的价值，它都可以合理地表示这个器官，它经常出现在被屠宰的猎物、一个令人恐惧的猎人或其他使心脏裸露并暴露于环境的意外事件中。

古埃及人

随着时间的推移，我们在研究古埃及人的时候发现了一种文化，它不仅在医学方面和生理学方面，而且在心理学方面都充分囊括了心脏。尽管没有明确的循环系统结构，Edwin Smith 外科古本手卷（公元前1600年）记录了作者的认知，即可以通过脉搏来评估心脏的状态。它首次对心跳进行了书面观察描绘（图1.2）。从一开始，手卷文章就写道：用手指计数随机事物来识别心脏的运动方式。血管通向身体的每个部位，当一位 Sekhmet 牧师，任何一名医生……将其手指指向头部……指向双手，指向心脏的位置……意在说明……存在于每一支血管，身体的每一个部位[3]。此外，人们普遍认为，所有"体内的汁液"（如血液、空气、黏液、尿液、精液和粪便）通过从心脏延伸出来的各种通道和谐地遍布全身，并在肛门处汇聚，然后再循环[3]。任何"汁液"流动的中断都将导致疾病。

在埃伯斯（Ebers）手卷中（大约公元前1550年）也提到了心脏的解剖学和生理学。除了生物学功能，手卷描述了心脏还承担着情感、记忆、思想、意志和人格的中心等重要角色。因此，它的状态是来世去向的最终仲裁者，决定了一个人的完整性和最

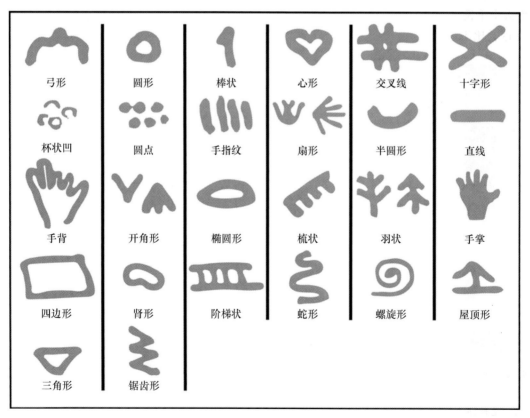

弓形	圆形	棒状	心形	交叉线	十字形
杯状凹	圆点	手指纹	扇形	半圆形	直线
手背	开角形	椭圆形	梳状	羽状	手掌
四边形	肾形	阶梯状	蛇形	螺旋形	屋顶形
三角形	锯齿形				

图1.1 26个标志都以同样的方式绘制，但这些标志是从法国的146个史前遗址编译而成，跨越了25 000年（公元前35 000—10 000年）。这些符号可以表示一种传输信息代码的书面形式。虽然心脏形状符号是心形的，但其象征意义仍有待解释。引自 www.ancient-wisdom.co.uk/caveart.htm

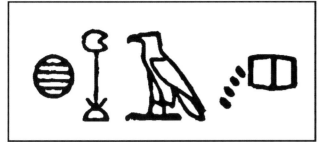

图 1.2　大约公元前 1700 年，Edwin Smith 手卷中的象形文字描绘了对脉搏的"计数"或"测量"。右边的符号表示从容器中数种子或珠子。这些字符代表了对脉冲速率进行了第一次制表描述，随后将被水容器所取代，在这种情况下，水增量的损失可能与脉冲相关，并且可能与时间也相关。引自 Brewer LA 3rd. Sphygmology through the centuries. Historical notes. Am J Surg. 1983；145（6）：696-702

终的命运。在这最后的仲裁中，与在木乃伊化过程中被移除并被放置在"卡诺匹斯罐"中且与身体一起埋葬的其他器官不同，心脏仍然留在体内。根据埃及《亡灵之书》的规定，将心脏与鸵鸟的羽毛放在一个天平上称重比较，被称为"真理的羽毛"（图 1.3）。如果天平平衡，一个人将会在净土加入诸神。如果死者的心脏比羽毛更重——意味着其是恶而非

善的心灵，那么心灵就会立即被恶魔 Ammit 所吞噬。实际上，这将被定罪者推向第二次死亡，彻底湮没。

埃及人对心脏医学知识的认知随着时间的推移而向外界扩散，并最终影响到早期的希腊人，包括普拉克戈拉斯人、尼多斯人和西西里人，他们甚至把心脏置于与智力同等重要的地位[4]。尽管如此，埃及的大部分宗教医学在很大程度上被希腊人放弃，因为他们希望以更加理性的方式来对待疾病和医学。

古希腊

在希腊的荷马时代（公元前 1100—750 年），人们在战伤和身体病损的创伤性环境中对心血管解剖学各个方面的自然规律在很大程度上有所认知，其中包括在著名的《荷马史诗·伊利亚特》（公元前 760—710 年）中关于垂死的阿尔卡索斯（Alcathous）和他仍然在跳动的心脏的描述："……在与 Idomeneus 战斗时，他的胸口中间被长矛刺伤，并刺破了他身上的青铜盔甲，这些盔甲曾守卫着他的身体免受毁灭性打击。他大叫一声，惊天地泣鬼神，

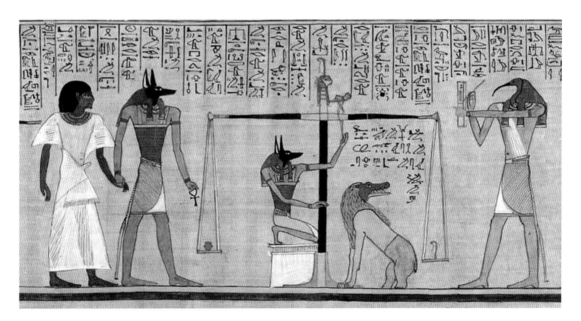

图 1.3　象形文字和图形描绘的 Hunefer 手卷中称重心脏的仪式。Anubis 是一个与木乃伊化和来世相关联的胡狼头神，他带着一个身穿白色衣服的 Hunefer 去参加仪式。Anubis 第二次检查天平以确保其准确性，而 Ammit 则站在天平下面等待结果。朱鹭头神 Thoth 是神性争端的记录者和仲裁者，他站在右侧准备记录结果。Hunefer 的心脏放在天平的一边，Ma'at 的羽毛则放在另一边。如果心脏的重量较轻，则反映出 Hunefer 在世时非常善良，他将加入和平领域的诸神中。如果重量较重，则象征着邪恶的生活，那么他的心脏就会被饥渴的 Ammit 吃掉。这种行为惩戒着消逝的第二次死亡，标志着完全地湮没。幸运的是，Hunefer 的心脏重量更轻，将被送给 Osiris 进入来世，并在雅卢获得永生

折断了身上的长矛，轰然倒地，他心脏中的长矛刺得很紧，但是他的心脏仍在怦怦地跳着，使劲地晃动着长矛的末端"[5]。

在古希腊后期，由于他的医学实践纲要为疾病寻求了理论依据，希波克拉底（Hippocrates）（公元前460—355年）在希腊医学领域中享有盛誉。但在希波克拉底全集中，对心血管系统的实际认识是有限的，而且在很多情况下都是错误的，其中包括对心脏的描述："一种坚固厚实的材质，拥有丰富的体液，不会受到伤害或表现出明显的疼痛[6]。"尽管如此，其对心脏解剖学上的描述不仅有用，而且在历史上有助于更精确地定义器官，包括对心脏四腔的描述。其他描述还包括通过主动脉瓣的单向血流、肺动脉瓣的形状，以及心包腔和心包液。

在古典时期（公元前480—323年），希腊人适度推进了心脏病学进展，如 Diocles of Carystus（公元前400年）对主动脉与腔静脉进行了区分，并与亚里士多德（Aristotle）（公元前384—322年）共同阐述了以心脏为中心的心脏位置。他提出心脏是三腔器官，是灵魂所在。而且，他还把心脏和大血管描述为所有血管的来源。

Paraxagoras（约公元前340年）提出了一种区分动脉和静脉的方法，前者是由心脏发出，可运输空气，后者由肝发出，负责运输血液。而 Herophilus（公元前335—280年）进一步阐述和区分动脉和静脉，并注意到动脉壁更厚，而且可以搏动，他的同事 Erasistratus（公元前304—250年），通过观察血管的性质、心脏的瓣膜，以及对血管构造的概念化增进了希腊对心脏病学的贡献。

古希腊名医 Galen 和 Erasistratus

关于循环理论保留的大部分内容都是来自 Galen。根据 Galen 对 Erasistratus 作品的引用来看，Erasistratus 对循环系统的理解并不深入，当然，他认为动脉和静脉之间的关系更为连续，且两者之间的关系来自心脏：静脉（肺动脉）来自分布在全身动脉起源于血管（或右心室）的部分；动脉（或肺静脉）来自静脉起源的部分，并且过渡到心脏的充气部分（或左心室）[7]。此外，他认为动脉只含有空气，当被刺穿时，空气就会逸出。切开血管后，便可观察到血液流入而填充动脉的空间。与 Herophilus 一样，Erasistratus 认为静脉只容纳和运输血液。

正如 Aird（2011 年）在他精彩的分析报告中所指出的那样，希腊心血管学派的研究重点是理解营养如何传播到身体的各个部位[8]。Erasistratus 描述了一种开放式血管系统（图 1.4a），其所吸收的营养物质从肝转化到血液中，经由肝静脉汇入腔静脉，并从那里流向身体的其余部分。血液的一部分流向右心室，并最终滋养肺部。相反，他认为肺静脉会吸收空气并将其输送到左心室，最终通过动脉将其输送到组织中。虽然该理论有一定缺陷，但这样的系统解释了他在解剖中所观察到的情况，并将继续影响心脏病学发展，直至 Galen 时代。

Galen（公元 129—216 年）是一名希腊医生，出生于帕加马，他的名字和理论在十三个世纪里为医学知识的发展做出贡献。他似乎无限的医学知识可能源自于作为多位罗马皇帝的宫廷医生、角斗士外科医生所获得的第一手资料，以及对包括巴巴利猿和猪在内的许多动物物种的狂热解剖实践。他的心脏病学事业建立在改良希腊生理学的基础上——主要依赖于 4 种体液（血液、黑色和黄色的胆汁、痰液）。基本原理是，尽管心脏是产生生命和灵魂并给予身体固有热量的来源，但它必须被冷却。在 Aristotle 的解释中，冷却是大脑的任务，而 Galen 提出新的理念：肺提供了这种活动。Galen 提出了一种关于血管系统的开放式理论，它扩展了 Erasistratus 的模式，即血液在动脉和静脉中都能够流动的创新方式（图 1.4b）。

在 Galen 的方案中，心脏和动脉与肝和静脉、大脑和神经并行，形成一种三方管治体系。每一方都提供了生命系统的功能组成部分：大脑和神经带来了感觉和思想，心脏和动脉补充生命所需的能量，肝和静脉提供营养和生长。每部分还产生一种精气（πνεύμα，一个古希腊单词，代表"呼吸"）或有活力和滋养身体的精神物质。他认为心脏产生了生命精气，肝产生一种自然精气，而大脑则产生一种动物精气。

由于翻译和翻译的注解，通过 Galen 式系统的实际流动的血液并非没有争议。在 Galen 的描述中，也可以找出连他自己都模糊不清的部分。正如 Henri de Mondeville（1260—1320 年）后来所指出的那样，"上帝并没有用尽全力来创造 Galen[9]"。以下是 Galen 式系统简易而通用的方案。他的方案从食物的摄

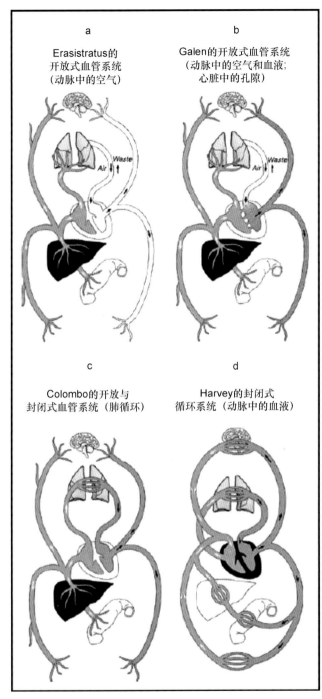

图 1.4　循环系统示意图，比较心血管系统概念的主要进展。（a）Erasistratus 认为动脉和静脉系统是相互独立的。静脉系统输送血液，而动脉系统则输送空气。从肠道吸收的食物通过门静脉输送到肝，在那里将营养物质转化进入血液，通过腔静脉将其输送到身体其他部位。（b）Galen 的方案围绕输送静脉血液的动脉而设计，静脉血则从室间隔的孔隙传递而来。（c）Colombo 的方案提供了一个精确的肺循环，但保留了 Galen 提出的理论，即大部分静脉血液直接输送到身体各组织，只有一部分输送到右心室。（d）Harvey 的系统扩展了肺循环路径，将整个身体内所有的静脉血液从组织和肺输送

取开始。一旦食物被消化后，就通过门静脉从肠道输送到肝（图 1.5）。在肝中，营养物质被转化成血液，血液中充满了自然精气，赋予了它生长和营养的力量——将新形成的鲜血标记成深红色。在肝中，活化的血液将被输送到许多靶部位。其中一部分通过腔静脉和下游静脉流经全身，并将潜在营养分配到肌肉和器官。然而，部分血液从下腔静脉转移到心脏的右心室。在这里，部分血流通过肺动脉持续输送到肺，而充斥在右心室的一部分血流通过室间隔内无形的孔隙进入左心室。此时，肺中与空气混合的血液通过肺动脉和肺静脉经起伏运动注入生命精气。灌输的血液（此时呈鲜红色）通过搏动的动脉输送到身体的其他部位，并被组织消耗，且部分流入大脑。转移到大脑的血液进一步被动物精气所激发，稀薄的精气能使大脑活跃起来，经过神经向周围流动，通过感官给肌肉和感觉带来能量。

最后，对于脉搏，Erasistratus 将心脏视为具有抽吸力的"风箱"，在其收缩过程中，由于左心室中精气的作用力而产生动脉的被动扩张[10]。Galen 认为，脉搏是由动脉壁内肌肉层的主动收缩和扩张所产生的。刺激起源于心脏，并沿着管壁传导[11]。两者都是不正确的。对于 Erasistratus 而言，脉搏由心脏的运动引起，但通过动脉搏动的是精气，而不是血液。对于 Galen 来说，通过动脉流动的是血液——但这种流动是由于动脉壁产生的脉搏。

现如今，许多临床医生都曾疑问过，为什么 Galen 这样一位独具慧眼和具有敏锐洞察力的科学家未能在循环方案中推断出心脏的显著作用。许多人也提出了对这个令人困惑的问题的见解。越来越多的人认为 Galen 是因为与 Stoics 学派持续不休的争论而变得筋疲力尽且心烦意乱[12]。他的议程变成了辩证的论战，以抹杀 Stoics 学派不可分割的灵魂的概念，同时保持着自己对柏拉图（Platonic）的三

到右心室，而从肺部流出的动脉血液被泵送到身体其他部位。尽管 William Harvey 时期对毛细血管床连接封闭系统还没有直接的证据，但 Marcello Malpighi 后来提出两者之间存在着多孔转移。引自 Aird WC. Discovery of the cardiovascular system：from Galen to William Harvey. J Thromb Haemost. 2011；9（Suppl 1）：118-129

图 1.5　Galen 循环概念的示意图。营养物质通过门静脉输送到肝①在这里混合自然元气，形成血液通过腔静脉分布到整个身体；②一小部分流向右心室；③受到来自肝的起伏运动的影响。心脏中的部分血液流向肺以释放"乌黑的蒸气"，而有些血液流经室间隔的孔隙，并通过气管输送来自元气的"生命精神"。在被看做空洞的神经可在分布到身体之前，将富于动物元气的血液进一步灌输至大脑。引自 Singer C. A Short History of Anatomy and Physiology from the Greeks to Harvey. New York：Dover；1957

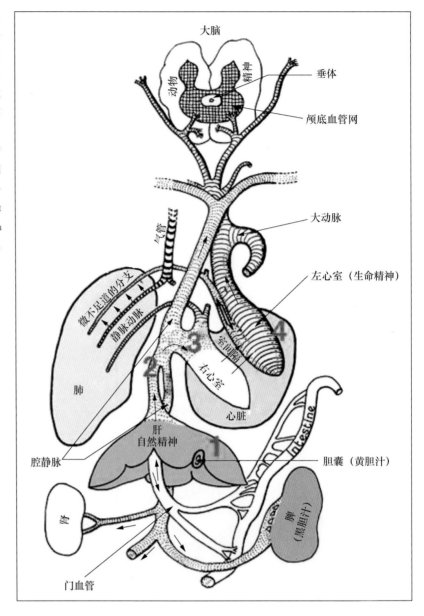

段式灵魂概念的忠诚。这场辩论的激烈强度让人几乎无法抽身。随着中世纪时期的进一步仿效和推崇，Galen 系统成为影响和指导医学实践和教育的主要范例。

相比之下，在 13 世纪，伊斯兰世界的医生们更加熟悉古希腊，Galen 系统终将会受到质疑。其中包括 Ibn al-Nafis（1210—1288 年）在内的阿拉伯医生，他明确指出，室间隔内存在无形的孔隙，使血液从右心室流入左心室，并为肺循环提供了准确的依据。尽管西方继续接受并传播 Galen 的理论，但在 12 世纪的新发展最终将会对 Galen 无所不在的影响力进行重新评估。

意大利

虽然被称为"希波克拉底之国（Civitas Hippocratica）"，但 Salerno 学院在无可非议的思想僵化时代中为医学和医学教育展现了一种新颖且完整的方法。从 10 世纪开始，在包括 Monte Cassino 在内的本笃会修道主义的背景下，它成为世界上第一所医学院，并随之成为一个杰出的机构。它恢复了早期历史中的动物解剖实践，作为其主要优势之一。正如 Castiglioni 所指出的那样，"那个时候以前，解剖学一直被简单地教导成 Galen 式解剖学（"Galen 所宣称的"）[13]。在 12 世纪 Salerno 学院的鼎盛时期，其系统地进行了解剖学分析，尤其是猪的解剖学分析，尽管仍旧沉浸在 Galen 式的视角中，但教员们开始意识到独立观察的重要性。

1315 年，Mondino de Luzzi（1275—1326 年）在博洛尼亚大学对人体解剖进行了第一次公开性医学教学。与伟大的意大利文艺复兴时期艺术家们的众多作品一样，人体解剖也散发着夺目的光芒，他们不太受 Galen，甚至 Aristotle 或 Hippocrates 等思潮的影响。他们试图直接研究这一时期由于可视化较差而无法传达的医学信息。包括 da Vinci 在内的学者为人体解剖学提供了解剖和力学的基础，赋予生命中机体的运动和功能学的动态发展。Leonardo da Vinci（1452—1519 年）对心脏的深刻认识直到最近才被认可，无论从功能学还是解剖学特征都得到了充分的肯定。

我们诱导性地把 Leonardo 仅仅当做艺术家或插画家，但他做到的更多。他是一名心脏科学家，出于好奇的天性，对新奇的想法和解释持开放态度，并十分依赖于直接观察和实验。从 14 岁起，他在 Andrea del Verrocchio 工作室里学习艺术与艺术史，33 岁时被任命为米兰科学与艺术学院院长。这 17 年来，da Vinci 为米兰公爵进行过许多工程和建筑项目。他探索并研究了城市规划、军事工程、数学、流体动力学，以及光学和运动物理学的原理。

由于他对解剖学——动态解剖学拥有持久且浓厚的兴趣，他将应用在这些研究和项目中的原则记录在他曾计划出版的解剖学图谱笔记中。他的解剖学作品跨越了两个时间段：1480—1497 年和 1506—1509 年。在他流传下来的 5000 页的笔记和插图中，大部分都是关于力学的，190 页是关于解剖尸体和动物的记录，其中 50 页专门用于描述心脏[14]。除了令人惊讶的如此详细的心脏表面特征（图 1.6 和图 1.7），Leonardo 还探索了腔室和导管的内部结构、瓣膜的结构、乳头肌——甚至是在牛心脏中明显而在人体中难以区分的调节带，而且他还恰当地将其鉴定为稳定右心室过度扩张的肌桥。他的绘图精确地记录并分析了主动脉瓣和肺动脉瓣三瓣的运动物理学。

除了心脏本身的复杂性之外，Leonardo 也充分认可 Galen 所描述的心脏是一种肌肉，而不是肉体。他首次明确地将心脏描述为四腔，且提出心房在收缩使血液流向心室时的独特的结构和功能特性。他还优雅地摹写和定义了冠状动脉的走行，即供应心脏自身肌肉，并提供了支气管动脉存在的有力证明

（图 1.8）。尽管如此，从 da Vinci 的笔和绘画中体现出的这些丰富知识永远不会看到他这个时代的光芒。随着他的去世，他对心脏解剖和功能的丰富见解被埋没了近 400 年。

在 Leonardo 去世的世纪里，数位杰出的解剖学家对于心脏病学的持续发展起到至关重要的作用。也许最著名的就是佛兰德解剖学家 Andreas Vesalius（1514—1564 年），他在 1543 年发表著作《人体构造》和《解剖概要》。这是一组举世震惊的人体解剖图集，由他的朋友和艺术家 Titian 的学生 Jan van Calcar 绘制插图，与迄今为止出版的任何作品都不同。尽管这些包括血管系统的图像的精美画作中，有关心脏的图像部分适度保留，如其中指出了 Galen 所述的心室间孔（图 1.9），另一方面，他于其他之处表达了自己的不同看法：

> 》心室间隔由心脏最厚的物质构成，并且在两侧都留有小凹陷。到目前为止，这些凹陷中没有任何一个可以被感官感知，从右心室穿入左心室，我们惊讶于造物主的精美手工，通过血液流动形成的从右向左的心室通道竟能够逃离人类的觉察。[15]

无论这些讽刺是有意的还是无意的，Andreas Vesalius 根本没有别的办法可以替代 Galen 的解释。尽管如此，出于一个严谨而细心的科学家的本能，才使得他另有定论。在他的第二版《人体构造》（1555）中，他并没有断言有关孔隙的证据。"不久以前，我丝毫不敢扭转 Galen 的观点。但在我看来，心脏的间隔与心脏其他部分一样厚实、致密且紧凑。因此，我也没有搞明白，即使是最小的颗粒是如何通过隔膜从右心室转移到左心室的"[15]。

除 Vesalius 的工作外，其他人也为推动心脏研究提供了战略性的见解。西班牙医生 Michael Servetus（1511—1553 年）提出了有关肺循环的证据。虽然这对当时的西方国家来说是新概念，但阿拉伯医生 Ibn al-Nafis 早已明确阐明了这一点，他清晰地描述了流动的血液从右心室经由肺动脉到达肺，并由肺经肺静脉到达心脏，通过主动脉到达身体的其他部位。不同于 Ibn al-Nafis 基于尸检和人体解剖的观察结果[16-17]，Servetus 提出的观点主要基于他的观察——主要是关于血液的颜色和心室与肺的尺寸。此外，他的成就在很大程度上是未知的，因为它们

图 1.6 Leonardo da Vinci 和同时期心脏绘画的比较。（**a**）Leonardo 绘制的牛心脏图，展示了冠状动脉、心房和大血管的详细图像。（**b**）放大的图像显示了主动脉根部的后表面与肺动脉干切迹（1511—1513 年）。（**c**）Mondino di Luzzi（1541 年）绘制的解剖心脏的示意图。（**d**）Berengario da Carpi（1523 年）

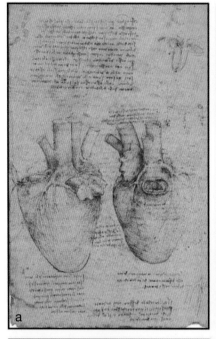
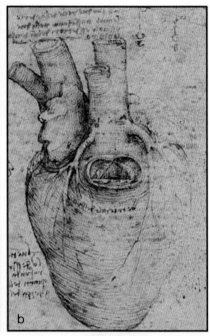
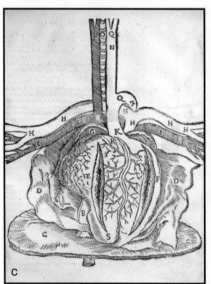
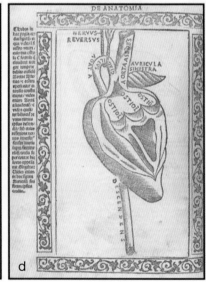

是在他的神学专著《基督教的职能》中被发现的。他写这篇文章是为了澄清圣灵在心脏的气-血平面中的起源："源于空气，引导灵魂"。

Andrea Cesalpino（1519—1603 年）是同时期的一位意大利医生，他对血管内的血流动力学非常感兴趣。在大多数情况下，他认为血液在血管中是单一方向流动的，且肺动脉和肺静脉以及主动脉和腔静脉之间具有明显的区别。他在《漫话问题》（1593 年）中展示了血液在手臂上的位置并显示绷带下方膨胀和绷带上方萎陷，证明静脉中的血液是向心流动的，因此他成为第一个发表此类实验数据的学者，也是首次在出版物中使用循

环这一术语的学者。然而，该词的确切含义仍然存在争议。有学者认为它仅仅涉及心脏中血液的冷却[18]，或者说是化学（蒸馏）而不是物理性质[19]。另外一些学者对原始的拉丁文文本进行了从头翻译和分析，得出的结论是："在 William Harvey 之前的几十年，这位作者已经对血液循环有了清晰的认识，这是不可逃避的事实[20]。"

毫无疑问，后一种观点可能是正确的，因为 Cesalpino 是那个时代另一位重要人物的学生。Realdo Colombo（1516—1559 年）是一名外科医生和解剖学教授，曾是 Vesalius 的学生，后来成为他在帕多瓦的继任者。在 Colombo 的职业生涯中，他曾

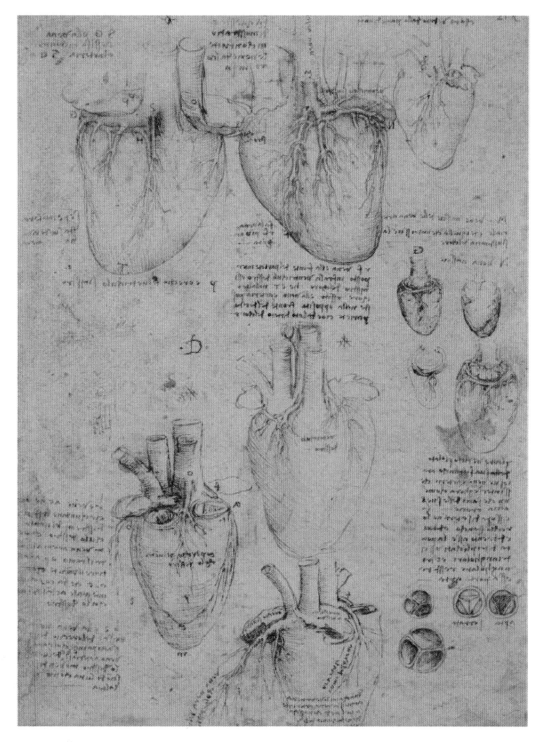

图 1.7　Da Vinci 的人体心脏图。表面特征和对主动脉瓣开放和闭合的研究显示于图中右下角。Harvey 断言，脉搏贯穿整个身体，并与心跳有关。正如他所言："同样的事情也发生在动物的身体里，通过心脏跳动将产生的血液波动输送至所有血管，呈现出持续地舒张和收缩。舒张出现在心脏接受过多的血液时，而当所接受的过多血液离开后心脏会缩小。这教会我们，当用手指触摸活体的上述血管，我们就能感触到脉搏的跳动"

批判过 Vesalius 的观点，其对此作出强烈的反应导致了他们之间关系的破裂[21]。Colombo 被证明是一名优秀的先驱者，他标志着对体循环的全面理解已经近在咫尺。与同时代的人不同，Colombo 以直观科学的方式将他的观点呈现在他去世后不久出版的《人体解剖学》（1559 年）中。

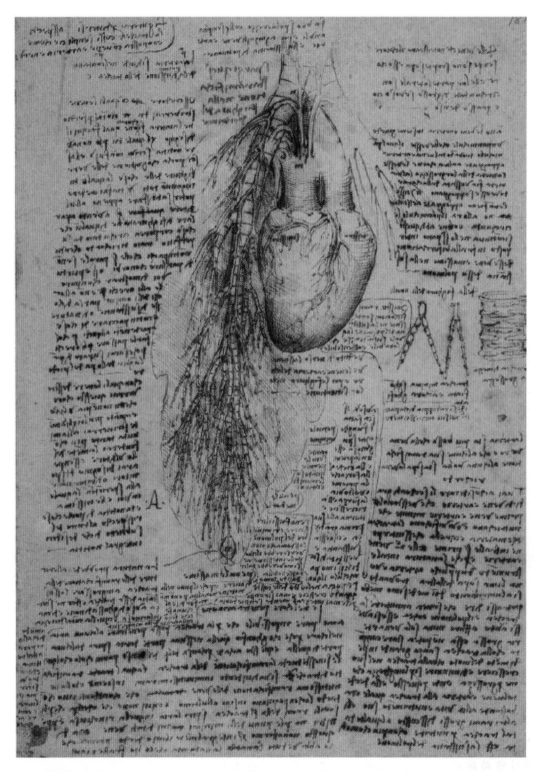

图 1.8 Da Vinci 绘制的支气管动脉血供图。Leonardo 的观点表明其意识到具有正常功能的人体器官中存在血液灌注。图中包括对器官大小和功能的描述

例如，Servetus 的著作中很多理论是模糊的，而在 Colombo 的循环方案中得以明确阐述，尽管没有提到他的名字或贡献。Colombo 的大部分方案都与 Galen 式一致，如静脉起源于肝，但室间隔中并无孔隙。他否定肺静脉是空气和有毒气体的导管，并鉴定了心脏瓣膜的真实功能，否认了动脉血液会逆行进入肺：

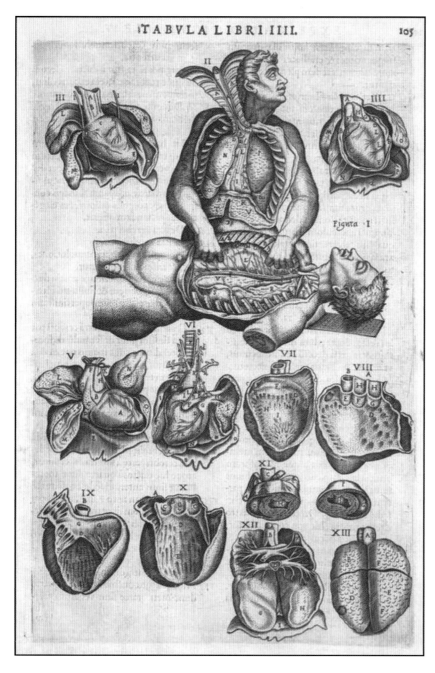

图 **1.9**　将心脏的解剖从胸部解剖中独立显示出来，并展示了它的各个剖面。在第 1 版《人体结构》中，小凹陷显示在室间隔内血液从右心室流入左心室。Andreas Vesalius 作品的后期版本（1566 年）省略了该 Galen 式血液循环的观点

» 在左右心室之间有一层隔膜，大多数人都认为这层隔膜为从右心室流向左心室的血液开辟了一条通道，而血液则可能使这一过程更容易产生生命精气。但是他们犯了很大的错误，因为血液通过肺动脉进入肺，并在那里滞缓停留；然后，连同空气一起通过肺静脉进入心脏的左心室。到目前为止，还没有人注意到，也没有人留下著作，而这一点尤其值得被所有人注意[22]。

Colombo 模式衍生出开放和封闭系统的循环模式——在肺部开放，但在身体其他部位封闭（图 1.4c）。该提议显然与 Galen 式系统相反，但也与先前 Ibn al-Nafis 和 Servetus 所提出的观点存在不同之处。Colombo 不认识这其中任何一个人，并独立得出自己的结论。

Colombo 在帕多瓦的继任者是意大利解剖学家和外科医生 Girolamo Fabrizio（1537—1619 年），也被称为 Fabricius。除了取得骄人的成绩之外，他还教授了一代著名的解剖学家和医生，包括在帕多瓦接替 Colombo 的 William Harvey。Fabricius 也对循环系统很感兴趣，但他的工作重点是大静脉管壁上

的瓣膜。在他所著的《论静脉瓣》一书中，提出了瓣膜的血流动力学特征，其促进血液通过血管的顺行性流动，并防止逆行性流动。他针对三尖瓣的大部分工作已经在 da Vinci 的著作中被描述过，但与其同时代的人却仍然未知。

上述 16 世纪的医生、解剖学家和教授都在心脏病学的形成和发展时期做出了贡献。他们的工作决定了心脏成为毫无争议的中心，并最终被理解为推动血液在整个封闭的心血管系统中流动的动力来源。如果我们问是谁发现了肺循环，那么答案就必须是三个：Ibn al-Nafis、Michael Servetus 和 Realdo Colombo。尽管各自的追随者长期以来一直青睐他们自己的候选人，但在 20 世纪 40 年代，Meyerhof[23] 和

Temkin[24] 的工作促成了一项普遍的共识，即三个人都独立得出了结论，这在很大程度上基于对他们述评的比较。随后，Wilson[17] 也认为虽然这三位学者共享 Galen 生理学的知识，但每个人都使用不同的证据来支持他们的观察和结论。

许多人认为，Cesalpino 发现了体循环，这是基于他发表在《心脏周围循环问题》（1571 年）和《心脏医学问题》（1593 年）[25] 中仔细的实践观察与对血液循环的全面理解。他是第一个在血流动力学方面提出"血液循环"一词的学者。他在手臂上结扎绷带的生理学演示是 Bauhin 标志性瓣膜的先驱，这种方式足以令人信服，后来被 Frabricus 引用，随后被 Harvey 作为其著作《心脏运动学》（图 1.10）

图 1.10 Harvey 在他的著作《心脏运动学》中使用的插图，展示了手臂上放置收集血液的绷带。最初出现在 Bauhin 的解剖学教科书《剧院的解剖学家》（1605 年），后来被 Fabricius 所使用。在 Harvey 使用插图之前，没有人注意或解决这一明显的矛盾。如果血液从肝转移到四肢，就像在 Galen 时期一样，那么处于绷带近端的静脉应该表现出肿胀

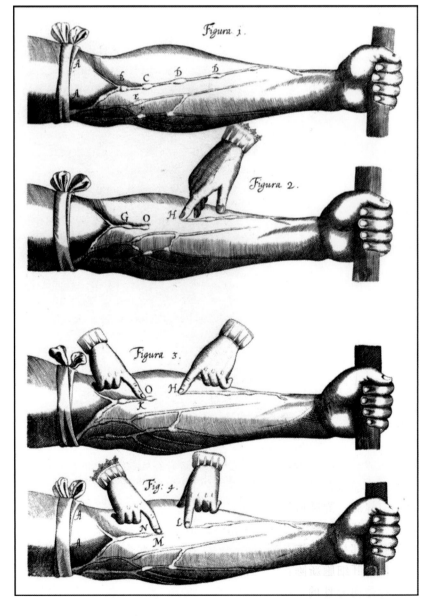

中唯一的插图。

但是，与他同时代的许多人一样，Cesalpino 的工作是对体循环全面理解的关键一步。对这个关键点的理解很快发表于《心脏运动学》。以《论心脏的运动》这个特别的标题切入正题。心脏是动力的来源，在封闭的系统内使血液进行着整体的循环运动。

William Harvey

1597—1602 年，William Harvey（1578—1657年）在帕多瓦大学攻读并获得了医学博士学位。在那里他学习了 Fabricus 的观点。Fabricus 对 Harvey 产生了深远的影响，尤其是他对静脉瓣膜的爱好。Harvey 后来向 Robert Boyle 透露，这种爱好促成了他对循环感兴趣的基础[26]。

1602 年回到英格兰后，Harvey 被任命为皇家医师学院的 Lumleian 讲师。课堂讲稿和无数次实验的逐渐完善使他不断了解血管和血流。在 1617—1619年，即他最有可能开始写著作的时期，他会先与学生分享他的循环理论。实验工作包括绷带实验、颈静脉实验以及鹿和其他动物的心脏解剖，在接下来近 10 年中量化心肌的内在运动和血流动力学。最后，他在 1628 年出版了他的著作《动物心脏的运动和血液循环》，通常被称为《心脏运动学》，这使得他的循环理论广为人知。Harvey 在该书的序言中称他的老师 Fabricus 为 "德高望重的老人"，并认可了他的著作《呼吸学》（1615 年）。

Harvey 保留了 Colombo 的部分观点，包括主张心脏的主要运动是收缩（心脏收缩），它推动血液进入动脉，心脏收缩和血液推进引起血管扩张（脉搏）。Harvey 认为脉搏不是血液被拉进心脏，而是血液被心脏推进动脉而形成的。由于右心室的血液被肺动脉推入肺部，而从左心室进入体循环，故Harvey 认为室间隔孔对其并没有作用。在舒张期完成一次循环，血液从大静脉流入心房和心室。与之前不同的是，Harvey 认为动脉将营养物质输送到全身各处，尽管在组织的外周未被定义，但血液从动脉流向静脉，静脉血液主要是离心的，以此形成循环的流动基础（图 1.4d）。因此，就像 Galen 派学者所猜测的那样，血液并没有被组织所消耗，也没有被一代代肝细胞新陈代谢所消耗。静脉与瓣膜的解剖设计是向心性的，心脏是血液运动的来源，而并

不是肝。

有学者认为，Harvey 的这种循环模式是因为他对 Aristotle 的崇拜，他认为循环运动是完美、永恒、体现保存特质的象征[8]。仍然值得注意的是，即使是最熟练的医生和最敏锐的哲学家，也长期被循环系统的定义所困扰。然而，当《心脏运动学》出版后，就立即引起争议。Harvey 并未被人们誉为英雄，而是被他最尖锐的对手 Jean Riolan（1577—1657 年）蔑视为 "江湖庸医"，他无法原谅 Harvey 对 Galen 的不敬。Guy Patin（1601—1672 年）甚至更直言不讳地指出，Harvey 的理论是 "自相矛盾、无用、错误、不可能、荒谬、有害的"[27]。尽管有这些质疑和批评者，但 Harvey 还是有他的支持者，包括许多杰出的同事，如 Richard Lower（1621—1691 年），他在自己的工作中展示了 Harvey 系统是经验之举。除了对工作的负面影响，Harvey 的麻烦并未仅仅以学术争论而告终。他曾担任过国王查理一世的御医，国王曾好心地为 Harvey 提供皇家花园的鹿供他做实验。由于即使在 1649 年查理一世被斩首之后，他仍然对查理一世忠心耿耿，Harvey 的住所在克伦威尔内战［第三次英国内战（1649—1651年）］期间被洗劫一空，他的许多笔记和文件也被毁坏。尽管 Harvey 在 1657 年死于卒中，但他的遗产却为现代心脏病学奠定了基础，并且不断向现代发展演变。

心力衰竭的历史

心力衰竭是古希腊、印度和埃及公认的疾病，但对相关机制的见解极其有限，直到 Harvey 对循环进行描述、Rontgen 发现 X 射线（1895 年）、Einthoven 发明心电图（1903 年）、Inge Edler（1953 年）发展超声心动图、Werner Forssmann（1929 年）发明心导管插入术，以及其他医疗干预措施的问世。这些干预措施最初是使用水蛭来放血（由当时的 "理发师-外科医生" 完成）（图 1.11），后来使用 Southey 导管（由 Reginald S. Southey 博士在 1877 年发明），用以排出心力衰竭患者外周多余的液体[28]。放血疗法持续到 20 世纪中期，一直到利尿剂问世。

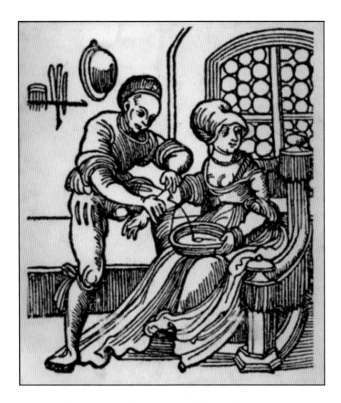

图 1.11 理发师-外科医生为社区提供医疗服务。这些理发师-外科医生的职业范围很广泛，从理发、修剪胡须、拔牙、处理伤口、截肢和放血。上图强调了理发师-外科医生放血治疗的情景。在 18 世纪中期以前，理发师和外科医生一直是同一个行业的组成部分

利尿剂

除了放血之外，还可使用腹腔穿刺的方式从腹腔中排出液体。1785 年，William Withering 博士在其著作《洋地黄综述》中介绍了洋地黄的用途。在疾病的末期，患者不能平卧，并且只能处于半直立状态。心力衰竭患者通常被描述为水肿（来自希腊文中的水），反映了患者的水肿状态[28]。John Blackall 博士（1771—1860 年）在他的著作《自然与治愈的浮石》[28]中概述了各种治疗方法，列举了多种利尿剂，如汞制剂（即汞茶碱、巯汞灵、美拉鲁利、汞撒利）。在此期间，患者主要靠卧床休息、限制液体和利尿剂治疗。

在 1957 年对 15 例心力衰竭患者进行的一项小型研究中，舌下含服硝酸甘油可观察到疗效[28-29]。在 20 世纪 50 年代研发并使用了多种利尿剂。Karl Beyer 在默克公司领导了一组科学家，他们在 20 世纪 50 年代末期合成了氯噻嗪。在 20 世纪 60 年代对

祥利尿剂的作用机制进行了研究，并揭露了其对心力衰竭患者的作用。

泵衰竭

直到 20 世纪 80 年代中期，泵衰竭（收缩期功能障碍）才被认为是致心力衰竭的主要原因。针对收缩期功能障碍的情况，研究人员发现患者的心排血量、血管收缩、钠水潴留、阻抗和外周阻力增加[29]。Jay Cohn 及其同事进行的血管舒张心力衰竭试验（V-Heft）提出了包括肼屈嗪和硝酸盐在内的血管扩张药的治疗益处[30]。

在 20 世纪 90 年代初期，研究发现心力衰竭患者外周血中儿茶酚胺升高，故研究重点集中在神经激素系统和肾素-血管紧张素-醛固酮系统（RAAS）[29,31-32]。总的来说，大量的试验已经确定了检测神经激素（基线和连续测量）的预测价值，并将其作为心力衰竭患者危险分层的可靠指标[30,33-34]。血浆脑钠肽（BNP）、血浆肾素活性（PRA）、醛固酮、心房利钠因子（ANF）和内皮素-1 都是心力衰竭患者发病率和死亡率的标志物。临床试验（SOLVD 研究和 CONSENSUS 研究）证实了血管紧张素转化酶抑制剂（ACEI）的重要作用，可以降低成人扩张型心肌病的发病率和死亡率[33,35-36]。血管紧张素受体拮抗剂（ARB）被证明同样有效。

药物治疗

1948 年，在 Raymond Ahlquist 在成人心肌中发现了功能不同的儿茶酚胺受体（称为 α 和 β 肾上腺素能受体）之后，当时主要致力于药物研发。例如，合成了许多 β 受体阻滞剂，包括丙萘洛尔（1960 年）、普萘洛尔（1962 年）、普拉洛尔（1964 年）和阿替洛尔（1968 年），并证明其可以影响心绞痛和高血压的治疗[37-44]。在 20 世纪 70 年代初期，首批使用 β 受体阻滞剂治疗（即普拉洛尔或阿普洛尔）的临床研究也证明了其可以改善心脏功能[43-44]。

在 20 世纪 80 年代，包括 Bristow 和 Lefkowitz 带领的许多实验室都进行了相关生物化学研究，将动物模型和心力衰竭患者与对照组对比，并证实了动物模型和心力衰竭患者 β 受体阻滞后信号传导途径的变化。多中心研究如 MDC 研究、美国卡维地洛心力衰竭研究（由 Milton Packer、Michael Bristow、Jay Cohn、Wilson Colucci 等学者共同完成）、CAPRICORN 试验、COPERNICUS 试验、MERIT-HF 试验，以及 CIBIS Ⅱ 研究等均证明 β 受体阻滞剂可以改善心力衰竭患者的死亡率和发病率。

基于上述研究，卡维地洛于 1997 年被批准用于治疗心力衰竭。许多实验室已经详细地阐述了有关心脏中肾上腺素能受体以及 β 受体阻滞剂对心脏的作用的持续机制研究。由于 Robert Lefkowitz 对这个领域突出的贡献，他在 2012 年获得了诺贝尔奖。总的来说，这些研究和其他许多研究已经证实，卡维地洛和长效美托洛尔等 β 受体阻滞剂可促进左心室逆向重构（扩张型心力衰竭的结构性退化）、改善心脏功能，并降低心脏性猝死的风险[33,37-42]。

靶向治疗

对大型临床研究的亚组分析提出了部分患者可能从选择性治疗中获益更大的概念。Jay Cohn、Anne Taylor 和 A-HeFT 试验的研究者表明，将肼屈嗪和硝酸异山梨酯与标准心力衰竭治疗相结合可以提高晚期心力衰竭黑人患者的生存率[45]。

此外，Bert Pitt 及其同事通过 RALES 研究证实醛固酮受体拮抗剂——螺内酯对终末期心力衰竭患者发病率和死亡率的生存益处[46]。此外，其他盐皮质激素受体拮抗剂（如依普利酮，EPHESUS 研究或依普利酮对急性心肌梗死后心力衰竭的疗效与生存现状研究）也显示其对晚期心力衰竭伴轻度症状的患者有生存益处（根据纽约心脏协会心功能分级 Ⅱ 级指南）[47]。

此外，心力衰竭患者心肌肌钙蛋白 T（cTnT）水平已被证明可预测不良事件[48-49]。研究显示左心室射血分数降低和左心室重构［左心室舒张期内径（LVIDd）增加］是预测心力衰竭患者发病率和死亡率的有力证明[30,33]。除了这些药物治疗外，研究还报道了特殊装置［除颤器和（或）心脏再同步化］治疗可进一步降低心力衰竭死亡率，并且此方法已成为射血分数降低的成人心力衰竭患者的常规疗法[50-52]。

风险模型可以对成人心力衰竭患者进行分层。1928 年，纽约心脏协会（NYHA）对心脏病患者建立了一种分类方式，以反映其临床状况和预后。此后，该分类方式经过多次修改，但是仍然以 NYHA 心功能分级 Ⅰ～Ⅳ 级[53]描述患者的心功能状态。除了 NYHA 心功能分级外，美国心脏病学会（ACC）和美国心脏协会（AHA）在 2005 年根据相关研究和医学证据共同制定了一套指导方针，将心力衰竭患者进行分类（A～D 级）。此外，西雅图心力衰竭模型是一种常用的心力衰竭多变量风险模型[54]。该模型将年龄、性别、缺血性病因、射血分数、收缩压、使用利尿剂、使用他汀类、使用别嘌醇、血红蛋白、淋巴细胞计数百分比、尿酸、钠、胆固醇和利尿剂量/kg 作为生存率的显著预测因子。该模型已经在 5 组患者队列中得到验证，并提供了 1 年、2 年和 3 年生存率的精确估计[55]。总的来说，这些分类系统是临床医生和科学家对心力衰竭患者分类时的重要工具。

1948 年，美国国家心脏研究中心启动了弗雷明汉心脏研究。这项研究调查了居住在马萨诸塞州弗雷明汉镇的"正常"患者（5209 人）心力衰竭的发病率（自 1948 年起）。除了最初的队列之外，他们的后代在 1971 年也被加入到心脏研究中。这些纵向研究增强了我们对心脏疾病和心力衰竭的认识，并为心力衰竭的预防研究打下了夯实的基础[56]。

小结

心脏和心血管医学的历史是动态发展的，其拥有的巨大创新和发现向现有的哲学和实践发起挑战。这一丰富的创新历史也为探索心力衰竭的机制和治疗方式的发现提供了重要的跳板。实验室科学和临床科学对药物治疗和辅助装置的研发做出了重要贡献，这对患者的生活质量产生了巨大的影响，并显著延长了心力衰竭成年患者的预期寿命。

明尼苏达大学已经成为这一领域的领导者，它参与发现了诸如使用血管扩张剂、血管紧张素转化酶抑制剂和血管紧张素受体拮抗剂等治疗方法，从而改善了患者衰竭的心功能和生存现状。明尼苏达大学的研究小组进一步建立了美国心力衰竭协会、心力衰竭杂志和明尼苏达州心力衰竭患者生存问卷[57]。该问卷调查了心力衰竭患者的生存质量和心力衰竭的预防策略，并被广泛应用于临床试验或研究实践中。在过去的 150 年里，这些和许多其他的进步已经改变并改善了心力衰竭患者的发病率和死亡率。

参考文献

1. Amidon S, Amidon T. The sublime engine: a biography of the human heart. New York, NY: Rodale Books; 2011. Introduction.
2. von Petzinger G, Nowell A. A place in time: situating Chauvet within the long chronology of symbolic behavioral development. J Hum Evol. 2014;74:37–54. See also, www.hominides.com/html/art/geometric-signs-prehistory.php.
3. Reeves C. Egyptian medicine. Buckinghamshire: Shire Publications; 1992. p. 52–3.
4. Harris CRS. The heart and vascular system in ancient Greek medicine, from Alcmaeon to Galen. Oxford: Clarendon; 1973.
5. Homer. The iliad. Lattimore R, trans. Chicago, IL: University of Chicago Press; 1951. p. 283.
6. Vierordt H. Geschichte der Herzkrankheiten [History of heart disease – CORRECT?]. In: Puschmann T, author. Handbuch der Geschichte der Medizin. Herausgegeben von [Edited by] Max Neuburger und Julius Pagel, Jena, Gustave Fischer; 1903. p. 631.
7. Galen on the usefulness of the parts of the body. May MT, trans. Ithaca, NY: Cornell University Press; 1968.
8. Aird WC. Discovery of the cardiovascular system: from Galen to William Harvey. J Thromb Haemost. 2011;9 Suppl 1:118–29.
9. Clarke CC. Henri de Mondeville. Yale J Biol Med. 1931;3(6):458–81.
10. von Staden H. Physis and techne in Greek medicine. In: Bensaude-Vincent B, Newman WR, eds. The artificial and the natural: an evolving polarity. Cambridge, MA: MIT Press; 2007. p. 40.
11. Christie RV. Galen on Erasistratus. Perspect Biol Med. 1987;30(3):440–9.
12. Megill M. Heart failure. Dartmouth Med. 2000;25(1):34–7. Available from: http://dartmed.dartmouth.edu/fall00/pdf/Heart_Failure.pdf.
13. Castiglioni A. A history of medicine. Krumbhaar B, trans-ed. New York, NY: Alfred A Knopf; 1947. p. 317.
14. Sooke, A. Leonardo da Vinci's groundbreaking anatomical sketches [Internet]. 2014 Oct 21 [cited 2016 Feb 9]. Available from: www.bbc.com/culture/story/20130828-leonardo-da-vinci-the-anatomist.
15. Vesalius A. De Fabrica (1543; 1555). In: Debus AG, trans. Man and nature in the Renaissance. Cambridge: Cambridge University Press; 1978.
16. Loukas M, Lam R, Tubbs RS, Shoja MM, Apaydin N. Ibn al-Nafis (1210-1288): the first description of the pulmonary circulation. Am Surg. 2008;74(5):440–2.
17. Wilson LG. The problem of the discovery of the pulmonary circulation. J Hist Med Allied Sci. 1962;17:229–44.
18. Whitteridge G. William Harvey and the circulation of the blood. New York, NY: American Elsevier, Inc.; 1971.
19. Pagel W. The 'claim' of Cesalpino and the first and second editions of his "Peripatetic Questions". Hist Sci. 1975;13(2):130–8.
20. Prioreschi P. Andrea Cesalpino and systemic circulation. Ann Pharm Fr. 2004;62(6):382–400. Article in French.
21. Eknoyan G, De Santo NG. Realdo Colombo (1516-1559). A reappraisal. Am J Nephrol. 1997;17(3-4):261–8.
22. Realdi Columbi Cremonesis. De re anatomic libri XV. Venetiis: Ex Typographia Nicolai Beuilacquae; 1559.
23. Meyerhof M. Ibn An-Nafis (XIIIth Cent.) and his theory of the lesser circulation. Isis. 1935;23:100–20.
24. Temkin O. Was Servetus influenced by Ibn An-Nafis? Bull Hist Med. 1940;8:731–4.
25. Arcieri GP. The circulation of the blood and Andrea Cesalpino of Arezzo. New York, NY: S.F. Vanni; 1945. p. 27.
26. Poynter FNL, Keeler KD. A short history of medicine. London: Mills and Boon; 1961. p. 34.
27. Castiglioni A. A history of medicine. Krumbhaar B, trans-ed. New York, NY: Alfred A Knopf; 1947. p. 519.
28. Ventura HO, Mehra MR. Bloodletting as a cure for dropsy: heart failure down the ages. J Card Fail. 2005;11(4):247–52.
29. Katz AM. The 'modern' view of heart failure: how did we get here? Circ Heart Fail. 2008;1(1):63–71.
30. Cohn JN, Archibald DG, Ziesche S, Franciosa JA, Harston WE, Tristani FE, Dunkman WB, Jacobs W, Francis GS, Florh KH, et al. Effect of vasodilator therapy on mortality in chronic congestive heart failure. Results of a Veterans Administration Cooperative Study. N Engl J Med. 1986;314(24):1547–52.
31. Cohn JN, Levine TB, Olivari MT, Garberg V, Lura D, Francis GS, Simon AB, Rector T. Plasma norepinephrine as a guide to prognosis in patients with chronic congestive heart failure. N Engl J Med. 1984;311(13):819–23.
32. Bristow MR, Ginsburg R, Minobe W, Cubicciotti RS, Sageman WS, Lurie K, Billingham ME, Harrison DC, Stinson EB. Decreased catecholamine sensitivity and beta-adrenergic-receptor density in failing human hearts. N Engl J Med. 1982;307(4):205–11.
33. Cohn JN, Johnson G, Ziesche S, Cobb F, Francis G, Tristani F, Smith R, Dunkman WB, Loeb H, Wong M, et al. A comparison of enalapril with hydralazine-isosorbide dinitrate in the treatment of chronic congestive heart failure. N Engl J Med. 1991;325(5):303–10.
34. Cohn JN, Tognoni G, Valsartan Heart Failure Trial Investigators. A randomized trial of the angiotensin-receptor blocker Valsartan in chronic heart failure. N Engl J Med. 2001;345(23):1667–75.
35. Effect of enalapril on survival in patients with reduced left ventricular ejection fractions and congestive heart failure. The SOLVD Investigators. N Engl J Med. 1991;325(5):293–302.
36. Garg R, Yusuf S. Overview of randomized trials of angiotensin-converting enzyme inhibitors on mortality and morbidity in patients with heart failure. Collaborative Group on ACE Inhibitor Trials. JAMA. 1995;273(18):1450–6.
37. Effect of metoprolol CR/XL in chronic heart failure: Metoprolol CR/XL Randomised Intervention Trial in Congestive Heart Failure (MERIT-HF). Lancet. 1999;353(9169):2001–7.
38. Packer M, Bristow MR, Cohn JN, Colucci WS, Fowler MB, Gilbert EM, Shusterman NH. The effect of carvedilol on morbidity and mortality in patients with chronic heart failure. U.S. Carvedilol Heart Failure Study Group. N Engl J Med. 1996;334(21):1349–55.
39. Doughty RN, Whalley GA, Gamble G, MacMahon S, Sharpe N. Left ventricular remodeling with carvedilol in patients with congestive heart failure due to ischemic heart disease. J Am Coll Cardiol. 1997;29(5):1060–6.
40. Konstam MA, Rousseau MF, Kronenberg MW, Udelson JE, Melin J, Stewart D, Dolan N, Edens TR, Ahn S, Kinan D, et al. Effects of the angiotensin converting enzyme inhibitor enalapril on the long-term progression of left ventricular dysfunction in patients with heart failure. SOLVD Investigators. Circulation. 1992;86(2):431–8.
41. Konstam MA, Kronenberg MW, Rousseau MF, Udelson JE, Melin J, Stewart D, Dolan N, Edens TR, Ahn S, Kinan D, et al. Effects of the angiotensin converting enzyme inhibitor enalapril on the long-term progression of left ventricular dilatation in patients with asymptomatic systolic dysfunction. SOLVD (Studies of Left Ventricular Dysfunction) Investigators. Circulation. 1993;88(5 Pt 1):2277–83.
42. Greenberg B, Quinones MA, Koilpillai C, Limacher M, Shindler D, Benedict C, Shelton B. Effects of long-term enalapril therapy on cardiac structure and function in patients with left ventricular dysfunction. Results of the SOLVD echocardiography substudy. Circulation. 1995;91(10):2573–81.
43. Swedberg K. History of beta blockers in congestive heart failure. Heart. 1998;79 Suppl 2:S29–30.
44. Gheorghiade M, Colucci WS, Swedberg K. Beta-blockers in chronic

heart failure. Circulation. 2003;107(12):1570–5.

45. Taylor AL, Ziesche S, Yancy C, Carson P, D'Agostino Jr R, Ferdinand K, Taylor M, Adams K, Sabolinski M, Worcel M, Cohn JN, African-American Heart Failure Trial Investigators. Combination of isosorbide dinitrate and hydralazine in blacks with heart failure. N Engl J Med. 2004;351(20):2049–57.

46. Pitt B, Zannad F, Remme WJ, Cody R, Castaigne A, Perez A, Palensky J, Wittes J. The effect of spironolactone on morbidity and mortality in patients with severe heart failure. Randomized Aldactone Evaluation Study Investigators. N Engl J Med. 1999;341(10):709–17.

47. Pitt B, Remme W, Zannad F, Neaton J, Martinez F, Roniker B, Bittman R, Hurley S, Kleiman J, Gatlin M. Eplerenone, a selective aldosterone blocker, in patients with left ventricular dysfunction after myocardial infarction. N Engl J Med. 2003;348(14):1309–21.

48. Missov E, Mair J. A novel biochemical approach to congestive heart failure: cardiac troponin T. Am Heart J. 1999;138(1 Pt 1):95–9.

49. Missov ED, De Marco T. Clinical insights on the use of highly sensitive cardiac troponin assays. Clin Chim Acta. 1999;284(2):175–85.

50. Moss AJ, Hall WJ, Cannom DS, Klein H, Brown MW, Daubert JP, Estes 3rd NA, Foster E, Greenberg H, Higgins SL, Pfeffer MA, Solomon SD, Wilber D, Zareba W, MADIT-CRT Trial Investigators. Cardiac-resynchronization therapy for the prevention of heart-failure events. N Engl J Med. 2009;361(14):1329–38.

51. Bardy GH, Lee KL, Mark DB, Poole JE, Packer DL, Boineau R, Domanski M, Troutman C, Anderson J, Johnson G, McNulty SE, Clapp-Channing N, Davidson-Ray LD, Fraulo ES, Fishbein DP, Luceri RM, Ip JH, Sudden Cardiac Death in Heart Failure Trial (SCD-HeFT) Investigators. Amiodarone or an implantable cardioverter-defibrillator for congestive heart failure. N Engl J Med. 2005;352(3):225–37. Erratum in: N Engl J Med. 2005 May 19;352(20):2146.

52. Zareba W, Piotrowicz K, McNitt S, Moss AJ, MADIT II Investigators. Implantable cardioverter-defibrillator efficacy in patients with heart failure and left ventricular dysfunction (from the MADIT II population). Am J Cardiol. 2005;95(12):1487–91.

53. Hurst JW, Morris DC, Alexander RW. The use of the New York Heart Association's classification of cardiovascular disease as part of the patient's complete Problem List. Clin Cardiol. 1999;22(6):385–90.

54. Levy WC, Mozaffarian D, Linker DT, Sutradhar SC, Anker SD, Cropp AB, Anand I, Maggioni A, Burton P, Sullivan MD, Pitt B, Poole-Wilson PA, Mann DL, Packer M. The Seattle Heart Failure Model: prediction of survival in heart failure. Circulation. 2006;113(11):1424–33.

55. Mozaffarian D, Anker SD, Anand I, Linker DT, Sullivan MD, Cleland JG, Carson PE, Maggioni AP, Mann DL, Pitt B, Poole-Wilson PA, Levy WC. Prediction of mode of death in heart failure: the Seattle Heart Failure Model. Circulation. 2007;116(4):392–8.

56. McKee PA, Castelli WP, McNamara PM, Kannel WB. The natural history of congestive heart failure: the Framingham study. N Engl J Med. 1971;285(26):1441–6.

57. Rector TS, Tschumperlin LK, Kubo SH, Bank AJ, Francis GS, McDonald KM, Keeler CA, Silver MA. Use of the Living With Heart Failure questionnaire to ascertain patients' perspectives on improvement in quality of life versus risk of drug-induced death. J Card Fail. 1995;1(3):201–6.

正常与衰竭心脏的生理学

M. Chadi Alraies，Daniel J. Garry，Mary G. Garry

（李春城　邹弘麟　译　韦　杰　审校）

引言

成人心脏是一个由肌性泵组成的器官。这个器官在人的一生中跳动超过 20 亿次，每天向机体各个器官输送超过 1900 加仑（1 加仑≈3.79 升）血液。各腔室、血管和瓣膜功能协作从而满足生理需求，维持机体动态平衡。因此，心脏是一个充满活力、反应灵敏的器官。这些生理反应可有效地调节心血管系统。成人心脏损伤或心肌梗死后有很强的自适应能力，称为心脏重塑。这些适应性改变可暂时对自身有利，随后产生病理学改变。在本章中，我们将对正常成人心脏的生理学功能做一概述，同时强调功能衰竭的心脏可以产生多种适应性改变以保证心排血量。重要的是，成人心脏是一个不断变化的器官，这样才能对各种信号和刺激做出不同的反应，使心脏的功能得以发挥。故即使到现在心脏也不能完全被人工心脏所取代。

心脏生理学发展史

　　心脏的英文为"cardiac"，源于希腊词汇"Kardia"，意思是"与心脏有关的"。在心血管生理学的历史中不断会出现新发现和新方法。这些历史性的进展为探究心力衰竭新疗法的效果和机制提供了重要的平台。William Harvey，医学博士，（1578 年 4 月 1 日—1657 年 6 月 3 日）可能是最早的心血管生理学家之一，1628 年，Harvey 发表了关于血液循环的经典著作 *De Motu Cordis*（《心脏运动学》）[1]。Harvey 在该书中对血液循环流动、心室协调的收缩和血管结构做了概述。这些观察结果强调心脏作为一个收缩泵而存在，与古老的观点即心脏是身体热量的来源（Galen 式生理学）相反。Harvey 的发现是后续对心脏和血管研究的基础，其使得人们能够对心脏的结构和功能进行详细的研究。

　　1883 年，Sydney Ringer（1835—1910 年）（乳酸林格溶液发明者）进行了多项经典研究，发现细胞外钙离子在心脏收缩中发挥重要作用[2]。在这些研究中，Ringer 确定了钙、钾和钠离子对心脏收缩的作用。随后的几年，Harold Reuter 和 N. Seitz 发现豚鼠心房的表面转运蛋白能使细胞内外钠离子和钙离子交换[3]。使用一系列技术，他们在细胞膜屏障缺失的研究中发现了肌小节的钙敏感性，且肌质网可调节钙离子释放。Kirchberber、Tada、Katz、和 Inui[4-5] 研究发现了与心脏相关的抑制蛋白——受磷蛋白（一种微型肽），自此人们越发关注胞质钙调节蛋白的研究。1920 年，Carl J. Wiggers 首次对心动周期的电活动和机械活动进行了描述[6]。此前（1870 年）Adolph E. Fick（1829 年 9 月 3 日—1901 年 8 月 21 日）的研究确定了氧消耗、动静脉血氧差异性和肺部总血流量之间的关系，从而计算出心排血量（Fick 原理）[7]。20 世纪 40 年代，Cournand 和同事们通过心房采样和 Fick 原理测量出人的心排血量（CO）[8]。Otto Frank（1865 年 6 月 21 日—1944 年 11 月 12 日）发现等容收缩期心脏收缩的最大压力是心脏收缩前室壁张力的函数（心脏 Frank-Starling 定律）[9]。1914 年，Ernest H. Starling（1866 年 4 月 17 日—1927 年 5 月 2 日）研究表明，心室每搏量与舒张末期容积直接相关（心脏 Frank-Starling 定律）[10]。20 世纪中期，Stanley J. Sarnoff（1917 年 5 月 5 日—1990 年 5 月 25 日）证明使用正性肌力药物刺激心脏可以调节每搏量与前负荷的关系[11]。同理，Edmund H. Sonnenblick（1932 年 12 月 7 日—2007 年 9 月 22 日）使用乳头肌的张力-速度关系来量化心脏收缩的改变[12]。Sonnenblick 表明当给予正性肌力药物如去甲肾上腺素后，乳头肌后负荷零增加，这时肌肉缩短的速度最大。

　　在没有概念和数学模型的情况下，研究心脏和血管之间是通过什么样的作用来维持心血管稳态是非常复杂和困难的。1967 年，Arthur C. Guyton（1919—2003 年）和 Thomas D. Coleman 提出使用模型来解释心脏、血管和肾在维持动脉压力中的长期调节作用[13]。这一概念强调了肾作为动脉压力的主要决定因素的长期作用。随后，可通过不同血管床血流的内在和外在调节、压力感受器和化学感受器的反射性调节、激素的作用和肾-体液循环学说来预测心血管系统对各种刺激的反应。

　　20 世纪后期，几项发明使得研究焦点转向心血管功能的细胞和分子基础。首先，心脏和血管细胞的分离和培养技术比较成熟。其次，对细胞信号通路的理解为研究心脏和血管细胞对其所处物理和化学环境的特定改变做出的反应提供了理论依据。再次，光学显微镜的新发展提供了在空间和时间上检测各种活细胞生理变化的手段。最后，分子生物学的进展为探索基因过表达、基因缺失和基因修饰对心脏和血管细胞以及完整的动物心血管系统的影响提供了依据。近十几年来，Eugene Braunwald（1929—），心血管生理学领域的先驱者，发表了一系列关于心血管生理学的重要文章，如心肌耗氧量、心血管力学和血流动力学[14]。Braunwald 的一系列学说使我们对心力衰竭和心肌梗死后左心室重构方面的认识更加透彻。

心脏的解剖学结构

　　基本解剖学结构：成人心脏是一个四腔器官，重约 250～350 g，位于纵隔内（T5～T8），与肺密切相邻。心脏由心包囊包绕，使得心脏固定于胸腔，并且限制心脏的过度扩张。心脏的收缩或泵血功能是由于与心肌细胞的协调作用，使心脏完成收缩-舒张周期，从而产生血流和压力[15]。正常左心室的形状类似于一个长椭圆体，有心尖和心底。成人心脏从心底到心尖的平均长度大约 12 cm[16]。瓣膜基本共面，与心底平面平行（图 2.1）。在心底上方有大血管（即升主动脉和主肺动脉）和左右心房。肺静脉（左心房）、上腔静脉（右心房）、下腔静脉（右心房）进入各自连接的心房（图 2.1 和图 2.2）。

右心房壁较薄，在梳状肌之间为半透明。它可分为两部分：后壁光滑，可容纳来自上下腔静脉的血液；前壁较薄，内有许多梳状肌，由原始心房衍变而来（图 2.1）。界嵴为一肌性隆起，将心房两部分区分开来（图 2.1 b）[17]。界嵴紧邻上腔静脉（SVC）口走行。右心房的上部是右心耳，界限不清晰，内有很多梳状肌。下腔静脉（IVC）口的前缘有一个折叠的组织形成下腔静脉瓣膜或欧式瓣，其在"正常"人心脏中通过超声心动图可以看到，但是大小不同，且可能缺如。冠状窦汇入右心房，位于下腔静脉瓣前部，冠状窦是电生理实验室进行电生理学研究的重要部位（图 2.1 b）[18]。右心房的后内侧壁为房间隔，房间隔是肌肉组织，有一个浅的凹陷称为卵圆窝。卵圆窝、右心耳和三尖瓣之间的区域为房间隔，房间隔与窦房结毗邻，因此在心房起搏中起着重要的作用。此外，电生理学检查和介入治疗中一般都是通过卵圆孔进入左心房（图

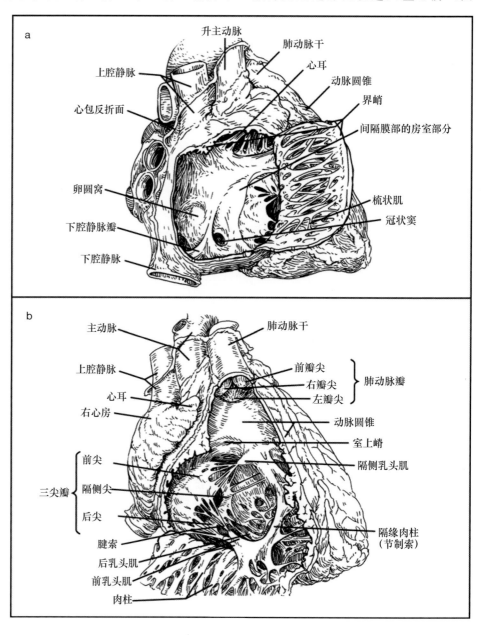

图 2.1　成人心脏右侧解剖结构。（**a**）突出三尖瓣、右心房和冠状窦、卵圆窝的右心房示意图。（**b**）突出三尖瓣、乳头肌、薄心室壁和肺动脉流出道的右心室示意图

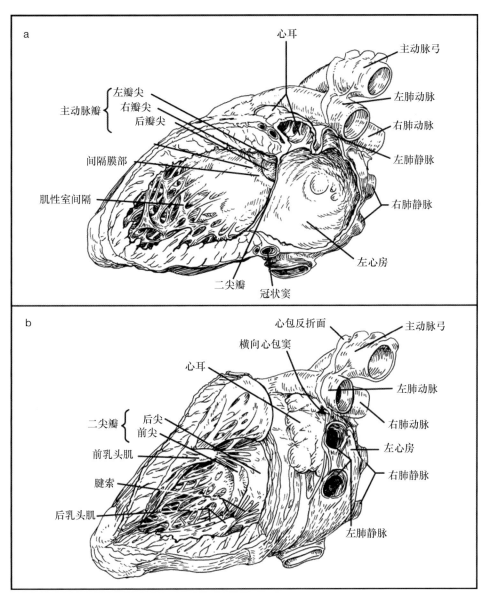

图 2.2　成人心脏左侧的解剖结构。（**a**）左心房的示意图，强调肺静脉和二尖瓣。（**b**）左心室的示意图，强调厚的心肌壁、隔膜、二尖瓣、乳头肌（前后乳头肌）和主动脉瓣

2.1a）。

右心室（RV）呈新月形或三角形，由 3～5 mm 厚度的心肌纤维形成。右心室由 3 个部分组成，即包含三尖瓣的后下方血液流入道、分出肺动脉主干的前上方流出道和隔膜。右心室的乳头肌通过腱索、肉柱和肌束连接到三尖瓣（图 2.1b）。其中一个肌束（节制索）可在超声心动图上较为明显地观察到。三尖瓣由若干乳头肌和腱索固定（图 2.1b）。肺动脉主干直接由右心室向上发出，再分支为右肺动脉和左肺动脉。

左心室（LV）是轴对称、截面呈椭圆形的腔室，室壁厚度约 1 cm（图 2.2a）。增加的室壁厚度是为了维持全身系统的压力需要。相比之下，左心房（LA）壁较薄且光滑，4 支肺静脉分别从左、右两边汇入（图 2.2a）。左心耳（LAA）的形状和大小不等，是左心房向上向前的延续。室间隔主要为肌性组织，分两层——右心室的薄层和左心室的厚层。室间隔基底部更薄，且纤维较多，称为隔膜。

左心耳含有小梳状肌，被认为是血栓形成最常见的部位，特别对于心房颤动患者。左心室的平均厚度约为右心室的 3 倍（图 2.1）。左心室含有前、后乳头肌，通过二尖瓣腱索与二尖瓣相连接防止瓣膜脱垂或反流（图 2.2b）。

心脏的血液供应

心脏是一个肌肉发达的器官，接受的血供主要来自两支动脉：冠状动脉左主干（LM）和右冠状动脉（RCA）（图 2.3a）。LM 起源于左主动脉窦，较短，长

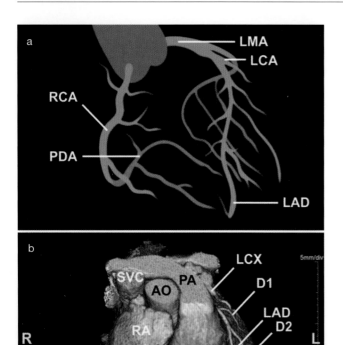

图 2.3 成人心脏冠状动脉系统的解剖图。（a）只显示冠状动脉血管系统，没有划分心脏细胞组成（AO，主动脉；LM，冠状动脉左主干；LAD，左前降支；LCX，左回旋支；RCA，右冠状动脉；PDA，后降支）。（b）成人心脏 CT 成像显示 RCA 和 LAD（LAD，左前降支；DI，第一对角支；D2，第二对角支；LCX，左回旋支；LV，左心室；PA，肺动脉；AO，主动脉；RA，右心房；RCA，右冠状动脉；RV，右心室；SVC，上腔静脉）

度为 0.5～2 cm，直径为 3～4 mm。LM 分为左前降支（LAD）和左回旋支（LCX）[19]（图 2.3）。LAD 沿前室间沟走行，向上一小段止于后室间沟。LAD 有多个分支，包括前室间隔支（供应室间隔前 2/3）和对角支（供应左心室前壁，包括前乳头肌），各对角支的大小和数量有所不同。通常有 2～3 支较大（直径为 1～2 mm）的对角支（图 2.3b）。LM 分出的第二个主要血管为 LCX（图 2.3b），相比 LAD 较小，走行于左心房室沟，分出数支钝缘支（OM1 和 OM2）供应左心室上侧壁和左心房。左心室的前乳头肌血供来源于 LAD（通常是对角支）和 LCX（通常为钝缘支），左心室的后内侧乳头肌血供源于后降支（PDA），它是 RCA 的一个分支。后内侧乳头肌血供单一，导致右冠状动脉闭塞后易发生乳头肌断裂和急性二尖瓣反流[19-20]。

RCA 是另一个主要的冠状动脉，负责下壁心脏的血供（图 2.3a）。RCA 起源于主动脉的右冠窦，走行于房室（AV）沟（图 2.3b）。RCA 的分支 PDA 走行于后室间沟，供应室间隔后 1/3 的血液。

心肌纤维的组织学结构

心脏的结构独一无二且至关重要。肌纤维非常薄，大约有 4 个细胞的厚度。心室肌分 3 层（浅层、中层、深层）[15]（图 2.4）。浅层主要为斜形纤维，从心底部向心尖部延伸。这些斜形纤维形成双旋结构包绕心室，达到绞扭作用（类似于毛巾拧水）从而使心脏达到最佳的充盈和排空状态。中层包括环形肌肉束，主要分布在心底部中壁靠近心外膜[21]。深层由斜形、环形和纵形肌纤维组成（图 2.4）。总的来说，左心室是由连续的环形纤维和斜形纤维几何排列形成，环形纤维主要位于隔膜上部和心底部，斜形纤维从心室壁延伸到心尖部。环形肌纤维和斜形肌纤维的排列结构提高了每一个心动周期泵功能（即应力和应变）的效率。

成人心脏的组织学结构

心肌占据了心脏的绝大部分，包含心肌细胞和结缔组织（图 2.4）。心肌细胞代表心脏的大多数心肌质量，占心脏重量的一半以上[22]。然而，大约 70% 的心肌是维持心脏强度和硬度的结缔组织。最近，对啮齿类动物的流式细胞学研究显示，成年小鼠心脏包含 55% 的心肌细胞和 45% 的非心肌细胞，也有研究者认为由于物种差异可能导致细胞组成不同。非心肌细胞包括成纤维细胞、肌成纤维细胞（平滑肌样成纤维细胞）、血管平滑肌细胞和内皮细胞（图 2.4）。正常心脏中有多种心肌细胞，根据它们在心房和心室的位置进行分型[22-23]。心房肌细胞小于心室肌细胞。心室肌细胞长而窄，直径约为 20 μm，长度为 60～120 μm，体积为 15 000～45 000 μm^3。心房内具有收缩性的细胞呈椭圆形。心房肌细胞直径为 5～6 μm，长度为 20 μm，体积为 500 μm$^{3[24]}$。与心室肌细胞不同，心房肌细胞有由大量胶原分隔的心房组织束。工作心肌细胞内充满交叉的肌纤维和线粒体，通常含位于中央的单个细胞核。

心房肌细胞中含有活性钠尿肽，具有促进尿钠排泄的作用，利于血管平滑肌扩张。血管充血导致

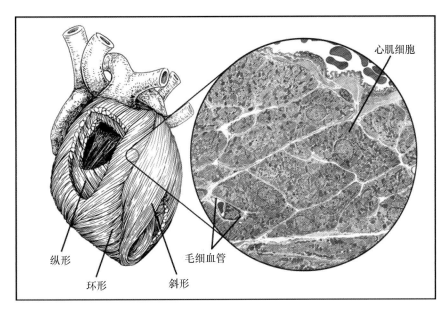

图 2.4　成人心脏的细胞和纤维走向。示意图显示成人心脏纤维的斜形、环形和纵形走形。电子显微镜下心室壁横截面图显示单核心肌细胞、肌成纤维细胞、内皮细胞、平滑肌细胞和毛细血管

失代偿性心力衰竭，心室壁张力增加，心房和心室在强效刺激下释放这些肽。心肌细胞中含有大量的肌丝，呈横纹状规律排列（图 2.5）。心肌的横纹状反映了收缩蛋白构成粗细肌丝。肌纤维上相邻两 Z 线之间的一段肌纤维为肌节，它是横纹肌的基本单位（图 2.5）。

如图 2.5 显示肌节包括中央 A 带和两个相邻的 I 带。肌节的粗肌丝部分含有大量肌球蛋白，其可延长 A 带的长度有助于深染特性和高双折射率。肌节的细肌丝部分由肌动蛋白及相关调控蛋白——原肌球蛋白和肌钙蛋白组成，它们共同构成一种延伸 I 带长度的复合物，其特征在于浅染条纹和双折射率降低。每一个 A 带中间都有一个 M 带，I 带由 Z 线一分为二（图 2.5）。

心脏的神经支配

心脏受副交感神经（胆碱能）和交感神经（肾上腺素能）支配。副交感神经纤维起源于颅神经嵴细胞的心脏成分，通过迷走神经传入心脏（图 2.6）。迷走神经是一种兼有感觉神经和运动神经的混合神经。左右迷走神经从延髓通过颈动脉鞘到达心脏，主要支配窦房结（SA）和房室结。

交感神经纤维源自交感神经节的髓质，直达心脏（图 2.6）。感觉神经起自结状神经节外胚层基板，通过迷走神经传入。疑核、孤束核和延髓背侧运动核通过迷走神经和交感神经节控制心血管系统自主神经。孤束核接受来自压力感受器和化学感受器传入的信号，是压力感受性反射的控制中心（同时也

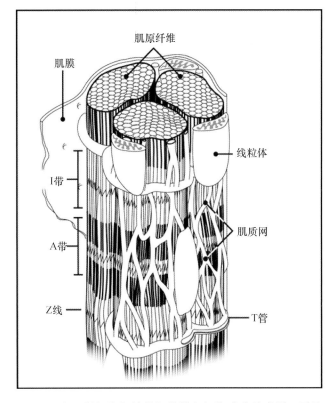

图 2.5　与心肌细胞相关的细胞器和细胞成分示意图。可见肌纤维膜、产生 ATP 的线粒体、肌质网和 T 管。肌节由 Z 线划分，包含肌球蛋白链（粗肌丝）和肌动蛋白链（细肌丝）。A 带包含粗肌丝和细肌丝，而 I 带只有细肌丝

是运动反射调节中心，如运动时加压反射和中枢指令）。疑核和背内侧核（DMN）控制副交感神经，调控心脏的副交感神经系统。

交感传出神经起源于颈胸交感神经节，沿血管走行支配心房和心室。交感神经系统通过 α 受体

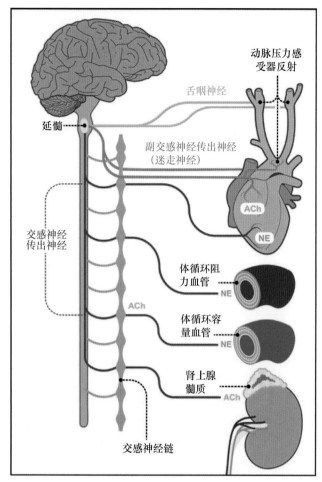

图 2.6 心血管的自主神经调节系统。副交感神经（Ach）和交感神经（NE）起于延髓，到达各心血管靶器官，如动脉压力感受器、心房、心室、脉管系统、肾上腺，产生一系列的反应。图中可见副交感神经（Ach，乙酰胆碱）和交感神经（NE，去甲肾上腺素）的神经递质

（脱水时反应性血管收缩）作用或 β_1 受体作用增加心率、收缩力和传导速度。副交感神经系统通过释放乙酰胆碱，结合毒蕈碱受体来调节窦房结和房室结（图 2.6）。

总之，心血管神经支配及其对心排血量的影响可见于多种反射（如血管迷走性晕厥、Bezold-Jarisch 反射、Valsalva 动作、颈动脉窦反射等）。心力衰竭时，心排血量减少、交感神经反射增加导致心室重构、心律失常和心脏性猝死。高肾上腺素能状态会促进心力衰竭的发生和进展。交感神经系统兴奋可导致心动过速、血管收缩、后负荷增加、多汗、少尿、心肌氧耗增加、促进左心室重构。简而言之，去甲肾上腺素对心肌有毒性作用。接受心脏移植的晚期心力衰竭患者，移植心脏去神经化（迷走神经被切断）后，心率通常在 105 次/分左右。

肌红蛋白的作用

血红蛋白在多种不同的生物体中被发现，包括植物、软体动物和哺乳动物。这些组织中的血红蛋白包括细胞珠蛋白、神经珠蛋白和肌红蛋白[4,25]。在脊椎动物中，肌红蛋白仅存在于横纹肌中（心肌细胞及氧化骨骼肌纤维），是一种单体细胞质血红素蛋白，由 154 个氨基酸组成[26-27]。肌红蛋白因其与血红蛋白的功能和结构相似而得名，从进化的角度来讲，肌红蛋白和血红蛋白起源于 5 亿多年前的一

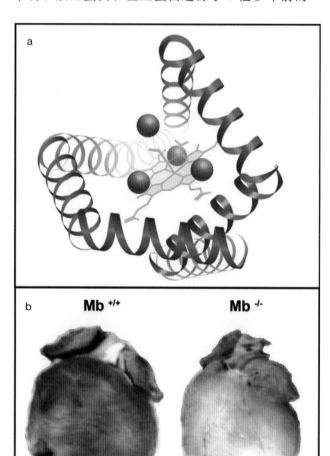

图 2.7 肌红蛋白是氧转运到心肌细胞的重要血红蛋白。（**a**）肌红蛋白成为第一个被进行结构分析的蛋白质。它含有 1 个亚铁血红素（由氨基酸残基构成），可以结合氧、一氧化氮、一氧化碳。（**b**）利用基因敲除技术构建肌红蛋白缺失小鼠模型。肌红蛋白的功能重要性显而易见，缺乏肌红蛋白的小鼠仅在缺氧诱导的分子程序（Hif1）增加时才能存活，导致其他组织的血红蛋白和心肌血管增加

个共同祖先基因[26,28-29]。1958 年，肌红蛋白成为第一个被进行结构分析的蛋白质（图 2.7a)[30]。随后，大量研究表明肌红蛋白的结构中含有 1 个亚铁血红素（由氨基酸残基构成）和 8 个 α-螺旋区。氨基酸残基使亚铁血红素稳定存在，并且可以与多种配体结合（如氧、一氧化氮、一氧化碳等）（图 2.7a)。通过这种方式，肌红蛋白促进氧转运到线粒体，从而促进了氧化磷酸化（ATP 的生成），在心肌收缩的过程中发挥了重要作用。同时肌红蛋白也可以调节一氧化氮（NO）的生物利用度，清除活性氧[27,31]。

早前有研究使用基因敲除技术构建了一种缺乏肌红蛋白的小鼠模型（图 2.7b)[32]。许多突变胚胎不能存活，存活的肌红蛋白敲除的小鼠由于一些适应性机制维持了心脏性能，包括缺氧诱导的分子学

改变和血管增生、增加冠状动脉流量[25,33]。总的来说，这些研究结果强调了肌红蛋白的重要性（包括在氧运输和 ATP 生成过程中的作用），以及在肌红蛋白缺失的情况下，机体其他组织血红蛋白（不含有肌红蛋白）过度增加，通过适应机制促进心脏功能[32]。

心脏的收缩和舒张：心脏的收缩蛋白——肌动蛋白和肌球蛋白，构成了心肌细胞总体积的 75%（图 2.5)[34]。肌动蛋白和肌球蛋白之间的物理作用可被钙离子激活并受原肌球蛋白和肌钙蛋白调节（图 2.8)[22,28]。

肌钙蛋白有几种亚型（C、I 和 T），与肌动蛋白的细肌丝部分关联。信号转导启动心脏收缩，称为兴奋-收缩（EC）耦联。开始于细胞膜动作电位去极化[35]。EC 耦联使 L 型电压依赖性钙通道在动作电

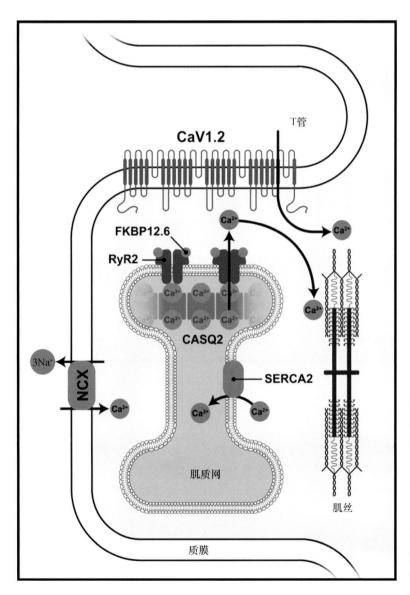

图 2.8　钙信号调节肌丝收缩。示意图重点突出钙离子流入细胞质，促使肌质网通过 RyR2 通道释放钙离子。钙离子与肌丝结合，肌纤维收缩（心脏收缩）。然后钙离子通过 SERCA2 运回肌质网促进肌纤维舒张（CaV1.2，L 型 α-1C 亚基电压依赖性钙通道；FKBP12.6，FK506 结合蛋白 12.6 与 RyR2 相互作用；RyR2，兰尼碱受体 2；SERCA2，肌质网钙 ATP 酶；CASQ2，集钙蛋白 2；NCX，钠钙交换体；Na，钠离子；Ca，钙离子）

位平台期开放，促使钙离子从细胞外进入细胞内（图 2.8）[22,36]。钙离子大量内流触发肌质网钙释放通道开放［通过兰尼碱受体 2（RyR2）］，释放大量膜内贮存的钙离子到细胞质中（图 2.8）[5,37]。细胞内钙离子浓度增加促进钙离子与肌钙蛋白 C 的结合，引起心肌收缩[38-39]。心肌收缩后，钙离子从肌钙蛋白 C 中释放，通过肌质网钙-ATP 酶 2a（SERCA2a）激活钙泵（图 2.8），使钙离子被肌质网重新摄取。当钙离子从细胞质中转运到肌质网时心脏舒张。少量的钙离子通过细胞膜钙泵、钠钙交换体从细胞质转运到细胞外[22,36]。完成包括心肌细胞去极化、钙诱导的钙离子释放、心肌收缩、心肌舒张、恢复的全过程需要大概 600 ms[38]。

心脏收缩功能的调节：传统认为有两个心脏收缩功能调节的重要机制，即长度依赖性调节（Frank-Starling 定律）和收缩/舒张特性（图 2.9）。

舒张末期容积：Frank-Starling 机制指出，长度依赖性调节（Starling 心脏定律）是由舒张末期容积变化引起的，导致肌小节长度变化影响心脏的每搏量（图 2.9）[10]。这个机制的作用就是使心脏收缩期的排血量与舒张期的回心血量相匹配[40]。Starling

定律（或 Frank-Starling 机制）表明，心脏舒张末期的容量越大［舒张末期容积（EDV），可以增加充盈压；舒张末压（EDP）］其收缩力越强，进而增加每搏量（SV）[41]。相反，静脉回流减少与 EDP 降低有关，SV 也会相应减少（图 2.9）。

心肌收缩能力的调节：心肌的一个重要特征就是心肌的变力性。正性肌力或心肌收缩力是所有影响收缩蛋白之间相互作用的因素的表现形式，不包括影响前负荷和后负荷的因素[13,24]。当心肌做功能力被心肌纤维长度改变以外的因素改变时可发生心肌收缩（Starling 定律）。当前负荷（静脉回流-EDV）和后负荷（动脉血压）保持不变时，心肌收缩力是指心脏射血和（或）压力产生。心肌收缩的快速改变是由兴奋-收缩耦联时大量钙离子与收缩蛋白结合引起的[15,21,42]。

心肌舒张能力的调节：超声心动图和核显像技术的开展使得心肌舒张功能的重要性和临床意义被重视。这些技术能够测量心室充盈的速度和程度的变化，可以测得成人患者的心脏舒张功能[42-43]。当能量依赖性钙泵和离子交换体使细胞内钙离子浓度降低时，促进钙离子与肌钙蛋白 C 解离，心脏舒张。舒张的过程不仅仅是兴奋-收缩耦联过程的逆转，因为有不同的机制参与了钙离子在细胞质中的释放和消除。

心动周期：心动周期包括收缩期和舒张期（图 2.10），进一步细分为 4 个阶段，即等容收缩期、射血期、等容舒张期、充盈期（图 2.10）。心动周期中心室压力和容量之间的关系可以用压力-容量环来说明，本章后面将有讨论[6,44]。

心动周期中通过心室舒张和心房收缩使心脏达到舒张末期最大容量，在此期间，左心室压力逐渐增加，当压力大于左心房（正常为 10～15 mmHg）时房室瓣关闭（即二尖瓣和三尖瓣）（图 2.11）。随着房室瓣的关闭，左心室和右心室的容量不再改变，维持等容（等容收缩）直到心室的压力超过主动脉和肺动脉压，主动脉瓣（或肺动脉瓣）被迫开放（图 2.10 和图 2.11）。一旦主动脉瓣（或肺动脉瓣）打开，左心室射血入大血管，为快速射血期。射血速度既取决于主动脉瓣的压力梯度，也取决于主动脉的弹性（图 2.12）。心室收缩同时房室瓣关闭，血液不断流入心房，心房压力逐渐增加。当心室达到收缩末期容量后进入等容舒张期，促进房室瓣开放（二尖瓣和三尖瓣）和心室舒张充盈，血液从心房进入心室，开始下一个心动周期（图 2.10 和图 2.11）。

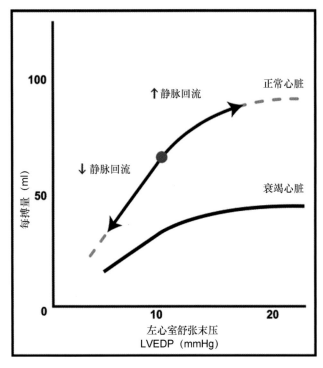

图 2.9　影响心排血量的调节机制。Frank-Starling 曲线说明静脉回心血量增加导致每搏量增加，心排血量增加。图中可见心力衰竭时的 Frank-Starling 曲线，无论 LVEDP 的值多大，每搏量均减少

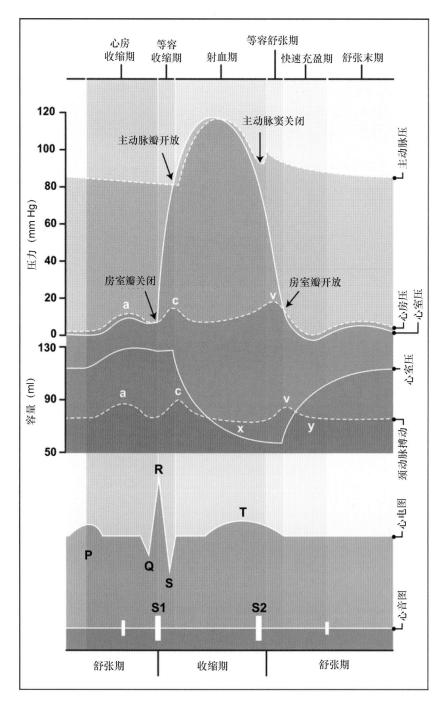

图 2.10　与心动周期有关的血流动力学和体格检查指标。该图突出心动周期的各个阶段，与主动脉、左心室和心房相关的血流动力学和心电图（P 波代表心房除极，QRS 波代表心室除极，T 波代表心室复极）。S1 对应房室瓣关闭（三尖瓣和二尖瓣），S2 对应半月瓣关闭（主动脉瓣和肺动脉瓣）。血流描记颈静脉压力变化，从而反映心房收缩（a 波）、心室收缩、等容收缩期三尖瓣凸入右心房（c 波）、心房充盈（v 波）、心房舒张和三尖瓣下移（x）、三尖瓣开放心室充盈期（y）

在心室舒张充盈期，心房和心室之间的压力梯度最小，这是因为正常开放的二尖瓣或三尖瓣对血流的阻力很小；同时当体循环系统或肺静脉系统回流时，心房和心室也有明显的被动充盈。在正常的静息心率下，舒张期占心动周期的 2/3（图 2.10）。心率增加时，收缩期和舒张期都会缩短。收缩期介于第一心音和第二心音之间，从第一心音开始持续

到主动脉瓣关闭（图 2.10），余下心动周期的时间均为舒张期。

左心和右心泵血系统的最主要的差异为压力大小。正常心脏右心压力明显低于左心，因为肺循环阻力远远小于体循环阻力。正常肺动脉收缩压和舒张压不超过 30 mmHg 和 15 mmHg，最大右心房压为 8 mmHg（图 2.10）。

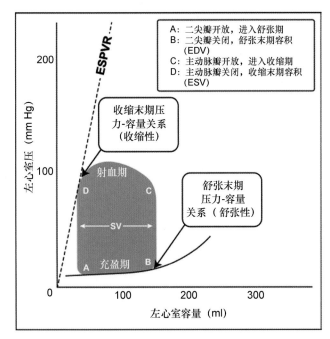

图 2.11 成人心脏压力-容量关系。压力-容量关系反映成人心脏功能（ESPVR，收缩末期压力-容量关系；EDV，舒张末期容积；ESV，收缩末期容积；SV，每搏量；LV，左心室）

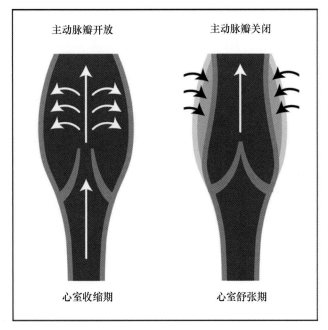

图 2.12 主动脉顺应性。图中显示了主动脉收缩期和舒张期的顺应性。需注意主动脉的顺应性随着年龄增加而降低

压力与容量

收缩能力是心肌固有的能力，与心脏的前后负荷变化无关。收缩力增加意味着收缩速度加快，达到更

大的收缩峰值。通常，收缩力增加与舒张速度增加有关，称为舒张性效应（图 2.11）。英文中通常用"inotropy"代替"contractility"描述心肌收缩力。收缩力是调节心肌耗氧的重要因素。增加收缩力的因素包括肾上腺素能刺激、温度、氧化还原作用和 pH。

压力与容量的关系

压力-容量环测量法通常用来评估心脏的收缩能力。心动周期中心室的压力和容量之间的关系可通过压力-容量环来体现。二者的关系可以通过绘制一个心动周期的左心室压力和容量曲线来阐述[41,45]（图 2.11）。

如图 2.11 所示，心动周期开始，二尖瓣开放（A），舒张期血液从心房流入心室（A～B）。然后收缩期开始，位于压力-容量环的右下角（B），这时二尖瓣关闭。随着二尖瓣关闭，心室压力迅速增加，二尖瓣和主动脉瓣均处于关闭状态时为等容收缩期（IVC）（B～C）。当主动脉瓣开放，心室与主动脉相通（C），射血期开始（C～D）。当心室压力和容量达到收缩末期压力和容量关系时，收缩期结束，也就是主动脉瓣关闭（D）时心室收缩的状态。当主动脉瓣关闭时（D），血液存留在心室内直到主动脉瓣开放，这一阶段称为等容舒张期（IVR）（D～A）。当左心室压力低于左心房时，二尖瓣开放（A），血液从心房流入心室，称为心室充盈期（A～B）。因此，收缩期开始于B点结束于D点，而射血期开始于C点结束于D点，同理，舒张期开始于D点结束于B点，而充盈期开始于A点结束于B点（图 2.11）。

压力-容量环的影响因素

影响左心室压力-容量关系和心排血量的主要因素为心脏前负荷（心室容量）、心肌收缩力（inotropy）和心脏后负荷（表 2.1 和图 2.13）。不同于其他横纹肌如骨骼肌，心肌压力-容量环受两个压力-容量因素的限制。第一个因素是收缩末期压力-容量关系，这主要取决于心肌的收缩能力；第二个因素是舒张末期压力-容量关系，这主要取决于心肌的舒张能力。心室 EDV 受静脉回流、收缩末期容量和心室舒张能力的影响。反之，收缩末期容积（ESV）受EDV、主动脉压和心室收缩能力的影响。这些心室的变化可能十分复杂，因为前负荷、后负荷和心肌收缩力是相互依赖的变量（图 2.13a、b、d），即一个变量的改变影响着其他变量。

表 2.1　压力 - 容量曲线关系的影响因素

前负荷	增加	1. 循环血量增加
		2. 运动
		3. 心动过缓（心室充盈时间延长）
		4. 主动脉心室瘘
		5. 心室顺应性增加
		6. EF 降低的心力衰竭（HFrEF）
		7. 后负荷增加（收缩末容量增加，导致心室前负荷增加）
		（a）主动脉压力增加
		（b）主动脉瓣狭窄和关闭不全
		（c）肺动脉瓣狭窄和关闭不全
		（d）肺动脉高压
	减少	1. 循环血量减少（脱水）
		2. 心动过速（心房充盈时间减少）
		3. 心房收缩障碍
		4. 静脉回流减少（重力作用）
		5. 三尖瓣或二尖瓣狭窄
		6. EF 正常的心力衰竭（HFpEF）
		7. 后负荷降低（增加前向血流，即射血增加）
后负荷	增加	1. 高血压
		2. 主动脉瓣疾病（狭窄或关闭不全）
		3. 血管阻力增加
		4. 肺动脉高压
	减少	1. 血管阻力降低（感染性休克）
		2. 低血压
		3. 二尖瓣反流
心肌	收缩力	● 增加
	心肌射血能力	儿茶酚胺水平增加
		正性肌力药物（多巴胺）
		● 减少
		HFrEF
		副交感神经兴奋
		β 受体阻滞剂
	舒张力	● 增加
	心肌舒张和充盈能力	儿茶酚胺水平增加
		β 受体激动剂
		● 减少
		左心室肥大
		HFpEF
		浸润性心脏病（淀粉样变）

心脏前负荷

心脏前负荷是一种半定量综合评估，主要是指舒张末期心肌纤维张力、舒张末期心肌纤维长度、心室舒张末期容量和充盈压（表 2.1 和图 2.13a）。心脏前负荷是对舒张末期压力的评估，即心房收缩后心室收缩之前测得的心室压[45-46]。左心室舒张末压（LVEDP）通常在导管室行冠状动脉造影之前测量以评估心室充盈压。舒张末期的腔室容量可以通过无创性检查评估，但是关于容量的评估是建立在几何假设上的，会受到心律失常、心率变化、局部室壁运动异常以及各种原因心力衰竭时心室慢性扩张的影响。心室内的压力 - 容量关系是被动的，是心肌被动长度 - 张力曲线的反映，呈指数关系而不是线性关系。由于腔内容量越大，压力对容量的改变越大且二者呈指数关系，因此可以用压力来评估前负荷（前负荷不容易直接测得）。除此之外，任何心肌和心包的变化（病理性）都会影响压力和容量之间的关系。通过静脉输液增加前负荷可以增加舒张末压（图 2.13a）。

另外，通过口服或静脉注射利尿剂会降低前负荷，最终降低 LVEDP（图 2.13a）。心包压塞患者右心室逐渐扩张使容量增大，最终会导致每搏量减少（图 2.13c）。

总之，需要注意的是前负荷是生理性因素，不是压力曲线上的单一变量。循环血量增加、静脉血管收缩、运动状态、主动脉心室瘘、心室顺应性增加、心室充盈时间延长以及收缩性心力衰竭均可以导致前负荷增加。另外，随着循环血量减少（脱水）、静脉回流减少、心房收缩障碍、二尖瓣或三尖瓣狭窄以及心室顺应性降低，前负荷会减少（图 2.13a）。

后负荷

后负荷是指心脏分别通过主动脉瓣和肺动脉瓣向主动脉和肺动脉射血时克服的阻力。后负荷被认为是左心室心肌对抗舒张末期容量所需的压力（表 2.1 和图 2.13b）。心室与后负荷的关系是心室 - 动脉耦联的关键，可以描绘成压力 - 容量曲线。心动周期中的左心室射血期，随着心室容量减小，心室产生的压力也降低。收缩末期容量达到最低，此时每搏量全部搏出，主动脉随后关闭，舒张期开始。主动脉压力升高，每搏量减少，主动脉压力降低，每搏量和射血分数（EF）增加。EF 的计算公式如下：$[(EDV-ESV)/EDV] \times 100 = EF(\%)$，EDV 为舒张末期容积，ESV 为收缩末期容积。因此，后负荷（ESV）增加将导致每搏量和 EF 下降（图 2.13b）。例

图 2.13 生理和病理状态下的压力-容量（PV）环。（**a**）正常状态下、前负荷增大和前负荷减小下的 PV 环。（**b**）后负荷增大和后负荷减小下的 PV 环。（**c**）正常状态下和心包压塞致心排血量减少情况下的 PV 环。（**d**）心肌收缩力增加、心肌收缩力减弱下的 PV 环。（**e**）正常状态下和严重主动脉瓣狭窄情况下的 PV 环。（**f**）正常状态下、急性心力衰竭和慢性心力衰竭下的 PV 环

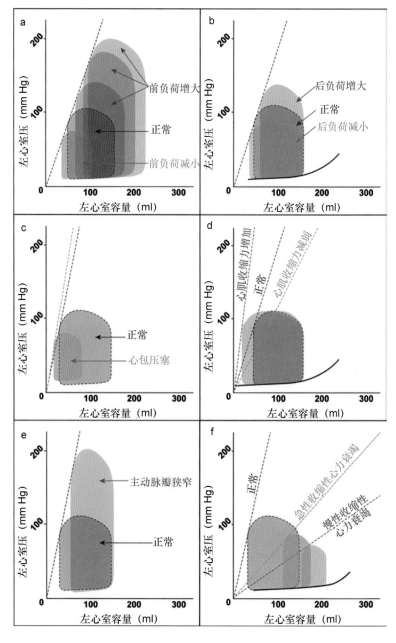

如，主动脉瓣狭窄或难以控制的高血压患者，后负荷增加，如果前负荷（舒张末期容积）和心室收缩能力不变，将导致每搏量减少，收缩末期容积增加，曲线向上移动（图 2.13）。

随着后负荷增加，肌纤维缩短的速度和射血速度减慢，导致每搏量减少。舒张末期容积不变时，每搏量减少，射血分数降低。随着时间的推移，为了减轻室壁张力、增加心室收缩力以克服增加的后负荷并增加每搏量，心室壁会代偿性肥厚，导致压力-容量环的宽度增加。同理，严重主动脉瓣狭窄的患者，由于瓣膜开放时瓣口面积减小导致流出道阻力增加，使左心室排空受限。这种血流高阻力导致主动脉瓣在射血

过程中压力梯度加大，心室内的收缩峰压增高（图 2.13d）。相反，后负荷降低时（如血管扩张剂控制血压），左心室射血阻力减小，每搏量增加，收缩末期容积减少。后负荷降低会使压力-容量环变得扁而宽（图 2.13b）。后负荷降低时，射血期后存留在心室的血量减少，心室舒张末容积减少。尽管这时前负荷（舒张末期容积）会轻度降低，但是由于舒张末期容积减少的量小于收缩末期容积减少的量，故每搏量是净增加的。按照上述公式计算，射血分数也为净增加。

心室收缩力

心室收缩力反映的是心室的收缩功能。收缩力

增加，不论前后负荷如何其心肌纤维缩短的速度均增加。这种能力使心室产生更大的压力和更快的射血速度，增加每搏量和射血分数，使收缩末期容积减小。在压力-容量环上，当左心室容量恒定时，随着心肌收缩力增加，斜率增加，产生的压力逐渐增加（图 2.13d）。收缩能力下降则引起相反的效应，导致收缩末期容积增加，每搏量和射血分数降低（图 2.13d）。在严重收缩性心力衰竭患者中，舒张末期压力和舒张末期容积均升高（图 2.13e）。在这种情况下，降低后负荷是最主要的治疗方法。静脉注射或口服降低后负荷药物可以维持患者基本心排血量，对于患者的临床症状治疗起决定性的作用。

心室顺应性

压力-容量环重点体现心脏舒张充盈期压力和容量的非线性关系。舒张期曲线的斜率（即压力变化/容量变化）代表舒张扩展性，这个参数被称为"顺应性"。心室本身有一定的硬度，在收缩期增强，在舒张期减弱。通过计算曲线的斜率可以计算出在任何状态下的心室舒张顺应性。大于 140 ml 容量（精确的容量依赖于个体心脏的大小）情况下，心室充盈所需的压力较舒张早期越来越大。例如，左心室肥厚患者的心室壁增厚且僵硬，在舒张期曲线的斜率较大，心室顺应性越大。

左心室重构与拉普拉斯定律

在心力衰竭的初始阶段，心脏对前负荷不敏感，对后负荷更加敏感。心室心肌壁张力有助于克服后负荷。拉普拉斯定律提出室壁张力＝（心室半径×心室压力）/室壁厚度［T＝（P×r）/h］（图 2.14）。另外，心室扩张导致室壁张力增加，每个心肌纤维张力均增加，且心室壁变厚（即心肌肥大），心室张力分散在肥大的心肌纤维中，使后负荷降低。最后，心内膜表面的室壁张力最大，冠状动脉血流量容易减少。虽然心室扩张初始阶段是有利于机体的（为了维持每搏量），但接着它会使心脏效能下降、室壁张力增加、后负荷增加，导致耗能增加，心肌细胞能量匮乏导致进行性心力衰竭（图 2.14）。

心室逐渐扩张最终导致瓣膜关闭不全、程序性细胞凋亡和心肌功能的进一步损害。随着心室重构的进展，细胞成分发生变化，导致非心肌细胞成分增加（包括肌成纤维细胞、炎症细胞、脂肪细胞、细胞外基质等）。因此，心力衰竭的有效治疗方案就是逆转心室重构，包括使用 β 受体阻滞剂、抗纤维化药物、血管紧张素转化酶抑制剂。

小结

综上所述，成人心脏功能有赖于各方面协调作用，对增加的压力反应灵敏，当需要增加心排血量时心脏反应迅速。心脏的结构包括心肌细胞、内皮细胞、平滑肌细胞、成纤维细胞、细胞外基质和神经成分，它们共同组成了一个功能复合体。当机体严重损伤时，心脏通过重构以增加心排血量，随着时间的推移开始变得对机体不利——交感神经兴奋、能量消耗增加、增加程序性细胞凋亡，心脏逐渐扩大最终导致终末期心力衰竭。深入了解正常心脏和功能衰竭心脏的病理生理学有利于早期实施常规治疗，有助于针对逆转衰竭心脏重构的新兴疗法的开展。

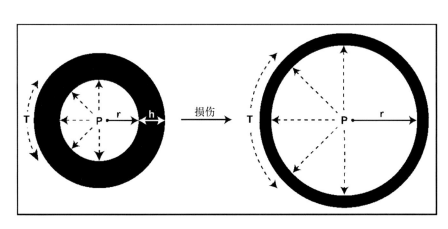

图 2.14　拉普拉斯定律和心肌病。终末期心力衰竭导致心室重构和心室扩张。基于拉普拉斯定律［T＝（P×r）/h］，由于心室扩张、室壁压力增加导致心肌耗能增加，促进了心力衰竭的进展（T，室壁张力；P，心室压力；r，心室半径；h，室壁厚度）

参考文献

1. Harvey W. Exercitatio anatomica de motu cordis et sanguinis in animalibus. Frankfurt; 1628.
2. Ringer S. A further contribution regarding the influence of the different constituents of the blood on the contraction of the heart. J Physiol. 1883;4(1):29–42.3.
3. Reuter H, Seitz N. The dependence of calcium efflux from cardiac muscle on temperature and external ion composition. J Physiol. 1968;195(2):451–70.
4. Kirchberber MA, Tada M, Katz AM. Phospholamban: a regulatory protein of the cardiac sarcoplasmic reticulum. Recent Adv Stud Cardiac Struct Metab. 1975;5:103–15.
5. Tada M, Inui M. Regulation of calcium transport by the ATPase-phospholamban system. J Mol Cell Cardiol. 1983;15(9):565–75.
6. Wiggers CJ. Studies on the consecutive phases of the cardiac cycle. I. The duration of the consecutive phases of the cardiac cycle and the criteria for their precise determination. Am J Physiol. 1921;56:415–38.
7. Fick A. Ueber die Messung des Blutquantums in den Herzventrikeln. *Ges*. Würzburg; 1870. SB Phys-Med.
8. Cournand A. Measurement of the cardiac output in man using the right heart catherization. Description of technique, discussion of validity and of place in the study of the circulation. Federation Proc. 1945;4:207–12.
9. Frank O. Zur Dynamik des Herzmuskels. Z Biol. 1895;32:370–437.
10. Patterson SW, Piper H, Starling EH. The regulation of the heart beat. J Physiol. 1914;48(6):465–513.
11. Sarnoff SJ, Berglund E. Ventricular function. I. Starling's law of the heart studied by means of simultaneous right and left ventricular function curves in the dog. Circulation. 1954;9(5):706–18.
12. Sonnenblick EH. Implications of muscle mechanics in the heart. Fed Proc. 1962;21:975–90.
13. Guyton AC, Coleman TG, Granger HJ. Circulation: overall regulation. Annu Rev Physiol. 1972;34:13–46.
14. Braunwald E. Eugene Braunwald: escaping death and prolonging lives [part 1] Interview by Ruth Williams. Circ Res. 2010;106(11):1668–71.
15. Opie LH. Heart physiology, from cell to circulation. 4th ed. Philadelphia, PA: Lippincott, Williams & Wilkins; 2004.
16. Anderson RH, Razavi R, Taylor AM. Cardiac anatomy revisited. J Anat. 2004;205(3):159–77.
17. Conti CR. The Netter collection of medical illustrations: cardiovascular system. 2nd ed. Philadelphia, PA: Elsevier; 2014.
18. Dell'Italia LJ. Anatomy and physiology of the right ventricle. Cardiol Clin. 2012;30(2):167–87.
19. Loukas M, Sharma A, Blaak C, Sorenson E, Mian A. The clinical anatomy of the coronary arteries. J Cardiovasc Transl Res. 2013;6(2):197–207.
20. Benjamin MM, Smith RL, Grayburn PA. Ischemic and functional mitral regurgitation in heart failure: natural history and treatment. Curr Cardiol Rep. 2014;16(8):517.
21. Opie LH. Mechanisms of cardiac contraction and relaxation. In: Libby P, Bonow RO, Mann DL, Zipes DP, editors. Braunwald's heart disease: a textbook of cardiovascular medicine. Chapter 21. 8th ed. Philadelphia, PA: Saunders; 2008. p. 509–39.
22. Bers DM. Calcium cycling and signaling in cardiac myocytes. Annu Rev Physiol. 2008;70:23–49.
23. Granger HJ. Cardiovascular physiology in the twentieth century: great strides and missed opportunities. Am J Physiol. 1998;275(6 Pt 2):H1925–36.
24. Katz AM. Chapter 1, Ultrastructure of the working myocardial cell Structure of the heart and cardiac muscle. In: Physiology of the heart. 5th ed. Philadelphia, PA: Lippincott Williams and Wilkins, a Wolters Kluwer business; 2011. p. 3–32.
25. Grange RW, Meeson A, Chin E, Lau KS, Stull JT, Shelton JM, Williams RS, Garry DJ. Functional and molecular adaptations in skeletal muscle of myoglobin-mutant mice. Am J Physiol Cell Physiol. 2001;281(5):C1487–94.
26. Kendrew JC, Parrish RG, Marrack JR, Orlans ES. The species specificity of myoglobin. Nature. 1954;174(4438):946–9.
27. Garry DJ, Kanatous SB, Mammen PP. Emerging roles for myoglobin in the heart. Trends Cardiovasc Med. 2003;13(3):111–6.
28. Perkoff GT, Tyler FH. Estimation and physical properties of myoglobin in various species. Metabolism. 1958;7(6):751–9.
29. Wittenberg BA, Wittenberg JB, Caldwell PR. Role of myoglobin in the oxygen supply to red skeletal muscle. J Biol Chem. 1975;250(23):9038–43.
30. Kendrew JC, Bodo G, Dintzis HM, Parrish RG, Wyckoff H, Phillips DC. A three-dimensional model of the myoglobin molecule obtained by x-ray analysis. Nature. 1958;181(4610):662–6.
31. Garry DJ, Bassel-Duby RS, Richardson JA, Grayson J, Neufer PD, Williams RS. Postnatal development and plasticity of specialized muscle fiber characteristics in the hindlimb. Dev Genet. 1996;19(2):146–56.
32. Garry DJ, Ordway GA, Lorenz JN, Radford NB, Chin ER, Grange RW, Bassel-Duby R, Williams RS. Mice without myoglobin. Nature. 1998;395(6705):905–8.
33. Meeson AP, Radford N, Shelton JM, Mammen PP, DiMaio JM, Hutcheson K, Kong Y, Elterman J, Williams RS, Garry DJ. Adaptive mechanisms that preserve cardiac function in mice without myoglobin. Circ Res. 2001;88(7):713–20.
34. Rayment I, Holden HM, Whittaker M, Yohn CB, Lorenz M, Holmes KC, Milligan RA. Structure of the actin-myosin complex and its implications for muscle contraction. Science. 1993;261(5117):58–65.
35. Ginsburg KS, Weber CR, Bers DM. Cardiac Na+-Ca2+ exchanger: dynamics of Ca2+-dependent activation and deactivation in intact myocytes. J Physiol. 2013;591(8):2067–86.
36. Bers DM, Shannon TR. Calcium movements inside the sarcoplasmic reticulum of cardiac myocytes. J Mol Cell Cardiol. 2013;58:59–66.
37. Tada M, Katz AM. Phosphorylation of the sarcoplasmic reticulum and sarcolemma. Annu Rev Physiol. 1982;44:401–23.
38. Picht E, Zima AV, Shannon TR, Duncan AM, Blatter LA, Bers DM. Dynamic calcium movement inside cardiac sarcoplasmic reticulum during release. Circ Res. 2011;108(7):847–56.
39. Zima AV, Picht E, Bers DM, Blatter LA. Termination of cardiac Ca2+ sparks: role of intra-SR [Ca2+], release flux, and intra-SR Ca2+ diffusion. Circ Res. 2008;103(8):e105–15.
40. Suga H, Hisano R, Hirata S, Hayashi T, Ninomiya I. Mechanism of higher oxygen consumption rate: pressure-loaded vs. volume-loaded heart. Am J Physiol. 1982;242(6):H942–8.
41. Ross Jr J, Braunwald E. Studies on Starling's law of the heart. IX. The effects of impeding venous return on performance of the normal and failing human left ventricle. Circulation. 1964;30:719–27.
42. Corsi C, Lang RM, Veronesi F, Weinert L, Caiani EG, MacEneaney P, Lamberti C, Mor-Avi V. Volumetric quantification of global and regional left ventricular function from real-time three-dimensional echocardiographic images. Circulation. 2005;112(8):1161–70.
43. Chirinos JA, Segers P, Rietzschel ER, De Buyzere ML, Raja MW, Claessens T, De Bacquer D, St John Sutton M, Gillebert TC, Asklepios Investigators. Early and late systolic wall stress differentially relate to myocardial contraction and relaxation in middle-aged adults: the Asklepios study. Hypertension. 2013;61(2):296–303.
44. Wiggers C. Modern aspects of the circulation in health and disease. Philadelphia, PA: Lea & Febiger; 1915.
45. Ross Jr J, Franklin D, Sasayama S. Preload, afterload, and the role of afterload mismatch in the descending limb of cardiac function. Eur J Cardiol. 1976;4(Suppl):77–86.
46. Katz AM. Ernest Henry Starling, his predecessors, and the "Law of the Heart". Circulation. 2002;106(23):2986–92.

正常与衰竭心脏的分子生物学　第**3**章

Forum Kamdar，Mary G. Garry，Daniel J. Garry

（贾　政　刘　茜　译　魏　玲　审校）

从根本上说，DNA 储存遗传信息，其结构对复制和传递遗传信息的功能至关重要[2]。DNA 由核苷酸组成，其中包括单糖脱氧核糖、磷酸与含氮碱基：鸟嘌呤（G）、腺嘌呤（A）、胸腺嘧啶（T）或胞嘧啶（C）。核苷酸通过共价键形成单链 DNA，连接一个脱氧核糖的 5′碳原子和另一个 3′碳原子磷酸基团，产生具有单向性的糖磷酸骨架。单链 DNA 作为互补链的模板，在核苷酸之间形成氢键——A 始终与 T 结合，C 始终与 G 结合。这两股 DNA 链反向平行（一股链是 5′—3′，另一股链是 3′—5′）并互相缠绕形成双螺旋结构（图 3.1）。

DNA 的这种双螺旋结构在存储和复制生物学信息中非常重要，因为 DNA 骨架具有抗切割性，并且 DNA 的双链存储相同的生物学信息。共有 32 亿个 DNA 碱基为人体内所有蛋白质的合成提供了设计蓝图。

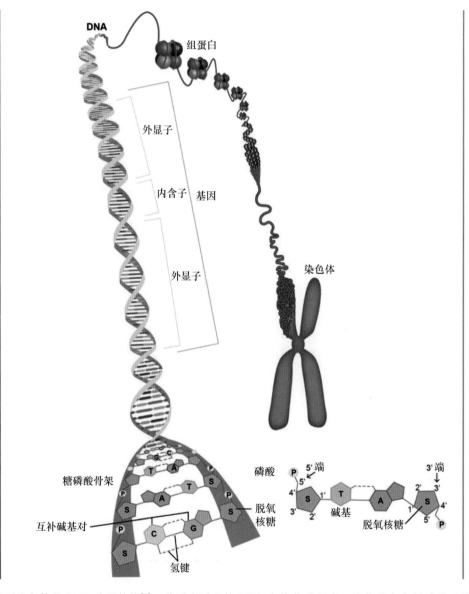

图 3.1 从核苷酸到染色体的 DNA 分子结构[1]。分子水平上的 DNA 由核苷酸组成，核苷酸由含氮碱基（腺嘌呤、胞嘧啶、鸟嘌呤和胸腺嘧啶）、脱氧核糖和磷酸组成。核苷酸通过氢键形成互补碱基对。碱基对构成 DNA 的双链螺旋结构，其具有糖磷酸骨架。构成编码蛋白质的 DNA 基因片段，包含称为外显子的编码区和称为内含子的非编码区。DNA 被包裹在组蛋白周围，并进一步被包装成染色质。然后将含有染色质的 DNA 进一步包装到染色体中

启动子、增强子和阻遏蛋白

　　DNA 的结构使其成为可以存储生物学信息的模板。转录是基因表达的第一步，其中以 DNA 作为模板，并通过核糖核酸（RNA）聚合酶合成 RNA（图3.2）。为了启动转录，RNA 聚合酶（RNAP Ⅱ）与启动子区域中的双链 DNA 结合。启动子序列是决定 RNA 聚合酶开始转录的起始位置的 DNA 区域。启动子序列位于转录起始位点的 5′ 末端，它们能够决定转录方向和 DNA 的哪一条链被转录。

　　RNA 聚合酶和转录因子形成转录复合体并与启动子序列结合。复合体可以松解 DNA 双链结构，并使 RNA 聚合酶将单链 DNA 转录成 RNA[3-5]。与 DNA 类似，RNA 由核苷酸碱基组成，但在 RNA 中由 RNA 聚合酶用尿嘧啶（U）替代 DNA 中的胸腺嘧啶（T）部分。RNA 链以 3′—5′ 方向转录，直至达到 DNA 中的一段称为终止序列的部分，使 RNA 聚合酶与 DNA 分离。

　　转录的调节是非常重要的，因为它能够暂时控制转录的起始和所产生的 RNA 数量。基因的转录可以通过转录因子来调节，从而增强或抑制基因的表达。增强子是在 DNA 螺旋结构中与 DNA 激活剂相结合的位点，以增强 RNA 聚合酶和启动子之间的相互作用。

增强子增加 RNA 聚合酶对启动子的吸引力和（或）改变 DNA 的结构以增加基因的表达。阻遏蛋白与操纵子区域相结合，即与启动子区域接近或重叠的一段 DNA 序列。阻遏蛋白的作用是阻碍 RNA 聚合酶的结合或转录进程，从而导致基因表达减少或沉默。增强或抑制基因表达对维系生命健康至关重要；变异和异常分别导致基因表达和疾病的个体差异。

内含子与外显子

　　DNA 到 RNA 的初始转录产生未经编辑的 RNA 分子，即 RNA 前体。在 RNA 前体序列中，编码称为外显子的蛋白质和称为内含子的非编码序列。成熟的信使 RNA（mRNA）是由 RNA 前体通过剪接而产生的，这是去除非编码内含子序列的过程。剪接体是一种蛋白质与小 RNA 分子的复合体，其作用是切除内含子并结合相邻的外显子序列。虽然内含子之前被认为是无用的（或"垃圾"）序列，但研究显示，内含子具有非编码 RNA，这可能在基因表达中起重要作用，并允许选择性剪接。

　　拼接在一起的外显子共同代表编码蛋白质的 mRNA。具有非翻译区（UTR）——起始密码子之前翻译成蛋白质的 mRNA 序列和跟在终止密码子之

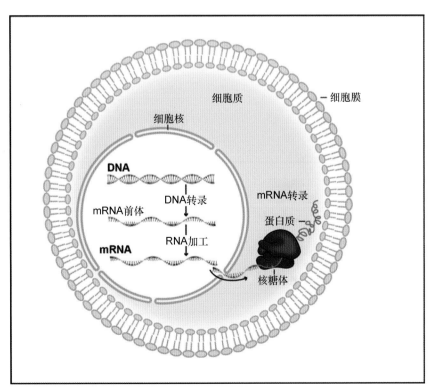

图 3.2　生物学的中心法则。DNA 位于细胞核内，转录成前体 mRNA。前体 mRNA 被进一步加工成成熟的 mRNA，随后从细胞核输出到细胞质中。mRNA 随后通过核糖体被翻译成蛋白质

后的不翻译成蛋白质的序列。这些区域分别被称为
5′非翻译区（5′UTR）和 3′非翻译区（3′UTR）
序列。

UTR 序列存在于成熟的 mRNA 中，促进 mRNA
的稳定性。成熟的 mRNA 也具有由特异性改变的鸟
嘌呤核苷酸组成的 5′帽子，并且具有被称为 poly（A）
尾的腺嘌呤核苷酸链 3′端。这些对成熟 mRNA 的额
外的修饰，使得能够结合核糖体，并发挥蛋白质翻
译、mRNA 的转运和预防 mRNA 降解的作用。随后，
成熟的 mRNA 被转运出细胞核，并经核糖体翻译成
蛋白质。mRNA 具有由 RNA 序列编码的蛋白质信息，
并由被称为密码子的一组核苷酸三联体中的核糖体来
读取所述 RNA 序列。每个密码子代表一个特定的氨基

酸，氨基酸的特定序列由 mRNA 序列决定。

微小 RNA 介导的基因调控

虽然分子生物学主要研究蛋白质的编码基因，但
最近发现的微小 RNA（miRNA）和非编码 RNA 已经
表明，这些序列在基因表达调控中发挥着重要的作
用[6]。miRNA 是最近发现的一类短的、非编码 RNA，
其在转录后水平影响基因表达的调控。miRNA 嵌入
在 mRNA 前体的内含子中，通常具有与 mRNA 类似
的表达谱。miRNA 基因被 RNA 聚合酶Ⅱ转录为一
种具有发夹环的大的初级 miRNA（图 3.3）。

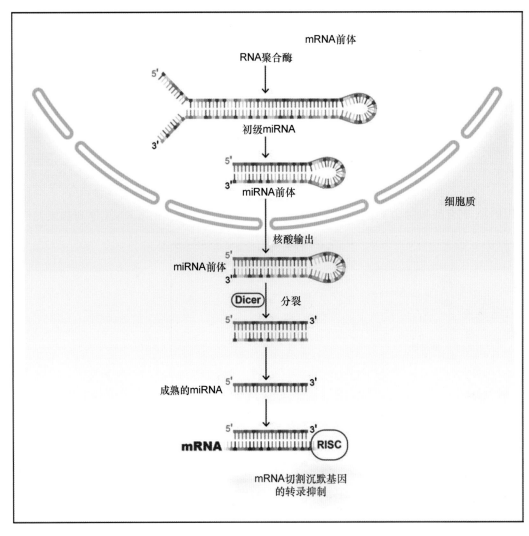

图 3.3 miRNA 的生物转化。成熟 miRNA 的产生来源于初级 miRNA 通过 RNA 聚合酶转录的产物。初级 miRNA 被 Drosha
核酸酶进一步加工成为短发夹结构的 miRNA 前体。miRNA 前体从细胞核被转运到细胞质。在细胞质中，miRNA 前体与
RNA 酶 dicer 结合，将 miRNA 切割成 21～23 个核苷酸长度的成熟 miRNA。成熟 miRNA 的功能单链与 RNA 诱导沉默复合体
（RISC）相互作用，引导 mRNA 裂解、转录抑制和基因沉默

一种名为 Drosha 的 RNase Ⅲ 酶进一步加工处理初级 miRNA，其产生较小的约 70 个核苷酸的 miRNA 前体（pre-microRNA）。miRNA 前体被运输到细胞质中，与 dicer（另一种 RNase Ⅱ 酶）相互作用，该酶可以切割发夹形成 21～23 个核苷酸的单链成熟 miRNA。成熟的 miRNA 被纳入 RNA 诱导沉默复合体（RISC）。miRNA 结合到靶 mRNA 的 3′UTR，并与靶序列形成异源双链。

miRNA 的结合由种子序列介导，该序列是 miRNA 中含 2～8 个核苷酸的序列，能够识别 mRNA 靶点并促进结合[7]。RISC 通过 miRNA 碱基与 mRNA 中的互补序列配对，从而介导基因沉默。因此，可以通过 mRNA 的分裂、mRNA 的去稳定化或者对蛋白质的低效翻译而使其沉默。

miRNA 在心脏中的作用已经引起学者们强烈的兴趣，并被假设在心血管发育或对压力刺激的反应中发挥重要作用。小鼠 Dicer 基因缺失将导致严重的心力衰竭和过早死亡[8]。同样，如果抑制心脏中含量最丰富的 miRNA miR-1，将会导致心脏发育的紊乱[9]。

最近的研究还发现了特定的 miRNA，它可以介导心血管疾病状态中转录产物的表达变化。在一项关于 miRNA 与心血管疾病的开创性研究发现，在心肌肥厚小鼠模型中，主动脉弓缩窄术可使一组应激诱导的 microRNA 表达上调或下调[10]。这些研究者还可以通过表达 miRNA miR-195（在心肌肥厚时表达上调），在动物模型中诱导心力衰竭状态。miRNA 分析可在不同的心力衰竭状态下进行，并且已经报道有显著的 miRNA 表达改变。Ikeda 等对缺血性心肌病、扩张型心肌病和主动脉瓣狭窄患者的左心室样本进行了 miRNA 分析[11]。这些研究者在扩张型心肌病和主动脉瓣狭窄的患者心肌中检测到 87 个表达有差异的 miRNA，包括促肥厚性 miR-214 的表达上调和抗肥厚性 miR-71-76 的表达下调。

在另一项关于人类左心室心力衰竭的研究中，研究人员发现，通过上调部分 miRNA 可以重新激活胎儿基因程序[12]。Thum 等也表明在人类衰竭的心脏中差异表达的大多数 miRNA 与胎儿心肌组织中的表达类似，这进一步提示 miRNA 在心室重构过程时重新激活胎儿基因程序中发挥的作用[13]。进一步的研究关注于 miRNA 的表达，基因调控可以增强我们对 miRNA 靶点的识别及其对心血管疾

病预后和治疗影响的认识。

表观遗传调控

虽然基因调控可受到转录和翻译水平上的许多遗传学因素的影响，但是表观遗传调控也参与基因表达的可遗传性改变，而并不改变对刺激应答时的 DNA 序列。表观遗传调控的两个主要机制包括染色质重塑和 DNA 甲基化。染色质是一种缠绕在组蛋白上的 DNA 复合物。染色质形成染色体。

首先，组蛋白可以通过甲基化和乙酰化进行翻译后修饰。修饰后的组蛋白呈现出不同的构型，并影响 DNA 包裹组蛋白的方式。因此，可用于转录的 DNA 可能增多或减少，而这种表观遗传修饰改变了基因的表达。其次，表观遗传调控可以通过 DNA 甲基转移酶在胞嘧啶碱基的 DNA 甲基化过程中发生。DNA 甲基转移酶将胞嘧啶转化为 5-甲基胞嘧啶。甲基化的 DNA 作为甲基结合蛋白的接位点，通过 DNA 寡聚化来吸收染色质重塑复合物。这导致染色质对转录的作用减弱，并导致基因表达的减少。

表观遗传是一种允许基因活动状态从一代细胞稳定增殖到下一代细胞的机制。它与疾病状态下未成熟细胞的分化有关。例如，体细胞可能具有表观遗传标记，其限制参与自我更新或多能性的基因表达，从而导致细胞的终末分化。这些表观遗传机制在克隆绵羊 Dolly（1996 年）中表现得尤为突出[14]。在此，来自分化细胞的细胞核被输送至一个去核的未受精卵母细胞中以克隆绵羊。

尽管遗传学家在克隆绵羊方面最终取得了成功，但是体细胞核移植（SCNT；也被称为克隆）的过程非常低效。研究人员发现，尽管分化细胞的细胞核含有制造整只绵羊所必需的 DNA，但将完全分化的细胞核转变为一种多能状态并不容易。这种策略证明了表观遗传调控在细胞分化中的重要性，以及其导致限制基因表达模式和限定细胞识别的可遗传变化。

虽然这些表观遗传标记是稳定的，但是近期发现的人诱导性多能干细胞可使成年人体细胞（如来自成年人的皮肤细胞）在暴露于转录因子混合物时，将细胞的表观基因组进行还原或重编程至更多

能的状态[15-17]。此外，Ieda 等表明心脏发育转录因子可用于将真皮成纤维细胞直接重编程为分化的心肌样细胞，这导致心脏基因的表观遗传移位[18]。

尽管表观基因组可以被重新编程，以允许更多能的状态，但是体细胞可能具有表观遗传记忆，这导致对其原始细胞谱系的分化倾向。Sanchez-Freire 等从皮肤成纤维细胞和心肌祖细胞中提取出人诱导性多能干细胞，并证明来源于心肌祖细胞的人诱导性多能干细胞能够更有效地分化成心肌细胞[19]。此外，来源于真皮成纤维细胞的人诱导性多能干细胞增加了 $Nkx2-5$ 基因的甲基化，这是心脏发育的关键因素。

表观遗传学在心血管疾病的发展中也可能发挥着重要的作用，尤其是在心力衰竭状态中。Movassagh 等发现了在血管生成中起作用的 3 种基因，无论病因如何，它们在心力衰竭患者中都存在不同程度的甲基化[20]。Kaneda 等还发现了与人类心力衰竭有关的不同组蛋白修饰作用，其能够影响重要的心脏信号通路[21]。进一步了解心血管疾病的表观遗传调控可能为环境刺激、疾病状态的发展提供重要的机制性见解，并可作为新型疗法的候选靶点。

心血管疾病和心力衰竭的基因组学方法

分子医学始于 1953 年对 DNA 结构的鉴定。将近 50 年之后，在 2001 年，对整个人类 DNA 序列的分析真正预示着基因组学时代的到来。研究心血管疾病的基因组学方法需要对人类基因组中与特定疾病状态相关的所有基因和基因变异进行筛选。新的测序技术通过加速这一方法使基因组测序成为可能，这代表了进一步阐明心血管疾病的重要进展。

人类基因组计划始于 1990 年，其作为一项国际合作项目，以破译整个人类基因组这一人类遗传物质的总和作为宏伟目标。人类基因组编码于 46 条染色体（23 对）上，其中包括 32 亿个 DNA 碱基对。为人类基因组计划工作的分子生物学家和科学家们对这 32 亿对人类基因组碱基进行了测序。他们不仅确定了序列，还明确了每条染色体上 DNA 序列的位置，以及评估基因的连锁图谱。

2001 年，人类基因组计划的生物学家和科学家发表了人类基因组的工作草案[22]，并在 2003 年完成了人类全基因组测序。该项目确定了人类基因组中大约 20 500 个基因，这比最初预测的 50 000～100 000 个基因要少。此外，人类基因组计划也激励了对导致疾病状态的特定基因的识别和针对基因突变的药物治疗研究。例如，$PCSK9$ 被认为是一种可以因突变而导致家族性高胆固醇血症的常染色体显性变异的基因[23]。这一发现是在人类基因组测序后不久发现的。新的药物疗法已经被开发用来抑制 PCSK9，并且已经在数个临床试验中进行了测试[24-26]。

人类基因组计划不仅可以鉴定致病基因，而且新兴技术也提高了基因组测序的效率。虽然最初的人类基因组测序花费了十多年的时间及数十亿美元的费用，现如今，对个体基因组的测序可以在几天内完成，花费仅不足 8000 美元。破译人类基因组已经被证明是基因组学的重大进展，但真正的挑战在于明确 DNA 序列如何影响人类健康和疾病。

外显子组序列分析

外显子组构成基因组的蛋白质编码部分——约占全部人类基因组的 1%。虽然它代表了整个基因组中一个相对较小的子集，但预计外显子组将有高达 85% 的疾病相关突变[27]。全外显子组序列分析需要选择基因组的外显子部分和进行后续的高通量 DNA 测序。因此，全外显子组序列分析代表了一种既现实且又具有成本效益的技术，能够识别导致遗传性疾病和常见疾病的基因变异。全外显子组序列分析已被用于鉴定常规基因检测阴性的家族性心肌病患者的新型突变[28-29]。重要的是，外显子组序列分析不包括对内含子的分析。

GWAS 与 SNP 分析

全基因组关联研究（GWAS）可评估大量遗传性变异，以确定特定遗传变异和复杂人类疾病之间的关联。研究需要筛查大量特定疾病的患者（如非缺血性心肌病），以及寻找在患者中比健康个体更频繁发现的等位基因。通常，GWAS 侧重于识别被称为单核苷酸多态性（SNP）的等位基因变异。GWAS 依赖于人类基因组计划、国际 HapMap 计划项目和 SNP 联盟的数据，这些数据已经鉴定出上百万个 SNP[30]。

大型全基因组关联研究已经发现了大量与心血

管疾病相关的等位基因，主要集中在冠心病[31]。有相对较少的研究集中在心力衰竭，但已经确定了多个与心力衰竭有关的基因位点。其中，研究发现 *BAG3* 和 *HSPB7* 基因的变异与扩张型心肌病相关[32]。Larson 等在弗雷明汉心脏研究中进行了一项与心力衰竭有关的 GWAS 研究，并确定了一个 SNP，即兰尼碱受体基因上的 rs939398 与心力衰竭相关[33]。全基因组关联研究虽然有用，但也有许多局限性，包括对大样本量的需求，以及缺乏对致病基因的鉴定。

正常与衰竭心脏的分子信号机制

遗传学在人类心血管疾病中发挥着重要的作用；然而，细胞内信号通路在调节心脏功能中起着核心作用。信号通路为适应应激可做出适应性改变，但也可能会导致疾病状态。加强对正常信号通路及导致心脏重构和心力衰竭的信号通路的细胞水平改变的认识，对于阐明分子机制和新疗法的发展是至关重要的。

β 肾上腺素能信号

β 受体是 G 蛋白偶联受体（GPCR）超家族的成员，并可作为心血管和交感神经系统之间的联系。β 受体可以调节心肌收缩力、心率和自律性。

心脏中存在 β 受体的两个主要亚类（β_1 和 β_2），其中 β_1 受体在正常、未受干扰的成人心脏中占主导地位。通过儿茶酚胺（如去甲肾上腺素或肾上腺素）刺激 β 受体，可导致兴奋性 G 蛋白（Gs）和腺苷酸环化酶（AC）信号传导途径的激活，从而导致环腺苷酸（cAMP）的增加（图 3.4a）[34]。

cAMP 的主要靶点是蛋白激酶 A（PKA）。PKA 磷酸化的关键下游靶点包括电压门控钙通道、肌/内质网（SR）钙转运 ATP 酶（SERCA）、肌钙蛋白 I、兰尼碱受体和受磷蛋白。这些蛋白质的磷酸化通过电压门控钙通道增加钙离子内流，并通过 SERCA 增加肌质网对钙离子的重吸收，以及通过肌钙蛋白调节心肌钙敏感性而增加心肌收缩力和变时性（图 3.4a）。

心力衰竭时，交感神经的活动增强会导致循环儿茶酚胺增加。最初，交感神经活动增强是通过增加收缩力和变时性来提高心排血量。但慢性儿茶酚胺激活可导致收缩力丧失。在人类衰竭的心脏中，β_1 受体选择性表达下调和脱敏，是为了保护心脏免受慢性儿茶酚胺兴奋引起的有害信号传导。β_1 和 β_2 受体都从 β_1 受体表达下调继发的信号通路中解偶联，但更具体地说，是由于 β 受体受特定受体激酶（如 GRK 家族激酶）的磷酸化而脱敏。

β 抑制蛋白家族也与磷酸化的蛋白结合并阻止 G 蛋白的激活。这导致 β 受体的解离、内化并最终被溶酶体降解（图 3.4b）。对于一定水平的肾上腺素能刺激，β 受体表达下调和脱敏的结果是产生较少的 cAMP。进而导致 PKA 的活性降低，导致下游的效应蛋白减少。

β 受体阻滞剂作为现代心力衰竭的标准药物疗法。多项试验显示心力衰竭患者应用 β 受体阻滞剂（美国卡维地洛心力衰竭研究、MERIT-HF 等）可显著降低死亡率，临床获益明显[52-54]。β 受体阻滞剂可以预防慢性 β 肾上腺素能兴奋并导致 β 受体表达上调和受体的再敏。

钙调磷酸酶和 CaMK 信号通路

钙离子是心脏信号转导中重要的第二信使，具有激活多种信号级联反应的能力，包括钙调磷酸酶和钙/钙调蛋白依赖性激酶（CaMK）通路。钙调磷酸酶是一种丝氨酸/苏氨酸磷酸酶，可通过与钙离子结合的钙调蛋白而活化（图 3.5）。它能够导致活化的 T 细胞核因子（NFAT）去磷酸化，使 NFAT 转移到细胞核中。

NFAT 的激活通过与许多转录因子（包括 GATA4 和 MEF2C）的结合而激活心肌肥厚基因通路。钙调磷酸酶与生理性和病理性心肌肥厚有关，在心力衰竭时表达上调，其作用主要是促进肥厚和细胞凋亡。

CaMK 是一种调节酶的家族，能够将诸多调节心肌收缩性和肥厚的蛋白质磷酸化。CaMK 可以在细胞内钙离子增加的情况下进行自磷酸化。CaMKII 是心肌内主要的亚型，它通过激活转录因子 MEF2C 调节心肌肥厚、收缩性和细胞存活率，导致胎儿基因程序的激活和心肌肥厚。研究发现，CaMKII 在转录水平上、蛋白质水平上以及在心力衰竭酶激活时增加[35]。与钙调磷酸酶信号在心力衰竭中的作用类似，CaMKII 激活可导致细胞凋亡和细胞死亡。

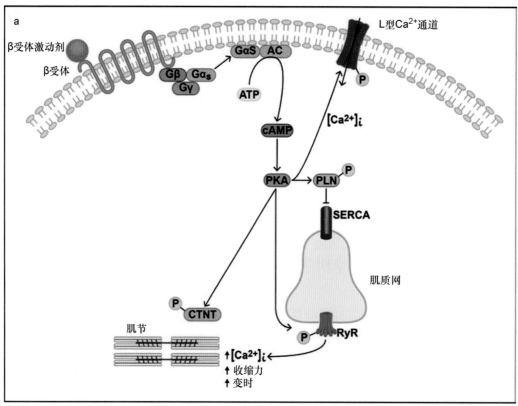

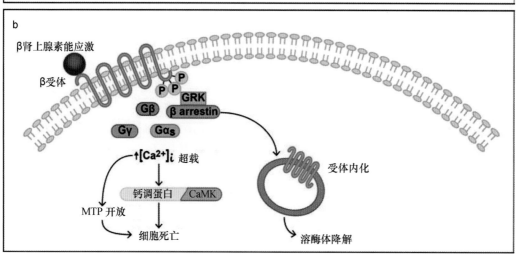

图 3.4 β 肾上腺素能信号通路。（a）β 受体激动剂儿茶酚胺与细胞膜上的 β₁ 受体结合。这会激活 Gαs，将 Gβ 与 Gγ 分离，并与腺苷酸环化酶（AC）结合。这促使环腺苷酸（cAMP）的产生，从而激活蛋白激酶 A（PKA）。PKA 磷酸化包括受磷蛋白、兰尼碱受体（RYR）、电压门控 L 型钙通道和心肌肌钙蛋白 T（cTNT）等数种效应蛋白。这些变化导致细胞内钙离子增加，从而增加了收缩力和变时性。（b）心力衰竭中的慢性 β 肾上腺素能兴奋。心肌细胞的慢性 β 肾上腺素能兴奋导致 GRK 介导的 β 受体的磷酸化以及 β 抑制蛋白的吸收。抑制性 β 抑制蛋白与 β 受体的结合导致受体的解离、内化和最终的溶酶体降解。此外，慢性 β 肾上腺素能兴奋将导致细胞内钙离子浓度增加，继而激活钙调蛋白-CaMKII 途径。最终，这将导致线粒体转换孔开放和细胞死亡

MAPK 信号通路

　　丝裂原活化蛋白激酶（MAPK）级联反应由一系列连续活化的蛋白激酶组成（图 3.6）。MAPK 的三个主要分支包括细胞外信号调节激酶（ERK）、c-Jun 氨基末端激酶（JNK）和 p38 MAPK。促有丝分裂的刺激和应激通过活化的 GPRC 导致 MAPK 信号级联反应激活。活化的 Gαq 蛋白直接通过释放的 Gβγ 亚基

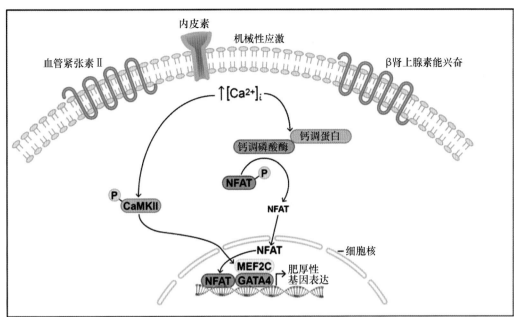

图 3.5　钙调磷酸酶和 CaMK 信号通路。细胞外刺激会增加细胞内钙离子水平，导致钙调蛋白的饱和。钙调蛋白结合钙调磷酸酶，从而激活钙调磷酸酶。钙调磷酸酶使转录因子 NFAT 去磷酸化，然后将其转移到细胞核中。核内的 NFAT 导致肥厚性基因的表达。同样，细胞内钙离子含量的增加也会导致 CaMK 的活化。CaMKII 磷酸化组蛋白去乙酰化酶，导致后续的肥厚基因表达去阻遏化

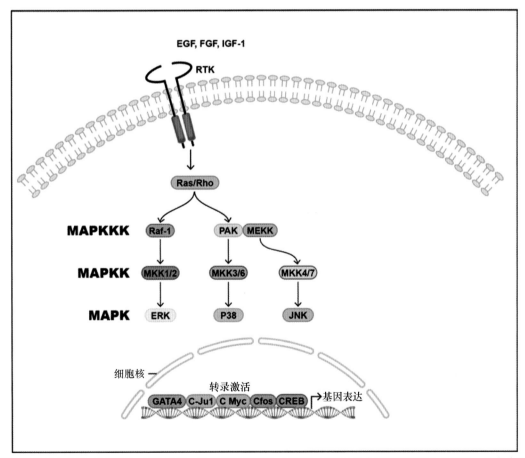

图 3.6　丝裂原活化蛋白激酶（MAPK）信号通路。受体酪氨酸激酶（RTK）可通过结合成纤维细胞生长因子、胰岛素样生长因子-1 和表皮生长因子等配体所激活。激活的 RTK 将会激活 GTP 酶蛋白，例如 Ras 和 Rho。活化的 GTP 酶刺激 MAPK 信号传导级联反应。MAPK 级联分为三级，包括 MAPK 激酶激酶（MAPKKK），后者激活 MAPK 激酶（MAPKK），随后激活 MAPK，包括 ERK、p38 和 JNK。活化的 MAPK 可以转移到细胞核，并引起包括 GATA 4、C-Jun1、C-myc、C-fos 和 CREB 在内的基因转录激活

活化小 G 蛋白（如 Ras）被生长因子激活，这些生长因子包括 EGF、FGF、IGF-1 和 TGFβ。最初的 MAPK 通路引起 MAPK 激酶激酶（MAPKKK）的激活，随后引起 MAPKK 激活，然后是效应物 MAPK 激酶（ERK）、JNK 和 p38 的顺序激活。活化的 MAPK 能够将转录因子磷酸化，这些转录因子具有调节心脏基因表达的能力，包括心肌肥厚和细胞存活的相关基因。

在心力衰竭中，由于信号通路的交叉和重叠，MAPK 通路在疾病进展中的作用是相当复杂的。然而，众所周知，MAPK 通路的激活可发生在心力衰竭时期，因此 p38 和 JNK 通路可能参与心力衰竭的病理性重构[36]。

PI3K /Akt 信号通路

磷酸肌醇 3 激酶（PI3K）和蛋白激酶 B（PKB，也被称为 Akt）是心脏发育和细胞存活的关键信号通路。胰岛素、胰岛素样生长因子-1、心肌营养素、β 受体激动剂、缺血以及压力超负荷均可激活 PI3K（图 3.7）。活化的 PI3K 在细胞膜上结合并磷酸化 PIP_2，形成第二信使［3,4,5］三磷酸磷脂酰肌醇

（PIP_3）。

PIP_3 与 PDK1 结合后引起 Akt 的激活。Akt 是一种丝氨酸/苏氨酸激酶，可以磷酸化多种下游靶点，包括参与细胞凋亡、心肌存活与蛋白质翻译等的蛋白。Akt 可激活哺乳动物的雷帕霉素靶蛋白（mTOR），从而增加核糖体水平上细胞骨架和肌节蛋白的蛋白质合成，以促进心肌细胞肥大。Akt 还可以通过下调 FoxO（叉头/翼状螺旋）转录因子家族来抑制蛋白质降解，从而减少泛素—蛋白酶系统的蛋白质降解。Akt 还具有抗凋亡作用，通过 Bad（促凋亡蛋白）的磷酸化和 Caspases（半胱天冬酶）预防细胞凋亡。鉴于 PI3K/Akt 途径的复杂性，其在心力衰竭中的特定作用是短暂的，并且依赖于病理性与适应性心肌肥厚，以及下游效应蛋白的特异性激活或抑制。

G 蛋白偶联通路

鸟嘌呤核苷酸结合蛋白或 G 蛋白是一种蛋白家族，能够作为分子开关转导细胞外刺激。这种蛋白质家族在心脏稳态中起关键作用。G 蛋白偶联受体

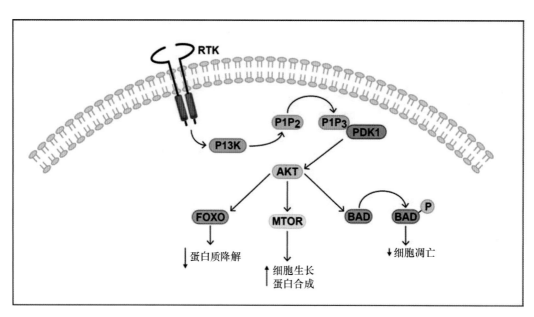

图 3.7 磷酸肌醇 3 激酶（PI3K）-Akt 通路。PI3K 可以通过各种细胞外刺激来结合活化受体酪氨酸激酶（RTK）而被激活，随后激活 PI3K。活化的 PI3K 在细胞膜上通过结合并磷酸化的 PIP_2，形成第二信使（3,4,5）三磷酸磷脂酰肌醇（PIP_3）。PIP_3 与 PDK1 结合后引起 Akt 的激活。Akt 作为一种丝氨酸/苏氨酸激酶，可以磷酸化多种下游靶点，包括参与细胞凋亡、心肌存活与蛋白质翻译等的蛋白。Akt 可以激活哺乳动物的雷帕霉素靶蛋白（mTOR），从而增加核糖体水平上细胞骨架与肌节蛋白的蛋白质合成，以促进心肌细胞肥大。Akt 还可以通过下调 FoxO（叉头/翼状螺旋）转录因子家族来抑制蛋白质降解，从而减少泛素—蛋白酶系统的蛋白质降解。Akt 还具有抗凋亡作用，通过 Bad（促凋亡蛋白）的磷酸化和 Caspases（半胱天冬酶）预防细胞凋亡

（GPCR）位于细胞膜上，由 7 个跨膜结构域组成。

　　GPCR 可被多种配体激活，例如肾上腺素和激素。G 蛋白与 GPCR 的细胞内部分结合，由 3 个亚基组成：Gα、Gβ 和 Gγ。在未受刺激的状态下，Gα 与 GDP 结合。当 GPCR 受信号配体刺激时，其促进 GPCR 中的构象变化和 G 蛋白复合物的活化。Gα 亚基与 GTP 以其活性状态结合，并从 Gβγ 蛋白亚基中解离。通过与腺苷酸环化酶和磷脂酶 C 的相互作用，G 蛋白的激活可以引起包括 cAMP、二酰甘油（DAG）和 1,4,5-三磷酸肌醇（IP3）等第二信使的产生。随后，第二信使可以相互作用，并调节多种下游信号通路。G 蛋白通过 GTP 酶将 GTP 水解成 GDP 而失活。

　　基于 α 亚基可将 G 蛋白分为 4 个主要的亚家族：Gs、Gi、Gq/11 和 Gα12/13。Gs 激活腺苷酸环化酶，并可以增加心肌的收缩力。Gi 是由抑制型 G 蛋白组成的，可以减少受激动剂刺激的 cAMP。Gq 激活磷脂酶 C，引起 IP3 和 DAG 的产生，并促进肌质网中钙离子的释放。它还激活了钙调磷酸酶和 CaMK 信号通路。Gα12/13 通过小 G 蛋白 Rho 而调节细胞生长和细胞骨架的变化。

　　GPCR 可以通过持续的激动剂刺激而脱敏，并且在减弱刺激反应的信号通路中发挥关键作用。

GPCR 脱敏涉及 3 种调节蛋白，包括 PKA 和 PKC、G 蛋白偶联激酶（GRK）和抑制蛋白。活化的 PKA 和 PKC 参与反馈调节回路，在那里它们将 GPRC 磷酸化，并将其从 G 蛋白中解偶联。GRK 以激动剂依赖性方式使受体磷酸化。随后，抑制蛋白取代 GPRC 受体，导致受体表达下调和受体内化。

　　肾上腺素能受体和血管紧张素受体是在心力衰竭中具有功能作用的主要的 GPCR，并且是目前标准心力衰竭治疗的靶点。在心力衰竭时，通过 GPCR 调节后出现 β 受体表达下调。GPCR 通路也与多种其他心脏信号通路相互作用，在心力衰竭时以产生细胞应答。

TGF-β 信号通路

　　转化生长因子 β（TGF-β）信号通路在心脏信号转导过程中至关重要，主要控制炎症、细胞外基质沉积、细胞增殖、分化和生长。TGF-β 与丝氨酸/苏氨酸受体激酶 TGF-β II 型受体结合，使 TGF-β I 型受体磷酸化，并与 TGF-β 结合形成异源四聚体复合物。活化的复合物使细胞质信号分子 Smad2 和 Smad3 磷酸化（图 3.8）。Smad2/3 与 Smad4 配对并转移到细胞核中。活化的 Smad 复合物结合多种转

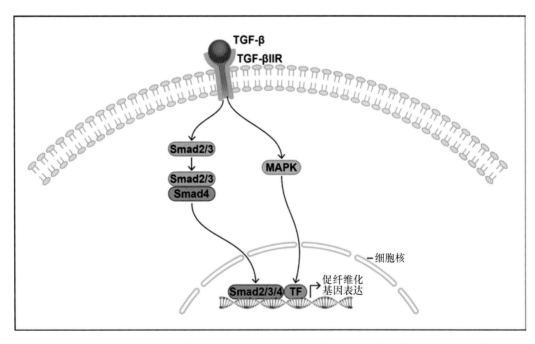

图 3.8　TGF-β 通路。TGF-β 与 TGF-β II 型受体（一种丝氨酸/苏氨酸受体激酶）结合，使 TGF-β I 型受体磷酸化，并与 TGF-β 结合形成异源四聚体复合物。活化的复合物使细胞质信号分子 Smad2 和 Smad3 磷酸化。Smad2、Smad3 与 Smad4 配对并转移至细胞核。活化的 Smad 复合物结合多种转录因子，以促进促纤维化基因的表达。TGF-β 还可以影响独立于 Smad 的通路，包括 Erk、JNK 和 p38 MAPK

录因子。TGF-β 还可以影响独立于 Smad 的通路，包括 Erk、JNK 和 p38 MAPK。

研究已知，TGF-β 具有促纤维化和肥大效应，而且可在各种应激状态下释放。TGF-β 能够在心力衰竭患者中升高，并且引起心肌成纤维细胞诱导细胞外基质成分的表达。最终，将会导致心肌纤维化、重构和心力衰竭的进展。

细胞周期调控

细胞周期是一个高度调控的过程，可以促使细胞分裂和复制。细胞周期分为三个阶段：间期，细胞准备细胞分裂的较长时期；发生细胞分裂的有丝分裂期；胞质分裂期（或细胞分裂完成期）。细胞周期的调控在细胞健康和疾病状态的进展中起着重要的作用。

细胞周期由四个阶段组成：S、M、G1 和 G2。最关键的两个阶段是 S 期和 M 期，S 期进行染色体复制；M 期或有丝分裂期中，染色体分离，细胞分裂成两个含有全部遗传物质的子细胞（图 3.9）。

S 期和 M 期由 G1 期和 G2 期分开。G1 期代表了有丝分裂后的间隙期，在此期间，细胞对细胞生长信号产生应答而准备 DNA 复制。G2 期发生在 S 期的染色体复制后，并为有丝分裂做准备。有丝分裂是一个相对较短的阶段，以浓聚的染色质为特征，形成可见的有丝分裂纺锤体。一旦形成有丝分裂纺锤体，基于微管的纺锤体促进复制的染色体分离和细胞分裂成两个子细胞。

细胞周期蛋白与 CDK

细胞周期的调控是由丝氨酸/苏氨酸蛋白激酶决定的，如细胞周期蛋白依赖性激酶（CDK）和作为调节性亚基的细胞周期蛋白。CDK-细胞周期蛋白复合物调控细胞周期的四个阶段。G1 期由 CyclD-CDK4 和 CyclD-CDK6 复合物介导，这些复合物是对生长因子而产生的应答。CyclD-CKD 复合物使视网膜母细胞瘤抑制蛋白（Rb）磷酸化和部分失活，并诱导 CyclE 的表达。CyclE 与 CDK2 形成复合物，进一步灭活 Rb，将细胞从 G1 推进至 S 期。

在 DNA 复制的后期阶段，CyclA-CDK1/2 复合物被激活，以促进在 S 期的进展。它们将预复制的复合物磷酸化，以防止新复合物的形成。这种过程确保了细胞的基因组只被复制 1 次。

图 3.9 细胞周期。细胞周期的各个阶段包括 G1、S、G2 和 M，每一个阶段都有独特的细胞周期蛋白-CDK 复合体，从一个阶段介导下一个阶段的过渡。细胞周期蛋白 D（CyclD）CDK4/6 复合体促进视网膜母细胞瘤肿瘤抑制蛋白（Rb）的失活。Rb 失活可以激活 CyclE-CKD2，并促进从 G1 向 S 期的过渡，与 DNA 复制相对应。CyclA-CKD1 促进向 G2 期的过渡，而 CyclB-CKD1 促进向有丝分裂期或 M 期的过渡。限制（R）点是细胞可以退出细胞周期的位置。细胞周期的退出引起细胞的终末分化，如心肌细胞

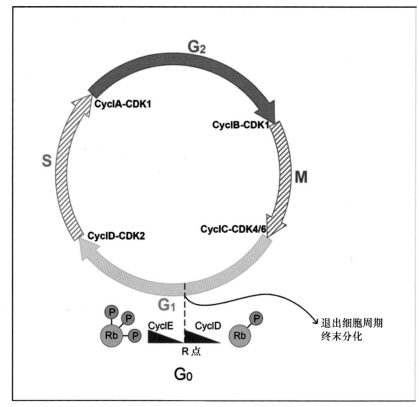

CyclB-CDK1 触发从 G2 期向有丝分裂期的过渡，并激活参与有丝分裂纺锤体组装的蛋白质，以及核膜的分解。在有丝分裂期间，后期促进复合物（APC）（一种泛素连接酶）被激活。APC 针对细胞周期蛋白进行破坏，以确保细胞分裂可以继续进行。细胞周期蛋白-CDK 复合物的抑制剂被称为细胞周期蛋白依赖性激酶抑制剂（CKI）。CKI 在 G1 期表达，以抑制细胞周期蛋白-CDK 激活，并阻止其通过 G1 核查点。CKI 是防止 DNA 缺陷细胞增殖的另一种调控机制，它们被称为肿瘤抑制蛋白。

被称为核查点的监管机制还可以监测和控制细胞周期的进展，以确保周期的正确顺序。G1/S 和 G2/M 核查点旨在确保受损或未完全合成的 DNA 不传递给子代细胞。G1/S 过渡期是细胞周期中的限速步骤，被称为限制点。终末分化的细胞通常在此时停止细胞周期，并进入休眠或休止期。

细胞周期折返

在人类中，心肌细胞增殖在胚胎发育过程中至关重要，但在出生后不久，心肌细胞就失去了增殖能力，而心脏生长依赖于心肌细胞肥大。作为终末分化的细胞，心肌细胞被认为不能重新进入细胞周期。然而，有证据表明成年心肌细胞可以继续在体内进行分裂。

Bergmann 等对在地面核弹爆炸试验期间（1952—1963 年）存活患者的心脏样本中心肌细胞的 ^{14}C 进行了评估。这些核试验引发了 ^{14}C 的释放（或脉冲），^{14}C 被纳入植物和动物体内，随后被人类食用。在这种情况下，^{14}C 进入 DNA，并作为"细胞出生日期的象征"。

经过严格的分析显示，在 20 岁左右约有 1% 的心肌细胞可再生，75 岁后则降至 0.3%[37]。虽然内源性心肌细胞再生处于低水平状态，并且不可能代偿由于心肌梗死引起的细胞死亡，但是刺激心肌细胞重新进入细胞周期可能会增加心肌再生。

虽然通过心肌细胞增殖的心脏再生机制尚不清楚，但是紧锣密鼓的研究已经确定了可能调控心肌细胞周期的数个因素。最近，Meis1 被确定为可调节心肌细胞周期的转录因子。敲除成年小鼠心肌细胞中的 Meis1 可促进细胞周期折返和增殖[38]。同样，

miRNA，包括 miRNA-590 和 miRNA-199a，也已被证明可以促进成人心肌细胞的增殖[39]。进一步研究心肌细胞周期折返机制将为新疗法提供一个平台，旨在促进心肌损伤后的心肌细胞更新。

细胞死亡机制

在损伤应答时，会发生一系列分子、细胞和生理学变化，引起心力衰竭状态，表现为腔室扩张和收缩功能降低。最终，心肌细胞通过凋亡、坏死或自噬而丢失[40-41]。

细胞坏死

坏死是细胞死亡的一种形式，是对细胞损伤的反应，如缺血或毒素诱导。它导致不受控制的不可逆性自溶或细胞成分的消化，导致细胞死亡。在形态上，会出现质膜完整性的缺失和细胞水肿。由于线粒体功能障碍，大量的三磷酸腺苷（ATP）也因此消耗殆尽。最终，这些过程导致细胞内稳态的丧失和细胞死亡。

细胞组分向细胞间隙的释放也可以导致炎症反应。心肌梗死引起的缺血常导致细胞坏死，但心肌细胞坏死也可导致心力衰竭[42]。

细胞凋亡

与细胞坏死相比，细胞凋亡是一种受到高度调控的程序性细胞死亡途径。从形态上看，凋亡的细胞由于细胞质皱缩而出现萎缩，并且在膜封闭的凋亡小体中显示出质膜起泡、核质浓缩与细胞核和细胞质的碎裂[42]（图 3.10）。凋亡小体被巨噬细胞吞噬，因此少有在坏死过程中的炎症反应。

细胞凋亡的诱因可以出现在细胞内，如氧化应激、DNA 损伤、错误折叠的蛋白质，或通过细胞外应激源。一旦细胞凋亡被触发，可由外源性和内源性通路介导，其最终目的是激活 caspase（图 3.11）。caspase 是一类蛋白酶，通常以非活性形式合成为 pro-caspase。

caspase 可分为上游[2,8-10]和下游[3,6-7]两种类型。上游 caspase 通过死亡诱导信号复合物（DISC）中的二聚化反应而被激活[43]。上游 caspase 通过蛋白酶裂解而激活下游 caspase。下游活化的 caspase 裂解细胞结构并调控蛋白。外源性凋亡通路传递来自外部死亡配体的信号，例如肿瘤坏死因子 α 或 Fas

图 3.10 细胞凋亡导致程序性细胞死亡。细胞凋亡可由内源性或外源性刺激触发，导致细胞质浓缩与染色质浓聚。随后，出现质膜起泡和细胞核消失。最终，细胞质和细胞核经碎裂后封闭在凋亡小体中，随后被巨噬细胞吞噬以避免炎症反应

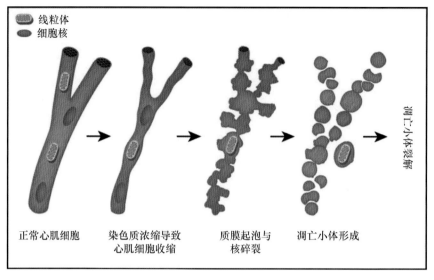

正常心肌细胞　染色质浓缩导致　质膜起泡与　凋亡小体形成
　　　　　　　心肌细胞收缩　核碎裂

图 3.11 细胞凋亡通路受到高度调控。细胞凋亡可以通过死亡配体结合死亡受体而触发，并导致多蛋白死亡诱导信号复合物（DISC）聚集。在 DISC 中，pro-caspase 8 通过二聚化反应被激活，随后激活下游的 caspase，如 caspase 3。外源性死亡刺激也可触发 caspase 中的 Bid 分子（Bcl-2 同源结构域相互作用的死亡激动剂结构域）裂解，并将其转移至线粒体。凋亡蛋白，如 Bid、Bax 和 Bcl-2 位于线粒体中，并导致细胞色素 C 和其他适应原释放到细胞质中。下游的 caspase 和凋亡因子形成凋亡小体，也触发 caspase 3 所介导的凋亡细胞死亡

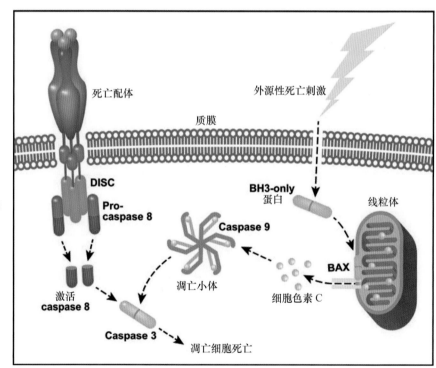

配体。当配体结合相应的受体时，它通过聚集 Fas 相关死亡结构域（FADD）和上游 caspase 而启动多蛋白 DISC 的形成。上游 caspase 在 DISC 中进行二聚化反应，并随后激活下游 caspase。外源性通路通过 Bid 分子（Bcl-2 同源结构域相互作用的死亡激动剂结构域）与内源性通路相关联。Bid 被 caspase 8 切割并转运至线粒体，激活内源性通路。内源性通路被细胞外和细胞内的死亡刺激激活，通过凋亡蛋白、Bcl-2、Bid 和 BAX 转导到线粒体和内质网。这些蛋白质导致线粒体释放细胞色素 C 进入细胞质。细胞色素 C 和其他线粒体适应原触发凋亡小体的形成，这是一种多蛋白复合物。在凋亡小体中，caspase 9 被激活，并裂解其他下游 caspase，从而导致细胞凋亡。

细胞凋亡在细胞和器官功能的发育和调控中具有重要的作用，因此，细胞凋亡的改变可以导致疾病状态。与正常心脏相比，心肌细胞凋亡在心力衰竭中显著增加[44]。在心力衰竭晚期时，细胞因子如肿瘤坏死因子 α 增加，这些促凋亡细胞因子可以推动凋亡进展，导致后续的不良心肌重构[45]。

自噬

自噬是细胞内组分新陈代谢的一种方法，细胞组分通过囊泡转运至溶酶体或自噬体中降解（图3.12）[46]。这一过程允许分解代谢，并将脂肪酸、氨基酸和蛋白质释放到细胞，以便在应激或饥饿时用于能量供给。自噬是通过 Beclin-1、液泡分选蛋白34 和 UVRAG（紫外线辐射抗性相关基因）形成自噬体来启动的。

虽然自噬总体上可称作细胞的生存机制，但它也与细胞死亡有关。目前尚不能明确自噬是否是导致细胞死亡的原因，或者它是否能够阻止细胞死亡。已经有研究报道，在人类衰竭的心脏中，自噬体显著增加[40]。然而，由于缺乏特异性标记，自噬很难研究。因此，自噬在心力衰竭病理生理学机制中的作用尚不清楚。

应激时的分子应答

心脏可以通过多种方式对各种应激性刺激做出反应，如增加容量或压力，可以为适应性或适应性不良。在应激性应答过程中，可能发生多种信号通路以及由此引发的分子和生理学变化，以维持心血管系统的动态平衡。

即早基因应答

心脏通过细胞肥大和最终功能的变化来应对工作负荷和张力的增加。虽然这些变化可能需要几个月到几年的时间才能出现，但在几分钟之内就能发生速发型早期基因应答。这些速发型早期基因应答是由于细胞外应激引起的快速和暂时的转录调节引起的。配体结合细胞外受体，激活 PKC、MAPK和 PI3K 通路，这些信号被快速转导。在应激时，初始激活的基因为 c-fos、c-jun、Egr-1 和 c-myc[47-48]。速发型早期基因应答引起调控细胞生长与存活的基因表达等级联效应，这对细胞应激性应答至关重要。

胎儿基因程序的再表达

在心脏发育期间，一些基因在胎儿心脏中即可表达，而不是在出生后。然而，这些蛋白质可在对机械和其他应激性刺激应答时而被重新表达。

胎儿基因程序包括心房钠尿肽（ANP）、脑钠肽（BNP）、β-肌球蛋白重链、骨骼肌 α-肌动蛋白等。胎儿基因程序应答是通过速发型早期基因应答介导的，其结果是胎儿基因程序的转录增加。胎儿肌节蛋白的再表达最初是适应性的，以应对血流动力学应激而促进肥厚。它也可以导致晚期心力衰竭时所观察到的心肌重构。

BNP 是一种胎儿基因产物，被用作心力衰竭的生物标志物；在心力衰竭患者中可观察到其血清水平升高。此外，胎儿基因程序还通过糖酵解酶的表达，促进从脂肪酸到葡萄糖代谢的转化。葡萄糖对心脏而言是一种效率较低的能量来源，但是葡萄糖的氧化需要较少的氧气。因此，在衰竭的心脏中，这种代谢转化机制可以作为一种保护性机制。

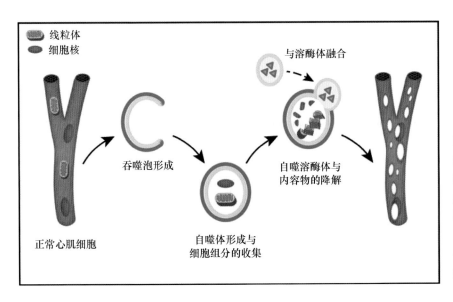

图 3.12　自噬是细胞内组分新陈代谢和细胞死亡的一种方法。自噬可由一些应激性因素诱发，包括饥饿。自噬是由形成一种称为吞噬泡的双膜结构而引发。靶向自噬的细胞器和细胞组分被聚集在自噬体中。随后，自噬体与溶酶体融合，形成自噬溶酶体。细胞组分在自噬溶酶体中裂解和降解

线粒体

细胞核

与溶酶体融合

吞噬泡形成

自噬溶酶体与内容物的降解

正常心肌细胞

自噬体形成与细胞组分的收集

热休克蛋白 /分子伴侣

细胞的热休克反应是一种有利于生存的机制，最初见于细胞暴露在轻度热应激过程时。但是通过一些应激性刺激也可以引起这种反应，包括氧化和重金属毒素[49]。这些应激主要诱导蛋白质变性和未折叠或错误折叠蛋白质的聚集。对抗这些效应的细胞反应是减少蛋白质翻译，并诱导称为热休克因子 1（HSF1）的转录因子。

在失活状态下，HSF 是单核的，并且可与热休克蛋白 90（Hsp90）和伴侣蛋白相互作用。然而，为了应对应激反应，未折叠蛋白与 HSF1 竞争性结合 Hsp90，因此 HSF1 从复合物中释放出来。HSF1 形成同源三聚体（即一种活性状态）可以从细胞质转移到细胞核。随后，HSF1 复合物与 DNA 相互作用，与热休克蛋白的启动子相结合，并诱导其表达。

诱导热休克蛋白作为分子伴侣来重新折叠蛋白质，可防止蛋白质聚集[50]。它们还可通过多种机制预防细胞凋亡，从而促进细胞的存活。热休克蛋白可以阻断促凋亡信号的释放，如线粒体释放细胞色素 C。它们还可结合失活的 caspase 3，并防止其激活[51]。热休克蛋白在应激反应中具有重要的功能性作用，并可对多种促进细胞存活的分子机制产生影响。

小结

通过人类基因组测序这一策略，增强了我们对掌控生理和病理性心血管反应的分子信号通路的理解。这些通路将为旨在促进心力衰竭的逆向重构和预防疾病进展的新兴疗法提供重要的基础。

参考文献

1. Watson JD, Crick FH. Molecular structure of nucleic acids; a structure for deoxyribose nucleic acid. Nature. 1953;171(4356):737–8.
2. Alberts B, Johnson A, Lewis J, Raff M, Roberts K, Walter P. Molecular biology of the cell. 4th ed. New York, NY: Garland Publishing; 2002.
3. Schaller H, Gray C, Herrmann K. Nucleotide-sequence of an RNA-polymerase binding-site from DNA of bacteriophage-FD. Proc Natl Acad Sci U S A. 1975;72(2):737–41.
4. Pribnow D. Bacteriophage T7 early promoters - nucleotide-sequences of 2 RNA-polymerase binding-sites. J Mol Biol. 1975;99(3):419.
5. Pribnow D. Nucleotide-sequence of an RNA-polymerase binding-site at an early T7 promoter. Proc Natl Acad Sci U S A. 1975;72(3):784–8.
6. Lee RC, Feinbaum RL, Ambros V. The C. elegans heterochronic gene lin-4 encodes small RNAs with antisense complementarity to lin-14. Cell. 1993;75(5):843–54.
7. Bartel DP. MicroRNAs: target recognition and regulatory functions. Cell. 2009;136(2):215–33.
8. Chen JF, Murchison EP, Tang R, Callis TE, Tatsuguchi M, Deng Z, Rojas M, Hammond SM, Schneider MD, Selzman CH, Meissner G, Patterson C, Hannon GJ, Wang DZ. Targeted deletion of Dicer in the heart leads to dilated cardiomyopathy and heart failure. Proc Natl Acad Sci U S A. 2008;105(6):2111–6.
9. Zhao Y, Ransom JF, Li A, Vedantham V, von Drehle M, Muth AN, Tsuchihashi T, McManus MT, Schwartz RJ, Srivastava D. Dysregulation of cardiogenesis, cardiac conduction, and cell cycle in mice lacking miRNA-1-2. Cell. 2007;129(2):303–17.
10. van Rooij E, Sutherland LB, Liu N, Williams AH, McAnally J, Gerard RD, Richardson JA, Olson EN. A signature pattern of stress-responsive microRNAs that can evoke cardiac hypertrophy and heart failure. Proc Natl Acad Sci U S A. 2006;103(48):18255–60.
11. Ikeda S, Kong SW, Lu J, Bisping E, Zhang H, Allen PD, Golub TR, Pieske B, Pu WT. Altered microRNA expression in human heart disease. Physiol Genomics. 2007;31(3):367–73.
12. Sucharov C, Bristow MR, Port JD. miRNA expression in the failing human heart: functional correlates. J Mol Cell Cardiol. 2008;45(2):185–92.
13. Thum T, Galuppo P, Wolf C, Fiedler J, Kneitz S, van Laake LW, Doevendans PA, Mummery CL, Borlak J, Haverich A, Gross C, Engelhardt S, Ertl G, Bauersachs J. MicroRNAs in the human heart: a clue to fetal gene reprogramming in heart failure. Circulation. 2007;116(3):258–67.
14. Campbell KH, McWhir J, Ritchie WA, Wilmut I. Sheep cloned by nuclear transfer from a cultured cell line. Nature. 1996;380(6569):64–6.
15. Takahashi K, Yamanaka S. Induction of pluripotent stem cells from mouse embryonic and adult fibroblast cultures by defined factors. Cell. 2006;126(4):663–76.
16. Yu J, Vodyanik MA, Smuga-Otto K, Antosiewicz-Bourget J, Frane JL, Tian S, Nie J, Jonsdottir GA, Ruotti V, Stewart R, Slukvin II, Thomson JA. Induced pluripotent stem cell lines derived from human somatic cells. Science. 2007;318(5858):1917–20.
17. Park IH, Lerou PH, Zhao R, Huo H, Daley GQ. Generation of human-induced pluripotent stem cells. Nat Protoc. 2008;3(7):1180–6.
18. Ieda M, Fu JD, Delgado-Olguin P, Vedantham V, Hayashi Y, Bruneau BG, Srivastava D. Direct reprogramming of fibroblasts into functional cardiomyocytes by defined factors. Cell. 2010;142(3):375–86.
19. Sanchez-Freire V, Lee AS, Hu S, Abilez OJ, Liang P, Lan F, Huber BC, Ong SG, Hong WX, Huang M, Wu JC. Effect of human donor cell source on differentiation and function of cardiac induced pluripotent stem cells. J Am Coll Cardiol. 2014;64(5):436–48.
20. Movassagh M, Choy MK, Goddard M, Bennett MR, Down TA, Foo RS. Differential DNA methylation correlates with differential expression of angiogenic factors in human heart failure. PLoS One. 2010;5(1):e8564.
21. Kaneda R, Takada S, Yamashita Y, Choi YL, Nonaka-Sarukawa M, Soda M, Misawa Y, Isomura T, Shimada K, Mano H. Genome-wide histone methylation profile for heart failure. Genes Cells. 2009;14(1):69–77.
22. Lander ES, et al. Initial sequencing and analysis of the human genome. Nature. 2001;409(6822):860–921.
23. Abifadel M, Varret M, Rabes JP, Allard D, Ouguerram K, Devillers M, Cruaud C, Benjannet S, Wickham L, Erlich D, Derré A, Villéger L, Farnier M, Beucler I, Bruckert E, Chambaz J, Chanu B, Lecerf JM, Luc G, Moulin P, Weissenbach J, Prat A, Krempf M, Junien C, Seidah NG, Boileau C. Mutations in PCSK9 cause autosomal dominant hyper-

cholesterolemia. Nat Genet. 2003;34(2):154–6.

24. McKenney JM, Koren MJ, Kereiakes DJ, Hanotin C, Ferrand AC, Stein EA. Safety and efficacy of a monoclonal antibody to proprotein convertase subtilisin/kexin type 9 serine protease, SAR236553/REGN727, in patients with primary hypercholesterolemia receiving ongoing stable atorvastatin therapy. J Am Coll Cardiol. 2012;59(25):2344–53.

25. Roth EM, McKenney JM, Hanotin C, Asset G, Stein EA. Atorvastatin with or without an antibody to PCSK9 in primary hypercholesterolemia. N Engl J Med. 2012;367(20):1891–900.

26. Stein EA, Gipe D, Bergeron J, Gaudet D, Weiss R, Dufour R, Wu R, Pordy R. Effect of a monoclonal antibody to PCSK9, REGN727/SAR236553, to reduce low-density lipoprotein cholesterol in patients with heterozygous familial hypercholesterolaemia on stable statin dose with or without ezetimibe therapy: a phase 2 randomised controlled trial. Lancet. 2012;380(9836):29–36.

27. Botstein D, Risch N. Discovering genotypes underlying human phenotypes: past successes for mendelian disease, future approaches for complex disease. Nat Genet. 2003;33:228–37.

28. Norton N, Li D, Rieder Mark J, Siegfried Jill D, Rampersaud E, Züchner S, Mangos S, Gonzalez-Quintana J, Wang L, McGee S, Reiser J, Martin E, Nickerson DA, Hershberger RE. Genome-wide studies of copy number variation and exome sequencing identify rare variants in BAG3 as a cause of silated cardiomyopathy. Am J Hum Genet. 2011;88(3):273–82.

29. Campbell N, Sinagra G, Jones KL, Slavov D, Gowan K, Merlo M, Carniel E, Fain PR, Aragona P, Di Lenarda A, Mestroni L, Taylor MR. Whole exome sequencing identifies a troponin T mutation hot spot in familial dilated cardiomyopathy. PLoS One. 2013;8(10):e78104.

30. Frazer KA, Ballinger DG, Cox DR, Hinds DA, Stuve LL, Gibbs RA, Belmont JW, Boudreau A, Hardenbol P, Leal SM, Pasternak S, Wheeler DA, Willis TD, Yu F, Yang H, Zeng C, Gao Y, Hu H, Hu W, Li C, Lin W, Liu S, Pan H, Tang X, Wang J, Wang W, Yu J, Zhang B, Zhang Q, Zhao H, Zhao H, Zhou J, Gabriel SB, Barry R, Blumenstiel B, Camargo A, Defelice M, Faggart M, Goyette M, Gupta S, Moore J, Nguyen H, Onofrio RC, Parkin M, Roy J, Stahl E, Winchester E, Ziaugra L, Altshuler D, Shen Y, Yao Z, Huang W, Chu X, He Y, Jin L, Liu Y, Shen Y, Sun W, Wang H, Wang Y, Wang Y, Xiong X, Xu L, Waye MM, Tsui SK, Xue H, Wong JT, Galver LM, Fan JB, Gunderson K, Murray SS, Oliphant AR, Chee MS, Montpetit A, Chagnon F, Ferretti V, Leboeuf M, Olivier JF, Phillips MS, Roumy S, Sallée C, Verner A, Hudson TJ, Kwok PY, Cai D, Koboldt DC, Miller RD, Pawlikowska L, Taillon-Miller P, Xiao M, Tsui LC, Mak W, Song YQ, Tam PK, Nakamura Y, Kawaguchi T, Kitamoto T, Morizono T, Nagashima A, Ohnishi Y, Sekine A, Tanaka T, Tsunoda T, Deloukas P, Bird CP, Delgado M, Dermitzakis ET, Gwilliam R, Hunt S, Morrison J, Powell D, Stranger BE, Whittaker P, Bentley DR, Daly MJ, de Bakker PI, Barrett J, Chretien YR, Maller J, McCarroll S, Patterson N, Pe'er I, Price A, Purcell S, Richter DJ, Sabeti P, Saxena R, Schaffner SF, Sham PC, Varilly P, Altshuler D, Stein LD, Krishnan L, Smith AV, Tello-Ruiz MK, Thorisson GA, Chakravarti A, Chen PE, Cutler DJ, Kashuk CS, Lin S, Abecasis GR, Guan W, Li Y, Munro HM, Qin ZS, Thomas DJ, McVean G, Auton A, Bottolo L, Cardin N, Eyheramendy S, Freeman C, Marchini J, Myers S, Spencer C, Stephens M, Donnelly P, Cardon LR, Clarke G, Evans DM, Morris AP, Weir BS, Tsunoda T, Mullikin JC, Sherry ST, Feolo M, Skol A, Zhang H, Zeng C, Zhao H, Matsuda I, Fukushima Y, Macer DR, Suda E, Rotimi CN, Adebamowo CA, Ajayi I, Aniagwu T, Marshall PA, Nkwodimmah C, Royal CD, Leppert MF, Dixon M, Peiffer A, Qiu R, Kent A, Kato K, Niikawa N, Adewole IF, Knoppers BM, Foster MW, Clayton EW, Watkin J, Gibbs RA, Belmont JW, Muzny D, Nazareth L, Sodergren E, Weinstock GM, Wheeler DA, Yakub I, Gabriel SB, Onofrio RC, Richter DJ, Ziaugra L, Birren BW, Daly MJ, Altshuler D, Wilson RK, Fulton LL, Rogers J, Burton J, Carter NP, Clee CM, Griffiths M, Jones MC, McLay K, Plumb RW, Ross MT, Sims SK, Willey DL, Chen Z, Han H, Kang L, Godbout M, Wallenburg JC, L'Archevêque P, Bellemare G, Saeki K, Wang H, An D, Fu H, Li Q, Wang Z, Wang R, Holden AL, Brooks LD, McEwen JE, Guyer MS, Wang VO, Peterson JL, Shi M, Spiegel J, Sung LM, Zacharia LF, Collins FS, Kennedy K, Jamieson R, Stewart J. A second generation human haplotype map of over 3.1 million SNPs. Nature. 2007;449(7164):851–61.

31. Donnelly P. Progress and challenges in genome-wide association studies in humans. Nature. 2008;456(7223):728–31.

32. Villard E, Perret C, Gary F, Proust C, Dilanian G, Hengstenberg C, Ruppert V, Arbustini E, Wichter T, Germain M, Dubourg O, Tavazzi L, Aumont MC, DeGroote P, Fauchier L, Trochu JN, Gibelin P, Aupetit JF, Stark K, Erdmann J, Hetzer R, Roberts AM, Barton PJ, Regitz-Zagrosek V, Cardiogenics Consortium, Aslam U, Duboscq-Bidot L, Meyborg M, Maisch B, Madeira H, Waldenström A, Galve E, Cleland JG, Dorent R, Roizes G, Zeller T, Blankenberg S, Goodall AH, Cook S, Tregouet DA, Tiret L, Isnard R, Komajda M, Charron P, Cambien F. A genome-wide association study identifies two loci associated with heart failure due to dilated cardiomyopathy. Eur Heart J. 2011;32(9):1065–76.

33. Larson MG, Atwood LD, Benjamin EJ, Cupples LA, D'Agostino Sr RB, Fox CS, Govindaraju DR, Guo CY, Heard-Costa NL, Hwang SJ, Murabito JM, Newton-Cheh C, O'Donnell CJ, Seshadri S, Vasan RS, Wang TJ, Wolf PA, Levy D. Framingham Heart Study 100K project: genome-wide associations for cardiovascular disease outcomes. BMC Med Genet. 2007;8 Suppl 1:S5.

34. Xiao R-P. β-Adrenergic signaling in the heart: dual coupling of the β2-adrenergic receptor to Gs and Gi proteins. Sci STKE. 2001;2001(104):re15.

35. Anderson ME. Calmodulin kinase signaling in heart: an intriguing candidate target for therapy of myocardial dysfunction and arrhythmias. Pharmacol Ther. 2005;106(1):39–55.

36. Esposito G, Perrino C, Schiattarella GG, Belardo L, di Pietro E, Franzone A, Capretti G, Gargiulo G, Pironti G, Cannavo A, Sannino A, Izzo R, Chiariello M. Induction of mitogen-activated protein kinases is proportional to the amount of pressure overload. Hypertension. 2010;55(1):137–U239.

37. Bergmann O, Bhardwaj RD, Bernard S, Zdunek S, Barnabé-Heider F, Walsh S, Zupicich J, Alkass K, Buchholz BA, Druid H, Jovinge S, Frisén J. Evidence for cardiomyocyte renewal in humans. Science. 2009;324(5923):98–102.

38. Mahmoud AI, Kocabas F, Muralidhar SA, Kimura W, Koura AS, Thet S, Porrello ER, Sadek HA. Meis1 regulates postnatal cardiomyocyte cell cycle arrest. Nature. 2013;497(7448):249–53.

39. Porrello ER, Mahmoud AI, Simpson E, Johnson BA, Grinsfelder D, Canseco D, Mammen PP, Rothermel BA, Olson EN, Sadek HA. Regulation of neonatal and adult mammalian heart regeneration by the miR-15 family. Proc Natl Acad Sci. 2013;110(1):187–92.

40. Kostin S, Pool L, Elsässer A, Hein S, Drexler HCA, Arnon E, Hayakawa Y, Zimmermann R, Bauer E, Klövekorn WP, Schaper J. Myocytes die by multiple mechanisms in failing human hearts. Circ Res. 2003;92(7):715–24.

41. Guerra S, Leri A, Wang X, Finato N, Di Loreto C, Beltrami CA, Kajstura J, Anversa P. Myocyte death in the failing human heart is gender dependent. Circ Res. 1999;85(9):856–66.

42. Lockshin RA, Zakeri Z. Programmed cell death and apoptosis: origins of the theory. Nat Rev Mol Cell Biol. 2001;2(7):545–50.

43. Boatright KM, Renatus M, Scott FL, Sperandio S, Shin H, Pedersen IM, Ricci JE, Edris WA, Sutherlin DP, Green DR, Salvesen GS. A unified model for apical caspase activation. Mol Cell. 2003;11(2):529–41.

44. Olivetti G, Abbi R, Quaini F, Kajstura J, Cheng W, Nitahara JA, Quaini E, Di Loreto C, Beltrami CA, Krajewski S, Reed JC, Anversa P. Apoptosis in the failing human heart. N Engl J Med. 1997;336(16):1131–41.

45. Mann DL. Stress-activated cytokines and the heart: from adaptation to maladaption. Annu Rev Physiol. 2003;65(1):81–101.

46. Mizushima N, Levine B, Cuervo AM, Klionsky DJ. Autophagy fights disease through cellular self-digestion. Nature. 2008;451(7182):1069–75.

47. Komuro I, Kaida T, Shibazaki Y, Kurabayashi M, Katoh Y, Hoh E, Takaku F, Yazaki Y. Stretching cardiac myocytes stimulates protooncogene expression. J Biol Chem. 1990;265(7):3595–8.

48. Sadoshima J, Jahn L, Takahashi T, Kulik TJ, Izumo S. Molecular char-

acterization of the stretch-induced adaptation of cultured cardiac cells. An in vitro model of load-induced cardiac hypertrophy. J Biol Chem. 1992;267(15):10551–60.

49. Lindquist S. The heat-shock response. Annu Rev Biochem. 1986;55:1151–91.

50. Morimoto RI, Kroeger PE, Cotto JJ. The transcriptional regulation of heat shock genes: a plethora of heat shock factors and regulatory conditions. In: Feige U, Yahara I, Morimoto RI, Polla BS, editors. Stress-inducible cellular responses. Basel: Birkhäuser; 1996. p. 139–63.

51. Samali A, Robertson JD, Peterson E, Manero F, van Zeijl L, Paul C, Cotgreave IA, Arrigo AP, Orrenius S. Hsp27 protects mitochondria of thermotolerant cells against apoptotic stimuli. Cell Stress Chaperones. 2001;6(1):49–58.

52. MERIT-HF Investigators. Effect of metoprolol CR/XL in chronic heart failure: Metoprolol CR/XL Randomised Intervention Trial in Congestive Heart Failure (MERIT-HF). Lancet. 1999;353:2001–7.

53. Packer M, Bristow MR, Cohn JN, et al. The effect of carvedilol on morbidity and mortality in patients with chronic heart failure. U.S. Carvedilol Heart Failure Study Group. N Engl J Med. 1996;334:1349–55.

54. CIBIS-II Investigators. The Cardiac Insufficiency Bisoprolol Study II (CIBIS-II): a randomised trial. Lancet. 1999;353(9146):9–13.

缺血性心脏病的病理学　第**4**章

Zeev Vlodaver，Richard W. Asinger，John R. Lesser

（陈　妍　邹弘麟　译　李　鹏　审校）

　　缺血性心脏病是一个广义的术语，包括因心肌灌注和心肌氧耗不平衡造成心肌缺血引起的多种综合征。

　　在美国和其他发达国家，各种类型的缺血性心脏病仍然是导致死亡的主要原因，全球每年有 700 万人因此死亡，通常是由高风险冠状动脉斑块引致血栓闭塞而导致心肌梗死或心脏性死亡。

冠状动脉粥样硬化

　　婴儿正常冠状动脉的特征是纤维呈圆形排列的肌性介质。内膜由通过结缔组织连接的一层内皮细胞组成，其通过内弹性膜从中膜分离，而外膜将中膜与胶原外膜分开（图 4.1a A）。

　　即使在年轻人中也可以观察到内膜和中膜之间的一个额外层，这是正常的变异。该层为肌弹性层，其特征为平滑肌和结缔组织局灶性聚集（图 4.1 a B）。

小儿冠状动脉血管的变化

内膜增厚

　　显微镜下最早的血管变化是内膜增厚，由平滑肌样细胞层和细胞外基质组成。与肌弹性层相关的中膜可能变薄。

儿童血管内膜增厚可能与冠状动脉疾病的后期发展有关。

1969 年，有研究观察了来自阿什肯纳齐、也门和贝都因人群的 211 例包括足月胎儿、婴儿和儿童尸检样本中的冠状动脉组织学变化[1]。研究发现，生命早期的血管壁强度和数量存在性别和种族差异（图 4.1b）。

这些在 10 岁以下儿童中性别和种族的差异与相应成年人群中已知的冠状动脉粥样硬化、冠心病和心肌梗死的患病率差异一致。

内膜脂纹

内膜脂纹主要由丰富的巨噬泡沫细胞和散布的平滑肌细胞组成。虽然脂纹被认为是最早的动脉粥样硬化病变，但在大多数情况下，其发展是一个可逆的过程且没有进展趋势。许多研究表明内膜脂纹可完全消退[2-3]。

2000 年，Virmani 根据形态学特征提出了修订的美国心脏协会（AHA）冠状动脉粥样硬化病变分类共识，强调了动脉粥样硬化进展与急性冠脉综合征之间的关系，将病变分为无血栓形成型和血栓形成型[4]。

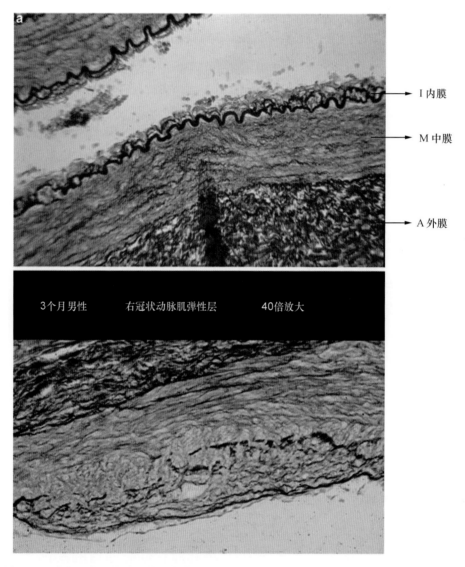

图 4.1 （a）上图出生 4 天的新生儿，内膜是位于内弹性膜上的模糊层（I）。弹性纤维在中膜中呈不规则分布（M）。外膜（A）较厚且含胶原纤维，弹性组织染色：×170。下图为出生 3 个月的新生儿，图像显示通过形成肌弹性层而局部增厚的血管壁，弹性组织染色：×40。（b）来自 3 个种族男性婴儿的冠状动脉。上图生命早期不同性别和种族之间冠状动脉的血管壁强度和数量存在差异。下图 3 个种族男性冠状动脉内膜和肌弹性层的测量均值（引自 Vlodaver Z，Kahn HA，and Neufeld HN. The coronary arteries in early life. Circulation. 1969；39：541[1]），弹性组织染色：×40

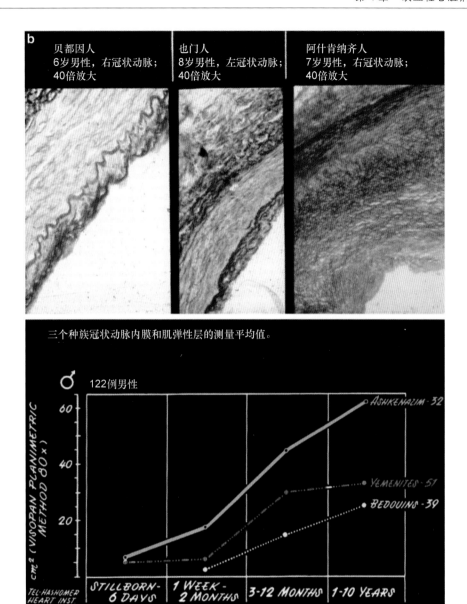

图 4.1　（续上图）

无血栓形成的动脉粥样硬化病变

内膜增厚的病理学变化

最早的进展性病变称为病理性内膜增厚。这些病变主要由在管腔附近聚集的平滑肌细胞层组成，底层脂质池是一个相对无细胞区，富含透明质酸和蛋白聚糖。

纤维帽斑块

纤维帽动脉粥样硬化的特征是无细胞坏死核心，由一层纤维组织层覆盖，形成"纤维帽"（图 4.2a）。它与病理性内膜增厚的脂质池病变不同，是动脉粥样硬化性疾病的进展阶段[5]。

在早期阶段，局灶性巨噬细胞浸润到脂质池，并且在坏死的晚期阶段因为基质丢失而出现广泛的细胞碎片。纤维帽对于保持病变的完整性至关重要，并且在破裂开始之前易变薄。

薄帽纤维粥样硬化斑块

薄纤维帽（TCFA）是具有大的坏死核心并覆盖巨噬细胞浸润的完整的薄纤维帽（图 4.2b）。TC-FA 传统上被称为易损斑块，其形态与斑块破裂相似，尽管其与无血栓和纤维帽破裂形态不同。通常，纤维帽内很少或没有平滑肌细胞存在。

易损斑块是一个术语，表示"斑块破裂的脆弱性"。对死于心脏原因患者的尸检研究表明，最常见

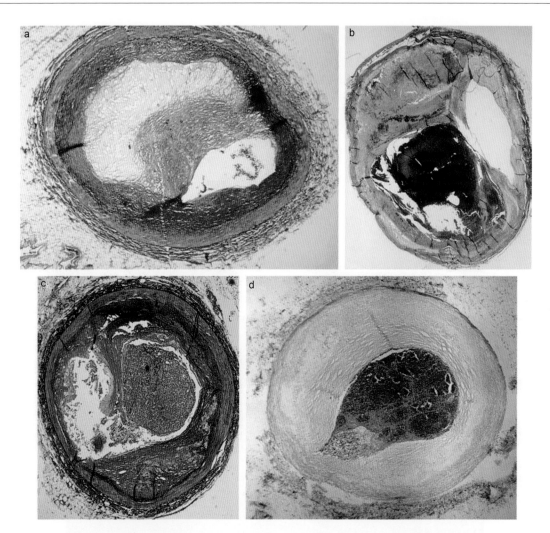

图 4.2 （a）纤维帽斑块特征是细胞坏死的核心及上覆纤维组织，这一独特实体称为"纤维帽"。（b）薄纤维帽伴有粥样斑出血，表现为巨大的坏死核心并覆盖着由巨噬细胞浸润的薄而完整的纤维帽。（c）斑块破裂。纤维帽斑块破裂、腔内血栓与底层坏死核心连通。（d）斑块侵蚀。斑块结构与斑块破裂时类似，但是血栓与坏死的核心没有连通

的斑块形态是 TCFA 破裂继发血栓形成[6]。

这种病理生理学特点引起了人们对稳定患者易损斑块的兴趣。最终的目标是防止斑块破裂，从而避免心肌梗死和猝死[7]。

Narula 等[8] 比较了猝死患者中稳定斑块、TCFA 和纤维帽的破裂。他们发现，纤维帽厚度是鉴别斑块类型的最佳指标，斑块破裂 $<54\ \mu m$，多数 TCFA $54\sim84\ \mu m$，而稳定斑块 $>84\ \mu m$。在这项病理学研究中，作者还观察到心肌梗死的发病率倾向于从先前阻塞的病灶中出现，TCFA 显示 $>50\%$ 狭窄，大部分破裂斑块显示 $>75\%$ 狭窄。

动脉粥样硬化病变与急性血栓形成

斑块破裂

斑块破裂，我们可以看到破坏的纤维帽以及与底层坏死核心连通的腔内血栓（图 4.2c）。

纤维帽主要由 I 型胶原蛋白、不同程度的巨噬细胞和淋巴细胞，以及极少数（如果有的话）α-肌动蛋白阳性平滑肌细胞组成。在实际破裂部位附近由丰富的血小板聚集形成腔内血栓，呈白色外观（白色血栓）。相反，在破裂部位附近和蔓延部位，管腔血栓由血栓的近端和远端的纤维蛋白层和红细胞（红色血栓）组成。

动脉粥样硬化斑块破裂是冠状动脉猝死的主要诱发事件。虽然对斑块破裂的机制知之甚少，几个关键过程包括基质金属蛋白酶（MMP）降解基质、高剪切应力区、应力的分支点、巨噬细胞死亡、纤维帽微钙化和铁沉积被认为发挥了一定的作用[9]。

斑块侵蚀

多项关于急性心肌梗死（AMI）或猝死患者的

研究表明，斑块表浅性侵蚀是冠状动脉血栓形成的重要基质，通常为非闭塞性。

这种斑块结构与破裂时的斑块相似，但血栓与坏死核心没有连通（图 4.2d）。

连续切片证实，在斑块侵蚀的情况下，血栓被限制在斑块表面且没有裂隙或与下面的坏死核心的连通。使用术语"侵蚀"是因为血栓下方的管腔表面缺乏内皮细胞[10]。

内膜钙化

冠状动脉钙化程度与斑块负荷有关。钙化结节可能破坏纤维帽，导致血栓形成[6]。反复斑块破裂和出血随后愈合可能导致阻塞性纤维化病变的发展，常见于稳定型心绞痛和猝死的患者。

血管内超声（IVUS）在了解人类动脉粥样硬化的病理和治疗过程中发挥了重要作用。IVUS 几种灰度的特征与行经皮冠状动脉介入治疗的冠心病患者临床症状不稳定或心血管事件高风险有关（图 4.3）[11]。

干细胞和动脉粥样硬化

多种机制参与动脉粥样硬化的发生和进展，包括遗传学和免疫学机制、血流动力学效应以及已知和未知的危险因素。然而，动脉粥样硬化的主要启动因子是动脉损伤后内皮功能障碍。

来源于骨髓和脉管系统的循环干细胞和祖细胞

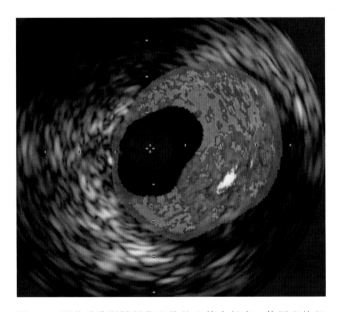

图 4.3　冠状动脉粥样硬化斑块的血管内超声。使用斑块组成的"虚拟组织学"分析，斑块由纤维脂肪组织（绿色）和坏死核心（红色）组成。白色区域代表钙化

在血管修复和体内平衡中起关键作用，可能有助于抑制血管损伤后动脉粥样硬化的进展[12]。

初步观察到循环人 CD34+/KDR+ 单核细胞在培养中呈现内皮表型并且可融入缺血后肢新形成的微循环中，发现了一种新的血管发生模式[13]。多项研究证实了这些内皮祖细胞（EPC）和其他骨髓来源的细胞在促进血管健康中的重要性。许多研究在一定程度上支持了循环内皮祖细胞数量与动脉粥样硬化发展之间的关系[14]。

矛盾的是，干细胞和祖细胞也可能促进动脉粥样硬化的进展。动脉粥样硬化的转基因动物研究，例如，敲除载脂蛋白 E（ApoE$^{-/-}$）小鼠或表达标记绿色荧光蛋白（GFP）的骨髓来源细胞，证实血管和骨髓来源干细胞和祖细胞参与动脉粥样硬化的生物学机制。

最近的研究表明，骨髓来源的 EPC 及平滑肌祖细胞（SPC）可能在动脉粥样硬化和斑块破裂的生物学机制中起重要作用。EPC 可能增加斑块的血管形成，这会增加斑块破裂的可能性[14]，而 SPC 可能增加斑块的稳定性[15]。干细胞和祖细胞在动脉粥样硬化中的这些相互矛盾的作用是正在进行研究的主题。

急性心肌梗死

导致急剧发作或局部缺血症状急剧、持续加重的冠状动脉综合征被称为急性冠脉综合征（ACS）。ACS 是从"不稳定型心绞痛"延伸至急性 ST 段抬高型心肌梗死（STEMI）的不稳定冠状动脉综合征的连续体。

急性心肌梗死（MI）发生在冠状动脉血流量和心肌输送严重减少 20 min 以上的情况下。梗死开始于心内膜下（心脏的内壁或中壁），并限于前 30 min～2 h。如果动脉血栓形成是短暂的或不造成冠状动脉完全闭塞，则发生心内膜下梗死，也被称为非 Q 波或非 ST 段抬高型心肌梗死（NSTEMI）。如果冠状动脉闭塞持续较长时间，则心肌坏死在接下来的 2～3 h 内向心外膜进展，出现"Q 波"或 STEMI 透壁性梗死。

冠状动脉血栓形成在引起心肌梗死方面的作用一直存在争议，直到 1980 年，由 DeWood 等通过对冠心

病患者的冠状动脉造影研究中证实冠状动脉血栓形成通常是急性 Q 波或 STEMI 的原因[16]。90％或更多的 STEMI 的梗死相关冠状动脉中存在长期阻塞冠状动脉的血栓形成[17]。

只有约 30％的 NSTEMI 患者在梗死相关动脉中有闭塞性血栓。在大多数 NSTEMI 患者中，短暂性冠状动脉闭塞由血小板聚集引起，并存在相关的血管收缩。NSTEMI 经常出现远端栓塞，这是生物标志物升高的原因。

局部内皮细胞积聚可导致明显的血管收缩，5-羟色胺、二磷酸腺苷、凝血酶和内皮素是促细胞分裂剂，它们可能促进局部纤维增生及新内膜增生，使内皮损伤的冠状动脉管腔进一步变窄。血管内皮损伤部位的纤溶能力降低与血管组织的前列环素、组织纤溶酶原活化因子和一氧化氮的浓度降低有关。这导致冠状动脉血栓形成、血管收缩和纤维增生[18]。

NSTEMI 与 STEMI 的过程开始于冠状动脉内皮损伤，通常是粥样斑块溃疡或破裂。斑块溃疡或破裂处冠状动脉狭窄程度可为轻度或重度。大约一半发生斑块破裂或溃疡的冠状动脉狭窄部位的管腔直径小于正常的 50％[19]。

斑块的破裂和溃疡常发生在不对称部分或具有脂质负载的薄纤维帽的"肩部区域"。这些纤维斑块与相邻的脂质核心的炎症能最好地预测脆弱的动脉粥样硬化斑块和可能发生破裂或溃疡的斑块[20]。

炎症的特征在于不稳定斑块中由单核细胞衍生的巨噬细胞、活化 T 细胞和肥大细胞的聚集。最可能的是，从浸润的单核细胞释放的蛋白酶通过胶原降解导致纤维帽变薄而导致随后的动脉粥样硬化斑块破裂和溃疡[20]。

病理特征

小于 12 h 的心肌梗死病理学改变通常不是很明显。然而，通过将心肌暴露于活体染色剂如氯化三苯基四氮唑（一种乳酸脱氢酶底物），可以观察 3 h 以上的梗死。由于缺血性坏死导致酶从受损细胞中渗出，导致梗死区域未染色（苍白），而旧瘢痕呈白色闪光。

在梗死后约 12 h，所累及的心肌可能会显露出蓝色。在组织学上，受累的心肌纤维比心室未受影响区域中的心肌纤维嗜酸性更强。

24 h 后蓝色变成淡棕褐色，在组织学上，心肌

纤维的细胞质可能有一些结块。毛细血管趋于扩张，早期间质有白细胞（主要是中性粒细胞）渗出，纤维呈现嗜酸性（图 4.4a）。

在 24～48 h 之间，梗死区和非梗死区的黄色斑点很容易被描绘出来。总的特征对应于已确定的白细胞浸润到梗死周边的浓度。

在第 2、3 天，心肌纤维的细胞核会变得模糊，横纹变得粗糙但不消失。

在第 5 天，可见坏死肌纤维的清除，这一过程持续数周，直到所有或大部分坏死纤维被移除。白细胞浸润起始于梗死灶周围，坏死纤维的清除也是如此（图 4.4b）。

第二周，移除的心肌纤维表现为黄色梗死心肌和正常心肌之间的一条红紫色带。在组织学上，在这一阶段肌纤维断裂、巨噬细胞和淋巴细胞间质浸润，而由毛细血管和结缔组织组成的基质仍然存在。

梗死坏死心肌与存活心肌之间出现不规则区，该区域的特征在于小块有活力但缺血的心肌和小面积梗死区之间的改变。"交界区"可以称为"曙光区"，可能是急性发作后电衰竭的临床并发症，可能是急性心肌梗死的节段性和 T 波改变的原因。

在梗死后第三周，瘢痕形成阶段开始于梗死边缘红色带颜色的变化，出现灰白色毛玻璃样。在组织学上，它代表成纤维细胞的活性和胶原纤维的形成（图 4.4c）。

到第四周，在大多数情况下，坏死的心肌被移除，其位置被新生结缔组织和先前存在的基质形成的瘢痕组织所占据。在该部位室壁变薄，覆盖梗死的心内膜厚度增加（纤维弹性增加）。

临床表现

心肌梗死的临床诊断通常以长时间疼痛（严重前胸痛 1～2 h）为基础，但文献还要求心电图（ECG）异常 QRS 波（Q 波）以及 ST-T 变化和由受损心肌释放的血清生物标志物的升高。虽然心肌梗死可能无症状或伴有典型症状，但大多数患者是因为持续的胸闷、少量出汗、呼吸困难和焦虑而寻求帮助。

如果患者未及时就医，在最初的几个小时内因室性心律失常死亡是很常见的。

通常患者会出现 3～4 天的轻度发热和白细胞增多，并且在许多 STEMI 患者中可听到心包摩擦音。

心（泵）功能衰竭，游离壁、室间隔或乳头肌

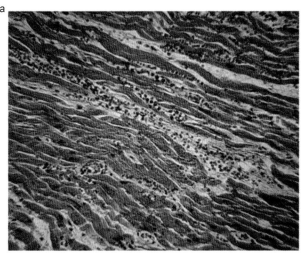

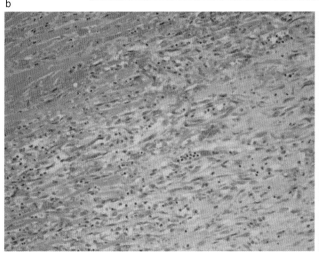
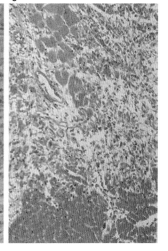

图 4.4　（a）24 h 时，心肌纤维的细胞质结块，毛细血管扩张，早期白细胞间质性渗出，主要是中性粒细胞。HE 染色：×162。（b）第五天，可以观察到坏死的心肌纤维清除，这一过程持续数周，直到全部或大部分坏死纤维被移除。白细胞浸润起始于梗死灶周围，坏死纤维的清除也是如此。引自 Dr. Juan Manivel and Mr. Dykoski Ricchard. Dept. Pathology. V. A. Hospital Minneapolis，MN.（c）在梗死后第三周，瘢痕形成的阶段始于梗死周边凹陷带红色的改变和毛玻璃灰色的出现。在组织学上，它代表成纤维细胞的活性和胶原纤维的形成

破裂，室壁瘤形成是严重的并发症。

心肌梗死后心包炎一般是良性的，但有严重的胸痛和高热症状并且可能发生心脏压塞。

急性心肌梗死并发症

急性心肌梗死的并发症包括机械衰竭（泵衰竭）、心律失常、心脏血栓栓塞和心包炎。严重的心律失常可能导致突发循环衰竭。机械衰竭通常指由于心室功能不全而引起的急性心力衰竭，可能有单独或共同存在的急性肺水肿或休克征象。

室性心律失常是急性心肌梗死的常见并发症，发生在大多数心肌梗死患者中。这与坏死和存活心肌交界处的折返环路的形成有关。约 90％ 的患者会出现室性期前收缩（PVC），心室颤动的发生率为 2％～4％。

在严重收缩功能障碍与心脏性猝死可能性相互作用的背景下，心肌梗死致心室颤动的重要性得到了重新评估。尽管埋藏式心脏复律除颤器（ICD）降低了射血分数低于 30％ 的患者的死亡率（不论是否存在室性心律失常），但在心肌梗死后第一个月植入 ICD 未被证明有益。这在一定程度上是因为许多患者通过及时的血运再灌注，左心室功能明显恢复[21]，这些患者之后发生严重心律失常的风险也较低。

不足 10％ 的急性心肌梗死患者会发生室上性心律失常（主要是心房颤动），这些患者往往有更严重的心室功能障碍，并可能导致更糟的结果。

缓慢性心律失常包括房室传导阻滞和窦性心动过缓，最常见于下壁心肌梗死。约 20％ 的右心室梗死患者发生完全性房室传导阻滞。这些心脏传导阻滞通常会出现窄 QRS 波，传导阻滞部位位于房室结。结下传导障碍伴反泛、复杂的室性逸搏节律最常发生在大面积前壁心肌梗死，且预示预后很差。

机械并发症

急性心肌梗死的机械并发症包括左心室衰竭和心源性休克、心脏破裂和二尖瓣关闭不全。

左心室衰竭

左心室衰竭的程度一般与冠状动脉血栓性闭塞远端灌注区的大小有关，超过 40％ 左心室心肌的梗死会导致心源性休克和死亡。陈旧性心肌梗死、二尖瓣关闭不全、获得性左向右分流｛通常由于梗死相关的室间隔破裂［室间隔缺损（VSD）］｝或大动脉瘤可增强急性梗死对整体泵功能的影响，显著增加死亡风险。

其他与心肌梗死无直接相关的情况，如慢性肺疾病、非梗死相关性心脏瓣膜疾病、左心室肥大和高血压，可进一步增加心力衰竭和休克的风险。在再灌注治疗之前，大面积梗死往往引起低心排血量或顽固性心律失常进而导致死亡。虽然这些患者病情危重，但及时再灌注和临时循环支持可以使心肌恢复功能并维持生命。

在广泛心肌梗死导致的左心室衰竭中，梗死可能为急性，同时存在部分陈旧性。当梗死仅为急性时，左心室衰竭通常意味着透壁梗死，并且累及大部分左心室（图 4.5）。

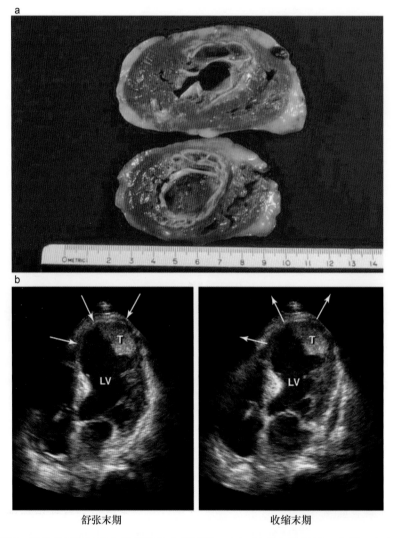

舒张末期　　　　　收缩末期

图 4.5　（**a**）心室的横截面。累及前间隔区的急性透壁性心肌梗死。（**b**）超声心动图示（左图）心室舒张末期和（右图）收缩末期时 STEMI 患者反泛前壁心尖部梗死伴有动脉瘤形成（箭头），射血分数降低和心尖部血栓（T）。（**c**）左图，T2 加权扫描显示左心室心肌明亮的节段代表左前降支（LAD）灌注的心肌急性损伤引起的水肿（细箭头）。右图，此扫描显示 LAD 灌注区钆摄取增加或延迟增强（箭头）。心肌壁厚度超过 50％ 存在延迟增强，代表透壁性心肌梗死（箭头）。（**d**）左图，LAD 闭塞后 3 天行心脏磁共振（MRI）检查显示钆增强显像后早期的左心室。由于缺乏毛细血管充盈，出现微血管阻塞或早期低强化（细箭头）。可以看到一个大的心尖部血栓（粗箭头）。右图，急性前壁心肌梗死后患者舒张末期 FFSP 影像描记图。小箭头显示缓慢血流伴左心室心尖部血栓（粗箭头）

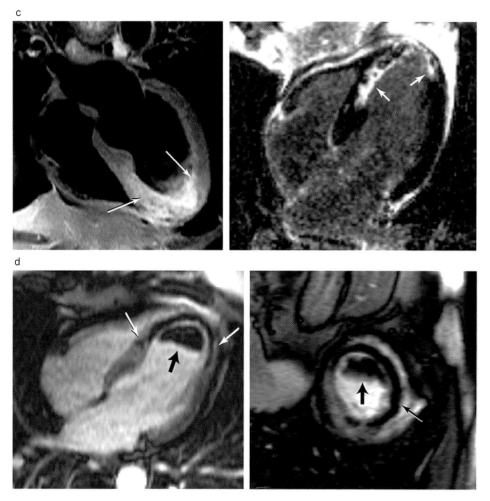

图 4.5　（续上图）

少数情况下，左心室衰竭可由广泛的急性心内膜下梗死（周围性梗死）引起。当发生小面积急性心肌梗死时，左心室衰竭可能是由急性心肌梗死和陈旧性心肌梗死引起的广泛损伤所致。心室舒张顺应性降低在女性和高血压患者中更为常见，这使心肌梗死后心力衰竭的风险增加了一倍。相反，较小面积的远端梗死患者可能存在不连续的区域性室壁运动异常，并且由于未受累节段的代偿，整体左心室功能正常。

15％～25％的心肌梗死患者会发生充血性心力衰竭（CHF），其住院死亡率为 15％～40％。Wu 等在 2002 年根据美国国家心肌梗死注册研究 2（NR-MI-2）的报告，分析了伴有心力衰竭（Killip 分级 Ⅱ 和 Ⅲ 级）的 ST 段抬高型心肌梗死患者的临床结果发现 19％的患者在入院时有心力衰竭[22]。

CHF 患者年龄较大、女性较多、住院时间较长，且前壁/间隔急性心肌梗死、糖尿病和高血压的患病率较高，同时院内死亡风险更高。充血性心力衰竭患者不太可能接受阿司匹林、肝素、口服 β 受体阻滞剂、直接血管成形术和纤维蛋白溶解药等治疗，而可能接受血管紧张素转化酶抑制剂（ACEI）治疗。入院时存在充血性心力衰竭是院内死亡最强的预测因子之一。

左心室衰竭和心源性休克

心源性休克是指在血容量充足的情况下因心室泵功能严重受损而导致组织灌注不足的状态。它是急性心肌梗死患者死亡的主要原因。

尽管在治疗心肌梗死方面取得了进展，但过去 25 年心源性休克的发病率仍保持在 7％～10％。在一项对 293 633 例 STEMI 患者的前瞻性研究中，Babaev 等发现其中 8.6％发生心源性休克[23]。

20 世纪 70 年代，心源性休克患者的院内死亡率约为 90％，多年来有所改善，但院内死亡率仍约为

50%[22]。对于 75 岁以上老年人死亡率更高。近年来，随着对冠状动脉再灌注和循环支持策略应用的增加，短期存活率有所提高。

绝大多数心源性休克患者都伴有左心室衰竭，大约 12% 的患者心源性休克与其他梗死相关的机械原因有关，包括急性二尖瓣关闭不全、室间隔破裂和心室游离壁破裂。

导致心源性休克的危险因素包括 STEMI、高龄、前壁心肌梗死、高血压、糖尿病、冠状动脉多支病变、既往心肌梗死及充血性心力衰竭。所有这些危险因素都与冠状动脉病变形成血栓致远端的心肌灌注区域梗死相关，或者与心室舒张期顺应性降低相关。

大多数患者由于广泛的心肌缺血或坏死而发生心源性休克，这直接损害心肌收缩力，导致每搏量和动脉压降低。在机械水平上，收缩力明显降低，导致射血分数及心排血量减少，最终出现心室衰竭而导致全身低血压和（或）肺水肿。

不同病理分期的梗死证实了心肌坏死的进展性。新旧梗死病灶联合可持续累及至少 40% 的心肌。

全身性炎症反应机制与心源性休克的病理生理学有关。大面积梗死时常见白细胞、白细胞介素和 C 反应蛋白水平升高。炎症型一氧化氮合酶（iNOS）高水平释放并诱导一氧化氮（NO）的产生，这可能使其与心肌中的钙离子代谢解偶联，导致心肌顿抑。此外，iNOS 刺激白细胞介素表达，可能会导致低血压。

交感神经张力升高和循环儿茶酚胺升高会增加外周血管阻力，导致肺静脉收缩，并可能减少非梗死相关冠状动脉灌注区的血流量。其结果是限制血液流向剩余存活心肌，表现出代偿性的过度运动以弥补梗死区功能丧失。所有这些因素和低血压引起的冠状动脉灌注减少都会引发进一步的心肌缺血和坏死的恶性循环，导致血压降低、乳酸酸中毒、多器官功能衰竭，最终死亡。

心源性休克的患者一般都会伴有血压持续低于 90 mmHg（或低于基线平均动脉压 30 mmHg）至少 30 min，或需要升压药维持收缩压高于 90 mmHg 或是平均房室跨瓣（AO）压＞65 mmHg[24]。

上述患者的心脏指数可能＜2.2 L/(min·m²)，且与低血容量（肺动脉楔压＜12 mmHg）、心律失常、低氧血症、酸中毒或房室传导阻滞无关。只有实现快速血运重建才能显著改善预后。休克注册试验表明，

快速血运重建后总死亡率为 38%，未进行快速血运重建的死亡率接近 70%[25]。

心源性休克的患者常伴有严重的呼吸困难、端坐呼吸和少尿以及可能有精神状态改变，同时可出现因低灌注导致的多系统器官衰竭。此外，S3 奔马律、肺部啰音、颈静脉压升高是常见的体征。

急性心肌梗死引起心源性休克的患者通常有广泛的心电图改变，提示大面积梗死、弥漫性缺血或多发梗死灶。胸片可显示肺水肿。实验室检查可见乳酸酸中毒、肾衰竭和动脉低氧血症。

二维超声心动图、脉冲波和彩色多普勒超声可以在床旁对解剖学结构和血流动力学状态进行全面评估，同时有助于识别可能导致心源性休克的心肌梗死的其他机械并发症。

在一小部分患者中，急性心肌梗死伴血容量不足（如呕吐或缺乏口服摄入）可引起低血压。当无法准确判断血容量状态时，临床医师应评估心源性休克患者的肺动脉楔压。这可能有助于鉴别原发性左心室衰竭和心源性休克的其他机械原因。

心脏破裂

游离壁破裂

不足 1% 的急性心肌梗死患者会并发左心室游离壁破裂[26]，在首次心肌梗死后急性或早期死亡的患者中，心肌破裂是常见的死亡原因[27]。

梗死后心脏破裂患者具有一定的特征，通常包括：①70 岁或以上；②女性；③既往高血压，轻度或无心室肥大；④STEMI；⑤梗死后 1 天至 3 周可能发生心肌破裂（相对于梗死后 3~5 天发生的大部分破裂）；⑥破裂部位无瘢痕，尽管其他区域可能存在陈旧梗死的瘢痕；⑦破裂发生在非梗死心肌附近的梗死区周围；⑧较少有侧支血管形成。

另外一个潜在的风险是有争议的，那就是溶栓治疗。Honan 等探讨了急性心肌梗死患者心脏破裂风险与溶栓治疗时机的关系[28]。心肌梗死后早期溶栓治疗能改善存活率并降低心脏破裂的风险。晚期溶栓治疗也能改善存活率，但可能增加心脏破裂的风险。在研究的所有年龄组中，成功的血管成形术使心肌破裂的风险显著降低。在 2209 例行经皮冠状动脉介入治疗（PCI）的急性心肌梗死患者的回顾性研究中，12 h 内再灌注成功、12~24 h 再灌注成功及再灌注失败，心脏破裂的风险分别为 0.7%、0.9%、3.8%[29]。迅速 PCI 再灌注似乎可减少心脏

破裂的发生率。

心脏破裂的具体类型包括室间隔破裂、乳头肌断裂和左心室游离壁破裂。当左心室游离壁破裂时，损伤表现为心内膜的撕裂，血液通过游离壁二次外渗进入心包（图 4.6a）。通常情况下，左心室游离壁破裂会合并心包积血、心包压塞和心源性休克，但是也有报道无心包积血的不完全破裂或破裂。许多尸检标本显示丰富的心外膜脂肪，这被认为包含心包液以防止心包积血。研究发现前壁、外侧壁和后壁作为游离壁破裂的梗死部位在心脏破裂时平均分布[30]。

与该区域中发生率相对较低的孤立性透壁心肌梗死相比，左心室侧壁破裂的高发生率更引人注目。这表明在梗死时，乳头肌之间的左心室区域比其他心肌梗死部位更易破裂。

如果要抢救生命，早期诊断心肌破裂是至关重要的。急性或新近的心肌梗死出现胸痛合并 ST 段抬高、心动过缓、晕厥、低血压和心源性休克等并发症时，临床医生应警惕有心脏破裂的可能性，尤其是广泛透壁（Q 波）梗死患者。经胸或经食管超声心动图可快速诊断（图 4.6b），可以观察心包积液、评估总体左心室功能、局限性梗死面积并显示假性或真性动脉瘤的存在。最终的治疗是手术，如果可能可行梗死切除术来修复破裂，冠状动脉旁路移植术可能是必要的，也可能不是必要的。手术前应立即开始血流动力学监测、适当的液体管理、血

管加压药和正性肌力药物来稳定循环，心包穿刺可以暂时缓解血流动力学障碍。主动脉内球囊反搏已用于急救，但它的作用是有争议的。

左心室游离壁破裂合并"假性动脉瘤"形成

在急性心肌梗死合并左心室游离壁破裂的特殊情况下，血液漏出受到限制，由于心包血肿被控制住，故患者得以存活。随着时间的推移，血肿周围形成假动脉瘤并与左心室连通（图 4.7a）。假性动脉瘤可能有左心室动脉瘤的典型临床表现，通常与左心室腔的连通相对狭窄。这个特征与真性动脉瘤形成对比，真性动脉瘤和左心室心腔之间存在广泛的连通。

假性动脉瘤破裂的倾向与非常低的真性心室动脉瘤破裂趋势相反。假性动脉瘤可能与心包积液有关。有些患者可能有反复快速性心律失常、系统栓塞和心力衰竭。患者可能有收缩期、舒张期或双期杂音，这与通过假性动脉瘤狭窄颈部的血流有关。

胸片显示心脏扩大，心脏边界上有异常凸起。心电图可能有持续性 ST 段抬高。假性动脉瘤可以通过超声心动图、磁共振（图 4.7b）或 CT 血管造影确诊（图 4.7c～d）。

约 45% 的假性左心室动脉瘤患者，即使是小的动脉瘤，也可以毫无预兆地自发破裂。因此无论症状或动脉瘤的大小如何，建议所有患者均进行手术治疗以防止猝死[31]。

室间隔破裂

急性心肌梗死时发生的室间隔破裂是公认的机

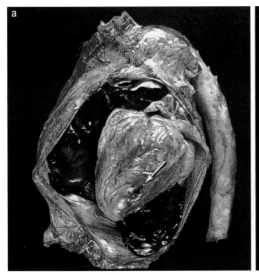
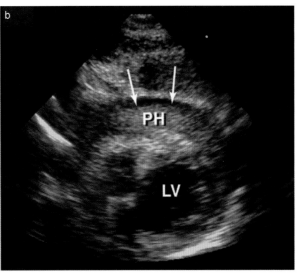

图 4.6 （a）心脏外部的前面观。急性心肌梗死并发左心室（LV）前壁穿孔（箭头），导致心脏压塞。（b）一例 STEMI 合并左心室游离壁破裂患者的超声心动图表现，显示大心包血肿（PH）和少量心包积液

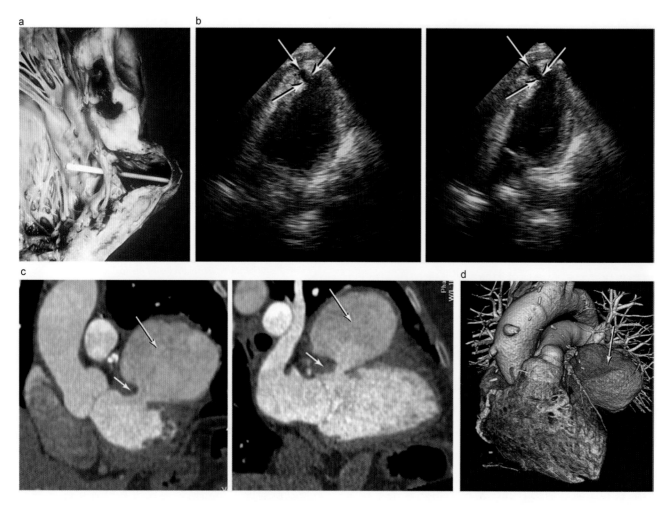

图 4.7 （a）左心室侧壁上部未破裂的动脉瘤和下部动脉瘤，内含探针。（b）超声心动图显示急性前壁心尖部梗死后左心室的小假性动脉瘤（箭头）。左图，舒张期。右图，收缩期。（c）二维多平面重建（MPR）与冠状动脉 CT 血管造影（CCTA）技术显示最近发生的对角支闭塞病例。显示基底前外侧壁穿孔（短箭头）伴假性动脉瘤（长箭头）。左图，舒张期。右图，收缩期。（d）心脏 CT 血管造影的容积再现技术显示冠状动脉中间支急性闭合之后发生的左心室假性动脉瘤（箭头）。患者因既往的冠状动脉旁路移植术（CABG）形成纵隔瘢痕而导致肿块

械性并发症且死亡率极高。溶栓药物的使用将其发病率从 1%～2% 降低到 0.2%。目前大多数间隔破裂发生于梗死大于 24 h 的患者。室间隔破裂通常发生在症状出现后 3～5 天，30 天总死亡率为 73.8%[32]。

选择手术治疗室间隔缺损（VSD）的患者比内科治疗的患者有更好的预后。接受药物治疗的患者 30 天死亡率约为 97%，而手术治疗的患者死亡率为 47%。高龄、前壁梗死和女性是梗死相关 VSD 的危险因素。

室间隔破裂包括两种类型：直接穿透的简单破裂，与远离室间隔撕裂的腱索剥离区域相关的复杂破裂（图 4.8a）。涉及下基底部的破裂可能比其他部位的破裂更复杂[33]。

在疾病早期，室间隔破裂的患者可能相对无症状，随后迅速出现心绞痛、低血压、休克或肺水肿。室间隔破裂往往可在胸骨左下缘听到新发的、响亮的收缩期杂音和收缩期震颤。心电图常见新发传导阻滞（左束支传导阻滞；莫氏 II 型传导阻滞或完全性房室传导阻滞）。

经胸和经食管超声心动图是诊断室间隔破裂的最佳方法（图 4.8b）。超声心动图可以评估左心室和右心室功能，是死亡率的重要决定因素，同时通过评估肺动脉瓣和主动脉瓣的流量来评估缺损大小和左向右分流的程度。

心脏磁共振（CMR）可明确鉴定急性心肌梗死并室间隔破裂的特征，如图 4.8c 所示。早期手术治疗比保守治疗死亡率低[34-35]。

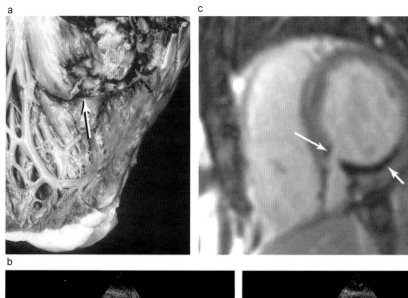

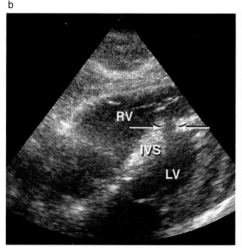
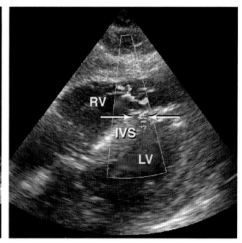

图 4.8　（a）左心室下壁。可见变色的区域和肌束（箭头），代表室间隔破裂的左心室面。（b）左图，心肌梗死并发室间隔破裂的超声心动图，见室间隔中断（箭头）。右图，彩色多普勒显示血液反流（箭头）。（c）急性右冠状动脉闭塞后早期钆增强心脏MRI 显示下间壁缺损（长箭头）。具有心内膜下微血管梗阻（早期低强化）（短箭头）的基底外侧下段有助于确认梗死的近期性质

由于技术难度增加、室间隔破裂伴有二尖瓣反流需多次行二尖瓣修补术，因此修复下壁心肌梗死（70%）的死亡率高于前壁梗死（30%）。手术死亡率高与心源性休克和多系统衰竭有关。

早期手术可改善生存率，但远期预后取决于残余分流和左心室功能。缝线可能会从急性梗死区域早期撕脱，由于贴片裂开导致的残余分流较常见，尽管闭合成功仍可能需要再次手术。

在部分患者中，经导管封堵残余室间隔缺损的替代治疗已有成功报道，该方法对远离二尖瓣装置的室间隔缺损最为成功。

二尖瓣关闭不全

急性心肌梗死后的二尖瓣关闭不全由许多机制引起，包括继发于左心室扩张的二尖瓣环扩张，接近后乳头肌缺血性室壁异常致乳头肌功能不全，部分或全部乳头肌和腱索断裂。

轻中度二尖瓣反流在急性心肌梗死后并不少见，由乳头肌或周围的左心室心肌运动减弱或扩张造成，其大部分是短暂而无症状的。然而，由于乳头肌断裂引起的二尖瓣关闭不全是急性心肌梗死的一种危及生命的并发症。

乳头肌断裂伴有严重（＋＋＋或＋＋＋＋）二尖瓣反流、肺水肿和心源性休克，需要及时干预。5% 的致命性心肌梗死会发生乳头肌破裂[32,35]。

乳头肌断裂

最常见整个后内侧乳头肌断裂，前外侧乳头肌破裂不常见。无论哪种情况，乳头肌都通过交叉空间（图 4.9a）。

大约 2/3 的破裂累及后乳头肌，几乎所有的破裂均发生在梗死 7 天内。乳头肌断裂时，患者会出现呼吸短促并迅速发展为肺水肿和低血压。

大多数二尖瓣关闭不全的患者有响亮的心尖部全收缩期杂音，向左腋下传导。多发展为心源性休克，表现为全身性低血压、少尿、酸中毒、外周脉搏弱和灌注不良。通常乳头肌破裂的患者有急性下

图4.9 （a）急性心肌梗死合并整个后内侧乳头肌断裂（近探头）。（b）左图为经食管超声心动图中二尖瓣乳头肌破裂（箭头）。右图为同一病例彩色多普勒显示有严重二尖瓣反流的偏心血流（箭头）。（c）心脏CT血管造影显示急性下壁心肌梗死住院后合并严重二尖瓣关闭不全。机械二尖瓣（细箭头）和部分断裂的乳头肌（粗箭头）

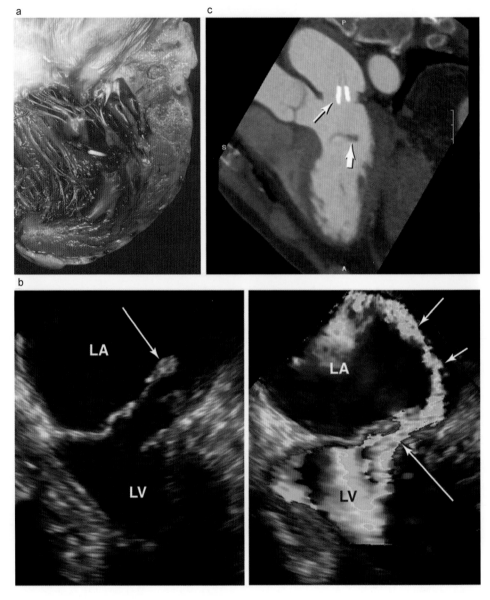

壁梗死的心电图表现。胸片显示肺淤血征象、肺间质水肿、肺静脉充血。心脏可能扩大，也可能不扩大。经胸超声心动图（TTE）可显示室壁运动异常，评估二尖瓣反流的程度及二尖瓣瓣叶情况。经食管超声心动图（TEE）是诊断的首选影像学工具，对二尖瓣反流程度和后乳头肌状态的评价更为准确。彩色多普勒可显示二尖瓣关闭不全并对其严重程度行半定量评估（图4.9b）。

在图4.9c中，心脏CT血管造影（CCTA）可见乳头肌断裂。大多数梗死后的急性严重二尖瓣关闭不全患者即刻手术是最佳选择[36]。

通过CT扫描筛查的早期乳头肌破裂患者，经急诊经皮腔内冠状动脉成形术（PTCA）治疗，可缩小梗死面积，从而减少二尖瓣反流[36]。

附壁血栓

更积极地使用抗血栓策略使STEMI后左心室血栓形成的发生率从20%下降至约5%。当STEMI发生48~72 h内形成附壁血栓时其预后差是因为大面积梗死并发症如休克、再梗死、室性心律失常、心肌破裂等，而不是因为左心室血栓的栓子。心力衰竭患者易发生血栓栓塞的因素包括心排血量低、心室内血液淤滞、心肌功能受损、局部室壁运动异常和伴发心房颤动，心肌血栓最常见于左心室心尖部。

图4.10a超声心动图示1例有广泛前壁梗死、左心室心尖部血栓史的患者。图4.5d磁共振成像（MRI）扫描示1例ST段抬高型心肌梗死合并左心室心尖部血栓的患者。

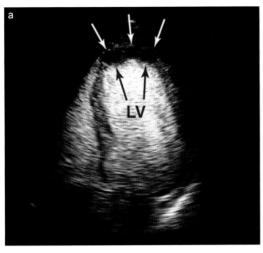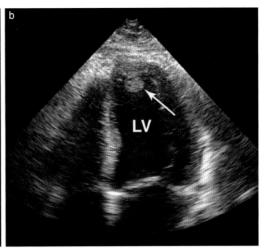

图 4.10　（a）超声心动图显示平滑的左心室附壁血栓（箭头）。（b）左心室血栓突入左心室腔（箭头）

预计 10% 的附壁血栓可导致全身性栓塞。心力衰竭被认为是高凝状态，伴有心脏腔室和外周脉管系统内皮功能受损。虽然心力衰竭和心房颤动患者从华法林治疗中受益，但抗血小板药物和（或）华法林抗凝治疗对正常窦性心律（NSR）的心力衰竭患者的作用尚未得到充分研究。

尽管急性心肌梗死患者在心内膜表面会急性形成左心室血栓，但 20%～40% 在第一年未抗凝治疗的情况下自发消退，另外 42%～88% 可通过抗凝治疗消退。不使用抗凝治疗时，左心室血栓持续存在更为常见[37]。

在 SCD-HeFT 试验中，最近发生心脏性猝死的患者血栓栓塞事件的年发生率约为 1.7%[38]。

较早的回顾性自然病程研究报道，心力衰竭患者血栓栓塞事件的年发生率为 2.7%～3.5%。到目前为止，窦性心律的心力衰竭患者使用阿司匹林、华法林或氯吡格雷进行抗凝治疗是否能够获益仍未明确。随机临床试验，如 WATCH 试验表明相对较少的血栓栓塞事件。研究者缓慢招募患者但大体上并未提出明确和令人信服的证据支持华法林、阿司匹林或氯吡格雷常规用于治疗心力衰竭患者和 NSR 时左心室功能受损的患者。

阿司匹林对这些患者的使用仍然存在争议。目前的临床实践指南建议对心力衰竭和冠心病患者进行抗血小板治疗。然而，WATCH 试验中随机使用阿司匹林的患者心力衰竭住院率更高。然而，这项研究没有反驳或推荐其常规使用的有力证据，阿司匹林可能有益于最近有心肌梗死或多种血管危险因素的心力衰竭患者[39]。

右心室心肌梗死

在下壁梗死的情况下，右心室梗死几乎都是由靠近右心室分支的右冠状动脉（RC）血栓性闭塞引起。只有 10% 的下壁或后壁心肌梗死患者出现右心室功能不全。尽管与左心室休克患者相比，右心室梗死患者年龄较小、前壁心肌梗死率较低且单支血管病变的患病率较高，但死亡率却出乎意料地高，与左心室休克患者相似[40]。

大多数急性右心室梗死最初由右侧 ST 段抬高诊断（心电图 V_{4R} 导联典型）。它们一般不会进展到心肌坏死和瘢痕形成。这解释了尸检报告中右心室梗死比临床怀疑梗死的比例要低得多。后者包括许多顿抑或冬眠的右心室游离壁心肌，其比同样受损的左心室壁更容易恢复。这种快速恢复部分是由于左冠状动脉（LC）在右心室游离壁和室间隔有丰富的侧支循环以及 Thebesian 静脉有相对较大的渗透性[41]。

大约有 1/3～1/2 的急性下壁梗死伴右心室梗死会导致左心室容量负荷低。血流动力学的影响可能包括颈静脉压升高和右心房脉搏波形类似于缩窄性心包炎。右心室收缩力的降低可能导致左心室前负荷严重不足，导致心排血量下降和随之而来的低血压，这将需要大量的液体输注。右冠状动脉近端闭塞的病例可能影响窦房结和房室结的血供，导致窦性心动过缓、心房梗死、房室传导阻滞或心房颤动。低血压三联征、无肺间质渗出的肺静脉扩张、无明显呼吸困难，对诊断右心室梗死的特异性高而敏感性较低。

一种罕见但临床上重要的并发症是继发于右心

房、右心室压力增加致卵圆孔开放形成的右向左分流，导致机体出现对供氧无反应的全身性低氧血症。

超声心动图是诊断右心室梗死的首选方法，可见下壁运动异常、右心室扩张和右室壁运动功能降低。

使用肺动脉导管进行血流动力学监测可以发现高右心房压和低肺毛细血管楔压（PCWP），除非存在严重的左心室功能障碍。心排血量往往很低。

左心室衰竭和愈合后心肌梗死

"缺血性心肌病"一词现在常用来描述心力衰竭伴冠心病或心肌梗死病史的患者。缺血性病因引起的心力衰竭与其他原因引起的心力衰竭患者的远期预后无关[42-43]。缺血性心力衰竭患者通常有严重的冠心病（CAD），累及大面积左心室或多个血流分布

区域的实质性瘢痕（图 4.11a）。患者表现出收缩功能受损和左心室扩张。心电图上存在心力衰竭和 Q 波的征兆和症状，如左心室扩张伴局部运动无力和室壁变薄（图 4.11b）。在大多数情况下，通过 MRI 可记录一个或多个心肌梗死，并可见心外膜瘢痕（图 4.11c）。据估计，在普通人群中心力衰竭发病率的 50% 由冠心病引起，在西方国家 70% 的心力衰竭患者的病因是冠心病[44]。

典型的充血性心力衰竭的特点是收缩功能下降，导致充盈压增加和呼吸急促，后期出现低心排血量、疲劳和水肿。主要特征是心脏的渐进性重构而呈球形，左心室内径增大，左心室射血分数降低。基本上，心脏收缩力下降无法排空心腔血量。后负荷伴随左心室半径和室壁张力增加而增加，而前负荷也随充盈压增加而增加。任何固定肌节长度的增加，对增加肌肉收缩力无明显帮助（降低 Starling 效应）[45]。负

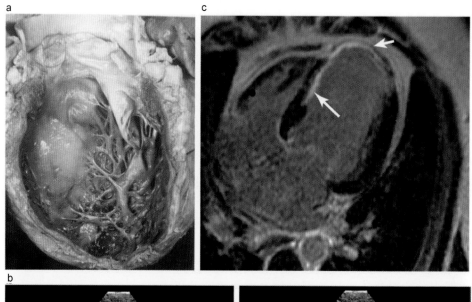

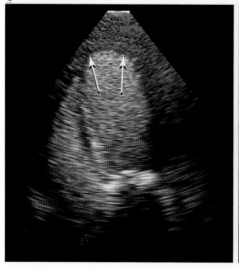

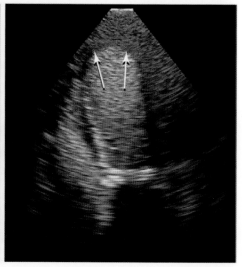

图 4.11 （**a**）左心室下壁。前壁变薄的瘢痕和室间隔向右心室膨出。心尖部可见附壁血栓。（**b**）舒张末期（左图）和收缩末期（右图）超声心动图示既往前壁心肌梗死伴有左心室扩张和室壁增厚。（**c**）MRI 显示室间隔心尖部 50% 延迟增强（细箭头），而真正的心尖部心肌变薄且有 100% 延迟增强，表示慢性瘢痕（粗箭头）

荷增加和收缩力降低是收缩功能受损的原因。

在慢性缺血性心力衰竭或缺血性心肌病中，心肌被无收缩性的致密瘢痕组织替代。急性心肌缺血可能叠加在慢性缺血性心力衰竭上，并导致收缩力进一步降低。慢性心肌灌注不足会导致一种称为"冬眠心肌"的情况。在这种状态下，心肌的新陈代谢被降到较低水平，这是为了节约能量而进行的适应性改变从而降低收缩力[46]。

冬眠心肌是一种潜在的可逆性状态，是血运重建治疗的基础。这种情况可以通过冠状动脉造影和正电子发射断层扫描相结合来诊断，这已经成为识别慢性缺血时存活心肌的重要步骤。

根据纽约心脏协会（NYHA）分级、症状持续时间、年龄、左心室功能不全的严重程度和合并症情况，心肌梗死治愈后发生收缩性心力衰竭的患者每年死亡率为 8%～20%。在这些患者中有 30%～50%发生意外猝死，这取决于如何定义猝死。在过去的几十年中，埋藏式心脏复律除颤器（ICD）、心脏再同步化治疗（CRT）和改进的药物治疗的广泛应用可能会降低猝死率。尽管如此，急性冠状动脉事件仍是缺血性心肌病患者猝死的触发因素，因为尸检中急性冠状动脉病变很常见，即使并无临床诊断[47]。

复发性心肌梗死可能是慢性冠心病患者合并终末期心力衰竭的常见原因。

急性收缩性心力衰竭综合征发生在冠心病患者和治愈的心肌梗死患者可能有多种形式。这些综合征被定义为症状及体征迅速或逐渐变化的慢性心力衰竭或需要紧急治疗的新发心力衰竭。这种情况可能表现为急性冠脉综合征，常伴有二尖瓣反流且通常需要进行冠状动脉造影检查[47]。

左心室室壁瘤

"左心室室壁瘤"或"真性动脉瘤"是 STEMI 数月或数年后在离散的左心室壁运动障碍区域形成的宽"颈"的膨出。最常见于大面积前壁心肌梗死后，它应与 STEMI 之后早期发生的左心室运动障碍区域区分开来，该运动障碍随着时间的推移可能会改善。在 STEMI 之后早期经常会出现左心室收缩障碍区域被称为区域性室壁运动异常，而不是左心室室壁瘤。真性室壁瘤的壁"老"而薄，由纤维组织、坏死的心肌和少量存活的心肌组成。

由图 4.12a 可见真性左心室室壁瘤大小不同，直径最大可达到 8 cm，多年后可能会钙化。图 4.12b 的超声心动图和图 4.12c 的 MRI 显示左心室室壁瘤的特征。

与假性室壁瘤不同，真性室壁瘤很少破裂，尤其是当室壁瘤很老的时候，真性室壁瘤一个特点是，它们通常被完全闭塞的冠状动脉所覆盖，并且没有侧支循环或者侧支循环很差。

虽然真性室壁瘤相对稳定，但它能导致致死性室性心律失常以及猝死，它也可能是附壁血栓和全身栓塞的来源。

一些医生倾向于这些患者使用华法林长期抗凝。除非其余心室的收缩功能相对保留，而且此类患者有顽固性心绞痛、心力衰竭、心律失常或全身栓塞，目前很少进行手术切除。

二尖瓣关闭不全

二尖瓣关闭不全是由累及二尖瓣的结构问题所引起，包括二尖瓣装置、瓣环、腱索、乳头肌和左心室壁[48]。

虽然二尖瓣关闭不全的原因很多，但它是急性心肌梗死（AMI）常见的并发症。

急性心肌梗死后二尖瓣反流可能是慢性的，导致进行性心室重构和慢性充血性心力衰竭。更常见的是左心室重构，尤其在大面积 STEMI 之后，左心室重构是心肌对急性心肌损伤的反应[41]，左心室变形（变成球形）并扩张，乳头肌可出现一定程度移位并逐渐引起二尖瓣反流。这被称为"功能性"二尖瓣关闭不全，与二尖瓣瓣叶结构异常引起二尖瓣脱垂的二尖瓣关闭不全相区别。功能性二尖瓣关闭不全可能会相当严重并导致心力衰竭的体征和症状，需要进行冠状动脉旁路移植术（CABG）和修补或置换二尖瓣。

尸检研究见一巨大的左心室伴室壁变薄并影响乳头肌（图 4.13a）。超声心动图常表现为乳头肌收缩不同步、腔静脉扩张、二尖瓣幕状、二尖瓣反流彩色血流射流区与左心房面积比的改变、二尖瓣叶接合位移，常是偏心性二尖瓣反流。图 4.13b 可见一例下壁心肌梗死和慢性心力衰竭病史的功能性二尖瓣反流的超声心动图特征。二尖瓣关闭不全时，左心室腔内径增大及左心室射血分数降低。如果为慢性二尖瓣关闭不全，左心房可能会增大。

需要术前对左心室心肌存活率进行评估来计划是否行手术干预，因为手术风险非常高，而且一些

图 4.12 （a）真性左心室室壁瘤（箭头）。引自 Dr. Juan Manivel and Mr Dikoski Richard. Dept Pathology. V. A. Hospital，Minneapolis MN.（b）左图，超声心动图显示既往心肌梗死已愈合和左心室室壁瘤。右图，右前斜位胸片示左心室室壁瘤及钙化壁（箭头）。（c）左图，舒张末期 MRI 血管造影图像显示前降支灌注区域的心室壁变薄，没有明显的心肌存在（小箭头）。基底下壁心肌厚度正常（粗箭头）。右图，同一患者收缩末期的血管造影图像

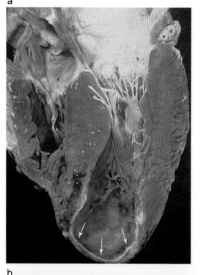

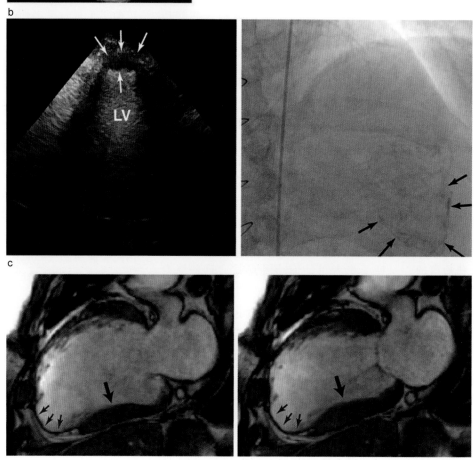

患者没有明显获益。

　　无论二尖瓣关闭不全是由于二尖瓣环扩张还是左心室变形造成，几何学改变都是一个有争议的问题，因为瓣膜下装置结构一样。虽然两种机制都需手术，但左心室几何变形和左心室壁和瓣膜下装置的缺血/梗死可能是造成治愈后的心肌梗死和缺血性心肌病患者发生功能性二尖瓣关闭不全的主要原因。

左心室极度扩张的患者可能存在二尖瓣环相对扩张，但大多数情况下这在缺血性功能性二尖瓣关闭不全的发生中起次要作用。

　　另一理论是手术纠正二尖瓣关闭不全时可造成左心房高压，因此在手术后易引起心脏急性后负荷压力和急性左心衰竭。尽管很可能发生在很少或没有收缩储备的情况下，但往往纠正严重的二尖瓣关

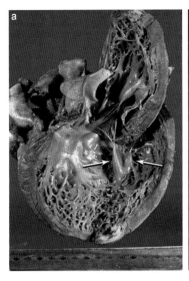
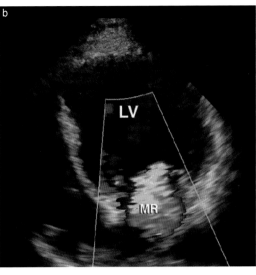

图 4.13 （a）心室壁变薄的大左心室影响乳头肌（箭头）。（b）心尖四腔心切面和彩色血流超声心动图成像显示愈合后的心肌梗死伴有左心室扩张、心尖部运动无力和严重的二尖瓣反流（MR）

闭不全时室壁应力（后负荷）实际上会降低。随着进行性左心室重构被终止，左心室内径变小并且随着时间的推移，室壁应力逐渐减小，来自观察性研究的证据表明手术干预是有益的[49]。

左心室功能不全是预后不良的独立预测因素，但不是二尖瓣修补术的禁忌证。事实上，早期手术正逐渐成为可考虑的外科治疗方法。目前尚不清楚无左心室功能不全或扩张，无心房颤动或肺动脉高压的无症状严重二尖瓣关闭不全患者是否应进行早期手术。近年来，术前心肌生存力测试的提高、更好的麻醉、术中经食管超声心动图以及更好地控制围术期快速心房颤动和对二尖瓣的修补能力，提高了缺血性二尖瓣关闭不全患者接受二尖瓣手术的生存率。

参考文献

1. Vlodaver Z, Kahn HA, Neufeld HN. The coronary arteries in early life in three different ethnic groups. Circulation. 1969;39:541–50.
2. Velican C. A dissecting view on the role of the fatty streak in the pathogenesis of human atherosclerosis: culprit or bystander? Med Interne. 1981;19:321–37.
3. McGill Jr HC, McMahan CA, Herderick EE, Tracy RE, Malcolm GT, Zieske AW, Strng JP, et al. Effects of coronary heart disease risk factors on atherosclerosis of selected regions of the aorta and right coronary artery. PDAY Research Group. Pathobiological Determinants of Atherosclerosis in Youth. Arterioscler Thromb Vasc Biol. 2000;20:836–45.
4. Virmani R, Kolodgie FD, Burke AP, Farb A, Schwartz SM. Lessons from sudden coronary death: a comprehensive morphological classification scheme for atherosclerotic lesions. Arterioscler Thromb Vasc Biol. 2000;20:1262–75.
5. Nakashima Y, Fujii H, Sumiyoshi S, Wight TN, Sueishi K. Early human atherosclerosis: accumulation of lipid and proteoglycans in intimal thickenings followed by macrophage infiltration. Arterioscler Thromb Vasc Biol. 2007;27:1159–65.
6. Virmani R, Burke AP, Farb A, Kolodgie FD. Pathology of the vulnerable plaque. J Am Coll Cardiol. 2006;47 Suppl 8:C13–8.
7. Fleg JL, Stone GW, Fayad ZA, Granada JF, Hatsukami TS, et al. JACC Cardiovasc Imaging. 2012;5:941–55.
8. Narula J, Nakano M, Virmani R, Kolodgie FD, Petersen R, Newcomb R, et al. Histopathologic characteristics of atherosclerosis coronary disease and implications of the findings for the invasive and non invasive detection of vulnerable plaques. J Am Coll Cardiol. 2013;61:1041–51.
9. Vengrenyuk Y, Carlier S, Xanthos S, Cardoso L, Ganatos P, Virmani R, Einav S, Gilcrist L. A hypothesis for vulnerable plaque rupture due to stress-induced debonding around cellular microcalcifications in thin fibrous caps. Proc Natl Acad Sci U S A. 2006;103:14678–83.
10. Arbustini E, Dal Bello B, Morbini P, Burke AP, Bocciarelli M, Specchia G, Virmani R. Plaque erosion is a major substrate for coronary thrombosis in acute coronary infarction. Heart. 1999;82:269–72.
11. Pu J, Mintz GS, Biro S, Lee J, Sum ST, Madden SP, Burke AP, Zhang P, He B, et al. Insights into echo attenuated plaques, echolucent plaques, and plaques with spotty calcification. J Am Coll Cardiol. 2014;63:2220–33.
12. Goldschmidt-Clermont PJ, Creager MA, Losordo DW, Lam GKW, Wassef M, Dzau VJ. Atherosclerosis 2005: recent discoveries and novel hypotheses. Circulation. 2005;112:3341.
13. Asahara T, Murohara T, Sullivan A, Silver M, van der Zee R, Li T, et al. Isolation of putative progenitor endothelial cells for angiogenesis. Science. 1997;275:964–7.
14. Hill JM, Zalos G, Halcox JPJ, Schenke WH, Waclawiw MA, Quyyumia A, Finkel T. Circulating endothelial progenitor cells, vascular function, and cardiovascular risk. N Engl J Med. 2003;348:593–600.
15. Zoll J, Fontaine V, Gourdy P, Barateau V, Vilar J, Leroyer A, et al. Role of human smooth muscle cell progenitors in atherosclerotic plaque development and composition. Cardiovasc Res. 2008;77:471–80.
16. DeWood MA, Spores J, Notshe R, Mouser LT, Borroughts R. Prevalence of total coronary occlusion during the early hours transmural myocardial infarction. N Engl J Med. 1980;303:897–902.
17. Buja LM, Willerson JT. Clinicopathologic correlates of acute coronary ischemic heart disease syndromes. Am J Cardiol. 1981;47:343–56.
18. Haft JL, Haik BJ, Goldstein JE, Brodyn NE. Development of significant coronary artery lesions in areas of minimal disease. A common mechanism for coronary disease progression. Chest. 1988;94:731–6.
19. Little WC, Constantinescu M, Applegate RJ, Kutcher MA, Burrows MT, Kahl FR, Santamore WP. Can coronary angiography predict the site of a subsequent myocardial infarction in patients with mild-to-moderate coronary artery disease? Circulation. 1988;78:1157–66.
20. Buja LM, Willerson JT. The role of coronary artery lesions in ischemic heart disease: insights from recent clinicopathologic, coronary arteriographic, and experimental studies. Hum Pathol. 1987;18:451–61.

21. Moss AJ, Zareba W, Hall WJ, Andrews ML, Cannon DS. Prophylactic implantation of a defibrillator in patients with myocardial infarction and reduced LV ejection fraction. N Engl J Med. 2002;346:877–83.

22. Wu AH, Parsons L, Every NR, Bates ER. Hospital outcomes in patients with congestive heart failure complicating acute myocardial infarction: a report from the Second National Registry of Myocardial infarction (NRMI-2). J Am Coll Cardiol. 2002;40:1389–94.

23. Babaev A, Frederick PD, Pasta DJ. Trends in management and outcomes of patients with acute myocardial infarction complicated by cardiogenic shock. JAMA. 2005;294:448–54.

24. Sanborn TA, Sleeper LA, Bates ER, Jacobs AK, Boland J, French JK, Dens J, Dzavik V. Impact of thrombolysis, intraaortic balloon pump counterpulsation in cardiogenic shock complicating acute myocardial infarction: a report from the Shock Trial Registry. J Am Coll Cardiol. 2000;36:1123–9.

25. Hochman JS, Buller CE, Sleeper LA, Boland J, Dzavik V, Sanborn TA. Cardiogenic shock complicating acute myocardial infarction–etiologies, management and outcome: a report from the Shock Trial Registry. J Am Coll Cardiol. 2003;36:1063–70.

26. Becker RC, Gore JM, Lambrew C, Weaver WD, Rubinson RM, French WJ, et al. A composite view of cardiac rupture in the United States National Registry of Myocardial Infarction. J Am Coll Cardiol. 1996;27:1321–6.

27. Stevenson WG, Linssen GC, Havenith MG, Brugada P, Wellens HJ. The spectrum of death after myocardial infarction: a necropsy study. Am Heart J. 1989;118:1182–8.

28. Honan MB, Harrel Jr FE, Reimer KA, Califf RM, Mark DP, Pryor DB, Hlatky MA. Cardiac rupture, mortality and the timing of thrombosis therapy: a meta-analysis. J Am Coll Cardiol. 1990;16:359–67.

29. Nakatani D, Sato H, Kinjo K, Mizuno H, Hishida E, Hirayama A, et al. Effect of successful late reperfusion by primary angioplasty on mechanical complications of acute myocardial infarction. Am J Cardiol. 2003;92:785–8.

30. Van Tassel RA, Edwards JE. Rupture of heart complicating myocardial infarction. Analysis of 40 cases including nine examples of left ventricular false aneurysms. Chest 1972; 61:104–116.

31. Giltner A, Marelli D, Halpern E, Savage M. Subepicardial aneurysm with impending cardiac rupture: a case of antemortem diagnosis and review of the literature. Clin Cardiol. 2007;30:44–7.

32. Crenshaw BS, Granger CB, Birmbaum Y, Pieper KS, Morris DC, Kleiman NS, et al. Risk factors, angiographic patterns and outcomes in patients with ventricular septal defect complicating acute myocardial infarction. Circulation. 2000;101:27–32.

33. Edwards BS, Edwards WD, Edwards JE. Ventricular septal rupture complicating acute myocardial infarction: identification of simple and complex types in 53 autopsied hearts. Am J Cardiol. 1984; 54:1201–5.

34. Poulsen SH, Praestholm M, Munk K, Wierup P, Egeblad H, Nielsen-Kudsk JE. Ventricular septal rupture complicating acute myocardial infarction. Clinical characteristics and contemporary outcome. Ann Thorac Surg. 2008;85:1591–6.

35. Wei JY, Hutchins GM, Bulkely BH. Papillary muscle rupture complicating acute myocardial infarction. Ann Intern Med. 1979;90:149–56.

36. Chevalier P, Burri H, Fahrat F, Cucherat M, Jegaden O, Obadia JF, et al. Perioperative outcome and long-term survival of surgery for acute post-myocardial mitral regurgitation. Eur J Cardiothorac Surg. 2004;26:330–5.

37. Stratton JR, Nemanich JW, Johannessem K-A, Resnick AD. Fate of left ventricular thrombi in patients with remote myocardial infarction or idiopathic cardiomyopathy. Circulation. 1998;78:1388–93.

38. Freudenberger RS, Hellkamp AS, Halpern JL. Risk of thromboembolism in heart failure. An analysis from Sudden Cardiac Death in Heart Failure Trial (SCD-HeFT). Circulation. 2008;115:2637–41.

39. Massie B, Cillins JF, Ammon SE, Armstrong PW, Cleland JG, Ezekowitz M, et al., for the WATCH Trial Investigators. Randomized trial of warfarin, aspirin, and clopidogrel in patients with chronic heart failure. The Warfarin and Antiplatelet Therapy in Chronic Heart Failure (WATCH) Trial. Circulation. 2009;119:1616–1624.

40. Jacobs AK, Leopold JA, Bates E, Mendes LA, Sleeper LA, White H, et al. Cardiogenic shock caused by right ventricular infarction. A report from the SHOCK registry. J Am Coll Cardiol. 2003;41:1273–9.

41. Kinch JW, Ryan JJ. Right ventricular infarction. N Engl J Med. 1994;330:1211–7.

42. Bart BA, Shaw LK, McCants CB, Fortin DF, Lee KL, Califf RM, O'Connor CM. Clinical determinants of mortality in patients with angiographically diagnosed ischemic or nonischemic cardiomyopathy. J Am Coll Cardiol. 1997;30:1002–8.

43. Likoff MJ, Chandler SL, Kay HR. Clinical determinants of mortality in chronic congestive heart failure secondary to idiopathic dilated or to ischemic cardiomyopathy. Am J Cardiol. 1987;59:634–8.

44. Tavazzi L. Towards a more precise definition of heart failure aetiology. Eur J Cardiol. 2002;22:192–5.

45. Jessup M, Abraham WT, Casey DE, Feldman AM, Francis GS, Ganiats TG, Konstam MA, Mancini DM, Rahko PS, Silver MA, Stevenson LW, Yancy CW. 2009 focused update: ACCF/AHA guidelines for the diagnosis and management of heart failure in adults: a report of the American College of Cardiology Foundation/American Heart Association Task Force on Practice Guidelines (developed in collaboration with the International Society for Heart and Lung Transplantation). Circulation. 2009;119:1977–2016.

46. Braunwald E, Rutherford J. Reversible ischemic left ventricular dysfunction: evidence of the "hibernating myocardium". J Am Coll Cardiol. 1986;8:1467–70.

47. Uretsky BF, Thygesen K, Armstrong P, Cleland JC, Horowitz JD, Massie BM, et al. Acute coronary findings at autopsy in heart failure. Patients with sudden death. Results from the assessment of treatment with lisinopril and survival (ATLAS) trial. Circulation. 2000;102:611–6.

48. Verma S, Mesana TG. Mitral valve repair for mitral-valve prolapse. N Engl J Med. 2009;361:2261–9.

49. Enriquez-Sarano M, Avierinos JF, Messika-Zeitoun D, Detaint D, Capps M. Quantitative determinants of the outcome of asymptomatic mitral regurgitation. N Engl J Med. 2005;352:875–83.

心肌病的病理学

第 **5** 章

Zeev Vlodaver，James H. Moller，Shannon M. Mackey-Bojack，
K. P. Madhu

（贾　政　邢正江　译　侯宗柳　审校）

1972 年，Goodwin 和 Oakley 将心肌病定义为来源不明的心肌疾病，并提出了三种形态学类型，包括扩张型（DCM）、肥厚型（HCM）和限制型或闭塞型（RCM）[1]。1980 年，世界卫生组织（WHO）和国际心脏病学联合会（ISFC）提出了特定的心肌疾病这一术语，其中心肌功能障碍的原因是已知的[2]。通过增加功能因素，扩大了心肌病的定义。因此，该定义扩展到心肌功能障碍的心肌疾病。

这个定义一直用到 2006 年美国心脏协会（AHA）提出基于遗传学的分类法[3]。它将心肌病重新定义为与机械和（或）电传导功能障碍相关的异质性心肌疾病，其通常（但并非总是）表现出不适当的扩张性心室肥厚，这是由多种原因导致的，常为遗传学因素。通过这次修改，一些心肌病不再归类于不明原因的或特发性心肌病。心肌病的病因一直被探索。在 AHA 的定义中，原发性心肌病是指单纯或主要的心脏受累。这并不意味着就是 WHO/ISFC 分类中与心肌功能障碍相关的心肌疾病。当功能障碍是全身过程的一部分时，则为继发性心肌病，需排除冠状动脉疾病、高血压、瓣膜疾病或先天性心脏病。

在 2008 年，欧洲心脏学会制定了一种分类，包括两个方面：形态功能表型和病因描述[4]。心肌病

被定义为心肌结构和功能异常的疾病。在日常临床实践中使用的表型包括：扩张型、肥厚型、限制型、致心律失常性右心室心肌病和未分类型。伴随的病因学分类是家族遗传性或非家族遗传性。如果出现一个以上的家庭成员患心肌病，则可被定义为家族性。当一名单亲家庭成员首次发生致病突变时，遗传性心肌病是散发的。

本章我们将采用 AHA 分类法将心肌病分为两组：原发性和继发性。我们将会对其分别进行论述。同时，在本章中将会讨论原发性心肌病。这种情况下病变主要局限于心肌，可能包括遗传性、非遗传性或获得性疾病。

遗传性心肌病

肥厚型心肌病

关于肥厚型心肌病（HCM）的研究已广泛开展，其病理学和生理学特征的细节已经被许多研究者进行了研究[5-6]。HCM 是一种复杂性心脏病，以不同程度的左心室肥厚为特征。它与左心室肥厚的病因并无关联，如系统性高血压，而与肌节蛋白基因突变有关。这是一种常见的遗传性心脏病，以常染色体显性遗传病的形式出现[7]。据报道，在普通人群中的患病率为 1∶500，仅在欧洲估计就超过 100 万人。

肥厚可能为不对称性，主要累及室间隔，或对称性，主要累及隔膜和游离壁。右心室也可能会被累

及。HCM 可能会阻塞左心室流出道。这种阻塞类型曾被称为肥厚型梗阻性心肌病（HOCM）和特发性肥厚型主动脉瓣下狭窄（IHSS），其反映了肥厚的室间隔对主动脉瓣下区域的梗阻（图 5.1a）。许多患者的梗阻症状是由于二尖瓣前叶向室间隔的收缩运动所致，其中部分患者也会发生二尖瓣反流，通常出现于合并二尖瓣本身存在异常时，其包括二尖瓣脱垂和乳头肌直接插入瓣叶（缺少腱索）尖端。二尖瓣反复击打的室间隔区域会形成纤维斑块，通常称为"SAM"（收缩期前向运动）病变（图 5.1b）。组织学上，正常线性排列的心肌纤维逐渐紊乱。纤维走向不同（图5.1c）。心肌细胞明显肥大，间质纤维化增加，进而影响心室顺应性，最终导致收缩和舒张功能下降。

微血管缺血和心肌纤维化可能存在，而心肌内动脉常常发育不良。

在血流动力学方面，HCM 不对称的患者在静息或生理性刺激下常表现出动态性左心室流出道梗阻。二尖瓣反流与二尖瓣前叶的收缩期前向运动有关，也可能导致流出道梗阻。随着心室收缩的开始，通常血液会在早期迅速射入主动脉，然后当二尖瓣前叶接触室间隔时，血液流出明显减少，直到收缩晚期。梗阻程度受心肌收缩力、后负荷和前负荷变化的影响。正性肌力药物引起心肌收缩力增加、Valsalva 动作减少前负荷或站立时增加后负荷均可增加左心室和主动脉之间的压力梯度。每项变化的相反效果都会导致压力梯度下降。

在这两种情况下，除了收缩功能障碍之外，由于心肌肥厚和纤维化，左心室会变得更加僵硬。心

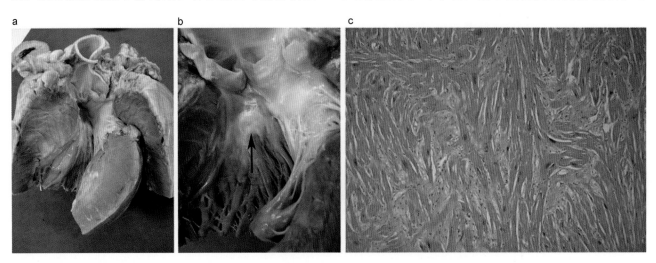

图 5.1 （a）肥厚型心肌病。左心室流出道显示出明显的左心室肥厚、流出道梗阻和收缩期前向运动。（b）左心室流出道收缩期前向运动损伤（箭头）的近距离观察。（c）心肌细胞紊乱，肥厚型心肌病的标志性组织学特征（HE 染色；×40）

室舒张程度也会受限。收缩和舒张功能障碍可导致不利影响。

左心室流出道梗阻可能引起呼吸困难、胸痛和晕厥。心力衰竭不常见，除了在发展至终末期疾病的患者亚群中，其表现为广泛的心肌纤维化，常伴有显著发育不良的心肌内动脉。猝死可能是疾病的最初表现，也是预防工作的目标。

在体格检查中，在收缩期的第一阶段，快速射血时动脉搏动可显著触及。心尖可向左侧移位，左心室膨隆感可触及。第一和第二心音正常，但是第三和第四心音可在大约一半的患者中闻及。大多数患者存在收缩期射血杂音，其响度随动作强度的增加而增加，这会使收缩力增加或减少前/后负荷（站立位、用力做 Valsalva 动作、使用硝酸甘油）。

超声心动图能够评估心室肥厚的程度和位置、梗阻的程度及其临床意义。同时可以评估收缩和舒张功能（图 5.2a～b），识别二尖瓣反流，并分析其严重程度。如果室间隔与游离壁的比值超过 1.2∶1，则强烈怀疑 HCM 的诊断。同时，可以对游离壁和隔膜进行绝对测量，并与正常心脏进行比较。

虽然超声心动图是评估 HCM 患者的一种极好的方法，但偶尔也会受到不良声窗、左心室壁不完全显示以及左心室质量评估不准确的限制。MRI 能够比超声心动图更好地评估室壁厚度和受累分布，特别是在左心室前外侧壁（图 5.2c）。

在鉴别诊断中，必须考虑糖原贮积症。尽管不常见，但其临床特征和预后与典型的 HCM 不同。在心室肥厚的患者中，*LAMP2* 和 *PRKAG2* 基因可发生突变。在 *LAMP2* 基因突变时，心肌细胞具有明显的细胞质、大量空泡和多形性核（图 5.3）。患者可表现出与 HCM 类似的症状，但通常年龄较小，预后较差。患者具有向心性肥厚和预激综合征的心电图表现。*PRKAG2* 基因突变表现为心室肥厚和存活时间延长。进行性传导系统异常可能需要植入心脏起搏器和控制心律失常。

致心律失常性室性心肌病

致心律失常性室性心肌病曾被称为发育不良，但

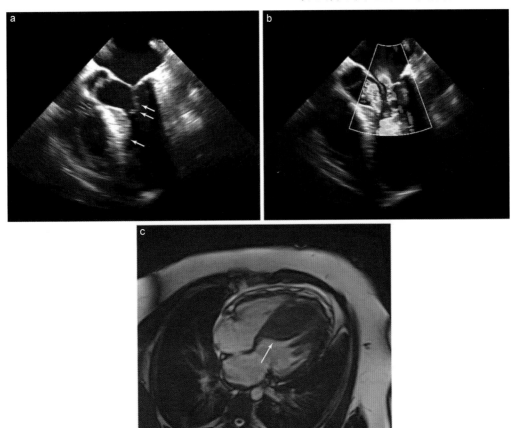

图 5.2 （**a**）肥厚型心肌病经食管超声心动图。四腔视图可见明显增厚的室间隔（IVS）（箭头）。二尖瓣前叶朝向 IVS 移位（SAM）阻塞左心室流出道（箭头）。（**b**）彩色多普勒显示二尖瓣反流的后向血流。（**c**）心脏磁共振。轴位视图可见明显增厚的 IVS（箭头）。相比之下，左心室后壁（PWLV）厚度正常

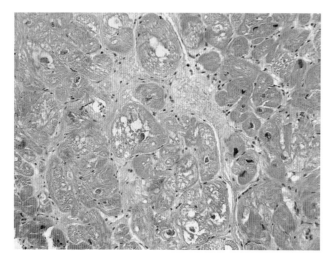

图 5.3　糖原贮积症时明显肥大的心肌细胞伴有大量胞浆空泡，临床上类似于肥厚型心肌病（HE 染色：×40）

这样描述并不准确，故该术语已不再沿用[8]。这是一种常见的遗传性心肌病，主要涉及右心室或左心室，或两者兼而有之。其特征在于右心室或左心室心肌被纤维脂肪组织替代。疾病的早期阶段可能不存在或存在微小的结构改变。这些变化最初局限于心室的局部区域。在右心室，该区域可能位于流入道、流出道或心尖部。如在左心室，可在心外膜下的心肌内发现（图 5.4a）。

在疾病的早期阶段，患者通常无症状，但有猝死的风险，尤其是在运动时。在电活动期间，出现症状性心律失常和右心室形态异常的患者，可通过心脏成像识别（图 5.4b）。随后，随着更广泛的弥漫性累及，可发展至双心室心力衰竭，类似于扩张型心肌病。

致心律失常性心肌病（AC）具有家族性常染色体显性遗传的特点。但是，也有隐性遗传的形式，包括 Naxos 病和 Carvajal 综合征。

左侧优势型致心律失常性心肌病（LDAC）

随着对致心律失常性右心室心肌病（ARVC）的深入研究，显而易见的是，其谱系比最初想象的更广泛。主要累及左心室的形式已有报道[9]。这些患者倾向于出现心电图侧壁和下壁导联倒置的 T 波以及左心室起源的室性心律失常。心律失常的频率和严重程度大于左心室功能不全的程度。随着左心室扩大，收缩功能会降低。心肌运动障碍可能会随之共存。在病理上，这种情况的特征在于心外膜纤维脂肪组织取代心肌和隔膜致密化的心肌。这些变化往往是环环相扣的，但可能只限于游离壁。后壁是最常被累及的心脏区域。在纤维化区域内的肌细胞中可能存在肌细胞变性，并且经常可见心肌炎病灶（图 5.5）。

左心室心肌致密化不全（LVNC）

LVNC 曾被称为"海绵状心肌"，是一种罕见的心肌病，可以在任何年龄段发病。这可能是由于在发育过程中抑制了致密化过程。在心脏发育过程中，心肌呈小梁状，并逐渐变得致密。如果该过程没有实现，就会导致海绵状心肌病。

LVNC 的特点是具有薄而致密的心外膜下层，以及广泛非致密的心内膜下层。心内膜下层心肌具有突出的小梁，以及与左心室腔连通的深凹陷，特别是在心室的心尖部和中部（图 5.6a~b）。它与冠

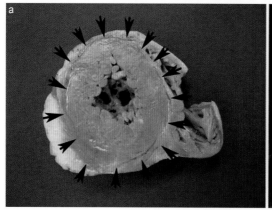
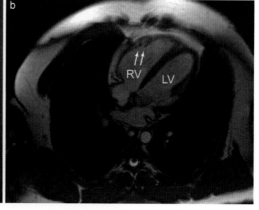

图 5.4　（**a**）致心律失常性心肌病的心室横断面切片可见左心室游离壁周围心外膜纤维脂肪组织替代心肌和隔膜致密心肌，符合典型的左侧优势型致心律失常性心肌病的特征（箭头指向心外膜下和隔膜的纤维脂肪组织替代）。（**b**）致心律失常性心肌病的心脏 MRI。轴位视图可见右心室（RV）扩大。右心室壁心肌被脂肪替代（箭头）

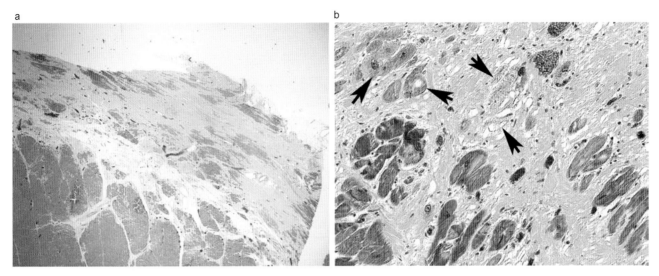

图 5.5 （**a**）纤维脂肪组织替代左心室游离壁的心外膜下心肌，呈带状分布，这是左侧优势型致心律失常性心肌病的典型组织学表现（Masson 染色：×1.25）。（**b**）显微照片显示，在纤维脂肪替代区域内心肌细胞发生变性（箭头），其为致心律失常性心肌病的组织学特征（Masson 染色：×40）

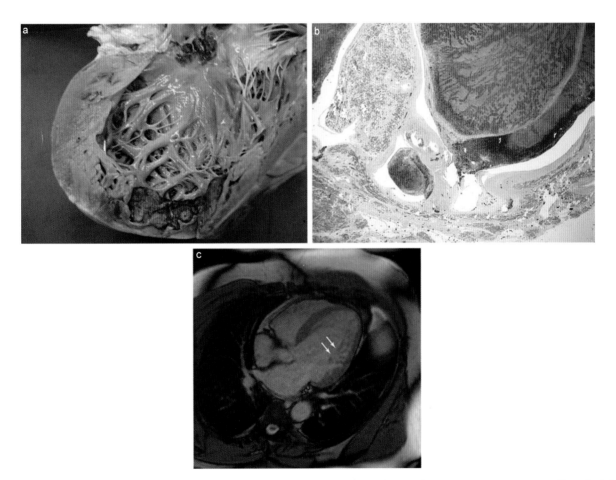

图 5.6 （**a**）非致密化。可见左心室心尖部的心肌致密化不良、增大小梁、侧壁的附壁血栓。（**b**）通过（**a**）的显微照片，显示伴有附壁血栓的增大小梁以及室腔内侧凹陷。可见明显的心肌纤维化（Masson 三色法：×1.25）。（**c**）左心室非致密化。心脏 MRI 轴向视图可见非致密区域（箭头）显示突出的小梁和室腔内的深凹陷

状动脉循环并无联系。致密的区域可以变薄。在心脏的收缩末期，非致密心肌与致密心肌比例为 2∶1 时被认为是诊断的标准。小梁与非致密心肌具有相同的外观，并与心室收缩同步运动。另外，以过度小梁化为特征的第二种形式也已被识别。

由于该病被发现的时间相对较短，尚不清楚 LVNC 的确切发病率，其约为 1∶500。其可能伴或不伴有心脏异常。当进行超声心动图或其他成像学检查时，与心脏其他异常共存的比例可能被夸大。经超声心动图检查发现，普通人群的患病率为 0.014%~1.3%。

LVNC 的症状多种多样。许多患者并无症状。有症状的患者可出现充血性心力衰竭，以及危及生命的室性心律失常和栓塞事件[10]。收缩和舒张功能障碍可能导致心力衰竭。在儿童中，更常见的是 Wolff-Parkinson-White 综合征和室性心动过速，而在成人中，心房颤动和室性心律失常则更为常见。栓塞可继发于肌小梁附壁血栓、心室功能障碍或心房颤动。在这种疾病中猝死并不常见。

家族性和非家族性两种形式均有报道[4]。家族性 LVNC 可能是常染色体显性、X 连锁或线粒体遗传。许多基因可能与 LVNC 相关。应对此病患者的家庭成员进行筛查，以确定可能无症状的患者。LVNC 患者神经肌肉疾病的发病率增加，提示应对肌肉和神经系统进行仔细的临床评估。在进行这种诊断时获得心尖区域的图像至关重要，最佳获取方式是通过磁共振成像。

分子性心肌病

离子通道病

离子通道病可能比 HCM 更常见，其是可导致心律失常的遗传性疾病[11]。它们与编码离子通道蛋白的基因突变相关，而离子通道蛋白负责调控钠离子、钾离子和钙离子的细胞膜转运。目前已经确定多种特定情况，可以通过心电图特征来识别。离子通道病与心律失常、晕厥和猝死有关。可能以常染色体显性或隐性模式遗传；然而，常染色体显性遗传更为常见。

其中，最常见的是 QT 间期延长的长 QT 综合征。它与多形性室性心动过速有关，且晕厥和猝死

的风险相当大。许多突变与这种情况有关。可伴有耳聋，被称为 Jervell Lange-Nielsen 综合征[12]，或不伴耳聋，称为 Romano-Ward 综合征[13]。前者经常染色体隐性遗传，后者经常染色体显性遗传。目前已确定多个控制主要钾通道的单个基因，如果有异常发现，这些基因可有助于诊断。

另一种病变是 Brugada 综合征[14]，其具有典型的心电图特征，表现为完全性右束支传导阻滞、胸导联 ST 段抬高。这种疾病与猝死有关。Brugada 综合征被发现于东南亚男性中，并且由于文化其被赋予了多种与因果关系相关的名称。

在短 QT 综合征[15]中，QT 间期小于 330 ms。其 T 波高尖与高钾血症类似。室性心动过速或心室颤动可导致猝死。

儿茶酚胺敏感性多形性室性心动过速（CPVT）

CPVT 是一种罕见的致心律失常性疾病，具有两种确定的遗传模式，一种是常染色体显性遗传，另一种是常染色体隐性遗传。突变涉及钙离子通道或与钙离子通道相关的蛋白质。

患者无心脏结构异常且心电图表现正常。患者表现出由运动或其他肾上腺素能应激引起的双向和多形性室性心动过速。通常 20 岁以上患者的症状可表现为晕厥，可能与癫痫发作相关。这可能被误认为是一种神经系统性疾病，导致 CPVT 的诊断延迟。动态心电监测或运动负荷试验可显示单形性或多形性室性早搏，或双向性或多形性室性心动过速。房性早搏、房性心动过速和心房颤动通常并存出现[16]。揭示运动诱发晕厥或猝死的详细家族史，对于 CPVT 的诊断非常有帮助。

混合型心肌病（遗传性和非遗传性）

扩张型心肌病

扩张型心肌病（DCM）是一种与心肌梗死或系统性高血压等因素无关，且心室功能降低的疾病。冠状动脉并没有因动脉粥样硬化而显著狭窄。不同情况导致的 DCM 其特征为显著的左心室扩张，伴轻度心室壁肥厚（图 5.7a）。虽然两个心室都可能受

累，但主要是左心室功能受到收缩能力下降的影响，导致进行性充血性心力衰竭。随着心肌扩张，乳头肌向外移位会导致二尖瓣反流。继发性并发症是心房颤动时产生的心尖部或心房附壁血栓。全身或肺栓塞是附壁血栓的主要并发症。

DCM 的组织学改变差异很大。在大多数情况下，可观察到不同程度的纤维化和心肌变性，可能存在心肌细胞溶解的病灶，并可见弥漫性间质纤维化。淋巴细胞可能存在于间质区域和血管周围。组织学变化的非特异性使得不能仅依靠活检来诊断扩张型心肌病。

患者表现出左心室收缩功能逐渐下降的症状和体征。最初，表现为运动时劳累感，进展到运动耐力降低。随着左心室舒张末期压力升高，会出现呼吸困难和端坐呼吸。这些症状可能与肺部啰音和右心衰竭伴有肝大、颈静脉怒张等体征有关。随着心房的扩张，心房颤动随之出现。心肌纤维化可能导致传导异常。

DCM 可通过超声心动图诊断，其可在患者出现 DCM 症状之前显示异常。表现为弥漫性扩张，且收缩不佳（图 5.7b）。随着心室内径增加，射血分数可随之降低。在多普勒超声上，可见来自扩张心室的房室反流（图 5.7c）。这些患者的冠状动脉造影可显示正常（图 5.7d～e）。也可在心尖部或心房中发现血栓。

DCM 常于 30～40 岁发病，但也可能发生在任何年龄，包括婴儿期。扩张型心肌病在很大程度上是不可逆转的。这是心力衰竭的常见原因，也是心脏移植最常见的原因（Elliot 等[4]）。

这种形式的心肌病起源于多种原因。约 1/3 被报道为家族性[17]。遗传的主要模式是常染色体显性遗传，也有 X 连锁和常染色体隐性遗传。线粒体遗传较少发生。围生期心肌病、酒精性心肌病和化疗相关性心肌病是三种不同的临床情况，但其缺乏特定的组织学特征。在一些患有免疫缺陷综合征的患者中，扩张型心肌病可伴有或不伴有淋巴细胞浸润。

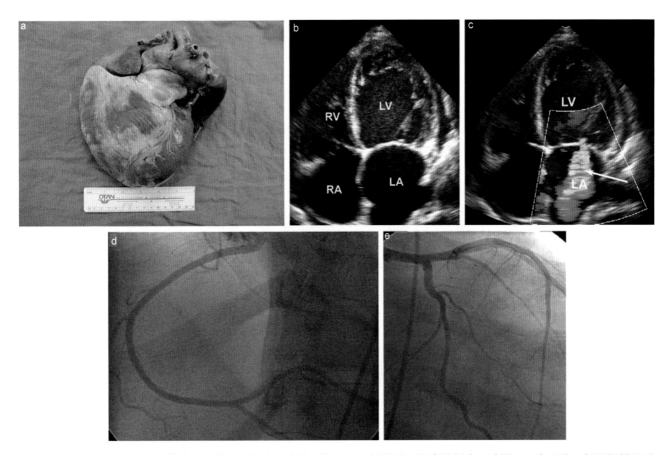

图 5.7　（**a**）扩张型心肌病，伴有明显的四腔扩大和球形心脏。（**b**）扩张型心肌病的超声心动图。心尖四腔心切面视图显示左心室（LV）、左心房（LA）和右心房（RA）的弥漫性扩张。（**c**）通过（**b**）图的彩色多普勒显示中重度二尖瓣反流（箭头）。（**d**）（**b**）图患者正常的左冠状动脉造影。（**e**）同一患者的右冠状动脉造影显示正常的表现

许多类型的传染病，尤其是病毒性，但也可能是细菌性和真菌性，也可累及心脏并可能导致扩张型心肌病。另外，随着其骨骼肌疾病的进展，多种肌营养不良患者可发展为 DCM。由于骨骼肌疾病，患者的运动能力降低，症状可能会消失。

原发性限制性非肥厚型心肌病

原发性限制性非肥厚型心肌病是最不常见的心肌病类型，表现为双心房扩大、左心室和右心室正常或缩小、房室瓣正常和心室壁增厚[18]。组织学通常为正常表现，但也可能表现出肥大的心肌细胞和间质纤维化。有些病例是由常染色体显性遗传导致的，但大多数为散发。

功能改变表现为心室充盈受限。可能是由于其腔室的顺应性降低，所以表现为充盈受损。收缩功能正常或接近正常。随着心室顺应性降低，相应心房的压力则升高。左心房常表现为显著扩大。肺静脉压增高，导致肺水肿。肺动脉高压与肺反射性血管收缩有关。随着右心室和心房的压力升高，全身静脉压也随之增加。

患者的主要症状和体征是肺静脉阻塞和右心衰竭。呼吸系统症状突出，如呼吸困难、乏力、运动耐力降低，并可能会发生猝死[19]。体格检查时不会出现杂音，但第二心音的肺部成分更加突出。可能会出现奔马律。肝大、颈静脉搏动也可增加。

超声心动图显示在正常房室瓣存在的情况下，心房内径显著增加。心室内径正常，但心室功能可能会随着时间而降低。通过 E/A 比值升高和心房-肺静脉测得逆转参数可提示心室舒张功能降低。

获得性心肌病

心肌炎（炎症性心肌病）

心肌炎是伴有心功能不全的心肌炎症性疾病。最常见为病毒来源。至少有一半的患者可康复，可能有 1/4 的患者进展为心力衰竭，猝死的发生率暂不详。即使在弥漫性组织学改变的情况下，心脏的大体外观改变也常常不显著。急性心肌炎可表现为弥漫性心肌扩张。心肌炎的自然病程常以扩张型心肌病的演变为特征。

临床特征多样，可从无症状到不明原因的充血性心力衰竭。在心肌受累的感染性疾病患者中，仅表现为单独的 ST 段改变。其他患者可伴有心动过速、易疲劳，并逐渐缓解。当心脏受累更加严重时，充血性心力衰竭发展迅速，成为临床管理中的主要问题。另一个严重的临床问题与传导系统有关。多种心律失常和传导异常均可能与晕厥和猝死有关。通常情况下，心电图的变化是暂时的，并随着时间的推移而恢复。在超声心动图上可观察到左心室扩张和（或）节段性室壁运动异常。

危及生命的心律失常可能发生在疾病的急性期和愈合期。从亚临床到严重的临床状态取决于不同的因素，如感染性因素、遗传学因素、年龄、性别和潜在的免疫能力。

不同的感染性因素、各种毒素和药物已被认为是导致心肌炎的病因[20]（表 5.1）。如蒽环类和可卡因等有毒物质可导致心肌弥散性损伤，并出现心肌炎的组织学特征。病毒性心肌炎可引发自身免疫反应，从而造成心肌和骨骼肌受损。

表 5.1　心肌炎的病因

感染性因素
1. 病毒性：B 组柯萨奇病毒、作用于 A 组和 B 组的病毒、腺病毒、细小病毒 B19、HIV、巨细胞病毒、肠道病毒、丙型肝炎病毒、EB 病毒
2. 细菌性：白喉杆菌、肺炎支原体、脑膜炎球菌、鹦鹉热衣原体、链球菌、葡萄球菌、蜱传播的细菌
3. 立克次体：斑疹伤寒、落基山斑疹热、真菌（烟曲霉）
4. 寄生虫：（在 Chagas 病中的克氏锥虫，刚地弓形虫）
5. 真菌：念珠菌、曲霉菌、组织胞浆菌
有毒物质与药物
可卡因、白细胞介素、巨细胞性心肌炎和心内膜弹力纤维变性
其他疾病
狼疮、结缔组织病和罕见的炎症性疾病，如 Wegener 肉芽肿病

心肌炎的早期诊断仍然依赖于心内膜心肌活检标本中检测到炎症浸润（图 5.8）。免疫组化方法在鉴定细胞群或致病因子方面并未发挥作用。

应激性（Takotsubo）心肌病

应激性或"takotsubo"心肌病被称为应激诱导的心肌病或心尖球囊样综合征。这是一种获得性疾病且会对女性产生不同程度的影响。可突然发生于巨大的心理压力、急性病或严重的神经系统事件之后，并导致心肌损伤。患者通常表现为胸痛和 ST 段抬高型心电图异常，如急性心肌梗死。约 1/4 的患者出现轻中度充血性心力衰竭。猝死虽不常见，但可能会发生。可出现肌钙蛋白中度升高。超声心动图和其他左心室成像技术显示基底部功能正常，

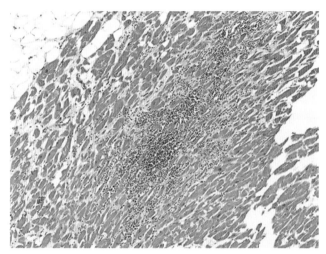

图 5.8　显著的淋巴细胞浸润，伴有明确的心肌细胞损伤，为淋巴细胞性心肌炎的典型组织学表现（HE 染色：×10）

但可有心尖部的心肌运动不能或运动不良。

"takotsubo"指的是心尖部的特征性图像，类似于一种日本渔具，用来捕捉章鱼。顶端有一个狭窄的颈部和一个圆形的体部。可见明显的室壁运动异常和整体左心室功能的显著降低（图 5.9）。

许多患者预后良好，左心室功能可完全恢复，但远期预后尚不明确。在合并充血性心力衰竭的患者中，可能存在显著的心肌纤维化。心肌损伤的机制包括过量儿茶酚胺的作用、冠状动脉痉挛以及极度痛苦诱发的微血管功能障碍。最为熟知的机制是血浆儿茶酚胺分泌过量，肾上腺髓质释放的肾上腺素增加，导致交感神经张力增加。心肌缺血的多个病灶通常分散在整个心肌中。可能存在细胞损伤和死亡。

围生期（产后）心肌病

围生期心肌病发生在妊娠晚期或分娩后前 5 个月。患者可出现心力衰竭症状，超声心动图检查提示左心室内径增加，收缩功能下降。

病理生理学机制尚不明确。其中一种考虑因素是氧化应激紊乱，使催乳素分解生成强效的抗血管生成、促凋亡和促炎症性物质[22]。这一理论可能有助于发现疾病特异性生物标志物和治疗新靶点。

围生期心肌病始于未知触发因素引发的炎症过程。此过程可导致心肌损伤和心肌病。这种形式的心肌病最常见于肥胖、30 岁以上的经产妇和先兆子

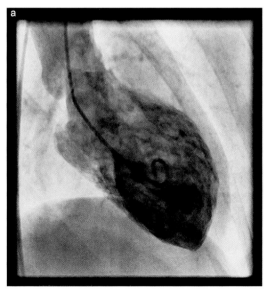
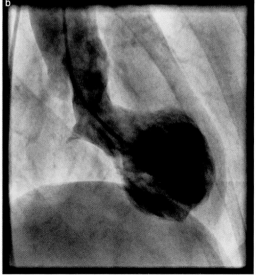

图 5.9　应激性心肌病。左心室造影右前斜位 30°投影。（**a**）舒张期。（**b**）收缩期。大面积的心室前壁运动异常

病的患者。大约一半的女性在 6 个月内康复；其他患者可能进行性恶化导致心力衰竭或死亡，或需要心脏移植。

淀粉样心肌病

淀粉样心肌病是一种原发性心肌病，可作为全身性疾病的一部分，或罕见的孤立性心脏受累。该病为限制型心肌病，影响舒张功能。可能仅存在于心脏中，或作为淀粉样变性的众多器官之一。可以多种形式存在：原发性不明原因、多发性骨髓瘤、非霍奇金淋巴瘤、慢性疾病的反应性疾病，或以衰老性疾病形式。确定基础疾病对指导临床管理很有帮助。淀粉样变性是心脏活检中最常见的心肌病原因之一。

淀粉样变性是蛋白质代谢异常的结果，导致异常的淀粉样蛋白沉积在间质和血管壁内（图 5.10）。主要的心脏改变是室壁厚度增加，无论是室间隔、游离壁还是乳头肌。由于限制型心肌病的生理学特点，心房扩大可伴随存在。可能在心内膜表面或传导系统中发现沉积物。心脏受累会产生心绞痛、心力衰竭和心律失常。

可能有其他器官受累的表现，如淋巴结、舌和肝大。

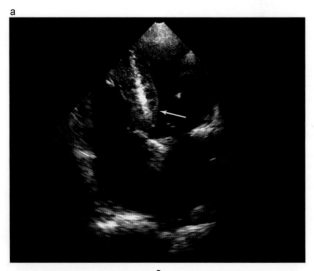

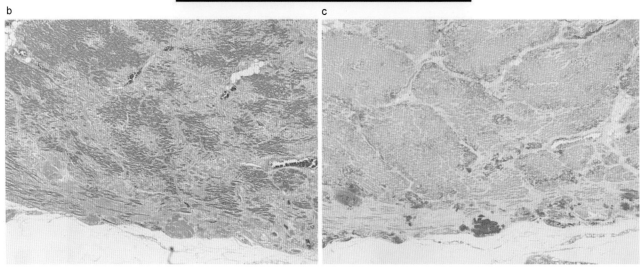

图 5.10 心肌淀粉样变性。（**a**）超声心动图。心尖四腔心切面显示室间隔增厚（箭头），呈"颗粒状"外观。（**b**）间质内淡染的嗜酸性物质是淀粉样蛋白（HE染色：×1.25）。（**c**）结晶紫染色突出显示了淀粉样物质，其染色呈深紫色（结晶紫染色：×1.25）

参考文献

1. Goodwin JF, Oakley CM. The cardiomyopathies. Br Heart J. 1972;34: 545–52.
2. Report of the WHO/ISFC task force on the definition and classification of cardiomyopathies. Br Heart J. 1980;44(6);672–3.
3. Maron BJ, Towbin JA, Thiene G, Antzelevitch C, Corrado D, Arnett D, Moss AJ, Seidman CE, Young JB. Contemporary definitions and classification of the cardiomyopathies: an American Heart Association Scientific Statement from the Council on Clinical Cardiology, Heart Failure and Transplantation Committee; Quality of Care and Outcomes Research and Functional Genomics and Translational Biology Interdisciplinary Working Groups; and Council on Epidemiology and Prevention. Circulation. 2006;113(14):1807–16.
4. Elliott P, Andersson B, Arbustini E, Bilimska Z, Cecchi F, Charron P, Dubourg O, Kühl U, Maisch B, McKenna WJ, Monserrat L, Pankuweit S, Rapezzi C, Seferovic P, Tavazzi L, Keren A. Classification of the cardiomyopathies: a position statement from the European Society of Cardiology Working Group on Myocardial and Pericardial Diseases. Eur Heart J. 2008;29(2):270–6.
5. Maron BJ. Hypertrophic cardiomyopathy: a systematic review. JAMA. 2002;287(10):1308–20.
6. Olivotto I, Tomberli B, Spoladore R, Mugelli A, Cecchi F, Camici PG. Hypertrophic cardiomyopathy: the need for randomized trials. Glob Cardiol Sci Pract. 2013;2013(3):243–8. doi:10.5339/gcsp2013.31.
7. Maron BJ, Maron MS, Semsarian C. Genetics of hypertrophic cardiomyopathy after 20 years: clinical perspectives. J Am Coll Cardiol. 2012;60(8):705–15.
8. Marcus FI, McKenna WJ, Sherrill D, Basso C, Bauce B, Bluemke DA, Calkins H, Corrado D, Cox MG, Daubert JP, Fontaine G, Gear K, Hauer R, Nava A, Picard MH, Protonotarios N, Saffitz JE, Sanborn DM, Steinberg JS, Tandri H, Thiene G, Towbin JA, Tsatsopoulou A, Wichter T, Zareba W. Diagnosis of arrhythmogenic right ventricular cardiomyopathy/dysplasia proposed modification of the Task Force criteria. Eur Heart J. 2010;31(7):806–14.
9. Sen-Chowdhry S, Syrris P, Prasad SK, Hughes SI, Merrifield R, Ward D, Pennell DJ, McKenna WJ. Left dominant arrhythmogenic cardiomyopathy: an under-recognized clinical entity. J Am Coll Cardiol. 2008;52(25):2175–87.
10. Bhatia NL, Tajik AJ, Wilansky S, Steidley DE, Mookadam F. Isolated noncompaction of the left ventricular myocardium in adults: a systemic overview. J Card Fail. 2011;17(9):771–8.
11. Webster G, Berul CI. An update on channelopathies: from mechanisms to management. Circulation. 2013;127(1):126–40.
12. Jervell A, Lange-Nielsen F. Congenital deaf-mutism, functional heart disease with prolongation of the QT interval and sudden death. Am Heart J. 1957;54(1):59–68.
13. Romano C, Gemme G, Pongiglione R. Rare cardiac arrhythmias of pediatric age. II. Syncopal attacks due to paroxysmal ventricular fibrillation. Clin Pediatr (Bologna). 1963;45:656–83 [Article in Italian].
14. Brugada P, Brugada J. Right bundle branch block, persistent ST segment elevation and sudden cardiac death, a distinct clinical and electrocardiographic syndrome. A multicenter report. J Am Coll Cardiol. 1992;20(6):1391–6.
15. Gussak I, Brugada P, Brugada J, Wright RS, Kopecky SL, Chaitman BR, Bjerregaard P. Idiopathic short QT interval: a new clinical syndrome? Cardiology. 2000;94(2):99–102.
16. Hayashi M, Denjoy I, Extramiana F, Maltret A, Buisson NR, Lupoglazoff JM, Klug D, Hayashi M, Takatsuki S, Villain E, Kamblock J, Messali A, Guicheney P, Lunardi J, Leenhardt A. Incidence and risk factors of arrhythmic events in catecholaminergic polymorphic ventricular tachycardia. Circulation. 2009;119(18):2426–34. doi:10.1161/CIRCULATIONAHA.108.829267.
17. Luk A, Ahn E, Soor GS, Butany J. Dilated cardiomyopathy: a review. J Clin Pathol. 2009;62(3):219–25.
18. Katritsis D, Wilmhurst PT, Wendon JA, Davies MJ, Webb-Peploe MM. Primary restrictive cardiomyopathy: clinical and pathologic characteristics. J Am Coll Cardiol. 1991;18(5):1230–5.
19. Webber SA. Primary restrictive cardiomyopathy in children. Prog Pediatr Cardiol. 2008;25:85–90.
20. Calabrese F, Thiene G. Myocarditis and inflammatory cardiomyopathy: microbiological and molecular biological aspects. Cardiovasc Res. 2003;60(1):11–25.
21. Wittstein IS, Thiemann DR, Lima JA, Baughman KL, Schulman SP, Gernstenblith G, Wu KC, Rade JJ, Bivalacqua TJ, Champion HC. Neurohumoral features of myocardial stunning due to sudden emotional stress. N Engl J Med. 2005;352(6):539–48.
22. Hilfiker-Kleiner D, Sliwa K. Pathophysiology and epidemiology of peripartum cardiomyopathy. Nat Rev Cardiol. 2014;11(6):364.

心力衰竭的流行病学 第 **6** 章

Russell V. Luepker

（解 英 邹弘麟 译 杨应南 审校）

引言

　　心力衰竭（HF）被视为一种"新兴的流行病"或"21 世纪心血管流行病"[1-2]。据估计，美国近 20年有 570 万人患有心力衰竭，到 2030 年预期人数将超过 800 万[3]。据美国国家心、肺和血液研究所（NHLBI）统计，每年有 87 万新发心力衰竭病例[1]，预计到 2030 年全球总心力衰竭病例数将达到 7800万[4]。然而，心力衰竭除了与年龄有关外，还具有显著的人种、种族和性别差异[3]。

　　心力衰竭是一种涉及心脏、骨骼肌、肾、神经体液等功能障碍的临床综合征，表现为急性和（或）慢性心力衰竭，许多潜在因素均可引起心力衰竭临床综合征，据估计其 5 年死亡率为 50%，高于许多癌症[5]。

　　心力衰竭的流行病学已得到广泛的研究，但获得准确的高质量数据仍存在诸多困难。心力衰竭综合征的临床诊断富有挑战性，但新的诊断技术正在不断出现。随着对高血压、冠心病等危险因素的广泛干预，心力衰竭的潜在病因正在发生变化。如本书其他章节所述，新治疗技术的不断涌现为了解心力衰竭趋势提供了动态目标。

定义

　　心力衰竭不是传统意义上的疾病，它是由于结构和功能障碍引起的机体灌注不足所导致的临床综合征[6]。临床表现为疲劳、呼吸困难、活动耐力减弱和液体潴留等。体征可见颈静脉怒张、肺部湿啰音、第三心音奔马律、周围组织水肿和肝大。实验室检查包括胸部 X 线、超声心动图和生化指标等。心力衰竭的病因较复杂，包括缺血性心脏病、高血压、心肌病、风湿性心脏病、传染病、先天性心脏病、心律失常以及其他可引起心内膜、心肌、心包、瓣膜及大血管功能异常的疾病[7]。临床诊断需基于病史、体征及实验室指标等综合分析，具有个体差异性，其诊断并没有金标准[8]。

心力衰竭的分期系统和功能分级使诊断变得更加复杂。纽约心脏协会（NYHA）基于休息状态下体力活动受限程度将心力衰竭分为 Ⅰ～Ⅳ 级[7]，此标准被广泛应用。美国心脏病学会/美国心脏协会分级体现其连续性，从心力衰竭的危险因素到需进行干预的难治性心力衰竭将其分为 A～D 级[7]。基于医学统计数据的心力衰竭诊断标准经常与心脏专家小组不一致（敏感性和特异性较低）[8]。

多种病因使心力衰竭的诊断更加复杂，包括缺血性心脏病、高血压、心肌病、风湿性心脏病，传染病、先天性心脏病、心律失常等。这些疾病也影响其他脏器从而增加诊断的复杂性。心力衰竭有许多危险因素，包括年龄、性别、种族、社会经济地位、生活方式、体重、吸烟、糖尿病、久坐、饮酒、饮食和其他因素[3,7,9-10]。

这些因素对流行病学中发病率、患病率、死亡率等的统计是一个巨大挑战，如缺乏金标准；功能变化与治疗后相比较、漏诊、图表数据缺失；人群中不断变化的疾病模式等。通过比较不同的研究以试图预测疾病的趋势及其结果具有参考性[11]。

根据门诊或住院心力衰竭患者得出疾病的流行趋势是面临的挑战之一，许多文献都是基于住院诊断，但在过去几十年，至少一半以上的诊断是在门诊进行的。门诊诊断的患者 5 年生存率略有提高。这可能是由于早期诊断和（或）更好的治疗。在研究中纳入门诊诊断的病例将具有更高的发病率和更好的临床结局[12]。

发病率

发病率是指首次诊断心力衰竭的概率，其评估依靠对从健康人群开始长期随访所发现的病例或是长期住院和门诊患者数据进行的队列分析。

据估计人群中心力衰竭的发病率为 2～5/1000 人年，且男性发病率高于女性。在美国，每年新发心力衰竭患者 50 万～87 万[3,10]。终身风险为 20%～30%[3]。弗雷明汉心脏研究估计，65 岁以上人群的发病率为 10/1000 人年，男性高于女性，其随年龄升高的情况见图 6.1。发病率取决于人群的年龄、性别和种族。ARIC 队列发现黑人男性与黑人女性发

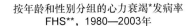

按年龄和性别分组的心力衰竭*发病率
FHS**，1980—2003年

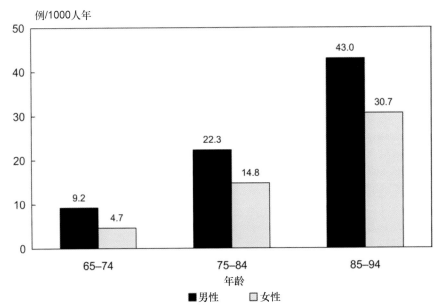

例/1000人年

* 心力衰竭基于医生对病历的回顾及诊断标准的严格把控
** 弗雷明汉心脏研究

图 6.1 从 65～74 岁至 85～94 岁年龄段的男性及女性心力衰竭发病率呈双倍增长。然而，65～74 岁和 75～84 岁之间的女性发病率呈 3 倍增长。引自 National Heart, Lung, and Blood Institute. Incidence and Prevalence：2006 Chart Book on Cardiovascular and Lung Diseases. Bethesda, MD：National Institutes of Health；2006

病率最高，白人男性与白人女性发病率较低（图 6.2）[3]。心血管健康研究表明≥65 岁的人群发病率为 19.3/1000 人年[10]。MESA 研究表明非洲裔美国男性的发病率最高，其次是西班牙裔，然后是白人，中国人的发病率最低[13]。

显然，心力衰竭的流行性、诊断人数、发病率均在逐年增长[1]。然而，之后的分析趋势有所差异。

在美国奥姆斯特，发病率是稳定的或仅有小幅下跌[7]。在 Kaiser 医疗机构的研究中，2000—2005 年住院与门诊诊断率均是稳定的[14]。一项针对医疗保险数据的研究发现，1994—2003 年，65 岁及以上年龄的发病率从 32‰下降到 29‰（图 6.3）[15]。这种变化包括门诊及住院诊断，并且在不同年龄段均有所下降[15]。

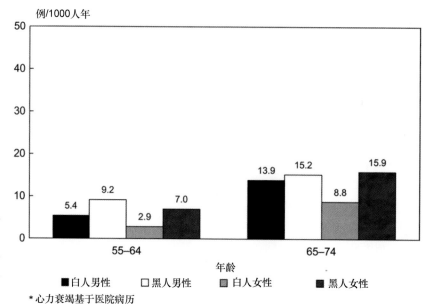

按年龄、种族和性别分组的心力衰竭*发病率
ARIC队列研究，1987—2001年

图 6.2　在 55～64 岁及 65～74 岁年龄段黑人女性的心力衰竭发病率高于白人女性。引自 National Heart，Lung，and Blood Institute. Incidence and Prevalence：2006 Chart Book on Cardiovascular and Lung Diseases. Bethesda，MD：National Institutes of Health；2006

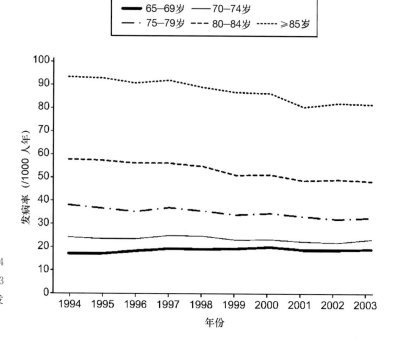

医疗保险受益人年龄相关的
心力衰竭发病率，1994—2003年

图 6.3　医疗保险受益人心力衰竭发病率（1994 年 1 月 1 日—2003 年 12 月 31 日）。1994—2003 年，在最年轻的医疗保险受益人中心力衰竭的发生率略有增加，老龄受益者发病率降低[15]

除了依靠诊断地点、人群、诊断质量外，发病率也反映了其他因素，包括增加急性心肌梗死的生存率。心肌梗死会引起心肌损伤和射血分数降低进而削弱泵功能。越来越敏感的诊断工具、更高的临床诊断水平有助于更早发现心力衰竭病例并进行合理分类。治疗方式的改进以及对高血压、血脂、吸烟的控制可通过减少粥样硬化或其他机制而降低心力衰竭发病率。这些因素将会持续影响心力衰竭的动态变化趋势。

患病率

据美国国家健康和营养调查报告（NHANES）估计，目前美国有 570 万人患有心力衰竭[3]，预计到 2030 年达到 800 万人，同时全球将有 7800 万人患有心力衰竭[4]。大量研究表明美国成年人心力衰竭患病率为 2%～3%[10,16]。然而，不同报告结果差异很大。这些差异受年龄、病例定义和诊断地点（住院或门诊）的影响。

NHANES 在 2009—2012 年的研究表明，心力衰竭与老龄化有关。在最年轻的成人组中（20～39 岁），心力衰竭的患病率低于 1%，然而，80 岁以上人群超过 10%（图 6.4）。心力衰竭患病率具有性别差异。正如图 6.5 所示，黑人高于白人，男性高于女性。

患病率在过去十年有所上升。Curtis 等分析医疗保险数据（65 岁及以上）发现 90‰ 的患病率从 1994 年上升到 2003 年的 121‰[15]。来自 Kaiser 健康计划的数据表明男女的患病率均在上升且男性患病率高于女性。患病率为 1.01%～2.12%[14]。

法国研究表明 55～64 岁人群患病率为 0.9%，≥85 岁患病率上升至 17.4%[16]。最近的一项研究表明，在抽样的 5% 医疗保险记录中，心力衰竭患病率为 13%，并处于稳步上升阶段（表 6.1）[15]。

在发病率持平或下降的情况下，有许多因素被认为能增加患病率。有效恢复中的急性心肌梗死是其中之一，但其也可由于猝死发作、治疗方法更有效，以及对疾病有全面的认识而使生存率升高[3]。所有这些因素都会提高生存率。然而，部分增加的患病率也许是由所谓的"领先时间偏倚"所致，即敏感的诊断措施能较早对疾病做出诊断，使患者拥有更长寿命。

按性别和年龄分组的心力衰竭
（NHANES：2009—2012年）

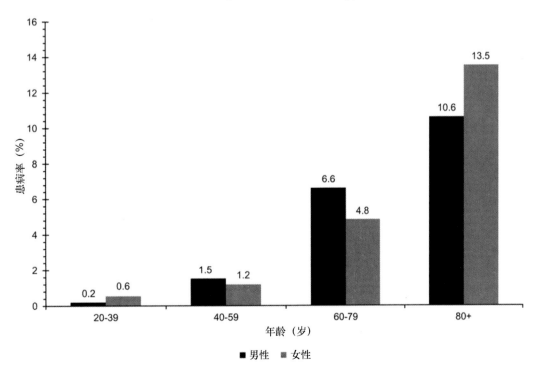

图 6.4　2009—2012 年按性别和年龄分组的心力衰竭患病率。2009—2012 年美国国家健康和营养调查报告（NHANES）。引自 National Center for Health Statistics and National Heart，Lung and Blood Institute[3]

图 6.5　从 1988—1994 年至 2005—2008 年，黑人心力衰竭患病率增加（1999—2004 年除外），白人略有下降；男性患病率稳定，但女性患病率略有下降[18]

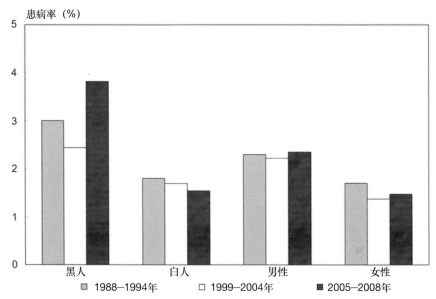

美国1988—1994年至2005—2008年年龄为25~74岁人群
按种族和性别分组的心力衰竭年龄调整患病率

表 6.1　5％医疗保险的样本中心力衰竭的患病率（按性别和年份）[a]

年份	女性	男性	总计
1994	86 450（86.3）	53 390（95.4）	139 840（89.9）
1995	94 726（94.0）	58 456（103.7）	153 182（97.9）
1996	101 024（100.4）	62 520（110.4）	163 544（104.4）
1997	105 932（105.6）	66 309（117.1）	172 241（110.3）
1998	109 381（109.7）	68 942（122.6）	178 323（114.9）
1999	111 230（112.4）	70 465（125.6）	181 695（117.8）
2000	113 068（114.4）	72 133（127.9）	185 201（119.9）
2001	114 593（114.4）	74 177（128.3）	188 770（120.1）
2002	116 732（114.6）	76 376（128.2）	193 108（120.2）
2003	118 485（115.1）	78 709（129.2）	197 194（121.0）

[a] 数据以数值（概率）给出。所显示的概率是在每 1000 例符合条件的医疗保险获益者中的概率
女性、男性和所有年份的全部组别 $P<0.01$[15]

死亡率

心力衰竭是一种致命性疾病，其死亡通常与其他疾病相关，但在许多情况下，心力衰竭是根本原因。来自苏格兰的数据分析表明，心力衰竭的死亡率高于位居前四的癌症之和[17]。2008 年的死亡证明数据显示在 88/100 000 死亡率中，有 17/100 000 死亡率的根本原因为心力衰竭[18]。来自奥姆斯特的数据表明，确诊心力衰竭后的 5 年死亡率为 60％[19]。在荷兰、澳大利亚、苏格兰和加拿大等工业化国家也有类似结果[19-22]。心力衰竭通常与猝死有关，同时增加 NYHA 分级的严重程度[23]。

心力衰竭作为根本死亡原因与种族有关，如图 6.6 所示。黑人死亡率最高，之后依次为白人、美洲印第安人、西班牙人和亚洲人。男性因心力衰竭死亡的概率高于女性。心力衰竭的死亡率与年龄密切相关（图 6.7）。入院后才诊断为心力衰竭的患者预后明显差于门诊诊断为心力衰竭的患者[24]。然而，两者 5 年的预后均差。10 年死亡率为 90％[5]。

心力衰竭死亡率的趋势有所改善。院内死亡率从 1980—1984 年的 10.9％下降至 2000—2004 年的 6.5％[25]。然而，入院后 30 天死亡率改善并不明显，如 1993 年死亡率为 12.8％，2006 年死亡率为 10.7％。显然更多患者死于家中[26]。总的来说，医疗保险数据中 65 岁及以上的住院患者从 1993 年死亡率为 8.5％降至 2006 年为 4.3％[26]。相似数据趋势存在于澳大利亚在内的其他地区，1 年死亡率从 1990—1993 年的 22％下降到 2002—2005 年的 17％[20]。瑞典、苏格兰也呈现相似下降趋势[22,27]。

被诊断为心力衰竭后 10 年的生存率几乎为 0。改善急救治疗、延长治疗时长将降低死亡率，而二者结合将导致患病率增加。

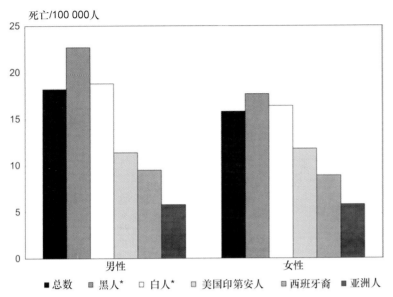

2008年美国按种族和性别分组的心力
衰竭死亡率（年龄调整）

死亡/100 000人

■总数　▨黑人*　□白人*　▧美国印第安人　▨西班牙裔　▨亚洲人

*非西班牙裔

图 6.6　在 2008 年，心力衰竭作为根本原因的死亡率在男性患者中稍高于女性。在各性别组内非西班牙裔黑人和非西班牙裔白人死亡率最高，亚洲人最低[18]

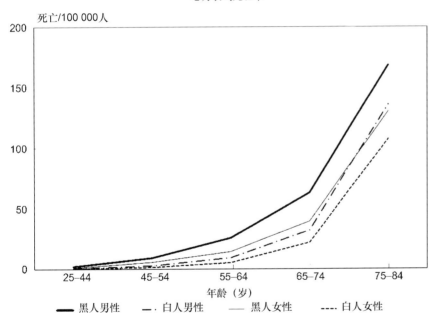

2008年美国按年龄、种族和性别分组的
心力衰竭死亡率

死亡/100 000人

年龄（岁）

——黑人男性　—·—白人男性　——黑人女性　----白人女性

图 6.7　在 2008 年，心力衰竭作为根本原因的死亡率随着年龄的增长而升高。在各性别组内，黑人死亡率高于白人，在各种族组内，男性高于女性[18]

心力衰竭：正常与降低的射血分数

　　随着影像学技术在评估射血分数方面的广泛应用，明显可观察到许多存在症状和体征的心力衰竭患者与泵衰竭相关的射血分数无降低。射血分数＞45%最初被临床诊断为舒张性心力衰竭[19]。

　　射血分数正常的病理表型为左心室向心性重构与左心室肥大[28]。近年来，为了更好地定义射血分数正常的心力衰竭（HFpEF）与射血分数降低的心力衰竭（HFrEF）已进行大量的工作。根据纳入标准，估计 13%～74% 的心力衰竭是 HFpEF[10,29]。当确定患病率时，其定义十分重要。大量权威数据将射血分数＜35%～45%定义为 HFrEF[7]。

　　目前我们对 HFpEF 的理解有了很大提高。既往有高血压、糖尿病、心房颤动、睡眠呼吸暂停、肾疾病、肺疾病的老年女性更易患 HFpEF[30]。而且他们通常无冠心病史[31]。

虽然 HFpEF 的预后稍优于 HFrEF，但其具有很高的发病率和死亡率。与 HFrEF 患者相比，HFpEF 的患者更容易死于非心血管疾病[31]。

心力衰竭临床结局的改善主要受益于 HFrEF 死亡率的降低，而 HFpEF 的临床结局仍不太理想，需要提高生存率和治疗水平[10]。

心力衰竭住院率

大多数流行病学数据来自于住院患者。尽管人们越来越意识到至少一半的心力衰竭发生率来自门诊诊断，但医院、保险记录和出院编码的可用性仍使其成为常用的资源。如图 6.8 所示，45～64 岁及 65 岁以上人群心力衰竭住院率自 1980 年一直在稳步上升。在老年人群中，1998 年达到顶峰，然后上下波动至 2009 年。心力衰竭出院的绝对人数在 2010 年（1 023 800 人）与 2000 年（1 008 000 人）相似，尽管此期间人口老龄化严重[3]。一些人认为，早年出现的"流行性"是由于住院率增加，而生存率并未增加发病率[32]。值得注意的是心力衰竭的发病率一直在稳步下降[25]。如图 6.9 所示，这一趋势在 45～64 岁和 ≥65 岁的患者中是相似的[3]。虽然住院患者的死亡率得到改善，但再入院率增加。来自加拿大多伦多的一项研究发现，缺血性心力衰竭患者的年再入院率为 967‰[33]，而非缺血性

心力衰竭患者为 621‰。因此，尽管大多数住院患者暂时存活下来，但他们很可能会被再次送往医院，30 天再入院率为 25%[7]。

在美国，按病种付费（DRG）或按诊断付费的出现使越来越多地应用疾病分类，从而导致保险费用更高[15]。心力衰竭是报销额度较高的 DRG 之一。患者在 1 个月内再住院治疗会导致医院承受经济处罚。这种经济制裁措施可能会导致心力衰竭住院率下降。

国际趋势

心力衰竭是一个世界性难题。据估计在 2011 年，有 2300 万人患有心力衰竭[10]，随着寿命的延长和冠心病在众多国家中越来越普遍，预计心力衰竭患者也会增加[15]。预计到 2030 年，全球将有 7800 万心力衰竭患者[4]。

心力衰竭的病因因地区而异。虽然缺血性心脏病是引起欧洲和北美人群心力衰竭的主要原因，但引起东亚和拉丁美洲心力衰竭比例较小[34]。在撒哈拉沙漠以南的非洲，据估计仅有 10% 的心力衰竭由缺血性心脏病引起[34]。然而，心肌病、风湿性心脏病、先天性心脏病、高血压、心肌纤维化均是引起心力衰竭的重要原因[3]。风湿性心脏病在东南亚仍然是引起心力衰竭的主要原因，Chagas 病是南美洲心脏病发生的重要因素[6]。

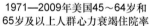

1971—2009年美国45～64岁和
65岁及以上人群心力衰竭住院率

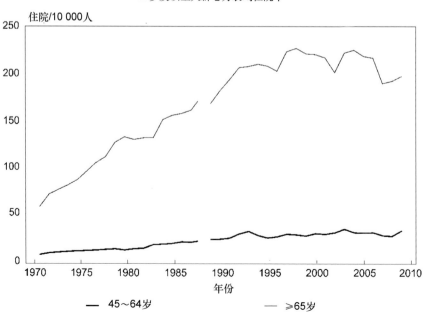

图 6.8　1971—1993 年，45～64 岁人群心力衰竭住院率增加，然后保持稳定至 2009 年。超过 65 岁人群心力衰竭住院率在 1998 年达到顶峰，上下波动至 2009 年[18]

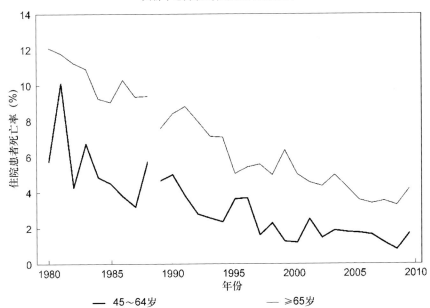

1980—2009年美国45～64岁和65岁及以上
人群中心力衰竭住院患者的死亡率

图 6.9　1980—2009 年，因心力衰竭入院的 45～64 岁及超过 65 岁患者的死亡率相当不稳定。总体而言，两年龄组的死亡率在此期间是下降的[18]

相关性疾病

心力衰竭综合征与许多疾病有关。表 6.2 列出了部分疾病，其中最常见的疾病是造成心肌损伤的冠心病[9]。高血压与心力衰竭明显相关，常见于 HFpEF。其他原因包括心脏瓣膜疾病，如风湿性心脏病，其在工业化国家中并不常见，而在其他非工业化国家较为常见。近来心力衰竭的区域增长与癌症治疗有关。许多青少年癌症的化疗和放疗会导致其中年患上心脏病[35]。这很可能是由于胸部放疗或化疗的心脏毒性，如蒽环类药物。糖尿病也可增加心力衰竭的发生。弗雷明汉心脏研究发现，糖尿病可使男性患有心力衰竭的可能性增加 2 倍，女性增加 5 倍[36]。

表 6.2　与心力衰竭相关的情况
• 心律失常
• 先天性心脏病
• 冠心病
• 糖尿病
• 遗传性疾病
• 心脏瓣膜疾病
• 高血压
• 感染（细菌、病毒、寄生虫）
• 放射治疗
• 毒性（化学治疗）
• 其他未知的情况

危险因素

有许多与心力衰竭相关的风险因素。有些可能存在因果关系，有些仅仅是相关。生活方式，如体重、吸烟、久坐、酒精戒断、早餐谷物摄入少、水果和蔬菜摄入少均与心力衰竭有关[3]。这些可能与社会经济地位低下有关，其也可预示心力衰竭[9]。不可改变的危险因素，如年龄、性别和种族都具有一定预测价值。

已知的与心力衰竭有关的疾病包括心脏瓣膜疾病、睡眠呼吸暂停、糖尿病、高血压、肾和肺部疾病[8,14]。有趣的是，血压和糖尿病的统计调整消除了一项研究中的黑人/白人比值差异，这表明种族差异是次要影响因素[13]。

参考文献

1. Braunwald E. Cardiovascular medicine at the turn of the millennium: triumphs, concerns and opportunities. N Engl J Med. 1997;337(19): 1360-9.
2. Lüscher TF. Heart failure: the cardiovascular epidemic of the 21st century. Eur Heart J. 2015;36(7):395-7.
3. Mozaffarian D, Benjamin EJ, Go AS, Arnett DK, Blaha MJ, Cushman M, de Ferranti S, Després JP, Fullerton HJ, Howard VJ, Huffman MD,

Judd SE, Kissela BM, Lackland DT, Lichtman JH, Lisabeth LD, Liu S, Mackey RH, Matchar DB, McGuire DK, Mohler III ER, Mo CS, Mutner P, Mussolino ME, Nasir K, Neumar RW, Nichol G, Palaniappan L, Pandy DK, Reeves MJ, Rodriguez CJ, Sorlie PD, Stein J, Towfighi AM, Turan TN, Virani SS, Willey JZ, Woo D, Yeh RW, Turner MB; on behalf of the American Heart Association Statistics Committee and Stroke Statistics Subcommittee. Heart disease and stroke statistics-2015 update: a report from the American Heart Association. Circulation. 2015;131(4):e29–E322.

4. Heidenreich PA, Albert NM, Allen LA, Bluemke DA, Butler J, Fonarow GC, Ikonomidis JS, Khavjou O, Konstam MA, Maddox TM, Nichol G, Pham M, Piña IL, Trogdon JG; on behalf of the American Heart Association Advocacy Coordinating Committee, Council on Arteriosclerosis, Thrombosis and Vascular Biology, Council on Cardiovascular Radiology and Intervention, Council on Clinical Cardiology, Council on Epidemiology and Prevention and Stroke Council. Forecasting the impact of heart failure in the United States: a policy statement from the American Heart Association. Circ Heart Fail. 2013;6(3):606–19.

5. Roger VL. Epidemiology of heart failure. Circ Res. 2013;113(6):646–59.

6. Mehta PA, Cowie MR. Epidemiology and pathophysiology of heart failure. Medicine. 2006;34(6):210–4.

7. Yancy CW, Jessup M, Bozkurt B, Butler J, Casey Jr DE, Drazner MN, Fonarow GC, Geraci SA, Horwich T, Januzzi JL, Johnson MR, Kasper EK, Levy WC, Masoudi FA, McBride PE, McMurray JJ, Mitchell JE, Peterson PN, Riegel B, Sam F, Stevenson LW, Tang WH, Tsai EJ, Wilkoff BL, American College of Cardiology Foundation, American Heart Association Task Force on Practice Guidelines. 2013 ACCF/AHA guideline for the management of heart failure: a report of the American College of Cardiology Foundation/American Heart Association Task Force on Practice Guidelines. J Am Coll Cardiol. 2013;62(16):e147–239.

8. Loehr LR, Agarwal SK, Baggett C, Wruck LM, Chang PP, Solomon SD, Shahar E, Ni H, Rosamond WD, Heiss G. Classification of acute decompensated heart failure: an automated algorithm compared with a physician reviewer panel: the Atherosclerosis Risk in Communities Study. Circ Heart Fail. 2013;6(4):719–26.

9. Benderly M, Haim M, Boyko V, Goldbourt U. Socioeconomic status indicators and incidence of heart failure among men and women with coronary heart disease. J Card Fail. 2013;19(2):117–24.

10. Bui AL, Horwich TB, Fonarow GC. Epidemiology and risk profile of heart failure. Nat Rev Cardiol. 2011;8(1):30–41.

11. Kim J, Jacobs Jr DR, Luepker RV, Shahar E, Margolis KL, Becker MP. Prognostic value of a novel classification scheme for heart failure: the Minnesota Heart Failure Criteria. Am J Epidemiol. 2006;164(2):184–93.

12. Luepker RV, Duval SJ, Kim J, Barber CA, Rolnick SJ, Jackson JM, Paulsen KJ, Jacobs Jr DR. Population trends in congestive heart failure incidence and survival. Abstract presented at: the American College of Cardiology Scientific Sessions. J Am Coll Cardiol. 2005;45:144A.

13. Bahrami H, Kronmal R, Bluemke DA, Olson J, Shea S, Liu K, Burke GL, Lima JA. Differences in the incidence of congestive heart failure by ethnicity: the multi-ethnic study of atherosclerosis. Arch Intern Med. 2008;168(19):2138–45.

14. Goyal A, Norton CR, Thomas TN, Davis RL, Butler J, Ashok V, Zhao L, Vaccarino V, Wilson PW. Predictors of incident heart failure in a large insured population: a one million person-year follow-up study. Circ Heart Fail. 2010;3(6):698–705.

15. Curtis LH, Whellan DJ, Hammill BG, Hernandez AF, Anstrom KJ, Shea AM, Schulman KA. Incidence and prevalence of heart failure in elderly persons, 1994-2003. Arch Intern Med. 2008;168(4):418–24.

16. Kalogeropoulos AP, Georgiopoulou VV, Butler J. Epidemiology of heart failure. In: Mann DL, Felker GM, editors. Heart failure: a companion to Braunwald's heart disease. 3rd ed. Philadelphia, PA: Elsevier; 2011.

17. Stewart S, MacIntyre K, Hole DJ, Capewell S, McMurray JJV. More 'malignant' than cancer? Five-year survival following a first admission for heart failure. Eur J Heart Fail. 2001;3(3):315–22.

18. National Heart, Lung, and Blood Institute. Morbidity & mortality: 2012 chart book on cardiovascular, lung, and blood diseases. Bethesda, MD: National Institutes of Health; 2012.

19. Chen HH, Lainchbury JG, Senni M, Bailey KR, Redfield MM. Diastolic heart failure in the community: clinical profile, natural history, therapy, and impact of proposed diagnostic criteria. J Card Fail. 2002;8(5):279–87.

20. Teng THK, Finn J, Hobbs M, Hung J. Heart failure: incidence, case fatality, and hospitalization rates in Western Australia between 1990 and 2005. Circ Heart Fail. 2010;3(2):236–43.

21. Liu L, Eisen HJ. Epidemiology of heart failure and scope of the problem. Cardiol Clin. 2014;32(1):1–8.

22. Jhund PS, MacIntyre K, Simpson CR, Lewsey JD, Stewart S, Redpath A, Chalmer JWT, Capewell S, McMurray JJV. Long-term trends in first hospitalization for heart failure and subsequent survival between 1986 and 2003: a population study of 5.1 million people. Circulation. 2009;119(4):515–23.

23. Houmsse M, Franco V, Abraham WT. Epidemiology of sudden cardiac death in patients with heart failure. Heart Fail Clin. 2011;7(2):147–55.

24. Yeung DF, Boom NK, Guo H, Lee DS, Schultz SE, Tu JV. Trends in the incidence and outcomes of heart failure in Ontario, Canada: 1997 to 2007. CMAJ. 2012;184(14):E765–73.

25. Fang J, Mensah GA, Croft JB, Keenan NL. Heart failure-related hospitalization in the U.S., 1979 to 2004. J Am Coll Cardiol. 2008;52(6):428–34.

26. Bueno H, Ross JS, Wang Y, Chen J, Vidán MT, Normand SLT, Curtis JP, Drye EE, Lichtman JH, Keenan PS, Kosiborod M, Krumholz HM. Trends in length of stay and short-term outcomes among Medicare patients hospitalized for heart failure, 1993-2006. JAMA. 2010;303(21):2141–7.

27. Schaufelberger M, Swedberg K, Köster M, Rosén M, Rosengren A. Decreasing one-year mortality and hospitalization rates for heart failure in Sweden: data from the Swedish Hospital Discharge Registry 1988 to 2000. Eur Heart J. 2004;25(4):300–7.

28. Aurigemma GP, Zile MR, Gaasch WH. Contractile behavior of the left ventricle in diastolic heart failure: with emphasis on regional systolic function. Circulation. 2006;113(2):296–304.

29. Owan TE, Redfield MM. Epidemiology of diastolic heart failure. Prog Cardiovasc Dis. 2005;47(5):320–32.

30. Dhingra A, Garg A, Kaur S, Chopra S, Batra JS, Pandey A, Chaanine AH, Agarwal SK. Epidemiology of heart failure with preserved ejection fraction. Curr Heart Fail Rep. 2014;11(4):354–65.

31. Henkel DM, Redfield MM, Weston SA, Gerber Y, Roger VL. Death in heart failure: a community perspective. Circ Heart Fail. 2008;1(2):91–7.

32. Joynt KE, Jha AK. A path forward on medicare readmissions. N Engl J Med. 2013;368(13):1175–7.

33. Chun S, Tu JV, Wijeysundera HC, Austin PC, Wang X, Levy D, Lee DS. Lifetime analysis of hospitalizations and survival of patients newly admitted with heart failure. Circ Heart Fail. 2012;5(4):414–21.

34. Khatibzadeh S, Farzadfar F, Oliver J, Ezzati M, Moran A. Worldwide factors for heart failure: a systematic review and pooled analysis. Int J Cardiol. 2013;168(2):1186–94.

35. Armstrong GT, Joshi VM, Ness KK, Marwick TH, Zhang N, Srivastava D, Griffin BP, Grimm RA, Thomas J, Phelan D, Collier P, Krull KR, Mulrooney DA, Green DM, Hudson MM, Robison LL, Plana JC. Comprehensive echocardiographic detection of treatment-related cardiac dysfunction in adult survivors of childhood cancer: results from the St. Jude Lifetime Cohort Study. J Am Coll Cardiol. 2015;65(23):2511–22.

36. Cohen-Solal A, Beauvais F, Logeart D. Heart failure and diabetes mellitus: epidemiology and management of an alarming association. J Card Fail. 2008;14(7):615–25.

第二部分
心力衰竭的病因学

急性心力衰竭

Pradeep P. A. Mammen，William K. Cornwell III，Mark P.
Birkenbach，Daniel J. Garry

（孟凡棣　孙小林　译　　曲丽峰　审校）

引言

心力衰竭是美国心血管疾病死亡的主要原因。它通常由压力超负荷、毒素损害或创伤导致的心肌重构发展而来。在美国，心力衰竭的患病人数超过 600 万（占美国人口总数的 2%），每年导致约 100 000 人死亡[1]。与此同时，心力衰竭还对美国医疗保险预算造成了巨大的经济损失。据统计，3200 亿美元中有超过 300 亿美元用于心血管疾病[1-2]。这些支出大部分与急性失代偿性心力衰竭

（ADHF）的住院患者直接相关。

尽管心力衰竭是一种可以由多种损害所引起的慢性疾病，但大多数心力衰竭患者都会出现至少 1 次 ADHF 而需要到急诊室（ER）就诊和（或）住院治疗。在美国，大约 670 000 人次的急诊就诊由 ADHF 导致，据统计占心力衰竭门诊就诊总人次的 20%[3]。基本上，这些因为 ADHF 而到急诊室就诊的患者中有 80% 最终还是需要住院治疗[3]。因此，ADHF 的重要性和影响不仅仅是对于美国的医疗保险支出，同时更重要的是对每一个心力衰竭患者的生命安全造成了巨大威胁。

在过去的十年中，心力衰竭学界已经从急性失代偿性心力衰竭国家注册研究（ADHERE）和住院心力衰竭患者开展的组织化救治方案（OPTIMIZE-HF）所登记的初期表现、流行病学和 ADHF 的管理等资料中得到了非常有价值的意见[4-10]。这些研究表明，引起 ADHF 的潜在病因中射血分数正常的心力衰竭（HFpEF）和射血分数降低的心力衰竭（HFrEF）几乎各占一半。HFpEF 患者的评估和管理在本书其他章节中讨论，本章重点讨论 HFrEF 患者因 ADHF 就诊的流行病学、病理生理学、诊断评估和临床管理。

心力衰竭的分类

急性心力衰竭住院患者的范围很广，可从轻度充血到心源性休克。治疗策略根据血流动力学改变的程度而制订，疾病晚期患者采取更积极的治疗方案。为了指导临床医生治疗急性心力衰竭，通常根据患者最初的临床表现进行"Stevenson 血流动力学分型"评估[11]。这些分型可以根据体格检查的情况描述血流动力学障碍的程度（图 7.1）。重要的是，这些临床评估资料与有创性血流动力学监测结果相

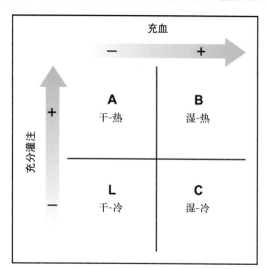

图 7.1 Stevenson 血流动力学曲线作为急性心力衰竭管理的指南。充血是由端坐呼吸、颈静脉怒张、啰音、肝-颈静脉回流征、腹水、外周性水肿、向左传导的肺部心音和（或）对 Valsalva 动作的方波血压反应所决定的。灌注不足取决于存在脉压减小、交替脉、症状性低血压、四肢厥冷和（或）智力受损。引自 Nohria et al. J Am Coll Cardiol. 2003；41（10）：1797-1804

符，B 型和 C 型患者肺毛细血管楔压高于 A 型患者，而 C 型患者的心排血量或心排血指数较 A 型和 B 型低。此外，C 型（湿冷型）患者的 1 年生存率低于 B 型患者。因此，重要的是要根据症状准确地对患者进行正确的血流动力学分型，同时根据其血流动力学改变程度对治疗方案做出相应的调整。

生物标志物与心力衰竭

急性失代偿性心力衰竭在住院率中占有相当大的比例，并与高发病率和死亡率相关[2,7-10]。对多种与心力衰竭相关的生物标志物的发现不仅提供了更精确的诊断，而且其还与治疗反应有关，更重要的是与预后有关。循环利钠肽和心肌肌钙蛋白已成为心力衰竭领域的主要生物标志物。目前，在对有症状和体征的 ADHF 住院患者的评价和管理方面，检测生物标志物的水平是标准化管理的一部分[12-15]。

生物标志物与心力衰竭：利钠肽

心肌细胞在室壁应力的作用下释放出利钠肽，通常是在容量超负荷或心肌损伤引起心室扩张时[16-17]。这些激素激活了环鸟苷酸依赖性信号转导通路。通过这一途径，这些"负反馈调节激素"产生的作用抵消了通常在心力衰竭中所观察到的血流动力学紊乱。

血液循环中主要存在 3 种利钠肽，其具有明确的特征（表 7.1）。利尿钠肽，特别是 B 型利钠肽（BNP）和 N-末端脑钠肽前体（NT-proBNP），可用于确诊急性心力衰竭和鉴别心力衰竭与非心脏原因引起的呼吸困难[18]。BNP 和 NT-proBNP 水平之间有很好的相关性，这两种检测方法均可应用于上述情况。通常，随着 BNP 阈值的增加，其对心力衰竭的敏感性下降，但特异性升高（图 7.2）[18]。PRIDE 研究显示，当与医疗决策结合使用时利钠肽最有帮助[19]。特别是当呼吸困难的原因不明时。然而，需要重点关注的是，血浆利钠肽水平升高可由多种疾病引起，包括急性冠脉综合征、心脏瓣膜疾病、心肌炎、心包炎、心房颤动和（或）心脏手术[1]。

表 7.1 心力衰竭时的利钠肽

利钠肽	刺激	作用
A 型（ANP）	心房扩张	血管舒张、利尿、抑制 RAAS、促进肾血流量
B 型（BNP）	心室扩张	血管舒张、利尿、抑制 RAAS、促进肾血流量
C 型（CNP）	血管内皮	血管舒张、利尿、抑制 RAAS、抗血管平滑肌增殖

RAAS：肾素-血管紧张素-醛固酮系统

利钠肽也具有重要的预后意义，因为较高的 BNP 水平表明死亡率的增加[20-25]。此外，随着时间的推移，BNP 的变化与死亡风险的相应变化有关[21]，而利钠肽水平通常可随着心力衰竭的治疗而得到改善[21,26-28]，目前尚不清楚其用于"导向治疗"是否能改善预后。对这种策略的试验通常受到样本量大小和效能的限制。然而，在两项 meta 分析中，

利钠肽水平指导的治疗可导致全因死亡率降低[29-30]。正在进行的前瞻性随机对照研究旨在确定使用心力衰竭药物实现目标 NT-proBNP 水平是否能改善临床结局[31]。ACCF 和 AHA2013 年心力衰竭管理指南将利尿钠肽水平用于诊断心力衰竭是急性呼吸困难的病因列为推荐类别Ⅰ，证据等级 A，但在诊断心力衰竭后使用这些激素治疗为推荐类别Ⅱ，证据等级 B[32]。值得注意的是，利钠肽依赖于肾清除，因此 BNP 和（或）NT-proBNP 水平可能在急性肾损伤时升高。此外，利钠肽水平和体重指数之间存在负相关。因此，肥胖者可能出现假阳性低水平 BNP 或 NT-proBNP。

生物标志物与心力衰竭：肌钙蛋白

心脏肌钙蛋白水平已经被证明与心力衰竭患者的血流动力学和 BNP 水平相关[33]。这一发现表明在

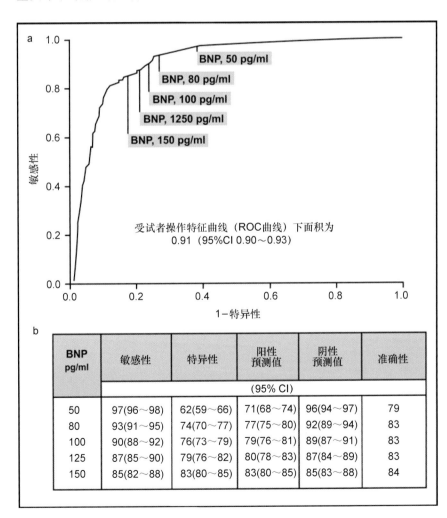

BNP pg/ml	敏感性	特异性	阳性预测值	阴性预测值	准确性
			(95% CI)		
50	97(96~98)	62(59~66)	71(68~74)	96(94~97)	79
80	93(91~95)	74(70~77)	77(75~80)	92(89~94)	83
100	90(88~92)	76(73~79)	79(76~81)	89(87~91)	83
125	87(85~90)	79(76~82)	80(78~83)	87(84~89)	83
150	85(82~88)	83(80~85)	83(80~85)	85(83~88)	84

图 7.2 B 型利钠肽（BNP）在评估呼吸困难的病因学中的作用。（**a**）患者不同临界水平的 BNP 特征曲线可区分由于充血性心力衰竭导致的呼吸困难和由于其他原因导致的呼吸困难。（**b**）表格列出 BNP 水平的敏感性、特异性、预测值和准确性[18]

心力衰竭的过程中，持续的心肌细胞损伤和破坏导致了临床状态的恶化[34]。与利钠肽水平相似，肌钙蛋白水平升高也与预后不良有关[33-40]。2013 ACCF/AHA 心力衰竭治疗指南因此将心肌肌钙蛋白用于急性心力衰竭住院患者的风险分层作为 ⅠA 类推荐[32]。

心肌梗死与急性失代偿性心力衰竭

心肌梗死是常见疾病，并伴随着极高的发病率和死亡率。每年有超过 700 000 美国人患有心肌梗死，其中 500 000 例患者是第一次心脏病发作[2]。25%～40% 的心肌梗死是 ST 段抬高型心肌梗死（STEMI）[2]。在未干预的情况下，STEMI 可致冠状动脉完全性闭塞，并造成透壁性梗死。虽然健康教育和直接经皮介入血运重建策略减少了透壁性梗死的发生，但由左前降支近端闭塞而导致的急性泵衰竭迫切需要关注。这些患者通常表现为心动过速、低血压、肺水肿和多器官功能障碍（肝转氨酶升高、肾功能障碍等）。这种低排状态或心源性休克［心脏指数＜2 L/(min·m²)］仍然需要经皮血运重建，并且在没有主动脉瓣关闭不全或周围血管疾病的情况下，需要通过短期机械循环支持装置辅助，如左心室辅助 Impella（2.5 或 5.0）、主动脉内球囊反搏（IABP）或左心室辅助（TandemHeart）。除了由临时心室辅助装置提供的机械支持外，吸氧和低分子量肝素可以与静脉注射硝酸甘油一起使用。目标是改善心肌灌注和减少后负荷，最终提高心排血量。心肌梗死患者（Killip Ⅳ级，心源性休克）（表 7.2）的死亡率约为 25%，急需介入治疗、ICU 监护和护理支持[25-41]。

表 7.2　患者在缺血性心脏损伤后的 Killip 分级	
Killip 分级	
Killip Ⅰ级	心力衰竭的症状
Killip Ⅱ级	肺野可闻及湿啰音和弥漫性哮鸣音和（或）第三心音
Killip Ⅲ级	急性肺水肿
Killip Ⅳ级	心源性休克

结构性并发症与急性心力衰竭

在患者病情稳定后，立即监测结构性并发症十分重要。心肌梗死后结构性并发症风险较高的患者包括女性、第一次缺血性事件、低体重指数和高龄患者[2]。通常情况下，室间隔或游离壁破裂发生于透壁性梗死后 2～8 天，与梗死灶的细胞外基质重塑有关[46-49]。这些结构穿孔患者的死亡率非常高，需要立即进行手术干预。一般来说，急性心肌梗死后缺血性心肌破裂可累及左心室或右心室游离壁、室间隔或左心室乳头肌（概率依次降低）[46-49]。破裂可引起心包压塞、假性动脉瘤形成、急性二尖瓣反流或分流（室间隔缺损导致左向右分流）（图 7.3）。诊断通常采用经胸超声心动图。体格检查可发现全收缩期杂音伴或不伴胸骨左缘震颤（通常与室间隔破裂相关），以及低血压。

下壁心肌梗死累及冠状动脉后降支也可出现结构性并发症。这些并发症是由于单血管（通常是右冠状动脉）血液供给二尖瓣的后内侧乳头肌。后内侧乳头肌破裂可导致急性重度二尖瓣反流。后内侧乳头肌的急性破裂可导致低血压（心排血量减少）、肺淤血（导致缺氧）、心尖区全收缩期杂音并放射至腋下、心动过速。这种并发症需要立即使用注射用药物如硝普钠（SNP）以降低后负荷、减小反流分数、利尿剂治疗增加前向血流（增加心排血量）、二尖瓣置换手术会诊。后内侧乳头肌急性断裂并发严重的二尖瓣反流、肺水肿、低血压是一种外科急症。虽然 SNP 和 IABP 的支持可能会改善心排血量，但仍需要外科干预来降低后内侧乳头肌缺血性破裂和急性心力衰竭的发生率并提高生存率。

心肌炎

心肌炎是另一种可导致 ADHF 的心血管疾病，其特征是心肌的炎症和损伤。心肌炎是年轻人心脏性猝死的一个比较常见的原因，其心脏性猝死约 10% 由心肌炎引起[50-52]。心肌炎的病因包括自身免疫性疾病、病毒感染［柯萨奇 B 组病毒、乙型肝炎病毒、丙型肝炎病毒、人类免疫缺陷病毒（HIV）、人类细小病毒 B19］、非病毒感染（伯氏疏螺旋体、

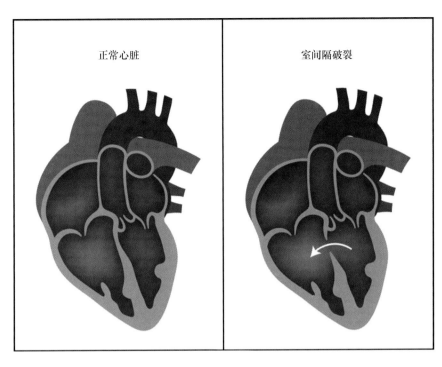

图 7.3 心肌梗死后室间隔破裂导致急性心力衰竭。示意图突出了心肌梗死后的室间隔破裂，随后血液从左向右分流

曲霉菌、流感嗜血杆菌、淋球菌、白喉杆菌等）、毒素（酒精、可卡因等）、药物不良反应（蒽环类、抗精神病药、地高辛、多巴酚丁胺、头孢菌素等）[50,52-53]。通常情况下，患者会表现为类似流感的症状（发热、寒战、肌肉酸痛、夜间盗汗、乏力等）、胸痛以及充血性心力衰竭的症状（即呼吸急促、劳力性呼吸困难、端坐呼吸、夜间阵发性呼吸困难等）。患者会出现红细胞沉降率、C反应蛋白、全血细胞计数、血清心肌肌钙蛋白水平均升高和心电图（ECG）异常。心电图表现可能包括 ST 段抬高、T 波倒置、ST 段压低或超过单冠状动脉分布的 Q 波。心内膜活检（可显示嗜酸性粒细胞浸润、心肌水肿、炎症、心肌细胞坏死等）仍是诊断的金标准（图 7.4）[52]，但心脏磁共振成像的应用也越来越广泛（图 7.5）[52]。其他特殊原因包括结节病、嗜酸性粒细胞心肌炎或巨细胞性心肌炎[50,52,54-56]。巨细胞性心肌炎相对少见，但通常为快速进展和致死性。巨细胞性心肌炎的诊断是基于活检多核巨细胞的存在和 T 淋巴细胞增殖（图 7.6）。如多中心巨细胞性心肌炎研究小组所述，急性心力衰竭是 75% 以上患者的典型症状[54]。

急性心力衰竭的药物治疗

2013 ACCF/AHA 心力衰竭治疗指南建议在所有血流动力学稳定的急性心力衰竭患者中继续实施目标导向的药物治疗[1]。然而，所有心力衰竭药物应该在入院时仔细检查，以确定是否合适继续使用，应根据患者的血流动力学曲线，调整或暂时停止治疗心力衰竭的药物。

2013 ACCF/AHA 心力衰竭指南指出，如果对患者是合理和安全的，则 β 受体阻滞剂一般应在急性心力衰竭住院期间继续使用[1]。这项建议是基于对急性心力衰竭住院患者进行的大型研究数据得出的结论，其表明在急性心力衰竭住院期间继续使用 β 受体阻滞剂的患者生存率有所提高[57-58]。例如，ESCAPE 试验表明，整个住院期间 β 受体阻滞剂的持续治疗与出院后 6 个月内再住院率或死亡率的降低有关[57]。同样，COMET 试验显示，在停用 β 受体阻滞剂的患者中，1 年和 2 年的死亡率更高[58]。需要强调的是，在停用 β 受体阻滞剂的患者中，较高的死亡率部分与基础疾病的严重程度有关，并且在许多情况下应该停用 β 受体阻滞剂[58]。例如，对于出现"湿冷"特征（Stevenson 血流动力学分型 C 型）且伴有充血和低心排血量（灌注不足）的患者，应禁用 β 受体阻滞剂直至血流动力学稳定。

同样地，血管紧张素转化酶抑制剂（ACEI）和醛固酮受体拮抗剂（ARB）应该在急性心力衰竭住院期间继续使用，只要它是合理的[1]。ACEI 通过减少后负荷和全身血管阻力以及促进尿钠排泄在这一选择增加静脉袢利尿剂的剂量或添加噻嗪类利尿剂来促进尿钠排泄[1]。当尝试利尿不成功时，超滤可作为辅助治疗。然而，在这种情况下，超滤的效果是不一致的。在一项对 200 例急性心力衰竭和充血性心力衰竭患者的研究中，超滤导致了比静脉利尿剂更大的体重和液体丢失，同时降低了 90 天内的再住院率[61]。然而，在同样规模的急性失代偿性心力衰竭和充血性心力衰竭患者中，药物治疗（静脉利尿剂）比超滤更有效地降低了肌酐水平[62]。此外，超滤的使用与较高的不良事件发生率相关，其中包括肾衰竭加重、出血并发症和导管相关并发症[62]。

利尿的尝试往往受到低钠血症的限制。在高血容量低钠血症状态下，精氨酸加压素受体拮抗剂可用于持续利尿。抗利尿激素受体拮抗剂已被证明可以改善患者的血清钠水平[63]。然而，它们的使用并不能带来生存获益[64]。

关于急性心肌炎的治疗，治疗通常包括提供支持性护理，包括常规心力衰竭药物，如血管扩张剂、ACEI、利尿剂、注射用正性肌力药（即米力农或多巴酚丁胺）和（或）植入短期机械循环支持装置治疗急性失代偿性心力衰竭。由于患者的血流动力学不稳定，需要一对一护理，以及与机械装置相关的潜在并发症和正性肌力药物存在的致心律失常作用，使得使用正性肌力药物和（或）机械辅助需要 ICU 的监护支持。在比较免疫抑制剂与常规支持治疗（心肌炎治疗试验）的随机研究中，免疫抑制剂（即泼尼松、环孢素或硫唑嘌呤）的使用对患者没有生存获益[65-67]。此外，对心肌炎和急性心肌病的干预研究中（双盲随机研究纳入 62 例心肌炎患者）在静脉使用免疫球蛋白的情况下使用免疫抑制剂没有表现出生存获益或心功能的改善[67]。

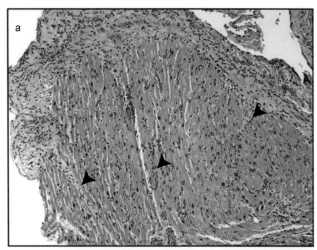
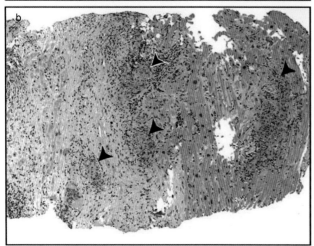

图 7.4 心内膜心肌活检是诊断心肌炎的金标准。（**a**）淋巴细胞性心肌炎患者的心内膜活检显示心肌水肿，淋巴细胞浸润（箭头）和心肌细胞坏死。（**b**）来自心脏结节病患者的心内膜活检。注意可能转化为透明结缔组织的非干酪样上皮样细胞肉芽肿（箭头）

情况中可能是有利的[58]。肌酐显著升高［代表肾小球滤过率（GFR）降低］的患者应暂时减少 ACEI/ARB 的剂量，或在肾功能恢复正常之前完全停用药物。

利尿剂对于具有容量超负荷证据的心力衰竭患者为Ⅰ类适应证（如 Stevenson 血流动力学分型 B 或 C 型）[1]。一般情况下，给药剂量应等于或大于患者的长期每日口服剂量，利尿剂应以静脉方式给药。在 DOSE 试验中，利尿剂静脉推注或持续输注在症状或肾功能改变方面无明显差异[60]。因此，静脉注射的方法一般是基于临床医师的经验或偏好。对于那些袢利尿剂抵抗的患者，临床医生可以

急性失代偿性心力衰竭的高级疗法

对晚期心力衰竭患者有多种治疗策略。正性肌力药（通常是米力农或多巴酚丁胺）在治疗过程中被早期应用于有充血症状和终末器官灌注不足的患者[7,68-69]。然而，失代偿性心力衰竭患者需要更积极的治疗策略，而且在这种情况下，机械循环支持装置

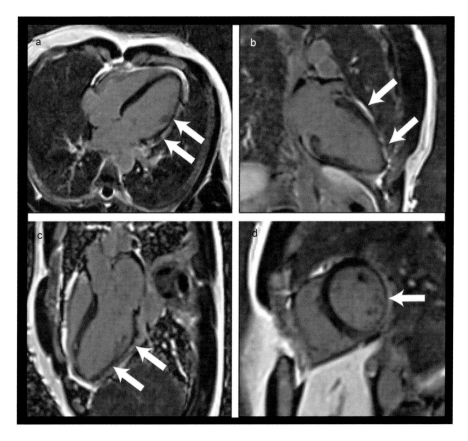

图 7.5　心脏磁共振（CMR）成像和钆增强成像可用于诊断心肌炎。急性病毒性心肌炎患者前壁和侧壁显示心外膜超强化（白色箭头）。**图 a** 是四腔视图，**图 b** 是双腔视图，**图 c** 是三腔视图，**图 d** 是短轴视图

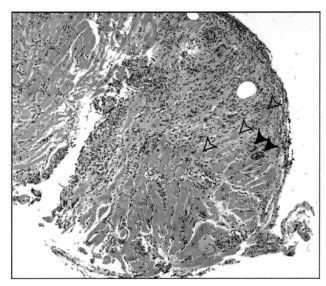

图 7.6　心内膜心肌活检对巨细胞性心肌炎的诊断至关重要。巨细胞性心肌炎患者的心内膜心肌活检标本。可见淋巴细胞、巨噬细胞和巨细胞（实心箭头）的广泛浸润伴心肌细胞坏死（空心箭头）

可以短期或长期（永久）左心室辅助装置（LVAD）的形式使用。对于难治性患者也可考虑采用原位心脏移植（OHT）。

失代偿性心力衰竭的短期机械循环支持

有多种类型的装置可为内科治疗无效的心力衰竭患者提供额外的循环支持（表 7.3）。决定使用哪一种设备取决于临床医生的经验或偏好和所需的支持水平[70-74]。一般来说，这些装置可以作为一种"桥接治疗"来支持失代偿患者，如左心室衰竭恢复期间，或者患者正在等待 LVAD 或 OHT 最终治疗时[75-76]。

虽然这些装置具有增加心排血量的优点，但它们并非没有风险。与这些装置相关的主要风险包括与装置植入相关的血管并发症、血小板减少症、肢体缺血、感染和血栓栓塞现象。一般来说，IABP 与血小板减少症和发热的发生率高有关，而 Tandem-Heart 则与出血风险较高相关[77]。

尽管这些设备被广泛使用（在美国每年有超过 70 000 个 IABP 被植入）[78]，结果却是喜忧参半。在急性心肌梗死（AMI）高危患者血运重建前[79]，或 AMI 患者出现心源性休克时[80]，IABP 作为预防性

表 7.3　用于优化难治性心力衰竭患者心排血量的短期机械循环支持装置的类型

装置	支持水平	支持时间	不良事件
IABP	0.5～1.0 L/min[71-73]	7～14 天	血小板减少症：50%[74]
			发热：36%[74]
			脓毒血症：15.7%[81]
			肢体缺血：4.3%[81]
			血栓栓塞：1%[74]
Impella 2.5	1.0～2.5 L/min[71]	6 小时～7 天[75]	主动脉瓣关闭不全
			心脏压塞
			血栓栓塞
Impella 5.0	5.0 L/min	6 小时～7 天[75]	
TandemHeart	3.5～4.0 L/min[75]	6 小时～14 天[75]	心脏压塞
			出血
			肢体缺血
			残余 ASD

ASD，房间隔缺损；IABP，主动脉内球囊反搏

策略使用并不能改善预后。IABP-SHOCK Ⅱ 研究报告显示，AMI 伴心源性休克患者的 30 天死亡率接近 40%[80]。此外，使用 Impella 2.5 的 30 天主要不良心脏事件的发生率与 IABP 相似（IABP 组 40.1% vs. Impella 2.5 组 35.1%；P＝0.227）[81]。

失代偿性心力衰竭的长期治疗策略

　　长期以来，OHT 一直被认为是治愈晚期心力衰竭的唯一治疗方法。然而，在过去的几十年中，LVAD 技术的进步已经使这些设备广泛应用于晚期或终末期心力衰竭患者，对于不适合移植的个体而言，可作为移植前过渡治疗（BTT）或终点治疗（DT）（表 7.4）。为确定 OHT 或 LVAD 的适宜性，ACC/AHA D 级心力衰竭患者根据病情严重程度进一步进行"INTERMACS 分型"（表7.5）。

　　使用新一代 LVAD（HealthMeor Ⅱ 或 Heart-

Ware）患者的生存率比使用已淘汰的旧泵的患者要高得多。例如，根据第六次 INTERMACS 年度报告，使用新代的 LVAD 的患者 1 年生存率约为 80%；使用已淘汰的旧泵的患者，其 1 年生存率约为 50%[82-83]。相比之下，OHT 的 1 年和 3 年生存率分别约为 90% 和 80%[84]。

表 7.4　原位心脏移植的禁忌证

年龄＞70 岁
肥胖：体重指数＞35 kg/m²
难以控制的糖尿病
TPG＞15 mmHg 或 PVR＞6 wood 单位的肺动脉高压
癌症病史＜5 年
近期吸烟史
不合规范的药物治疗史
缺乏社会/经济支持

PVR，肺血管阻力；TPG，跨肺压差

表 7.5 INTERMACS 分型

分型	速记名称	死亡时间	适用于高级疗法
INTERMACS 1	"濒死状态"	数小时	是
INTERMACS 2	应用正性肌力药物后 "快速波动"	数天	是
INTERMACS 3	应用正性肌力药物后 "稳定"	数周	是
INTERMACS 4	"休息症状"	数月	如果 VO_2 峰值$\leqslant$12
INTERMACS 5	"足不出户"		如果 VO_2 峰值$\leqslant$12
INTERMACS 6	"活动受限"		
INTERMACS 7	晚期 NYHA Ⅲ级心力衰竭		

INTERMACS，机械辅助循环支持的机构间的注册研究；*VO₂*，峰值摄氧量

小结

人的心脏是一种精美的收缩泵，在一生中跳动超过 20 亿次，每天向周围的器官输送约 7200 L 的血液。面对严重的应激，如缺血性损伤、机械性干扰、毒素、病毒性疾病和环境刺激时，心脏会受到损伤并出现急性衰竭。这种初始应激和由此产生的急性心力衰竭发作可能进一步导致心脏性猝死或血流动力学紊乱，迫切需要静脉用药物减轻后负荷、口服正性肌力药或外科治疗。此外，辅助装置的广泛使用和原位心脏移植为不可逆转的急性失代偿性心力衰竭提供了更明确的治疗方法。为了应对心脏性猝死以及介绍缺血因素致心脏性猝死后的心脏再灌注策略，目前正致力于加强对民众的教育指导。此外，未来的努力还将包括鼓励患者在疾病早期就诊的教育计划，以及将患者快速转运到能够进行常规和先进心力衰竭治疗的四级医疗机构。

参考文献

1. Writing Committee Members, Yancy CW, Jessup M, Bozkurt B, Butler J, Casey Jr DE, Drazner MH, Fonarow GC, Geraci SA, Horwich T, Januzzi JL, Johnson MR, Kasper EK, Levy WC, Masoudi FA, McBride PE, McMurray JJ, Mitchell JE, Peterson PN, Riegel B, Sam F, Stevenson LW, Tang WH, Tsai EJ, Wilkoff BL, American College of Cardiology Foundation/American Heart Association Task Force on Practice Guidelines. 2013 ACCF/AHA guideline for the management of heart failure: a report of the American College of Cardiology Foundation/American heart Association Task Force on practice guidelines. Circulation. 2013;128(16):e240–327.
2. Mozaffarian D, Benjamin EJ, Go AS, Arnett DK, Blaha MJ, Cushman M, de Ferranti S, Despres JP, Fullerton HJ, Howard VJ, Huffman MD, Judd SE, Kissela BM, Lackland DT, Lichtman JH, Lisabeth LD, Liu S, Mackey RH, Matchar DB, McGuire DK, Mohler 3rd ER, Moy CS, Muntner P, Mussolino ME, Nasir K, Neumar RW, Nichol G, Palaniappan L, Pandey DK, Reeves MJ, Rodriguez CJ, Sorlie PD, Stein J, Towfighi A, Turan TN, Virani SS, Willey JZ, Woo D, Yeh RW, Turner MB, American Heart Association Statistics Committee and Stroke Statistics Subcommittee. Heart disease and stroke statistics--2015 update: a report from the American Heart Association. Circulation. 2015;131(4):e29–322.
3. Weintraub NL, Collins SP, Pang PS, Levy PD, Anderson AS, Arslanian-Engoren C, Gibler WB, McCord JK, Parshall MB, Francis GS, Gheorghiade M, American Heart Association Council on Clinical Cardiology and Council on Cardiopulmonary, Critical Care, Perioperative and Resuscitation. Acute heart failure syndromes: emergency department presentation, treatment, and disposition: current approaches and future aims: a scientific statement from the American Heart Association. Circulation. 2010;122(19):1975–96.
4. Fonarow GC, Abraham WT, Albert NM, Stough WG, Gheorghiade M, Greenberg BH, O'Connor CM, Pieper K, Sun JL, Yancy C, Young JB, OPTIMIZE-HF Investigators and Hospitals. Association between performance measures and clinical outcomes for patients hospitalized with heart failure. JAMA. 2007;297(1):61–70.
5. Gheorghiade M, Abraham WT, Albert NM, Greenberg BH, O'Connor CM, She L, Stough WG, Yancy CW, Young JB, Fonarow GC, OPTIMIZE-HF Investigators and Coordinators. Systolic blood pressure at admission, clinical characteristics, and outcomes in patients hospitalized with acute heart failure. JAMA. 2006;296(18):2217–26.
6. Fonarow GC, Abraham WT, Albert NM, Gattis WA, Gheorghiade M, Greenberg B, O'Connor CM, Yancy CW, Young J. Organized Program to Initiate Lifesaving Treatment in Hospitalized Patients with Heart Failure (OPTIMIZE-HF): rationale and design. Am Heart J. 2004;148(1):43–51.
7. Abraham WT, Adams KF, Fonarow GC, Costanzo MR, Berkowitz RL, LeJemtel TH, Cheng ML, Wynne J, ADHERE Scientific Advisory Committee and Investigators, ADHERE Study Group. In-hospital mortality in patients with acute decompensated heart failure requiring intravenous vasoactive medications: an analysis from the Acute Decompensated Heart Failure National Registry (ADHERE). J Am Coll Cardiol. 2005;46(1):57–64.
8. Adams Jr KF, Fonarow GC, Emerman CL, LeJemtel TH, Costanzo MR, Abraham WT, Berkowitz RL, Galvao M, Horton DP, ADHERE Scientific Advisory Committee and Investigators. Characteristics and outcomes of patients hospitalized for heart failure in the United States: rationale, design, and preliminary observations from the first 100,000 cases in the Acute Decompensated Heart Failure National Registry (ADHERE). Am Heart J. 2005;149(2):209–16.
9. Fonarow GC, Adams Jr KF, Abraham WT, Yancy CW, Boscardin WJ, ADHERE Scientific Advisory Committee, Study Group, and Investigators. Risk stratification for in-hospital mortality in acutely

decompensated heart failure: classification and regression tree analysis. JAMA. 2005;293(5):572–80.

10. Yancy CW, Lopatin M, Stevenson LW, De Marco T, Fonarow GC, ADHERE Scientific Advisory Committee and Investigators. Clinical presentation, management, and in-hospital outcomes of patients admitted with acute decompensated heart failure with preserved systolic function: a report from the Acute Decompensated Heart Failure National Registry (ADHERE) Database. J Am Coll Cardiol. 2006;47(1):76–84.

11. Nohria A, Tsang SW, Fang JC, Lewis EF, Jarcho JA, Mudge GH, Stevenson LW. Clinical assessment identifies hemodynamic profiles that predict outcomes in patients admitted with heart failure. J Am Coll Cardiol. 2003;41(10):1797–804.

12. Chowdhury P, Choudhary R, Maisel A. The appropriate use of biomarkers in heart failure. Med Clin North Am. 2012;96(5):901–13.

13. Iqbal N, Wentworth B, Choudhary R, Landa Ade L, Kipper B, Fard A, Maisel AS. Cardiac biomarkers: new tools for heart failure management. Cardiovasc Diagn Ther. 2012;2(2):147–64.

14. Maisel AS, Choudhary R. Biomarkers in acute heart failure--state of the art. Nat Rev Cardiol. 2012;9(8):478–90.

15. Maisel A, Mueller C, Adams Jr K, Anker SD, Aspromonte N, Cleland JG, Cohen-Solal A, Dahlstrom U, DeMaria A, Di Somma S, Filippatos GS, Fonarow GC, Jourdain P, Komajda M, Liu PP, McDonagh T, McDonald K, Mebazaa A, Nieminen MS, Peacock WF, Tubaro M, Valle R, Vanderhyden M, Yancy CW, Zannad F, Braunwald E. State of the art: using natriuretic peptide levels in clinical practice. Eur J Heart Fail. 2008;10(9):824–39.

16. Ghashghaei R, Arbit B, Maisel AS. Current and novel biomarkers in heart failure: bench to bedside. Curr Opin Cardiol. 2016;31(2):191–5.

17. Volpe M, Carnovali M, Mastromarino V. The natriuretic peptides system in the pathophysiology of heart failure: from molecular basis to treatment. Clin Sci (Lond). 2016;130(2):57–77.

18. Maisel AS, Krishnaswamy P, Nowak RM, McCord J, Hollander JE, Duc P, Omland T, Storrow AB, Abraham WT, Wu AH, Cloptom P, Steg PG, Westheim A, Knudsen CW, Perez A, Kazanegra R, Herrmann HC, McCullough PA, Breathing Not Properly Multinational Study Investigators. Rapid measurement of B-type natriuretic peptide in the emergency diagnosis of heart failure. N Engl J Med. 2002;347(3):161–7.

19. Januzzi Jr JL, Camargo CA, Anwaruddin S, Baggish AL, Chen AA, Krauser DG, Tung R, Cameron R, Nagurney JT, Chae CU, Lloyd-Jones DM, Brown DF, Foran-Melanson S, Sluss PM, Lee-Lewandrowski E, Lewandrowski KB. The N-terminal Pro-BNP investigation of dyspnea in the emergency department (PRIDE) study. Am J Cardiol. 2005;95(8):948–54.

20. Berger R, Huelsman M, Strecker K, Bojic A, Moser P, Stanek B, Pacher R. B-type natriuretic peptide predicts sudden death in patients with chronic heart failure. Circulation. 2002;105(20):2392–7.

21. Anand IS, Fisher LD, Chiang YT, Latini R, Masson S, Maggioni AP, Glazer RD, Tognoni G, Cohn JN, Val-HeFT Investigators. Changes in brain natriuretic peptide and norepinephrine over time and mortality and morbidity in the Valsartan Heart Failure Trial (Val-HeFT). Circulation. 2003;107(9):1278–83.

22. Neuhold S, Huelsmann M, Strunk G, Stoiser B, Struck J, Morgenthaler NG, Bergmann A, Moertl D, Berger R, Pacher R. Comparison of copeptin, B-type natriuretic peptide, and amino-terminal pro-B-type natriuretic peptide in patients with chronic heart failure: prediction of death at different stages of the disease. J Am Coll Cardiol. 2008;52(4):266–72.

23. van Kimmenade RR, Pinto YM, Bayes-Genis A, Lainchbury JG, Richards AM, Januzzi Jr JL. Usefulness of intermediate amino-terminal pro-brain natriuretic peptide concentrations for diagnosis and prognosis of acute heart failure. Am J Cardiol. 2006;98(3):386–90.

24. Peacock 4th WF, De Marco T, Fonarow GC, Diercks D, Wynne J, Apple FS, Wu AH, ADHERE Investigators. Cardiac troponin and outcome in acute heart failure. N Engl J Med. 2008;358(20):2117–26.

25. Fonarow GC, Peacock WF, Horwich TB, Phillips CO, Givertz MM, Lopatin M, Wynne J, ADHERE Scientific Advisory Committee and Investigators. Usefulness of B-type natriuretic peptide and cardiac troponin levels to predict in-hospital mortality from ADHERE. Am J Cardiol. 2008;101(2):231–7.

26. Frantz RP, Olson LJ, Grill D, Moualla SK, Nelson SM, Nobrega TP, Hanna RD, Backes RJ, Mookadam F, Heublein D, Bailey KR, Burnett JC. Carvedilol therapy is associated with a sustained decline in brain natriuretic peptide levels in patients with congestive heart failure. Am Heart J. 2005;149(3):541–7.

27. Tsutamoto T, Wada A, Maeda K, Mabuchi N, Hayashi M, Tsutsui T, Ohnishi M, Sawaki M, Fujii M, Matsumoto T, Matsui T, Kinoshita M. Effect of spironolactone on plasma brain natriuretic peptide and left ventricular remodeling in patients with congestive heart failure. J Am Coll Cardiol. 2001;37(5):1228–33.

28. Fruhwald FM, Fahrleitner-Pammer A, Berger R, Leyva F, Freemantle N, Erdmann E, Gras D, Kappenberger L, Tavazzi L, Daubert JC, Cleland GF. Early and sustained effects of cardiac resynchronization therapy on N-terminal pro-B-type natriuretic peptide in patients with moderate to severe heart failure and cardiac dyssynchrony. Eur Heart J. 2007;28(13):1592–7.

29. Felker GM, Hasselblad V, Hernandez AF, O'Connor CM. Biomarker-guided therapy in chronic heart failure: a meta-analysis of randomized controlled trials. Am Heart J. 2009;158(3):422–30.

30. Porapakkham P, Porapakkham P, Zimmet H, Billah B, Krum H. B-type natriuretic peptide-guided heart failure therapy: a meta-analysis. Arch Intern Med. 2010;170(6):507–14.

31. Felker GM, Ahmad T, Anstrom KJ, Adams KF, Cooper LS, Ezekowitz JA, Fiuzat M, Houston-Miller N, Januzzi JL, Leifer ES, Mark DB, Desvigne-Nickens P, Paynter G, Pina IL, Whellan DJ, O'Connor CM. Rationale and design of the GUIDE-IT study: guiding evidence based therapy using biomarker intensified treatment in heart failure. JACC Heart Fail. 2014;2(5):457–65.

32. Yancy CW, Jessup M, Bozkurt B, Butler J, Casey Jr DE, Drazner MH, Fonarow GC, Geraci SA, Horwich T, Januzzi JL, Johnson MR, Kasper EK, Levy WC, Masoudi FA, McBride PE, McMurray JJ, Mitchell JE, Peterson PN, Riegel B, Sam F, Stevenson LW, Tang WH, Tsai EJ, Wilkoff BL, American College of Cardiology Foundation; American Heart Association Task Force on Practice Guidelines. 2013 ACCF/AHA guideline for the management of heart failure: a report of the American College of Cardiology Foundation/American Heart Association Task Force on Practice Guidelines. J Am Coll Cardiol. 2013;62(16):e147–239.

33. Horwich TB, Patel J, MacLellan WR, Fonarow GC. Cardiac troponin I is associated with impaired hemodynamics, progressive left ventricular dysfunction, and increased mortality rates in advanced heart failure. Circulation. 2003;108(7):833–8.

34. Sato Y, Yamada T, Taniguchi R, Nagai K, Makiyama T, Okada H, Kataoka K, Ito H, Matsumori A, Sasayama S, Takatsu Y. Persistently increased serum concentrations of cardiac troponin t in patients with idiopathic dilated cardiomyopathy are predictive of adverse outcomes. Circulation. 2001;103(3):369–74.

35. Ilva T, Lassus J, Siirila-Waris K, Melin J, Peuhkurinen K, Pulkki K, Nieminen MS, Mustonen H, Porela P, Harjola VP. Clinical significance of cardiac troponins I and t in acute heart failure. Eur J Heart Fail. 2008;10(8):772–9.

36. de Lemos JA, Grundy SM. Low levels of circulating troponin as an intermediate phenotype in the pathway to heart failure. J Am Coll Cardiol. 2012;59(5):490–2.

37. deFilippi CR, de Lemos JA, Christenson RH, Gottdiener JS, Kop WJ, Zhan M, Seliger SL. Association of serial measures of cardiac troponin T using a sensitive assay with incident heart failure and cardiovascular mortality in older adults. JAMA. 2010;304(22):2494–502.

38. deFilippi CR, de Lemos JA, Tkaczuk AT, Christenson RH, Carnethon MR, Siscovick DS, Gottdiener JS, Seliger SL. Physical activity, change in biomarkers of myocardial stress and injury, and subsequent heart failure risk in older adults. J Am Coll Cardiol. 2012;60(24):2539–47.

39. Nambi V, Liu X, Chambless LE, de Lemos JA, Virani SS, Agarwal S, Boerwinkle E, Hoogeveen RC, Aguilar D, Astor BC, Srinivas PR, Deswal A, Mosley TH, Coresh J, Folsom AR, Heiss G, Ballantyne

CM. Troponin T and N-terminal pro-B-type natriuretic peptide: a bio-marker approach to predict heart failure risk--the atherosclerosis risk in communities study. Clin Chem. 2013;59(12):1802–10.

40. Saunders JT, Nambi V, de Lemos JA, Chambless LE, Virani SS, Boerwinkle E, Hoogeveen RC, Liu X, Astor BC, Mosley TH, Folsom AR, Heiss G, Coresh J, Ballantyne CM. Cardiac troponin T measured by a highly sensitive assay predicts coronary heart disease, heart failure, and mortality in the Atherosclerosis Risk in Communities study. Circulation. 2011;123(13):1367–76.

41. Rott D, Behar S, Gottlieb S, Boyko V, Hod H. Usefulness of the Killip classification for early risk stratification of patients with acute myo-cardial infarction in the 1990s compared with those treated in the 1980s. Israeli Thrombolytic Survey Group and the Secondary Prevention Reinfarction Israeli Nifedipine Trial (SPRINT) Study Group. Am J Cardiol. 1997;80(7):859–64.

42. Killip 3rd T, Kimball JT. Treatment of myocardial infarction in a coro-nary care unit. A two year experience with 250 patients. Am J Cardiol. 1967;20(4):457–64.

43. Ivanusa M, Milicic D. 40 years since killip clinical classification. Int J Cardiol. 2009;134(3):420–1.

44. DeGeare VS, Boura JA, Grines LL, O'Neill WW, Grines CL. Predictive value of the Killip classification in patients undergoing primary per-cutaneous coronary intervention for acute myocardial infarction. Am J Cardiol. 2001;87(9):1035–8.

45. Khot UN, Jia G, Moliterno DJ, Lincoff AM, Khot MB, Harrington RA, Topol EJ. Prognostic importance of physical examination for heart failure in non-ST-elevation acute coronary syndromes: the enduring value of Killip classification. JAMA. 2003;290(16):2174–81.

46. Babaev A, Frederick PD, Pasta DJ, Every N, Sichrovsky T, Hochman JS, NRMI Investigators. Trends in management and outcomes of patients with acute myocardial infarction complicated by cardio-genic shock. JAMA. 2005;294(4):448–54.

47. Goldberg RJ, Spencer FA, Gore JM, Lessard D, Yarzebski J. Thirty-year trends (1975 to 2005) in the magnitude of, management of, and hospital death rates associated with cardiogenic shock in patients with acute myocardial infarction: a population-based perspective. Circulation. 2009;119(9):1211–9.

48. Jeger RV, Radovanovic D, Hunziker PR, Pfisterer ME, Stauffer JC, Erne P, Urban P, AMIS Plus Registry Investigators. Ten-year trends in the incidence and treatment of cardiogenic shock. Ann Intern Med. 2008;149(9):618–26.

49. Yip HK, Wu CJ, Chang HW, Wang CP, Cheng CI, Chua S, Chen MC. Cardiac rupture complicating acute myocardial infarction in the direct percutaneous coronary intervention reperfusion era. Chest. 2003;124(2):565–71.

50. Cooper Jr LT. Myocarditis. N Engl J Med. 2009;360(15):1526–38.

51. Feldman AM, McNamara D. Myocarditis. N Engl J Med. 2000;343(19):1388–98.

52. Gupta S, Markham DW, Drazner MH, Mammen PP. Fulminant myo-carditis. Nat Clin Pract Cardiovasc Med. 2008;5(11):693–706.

53. Yajima T, Knowlton KU. Viral myocarditis: from the perspective of the virus. Circulation. 2009;119(19):2615–24.

54. Cooper Jr LT, Berry GJ, Shabetai R. Idiopathic giant-cell myocarditis--natural history and treatment. Multicenter Giant Cell Myocarditis Study Group Investigators. N Engl J Med. 1997;336(26):1860–6.

55. Okura Y, Dec GW, Hare JM, Kodama M, Berry GJ, Tazelaar HD, Bailey KR, Cooper LT. A clinical and histopathologic comparison of cardiac sarcoidosis and idiopathic giant cell myocarditis. J Am Coll Cardiol. 2003;41(2):322–9.

56. Newman LS, Rose CS, Maier LA. Sarcoidosis. N Engl J Med. 1997;336(17):1224–34.

57. Butler J, Young JB, Abraham WT, Bourge RC, Adams Jr KF, Clare R, O'Connor C, ESCAPE Investigators. Beta-blocker use and outcomes among hospitalized heart failure patients. J Am Coll Cardiol. 2006;47(12):2462–9.

58. Metra M, Torp-Pedersen C, Cleland JG, Di Lenarda A, Komajda M, Remme WJ, Dei Cas L, Spark P, Swedberg K, Poole-Wilson PA, COMET investigators. Should beta-blocker therapy be reduced or with-

drawn after an episode of decompensated heart failure? Results from COMET. Eur J Heart Fail. 2007;9(9):901–9.

59. Brown NJ, Vaughan DE. Angiotensin-converting enzyme inhibitors. Circulation. 1998;97(14):1411–20.

60. Felker GM, Lee KL, Bull DA, Redfield MM, Stevenson LW, Goldsmith SR, LeWinter MM, Deswal A, Rouleau JL, Ofili EO, Anstrom KJ, Hernandez AF, McNulty SE, Velazquez EJ, Kfoury AG, Chen HH, Givertz MM, Semigran MJ, Bart BA, Mascette AM, Braunwald E, O'Connor CM, NHLBI Heart Failure Clinical Research Network. Diuretic strategies in patients with acute decompensated heart fail-ure. N Engl J Med. 2011;364(9):797–805.

61. Costanzo MR, Guglin ME, Saltzberg MT, Jessup ML, Bart BA, Teerlink JR, Jaski BE, Fang JC, Feller ED, Haas GJ, Anderson AS, Schollmeyer MP, Sobotka PA, UNLOAD Trial Investigators. Ultrafiltration versus intravenous diuretics for patients hospitalized for acute decompen-sated heart failure. J Am Coll Cardiol. 2007;49(6):675–83.

62. Bart BA, Goldsmith SR, Lee KL, Givertz MM, O'Connor CM, Bull DA, Redfield MM, Deswal A, Rouleau JL, LeWinter MM, Ofili EO, Stevenson LW, Semigran MJ, Felker GM, Chen HH, Hernandez AF, Anstrom KJ, McNulty SE, Velazquez EJ, Ibarra JC, Mascette AM, Braunwald E, Heart Failure Clinical Research Network. Ultrafiltration in decom-pensated heart failure with cardiorenal syndrome. N Engl J Med. 2012;367(24):2296–304.

63. Schrier RW, Gross P, Gheorghiade M, Berl T, Verbalis JG, Czerwiec FS, Orlandi C, SALT Investigators. Tolvaptan, a selective oral vasopressin V2-receptor antagonist, for hyponatremia. N Engl J Med. 2006;355(20):2099–112.

64. Konstam MA, Gheorghiade M, Burnett Jr JC, Grinfeld L, Maggioni AP, Swedberg K, Udelson JE, Zannad F, Cook T, Ouyang J, Zimmer C, Orlandi C, Efficacy of Vasopressin Antagonism in Heart Failure Outcome Study With Tolvaptan (EVEREST) Investigators. Effects of oral tolvaptan in patients hospitalized for worsening heart failure: the EVEREST Outcome Trial. JAMA. 2007;297(12):1319–31.

65. Hahn EA, Hartz VL, Moon TE, O'Connell JB, Herskowitz A, McManus BM, Mason JW. The Myocarditis Treatment Trial: design, methods and patients enrollment. Eur Heart J. 1995;16(Suppl O):162–7.

66. Mason JW, O'Connell JB, Herskowitz A, Rose NR, McManus BM, Billingham ME, Moon TE. A clinical trial of immunosuppressive ther-apy for myocarditis. The Myocarditis Treatment Trial Investigators. N Engl J Med. 1995;333(5):269–75.

67. McNamara DM, Holubkov R, Starling RC, Dec GW, Loh E, Torre-Amione G, Gass A, Janosko K, Tokarczyk T, Kessler P, Mann DL, Feldman AM. Controlled trial of intravenous immune globulin in recent-onset dilated cardiomyopathy. Circulation. 2001;103(18):2254–9.

68. Cuffe MS, Califf RM, Adams Jr KF, Benza R, Bourge R, Colucci WS, Massie BM, O'Connor CM, Pina I, Quigg R, Silver MA, Gheorghiade M, Outcomes of a Prospective Trial of Intravenous Milrinone for Exacerbations of Chronic Heart Failure (OPTIME-CHF) Investigators. Short-term intravenous milrinone for acute exacerbation of chronic heart failure: a randomized controlled trial. JAMA. 2002;287(12):1541–7.

69. Elkayam U, Tasissa G, Binanay C, Stevenson LW, Gheorghiade M, Warnica JW, Young JB, Rayburn BK, Rogers JG, DeMarco T, Leier CV. Use and impact of inotropes and vasodilator therapy in hospital-ized patients with severe heart failure. Am Heart J. 2007;153(1):98–104.

70. Seyfarth M, Sibbing D, Bauer I, Frohlich G, Bott-Flugel L, Byrne R, Dirschinger J, Kastrati A, Schomig A. A randomized clinical trial to evaluate the safety and efficacy of a percutaneous left ventricular assist device versus intra-aortic balloon pumping for treatment of cardiogenic shock caused by myocardial infarction. J Am Coll Cardiol. 2008;52(19):1584–8.

71. Akyurekli Y, Taichman GC, Keon WJ. Effectiveness of intra-aortic balloon counterpulsation on systolic unloading. Can J Surg. 1980;23(2):122–6.

72. Gabauer I, Nosal'ova V, Okolicany J, Trnovec T, Styk J, Holec V. Distribution of cardiac output following 2 hours of intra-aortic

balloon counterpulsation. Bratisl Lek Listy. 1980;73:26–35.

73. Vales L, Kanei Y, Ephrem G, Misra D. Intra-aortic balloon pump use and outcomes with current therapies. J Invasive Cardiol. 2011;23(3): 116–9.

74. Naidu SS. Novel percutaneous cardiac assist devices: the science of and indications for hemodynamic support. Circulation. 2011;123(5): 533–43.

75. Smith LA, Yarboro LT, Kennedy JL. Left ventricular assist device implantation strategies and outcomes. J Thorac Dis. 2015;7(12): 2088–96.

76. Mohite PN, Zych B, Banner NR, Simon AR. Refractory heart failure dependent on short-term mechanical circulatory support: what next? Heart transplant or long-term ventricular assist device. Artif Organs. 2014;38(4):276–81.

77. Cheng JM, den Uil CA, Hoeks SE, van der Ent M, Jewbali LS, van Domburg RT, Serruys PW. Percutaneous left ventricular assist devices vs. intra-aortic balloon pump counterpulsation for treatment of cardiogenic shock: a meta-analysis of controlled trials. Eur Heart J. 2009;30(17):2102–8.

78. Parissis H, Soo A, Al-Alao B. Intra aortic balloon pump: literature review of risk factors related to complications of the intraaortic balloon pump. J Cardiothorac Surg. 2011;6:147.

79. Stone GW, Marsalese D, Brodie BR, Griffin JJ, Donohue B, Costantini C, Balestrini C, Wharton T, Esente P, Spain M, Moses J, Nobuyoshi M, Ayres M, Jones D, Mason DG, Grines L, O'Neill WW, Grines CL. A prospective, randomized evaluation of prophylactic intraaortic balloon counterpulsation in high risk patients with acute myocardial infarction treated with primary angioplasty. J Am Coll Cardiol. 1997;29(7):1459–67.

80. Thiele H, Zeymer U, Neumann FJ, Ferenc M, Olbrich HG, Hausleiter J, Richardt G, Hennersdorf M, Empen K, Fuernau G, Desch S, Eitel I, Hambrecht R, Fuhrmann J, Bohm M, Ebelt H, Schneider S, Schuler G, Werdan K, IABP-SHOCK II Trial Investigators. Intraaortic balloon support for myocardial infarction with cardiogenic shock. N Engl J Med. 2012;367(14):1287–96.

81. O'Neill WW, Kleiman NS, Moses J, Henriques JP, Dixon S, Massaro J, Palacios I, Maini B, Mulukutla S, Dzavik V, Popma J, Douglas PS, Ohman M. A prospective, randomized clinical trial of hemodynamic support with Impella 2.5 versus intra-aortic balloon pump in patients undergoing high-risk percutaneous coronary intervention: the PROTECT II study. Circulation. 2012;126(14):1717–27.

82. Kirklin JK, Naftel DC, Pagani FD, Kormos RL, Stevenson LW, Blume ED, Miller MA, Baldwin JT, Young JB. Sixth INTERMACS annual report: a 10,000-patient database. J Heart Lung Transplant. 2014;33(6):555–64.

83. Rose EA, Gelijns AC, Moskowitz AJ, Heitjan DF, Stevenson LW, Dembitsky W, Long JW, Ascheim DD, Tierney AR, Levitan RG, Watson JT, Meier P, Ronan NS, Shapiro PA, Lazar RM, Miller LW, Gupta L, Frazier OH, Desvigne-Nickens P, Oz MC, Poirier VL, Randomized Evaluation of Mechanical Assistance for the Treatment of Congestive Heart Failure (REMATCH) Study Group. Long-term use of a left ventricular assist device for end-stage heart failure. N Engl J Med. 2001;345(20):1435–43.

84. Lund LH, Edwards LB, Kucheryavaya AY, Benden C, Dipchand AI, Goldfarb S, Levvey BJ, Meiser B, Rossano JW, Yusen RD, Stehlik J. The Registry of the International Society for Heart and Lung Transplantation: Thirty-second official adult heart transplantation report—2015; focus theme: early graft failure. J Heart Lung Transplant. 2015;34(10):1244–54.

缺血性心肌病

第 8 章

Robert F. Wilson

（贾　政　吴　珏　刘笃秋　译　光雪峰　审校）

发病率与预后

缺血性心肌病（ICM）是收缩性心力衰竭的最常见原因，约占全球病例的 60%[1-2]。与非缺血性心肌病相比，其死亡率显著增高（图 8.1）[3-5]。患者的长期预后主要与其自身的左心室射血分数（LVEF）、冠状动脉疾病的病变程度（如诱发心肌缺血的程度与范围）和既往心肌梗死（MI）有关。次之，反映充血性心力衰竭程度的其他因素对预后有不良影响，其中包括：中重度二尖瓣反流、心房颤动、肺动脉高压、继发性右心衰竭和心力衰竭生物标志物升高，如循环儿茶酚胺和 B 型利钠肽（BNP）。

既往存在广泛的心肌梗死（特别是累及左前降支的大灌注区）和冠状动脉三支病变或冠状动脉左主干狭窄的患者可直接诊断缺血性心肌病。然而，由于老年患者普遍存在冠状动脉粥样硬化，因此，在许多患者中很难鉴别缺血性和非缺血性病因[5]。

图 8.1 缺血性心肌病患者与非缺血性心肌病患者生存率的比较。（**a**）缺血性心肌病患者的死亡风险高于非缺血性心肌病患者。（**b**）死亡风险随着更广泛的冠状动脉疾病而增加。引自 Duke Database，Felker et al. J Am Coll Cardiol. 2002；39（2）：210-218[3]

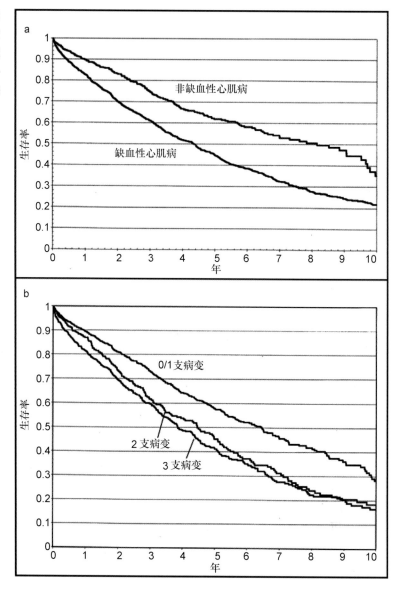

心力衰竭患者合并局限性冠状动脉疾病（如单支病变）时，应积极寻找心肌病的其他原因。另外，患者可以有多于一种引起心力衰竭的病因，特别是联合性心脏疾病，如同时患有心脏瓣膜疾病和冠心病。

缺血性心肌病的发病机制

心肌血流量的正常调控

静息时心肌血流量约为 0.8 ml/[g（肌肉）·min]，随着心肌需氧量的增加，心肌血流量可升至 2.5～3.0 ml/(g·min)[6]。血流通常通过冠状动脉分支的舒张和收缩而进行自动调节[7]。氧气的运输与心肌细胞的需求密切相关。心肌负荷增加引起的需求增加可导致冠状动脉扩张，以及引起血液（和氧气）的运输增加。同样，血液携氧能力的降低（通常由于贫血）可导致冠状动脉阻力降低，从而增加冠状动脉血流量并维持氧气的运输。

冠状动脉分支可分为 4 类。血管造影或肉眼可见的大动脉直径通常大于 400 μm（图 8.2）。这些动脉通常被称为导管动脉，因为它们通常对血流产生的阻力非常小。例如，左前降支的血流到达心尖部时的血压约为左主干血压的 95%。

大导管动脉分成近端微循环（血管直径为 200～400 μm）。这些血管的平滑肌在管腔内血流速度、自主张力和循环中血管活性物质（如儿茶酚胺、血管加压素和 5-羟色胺）的作用下积极收缩和舒张。

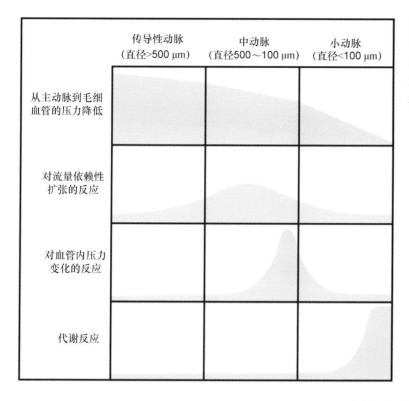

图 8.2 冠脉动脉循环的示意图。心外膜大的冠状动脉是微循环的主要通道，并且阻力很小。靠近毛细血管床的血管通过扩张和收缩，以适应心肌细胞的代谢需求，匹配相应的氧气需求和运输。较大的微循环主要通过内皮机制扩张

远端微循环（血管壁薄，包含平滑肌和腔内皮层）从近端微循环延伸到毛细血管水平。这些非常小的动脉位于心肌细胞的细胞外液中。心肌细胞产生的氧需求介质（如 pH 和腺苷）可介导这些微循环产生舒张和收缩效应。这种反应将氧需求与氧气运输紧密联系。

从冠状动脉开口到微循环（即血管直径 ≥ 200 μm）的动脉张力和内径通过内皮细胞产生的血管舒张因子［主要是一氧化氮（NO）］来调节。在它们的自然状态下，若内皮细胞（eNOS）内的 NO 合成酶不能持续产生 NO，则冠状动脉极易收缩。随着心肌代谢氧需求量的增加（如心率、血压或前负荷增加），最接近心肌细胞的微循环（微循环直径为 50～200 μm）扩张以增加血流量。

在大多数哺乳动物（包括人类）中，动脉保持 12～17 cm/s 的血流速度。当远端微循环扩张时，上游冠状动脉的血流速度增加，刺激内皮细胞腔内的剪切应力受体。这可引起内皮细胞释放更多的 NO。NO 渗透到下面的血管平滑肌，引起冠状动脉扩张的"上行波"。

心肌细胞氧需求导致的远端微循环扩张和 NO 释放引起的冠状动脉上行性扩张可降低冠状动脉阻力，而且增加心肌血流量。通过这种方式，心肌血流与代谢需求相匹配。血流量与心肌代谢需求的耦合可使心肌细胞迅速增加收缩力并缩短收缩时间。

冠状动脉粥样硬化

缺血性心肌病最常见的原因是大冠状动脉的动脉粥样硬化。在美国，大约有 600 万心力衰竭患者与冠状动脉粥样硬化相关，这是致死和致残的主要原因。

动脉粥样硬化相关性缺血性心肌病的发病机制

动脉粥样硬化可通过多种机制引起心肌功能障碍。在其最严重的状态下，心外膜动脉内血栓阻塞会导致下游区域发生心肌梗死，并以无收缩功能的纤维组织代替功能性心肌细胞（图 8.3）。梗死发生后，冠状动脉逐渐闭塞，通常伴有相邻冠状动脉分支的侧支血管内向性生长，引起慢性心肌细胞缺血。慢性缺血可导致非收缩性肌细胞最终进入冬眠状态[8]。这会出现收缩功能障碍以及舒张功能障碍。最后，动脉粥样硬化相关的异常血管舒缩和冠状动脉狭窄可能导致心肌细胞功能的瞬时丧失，以及心内膜下心肌细胞的减少。

动脉粥样硬化通常发生在血管内皮细胞功能降低之前。由于动脉在内皮细胞不产生 NO 的情况下容易收缩，所以这些动脉在微血管和大动脉水平都可能出现不适当的收缩。例如，短暂的交感神经刺激可能导致收缩性和血流的增加，由于收缩状态的

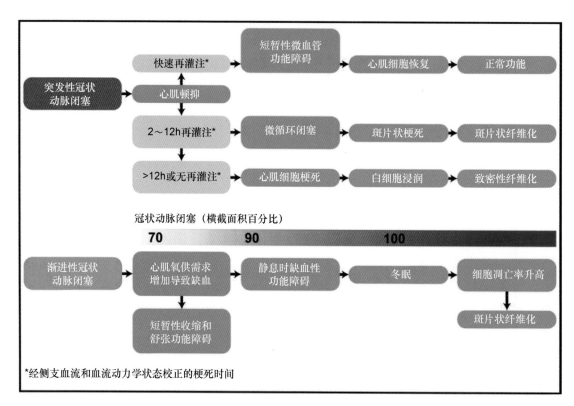

图 8.3 不同速率和严重程度的冠状动脉闭塞对心肌的影响

升高而引起氧需求的增加也可导致微血管收缩（参见下文"应激诱导性缺血性心肌病"）。这可导致短暂的心肌缺血和功能障碍，但通常不会引起慢性心力衰竭或泵功能丧失。

当冠状动脉内出现动脉粥样硬化沉积物时，通常增加冠状动脉壁厚度的初始反应是动脉向外部生长（即增加其外径），同时保持管腔内径。Glagov等描述的这种"正性血管重构"可一直持续到管壁厚度增加约 40%[9]。此后，动脉管腔通常以偏心的方式缓慢地缩小。随着导管性冠状动脉管腔的狭窄，下游心肌的血流则通过微循环扩张来维持。通常情况下，当较大冠状动脉管腔的横截面积比原来的内径减小约 70% 时，将会出现这种下游的微血管扩张[10]。

随着下游心肌区域的自动调节，静息时的血流可维持正常。然而，当心肌需氧量增加时，血管进一步扩张的能力有限。此时可出现需求诱发的缺血。运动和心率增快是导致缺血的常见因素。尽管血压升高也会引起氧需求增加，但伴随着冠状动脉血流通过狭窄病变的驱动压力增加，可减轻狭窄带来的影响。

随着动脉管腔进一步变窄，静息时血流减少，

由于下游微循环完全扩张，故上游对血流的阻力不能进一步代偿。当 90% 的动脉管腔横截面积受阻时，就会发生此种情况。在动脉造影上看，这些病变可导致心外膜动脉的次全闭塞，造影剂的远端流动缓慢。

上游狭窄对心肌血流量的影响可以通过冠状动脉分支之间的侧支循环来缓解。通常，连接微循环分支的小侧支动脉存在于大多数人的心脏中，但程度不固定。这些分支在心内膜下最为突出，但在整个循环过程中都可发现[11]。在非缺血性冠状动脉血管床中，侧支血流量较低，约为 0.2～0.4 ml/(g·min)[12]。反复缺血可导致侧支血管的直径增加，在有些患者中，侧支血供几乎可以达到心外膜动脉原始血流的水平[13]。糖尿病患者和微循环障碍患者的侧支血流量较低[14]。

侧支循环血流量可以迅速增加。通常，最初冠状动脉闭塞未导致梗死的冬眠心肌节段具有明显更好的侧支血流。冠状动脉突发闭塞后，48% 的患者在 6 h 内进行血管造影时可见冠状动脉闭塞危险区域有侧支循环，而在 1～30 天时，92% 的患者在血管造影时于梗死危险区域可见侧支血流[15]。

急性心肌梗死的生理学机制与心室功能的关系

大多数心肌梗死都是由于动脉粥样硬化斑块破裂造成相应部位的心外膜冠状动脉相对突发性闭塞。由该动脉供应的心肌区域被称为"危险区域"。危险区域越大，梗死面积越大，预后越差。梗死面积的增加可导致远期死亡率的逐步增加。超过40％的左心室大面积梗死一般无法存活[16]。

心肌梗死中心的评估治疗对危险区域测量具有影响：有效治疗可以改变危险区域与梗死区域的比例。使用 T2 加权的心脏磁共振（CMR）能够测量长时间缺血事件发作后出现在危险区域的水肿。延迟钆成像，即钆造影剂从损伤的心肌细胞（早期梗死）和纤维化区域（晚期梗死）缓慢清除，能够测量梗死面积。利用这两种方法，可以获得梗死面积与危险区域面积之比。

梗死与预适应的机制

当动脉粥样硬化斑块破裂时，管腔内的血小板被斑块中的胶原蛋白和其他凝血启动因子如组织因子所激活，导致管腔内血栓形成，并高度可变。血小板功能增强的患者（如炎症患者或吸烟者），其血块体积较其他患者更大。血管内的部分血栓常脱落并引起下游栓塞，导致整个下游肌层的微梗死。活化的血小板可产生强效的血管收缩剂（如血栓素 A2 和 5-羟色胺），引起下游微血管收缩和心外膜动脉痉挛的透壁性缺血。此外，动脉中的血栓是动态的。纤溶酶逐渐溶解将血小板聚集在一起的纤维蛋白原，形成血栓再吸收。额外的血小板活化可形成更多的血块沉积。因此，动脉通常为开启和关闭交替出现。

所有这些因素都会导致心肌缺血反复发作。

缺血事件可导致缺血预适应。在临床研究中，缺血预适应可以迅速发生。例如，用血管成形球囊进行 1 min 的冠状动脉闭塞试验，随后可出现冠状动脉闭塞的短暂预适应。心电图上显示的缺血性变化时间随着每一次随后的球囊闭塞时间而延长。同样，既往在梗死前有间歇性心绞痛的患者，其预后较好，而且梗死危险区域更小，这可能是预适应作用的结果。

当心外膜冠状动脉突然闭塞时，心内膜下层缺血最为严重。首先在这些层发生梗死，然后延伸至中层和心外膜下层出现长时间闭塞。危险区域边缘附近的无阻塞动脉通常能够更好地提供侧支循环。

然而，如果周围动脉也出现闭塞或严重狭窄，则侧支循环血流的可用性将会降低，从而引起该区域内更广泛且密集的梗死。

左心室重构

晚期缺血性心肌病可引起左心室重构。梗死区域的心肌收缩减少或不收缩，剩下的心肌维持每搏量。由于反射性改变和增加的充盈压，周围的非梗死心肌会出现过度收缩。泵容量降低会激活交感神经系统（通过神经机制和肾上腺释放的儿茶酚胺）。剩余心肌的负荷持续增加可导致心肌肥厚。然而，在许多情况下，周围心肌的血液供应也会受到损害。非梗死的心肌负荷增加可导致慢性缺血，从而使存活的心肌收缩功能减退而加剧心力衰竭恶化。

随着时间的推移，左心室扩张，从长椭球形变成球形。这增加了形成心室内压所需的室壁应力，进一步增加了剩余心肌细胞的工作负荷。与许多非缺血性心肌病不同，缺血性心肌病通常与节段性、非均匀性左心室收缩的缺失有关。通过在收缩和非收缩节段之间形成"铰点"，可进一步降低心室效率[17]。

区域性收缩的缺失尤其会影响二尖瓣的功能。支持乳头肌区域的运动不能可引起收缩期二尖瓣关闭受损导致二尖瓣反流。像所有扩张型心肌病一样，心室扩张使二尖瓣瓣环扩大、二尖瓣瓣叶张力降低（心室扩大超过二尖瓣腱索长度），导致二尖瓣关闭不全。二尖瓣反流（MR）的程度主要受左心室容量和几何形状变化的影响，而且具有相当大的动态性。

最终，左心室扩张、交感神经过度兴奋、继发性左心房扩张（常引起心房颤动）、肺淤血导致肺动脉高压和右心室衰竭，以及肾灌注不足引起的体液潴留可导致死亡。

缺血性心肌病的影像学

影像学可以提供有关心室功能、瓣膜功能、心肌血流量、组织学变化以及近期心肌细胞生化的重要信息。其中大部分内容在第 5、12、14 章中讨论。一般而言，缺血性心肌病的预后是梗死心肌体积的函数，由心肌百分比、冬眠心肌体积、应激条件下成为缺血心肌的体积来表示。每个参数都可以通过多种方式进行成像。

缺血、冬眠和梗死心肌的评估

诱导性缺血的检测

　　所有冠心病患者的预后与现存心肌和应激状态下可诱导成缺血心肌的体积有关。是否缺血可通过应激时缺血性心电图改变（ST 段压低）、超声心动图应力显像收缩减少或心室灌注局灶性减少（核成像）来判断，缺血心肌的体积越大，诱发缺血所需的应力越小，预后也越差[18]。不足为奇的是，诸多研究表明，现存和诱发缺血心肌的范围在一定程度上也可部分预测缺血性心肌病患者的预后[19-20]。

心肌纤维化与活性的评估

　　心电图上出现 Q 波是一种简单但不敏感，且非特异性的心肌瘢痕检测方法[21]。梗死相关纤维化的体积和位置的初始确定方法是 X 线心室造影或标准超声心动图。纤维化区域被认为是失活区域，特别是在检测到室壁变薄或肌小梁丢失时。

　　然而，对心肌冬眠状态的鉴定表明，单纯评估收缩状态不能准确地反映出心肌细胞（而不是瘢痕）的活性。此外，在心肌梗死后，纤维化的区域和透壁深度变化很大。危险区域存在的侧支循环血流、梗死相关动脉再灌注的发生与时机，以及冠状动脉闭塞之前的缺血预适应都能够影响梗死程度和随后的纤维化程度。因此，一些区域可能是密集型梗死，

而其他区域呈斑片状梗死或仅仅是一块心内膜下层的瘢痕。

　　心肌局灶性瘢痕的范围可以通过核成像（[201]Tl 和 [99]Tc 媒介）间接评估，如果无示踪剂摄取（即时成像与延迟成像），则提示存在瘢痕。然而，这些方法的空间分辨率限制了其用于精确定量评估的效用[22]。正电子发射断层扫描（PET）成像（见下文）可提高空间分辨率，但对精确的透壁体积评估仍有局限性。

　　用于评估心肌纤维化的体积和分布的最准确的方法是在输注钆造影剂后进行 MRI。钆造影剂从纤维化组织中缓慢流出，经过初步灌注扫描后可成像。生存率与心室含有瘢痕组织的体积密切相关，瘢痕体积越大，死亡风险就越高（图 8.4）。

　　心肌活性可以通过心肌对刺激的反应来间接评估，该刺激旨在引起增强的收缩，或者可以从非收缩性心肌中推断出非纤维化。

　　Horn 等表明，部分心室功能降低的患者在输注肾上腺素（所谓的肾上腺素心室造影）期间可以改善收缩功能[23]。此外，还可观察到，在室性期前收缩（PVC）后由于其代偿性暂停和高度变力状态可使收缩能力增强。在左心室造影时，这种强化的收缩随着增强作用可以很容易的成像。在血运重建后，失活区或活动减退区的收缩增加则预示功能改善[24-25]。这使得 Diamond 等用"冬眠"一词来描绘这种现象[26]。

　　评估非收缩区心肌活性的无创性方法主要以灌

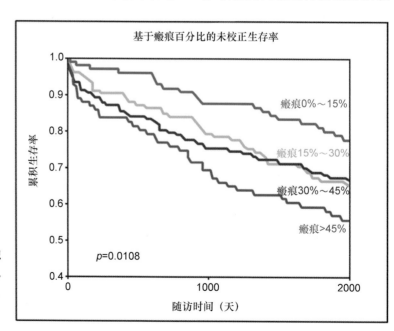

图 8.4　缺血性心肌病患者的生存率与瘢痕组织量（表示为左心室质量的百分比）成函数关系，使用晚期钆增强 MRI 测量。引自 Kwon et al. Circulation. 2012；126（11Suppl 1）：S3-S8[55]

注成像为主。^{201}Tl 或 ^{99}Tc 最初被心肌细胞与血流成比例地摄取。在单光子发射成像中，缺血性心肌表现为灌注缺损。然而，随着时间的推移，这些药物会被心肌细胞浓聚，甚至在缺血的情况下也可被心肌细胞浓聚。在 4～24 h 内重复成像可使缺血性心肌浓聚 ^{201}Tl，但瘢痕组织不能浓聚 ^{201}Tl。如果在初始扫描中灌注缺损，而在晚期成像中被填充，则该区域可被评估为存活的缺血性心肌。有时，给予第二剂放射性示踪剂可加强缺血区的晚期增强。

通过增加 PET 造影剂可增强核显像，能够更准确地评估心肌灌注、具有更好的空间分辨率，并且还可以直接评估心肌代谢。使用 ^{82}Rb、^{14}N 氨或 ^{15}O 水进行成像与过去基于 ^{201}Tl 或 ^{99}Tc 化合物的成像相比，能够获得更好的空间分辨率，以及对心肌血流进行更好地测量。应用氟脱氧葡萄糖（^{18}FDG）评估葡萄糖代谢的心肌细胞成像可以将脂肪酸（氧化）代谢转换为葡萄糖作为能量来源（无氧代谢）。血流量减少且利用无氧代谢正常的区域表明缺血但仍为存活心肌。

随后，利用超声心动图观察儿茶酚胺刺激反应（通常是静脉注射多巴酚丁胺）被用作收缩储备试验[27]。输注多巴酚丁胺的正常反应为可以逐步改善心肌收缩功能和心室射血分数。缺血但存活的非收缩心肌通常具有两相反应。最初是收缩功能的改善，然而，随着刺激剂量的增加，该区域再次出现功能失调。非存活心肌没有明显的收缩反应，或者出现运动障碍。

虽然这些评估存活状态的间接方法在检测心肌方面具有一定的准确性，且具有可以改善血运重建的功能，但这些方法的准确性仍不高[28-29]（图 8.5）。MRI 基于钆造影剂在心肌内的流动使成像具有更好的特殊灌注分辨率。钆剂慢慢摄取，并从纤维组织的细胞外空间缓慢释放，从而使得瘢痕空间识别良好。理论上，灌注减少和无瘢痕的区域是存活的。在一项研究中，无瘢痕的严重低动力或无动力心肌（即无钆造影剂高高增强）在血管再生后收缩改善程度分别为 86% 和 100%[30]。

在缺血性心肌病患者中，存活但运动不能的心肌很常见，但冬眠心肌含量差异很大。MRI 的一个主要优点是可以定量评估血流量和纤维化组织的透壁分布。大多数梗死为非透壁性。梗死的厚度对血运重建后心肌节段的实用性功能恢复有很大的影响。壁厚瘢痕<25% 的心肌节段通常可以显著改善功能。而那些瘢痕>50% 的患者通常保持运动不能状态[30]（图 8.6）。

使用 MRI 来评估存活心肌可以通过注射多巴酚丁胺来增强，以确定室壁运动是否在运动不能区域改善，这种方式与多巴酚丁胺负荷超声心动图类似。MRI 的优势在于它是三维的，并能提供更高的空间分辨率。此外，使用应变成像能够提高对存活能力的评估[31]。

心肌有活性但灌注不足的患者在仅使用药物治疗的情况下，比心肌节段性失活或仍有部分活性且灌注良好的患者预后更差[32-34]。预后在一定程度上与冬眠心肌含量有关[35]。

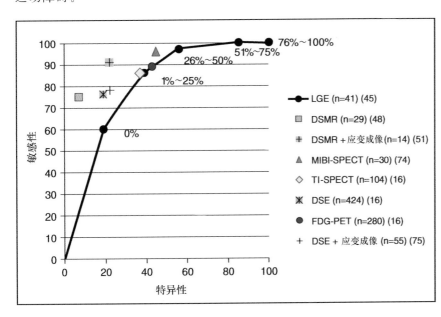

图 8.5 受试者操作曲线显示不同技术评估心肌活性的诊断准确性。DSE，多巴酚丁胺负荷超声心动图；DSMR，多巴酚丁胺负荷磁共振；FDG，氟脱氧葡萄糖；LGE，晚期钆增强；MIBI，甲氧基异丁基腈。引自 Schuster et al. J Am Coll Cardiol. 2012；59（4）：359-370[29]

图 8.6 血运重建前高增强的透壁程度与血运重建后收缩功能提高的可能性之间的关系。引自 Kim et al. N Engl J Med. 2000；343（20）：1445-1453[30]

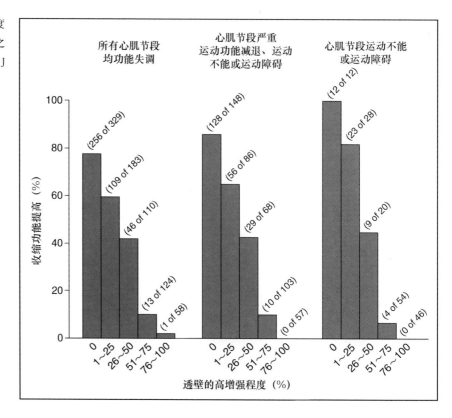

缺血性心肌病的并发症

梗死相关性动脉瘤

在密集的梗死区域会形成一个心肌全层厚度的瘢痕，导致收缩期左心室动脉瘤的形成和膨胀（图8.7）。这降低了左心室的效率，并出现一种常导致血栓形成的血液淤滞区域[36]。抗凝治疗的疗效尚不清楚。最近的一篇报道指出，华法林抗凝治疗似乎无效[37]。此外，动脉瘤的边缘可能是复发性室性心动过速和猝死的基质。虽然动脉瘤可以发生在心室的任何地方，但它们常位于左前降支中部或远端的灌注区域。位于乳头肌二尖瓣附近的动脉瘤可引起二尖瓣反流。

具有大的、离散的、运动障碍性动脉瘤和心力衰竭症状或动脉瘤中存在血栓的患者，可以从手术切除动脉瘤中获益，并改善心室效率和降低血栓栓塞的可能性。此外，经射频消融治疗后仍不能控制的室性心律失常可以行动脉瘤切除术治疗。

经皮放置的降落伞装置由于可占据动脉瘤腔，也可能有效减少离散性心尖部动脉瘤的症状[38]。动脉瘤内存在血栓是禁忌证。

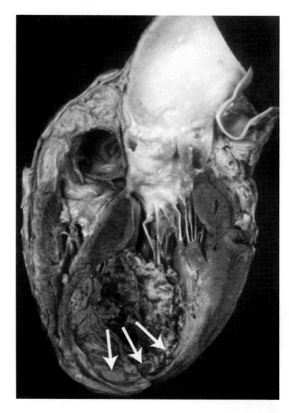

图 8.7 经尸检结果显示，由于左前降支供血区域之前发生过心肌梗死，心尖部形成左心室动脉瘤（箭头）

栓塞

虽然所有的心肌病都存在较高的心脏栓塞事件（主要是卒中）风险，但是由于诸多原因，缺血性心肌病的风险尤其高。首先，存在的运动障碍心肌会导致血流淤滞和血栓形成。其次，缺血性心肌病通常是冠状动脉血栓形成的一种疾病。许多缺血性心肌病患者存在着更大的血栓形成倾向。

在强化抗凝治疗作为如今急性心肌梗死治疗的一部分之前，心源性栓塞是常见的，20 例急性心肌梗死患者中，有将近 1 例患者发生这种情况。大多数栓子起源于左心室腔的运动不能或运动障碍性梗死区域（图 8.8）。另外，大面积梗死会导致心房颤动，进而导致左心耳血栓形成。重要的是，表现为心肌梗死的患者通常是"促血栓形成的"，即具有增强的血小板功能和低抗凝血酶水平。

在慢性缺血性心肌病中，心室内多普勒超声心动图可见血流淤滞区域，尤其是运动异常节段。这些患者具有较高的栓塞事件风险，可能受益于全身抗凝，但几乎没有相关实验数据用于指导治疗。

二尖瓣反流

在缺血性心肌病的背景下，二尖瓣反流与症状更严重和预后较差有关。虽然二尖瓣反流会放大缺血性心肌病的充血性心力衰竭症状，但它也会伴随更复杂的心肌病，其可致左心室腔更加扩大。因此，二尖瓣反流在预后中的独立作用尚不明确，特别是在二尖瓣反流仅为中等容量且轻度左心室功能不全患者通常可耐受的情况下。

药物治疗，特别是 β 受体阻滞剂，可以通过逆转心室重构和改善左心室的协同作用来减少二尖瓣的反流。同样，通过双腔起搏（心脏节律治疗或心脏再同步化治疗）更同步的收缩可以改善二尖瓣的牵拉，并减少左心室腔的容积。

与缺血性心肌病相关的二尖瓣反流的外科治疗包括二尖瓣修复联合瓣环成形术、二尖瓣置换术，以及经皮放置夹子以连接中间的两个二尖瓣小叶（Alfieri 缝合）[39]。开放式手术治疗通常发生在冠状动脉旁路移植术时，因此难以评估二尖瓣手术对预后的相对作用。

对于严重二尖瓣反流患者，瓣膜的治疗至关重要。修复和置换（通常联合旁路移植术）均可显著减少左心室容积和充血性心力衰竭症状。在一项研究中，随着时间的推移，二尖瓣置换比修复的疗效更持久[40]。对于中度二尖瓣反流患者，相关数据尚不明确。在中度二尖瓣反流并发缺血性心肌病的早期试验中，二尖瓣成形术中使用二尖瓣修复环减小瓣环周长并减少进一步的瓣环扩张是有效的，但在最近的一项随机试验中效果并不显著[41-42]。在进行或未进行二尖瓣修复的患者中，发病 1 年时心室大

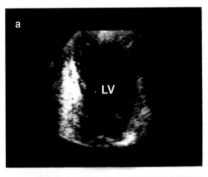
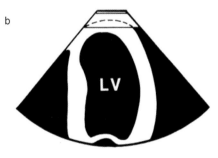
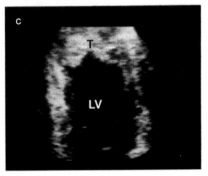
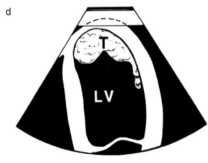

图 8.8　（a）在前壁心肌梗死后 7 天内，左心室中无血栓患者的超声心动图静止帧。（b）图 a 中描述超声心动图的示意图。（c）同一患者在梗死后 11 天的超声心动图显示前壁附壁血栓（T）与心肌运动障碍有关。（d）图 c 中描述超声心动图的示意图。引自 Asinger et al.[45]

小和症状相似。然而，近 1/3 的患者进行修复后会复发显著的二尖瓣反流[43]。远期疗效尚不明确。

缺血性心肌病的药物治疗

缺血性心肌病的治疗与所有充血性心力衰竭类似，但需要额外的治疗以预防进一步的心肌缺血和梗死，特别是 β 受体阻滞剂具有减少缺血和阻断儿茶酚胺过度驱动不良心肌细胞效应的双重作用。此外，使用 HMG-CoA 还原酶抑制剂（"他汀类"药物）和抗血小板药物（主要是阿司匹林）治疗以降低继发梗死的可能性对于远期预后很重要。

使用华法林或因子 2A 或 10A 抑制剂抗凝治疗可降低心房颤动或室壁瘤患者的卒中发生率。对于大面积心肌节段运动不能患者的获益尚不明确。Asinger 等研究证明，46% 的前壁大面积梗死患者有可能在超声心动图上检测到腔内血栓图像。出于此原因，一些医生建议在大面积心肌梗死伴大面积运动不能或运动障碍的前 6 个月内进行抗凝治疗以减少卒中的发生率[44]。在梗死期间，支架置入术后通常使抗凝治疗复杂化。支架置入术后需要强化抗血小板治疗，这可能进一步增加抗凝的风险。目前，尚不清楚延长抗凝治疗是否对于这些患者或多普勒超声心动图显示心室内血流淤滞（所谓的烟雾）的患者有所帮助[45]。

心脏节律治疗

由于猝死在缺血性心肌病患者中更为普遍，因此他们可能受益于埋藏式心脏复律除颤器（ICD）。当前的数据表明，LVEF 低于 35% 的患者通过 ICD 治疗可降低死亡率[2,46]。在梗死后近期，ICD 治疗的作用具有争议性。数据的优势表明，在许多患者中，梗死后的第一个月心室功能可改善，而 ICD 治疗在这些患者中是无效的。具有非常大而密集梗死区域的入选患者可能受益于除颤器背心（如 ZOLL 医疗公司生产的 LifeVest）的保护，直到可植入 ICD，特别是当他们在监测时出现心室异位节律。

左心室扩张、涉及传导系统的纤维化，以及梗死或冬眠组织的局灶性功能失调可影响心室效率。双腔起搏（最常见的是右心室起搏和通过冠状窦的左心室起搏）可以有效地改善收缩的协同作用。

LVEF 低于 30% 伴心电图 QRS 波时限延长的患者（特别是显示为左束支传导阻滞模式时）可受益于双腔起搏（通常被称为心律治疗）。随着双腔起搏治疗和心脏扩张的减轻，其临床症状和 LVEF 普遍可得到改善。即使心室功能障碍并不严重，但在影像学显示收缩失同步和中度心室收缩功能障碍的患者中也可获益[47]。在一项研究中，将起搏导线放置在纤维化区域附近可降低双腔起搏的影响[48]。

缺血性心肌病的外科治疗

血运重建的作用

缺血但有活性心肌的血运重建治疗会改善心室功能与预后，在此看来似乎是合乎逻辑的。然而，临床试验结果一直令人困惑，并表明只有部分患者能够获益。从一定程度上来说，这可能反映了外科血运重建治疗的直接风险与缺血性心肌病持续但较低水平的风险间的竞争。此外，冬眠心肌的含量和均匀性可能会影响血运重建的疗效[49]。例如，具有少量冬眠心肌的患者（即小于左心室质量的 10%）可能获益不大，而具有大面积冬眠心肌节段的患者可能获得实质性的益处。不幸的是，支持冬眠心肌血运重建"剂量-反应"关系的大多数数据来自临床经验或小型非盲对照研究。然而，一项 meta 分析显示，与单独使用药物治疗相比，接受外科血运重建治疗的冬眠心肌患者，其晚期死亡率显著降低[32]。

冠状动脉旁路移植术的初步研究显示，2 支或 3 支冠状动脉病变且左心室功能中度降低（射血分数为 30%～50%）的患者可显著获益于手术，无论是存活时间延长还是减少缺血性症状[50-51]。然而，这些试验总体上未能显示心室功能和心力衰竭的重要整体性改善。此外，严重缺血性心肌病和充血性心力衰竭患者由于手术风险高而被排除在外。

后续研究侧重于血运重建对瘢痕质量、心室功能和大小的影响，以及通过成像明确存活但无功能的心肌[52-55]。最近，STICH 试验将 1212 例缺血性心肌病且 LVEF＜35% 的患者进行随机分组，接受旁路移植术联合药物治疗或单纯药物治疗（图 8.9）。在 6 年的随访中，接受旁路移植术的患者死亡率较低，症状较轻。与单纯使用药物治疗相比，LVEF 较低、心室扩张更严重（收缩末期容量指数更大）

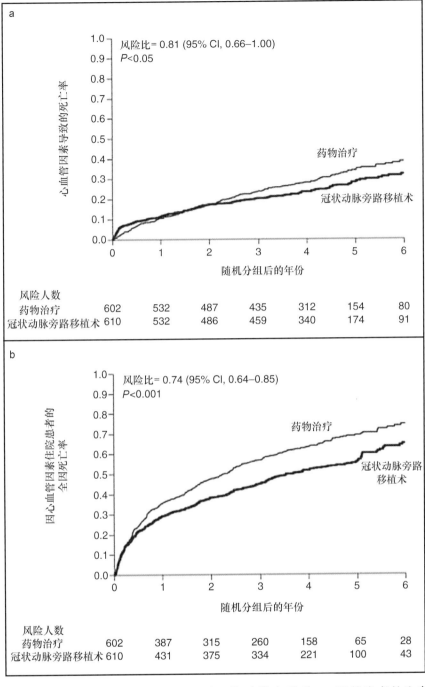

图 8.9　在参加 STICH 研究的患者中，患有严重缺血性心肌病并接受冠状动脉旁路移植术或单纯药物治疗的远期死亡率，通过实际治疗（而非随机分配治疗）进行分析。在 6 年随访期间，接受血运重建的患者死亡风险较低。引自 Panza et al. J Am Coll Cardiol. 2014；64（6）：553-561[56]

和更广泛的冠状动脉闭塞患者接受冠状动脉旁路移植术获益最大[56]。综上所述，目前的临床资料表明，严重缺血性心肌病和未血运重建的缺血或冬眠心肌患者行冠状动脉旁路移植术可显著获益，从技术上讲，充分的血运重建是可以实现的。

在亚组分析中，存活的缺血心肌与冠状动脉旁路移植术改善生存率无关。然而，评估心肌活性的方法在不同地区之间存在差异，并且存活心肌的质量（血运重建反应的重要预测因子）没有被量化。重要的是，无论其治疗方式如何，那些拥有存活心肌的患者的生存率都更高[57]。

经皮血运重建的作用尚未得到充分研究，部分原因是许多缺血性心肌病患者没有适合于血管成形术的冠状动脉解剖结构基础。晚期冠状动脉多支病变、弥漫性或显著的钙化性动脉粥样硬化、冠状动脉慢性完全闭塞—这些血管成形术失败的标志物在缺血性心肌病患者中更为常见。有报道表明，经皮冠状动脉介入治疗（PCI）多支病变血管后，患者的左心室功能和症状明显改善，特别是近期冠状动脉闭塞并且容易通过支架重新开放时。

左心室减容术

通过逆向重构（通常需治疗）缩小左心室腔可导致二尖瓣反流减少。通过切除一部分左心室来减小左心室腔容量可以减小产生既定血压所需的腔体量和壁应力。左心室减容术（LVVRS）的范围可以从离散的心尖部动脉瘤切除到 Battista 手术，Battista 手术为楔形切除左心室（至少有一部分存活心肌）[58]。LVVRS 在治疗缺血性心肌病方面的作用尚未明确，但大多数证据表明，在大部分患者中，这种方式的有效性较低。在一项小型非随机病例报道中，心室减容术实际上可降低心室容量，改善射血分数和心力衰竭症状[59-60]。在 STICH 研究中，患者被随机分组进行冠状动脉旁路移植术联合心室减容术或单独行冠状动脉旁路移植术时，结果尚不明确。与仅接受冠状动脉旁路移植术的患者相比，尽管接受减容术的患者心室容量降低，但在症状和重复住院治疗方面的远期临床结果相似[61]。然而，有趣的是，基线心室扩张较轻的患者似乎受益最多。

应激诱发性缺血性心肌病

大量交感神经放电可导致短暂的收缩功能障碍和左心室梗死。这种情况有很多名称，但是最常用的两种是应激诱发性心肌病和 Takotsubo 心肌病[62-63]。常见的诱发因素是突发性恐惧、卒中、癫痫发作或与大量交感神经放电相关的其他生理情况，如术后出血。通常情况下，患者表现为胸痛且心电图上具有显著的 ST-T 变化，部分患者在胸前导联也有 ST 段抬高，心肌损伤标志物［如肌钙蛋白亚型、肌酸激酶同工酶（CK-MB）］通常轻度至中度升高，影像学表现为典型的心室收缩减弱模式，收缩减弱可反映左心室内交感神经的分布，其前壁和心尖部影响最严重。确切的机制尚未阐明，但推测与强烈的冠状动脉收缩有关，可能是在微循环水平阻力血管受交感神经纤维支配，血管对循环儿茶酚胺敏感[64]。

该综合征主要发生在成年女性中（一项病例报道中约有 96%）[65]。年龄分布广泛，从 30 多岁到 90 多岁，平均年龄在 60 岁左右。目前没有可靠的诱发因素被报道。

心脏 MRI 可显示多种收缩模式，但大多数患者涉及心尖部以及心肌的其他区域（通常是前壁）。值得注意的是，约 1/5 的患者也有右心室的运动功能减退。在一个队列中，患者平均射血分数为 32%（范围为 15%～55%）。3/4 的患者心室功能在 3～51 天内恢复正常，3 个月内除 5% 的患者外均正常。

尽管许多患者迅速康复，但这种综合征并不总是呈良性发展。突发性缺血导致的心室功能丧失可出现心源性休克、严重缺血性心律失常、心室内血栓，死亡率约 1%～2%。在临床症状出现后最初两年的死亡率高于年龄校正后的平均水平。2%～6% 的患者具有复发性[66]。

在医源性大剂量使用儿茶酚胺或嗜铬细胞瘤内源性释放儿茶酚胺后可出现类似综合征，可导致广泛短暂性心室功能障碍和斑片状坏死[67]。

几乎所有患者可在 1～14 天内恢复心室功能，但少数患者仍存在一些持续性功能障碍。反复发作并不常见，但有限的信息表明，与普通人群相比，既往发作应激性心肌病的患者更有可能出现另一次发作。

病理学检查通常表现为一种特异性"收缩带"坏死模式，其特征是由于儿茶酚胺过量而导致的心肌细胞死亡。

参考文献

1. Go AS, Mozaffarian D, Roger VL, Benjamin EJ, Berry JD, Blaha MJ, Dai S, Ford ES, Fox CS, Franco S, Fullerton HJ, Gillespie C, Hailpern SM, Heit JA, Howard VJ, Huffman MD, Judd SE, Kissela BM, Kittner SJ, Lackland DT, Lichtman JH, Lisabeth LD, Mackey RH, Magid DJ, Marcus GM, Marelli A, Matchar DB, McGuire DK, Mohler 3rd ER, Moy CS, Mussolino ME, Neumar RW, Nichol G, Pandey DK, Paynter NP, Reeves MJ, Sorlie PD, Stein J, Towfighi A, Turan TN, Virani SS, Wong ND, Woo D, Turner MB, American Heart Association Statistics Committee, Stroke Statistics Subcommittee. Heart disease and stroke statistics—2014 update: a report from the American Heart Association. Circulation. 2014;129(3):e28–292.
2. Yancy CW, Jessup M, Bozkurt B, Butler J, Casey Jr DE, Drazner MH, Fonarow GC, Geraci SA, Horwich T, Januzzi JL, Johnson MR, Kasper EK, Levy WC, Masoudi FA, McBride PE, McMurray JJ, Mitchell JE, Peterson PN, Riegel B, Sam F, Stevenson LW, Tang WH, Tsai EJ, Wilkoff BL, American College of Cardiology Foundation; American Heart Association Task Force on Practice Guidelines. 2013 ACCF/AHA Guideline for the management of heart failure: a report of the American College of Cardiology Foundation/American Heart Association Task Force on Practice Guidelines. J Am Coll Cardiol. 2013;62(16):e147–239.
3. Felker GM, Shaw LK, O'Connor CM. A standardized definition of ischemic cardiomyopathy for use in clinical research. J Am Coll Cardiol. 2002;39(2):210–8.
4. Mentz RJ, Broderick S, Shaw LK, Chiswell K, Fiuzat M, O'Connor CM. Persistent angina pectoris in ischaemic cardiomyopathy: increased rehospitalization and major adverse cardiac events. Eur

J Heart Fail. 2014;16(8):854–60.

5.　Mentz RJ, Fiuzat M, Shaw LK, Phillips HR, Borges-Neto S, Felker GM, O'Connor CM. Comparison of clinical characteristics and long-term outcomes of patients with ischemic cardiomyopathy with versus without angina pectoris (from the Duke Databank for Cardiovascular Disease). Am J Cardiol. 2012;109(9):1272–7.

6.　Duncker DJ, Bache RJ. Regulation of coronary blood flow during exercise. Physiol Rev. 2008;88(3):1009–86.

7.　Marcus ML, Chilian WM, Kanatsuka H, Dellsperger KC, Eastham CL, Lamping KG. Understanding the coronary circulation through studies at the microvascular level. Circulation. 1990;82(1):1–7.

8.　Braunwald E, Rutherford JD. Reversible ischemic left ventricular dysfunction: evidence for the "hibernating myocardium". J Am Coll Cardiol. 1986;8(6):1467–70.

9.　Glagov S, Weisenberg E, Zarins CK, Stankunavicius R, Kolettis GJ. Compensatory enlargement of human atherosclerotic coronary arteries. N Engl J Med. 1987;316(22):1371–5.

10.　Wilson RF. Assessing the severity of coronary-artery stenoses. N Engl J Med. 1996;334(26):1735–7.

11.　Levin DC. Pathways and functional significance of the coronary collateral circulation. Circulation. 1974;50(4):831–7.

12.　Camici PG, Rimoldi OE. Myocardial blood flow in patients with hibernating myocardium. Cardiovasc Res. 2003;57(2):302–11.

13.　Vanoverschelde JL, Wijns W, Depre C, Essamri B, Heyndrickx GR, Borgers M, Bol A, Melin JA. Mechanisms of chronic regional post-ischemic dysfunction in humans. New insights from the study of noninfarcted collateral-dependent myocardium. Circulation. 1993;87(5):1513–23.

14.　Schaper W, Buschmann I. Collateral circulation and diabetes. Circulation. 1999;99(17):2224–6.

15.　Schwartz H, Leiboff RH, Bren GB, Wasserman AG, Katz RJ, Varghese PJ, Sokil AB, Ross AM. Temporal evolution of the human coronary collateral circulation after myocardial infarction. J Am Coll Cardiol. 1984;4(6):1088–93.

16.　Feiring AJ, Johnson MR, Kioschos JM, Kirchner PT, Marcus ML, White CW. The importance of the determination of the myocardial area at risk in the evaluation of the outcome of acute myocardial infarction in patients. Circulation. 1987;75(5):980–7.

17.　Force T, Kemper A, Perkins L, Gilfoil M, Cohen C, Parisi AF. Overestimation of infarct size by quantitative two-dimensional echocardiography: the role of tethering and of analytic procedures. Circulation. 1986;73(6):1360–8.

18.　Brown KA. Prognostic value of thallium-201 myocardial perfusion imaging. A diagnostic tool comes of age. Circulation. 1991;83(2):363–81.

19.　Ahlberg AW, Kazi FA, Azemi T, Katten DM, O'Sullivan DM, Papaioannou GI, Danias PG, Heller GV. Usefulness of stress gated technetium-99m single photon emission computed tomographic myocardial perfusion imaging for the prediction of cardiac death in patients with moderate to severe left ventricular systolic dysfunction and suspected coronary artery disease. Am J Cardiol. 2012;109(1):26–30.

20.　Pasquet A, Robert A, D'Hondt AM, Dion R, Melin JA, Vanoverschelde JL. Prognostic value of myocardial ischemia and viability in patients with chronic left ventricular ischemic dysfunction. Circulation. 1999;100(2):141–8.

21.　Jaarsma C, Bekkers SC, Haidari Z, Smulders MW, Nelemans PJ, Gorgels AP, Crijns HJ, Wildberger JE, Schalla S. Comparison of different electrocardiographic scoring systems for detection of any previous myocardial infarction as assessed with cardiovascular magnetic resonance imaging. Am J Cardiol. 2013;112(8):1069–74.

22.　Parodi O, Schelbert HR, Schwaiger M, Hansen H, Selin C, Hoffman EJ. Cardiac emission computed tomography: underestimation of regional tracer concentrations due to wall motion abnormalities. J Comput Assist Tomogr. 1984;8(6):1083–92.

23.　Horn HR, Teichholz LE, Cohn PF, Herman MV, Gorlin R. Augmentation of left ventricular contraction pattern in coronary artery disease by an inotropic catecholamine. The epinephrine ventriculogram.

Circulation. 1974;49(6):1063–71.

24.　Scognamiglio R, Fasoli G, Casarotto D, Miorelli M, Nistri S, Palisi M, Marin M, Dalla Volta S. Postextrasystolic potentiation and dobutamine echocardiography in predicting recovery of myocardial function after coronary bypass revascularization. Circulation. 1997;96(3):816–20.

25.　Popio KA, Gorlin R, Bechtel D, Levine JA. Postextrasystolic potentiation as a predictor of potential myocardial viability: preoperative analyses compared with studies after coronary bypass surgery. Am J Cardiol. 1977;39(7):944–53.

26.　Diamond GA. Hibernating myocardium (letter). Am Heart J. 1989;118(6):1361.

27.　deFilippi CR, Willett DL, Irani WN, Eichhorn EJ, Velasco CE, Grayburn PA. Comparison of myocardial contrast echocardiography and low-dose dobutamine stress echocardiography in predicting recovery of left ventricular function after coronary revascularization in chronic ischemic heart disease. Circulation. 1995;92(10):2863–8.

28.　Beller GA. Comparison of 201Tl scintigraphy and low-dose dobutamine echocardiography for the noninvasive assessment of myocardial viability. Circulation. 1996;94(11):2681–4.

29.　Schuster A, Morton G, Chiribiri A, Perera D, Vanoverschelde JL, Nagel E. Imaging in the management of ischemic cardiomyopathy: special focus on magnetic resonance. J Am Coll Cardiol. 2012;59(4):359–70.

30.　Kim RJ, Wu E, Rafael A, Chen EL, Parker MA, Simonetti O, Klocke FJ, Bonow RO, Judd RM. The use of contrast-enhanced magnetic resonance imaging to identify reversible myocardial dysfunction. N Engl J Med. 2000;343(20):1445–53.

31.　Bree D, Wollmuth JR, Cupps BP, Krock MD, Howells A, Rogers J, Moazami N, Pasque MK. Low-dose dobutamine tissue-tagged magnetic resonance imaging with 3-dimensional strain analysis allows assessment of myocardial viability in patients with ischemic cardiomyopathy. Circulation. 2006;114(1 Suppl):I33–6.

32.　Allman KC, Shaw LJ, Hachamovitch R, Udelson JE. Myocardial viability testing and impact of revascularization of prognosis in patients with coronary artery disease and left ventricular dysfunction: a meta-analysis. J Am Coll Cardiol. 2002;39(7):1151–8.

33.　Gerber BL, Rousseau MF, Ahn SA, le Polain de Waroux JB, Pouleur AC, Phlips T, Vancraeynest D, Pasquet A, Vanoverschelde JLJ. Prognostic value of myocardial viability by delayed-enhanced magnetic resonance in patients with coronary artery disease and low ejection fraction: impact of revascularization therapy. J Am Coll Cardiol. 2012;59(9):825–35.

34.　Williams MJ, Odabashian J, Lauer MS, Thomas JD, Marwick TH. Prognostic value of dobutamine echocardiography in patients with left ventricular dysfunction. J Am Coll Cardiol. 1996;27(1):132–9.

35.　Yoshida K, Gould KL. Quantitative relation of myocardial infarct size and myocardial viability by positron emission tomography to left ventricular ejection fraction and 3-year mortality with and without revascularization. J Am Coll Cardiol. 1993;22(4):984–97.

36.　Friedman BM, Dunn MI. Postinfarction ventricular aneurysms. Clin Cardiol. 1995;18(9):505–11.

37.　Lee GY, Song YB, Hahn JY, Choi SH, Choi JH, Jeon ES, Park SJ, Lee SC, Park SW, Gwon HC. Anticoagulation in ischemic left ventricular aneurysm. Mayo Clin Proc. 2015;90(4):441–9.

38.　Costa MA, Mazzaferri Jr EL, Sievert H, Abraham WT. Percutaneous ventricular restoration using the parachute device in patients with ischemic heart failure: three-year outcomes of the PARACHUTE first-in-human study. Circ Heart Fail. 2014;7(5):752–8.

39.　Nickenig G, Estevez-Loureiro R, Franzen O, Tamburino C, Vanderheyden M, Lüscher TF, Moat N, Price S, Dall'Ara G, Winter R, Corti R, Grasso C, Snow TM, Jeger R, Blankenberg S, Settergren M, Tiroch K, Balzer J, Petronio AS, Büttner HJ, Ettori F, Sievert H, Fiorino MG, Claeys M, Ussia GP, Baumgartner H, Scandura S, Alamgir F, Keshavarzi F, Colombo A, Maisano F, Ebelt H, Aruta P, Lubos E, Plicht B, Schueler R, Pighi M, Di Mario C, Transcatheter Valve Treatment Sentinel Registry Investigators of the EURObservational Research Programme of the European Society of Cardiology. Percutaneous mitral valve edge-to-edge repair: in-hospital results and 1-year follow-up of 628 patients of the 2011-2012 Pilot European Sentinel Registry. J Am Coll Cardiol. 2014;64(9):875-84.

40. Acker MA, Parides MK, Perrault LP, Moskowitz AJ, Gelijns AC, Voisine P, Smith PK, Hung JW, Blackstone EH, Puskas JD, Argenziano M, Gammie JS, Mack M, Ascheim DD, Bagiella E, Moquete EG, Ferguson TB, Horvath KA, Geller NL, Miller MA, Woo YJ, D'Alessandro DA, Ailawadi G, Dagenais F, Gardner TJ, O'Gara PT, Michler RE, Kron IL, CTSN. Mitral-valve repair versus replacement for severe ischemic mitral regurgitation. N Engl J Med. 2014;370(1):23-32.

41. Chan KM, Punjabi PP, Flather M, Wage R, Symmonds K, Roussin I, Rahman-Haley S, Pennell DJ, Kilner PJ, Dreyfus GD, Pepper JR, RIME Investigators. Coronary artery bypass surgery with or without mitral valve annuloplasty in moderate functional ischemic mitral regurgitation: final results of the Randomized Ischemic Mitral Evaluation (RIME) trial. Circulation. 2012;126(21):2502-10.

42. Smith PK, Puskas JD, Ascheim DD, Voisine P, Gelijns AC, Moskowitz AJ, Hung JW, Parides MK, Ailawadi G, Perrault LP, Acker MA, Argenziano M, Thourani V, Gammie JS, Miller MA, Pagé P, Overbey JR, Bagiella E, Dagenais F, Blackstone EH, Kron IL, Goldstein DJ, Rose EA, Moquete EG, Jeffries N, Gardner TJ, O'Gara PT, Alexander JH, Michler RE, Cardiothoracic Surgical Trials Network Investigators. Surgical treatment of moderate ischemic mitral regurgitation. N Engl J Med. 2014;371:2178-88.

43. McGee EC, Gillinov AM, Blackstone EH, Rajeswaran J, Cohen G, Najam F, Shiota T, Sabik JF, Lytle BW, McCarthy PM, Cosgrove DM. Recurrent mitral regurgitation after annuloplasty for functional ischemic mitral regurgitation. J Thorac Cardiovasc Surg. 2004;128(6):916-24.

44. Asinger RW, Mikell FL, Elsperger J, Hodges M. Incidence of left-ventricular thrombosis after acute transmural myocardial infarction. Serial evaluation by two-dimensional echocardiography. N Engl J Med. 1981;305(6):297-302.

45. Mischie AN, Chioncel V, Droc I, Sinescu C. Anticoagulation in patients with dilated cardiomyopathy, low ejection fraction, and sinus rhythm: back to the drawing board. Cardiovasc Ther. 2013;31(5):298-302.

46. Moss AJ, Zareba W, Hall WJ, Klein H, Wilber DJ, Cannom DS, Daubert JP, Higgins SL, Brown MW, Andrews ML, Multicenter Automatic Defibrillator Implantation Trial II Investigators. Prophylactic implantation of a defibrillator in patients with myocardial infarction and reduced ejection fraction. N Engl J Med. 2002;346(12):877-83.

47. Muto C, Solimene F, Gallo P, Nastasi M, La Rosa C, Calvanese R, Iengo R, Canciello M, Sangiuolo R, Diemberger I, Ciardiello C, Tuccillo B. A randomized study of cardiac resynchronization therapy defibrillator versus dual-chamber implantable cardioverter-defibrillator in ischemic cardiomyopathy with narrow QRS: the NARROW-CRT study. Circ Arrhythm Electrophysiol. 2013;6(3):538-45.

48. Kydd AC, Khan FZ, Watson WD, Pugh PJ, Virdee MS, Dutka DP. Prognostic benefit of optimum left ventricular lead position in cardiac resynchronization therapy: follow-up of the TARGET Study Cohort (Targeted Left Ventricular Lead Placement to guide Cardiac Resynchronization Therapy). JACC Heart Fail. 2014;2(3):205-12.

49. Ling LF, Marwick TH, Flores DR, Jaber WA, Brunken RC, Cerqueira MD, Hachamovitch R. Identification of therapeutic benefit from revascularization in patients with left ventricular dysfunction: inducible ischemia versus hibernating myocardium. Circ Cardiovasc Imaging. 2013;6(3):363-72.

50. Passamani E, Davis KB, Gillespie MJ, Killip T. A randomized trial of coronary artery bypass surgery. Survival of patients with a low ejection fraction. N Engl J Med. 1985;312(26):1665-71.

51. Rees G, Bristow JD, Kremkau EL, Green GS, Herr RH, Griswold HE, Starr A. Influence of aortocoronary bypass surgery on left ventricular performance. N Engl J Med. 1971;284(20):1116-20.

52. Tillisch J, Brunken R, Marshall R, Schwaiger M, Mandelkern M, Phelps M, Schelbert H. Reversibility of cardiac wall-motion abnormalities predicted by positron tomography. N Engl J Med. 1986;314(14):884-8.

53. Pagley PR, Beller GA, Watson DD, Gimple LW, Ragosta M. Improved outcome after coronary bypass surgery in patients with ischemic cardiomyopathy and residual myocardial viability. Circulation. 1997;96(3):793-800.

54. Haas F, Haehnel CJ, Picker W, Nekolla S, Martinoff S, Meisner H, Schwaiger M. Preoperative positron emission tomographic viability assessment and perioperative and postoperative risk in patients with advanced ischemic heart disease. J Am Coll Cardiol. 1997;30(7):1693-700.

55. Kwon DH, Hachamovitch R, Popovic ZB, Starling RC, Desai MY, Flamm SD, Lytle BW, Marwick TH. Survival in patients with severe ischemic cardiomyopathy undergoing revascularization versus medical therapy: association with end-systolic volume and viability. Circulation. 2012;126(11 Suppl 1):S3-8.

56. Panza JA, Velazquez EJ, She L, Smith PK, Nicolau JC, Favaloro RR, Gradinac S, Chrzanowski L, Prabhakaran D, Howlett JG, Jasinski M, Hill JA, Szwed H, Larbalestier R, Desvigne-Nickens P, Jones RH, Lee KL, Rouleau JL. Extent of coronary and myocardial disease and benefit from surgical revascularization in LV dysfunction. J Am Coll Cardiol. 2014;64(6):553-61.

57. Panza JA, Holly TA, Asch FM, She L, Pellikka PA, Velazquez EJ, Lee KL, Borges-Neto S, Farsky PS, Jones RH, Berman DS, Bonow RO. Inducible myocardial ischemia and outcomes in patients with coronary artery disease and left ventricular dysfunction. J Am Coll Cardiol. 2013;61(18):1860-70.

58. Batista RJ, Santos JL, Takeshita N, Bocchino L, Lima PN, Cunha MA. Partial left ventriculectomy to improve left ventricular function in end-stage heart disease. J Card Surg. 1996;11(2):96-7.

59. Athanasuleas CL, Buckberg GD, Stanley AWH, Siler W, Dor V, Di Donato M, Menicanti L, Almeida de Oliveira S, Beyersdorf F, Kron IL, Suma H, Kouchoukos NT, Moore W, McCarthy PM, Oz MC, Fontan F, Scott ML, Accola KA, RESTORE group. Surgical ventricular restoration in the treatment of congestive heart failure due to post-infarction ventricular dilation. J Am Coll Cardiol. 2004;44(7):1439-45.

60. Menicanti L, Castelvecchio S, Ranucci M, Frigiola A, Santambrogio C, de Vincentiis C, Brankovic J, Di Donato M. Surgical therapy for ischemic heart failure: single-center experience with surgical anterior ventricular restoration. J Thorac Cardiovasc Surg. 2007;134(2):433-41.

61. Jones RH, Velazquez EJ, Michler RE, Sopko G, Oh JK, O'Connor CM, Hill JA, Menicanti L, Sadowski Z, Desvigne-Nickens P, Rouleau JL, Lee KL, STICH Hypothesis 2 Investigators. Coronary bypass surgery with or without surgical ventricular reconstruction. N Engl J Med. 2009;360(17):1705-17.

62. Sharkey SW, Lesser JR, Zenovich AG, Maron MS, Lindberg J, Longe TF, Maron BJ. Acute and reversible cardiomyopathy provoked by stress in women from the United States. Circulation. 2005;111(4):472-9.

63. Pavin D, Le Breton H, Daubert C. Human stress cardiomyopathy mimicking acute myocardial syndrome. Heart. 1997;78(5):509-11.

64. Wittstein IS, Thiemann DR, Lima JA, Baughman KL, Schulman SP, Gerstenblith G, Wu KC, Rade JJ, Bivalacqua TJ, Champion HC. Neurohumoral features of myocardial stunning due to sudden emotional stress. N Engl J Med. 2005;352(6):539-48.

65. Sharkey SW, Windenburg DC, Lesser JR, Maron MS, Hauser RG, Lesser JN, Haas TS, Hodges JS, Maron BJ. Natural history and expansive clinical profile of stress (tako-tsubo) cardiomyopathy. J Am Coll Cardiol. 2010;55(4):333-41.

66. Singh K, Carson K, Usmani Z, Sawhney G, Shah R, Horowitz J. Systematic review and meta-analysis of incidence and correlates of recurrence of takotsubo cardiomyopathy. Int J Cardiol. 2014;174(3):696-701.

67. Agarwal V, Kant G, Hans N, Messerli FH. Takotsubo-like cardiomyopathy in pheochromocytoma. Int J Cardiol. 2011;153(3):241-8.

瓣膜性心肌病

第 9 章

Robert F. Wilson

（耿 玥 邹弘麟 译 曲丽峰 审校）

心脏瓣膜功能障碍是心力衰竭最主要的原因，也是其他原因引起心肌病的最主要的并发症。为了便于讨论，心力衰竭中的瓣膜疾病可以被分为原发性瓣膜疾病和继发性瓣膜疾病。原发性瓣膜疾病由各种遗传性或获得性疾病引起的心脏瓣膜结构异常所致。继发性（或功能性）瓣膜疾病主要是由心脏心肌结构的变化导致相对正常的瓣膜功能障碍，主要是导致二尖瓣及三尖瓣关闭不全。无论什么原因引起的瓣膜功能障碍都会降低心脏效率并加速心肌病的进展。本章回顾与充血性心力衰竭相关的较为常见的瓣膜疾病。

导致心力衰竭的瓣膜疾病

瓣膜异常可引起两种类型的心脏反应。主动脉瓣和肺动脉瓣的狭窄性损伤导致了压力超负荷介导的相应心室肥大。瓣膜关闭不全引起的容量超负荷会导致心室扩张和纵向离心性肥大（图 9.1）。

主动脉瓣

正常的主动脉瓣有 3 个薄薄的尖瓣并得到主动脉窦的支持。在心脏收缩期，血流从心室射向主动脉冲开瓣膜，制造了一个横截面积为 2.5～3.5 cm^2 的孔，并且形成了心室到主动脉之间的小压力差。在心脏舒张期，瓣膜被主动脉和心室间的压力差关闭。当 3 个瓣叶闭合时，主动脉血流形成的后压力负荷压向主动脉窦并使瓣叶伸展。因此，一个正常的主动脉瓣是动态的，并且在舒张期是密闭的。

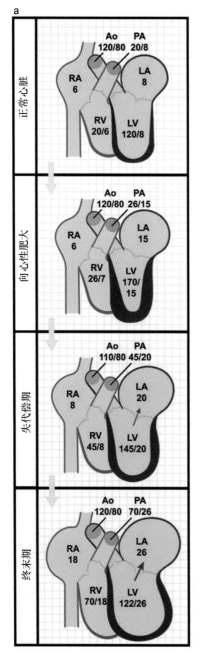

	正常心脏	向心性肥大	失代偿期	终末期
心排血量	正常	正常	降低	显著降低
左心室射血分数 (%)	55~65	>65	35~55	<35
主动脉瓣跨瓣压 (mmHg)	极低	>40	30~70	<30~40
主动脉瓣面积 (cm²)	2.5~3.5	≤1.0	<0.8	<0.6
肺动脉压力	正常	正常-轻度升高	升高	显著升高
右心衰竭	-	-	-~+	+++
左心室纤维化	-	+	++	+++

图 9.1 （a）主动脉瓣狭窄引起的左心室形态变化。初始的正常射血分数的向心性肥大和心力衰竭会发展至扩张型心肌病、肺动脉高压和心排血量降低。（b）与主动脉瓣狭窄病程相关的典型变化

主动脉瓣狭窄

　　1%~2%的人会存在先天性瓣膜异常，最常见的是在胎儿时期瓣膜分离失败。这就导致了由一个大的（融合的）瓣叶和一个小的（正常的）瓣叶形成的二叶化[1]。在收缩期，二叶化的瓣膜可产生湍流，随着时间的推移导致瓣膜的增厚、纤维化和回缩。男性发病率是女性的两倍。

　　二叶化瓣膜的患者通常在十几岁到六十几岁之间表现为严重的主动脉瓣狭窄。当瓣口纤维化甚至钙化时，瓣口变得很坚硬，从而阻塞心室流出道。进一步的狭窄导致收缩期经过瓣膜射血的一个高的压力差。受限的血流从狭窄的瓣膜喷射而出对扩张的主动脉和主动脉窦形成刺激，主动脉的扩张可能与高速射血有关。

　　引起主动脉瓣狭窄的第二个主要原因为对瓣膜的退化、纤维化和钙化缺乏认识。主动脉粥样硬化

和炎症的刺激被认为是主要的原因，但目前还没有任何令人信服的病因学证据。退化过程是缓慢的。有效瓣口面积（EOA）平均每年减少 0.1 cm²。大多数主动脉狭窄的患者到 60 岁以后因瓣膜退化变为严重的狭窄。

第三个比较普遍的原因是风湿性心脏病，特别是在发展中国家，瓣膜的炎症可导致瓣叶的纤维化和钙化。风湿性主动脉瓣疾病通常伴有二尖瓣的增厚。二尖瓣增厚符合风湿病的病理学。同二叶化的瓣膜疾病一样，退行性和风湿性主动脉瓣病变也可导致主动脉的扩张和高速喷射的通过瓣口的血流，虽然在二叶化畸形时血流强度较低。

受限瓣膜增加的压力施加于心室可促发向心性肥大的进程。肌小节平行增殖导致了心肌细胞直径增大并增加心室壁厚度。接下来，心肌细胞间的结缔组织也会跟着增殖，肥厚会导致心室腔体积缩小，顺应性变差。因为肌纤维的方向重排，心室肌细胞纵向缩短几乎消失，降低了心脏收缩的效率。

心肌肥厚和瓣膜狭窄最初引起射血分数正常的心力衰竭。较小的左心室容积可降低每搏量并且因左心室顺应性的降低而减少左心室舒张容积。较高的收缩压可增加二尖瓣负荷，促进二尖瓣反流。左心室舒张压增高会导致左心房扩张，最终导致肺动脉高压和右心衰竭。心房压力的升高导致二尖瓣环的扩张，从而导致或加重二尖瓣关闭不全。

与肥厚相关的一系列舒张功能异常通常发生于老年女性。她们中的大多数在左心室射血分数尚正常的时候心排血量已经明显减少。在晚期，心排血量急剧下降，肾灌注减少导致液体潴留和充血性心力衰竭[2]。

引起心室舒张压升高的另一个原因是瓣膜狭窄合并关闭不全。这同样可导致瓣叶的硬化和挛缩以及瓣叶的对合不良，使舒张期主动脉瓣反流导致左心室充盈压增加，这可能是一些患者有症状的主要原因。

当压力超负荷时，瓣膜受限会变得更加严重，导致心室扩张，射血分数下降。这也将导致功能性二尖瓣反流，心排血量降低，左心房扩张导致心房颤动，从而导致严重的心力衰竭而死亡。

临床症状

主动脉瓣狭窄的主要症状是胸痛、呼吸困难和晕厥。肥厚和压力负荷过重导致心内膜缺血、舒张

压降低和胸痛。心外膜的动脉可形成分支贯穿增厚的心肌供养心脏。这些分支被压迫时，心内膜有效血流减少。另外，尽管心肌数量增加，但血管并没有增多，所以血管与心肌的比例减小。心肌肥厚和心内膜缺血可导致运动后的呼吸困难。

值得注意的是，许多人认为患者主动脉狭窄所致的晕厥是因为心排血量不足导致的血管舒张，主要是心室压力过大导致的外周循环反射性扩张[3]。这就部分解释了为什么晕厥经常在运动后发生，并且经常随着心室扩张和心力衰竭而消失，而不会产生很高的压力。

诊断

瓣膜狭窄的程度通常由通过瓣膜或有效瓣口面积的收缩压梯度的平均值定义。10～40 mmHg 为中度狭窄，＞40 mmHg 为重度狭窄。用压力梯度来衡量瓣膜狭窄程度的主要问题在于它依赖于每搏量。每搏量减少的患者，无论是因为向心性肥大导致的左心室腔体积减小还是因为收缩期收缩力减小，收缩压梯度都有所减小。这可能会导致对狭窄程度评估的疑惑，因为重度主动脉狭窄的患者每搏量很低，从而跨瓣压差也很低。

有效瓣口面积是用来评估瓣口阻塞的一个工程学的计算方法，理论上可反映阻塞程度，而且并不受每搏量的影响。当有效瓣口面积＜0.8 cm²/m² 时，会形成跨瓣压差并且心室开始肥厚。随着瓣膜病变的发展，心室肥厚加剧。肥厚使心室顺应性降低，导致轻度舒张期心力衰竭。大多数患者在此阶段均主诉运动能力有所下降。当有效瓣口面积＜1.0 cm²/m² 时，胸痛、晕厥和充血性心力衰竭加剧。当有效瓣口面积＜0.5 cm²/m² 时，猝死的风险增加，生存率显著下降。

有效瓣口面积的计算需要测量平均收缩压梯度和每搏量，这在心导管检查中很容易被测量出，但是在低心排血量时测量的精确度会降低。同样地，在低心排血量和心室扩张的情况下用多普勒超声心动图的连续性方程测出的心排血量和跨瓣压差并不可靠。这就导致了对一些跨瓣压差相对较低但具有典型的主动脉狭窄症状的患者，特别是合并由其他原因导致的心力衰竭（如心肌梗死之后）患者诊断的不确定性。

另一个评估主动脉瓣狭窄程度的参数为瓣膜阻抗（Z）[4]。就像在一个电回路中，瓣膜的阻力完全

不受血流的影响。这个概念很吸引人，因为它描述了心室在收缩期的整个负荷。不幸的是，这个参数在临床或研究中并不常用。

变力性刺激下评估跨瓣压差和有效瓣口面积可用来了解主动脉狭窄对于心肌病的影响。最常见的检测是多巴酚丁胺负荷试验，可用小剂量多巴酚丁胺通过静脉注射后测量跨瓣压差和心排血量[5]。存

活心肌多且严重主动脉瓣狭窄的患者可出现每搏量和跨瓣压差增加而有效瓣口面积减少，而那些原发性心肌病患者则测量出心排血量不变或增加而有效瓣口面积不变（图 9.2）。

主动脉瓣狭窄的药物治疗

一般而言，药物治疗主要用来减轻主动脉瓣狭窄的症状但对疾病的进程没有任何影响。虽然以前

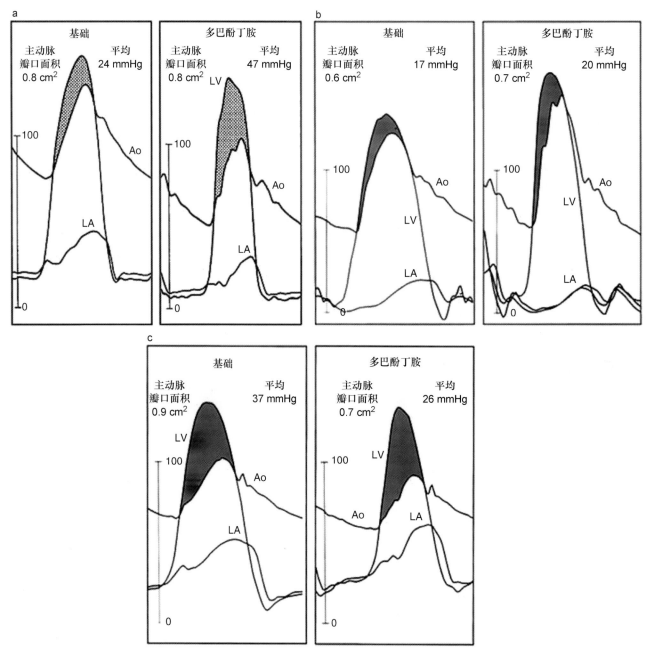

图 9.2 多巴酚丁胺试验评估心肌存活和低跨瓣压差主动脉瓣狭窄患者主动脉狭窄和心室衰竭的相对程度。（**a**）正常人对多巴酚丁胺试验的反应（心排血量和主动脉瓣跨瓣压差增加）。（**b**）轻度主动脉瓣狭窄伴低跨瓣压的患者在多巴酚丁胺试验中跨瓣压差轻度增加。（**c**）跨瓣压差无变化，心排血量减少，在严重的主动脉瓣狭窄患者中，多巴酚丁胺试验导致低血压。这个例子为低心排血量，低跨瓣压差和严重的主瓣狭窄。引自 Nishimura et al. Circulation. 2002；106（7）：809-813

认为是有害的，但是许多患者使用硝酸甘油和血管扩张剂后症状可耐受并且得到改善。很多重度主动脉狭窄的老年患者有很高的跨瓣压差和跨瓣收缩压（由于血管顺应性降低）。心室会"感应"到瓣膜和跨瓣的总射血阻力。

降低收缩压可以改善症状。需要注意的是一些严重主动脉瓣狭窄和心排血量受限的患者如果过度扩张血管会发生晕厥，特别是如果他们容量消耗过多的时候（如刚睡醒或者过度的利尿剂治疗）。小心谨慎地使用血管扩张药物非常重要。

严重主动脉狭窄、左心室收缩功能降低、重度充血性心力衰竭的患者谨慎使用硝普钠（在 ICU）能增加心排血量并减少心脏负荷。在这些患者中，主要靠增加心排血量来代偿周围循环阻力的降低。

对于主动脉狭窄的患者，心房颤动是一个常见的"引爆点"。由主动脉狭窄而发展成心力衰竭的患者通常能通过复律而得到改善。心房颤动通常会复发，但是在瓣膜手术前复律应该被视为一种暂时的处理方法。

主动脉瓣置换术

对严重主动脉狭窄有确定疗效的方法便是换瓣手术。人工瓣膜可增加有效瓣口面积，使小于 $1.0\ cm^2$ 增加到 $1.5\sim2.5\ cm^2$，这主要取决于瓣膜的型号和大小。主动脉瓣置换术（AVR）通常可以使症状得到显著的改善，心室功能在一定程度上得以恢复，还可使心肌肥厚减轻、射血分数提高、二尖瓣反流减少[6-8]。对于这些主动脉瓣狭窄的患者，最大化的心肌肥厚恢复和左心室功能的改善平均需要两年时间。有严重主动脉瓣狭窄和心力衰竭的患者在一段时间内发生心室心肌纤维化与 AVR 术后持续性的左心室功能障碍相关[9]。一些患者术前存在严重左心室收缩功能障碍或者主动脉瓣跨瓣压差<40 mmHg（通常提示每搏量低和更严重的疾病），则左心室大小和症状恢复起来很难[10]。即便是有显著恢复，死亡率仍超过同年龄对照组。

重要的是，若使用小的人工瓣膜（如 21 mm 或者更小），术后瓣口面积将小于 $0.85\ cm^2/m^2$，由于患者仍然有中重度主动脉狭窄，所以术后主动脉狭窄的心力衰竭症状不会消失。这种"瓣膜不匹配"将会使死亡率更高。对于一些主动脉瓣基底部严重钙化的矮小患者，可能需要主动脉根部横切和修剪来放置足够大的瓣膜，以避免出现晚期心力衰竭的症状。

经导管主动脉瓣置换术

经导管主动脉瓣置换术的发展为改善主动脉瓣口大小提供了一个机会，它通过使用安装在支架上的生物组织瓣膜替代笨重的缝线环（会使瓣口缩小），在风险较高的老年患者（大多数是退行性狭窄）中的初步结果显示，这种新的瓣膜有较好的血流特性（平均有效瓣口面积 $1.7\ cm^2$）以及更加平顺的血流流向升主动脉。早期的临床研究表明经导管主动脉瓣置换术比换瓣手术具有更快的心肌肥厚以及收缩功能的恢复。

主动脉瓣反流

由于主动脉瓣覆盖于主动脉窦之上，主动脉瓣反流可由主动脉和主动脉窦的结构异常导致。导致急性主动脉瓣反流最常见的原因为感染性心内膜炎、A 型主动脉夹层和主动脉瓣破裂伴瓣膜脱垂（通常与二叶化畸形或者网状瓣膜或者钝器伤有关）[11-12]。慢性主动脉瓣反流主要是由主动脉扩张、瓣叶纤维化和挛缩引起。马方综合征、强直性脊柱炎、长期高血压以及主动脉炎（如梅毒、巨细胞动脉炎、大动脉炎）可导致主动脉瓣环慢性进行性扩张，瓣叶失去连接，偶可见舒张期瓣叶脱垂。瓣膜炎由于辐射、风湿热、自身免疫性疾病和某些药物（如芬特明）导致瓣膜纤维化可最终导致机械瓣膜结构及连接的破坏。

主动脉瓣反流（也称关闭不全）导致舒张期血液回流入左心室，左心室舒张压迅速增加。严重时可出现二尖瓣过早关闭（功能性二尖瓣狭窄）甚至舒张期二尖瓣反流（即在舒张期血液通过二尖瓣反向流动）。

急性主动脉瓣反流是难以耐受的。左心室舒张压、左心房压、肺静脉压，最终肺动脉压和右心室收缩压可迅速升高。患者会迅速出现心力衰竭，导致肺水肿。薄的右心室并没有能力抵抗高强度的肺阻力，最终导致右心室的扩张和衰竭，以及很低的心排血量。

主动脉瓣反流会使左心室及主动脉产生缓慢的适应性变化（图 9.3）。每一次心动周期来回穿梭的反流血液都会导致主动脉和心室扩张。心室可出现扩张和离心性肥大。随着离心性肥大，心肌细胞的长度远大于直径的增加。

心室扩张极大地降低了心肌的效率，必须要产

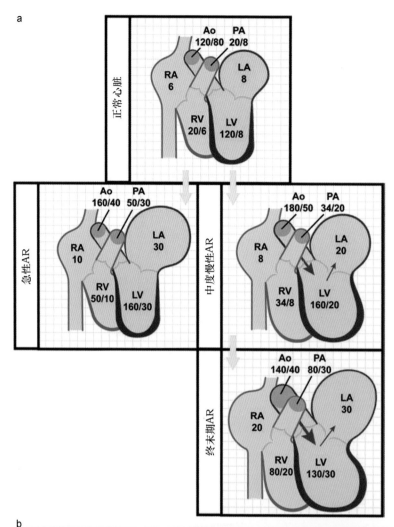

图 9.3 （a）主动脉瓣反流导致左心室的形态变化。慢性容量超负荷导致离心性肥大，心室形态从椭圆变为球形。（b）主动脉瓣反流病程中的典型变化。未经治疗，心肌开始纤维化，导致永久性心室功能障碍。AR，主动脉瓣反流

	正常心脏	急性AR	中度慢性AR	终末期AR
心排血量	正常	正常	正常	降低或显著降低
左心室射血分数(%)	55～65	正常	35～70	35～55
左心室大小	正常	↑	↑↑～↑↑↑	↑↑↑↑
主动脉直径	正常	正常	↑↑	↑↑↑～↑↑↑↑
肺动脉压力	正常	升高	正常-轻度升高	升高-显著升高
右心衰竭	-	-～++	-～+	+～++
左心室纤维化	-	-	++	+++

生室壁应力从而使心室的压力协同心室腔的半径一同增加（拉普拉斯定律）。此外，心室的形状从椭圆形转变为近球形，这也降低了收缩的机械优势。

随着心室扩大，室壁厚度可保持相对稳定（通常小于 1.1 cm），但是左心室的体积急剧增加，晚期主动脉瓣反流患者的左心室通常是所有心脏疾病中

最大的，比主动脉瓣狭窄要大得多，主动脉瓣狭窄主要导致室壁厚度增加，但是扩张不明显。随着时间推移，在心肌细胞之间可形成增生的纤维结缔组织，导致心室变得更加纤维化[13]（图 9.4）。

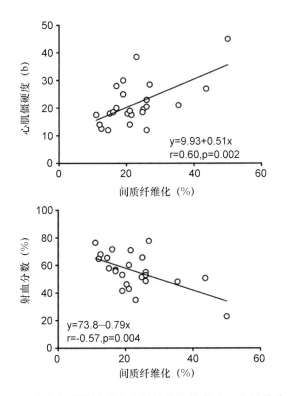

图 9.4 重度主动脉瓣反流患者瓣膜置换术后心室纤维化和心室功能恢复之间的关系。随着心室纤维化，残余心肌僵硬度增加（上图），射血分数降低。引自 Villari et al. Circulation. 2009；120（23）：2386-2392.

为了适应反流量，主动脉瓣反流患者的主动脉也明显扩张。反流量负荷一定时，原有的主动脉疾病会使扩张的程度增加，伴随着瓣膜狭窄的存在，在整个收缩过程当中，通过瓣膜高速喷射的血流会对主动脉壁产生很高的剪切力，导致主动脉增生。

主动脉瓣反流的评估

对主动脉瓣反流的评估包括测量通过瓣膜的反流血量及其对左心室和其他结构的影响。评估反流最早的方法是体格检查。可在胸骨左缘和心前区闻及舒张期减弱的杂音。反流量的大小与杂音的强度以及持续时间呈正比，虽然在严重的急性主动脉瓣反流中，由于左心室和主动脉压力的平衡，杂音可能会在舒张中期停止。慢性主动脉瓣反流时，左心室扩张明显，在左侧胸壁可触及心室收缩位置横向移动并且非常广泛。在许多心力衰竭的患者中，第三心音很明显并且可以听到舒张中期二尖瓣狭窄的隆隆样杂音。由于有很大的每搏量进入主动脉（很高的收缩压）后又回流到左心室（很低的舒张压），所以脉压差很大。

第二种评估主动脉瓣反流的方法是将造影剂注入升主动脉（主动脉造影），反流被 Amplatz 的评分系统分类为＋～＋＋＋＋[14]。

最常用的评估主动脉瓣反流的方法是采用多普勒超声心动图评估。彩色多普勒检查可显示反流的程度和范围，一些参数可用于量化反流的程度（表9.1）。超声心动图能够量化反流的程度，并能比较直观地看出主动脉瓣反流对心脏大小及功能和肺动脉压的影响。

表 9.1　慢性主动脉瓣反流的参数

	轻度 AR	中度 AR	重度 AR	晚期 AR
LV 射血分数	正常	正常～↓	↓～↓↓	↓↓～↓↓↓
LV 大小	正常～↑	↑～↑↑	↑↑↑～↑↑↑↑	↑↑↑↑
LA 大小	正常	↑～↑↑	↑↑～↑↑↑	↑↑～↑↑↑
心排血量	正常	正常	正常～↓	↓～↓↓
PA 压	正常	正常～↑	↑～↑↑	↑↑
血管造影分级	＋	＋＋～＋＋＋	＋＋＋～＋＋＋＋	＋＋＋～＋＋＋＋
反流量（ml）	＜20	20～60	＞60	＞60
反流分数（％）	＜15	15～50	＞50	＞50
有效反流面积（cm²）	＜0.2	＜0.4	＞0.4	＞0.4

LV，左心室；LA，左心房；PA，肺动脉；AR，主动脉瓣反流

从心脏结构的变化可以推断出反流的程度和持续时间。急性反流对心室体积变化影响不大，而主要影响功能。主要包括二尖瓣过早关闭（以及相应的舒张期 Austin-Flint 杂音）以及肺动脉压升高。慢性主动脉反流会导致上述的心脏扩张和收缩功能丧失。急性或者迅速进展的主动脉瓣反流和心脏结构改变为早期手术的指征。

主动脉瓣反流的药物治疗

减轻主动脉压力和后负荷可以使反流减少。硝普钠可以减少后负荷，并快速、暂时性地减少主动脉瓣反流。但是对于长期治疗来说并不现实。

血管紧张素转化酶抑制剂（ACEI）、肼屈嗪和其他减少外周血管阻力的药物可以减轻一些慢性主动脉瓣反流患者的症状[15]。对于轻中度主动脉瓣反流的患者 ACEI 的治疗并不会减缓心室扩张。总的来说，用药物减轻后负荷来治疗慢性主动脉瓣反流的效果令人失望[16-17]。对于有症状的患者，在换瓣之前使用血管扩张药物被认为具有稳定作用。

β受体阻滞剂可以被用来预防疾病后期心室收缩功能的下降，并提高生存率[18]。

手术治疗

主要的手术治疗为主动脉瓣置换术。对于大多数主动脉瓣反流的患者，主动脉同样也存在扩张，手术可能需要用复合材料将主动脉根部替换并且移植冠状动脉。一些患者可以从瓣膜和主动脉根部替换中获益[19]，同时其具有效果更持久的潜在优势[20]。

换瓣以后，左心室会慢慢变小并且变回椭圆形[21]，收缩功能虽然会得到改善，但是不会恢复到正常。心肌细胞肥大几乎可恢复正常，但是大量反流导致的心肌纤维化并不会消失。最终结果是由于心室弹性的减小从而导致顺应性持续降低。瓣膜置换术后收缩功能改善的程度与瓣膜置换术时心肌纤维化的程度成反比。

主动脉瓣反流行瓣膜置换术后心室功能无法完全恢复使得许多专家建议要更早行瓣膜置换术才能避免心室不可逆的结构变化。在大多数患者中，当心室显著扩张或者射血分数下降时可行瓣膜置换术。收缩末期内径＞50 mm 并且左心室射血分数＜50%的患者通常需要行瓣膜置换术。患者没有症状和（或）左心室收缩压正常，但是心室显著扩张（舒张

末期内径＞65 mm）也需要行外科手术。

经导管主动脉瓣置换术可以在一些单纯主动脉瓣反流的患者中实施，并且可能仅对一小部分患者适用。目前有一种被批准用于替换主动脉瓣反流的瓣膜（Jena Valve）。这种瓣膜使用固定夹防止瓣膜向心室移动，其并不能治疗相关的主动脉扩张，而且需要大尺寸的瓣膜，并且不能清除感染的瓣膜限制了它在经导管主动脉瓣置换术中的应用。

二尖瓣

二尖瓣瓣叶通常是由二尖瓣环作为基底支持并且有沿着瓣叶的腱索将边缘相连接[22-23]。腱索连接一个或两个乳头肌，乳头肌由前外侧和后外侧的心室肌发出，大约 2/3 由心室基底到达心尖部。

在心室收缩期间，心室中不断上升的压力将二尖瓣像降落伞一样推向压力较低的心房，此时二尖瓣环稍微收缩。随着瓣环边缘向心房移动和附着的乳头肌及其收缩，腱索收紧。这种相互作用限制了瓣叶移动超过附着点（即防止瓣膜脱垂）并通过给心室牵绳引短来改善心室收缩。因此，腱索不仅仅是拉紧二尖瓣，同样也拉紧心室并且改善心室功能。这种在瓣环、腱索和心室间的相互作用改善了二尖瓣的闭合以及左心室的收缩功能。二尖瓣置换术中保留腱索可以在术后改善长期心室功能。

正常的二尖瓣有大量的残余组织，大约是二尖瓣横截面积的两倍。此外，纤维环可在基底提供相当大的结构支持，而不像主动脉瓣，没有确切的瓣环。这是必要的，因为二尖瓣口面积大约是主动脉瓣口面积的两倍。牛的二尖瓣环更大，成熟的牛实际上是把一部分瓣环骨化，可能是为较大的瓣膜周长提供支持。

继发性二尖瓣反流

继发性二尖瓣反流是指不正常的二尖瓣功能，由于二尖瓣周围以及支持结构改变而出现大量的反流[24]。许多心肌病是由固有的心肌细胞疾病引起的（如病毒、炎症或某些遗传性心肌病）和更普遍的缺血性心肌病最终导致心室扩张和纤维化。

当左心室扩张时，与扩张心室连接的乳头肌向外移远离二尖瓣叶（图 9.5）。在收缩过程中，腱索

打开并且受限完全关闭。此外，心室扩张通常会改变心室的形状，从椭圆形变为球形腔室。这会改变腱索附着的角度和二尖瓣环的形状。腱索连接的角度越倾斜，附着的拉力越大。二尖瓣环一旦扩张而从"D"字形变为圆环状，会将瓣叶从之前结合的地方拉开，进一步限制了贴合度和收缩期的完全关闭。球形扩张会导致中心反流性血流。

对称性二尖瓣环扩张且室壁运动正常，或无腱索、乳头肌延长的轻度二尖瓣反流可以被耐受[25]。但是，非对称性瓣环扩张由于收缩期瓣环收缩减弱会导致二尖瓣反流增加[26]。在心肌病中，功能障碍和扩张存在区域性差异，甚至在心室还没有显著扩张时就会发生瓣叶对合不全。例如，顶部后移的后段乳头肌通常会打开后部分的瓣叶，导致病灶的反流[27]。前壁心肌梗死首先导致房间隔的扩张和瓣环的拉长，导致对合不全[28]。

心室扩张的适应性改变

在一小部分患者当中，心室扩张伴随着二尖瓣腱索的拉长及瓣叶的扩大[29-30]。这就能解释患者对心室扩张反应的特异性。但值得注意的是，由于瓣叶承受更大的压力和产生过度的颤动，瓣叶的增大和冗余与瓣叶纤维化有关。二尖瓣叶增厚伴肥厚型心肌病并不少见[31]。

原发性二尖瓣反流

原发性二尖瓣反流是由二尖瓣自身的结构异常导致，这种异常比功能性二尖瓣关闭不全更严重。与功能性二尖瓣反流相同的是，这类瓣膜疾病也会引起明显的二尖瓣反流，导致心室超负荷、心肌纵向离心性肥大、明显的心房扩张和充血性心力衰竭。然而，与缺血性心肌病导致的二尖瓣反流不同，其

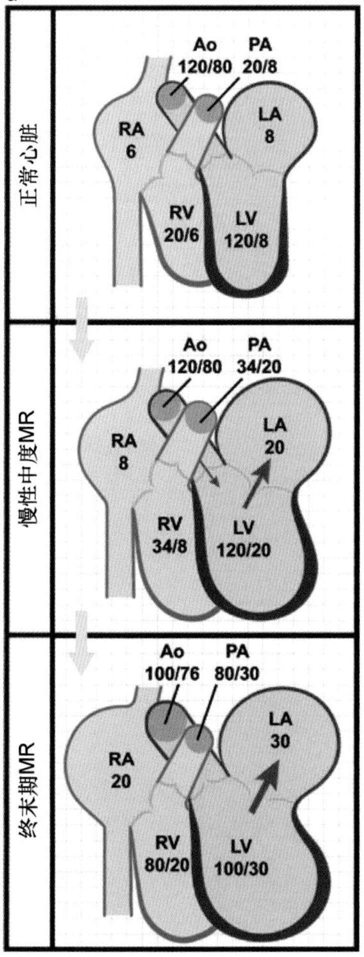

	正常	中度MR	重度MR
心排血量	正常	正常	降低-显著降低
左心室射血分数（%）	55～65	35～70	<30
左心室大小	正常	↑↑～↑↑↑↑	↑↑↑↑
左心房大小	正常	↑↑	↑↑↑～↑↑↑↑
肺动脉压力	正常	轻度-中度升高	升高-显著升高
右心衰竭	-	-～+	+～+++

图 9.5　（**a**）由慢性二尖瓣反流引起的形态学变化。血流在心房心室间穿梭导致心室离心性肥大，心室变为球形，心房扩张，肺动脉压升高，导致右心衰竭、右心室扩张和三尖瓣反流。（**b**）二尖瓣反流病程中的典型变化。MR，二尖瓣反流

心室不会发展为区域性收缩异常和收缩功能逐渐衰退，因其心室肌正常。

导致急性二尖瓣反流最常见的原因为腱索断裂（主要和黏液瘤性瓣膜疾病及先天性结缔组织异常有关）、心内膜炎、梗死导致的乳头肌断裂、急性瓣膜炎（如风湿热）和急性暴发性心肌病伴继发性二尖瓣反流。

在一些发达国家，导致原发性二尖瓣反流最主要的原因为黏液瘤脱垂。其他组织异常，如马方综合征和 Ehlers-Danlos 综合征引起的瓣膜和腱索结构的高弹性。弹性的变化会导致瓣膜张力增加并最终导致牵拉失效。

在全球范围内，导致二尖瓣反流最常见的原因是风湿热。急性瓣膜炎导致瓣膜纤维化，腱索收缩缩短，引起瓣叶对合不良，出现缓慢反流。放射治疗会导致瓣膜炎，最终导致瓣膜变形和对合不良。同样地，感染性心内膜炎也会导致患者瓣叶撕裂、纤维化和挛缩，腱索结构不连续或纤维化，瓣环支持功能减弱。

病程和症状

腱索断裂导致的原发性二尖瓣反流可表现为急性心力衰竭。当同时存在急性主动脉瓣反流时，大小正常的心室不堪重负，导致舒张期左心室、心房和肺静脉压急剧上升。这通常会引起肺水肿和急性呼吸功能不全。在严重的情况下，肺动脉压力也会升高，出现急性右心衰竭。

慢性二尖瓣反流表现为运动耐力逐渐降低以及呼吸困难。由于每一次收缩时血流都在左心室和左心房间来回穿梭，所以心房和心室也会扩张。扩张程度和反流量呈正相关。反流可由超声心动图和多普勒成像来定量。"有效反流口面积"（ERO）和反流量常用来定义反流程度。重要的是，这些参数取决于测量时的血压和心率。表 9.2 和表 9.3 显示了不同程度反流的参数。

在病变早期，心室收缩力通常表现"超常"，因为左心房是一个低压的"弹出式"阀门，其可降低心室的后负荷。在严重二尖瓣反流的患者中，收缩期心室的射血分数绝对值可上升约 10%，导致在瓣膜修复以后对射血分数产生过高的估计。随时间的推移，类似于主动脉瓣反流的患者会出现心室肥大，最后纤维化，从而导致不可逆的舒张功能障碍，最终收缩乏力。

药物治疗

用血管扩张剂、硝酸酯类和利尿剂治疗能改善左心室的容量（在一段时间内），使反流口减小。与主动脉瓣反流一样，用硝普钠降低后负荷的急性效应通常令人印象深刻。药物治疗能通过降低血压来减少反流量，同时通过扩张静脉来减小左心室容量，即将部分血液滞留在静脉系统。减小左心室容量可以使二尖瓣叶更好对合。

表 9.2　慢性原发性二尖瓣关闭不全的相关指标

	轻度 MR	中度 MR	重度 MR	极重度 MR
LV 射血分数	正常	↑	正常～↓↓[a]	↓↓↓
LV 大小	正常	↑～↑↑	↑↑～↑↑↑	↑↑↑
LA 大小	正常	↑～↑↑	↑↑↑	↑↑↑
心排血量	正常	正常	正常～↓	↓～↓↓
PA 压	正常	正常	↑	↑↑
血管造影程度	+	+++	++++	++++
反流量（ml）	<20	20～60	>60	>60
反流分数（%）	<15	15～50	>50	>50
有效反流口面积（cm²）	<0.2	<0.4	>0.4	>0.4
中心性 MR 喷射：LA 面积（%）	<20	20～40	>40	>40

LV，左心室；LA，左心房；PA，肺动脉；MR，二尖瓣反流
[a] 取决于 MR 的持续时间。LV 功能随时间降低
引自 Nishimura et al. J Am Coll Cardiol. 2014；63：43-129

表 9.3　慢性功能性二尖瓣关闭不全的相关指标

	轻度 MR	中度 MR	重度 MR	极重度 MR
LV 射血分数	↓～↓↓	↓～↓↓↓	↓↓～↓↓↓	↓↓～↓↓↓↓
LV 大小	正常	↑～↑↑	↑↑～↑↑↑	↑↑↑～↑↑↑↑
LA 大小	正常	↑～↑↑	↑↑↑	↑↑↑～↑↑↑↑
心排血量	正常	正常	正常～↓	↓～↓↓↓
PA 压	正常	正常～↑	↑～↑↑	↑↑～↑↑↑
血管造影程度	+	+++	++++	++++
反流量（ml）	<20	20～30	>30	>40
反流分数（%）	<15	15～50	>50	>50
有效反流口面积（cm²）	<0.1	0.1～0.2	>0.2	>0.2

LV，左心室；LA，左心房；PA，肺动脉；MR，二尖瓣反流
引自 Nishimura et al. J Am Coll Cardiol. 2014；63：43-129

ACEI 的疗效不是很好，在没有严重高血压的情况下症状改善一般，并且无法提高未进行手术患者的生存率。硝酸酯类药物（扩张血管）和肼屈嗪类药物（降低后负荷）联用可发挥更大的作用。肼屈嗪可抑制硝酸酯的耐受性。

更重要的是容量的管理。血管内容量的减少可使左心室体积减小，促进瓣膜关闭。利尿剂和避免高钠饮食可减轻症状。

β 受体阻滞剂对功能性二尖瓣反流有很大的治疗意义。除了改善收缩性，还能减轻肥厚和改善左心室重构[32]，同时还能减轻腱索张力及缩小二尖瓣环。β 受体阻滞剂能改善患者生存率[33]。心房颤动是导致二尖瓣反流患者（或者可以说是所有的瓣膜性心肌病）突然恶化的常见原因。恢复窦性心律能明显改善充血症状，但是伴随二尖瓣反流的严重左心房扩张很难一直保持窦性心律。

心脏再同步化治疗（CRT）

除二尖瓣修复及置换外，缩小心室和减少失同步是最主要的治疗目标。在大约一半的患者中，CRT 可以通过减少心室的容量和失同步改善功能性二尖瓣反流，同时改善心室的收缩[34]。在心脏同步起搏器安装 1 周后便可看到效果[27]。植入导线的位置很重要。在左心室瘢痕或附近植入效果较差或者无效[35-36]。

手术治疗

功能性二尖瓣反流

由于功能性二尖瓣反流患者的心室功能降低，以及导致功能性二尖瓣反流的心室疾病持续进展，使功能性二尖瓣反流的手术治疗变得更加复杂。外科修复有三种方法：放置限制性环来减少瓣环扩张、修复瓣膜增加对合度以及人工瓣膜置换。许多外科瓣膜治疗的研究受到附加治疗的限制，如冠状动脉旁路移植术、治疗心房颤动的迷宫术以及三尖瓣成形术。

最常用的方法是放置一个硬的成形环（通常在缺血性心肌病患者进行旁路移植术时），通常是针对二尖瓣叶对合长度超过 8 mm。不同研究用成形环修复二尖瓣的耐久度为 50%～85%，可能与患者的选择和术后心室功能障碍发病率有关（如受血运重建完整度的影响）[37-38]。在一项针对缺血性心肌病伴中度二尖瓣反流患者的随机试验中，与未放成形环的患者相比，60% 的冠状动脉旁路移植术患者在 5 年随访时出现中度或重度二尖瓣反流[39]。此外，瓣膜成形术组有更好的二尖瓣功能和更低的肺动脉压（26 mmHg），而旁路移植术组为 38 mmHg。

针对二尖瓣反流当中二尖瓣本身功能的修复主要是通过瓣叶的扩展技术（边对边修复以及心包的外延）以及必要处的腱索修复来实现的，通常同时放置成形环。

在继发性二尖瓣反流的患者中，修复会增加二尖瓣手术的死亡率且反流的复发也很常见。大多数研究表明无死亡率获益。然而，值得注意的是二尖瓣反流代表一系列相互作用的功能和解剖学机制，伴随许多共病情况。其中，如果手术能解决功能性二尖瓣反流的潜在因素，个别患者可能会获得明显的益处。例如，在 RIME 试验中，对由缺血性心肌病导致的严重二尖瓣反流患者进行随机分组，行旁

路移植术加二尖瓣修复的患者中只有 4% 复发中重度二尖瓣反流（仅旁路移植术组中有 50% 复发），而且左心室更小，功能评分更高[40]。

原发性二尖瓣反流

严重原发性二尖瓣反流的患者应该行二尖瓣修复术，不管症状轻重[41]。当心室显著增大（左心室收缩末期内径＞40 mm）或收缩乏力（EF＜60%）时，不管是有症状或者没有症状的患者，还是中度二尖瓣反流的患者都应该行二尖瓣修复术。一般更倾向于修复而非换瓣，原因是其有更好的功能性和持久性。

一些修复技术已在上文阐述，包括瓣叶切除及折叠术、腱索置换及修复术、瓣环成形术。

严重二尖瓣反流的患者无法进行二尖瓣修复或者换瓣会导致收缩功能下降和心室不可逆的纤维化。当 LVEF 低于 30% 时，手术风险将会显著增加，因为左心室的功能障碍可能会导致心室无法耐受换新瓣膜之后后负荷的增加（收缩时，低压导致二尖瓣关闭，心室收缩要对抗主动脉的压力）。

经皮二尖瓣修复术

目前已应用二尖瓣夹（MitraClip）进行经皮二尖瓣修复，主要是用夹子将二尖瓣叶连接使其对合。手术源自几十年前的"Alfieri 缝合"，现在已经发展为经导管使用夹子的方法，而不是将瓣叶缝合连接[42]。手术成功地减少了二尖瓣反流[43]。二尖瓣反流在 8% 的患者中可降至 1～2 级，心室也会缩小，在 12 个月的随访当中，82% 的患者纽约心脏协会（NYHA）心功能分级为Ⅰ级或Ⅱ级[44]。LVEF 并未改变。最初的研究表明，夹子的治疗适用于原发性和继发性二尖瓣反流。肾功能不全的患者可能预后稍差[45]。

三尖瓣

三尖瓣的结构与二尖瓣相似，除了其具有 3 个大小不等的瓣叶，且腱索结构稍有不同。三尖瓣的每一个乳头肌都附着在各自的一个瓣叶上，二尖瓣的乳头肌是附着在与两个瓣叶连接的腱索上。三尖瓣的乳头肌附着在右心室前游离壁、隔膜和隔下壁。这些区域的变形或者运动不能会导致牵拉和三尖瓣叶对合不良。如二尖瓣一样，三尖瓣环的扩张也会导致三尖瓣叶对合不良和反流。最终，三尖瓣作为一个"低压瓣膜"适应于右心室收缩的较低压力。

右心室压力升高可导致三尖瓣反流。

继发性三尖瓣反流

继发性三尖瓣反流通常是由左心衰竭引起，尤其是合并二尖瓣反流的时候[46-47]。长期严重二尖瓣反流的患者中几乎有一半都合并三尖瓣反流[48]。功能性三尖瓣反流在影像学研究中占所有严重三尖瓣反流的 90%。与其他原因引起的充血性心力衰竭相比，功能性三尖瓣反流更常见于缺血性心肌病的患者中。

如同功能性二尖瓣反流，功能性三尖瓣反流的特点是瓣环扩张和变形、右心室增大、乳头肌随着瓣叶的牵拉而移位[49]。虽然右心房和瓣环扩张先于右心室，但达到右心室扩张而牵拉乳头肌才可造成中重度功能性三尖瓣反流。

功能性三尖瓣反流比功能性二尖瓣反流症状要轻。最常见的症状是外周水肿和非特异性乏力，大多是因为心排血量降低。轻度三尖瓣反流具有良好的预后，但是中重度合并左心室功能下降（即使无明显的症状）则预示着死亡率增加[47,50]。

功能性三尖瓣反流的治疗

功能性三尖瓣反流很难治疗，最好的治疗方法是改善衰竭的左心。药物治疗主要靠利尿剂，可以减轻水肿，但也会导致低心排血量综合征和肾衰竭。与二尖瓣反流类似，三尖瓣反流的外科治疗包括放置成形环、瓣叶的扩展和瓣膜置换。经导管早期行瓣膜治疗具有一定前景[51-52]。

混合型瓣膜病

许多患有心脏瓣膜疾病的患者都有不止一个瓣膜的功能障碍。某些疾病会影响多个瓣膜。例如，黏液瘤通常影响二尖瓣和三尖瓣，风湿热通常影响所有的瓣膜。而且，心室大小和形态的变化都会引起其他瓣膜的功能障碍。主动脉瓣反流通常导致左心室显著扩张从而引起二尖瓣关闭不全。左心瓣膜疾病导致的左心衰竭通常会引起肺充血、肺动脉高压以及右心室扩张。三尖瓣是"低压瓣膜"，升高的右心室收缩压伴随肺动脉高压可引起三尖瓣关闭不全。另外，一位研究者发现心肌病心脏的瓣膜细胞外基质中也有结构性变化，即胶原蛋白和弹性纤维网的破坏[53]。混合型瓣膜病可降低生存率并增加治疗的复杂性。

参考文献

1. Verma S, Siu SC. Aortic dilatation in patients with bicuspid aortic valve. N Engl J Med. 2014;370(20):1920–9.

2. Iivanainen AM, Lindroos M, Tilvis R, Heikkilä J, Kupari M. Natural history of aortic valve stenosis of varying severity in the elderly. Am J Cardiol. 1996;78(1):97–101.

3. Richards AM, Nicholls MG, Ikram H, Hamilton EJ, Richards RD. Syncope in aortic valvular stenosis. Lancet. 1984;2(8412):1113–6.

4. Banovic M, Brkovic V, Vujisic-Tesic B, Nedeljkovic I, Trifunovic D, Ristic A, Nikolic S. Valvulo-arterial impedance is the best mortality predictor in asymptomatic aortic stenosis patients. J Heart Valve Dis. 2015;24(2):156–63.

5. Nishimura RA, Grantham JA, Connolly HM, Schaff HV, Higano ST, Holmes Jr DR. Low-output, low-gradient aortic stenosis in patients with depressed left ventricular systolic function: the clinical utility of the dobutamine challenge in the catheterization laboratory. J Heart Valve Dis. 2002;106(7):809–13.

6. Gelsomino S, Frassani R, Morocutti G, Nucifora R, Da Col P, Minen G, Morelli A, Livi U. Time course of left ventricular remodeling after stentless aortic valve replacement. Am Heart J. 2001;142(3):556–62.

7. Lund O, Erlandsen M. Changes in left ventricular function and mass during serial investigations after valve replacement for aortic stenosis. J Heart Valve Dis. 2000;9(4):583–93.

8. Lund O, Flø C, Jensen FT, Emmertsen K, Nielsen TT, Rasmussen BS, Hansen OK, Pilegaard HK, Kristensen LH. Left ventricular systolic and diastolic function in aortic stenosis. Prognostic value after valve replacement and underlying mechanisms. Eur Heart J. 1997;18(12):1977–87.

9. Clavel MA, Fuchs C, Burwash IG, Mundigler G, Dumesnil JG, Baumgartner H, Bergler-Klein J, Beanlands RS, Mathieu P, Magne J, Pibarot P. Predictors of outcomes in low-flow, low-gradient aortic stenosis: results of the multicenter TOPAS Study. Circulation. 2008;118(14 Suppl):S234–42.

10. Quere JP, Monin JL, Levy F, Petit H, Baleynaud S, Chauvel C, Pop C, Ohlmann P, Lelguen C, Dehant P, Gueret P, Tribouilloy C. Influence of preoperative left ventricular contractile reserve on postoperative ejection fraction in low-gradient aortic stenosis. Circulation. 2006;113(14):1738–44.

11. Hamirani YS, Dietl CA, Voyles W, Peralta M, Begay D, Raizada V. Acute aortic regurgitation. Circulation. 2012;126(9):1121–6.

12. Stout KK, Verrier ED. Acute valvular regurgitation. Circulation. 2009;119(25):3232–41.

13. Villari B, Sossalla S, Ciampi Q, Petruzziello B, Turina J, Schneider J, Turina M, Hess OM. Persistent diastolic dysfunction late after valve replacement in severe aortic regurgitation. Circulation. 2009;120(23):2386–92.

14. Sellers RD, Levy MJ, Amplatz K, Lillehei CW. Left retrograde cardioangiography in acquired cardiac disease: technic, indications and interpretations in 700 cases. Am J Cardiol. 1964;14:437–47.

15. Bolen JL, Alderman EL. Hemodynamic consequences of afterload reduction in patients with chronic aortic regurgitation. Circulation. 1976;53(5):879–83.

16. Elder DH, Wei L, Szwejkowski BR, Libianto R, Nadir A, Pauriah M, Rekhraj S, Lim TK, George J, Doney A, Pringle SD, Choy AM, Struthers AD, Lang CC. The impact of renin-angiotensin-aldosterone system blockade on heart failure outcomes and mortality in patients identified to have aortic regurgitation: a large population cohort study. J Am Coll Cardiol. 2011;58(20):2084–91.

17. Evangelista A, Tornos P, Sambola A, Permanyer-Miralda G, Soler-Soler J. Long-term vasodilator therapy in patients with severe aortic regurgitation. N Engl J Med. 2005;353(13):1342–9.

18. Sampat U, Varadarajan P, Turk R, Kamath A, Khandhar S, Pai RG. Effect of beta-blocker therapy on survival in patients with severe aortic regurgitation results from a cohort of 756 patients. J Am Coll Cardiol. 2009;54(5):452–7.

19. David TE, Feindel CM, Webb GD, Colman JM, Armstrong S, Maganti M. Aortic valve preservation in patients with aortic root aneurysm: results of the reimplantation technique. Ann Thorac Surg. 2007;83(2):S732–5.

20. Jasinski MJ, Gocol R, Scott Rankin J, Malinowski M, Hudziak D, Deja MA. Long-term outcomes after aortic valve repair and associated aortic root reconstruction. J Heart Valve Dis. 2014;23(4):414–23.

21. Monrad ES, Hess OM, Murakami T, Nonogi H, Corin WJ, Krayenbuehl HP. Time course of regression of left ventricular hypertrophy after aortic valve replacement. Circulation. 1988;77(6):1345–55.

22. Lancellotti P, Zamorano JL, Vannan MA. Imaging challenges in secondary mitral regurgitation: unsolved issues and perspectives. Circ Cardiovasc Imaging. 2014;7(4):735–46.

23. Punnoose L, Burkhoff D, Cunningham L, Horn EM. Functional mitral regurgitation: therapeutic strategies for a ventricular disease. J Card Fail. 2014;20(4):252–67.

24. Ducas RA, White CW, Wassef AW, Farag A, Bhagirath KM, Freed DH, Tam JW. Functional mitral regurgitation: current understanding and approach to management. Can J Cardiol. 2014;30(2):173–80.

25. Otsuji Y, Kumanohoso T, Yoshifuku S, Matsukida K, Koriyama C, Kisanuki A, Minagoe S, Levine RA, Tei C. Isolated annular dilation does not usually cause important functional mitral regurgitation: comparison between patients with lone atrial fibrillation and those with idiopathic or ischemic cardiomyopathy. J Am Coll Cardiol. 2002;39(10):1651–6.

26. Marwick TH, Lancellotti P, Pierard L. Ischaemic mitral regurgitation: mechanisms and diagnosis. Heart. 2009;95(20):1711–8.

27. Breithardt OA, Sinha AM, Schwammenthal E, Bidaoui N, Markus KU, Franke A, Stellbrink C. Acute effects of cardiac resynchronization therapy on functional mitral regurgitation in advanced systolic heart failure. J Am Coll Cardiol. 2003;41(5):765–70.

28. Timek TA, Miller DC. Another multidisciplinary look at ischemic mitral regurgitation. Semin Thor Cardiovasc Surg. 2011;23(3):220–31.

29. Lancellotti P, Mélon P, Sakalihasan N, Waleffe A, Dubois C, Bertholet M, Piérard LA. Effect of cardiac resynchronization therapy on functional mitral regurgitation in heart failure. Am J Cardiol. 2004;94(11):1462–5.

30. Ypenburg C, Lancellotti P, Tops LF, Bleeker GB, Holman ER, Piérard LA, Schalij MJ, Bax JJ. Acute effects of initiation and withdrawal of cardiac resynchronization therapy on papillary muscle dyssynchrony and mitral regurgitation. J Am Coll Cardiol. 2007;50(21):2071–7.

31. Saito K, Okura H, Watanabe N, Obase K, Tamada T, Koyama T, Hayashida A, Neishi Y, Kawamoto T, Yoshida K. Influence of chronic tethering of the mitral valve on mitral leaflet size and coaptation in functional mitral regurgitation. JACC Cardiovasc Imaging. 2012;5(4):337–45.

32. Levine RA, Schwammenthal E. Ischemic mitral regurgitation on the threshold of a solution: from paradoxes to unifying concepts. Circulation. 2005;112(5):745–58.

33. Hongning Y, Stewart RA, Whalley GA. The impact of beta-blockade on right ventricular function in mitral regurgitation. Heart Lung Circ. 2014;23(4):378–80.

34. St John Sutton MG, Plappert T, Abraham WT, Smith AL, DeLurgio DB, Leon AR, Loh E, Kocovic DZ, Fisher WG, Ellestad M, Messenger J, Kruger K, Hilpisch KE, Hill MR, Multicenter InSync Randomized Clinical Evaluation (MIRACLE) Study Group. Effect of cardiac resynchronization therapy on left ventricular size and function in chronic heart failure. Circulation. 2003;107(15):1985–90.

35. Van Bommel RJ, Marsan NA, Delgado V, Borleffs CJ, van Rijnsoever EP, Schalij MJ, Bax JJ. Cardiac resynchronization therapy as a thera-

peutic option in patients with moderate-severe functional mitral regurgitation and high operative risk. Circulation. 2011;124(8): 912–9.

36. Kydd AC, Khan FZ, Watson WD, Pugh PJ, Virdee MS, Dutka DP. Prognostic benefit of optimum left ventricular lead position in cardiac resynchronization therapy: follow-up of the TARGET Study Cohort (Targeted Left Ventricular Lead Placement to guide Cardiac Resynchronization Therapy). JACC Heart Fail. 2014;2(3):205–12.

37. McGee EC, Gillinov AM, Blackstone EH, Rajeswaran J, Cohen G, Najam F, Shiota T, Sabik JF, Lytle BW, McCarthy PM, Cosgrove DM. Recurrent mitral regurgitation after annuloplasty for functional ischemic mitral regurgitation. J Thorac Cardiovasc Surg. 2004; 128(6):916–24.

38. Braun J, van de Veire NR, Klautz RJ, Versteegh MI, Holman ER, Westenberg JJ, Boersma E, van der Wall EE, Bax JJ, Dion RA. Restrictive mitral annuloplasty cures ischemic mitral regurgitation and heart failure. Ann Thorac Surg. 2008;85(2):430–6. discussion 436-7.

39. Fattouch K, Guccione F, Sampognaro R, Panzarella G, Corrado E, Navarra E, Calvaruso D, Ruvolo G. POINT: efficacy of adding mitral valve restrictive annuloplasty to coronary artery bypass grafting in patients with moderate ischemic mitral valve regurgitation: a randomized trial. J Thorac Cardiovasc Surg. 2009;138(2):278–85.

40. Chan KM, Punjabi PP, Flather M, Wage R, Symmonds K, Roussin I, Rahman-Haley S, Pennell DJ, Kilner PJ, Dreyfus GD, Pepper JR, RIME Investigators. Coronary artery bypass surgery with or without mitral valve annuloplasty in moderate functional ischemic mitral regurgitation: final results of the Randomized Ischemic Mitral Evaluation (RIME) trial. Circulation. 2012;126(21):2502–10.

41. Nishimura RA, Otto CM, Bonow RO, Carabello BA, Erwin 3rd JP, Guyton RA, O'Gara PT, Ruiz CE, Skubas NJ, Sorajja P, Sundt 3rd TM, Thomas JD, American College of Cardiology/American Heart Association Task Force on Practice Guidelines. 2014 AHA/ACC guideline for the management of patients with valvular heart disease: executive summary: a report of the American College of Cardiology/American Heart Association Task Force on Practice Guidelines. J Am Coll Cardiol. 2014;63(22):2438–88.

42. Alfieri O, De Bonis M. The role of the edge-to-edge repair in the surgical treatment of mitral regurgitation. J Card Surg. 2010;25(5): 536–41.

43. Nickenig G, Estevez-Loureiro R, Franzen O, Tamburino C, Vanderheyden M, Lüscher TF, Moat N, Price S, Dall'Ara G, Winter R, Corti R, Grasso C, Snow TM, Jeger R, Blankenberg S, Settergren M, Tiroch K, Balzer J, Petronio AS, Büttner HJ, Ettori F, Sievert H, Fiorino MG, Claeys M, Ussia GP, Baumgartner H, Scandura S, Alamgir F, Keshavarzi F, Colombo A, Maisano F, Ebelt H, Aruta P, Lubos E, Plicht B, Schueler R, Pighi M, Di Mario C, Transcatheter Valve Treatment Sentinel Registry Investigators of the EURObservational Research Programme of the European Society of Cardiology. Percutaneous mitral valve edge-to-edge repair: in-hospital results and 1-year follow-up of 628 patients of the 2011-2012 Pilot European Sentinel Registry. J Am Coll Cardiol. 2014;64(9):875–84.

44. Glower DD, Kar S, Trento A, Lim DS, Bajwa T, Quesada R, Whitlow PL, Rinaldi MJ, Grayburn P, Mack MJ, Mauri L, McCarthy PM, Feldman T. Percutaneous mitral valve repair for mitral regurgitation in high-risk patients: results of the EVEREST II study. J Am Coll Cardiol. 2014;64(2):172–81.

45. Schueler R, Nickenig G, May AE, Schillinger W, Bekeredjian R, Ouarrak T, Schofer J, Hehrlein C, Sievert H, Boekstegers P, Lubos E, Hoffmann R, Baldus S, Senges J, Hammerstingl C. Predictors for short-term outcomes of patients undergoing transcatheter mitral valve interventions: analysis of 778 prospective patients from the German TRAMI registry focusing on baseline renal function. EuroIntervention. 2015;11(5): pii: 20140802-02.

46. Rogers JH, Bolling SF. The tricuspid valve: current perspective and evolving management of tricuspid regurgitation. Circulation. 2009;119(20):2718–25.

47. Badano LP, Muraru D, Enriquez-Sarano M. Assessment of functional tricuspid regurgitation. Eur Heart J. 2013;34(25):1875–85.

48. Koelling TM, Aaronson KD, Cody RJ, Bach DS, Armstrong WF. Prognostic significance of mitral regurgitation and tricuspid regurgitation in patients with left ventricular systolic dysfunction. Am Heart J. 2002;144(3):524–9.

49. Nemoto N, Lesser JR, Pedersen WR, Sorajja P, Spinner E, Garberich RF, Vock DM, Schwartz RS. Pathogenic structural heart changes in early tricuspid regurgitation. J Thorac Cardiovasc Surg. 2015;150(2): 323–30.

50. Agricola E, Stella S, Gullace M, Ingallina G, D'Amato R, Slavich M, Oppizzi M, Ancona MB, Margonato A. Impact of functional tricuspid regurgitation on heart failure and death in patients with functional mitral regurgitation and left ventricular dysfunction. Eur J Heart Fail. 2012;14(8):902–8.

51. Lauten A, Figulla HR. Tricuspid valve interventions in 2015. EuroIntervention. 2015;11(Suppl W):W133–6.

52. Lindman BR, Maniar HS, Jaber WA, Lerakis S, Mack MJ, Suri RM, Thourani VH, Babaliaros V, Kereiakes DJ, Whisenant B, Miller DC, Tuzcu EM, Svensson LG, Xu K, Doshi D, Leon MB, Zajarias A. Effect of tricuspid regurgitation and the right heart on survival after transcatheter aortic valve replacement: insights from the Placement of Aortic Transcatheter Valves II inoperable cohort. Circ Cardiovasc Interv. 2015;8(4). pii: e002073.

53. Schenke-Layland K, Stock UA, Nsair A, Xie J, Angelis E, Fonseca CG, Larbig R, Mahajan A, Shivkumar K, Fishbein MC, MacLellan WR. Cardiomyopathy is associated with structural remodelling of heart valve extracellular matrix. Eur Heart J. 2009;30(18):2254–65.

肌节性心肌病的分子机制　第 **10** 章

Brian R. Thompson，Michelle L. Asp，Joseph M. Metzger

（耿　玥　李亚雄　译　侯宗柳　审校）

肌节功能

肌节是心肌细胞产生力的基本单位[5]。它由两种主要的交叉肌丝组成：细肌丝和粗肌丝。细肌丝由肌动蛋白、原肌球蛋白（Tm）和包括肌钙蛋白 I（TnI）、肌钙蛋白 T（TnT）和肌钙蛋白 C（TnC）的异三聚体肌钙蛋白（Tn）复合物组成。粗肌丝通过肌联蛋白（TTN）锚定，并由肌球蛋白和肌球蛋白结合蛋白 C（MyBP-C）修饰其表面（图 10.1）。

心肌收缩从动作电位开始，激活电压门控 L 型 Ca^{2+} 通道，使少量的 Ca^{2+} 通过肌纤维膜，并通过激活兰尼碱受体启动 Ca^{2+} 诱导的肌质网 Ca^{2+} 释放[6]。这会使胞质中含大量 Ca^{2+}，使之与细肌丝蛋白 TnC 结合。Ca^{2+} 与 TnC 结合后可诱导 TnC 疏水区轻微开放，使 TnI 结合到该区域[7]。TnI 与 TnC 的结合

使 TnI 的抑制区域远离肌动蛋白，从而使 Tm 能够在肌动蛋白上滑动，这揭示了肌动蛋白对肌球蛋白的强结合位点[8]。随后肌球蛋白强烈地结合肌动蛋白，并且以依赖 ATP 的方式产生肌力。心肌舒张通过释放来自 TnC 的 Ca^{2+}，使 TnI 从 TnC 解离并与 Tm 或肌动蛋白结合，从而抑制肌球蛋白与肌动蛋白强烈结合和心肌收缩（图 10.1）。通过该过程，多种蛋白质-蛋白质相互作用和运动决定了 TnC 的总体 Ca^{2+} 亲和力和力的产生，称为 Ca^{2+} 敏感性[9-10]。

肌节的 Ca^{2+} 敏感性在发生正常改变时发挥作用，如肌节长度（SL）和翻译后修饰。如 Frank-Starling 机制所描述的，在逐搏心跳的基础上，SL 拉伸可增加 Ca^{2+} 敏感性，以增加泵血功能[11]。通过蛋白激酶 A 依赖性机制磷酸化 cTnI，可降低肌节的 Ca^{2+} 敏感性[12]。将 Ca^{2+} 敏感性保持在生理范围内对

图 10.1 舒张期和收缩期肌钙蛋白功能的示意图。cTnI（橙色）、cTnC（蓝色）和 cTnT（青色）形成肌钙蛋白复合物。在舒张期，cTnI 抑制区（IR）、螺旋 4 和 C-末端结构域（C-TnI）与肌动蛋白相互作用，以抑制肌动蛋白上肌球蛋白的强结合位点。在 Ca^{2+} 水平上升的收缩期，cTnC N-末端片段（N-TnC）与 Ca^{2+} 相互作用，这又使得 cTnI 螺旋 3（H3）与 cTnC 相互作用。该过程导致 cTnI IR 和 C-TnI 结构域远离肌动蛋白，使得原肌球蛋白在肌动蛋白上滑动，从而揭示肌球蛋白强结合位点

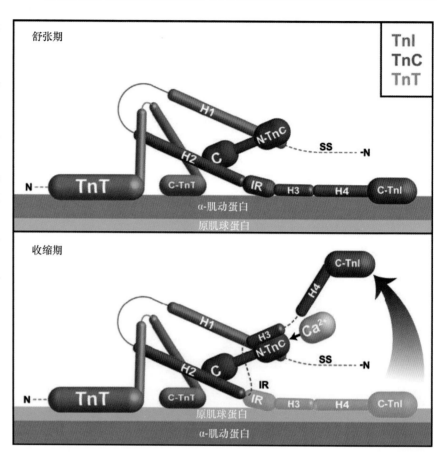

于正常心脏泵血功能至关重要，在正常范围外的 Ca^{2+} 敏感性的改变可导致疾病发生。肌丝 Ca^{2+} 敏感性可在多种疾病状态下发生显著改变。心肌梗死可通过基于酸中毒的机制降低 Ca^{2+} 敏感性[13]。最近发现，晚期心力衰竭与 Ca^{2+} 敏感性增加有关，可能是由于 cTnI 磷酸化减少造成[14]。肌节蛋白内的突变可导致 Ca^{2+} 敏感性改变。Ca^{2+} 敏感性升高或降低均可能导致疾病[15]。

临床概述

肌节性心肌病是编码心脏肌节蛋白的基因发生突变导致的心肌病[4]。基因突变的标准通常包括：对照人群中无致病性证据、家族遗传方式与疾病表型共分离、在基础科学研究中作为蛋白质关键部分和（或）主要蛋白质结构/功能表型的进化保守残基[16]。根据肌节基因的基因突变，肌节性心肌病分为三类：①扩张型心肌病（DCM）；②肥厚型心肌病（HCM）；③限制型心肌病（RCM）（图 10.2）[8,17-18]。

DCM 的临床特征是左心室扩张和收缩功能差、心力衰竭、死亡或移植可能性高。另一方面，HCM 在临床上以左心室肥大、收缩功能正常或增强和左心室松弛受损为特征。RCM 的特征为左心室充盈受限和舒张功能障碍，导致心力衰竭和移植可能性年轻化。这三种疾病均为常染色体显性遗传模式，其中约 50% 的后代受外显率和表达度变化的影响，导致疾病的发生和发展存在差异，甚至是在同一家族内[16,19-23]。

基因表达水平、突变位点、年龄相关蛋白质量控制、翻译后修饰、修饰基因和其他环境因素均可造成异质性表现[4]。导致这些疾病复杂性增加的是在一些个体中发现的多个突变，其可使某些病例的疾病严重程度增加[24]。随着家族群体基因检测的增加，越来越多未表现出临床上定义这些疾病的表型形态学变化的患者被确诊为致病性肌节性突变。这些患者被定义为基因型阳性-表型阴性[4,16,25-26]。虽然它们不具有正常的诊断表型（即形态学特征），但它们可表现出轻微的收缩功能改变（DCM）或松弛受损和异常心电图异常（HCM）[3-4,26-28]。这提示突变蛋白对肌节内在功能的改变是呈现扩张或肥大表型的决定因素。因此，需要更深入地了解肌节突变的结构/功能

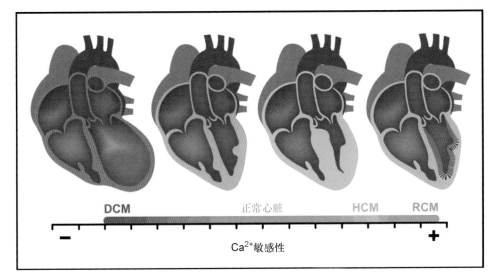

图 10. 2 肌节性心肌病与肌丝 Ca^{2+} 敏感性相关的常见形态学特征。DCM（粉红色）的心脏左心室壁薄和左心室扩张。HCM 的心脏显示隔膜壁和左心室游离壁的厚度增加。RCM 的心脏没有肥厚，但由于"僵硬"的壁导致左心室舒张末期内径减小。Ca^{2+} 敏感性的标尺描述了常见的分子表型，DCM Ca^{2+} 敏感性降低，而 HCM 和 RCM 通常具有增加的 Ca^{2+} 敏感性

关系，以了解如何在呈现形态学疾病表型之前治疗这些患者。

肌节突变

DCM

肌节突变构成约 40％的遗传性 DCM，其他细胞骨架、肌膜、代谢和核膜蛋白组成剩余部分[22,29]。

肌动蛋白（ACTC1）、肌球蛋白结合蛋白 C（MYB-PC3）、β-肌球蛋白重链（MYH7）、α-肌球蛋白重链（MYH6）、肌钙蛋白 I（TNNI3）、肌钙蛋白 C（TNNC1）、肌钙蛋白 T（TNNT2）、α-原肌球蛋白（TPM1）和肌联蛋白（TTN）显性基因突变均可导致 DCM（图 10.3）[29]。TTN 截短构成约 25％的遗传性 DCM，而其余的肌节突变为单个错义突变或小的插入/缺失[22,29]。肌联蛋白发挥分子尺的作用，其可调节肌节长度，并为肌节提供弹性和被动张力[30-31]。目前对导致 DCM 的 TTN 截短突变的研究

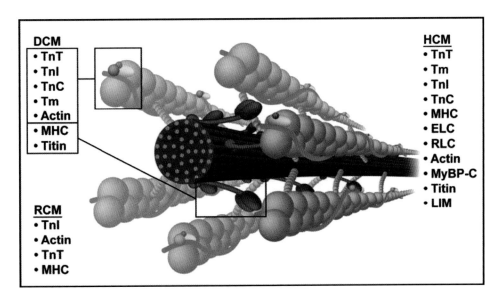

图 10.3 心肌病突变：多个基因位点聚合在肌节上。方框突出了细肌丝和粗肌丝蛋白的肌节示意图。列出的是肌节蛋白，这些蛋白与三种肌节性心肌病有关：DCM、HCM 和 RCM。肌动蛋白，米色；Tm，蓝色；TnT，黄色；TnC，淡红色；TnI，青色；肌联蛋白，褐红色；MHC，红色；MyBP-C，绿色。引自 Davis J，Westfall MV，Townsend D，Blankinship M，Herron TJ，Guerrero-Serna G，Wang W，Devaney E，Metzger JM. Designing heart performance by gene transfer. Physiol Rev. 2008；88（4）：1567-1651[88]

较少，但认为其可以改变肌节组装、相互作用和信号传导。因此，本章对肌节 DCM 分子机制的分析不包括这些 TTN 截短突变。

许多但不是所有引起 DCM 的肌节突变均会导致肌丝对 Ca^{2+} 的敏感性降低。细肌丝重建检测表明，多个 DCM 突变可降低 cTnC 的 Ca^{2+} 亲和力，使 Ca^{2+} 解离速率增加，Ca^{2+} 结合率降低[32-33]。对整个肌丝的检测显示多个 DCM 突变可改变 Ca^{2+} 的敏感性和 ATP 酶活性[32,34-35]。虽然这些检测不能概括心肌细胞功能的所有方面，但它们确实揭示了突变的最基本的生物物理作用，其唯一的变量是突变本身。

接下来是更复杂的系统，将 cTnC 突变转导入成人心肌细胞。通透性和膜完整的细胞功能都显示出 Ca^{2+} 对力产生的敏感性下降、收缩幅度减小和舒张加快[36]。这些细胞表型都表明肌节功能改变，以及无法在正常生理范围内激活收缩性。cTnT、肌球蛋白和 Tm DCM 突变的敲入和转基因小鼠模型显示出与左心室扩张、收缩功能障碍和 Ca^{2+} 敏感性降低患者分离的肌纤维中的类似表型[27,37-40]。这些研究已经建立了 Ca^{2+} 脱敏肌丝的肌节 DCM 模型，导致收缩性下降、收缩功能下降和病理性重构。

HCM

HCM 的患病率为 1/500，是最常见的遗传性心肌病。临床定义为不对称的左心室肥大和舒张功能障碍，具有高度的心律失常和心脏性猝死易感性。HCM 是青少年和运动员心脏性猝死的主要原因[4,19]。与该疾病相关的第一个基因突变是在 MYH7[1-2] 中被发现的。此后，11 个基因中的 1400 多个突变被确定为 HCM 的致病因子[16]。估计 60% 的 HCM 是由肌节的基因突变引起，其中 MHY7 和 MyBP-C3 占 80%，而 TNNT2、TNNI3 和 TPM1 约占 10%[41]。除 MyBP-C3 突变外（通常导致截短蛋白和单倍剂量不足），绝大多数突变是错义突变或小的插入/缺失[3]。突变蛋白通过结合到肌节中起到毒肽的作用，主要改变肌节的功能。

早期的体外运动实验结合 Ca^{2+} 对力产生的敏感性检测，发现 Ca^{2+} 敏感性和力产生增加是大多数 HCM 突变的主要常见生物物理学表型[27,42-43]。Ca^{2+} 亲和力检测显示许多 HCM 突变的 Ca^{2+} 亲和力增加且解离速率降低，表明 cTnC 改变的 Ca^{2+} 结合是肌节功能的最终效应物[33]。将 TNNI3 或 TPM1 突变基因转导

入膜完整的成人心肌细胞的研究显示其收缩力增加、舒张缓慢和 Ca^{2+} 循环改变[36,44-45]。针对 MYH7/MYH6、MYBPC3、TNNC1 或 TNNT2 突变敲入或转基因小鼠模型的进一步研究揭示了心肌肥厚、舒张功能障碍、Ca^{2+} 循环异常、心律失常和代谢功能失调[42,46-55]。所有这些表型都会造成人类疾病，使得这些临床前模型适用于研究疾病的分子机制。

从结构角度来看，每种突变都以独特的方式影响肌节，这使突变的位置成为决定对肌节功能影响的重要因素。大多数突变可改变蛋白质-蛋白质相互作用，这对于激活/失活收缩性是至关重要的。例如，TNNI3 中的大多数突变都位于与肌动蛋白、cTnC 或 Tm 相互作用的蛋白质的关键区域[8]。最后，这些突变的共同点是改变 cTnC 对 Ca^{2+} 的亲和力，进而决定横桥周期的时间和舒张速度。这是在动物模型和人类突变基因携带者中力产生增加和舒张功能障碍的基础。

肌节增加的 Ca^{2+} 亲和力也会导致继发效应，如心律失常增加和能量效率降低，这是 HCM 患者常见的表型[11,49,56]。通过使用 cTnT 突变体转基因小鼠和小分子 Ca^{2+} 敏化剂，确定 Ca^{2+} 敏化可导致心律失常的发生率增加[57]。进一步的研究确定，通过肌节和局灶性能量剥夺的 Ca^{2+} 缓冲可导致心律失常的发生率增加[58-59]。这些研究通过在正常野生型心脏中使用小分子 Ca^{2+} 敏化剂，直接将 Ca^{2+} 致敏与能量效率降低和心律失常可能性增加联系起来。此外，通过在 HCM 模型中使用小分子 Ca^{2+} 脱敏剂，可以消除心律失常电位的增加[59]。这些研究强调了 Ca^{2+} 敏感性如何导致与 HCM 患者相关的许多常见临床表型。

RCM

RCM 是一种罕见但具有破坏性的肌节遗传性疾病。RCM 表现为左心室充盈受限和严重舒张功能障碍，导致心力衰竭和移植或死亡年轻化。迄今为止，在 TNNI3、MYH7、TNNT2 和 ACTC 中均发现与 RCM 相关的突变[60-61]。一些报告提供了 HCM 和 RCM 在临床和基因方面重叠的证据。TNNI3 中至少有两个独立的突变与 HCM 和 RCM 有关。D190G 与 12 个成员家庭中的 HCM 和 RCM 相关[62]。R145W 与两个独立家族的 RCM 和 HCM 相关，R145G 和 R145Q 与 HCM 相关，使密码子 145 成为 HCM 和 RCM 突变的热点[62-63]。这些临床发现表

明，除了突变的位置之外，取代内源性氨基酸的氨基酸对最终表型至关重要，且环境、表观遗传学和修饰基因可以改变表型表现。

与其他肌节性心肌病一样，RCM 突变改变了肌节的 Ca^{2+} 敏感性。与 HCM 类似，RCM 突变可导致 Ca^{2+} 敏感性增加，但增加程度更大。使用重组突变蛋白肌丝进行的体外实验显示 ATP 酶的 Ca^{2+} 敏感性和力的产生增加[64]。进一步研究显示，cTnC 与 cTnI 突变的 Ca^{2+} 亲和力增加，表明与 HCM 具有相似的分子学特征[65]。另外，许多 *TNNI3* 突变改变了 cTnI 完全抑制肌球蛋白与肌动蛋白结合的能力，导致舒张张力增加和松弛减慢[64]。多项研究比较了 HCM 和 RCM 突变。体外 Ca^{2+} 敏感性和 ATP 酶检测可区分 RCM 连锁突变 R14W cTnI 与 HCM 连锁突变 R145G[66-67]。与相同密码子处的 HCM 突变相比，RCM 突变可使 Ca^{2+} 敏感性和 ATP 酶活性的增加更显著以及增加最大收缩力。成人心肌细胞的基因工程可用来比较 cTnI 中的 3 种 HCM 突变与 3 种 RCM 突变[45]。膜完整的肌节动力学和 Ca^{2+} 瞬时分析显示所有突变的收缩幅度正常，松弛时间延长和 Ca^{2+} 衰减率增加，RCM 突变可更大程度地改变这些参数。进一步工作表明，大多数 RCM 突变和一些 HCM 突变可改变静息肌节长度，表明心脏舒张张力增加[45,68-69]。表达 R193H cTnI 的转基因小鼠可显示出更高的舒张末期压力和随着年龄加重的进行性舒张功能障碍[69-70]。这些体内表型可以通过 Ca^{2+} 非依赖性舒张张力增加来解释，这可能导致左心室充盈受限。

基因型-表型

既往从形态学上可将肌节性心肌病分为 DCM、HCM 和 RCM，但根据分子表型区分 3 种心肌病很复杂且很困难。如上所述，这 3 种形态学特点不同的表型有相似的基因和相似的分子末端效应物（肌节 Ca^{2+} 亲和力）。3 种心肌病均主要为常染色体显性遗传，导致产生能够通过掺入肌节而改变肌节功能的毒肽。疾病的异质性表现可以部分通过突变的位置来解释，这可导致如上所述的不同水平的 Ca^{2+} 致敏/脱敏。根据基于多种临床前模型（从重组细肌丝到基因工程兔心肌细胞）的类似分子机制，需要重新

验证这些疾病的当前临床定义。临床前证据指出，肌节性心肌病的形态学特征为晚期表型，Ca^{2+} 敏感性异常发生得更早。

随着基因检测技术的进步，在出现形态学表型之前，越来越多肌节性心肌病患者的家族成员将被确定为携带者[16]。随着基因型阳性-表型阴性人群的扩大，需要新的临床标志物在显现形态学变化前追踪疾病进展和早期治疗效果。这些标志物需要基础研究根据生理学指标定义这些突变的多种内在特性。尽管无法以无创性方法测量肌丝 Ca^{2+} 敏感性，但除了无创性 P^{31} 磁共振波谱（MRS）监测能量改变之外，舒张和收缩功能的替代标志物也有助于监测患者早期功能变化。

实验治疗

目前临床治疗主要针对肌节性心肌病的症状，而不能改变疾病的遗传学基础。越来越多鉴定出的基因型阳性个体无疾病的形态学证据，这对于医生来说既是机遇又是挑战。早期治疗患者并预防或延迟临床症状发作是基因检测的主要优势。已经确定了许多早期治疗靶点，包括肌丝 Ca^{2+} 敏感性、代谢、血管功能和离子通道功能的变化[3]。然而，许多肌节性心肌病突变可导致表型结果不同、发病年龄不同、严重程度不同。在某些情况下，携带者不会发展至临床疾病[42]。修饰基因、表观遗传学变化和环境因素都可能导致不同的临床表现，即使是在同一家族的成员中[71]。

除了缺乏早期疾病标志物之外，这些因素使得在暴发性疾病发作之前难以评估治疗效果。在出现临床表型之前做出治疗决定对患者和家属来说非常具有挑战性。然而越来越多的研究试图针对肌节性心肌病的亚临床表现。随着对基因型-表型转换和早期疾病标志物认识的增加，早期治疗肌节性心肌病将成为患者越来越可行的选择[4]。

使 Ca^{2+} 敏感性恢复正常已作为可能改变肌节性心肌病发展过程的一种早期干预而被研究。在原理循证研究中，Ca^{2+} 致敏的 cTnI 突变体与 Ca^{2+} 脱敏的 cTnC 突变体在成人心肌细胞中的双基因转移与任一单一突变体相比可产生功能效应，使 Ca^{2+} 敏感性正常化接近于对照组[36]。这表明使用脱敏剂使

Ca^{2+} 超敏恢复正常可能具有治疗作用。药物筛选已鉴定出许多潜在的化合物，其中大多数仍处于临床前研究阶段，包括直接调节肌球蛋白或肌钙蛋白复合物功能的分子，或这些蛋白质的磷酸化分子[72]。其中一种化合物，即心肌肌球蛋白激动剂 omecamtiv mecarbil，已经在临床试验中用于治疗收缩性心力衰竭[73]。最近，该药在具有原肌球蛋白 E54K 突变的 DCM 动物模型中被进行了测试，其可导致肌丝 Ca^{2+} 敏感性增加[74]。而另一种 Ca^{2+} 致敏剂为没食子酸丙酯[75]，可减少敲入 $cTnC-\Delta K210$[37] 的 DCM 小鼠模型的重构并提高生存率[37]，表明肌纤维 Ca^{2+} 敏感性是肌节性心肌病重要的病理学机制。Ca^{2+} 致敏和脱敏剂治疗临床前疾病所面临的挑战是矫枉过正。如今，由于缺乏评估心肌 Ca^{2+} 敏感性的临床标志物，确定治疗药物的滴定曲线将成为一个难点。

靶向离子通道是肌节性心肌病的另一种治疗策略。肌丝 Ca^{2+} 致敏可导致细胞内 Ca^{2+} 增加，使 CAMKII 上调和磷酸化离子通道激活，表现为电生理异常[3]。钙通道阻滞剂地尔硫䓬在 HCM 动物模型中可预防肥厚、纤维化和血流动力学异常[76]。在试点临床研究中也测试了地尔硫䓬，以确定它是否可以延迟基因型阳性-表型阴性患者中表型的出现。患者年龄为 5～39 岁，治疗 1～3 年。该药耐受性良好，左心室舒张末期内径有轻微改善。分层数据显示 MYBPC3 突变患者比 MYH7 突变患者对治疗的反应更好[77]。该研究最值得注意的是其长期治疗，旨在预防基线时未出现的疾病表型。

血管异常和代谢功能低下通常出现在肌节性心肌病早期，因此也可能是改变疾病结局的治疗靶点[3]。最初用作抗心绞痛药物的哌克昔林已经在 HCM 患者的临床试验中进行了测试。哌克昔林可改变心肌基质利用率，减少脂质氧化和增加葡萄糖氧化，从而导致氧耗降低[78]。在 HCM 患者中，哌克昔林可使运动过程中舒张期充盈恢复正常，并增加磷酸肌酸（PCr）/ATP 比值和 VO_2 峰值[79]。未来的研究应检测哌克昔林在肌节性心肌病中的长期疗效，以及是否可以延缓亚临床心肌肥厚的发作。

关于肌节性心肌病的临床前研究越来越多地集中在基因治疗策略上。基因疗法的优点是纠正疾病的主要原因，而不是治疗由突变基因引起的功能异常。目前，基因治疗策略集中于增加肌节中的非突变蛋白，其可通过降低突变等位基因的表达或增加非突变蛋白的表达来实现。基因治疗的首要目标是

改变肌节性心肌病的自然病程、降低严重程度或预防疾病表型的出现[3]。

迄今为止，信使核糖核酸（mRNA）反式剪接[80]、外显子跳读[81]和基因替代[53]都被作为潜在的治疗方法在 MYBPC3 突变的基因敲入小鼠中进行了研究。在该模型中，MYBPC3 中 6 号外显子的 G＞A 转变导致出现多种致病性 mRNA 变异并且降低了总 cMyBP-C 蛋白的表达并掺入到肌节中。三种策略均可增加野生型 cMyBP-C 转录物或天然存在的功能变异体的表达。然而，只有全长 WT-cMyBP-C 的转导可产生足够的蛋白质表达并与肌节整合，以改善 34 周龄以内小鼠的功能预后[53]。在该研究中，通过 AAV9 将 cMyBP-C 递送至 1 日龄新生小鼠。治疗可剂量依赖性地增加 mRNA 和蛋白质表达并降低致病变异体的表达。这与左心室肥大程度的显著下降和超声心动图和血流动力学指标的改善相一致[53]。正如这些研究所显示的，增加非突变蛋白的表达对于单倍体不足的突变或疾病等位基因不优先插入肌节的情况是理想的，这使得野生型蛋白在肌节内有限的位点中战胜突变蛋白。

有研究在另一种表达肌球蛋白重链（MHC）的 R403Q 突变的肌节性心肌病小鼠模型中尝试了基因沉默[82]。通过 AAV9 传递 RNA 干扰（RNAi）以沉默突变的等位基因。尽管用 RNAi 处理使 MHC-R403Q 的转录物表达降低不到 1/3，但这足以预防肥厚、纤维化和 QRS 波时限延长。在这种情况下，RNAi 不能逆转 11 个月龄小鼠的心肌肥厚，也不能预防其发展[82]。用 RNAi 治疗患病等位基因的一个局限性是需要开发和优化每个患者的 RNAi 序列。另一方面，该策略为那些单倍体不足的肌节性心肌病突变和携带高外显率致病基因的患者提供了希望。

尽管这些临床前研究显示了基因疗法用于治疗人类肌节性心肌病的潜力，但仍需要开发有效的基因传递系统。转基因的长期表达、有效的基因转移和避免宿主免疫应答是必须优化的因素[83]。上述临床前研究全部使用腺相关病毒血清型 9（AAV9）。AAV1 的安全性已经在心力衰竭患者 SERCA2a 基因传递的早期临床试验中被证明[84]。

然而，病毒基因传递并非没有难度。例如，38%～72% 的健康人被发现对 AAV1、AAV2、AAV5、AAV6、AAV8 和 AAV9 特异性抗体呈血清反应阳性[85]，该类人群不宜通过 AAV 基因传递进行治疗。因此，基因治疗对肌节性心肌病的临床适用性将取

决于增加有资格接受此类治疗的人群比例。

　　一种能直接纠正基因组 DNA 的新技术是 CRISPR/Cas9 系统[86]。Cas9 是一种核酸酶，可被定位到基因组中的精确位置，然后启动 DNA 双链断裂。在此之后，外源性模板可以促进同源性定向修复以校正突变的基因。理论上，这可以治愈肌节性心肌病，因为致病突变不再存在于基因组中。该技术最近在 mdx 小鼠体内被证实。CRISPR/Cas9 被递送到植入假孕女性体内的 mdx 受精卵中[87]。基因组校正范围为 2%～100%，并且校正的肌萎缩蛋白表达小鼠血清肌酸激酶（CK）降低，握力增加[88]。目前，这种技术不能用于人体，但开发将 CRISPR/Cas9 系统递送到体内合适细胞的方法可能为未来的技术进步提供基础。

小结

　　了解肌节性心肌病的遗传学基础打开了深入探究疾病机制的大门。以往这些疾病在临床上由形态学变化来定义。目前，有关疾病机制的大量数据指出肌节功能是主要的常见损伤，因此需要重新验证肌节性心肌病的临床定义。同时，需要制定新的诊断标志物和预后标志物，以便更好地了解疾病的早期阶段。这可能会导致改变肌节功能和预防疾病进展的新疗法（图 10.4）。

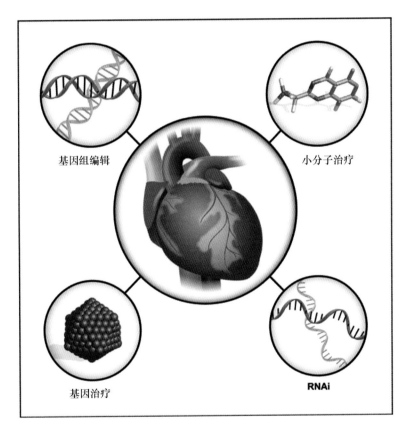

图 10.4　肌节性心肌病的实验治疗。小分子治疗旨在恢复收缩性、代谢或 Ca^{2+} 运作。RNAi 敲低突变 mRNA 水平可恢复正常功能。基因治疗可替换突变蛋白或恢复肌节功能。基因组编辑是消除突变等位基因的手段

参考文献

1. Geisterfer-Lowrance AA, Kass S, Tanigawa G, Vosberg HP, McKenna W, Seidman CE, Seidman JG. A molecular basis for familial hypertrophic cardiomyopathy: a beta cardiac myosin heavy chain gene missense mutation. Cell. 1990;62(5):999–1006.
2. Seidman JG, Seidman C. The genetic basis for cardiomyopathy: from mutation identification to mechanistic paradigms. Cell. 2001;104(4):557–67.
3. Tardiff JC, Carrier L, Bers DM, Poggesi C, Ferrantini C, Coppini R, Maier LS, Ashrafian H, Huke S, van der Velden J. Targets for therapy in sarcomeric cardiomyopathies. Cardiovasc Res. 2015;105(4):457–70.
4. van der Velden J, Ho CY, Tardiff JC, Olivotto I, Knollmann BC, Carrier L. Research priorities in sarcomeric cardiomyopathies. Cardiovasc Res. 2015;105(4):449–56.
5. Gordon AM, Homsher E, Regnier M. Regulation of contraction in striated muscle. Physiol Rev. 2000;80(2):853–924.
6. Bers DM. Cardiac excitation-contraction coupling. Nature. 2002;415(6868):198–205.
7. Li MX, Spyracopoulos L, Sykes BD. Binding of cardiac troponin-

I147-163 induces a structural opening in human cardiac troponin-C. Biochemistry. 1999;38(26):8289–98.

8. Willott RH, Gomes AV, Chang AN, Parvatiyar MS, Pinto JR, Potter JD. Mutations in Troponin that cause HCM, DCM AND RCM: what can we learn about thin filament function? J Mol Cell Cardiol. 2010;48(5):882–92.

9. Farah CS, Reinach FC. The troponin complex and regulation of muscle contraction. FASEB J. 1995;9(9):755–67.

10. Tobacman LS. Thin filament-mediated regulation of cardiac contraction. Annu Rev Physiol. 1996;58:447–81.

11. Huke S, Knollmann BC. Increased myofilament Ca2+-sensitivity and arrhythmia susceptibility. J Mol Cell Cardiol. 2010;48(5):824–33.

12. Yasuda S, Coutu P, Sadayappan S, Robbins J, Metzger JM. Cardiac transgenic and gene transfer strategies converge to support an important role for troponin I in regulating relaxation in cardiac myocytes. Circ Res. 2007;101(4):377–86.

13. Day SM, Westfall MV, Metzger JM. Tuning cardiac performance in ischemic heart disease and failure by modulating myofilament function. J Mol Med (Berl). 2007;85(9):911–21.

14. Wolff MR, Buck SH, Stoker SW, Greaser ML, Mentzer RM. Myofibrillar calcium sensitivity of isometric tension is increased in human dilated cardiomyopathies: role of altered beta-adrenergically mediated protein phosphorylation. J Clin Invest. 1996;98(1):167–76.

15. Nonaka M, Morimoto S. Experimental models of inherited cardiomyopathy and its therapeutics. World J Cardiol. 2014;6(12):1245–51.

16. Maron BJ, Maron MS, Semsarian C. Genetics of hypertrophic cardiomyopathy after 20 years: clinical perspectives. J Am Coll Cardiol. 2012;60(8):705–15.

17. Lu QW, Wu XY, Morimoto S. Inherited cardiomyopathies caused by troponin mutations. J Geriatr Cardiol. 2013;10(1):91–101.

18. Spudich JA. Hypertrophic and dilated cardiomyopathy: four decades of basic research on muscle lead to potential therapeutic approaches to these devastating genetic diseases. Biophys J. 2014; 106(6):1236–49.

19. Ho CY. Genetic considerations in hypertrophic cardiomyopathy. Prog Cardiovasc Dis. 2012;54(6):456–60.

20. Coppini R, Ho CY, Ashley E, Day S, Ferrantini C, Girolami F, Tomberli B, Bardi S, Torricelli F, Cecchi F, Mugelli A, Poggesi C, Tardiff J, Olivotto I. Clinical phenotype and outcome of hypertrophic cardiomyopathy associated with thin-filament gene mutations. J Am Coll Cardiol. 2014;64(24):2589–600.

21. Alfares AA, Kelly MA, McDermott G, Funke BH, Lebo MS, Baxter SB, Shen J, McLaughlin HM, Clark EH, Babb LJ, Cox SW, DePalma SR, Ho CY, Seidman JG, Seidman CE, Rehm HL. Results of clinical genetic testing of 2,912 probands with hypertrophic cardiomyopathy: expanded panels offer limited additional sensitivity. Genet Med. 2015;17:880.

22. Mestroni L, Brun F, Spezzacatene A, Sinagra G, Taylor MR. Genetic causes of dilated cardiomyopathy. Prog Pediatr Cardiol. 2014; 37(1-2):13–8.

23. McNally EM, Puckelwartz MJ. Genetic variation in cardiomyopathy and cardiovascular disorders. Circ J. 2015;79(7):1409–15.

24. Blankenburg R, Hackert K, Wurster S, Deenen R, Seidman JG, Seidman CE, Lohse MJ, Schmitt JP. beta-Myosin heavy chain variant Val606Met causes very mild hypertrophic cardiomyopathy in mice, but exacerbates HCM phenotypes in mice carrying other HCM mutations. Circ Res. 2014;115(2):227–37.

25. Maron BJ, Ho CY. Hypertrophic cardiomyopathy without hypertrophy: an emerging preclinical subgroup composed of genetically affected family members. JACC Cardiovasc Imaging. 2009;2(1):65–8.

26. Maron BJ, Yeates L, Semsarian C. Clinical challenges of genotype positive (+)-phenotype negative (-) family members in hypertrophic cardiomyopathy. Am J Cardiol. 2011;107(4):604–8.

27. Gollapudi SK, Tardiff JC, Chandra M. The functional effect of dilated cardiomyopathy mutation (R144W) in mouse cardiac troponin T is differently affected by alpha- and beta-myosin heavy chain isoforms. Am J Physiol Heart Circ Physiol. 2015;308(8):H884–93.

28. Tardiff JC. It's never too early to look: subclinical disease in sarcomeric dilated cardiomyopathy. Circ Cardiovasc Genet. 2012;5(5): 483–6.

29. McNally EM, Golbus JR, Puckelwartz MJ. Genetic mutations and mechanisms in dilated cardiomyopathy. J Clin Invest. 2013 ;123(1):19–26.

30. McNally EM. Genetics: broken giant linked to heart failure. Nature. 2012;483(7389):281–2.

31. Leinwand LA, Tardiff JC, Gregorio CC. Mutations in the sensitive giant titin result in a broken heart. Circ Res. 2012;111(2):158–61.

32. Wang D, McCully ME, Luo Z, McMichael J, Tu AY, Daggett V, Regnier M. Structural and functional consequences of cardiac troponin C L57Q and I61Q Ca(2+)-desensitizing variants. Arch Biochem Biophys. 2013;535(1):68–75.

33. Liu B, Tikunova SB, Kline KP, Siddiqui JK, Davis JP. Disease-related cardiac troponins alter thin filament Ca2+ association and dissociation rates. PLoS One. 2012;7(6):e38259.

34. Parvatiyar MS, Pinto JR, Liang J, Potter JD. Predicting cardiomyopathic phenotypes by altering Ca2+ affinity of cardiac troponin C. J Biol Chem. 2010;285(36):27785–97.

35. Lim CC, Yang H, Yang M, Wang CK, Shi J, Berg EA, Pimentel DR, Gwathmey JK, Hajjar RJ, Helmes M, Costello CE, Huo S, Liao R. A novel mutant cardiac troponin C disrupts molecular motions critical for calcium binding affinity and cardiomyocyte contractility. Biophys J. 2008;94(9):3577–89.

36. Davis J, Metzger JM. Combinatorial effects of double cardiomyopathy mutant alleles in rodent myocytes: a predictive cellular model of myofilament dysregulation in disease. PLoS One. 2010;5(2):e9140.

37. Du CK, Zhan DY, Morimoto S. In vivo effects of propyl gallate, a novel Ca(2+) sensitizer, in a mouse model of dilated cardiomyopathy caused by cardiac troponin T mutation. Life Sci. 2014;109(1):15–9.

38. Du CK, Morimoto S, Nishii K, Minakami R, Ohta M, Tadano N, Lu QW, Wang YY, Zhan DY, Mochizuki M, Kita S, Miwa Y, Takahashi-Yanaga F, Iwamoto T, Ohtsuki I, Sasaguri T. Knock-in mouse model of dilated cardiomyopathy caused by troponin mutation. Circ Res. 2007; 101(2):185–94.

39. Duncker DJ, Bakkers J, Brundel BJ, Robbins J, Tardiff JC, Carrier L. Animal and in silico models for the study of sarcomeric cardiomyopathies. Cardiovasc Res. 2015;105(4):439–48.

40. Tardiff JC. Tropomyosin and dilated cardiomyopathy: revenge of the actinomyosin "gatekeeper". J Am Coll Cardiol. 2010;55(4):330–2.

41. Bos JM, Towbin JA, Ackerman MJ. Diagnostic, prognostic, and therapeutic implications of genetic testing for hypertrophic cardiomyopathy. J Am Coll Cardiol. 2009;54(3):201–11.

42. Hernandez OM, Szczesna-Cordary D, Knollmann BC, Miller T, Bell M, Zhao J, Sirenko SG, Diaz Z, Guzman G, Xu Y, Wang Y, Kerrick WG, Potter JD. F110I and R278C troponin T mutations that cause familial hypertrophic cardiomyopathy affect muscle contraction in transgenic mice and reconstituted human cardiac fibers. J Biol Chem. 2005;280(44):37183–94.

43. Chandra M, Rundell VL, Tardiff JC, Leinwand LA, De Tombe PP, Solaro RJ. Ca(2+) activation of myofilaments from transgenic mouse hearts expressing R92Q mutant cardiac troponin T. Am J Physiol Heart Circ Physiol. 2001;280(2):H705–13.

44. Michele DE, Albayya FP, Metzger JM. Direct, convergent hypersensitivity of calcium-activated force generation produced by hypertrophic cardiomyopathy mutant alpha-tropomyosins in adult cardiac myocytes. Nat Med. 1999;5(12):1413–7.

45. Davis J, Wen H, Edwards T, Metzger JM. Allele and species dependent contractile defects by restrictive and hypertrophic cardiomyopathy-linked troponin I mutants. J Mol Cell Cardiol. 2008;44(5):891–904.

46. Tardiff JC, Hewett TE, Palmer BM, Olsson C, Factor SM, Moore RL, Robbins J, Leinwand LA. Cardiac troponin T mutations result in allele-specific phenotypes in a mouse model for hypertrophic cardiomyopathy. J Clin Invest. 1999;104(4):469–81.

47. Montgomery DE, Tardiff JC, Chandra M. Cardiac troponin T mutations: correlation between the type of mutation and the nature of myofilament dysfunction in transgenic mice. J Physiol. 2001;536(Pt

2):583–92.

48. Javadpour MM, Tardiff JC, Pinz I, Ingwall JS. Decreased energetics in murine hearts bearing the R92Q mutation in cardiac troponin T. J Clin Invest. 2003;112(5):768–75.

49. He H, Javadpour MM, Latif F, Tardiff JC, Ingwall JS. R-92L and R-92W mutations in cardiac troponin T lead to distinct energetic phenotypes in intact mouse hearts. Biophys J. 2007;93(5):1834–44.

50. Haim TE, Dowell C, Diamanti T, Scheuer J, Tardiff JC. Independent FHC-related cardiac troponin T mutations exhibit specific alterations in myocellular contractility and calcium kinetics. J Mol Cell Cardiol. 2007;42(6):1098–110.

51. Moore RK, Grinspan LT, Jimenez J, Guinto PJ, Ertz-Berger B, Tardiff JC. HCM-linked 160E cardiac troponin T mutation causes unique progressive structural and molecular ventricular remodeling in transgenic mice. J Mol Cell Cardiol. 2013;58:188–98.

52. Schlossarek S, Mearini G, Carrier L. Cardiac myosin-binding protein C in hypertrophic cardiomyopathy: mechanisms and therapeutic opportunities. J Mol Cell Cardiol. 2011;50(4):613–20.

53. Mearini G, Stimpel D, Geertz B, Weinberger F, Krämer E, Schlossarek S, Mourot-Filiatre J, Stoehr A, Dutsch A, Wijnker PJ, Braren I, Katus HA, Müller OJ, Voit T, Eschenhagen T, Carrier L. Mybpc3 gene therapy for neonatal cardiomyopathy enables long-term disease prevention in mice. Nat Commun. 2014;5:5515.

54. Tyska MJ, Hayes E, Giewat M, Seidman CE, Seidman JG, Warshaw DM. Single-molecule mechanics of R403Q cardiac myosin isolated from the mouse model of familial hypertrophic cardiomyopathy. Circ Res. 2000;86(7):737–44.

55. Palmer BM, Fishbaugher DE, Schmitt JP, Wang Y, Alpert NR, Seidman CE, Seidman JG, VanBuren P, Maughan DW. Differential cross-bridge kinetics of FHC myosin mutations R403Q and R453C in heterozygous mouse myocardium. Am J Physiol Heart Circ Physiol. 2004;287(1):H91–9.

56. Knollmann BC, Kirchhof P, Sirenko SG, Degen H, Greene AE, Schober T, Mackow JC, Fabritz L, Potter JD, Morad M. Familial hypertrophic cardiomyopathy-linked mutant troponin T causes stress-induced ventricular tachycardia and Ca2+-dependent action potential remodeling. Circ Res. 2003;92(4):428–36.

57. Baudenbacher F, Schober T, Pinto JR, Sidorov VY, Hilliard F, Solaro RJ, Potter JD, Knollmann BC. Myofilament Ca2+ sensitization causes susceptibility to cardiac arrhythmia in mice. J Clin Invest. 2008;118(12):3893–903.

58. Huke S, Venkataraman R, Faggioni M, Bennuri S, Hwang HS, Baudenbacher F, Knollmann BC. Focal energy deprivation underlies arrhythmia susceptibility in mice with calcium-sensitized myofilaments. Circ Res. 2013;112(10):1334–44.

59. Schober T, Huke S, Venkataraman R, Gryshchenko O, Kryshtal D, Hwang HS, Baudenbacher FJ, Knollmann BC. Myofilament Ca sensitization increases cytosolic Ca binding affinity, alters intracellular Ca homeostasis, and causes pause-dependent Ca-triggered arrhythmia. Circ Res. 2012;111(2):170–9.

60. Parvatiyar MS, et al. Cardiac troponin mutations and restrictive cardiomyopathy. J Biomed Biotechnol. 2010;2010:350706.

61. Jean-Charles PY, Li YJ, Nan CL, Huang XP. Insights into restrictive cardiomyopathy from clinical and animal studies. J Geriatr Cardiol. 2011;8(3):168–83.

62. Mogensen J, Kubo T, Duque M, Uribe W, Shaw A, Murphy R, Gimeno JR, Elliott P, McKenna WJ. Idiopathic restrictive cardiomyopathy is part of the clinical expression of cardiac troponin I mutations. J Clin Invest. 2003;111(2):209–16.

63. van den Wijngaard A, Volders P, Van Tintelen JP, Jongbloed JD, van den Berg MP, Lekanne Deprez RH, Mannens MM, Hofmann N, Slegtenhorst M, Dooijes D, Michels M, Arens Y, Jongbloed R, Smeets BJ. Recurrent and founder mutations in the Netherlands: cardiac Troponin I (TNNI3) gene mutations as a cause of severe forms of hypertrophic and restrictive cardiomyopathy. Neth Heart J. 2011;19(7-8):344–51.

64. Gomes AV, Liang J, Potter JD. Mutations in human cardiac troponin I that are associated with restrictive cardiomyopathy affect basal

ATPase activity and the calcium sensitivity of force development. J Biol Chem. 2005;280(35):30909–15.

65. Kobayashi T, Solaro RJ. Increased Ca2+ affinity of cardiac thin filaments reconstituted with cardiomyopathy-related mutant cardiac troponin I. J Biol Chem. 2006;281(19):13471–7.

66. Wen Y, Xu Y, Wang Y, Pinto JR, Potter JD, Kerrick WG. Functional effects of a restrictive-cardiomyopathy-linked cardiac troponin I mutation (R145W) in transgenic mice. J Mol Biol. 2009;392(5):1158–67.

67. Wen Y, Pinto JR, Gomes AV, Xu Y, Wang Y, Wang Y, Potter JD, Kerrick WG. Functional consequences of the human cardiac troponin I hypertrophic cardiomyopathy mutation R145G in transgenic mice. J Biol Chem. 2008;283(29):20484–94.

68. Davis J, Wen H, Edwards T, Metzger JM. Thin filament disinhibition by restrictive cardiomyopathy mutant R193H troponin I induces Ca2+-independent mechanical tone and acute myocyte remodeling. Circ Res. 2007;100(10):1494–502.

69. Davis J, Yasuda S, Palpant NJ, Martindale J, Stevenson T, Converso K, Metzger JM. Diastolic dysfunction and thin filament dysregulation resulting from excitation-contraction uncoupling in a mouse model of restrictive cardiomyopathy. J Mol Cell Cardiol. 2012;53(3):446–57.

70. Du J, Liu J, Feng HZ, Hossain MM, Gobara N, Zhang C, Li Y, Jean-Charles PY, Jin JP, Huang XP. Impaired relaxation is the main manifestation in transgenic mice expressing a restrictive cardiomyopathy mutation, R193H, in cardiac TnI. Am J Physiol Heart Circ Physiol. 2008;294(6):H2604–13.

71. Ho CY, Charron P, Richard P, Girolami F, Van Spaendonck-Zwarts KY, Pinto Y. Genetic advances in sarcomeric cardiomyopathies: state of the art. Cardiovasc Res. 2015;105(4):397–408.

72. Hwang PM, Sykes BD. Targeting the sarcomere to correct muscle function. Nat Rev Drug Discov. 2015;14(5):313–28.

73. Cleland JG, Teerlink JR, Senior R, Nifontov EM, Mc Murray JJ, Lang CC, Tsyrlin VA, Greenberg BH, Mayet J, Francis DP, Shaburishvili T, Monaghan M, Saltzberg M, Neyses L, Wasserman SM, Lee JH, Saikali KG, Clarke CP, Goldman JH, Wolff AA, Malik FI. The effects of the cardiac myosin activator, omecamtiv mecarbil, on cardiac function in systolic heart failure: a double-blind, placebo-controlled, crossover, dose-ranging phase 2 trial. Lancet. 2011;378(9792):676–83.

74. Utter MS, Ryba DM, Li BH, Wolska BM, Solaro RJ. Omecamtiv mecarbil, a cardiac myosin activator, increases Ca2+-sensitivity in myofilaments with a dilated cardiomyopathy mutant tropomyosin E54K. J Cardiovasc Pharmacol. 2015;66:347.

75. Tadano N, Morimoto S, Takahashi-Yanaga F, Miwa Y, Ohtsuki I, Sasaguri T. Propyl gallate, a strong antioxidant, increases the Ca2+ sensitivity of cardiac myofilament. J Pharmacol Sci. 2009;109(3):456–8.

76. Semsarian C, Ahmad I, Giewat M, Georgakopoulos D, Schmitt JP, McConnell BK, Reiken S, Mende U, Marks AR, Kass DA, Seidman CE, Seidman JG. The L-type calcium channel inhibitor diltiazem prevents cardiomyopathy in a mouse model. J Clin Invest. 2002;109(8):1013–20.

77. Ho CY, Lakdawala NK, Cirino AL, Lipshultz SE, Sparks E, Abbasi SA, Kwong RY, Antman EM, Semsarian C, González A, López B, Diez J, Orav EJ, Colan SD, Seidman CE. Diltiazem treatment for preclinical hypertrophic cardiomyopathy sarcomere mutation carriers: a pilot randomized trial to modify disease expression. JACC Heart Fail. 2015;3(2):180–8.

78. Ashrafian H, Horowitz JD, Frenneaux MP. Perhexiline. Cardiovasc Drug Rev. 2007;25(1):76–97.

79. Abozguia K, Elliott P, McKenna W, Phan TT, Nallur-Shivu G, Ahmed I, Maher AR, Kaur K, Taylor J, Henning A, Ashrafian H, Watkins H, Frenneaux M. Metabolic modulator perhexiline corrects energy deficiency and improves exercise capacity in symptomatic hypertrophic cardiomyopathy. Circulation. 2010;122(16):1562–9.

80. Mearini G, Stimpel D, Krämer E, Geertz B, Braren I, Gedicke-Hornung C, Précigout G, Müller OJ, Katus HA, Eschenhagen T, Voit T, Garcia L, Lorain S, Carrier L. Repair of Mybpc3 mRNA by 5′-trans-splicing in a

mouse model of hypertrophic cardiomyopathy. Mol Ther Nucleic Acids. 2013;2:e102.

81. Gedicke-Hornung C, Behrens-Gawlik V, Reischmann S, Geertz B, Stimpel D, Weinberger F, Schlossarek S, Précigout G, Braren I, Eschenhagen T, Mearini G, Lorain S, Voit T, Dreyfus PA, Garcia L, Carrier L. Rescue of cardiomyopathy through U7snRNA-mediated exon skipping in Mybpc3-targeted knock-in mice. EMBO Mol Med. 2013;5(7):1060–77.

82. Jiang J, Wakimoto H, Seidman JG, Seidman CE. Allele-specific silencing of mutant Myh6 transcripts in mice suppresses hypertrophic cardiomyopathy. Science. 2013;342(6154):111–4.

83. Katz MG, Fargnoli AS, Williams RD, Bridges CR. Gene therapy delivery systems for enhancing viral and nonviral vectors for cardiac diseases: current concepts and future applications. Hum Gene Ther. 2013;24(11):914–27.

84. Zsebo K, Yaroshinsky A, Rudy JJ, Wagner K, Greenberg B, Jessup M, Hajjar RJ. Long-term effects of AAV1/SERCA2a gene transfer in patients with severe heart failure: analysis of recurrent cardiovascular events and mortality. Circ Res. 2014;114(1):101–8.

85. Boutin S, Monteilhet V, Veron P, Leborgne C, Benveniste O, Montus MF, Masurier C. Prevalence of serum IgG and neutralizing factors against adeno-associated virus (AAV) types 1, 2, 5, 6, 8, and 9 in the healthy population: implications for gene therapy using AAV vectors. Hum Gene Ther. 2010;21(6):704–12.

86. Jinek M, Chylinski K, Fonfara I, Hauer M, Doudna JA, Charpentier E. A programmable dual-RNA-guided DNA endonuclease in adaptive bacterial immunity. Science. 2012;337(6096):816–21.

87. Long C, McAnally JR, Shelton JM, Mireault AA, Bassel-Duby R, Olson EN. Prevention of muscular dystrophy in mice by CRISPR/Cas9-mediated editing of germline DNA. Science. 2014;345(6201):1184–8.

88. Davis J, Westfall MV, Townsend D, Blankinship M, Herron TJ, Guerrero-Serna G, Wang W, Devaney E, Metzger JM. Designing heart performance by gene transfer. Physiol Rev. 2008;88(4):1567–651.

右心衰竭

第**11**章

Thenappan Thenappan，Daniel J. Garry

（张丽娜　赵　斌　译　韦　杰　审校）

引言

心脏是一个具有腔室特性的动力器官，包括独特的胚胎衍生、血管供应、分子程序、神经支配和总体结构。右心对于压力、损伤、疾病的反应明显不同于左心，此外，遗传综合征和肺动脉高压等疾病对右心的影响也与左心不同。本章着重介绍右心胚胎学的起源和强调右心室对正常和病理状态的适应。这些变化强调了右心适应不同负荷、结构改变、损伤和疾病的能力。

调节右心发育的机制

在胚胎发育期间心脏是第一个发育的器官[1-3]。原肠胚形成之后，在前外侧中胚层出现的祖细胞可在中线融合形成线性心管[2,4]，此后不久，线性心管启动收缩活动，进一步的细胞增殖促进心脏发育的向右循环（图 11.1），随着发育的进展，不同的腔室形成，从心内膜垫中出现瓣膜，部分心肌形成小梁（图 11.1）。

胚胎心脏来源于从初级（后）和次级（前）心

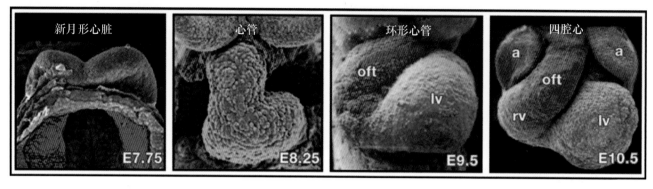

图 11.1 发育中的哺乳动物心脏来源于初级和次级心区的祖细胞。发育中的小鼠心脏的电镜扫描图像显示初级和次级心区的衍生物。可见新月形心脏（E7.5～7.75）、心管（E8.25）、环形心管（E9.5）和四腔心（E10.5）的初级心区（蓝色）和次级心区（粉红色）。心房是初级心区的衍生物。Oft，流出道；lv，左心室；a，心房；rv，右心室

脏区域出现的祖细胞（图 11.1）[2,4-6]，初级心区的衍生物包括左心室和心房，而次级心区的衍生物包括右心室和右心室流出道（OFT）[2,5]。Buckingham 实验室先前的研究证实次级心脏祖细胞源自于内脏及咽中胚层，最终形成右心室、右心室流出道及心室隔膜[5]。命运图谱表明右心室心内膜和右心室流出道都是次级心区的衍生物。大量的转录网络已被证明对次级心区的形成及其衍生物至关重要，包括 LIM 同源结构域蛋白、胰岛素基因增强蛋白 1 （Islet-1)[4-5,7]。缺乏胰岛 Islet-1 的小鼠是无法存活的，且缺乏右心室及右心室流出道，同样，无 Foxh1 的小鼠也无法存活，因其无法形成右心室及右心室流出道。同样，bHLH 蛋白、Hand2 可在次级心区衍生物中表达，整体敲除 Hand2 可导致形成单一的心室，无右心室和右心室流出道。除了这些网络，Mef2c、Tbx1 和 Bop 也在第二心区衍生物的形成中发挥了重要作用[5,7]。

这些研究与其他利用启动子报告结构的转基因研究相辅相成，如 Nkx2-5，它可用于绘制心脏祖细胞、初级心区、次级心区及其衍生物的图谱（图 11.2）[2,7-8]。总的来说，这些研究强调了特定腔室网络的重要性，这些网络控制着来自次级心区的祖细胞，而这些网络的异常会导致先天性心脏缺陷。这些研究还强调了右心室发育的独特性质以及心室腔之间的分子结构差异。

右心室

右心室是一个薄壁、新月形、顺应性的腔室（图 11.3），由于右心室将血液泵入低阻力、高顺应性的肺循环，故与左心室相比其工作负荷明显减少[9]。此外，右心室更像是一个容量泵，而不是压力泵，因为它的容量-表面积比较低。因此，右心室

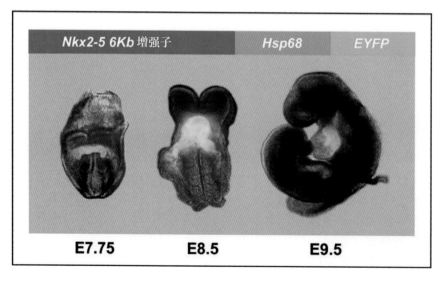

图 11.2 Nkx2-5 在发育中的心脏祖细胞中表达，利用转基因策略可将 Nkx 2-5 上游增强子（6 kb 片段）与最小启动子（hsp 68 或热休克因子 68）和 EYFP 报告基因融合，标记与新月形心脏（E7.75）、心管（E8.5）和环形心管（E9.5）相关的祖细胞

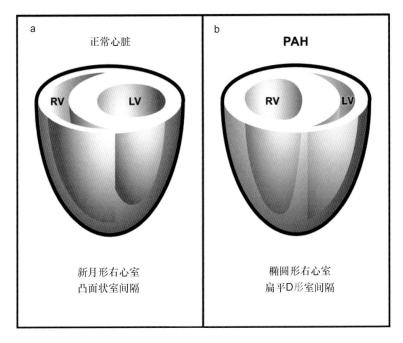

图 11.3　正常健康状态下和肺动脉高压时的右心室。（a）正常、健康的右心室是壁薄、新月形的。（b）肺动脉高压（PH）增加右心室后负荷，导致代偿性肥大，最终导致扩张。肺动脉高压时，右心室呈椭圆形，伴室间隔扁平。RV，右心室；LV，左心室

不能承受急剧增加的压力超负荷（急性肺栓塞），右心室的每搏量随着后负荷的急剧增加而呈线性下降。相反，继发于慢性肺动脉高压（PH）的持续压力超负荷会导致右心室肥大及扩张（图 11.3）。

右心衰竭

右心室功能不全所致的右心衰竭可大致分为三种类型：右心室后负荷增加、累及右心室心肌的心肌病和右心瓣膜疾病。右心室后负荷由稳定成分和搏动成分组成。稳定成分为肺血管阻力（PVR），是右心室维持前向血流所承受的后负荷，而搏动成分为肺动脉顺应性，是右心室承受的来自肺动脉搏动的后负荷。肺血管阻力占右心室后负荷总量的 75％～80％，而肺动脉顺应性占右心室后负荷总量的其余 20％～25％[10]。

肺动脉高压

肺动脉高压被定义为在静息状态下（有创性测量）平均肺动脉压力≥25 mmHg，是右心衰竭最常见的病因。在肺动脉高压的情况下，右心室后负荷的稳定成分和搏动成分均会增加。最初，右心室通过代偿性肥大来适应增加的后负荷。右心室代偿性

肥大可减小壁应力，增强收缩力（Anrep 效应）以维持收缩功能（图 11.3）。然而，随着时间的推移，右心室因适应不良的重构而扩张，最终衰竭。从适应性、代偿性肥大到适应不良的右心室扩张的转变机制尚不清楚。心外膜血流量减少（灌注梯度降低所致）、毛细血管稀疏、神经激素激活以及无氧糖酵解和脂肪酸氧化增加引起的代谢改变，已被认为是右心室缺血的主要原因。2013 年，世界卫生组织（WHO）根据病理生理学和潜在机制将肺动脉高压分为五大类（图 11.4）。

动脉性肺动脉高压：WHO 分类为肺动脉高压 I 型

动脉性肺动脉高压（PAH），即 WHO 分类的 I 型肺动脉高压，是一组以内皮细胞功能障碍和小肺动脉平滑肌细胞肥大为特征的疾病，导致右心功能障碍、右心衰竭，最终导致死亡[11]。阻力肺动脉的重塑增加了肺动脉压（PAP）和肺血管阻力，这种重塑也会降低肺动脉顺应性，从而共同增加右心室的后负荷。PAH 定义为平均 PAP≥25 mmHg，肺毛细血管楔压（PCWP）<15 mmHg，PVR≥3 wood。PAH 可为特发性、遗传性、或与其他疾病如结缔组织病、先天性心脏病、门静脉高压、HIV 感染、厌食暴露、血吸虫病有关。动脉性 PAH 主要

图 11.4 第五届世界卫生组织会议肺动脉高压分类。根据发病机制和疾病机制将肺动脉高压分为五大类。BMPR，骨形成蛋白受体；ENG，内皮因子；CAV，小窝蛋白；HIV，人类免疫缺陷病毒；PH，肺动脉高压

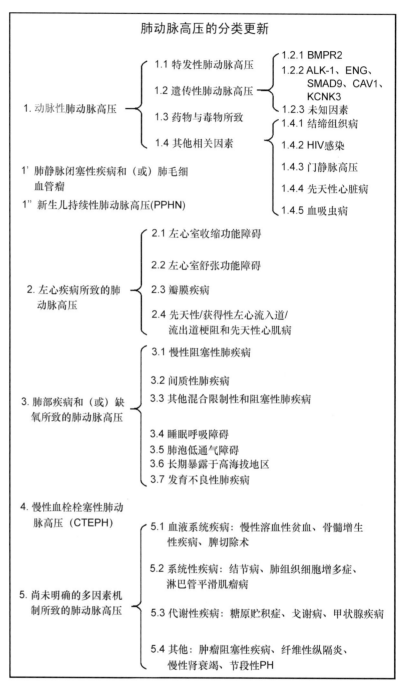

影响小的阻力肺动脉，其进展为内膜增生、中膜肥厚、外膜增生、原位血栓形成和炎症[12]。小肌性动脉腔内毛细血管样、血管增生的血管通道（被称为丛状病变）是 PAH 的特征性改变[12]。

PAH 的发病机制可能涉及多种途径，而不是单一的机制[11]。与肺血管重塑的发病机制密切相关的三条主要通路包括内皮素、一氧化氮和前列环素通路（图 11.5）。血管内皮功能失调的特点是小肺动脉中血管活性物质和血管扩张物质的失衡。内皮素合成增加，而前列环素和一氧化氮合成减少。内皮素

是一种强效血管收缩剂和平滑肌丝裂原，然而前列环素是一种抑制平滑肌增殖和具有抗血小板作用的强效血管扩张剂[11]。一氧化氮是一种强效血管扩张剂，能抑制平滑肌增殖和血小板活化。血栓素、5-羟色胺和血管活性肠肽也被证明参与了 PAH 的发病机制。

PAH 也能促进肺动脉平滑肌细胞增殖，减少细胞凋亡。多种潜在的机制参与平滑肌细胞增殖，包括两个转录因子—缺氧诱导因子（HIF）-1α 和活化 T 细胞核因子（NFAT）的常氧活化和电压门控钾

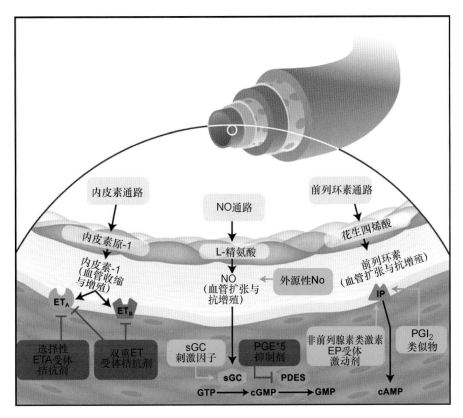

图 11.5　肺动脉高压（PAH）发病机制相关的 3 条主要通路，PAH 的特点是小肺动脉中内皮素增加，前列环素和一氧化氮减少。ET，内皮素；NO，一氧化氮；sGC，可溶性鸟苷酸环化酶；PDE，磷酸二酯酶；PG，前列环素

离子通道 Kv1.5 和 Kv2.1 表达减少、抗细胞凋亡的存活蛋白表达增加、瞬时受体电位通道（TRPC）表达增加。最后，炎症浸润和促炎性细胞因子的激活提示炎症可能在 PAH 的发病机制中起作用（图 11.6）[13]。

在遗传性 PAH 的患者中证实存在转化生长因子 β（TGF-β）通路、骨形成蛋白受体（BMPR2）、活化素样激酶和内皮因子的基因突变[14]。在遗传性 PAH 的患者中还发现了 *caveolin-1* 和 *KCNK3* 基因突变[14]。

PAH 的发病率为 2～7/1 000 000，患病率为 10～26/1 000 000，特发性或遗传性 PAH 是最常见的 PAH，占总 PAH 患者的近 50%。在 PAH 相关的病因中，结缔组织病（主要是硬皮病）是最常见的病因[15-17]。特发性或遗传性 PAH 患者的平均年龄为 45～65 岁，好发于女性，男女比例为 1∶3。PAH 仍然是一种致命性疾病，具有相对高的死亡率。在当代注册的 PAH 患者中，1 年、3 年、5 年生存率分别为 85%、69% 和 61%[18-22]。

劳力性呼吸困难是 PAH 最常见的临床表现，其他症状包括疲劳、胸部不适、晕厥、下肢肿胀、腹胀和体重增加。在体格检查中，患者可出现颈静脉怒张（JVD）、明显的 "a" 波、右心室抬举性搏动、

第二心音亢进、右侧第四心音和三尖瓣反流导致的全收缩期杂音。当右心衰竭时，患者可以在颈静脉怒张时出现明显的 "v" 波、右侧第三心音奔马律、肝大、腹水和下肢水肿。

影像学检查可用于诊断 PAH。胸部 X 线检查可以显示中央肺动脉突出，外周肺血管纹减少，因右心室肥大导致的胸骨后间隙减小[13]。心电图检查可显示右心房扩张、右心室肥大、电轴右偏。经胸超声心动图是筛查的首选方法[13]，典型的表现包括多普勒成像估测的肺动脉收缩压升高、右心室扩张及肥大、室间隔扁平（D 形）、右心室收缩功能降低、右心房扩张和右向左分流。多普勒对肺动脉压的估测可能不准确，不能用于肺动脉高压的确诊。

应该对患者进行 HIV 感染、结缔组织病和门静脉高压的筛查，应进行肺功能检查、夜间多导睡眠图、通气灌注（V/Q）扫描、计算机断层扫描（CT）肺血管造影检查，以排除肺动脉高压的其他病因。右心导管插入术是诊断 PAH 的金标准[13]，它有助于明确诊断、评估严重程度，并测试急性血管扩张反应。PAH 的定义为静息状态下平均肺动脉压 ≥25 mmHg，肺毛细血管楔压 ≤15 mmHg，肺血管阻力 ≥3 wood。在诊断性右心导管插入术中，通常会进行急性血管扩张剂试验，以确定对钙通道阻

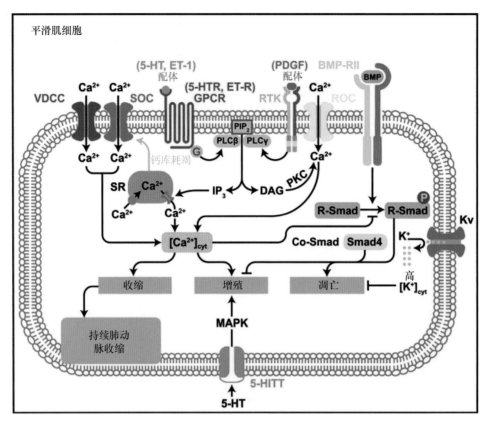

图 11.6 PAH 发病机制涉及的信号通路。VDCC，电压依赖性钙离子通道；5-HTP，5-羟色氨酸；5-HTR，5-羟色胺受体；ET，内皮素；ETR，内皮素受体；PDGF，血小板衍生生长因子；BMPR Ⅱ，骨形成蛋白受体；SOC，钙库操控钙通道；MAPK，丝裂原活化蛋白激酶；DAG，二酰甘油；GPCR，G 蛋白偶联受体；IP3，三磷酸肌醇；PIP2，磷酸酰肌醇；PLC，磷脂酶 C；PKC，蛋白激酶 C；RO，受体操纵钙通道；RTK，受体酪氨酸激酶；co-Smad，共同调节型 smad；R-Smad，受体调节型 smad 信号通路

滞剂治疗有反应的患者亚群。心脏磁共振成像在肺动脉高压的诊断，尤其是评价右心室功能状态方面具有重要意义，它能够准确和可重复测量右心室容量、重量和收缩功能[23]。

PAH 患者的治疗包括一般支持治疗和 PAH 特异性血管扩张治疗。PAH 特异性治疗被证明可以改善心功能、生活质量和血流动力学，减少住院人数。PAH 的生存率在过去的 20 年里有了很大的改善，但是确切的原因尚不清楚。依前列醇是唯一一种能提高生存率的药物。其他 12 种可用的 PAH 特异性治疗均不能提高生存率。

肺动脉高压的支持治疗包括经鼻供氧、右心衰竭使用利尿剂和长期使用华法林抗凝治疗，目标国际标准化比率（INR）为 1.5～2.5[24-25]。PAH 患者推荐长期抗凝治疗，特别是特发性 PAH[13]。地高辛被证明可以改善 PAH 患者的右心室收缩功能。钙通道阻滞剂可用于在诊断性右心导管插入术时急性血管扩张试验中呈阳性反应的特发性 PAH 患者。仅有

5%～10% 的特发性 PAH 患者有血管扩张反应[15]，此类患者如果长期口服钙通道阻滞剂治疗，其肺动脉压会持续降低，生存率也会更高[26]。

PAH 特异性血管扩张治疗的靶点是一氧化氮通路、内皮素通路和前列环素通路。磷酸二酯酶 5A 抑制剂（PDE5A 抑制剂）增加环磷酸鸟苷，具有血管扩张、抗增殖和促凋亡作用。可溶性鸟苷酸环化酶刺激剂可通过刺激不依赖一氧化氮的酶溶性鸟苷酸环化酶增加环磷酸鸟苷。西地那非和他达拉非是两种磷酸二酯酶 5A 抑制剂，被批准用于 PAH 患者。无论是短期治疗还是长期治疗，两种药物均能降低平均肺动脉压，增加心排血量，减少肺血管阻力，同时增加 6 分钟步行距离，改善心功能级别[27-29]。利奥西呱是一种可溶性鸟苷酸环化酶刺激剂，可增加 6 分钟步行距离和延缓临床恶化[30]。

波生坦、西他生坦、安利生坦和马西替坦是治疗 PAH 的内皮素受体拮抗剂。波生坦和马西替坦是双重内皮素受体拮抗剂，可阻断内皮素 A 受体和 B 受

体，而安利生坦和西他生坦是选择性内皮素 A 受体拮抗剂。以上四种内皮素受体拮抗剂均能增加 6 分钟步行距离，改善功能级别，延缓临床恶化[31-32]。与其他内皮素受体拮抗剂不同的是，在一项长期的、事件驱动试验中，马西替坦被证明可以降低发病率和死亡率[33]。

肠外前列环素治疗是 WHO 心功能分级Ⅳ级 PAH 患者的首选治疗方法，伊前列醇因其半衰期很短，只有 3～5 min，因此需要持续静脉滴注，而且在室温下不稳定。曲罗尼尔半衰期较长，室温下稳定，因此，可通过皮下或静脉途径给药。伊前列醇和曲罗尼尔可改善运动能力、血流动力学和生活质量，但在随机双盲对照试验中，伊前列醇是唯一被证明能提高存活率的治疗方法[34-36]。曲罗尼尔也可吸入给药[37]。曲罗尼尔二乙醇胺是一种口服盐酸曲罗尼尔缓释剂，已被批准作为没有接受任何 PAH 特异性治疗的患者的一线治疗[38]。

肺移植是对肺血管扩张剂治疗无效的 PAH 患者潜在的治疗选择。对于单肺移植还是双肺移植仍未达成共识。此外，严重右心室衰竭患者可能需要心肺联合移植[13]。

左心疾病：肺静脉高压（PVH）——WHO 分类为肺动脉高压Ⅱ型

肺静脉高压是指肺动脉楔压（PAWP）＞15 mmHg 时，平均肺动脉压≥25 mmHg[39]。肺静脉高压与左心室收缩功能障碍、舒张功能障碍和左心瓣膜疾病有关。左心疾病所致的肺动脉高压比其他类型的肺动脉高压更为普遍[40]。

左心室充盈压升高可引起反应性肺动脉收缩和肺血管重塑，从而导致左心衰竭伴肺动脉高压[41]。左心充盈压的增加可导致肺动脉压被动增加，以保持前向血流。在初期，毛细血管前阻力小动脉没有结构或生理学功能异常。因此，跨肺压、肺血管阻力和舒张期肺动脉压力梯度仍在正常范围内，这被称为孤立性毛细血管后肺静脉高压[42]。在本章中，我们将这种状态称为"毛细管后肺动脉高压"。然而，左心充盈压的长期升高会导致肺动脉血管收缩和肺内小动脉重塑[43-44]。这会导致肺动脉压、肺血管阻力升高和舒张压梯度不成比例地增加[42,45]。第五届

世界肺动脉高压研讨会根据舒张压梯度将左心疾病所致的肺动脉高压分为单独毛细血管后肺动脉高压（＜7 mmHg）或混合型肺动脉高压（≥7 mmHg）[46]。

肺动脉高压和右心衰竭的患病率是基于左心疾病（左心室收缩功能障碍、舒张功能障碍或瓣膜疾病）的潜在病因，以及用于诊断肺动脉高压的方法（超声心动图或右心导管插入术）。肺动脉高压在左心室舒张功能不全中（18%～83%）较左心室收缩功能不全中（35%～47.5%）更常见[47-55]。左心疾病所致的肺动脉高压导致右心衰竭的患病率未见报道。最近的数据表明，大约 30% 左心疾病所致肺动脉高压的患者会出现右心衰竭[50,56-57]。肺动脉高压通常还会合并二尖瓣狭窄和反流[58-60]。肺动脉高压在单纯主动脉瓣狭窄中很常见，但在主动脉瓣反流中不常见[61-64]。

不论其潜在的病因是什么，肺动脉高压和右心衰竭的存在与左心疾病患者死亡率的增加有关。应用超声心动图，左心室收缩功能障碍患者肺动脉压升高与死亡率、心脏移植、左心室辅助装置植入或心力衰竭住院的风险较高有关[53-54,65]。左心室舒张功能障碍的患者也有类似的趋势[47,66]。右心衰竭的出现明显预示着肺动脉高压预后不良[56,65,67-69]。肺动脉高压的存在也预示着二尖瓣和主动脉瓣疾病患者预后不良[70-78]。

肺静脉高压的病理生理学和右心衰竭

限制性生理和功能性二尖瓣反流引起的左心充盈压升高是左心疾病患者肺动脉高压发展及随后右心衰竭发生的主要机制[48,79-80]。其他危险因素包括 5-羟色胺转运体基因启动子区基因多态性、高龄、女性、左心房增大、心房颤动和肺动脉顺应性降低[53,81-82]。发生右心衰竭的危险因素包括男性、心房颤动、合并冠心病、较低的系统动脉压和较低的左心室射血分数[56]。

继发于左心疾病的肺动脉高压和右心衰竭的治疗主要是治疗基础左心疾病。对于左心疾病所致的肺动脉高压患者，PAH 特异性治疗的机制尚不清楚，目前不推荐。除了缺乏疗效数据外，这些药物还可带来安全性问题，因为它们与左心室收缩功能障碍患者的

死亡率增加有关。从理论上讲，这些疗法可以在左心充盈压升高时引起肺血流量增加而导致肺水肿[83-85]。在各种 PAH 特异性治疗方法中，磷酸二酯酶 5 抑制剂（PDE5 抑制剂）在肺动脉高压-HFpEF（射血分数正常的心力衰竭）中被研究最多[86-87]，但这些试验的结果好坏参半。因此，目前批准的 PAH 特异性治疗方法（包括磷酸二酯酶 5 抑制剂）都没有被批准用于治疗左心疾病患者的肺动脉高压和右心衰竭。

肺源性心脏病：WHO 分类为肺动脉高压 Ⅲ 型和右心衰竭

肺源性心脏病（肺心病）的定义是右心室肥大和（或）衰竭合并肺动脉高压，这是由于肺部疾病、通气受损或环境缺氧所致[88]。慢性阻塞性肺疾病（COPD）是肺心病最常见的病因。与肺心病有关的限制性肺疾病包括特发性肺纤维化、结节病和结缔组织相关性间质性肺疾病[88]。其他与肺心病相关的疾病包括阻塞性睡眠呼吸暂停、肥胖低通气综合征和低氧高原病[88]。

肺心病占美国所有心力衰竭住院患者的 10％～30％。慢性呼吸系统疾病患者中肺心病的患病率因不同研究而有很大差异，因为这些研究依据的肺动脉高压的定义、对肺动脉高压进行分类的诊断方法，以及潜在肺部疾病的严重程度。呼吸困难是肺心病最常见的症状，但大多数慢性肺疾病患者常伴有呼吸困难，二者临床鉴别困难。其他症状如胸痛、头晕、晕厥和呼吸困难进一步恶化可能表明肺心病的存在。肺心病的确诊需要右心导管插入术（RHC），因为多普勒对肺动脉压的估计可能不准确，特别是在慢性肺疾病患者中[89]。重要的是，COPD 和其他肺部疾病患者发展为肺心病与死亡率增加有关[90]。

肺心病的一线治疗方法是长期氧疗。慢性肺泡缺氧是慢性肺疾病患者肺血管重塑、肺动脉压升高和肺血管阻力增高的主要决定因素[91]。长期氧疗可减少慢性肺泡缺氧，最终减少肺血管收缩和右心室后负荷，从而增加右心室收缩力，增加心排血量。肺血管扩张剂治疗肺心病的疗效尚不清楚，理论上是由于通气血流比例失调时肺血管扩张剂治疗引起的缺氧加重[88]。由于疗效不佳和缺氧风险，PAH 特异性血管扩张剂疗法目前尚未被批准用于肺心病

的治疗。地高辛可用于提高右心室收缩力，但对地高辛治疗肺心病的疗效尚未进行系统研究。利尿剂可通过减少血管内容量和右心室前负荷，可以明显改善症状。肺移植是治疗 65 岁以下且不依赖正性肌力药物的患者的有效方法。单肺移植或双肺移植后右心室功能可改善[88]。

肺血栓栓塞症

急性肺栓塞可引起急性右心室衰竭和心源性休克[92]。右心室对压力负荷比容量负荷更敏感，因此，急性大块状或次块状肺动脉栓塞引起的肺动脉压急性升高会导致右心室收缩功能降低、右心室衰竭。对于急性肺栓塞伴严重低血压即收缩压小于 90 mmHg 的患者，除全身抗凝外，还推荐溶栓治疗[92]。随着时间的推移，大约 5％的急性深静脉血栓形成和（或）肺栓塞患者会发展成慢性血栓栓塞症，这种疾病会因右心室后负荷增加而导致慢性右心衰竭[93]。肺动脉内膜切除术是可手术的慢性血栓栓塞症（近端病变）患者的首选治疗方法[93]。对于那些远端病变无法手术的慢性血栓栓塞症患者，利奥西呱是一种可溶性鸟苷酸环化酶刺激剂，已被证明可以改善运动能力，减少临床恶化和右心室衰竭相关住院[94]。经皮球囊肺动脉成形术是治疗不能手术的慢性血栓栓塞症患者的另一种选择[93]。

右心室心肌梗死

急性右心室心肌梗死（MI）可导致右心衰竭。由于左心室下壁和右心室均由右冠状动脉供应，故急性右心室心肌梗死常发生在下壁心肌梗死的部位。单纯右心室心肌梗死是非常罕见的[95-96]。右心室心肌梗死合并下壁心肌梗死的发生率为 10％～50％。典型的右心室心肌梗死临床三联征包括低血压、颈静脉怒张和肺野清晰。心电图显示右胸导联（V_3R 和 V_4R 导联）ST 段抬高。治疗右心室心肌梗死的主要方法是及时对右心室行血运重建，无论是经皮或手术[95-96]。急性右心室心肌梗死引起的心源性休克需要静脉输液，因为这些患者高度依赖前负荷，应该避免使用利尿剂。一般来说，无论是否进行血运重

建，急性右心室心肌梗死不会导致慢性右心衰竭，除非伴有严重的肺血管疾病[95-96]。

致心律失常性右心室发育不良

致心律失常性右心室发育不良（ARVD）是一种遗传性进行性心肌病，其特点是心肌纤维脂肪性替换导致室性心律失常和进行性右心衰竭[97]。虽然ARVD 主要影响右心室，但也可累及左心室，尤其是心外膜下表面。ARVD 的确切发病机制尚不清楚，但桥粒蛋白（桥粒斑蛋白和斑珠蛋白）的突变与此疾病有关。ARVD 的患病率为 1：5000～1：2500，主要见于 20～50 岁的男性[97]。

ARVD 的常见临床症状是心悸、晕厥和心脏性猝死。室性心动过速是主要表现[97]。逐渐进展的右心室收缩功能障碍可导致慢性右心衰竭，但不常见（<10%的患者）。ARVD 的诊断具有挑战性[98]。多种诊断标准已被推荐用于确诊 ARVD。心脏磁共振成像是首选的影像学检查，然而，由于右心室游离壁纤维脂肪浸润，使游离壁非常薄，且肌肉较少，因此很难识别。心内膜心肌活检通常没有帮助，因为右心室的片状受累会导致抽样误差。对右心室心内膜心肌活检样本进行桥粒斑蛋白和斑珠蛋白免疫组化染色被推荐用于专科中心 ARVD 的早期诊断[98]。

治疗 ARVD 合并室性心动过速的首选方法是植入自动心内除颤器。植入心内除颤器用于室性心动过速的一级或二级预防通常可提高 ARVD 患者的长期存活率，因为室性心动过速是主要的临床表现。心脏移植是少数发展为进行性右心室功能障碍和右心衰竭的 ARVD 患者的首选治疗方法。目前还没有用于治疗慢性右心衰竭的经美国食品药品监督管理局批准的、长期、可植入的右心室辅助装置。神经激素调节和醛固酮受体拮抗剂在治疗 ARVD 中的作用有限[99]。

右心瓣膜疾病

随着时间的推移，无论是原发性还是继发性三尖瓣反流，都会导致右心室容量负荷过重、右心室功能不全和右心衰竭。肺动脉高压或右心室腔和（或）逐年扩张引起的继发性三尖瓣反流比原发性三尖瓣反流更为常见。原发性三尖瓣反流罕见，其原因包括感染性心内膜炎、类癌性心脏病、风湿性心脏病、三尖瓣脱垂、创伤和某些抑制食欲的药物。

类癌性心脏病发生在近 50%的类癌患者中，这些肿瘤是罕见的神经内分泌肿瘤，可以分泌血管活性物质，包括血清素、组胺、缓激肽、5-羟色氨酸、5-羟色胺和心房钠尿肽[100]。类癌主要发生在胃肠道，类癌性心脏病的特征是斑块样纤维组织沉积—典型的沉积在右侧心脏的瓣膜和（或）在心内膜。心脏左侧一般不受类癌性心脏疾病的影响，类癌所分泌的血管活性物质在肺循环中被代谢。在心脏右侧，三尖瓣和肺动脉瓣均可被影响。随着时间的推移，三尖瓣反流和（或）肺动脉瓣反流引起右心室容量负荷过重，右心室功能不全，最终导致右心衰竭。切除原发性类癌肿瘤是根本性治疗，重度心脏瓣膜疾病患者可从瓣膜修复或置换中受益[100]。

小结

右心在发育起源、组织结构、分子调控和功能作用等方面均与左心不同。肺动脉高压、心肌梗死、遗传性疾病和类癌都能进展为右心衰竭，从而影响患者的发病率和死亡率。大量的研究集中在开发新的疗法来影响疾病的进展，但目前的治疗发展状况仍处于早期阶段。开展患者登记系统、使用成像技术和分子分析技术，将使人们更深入地了解右心衰竭的机制，并最终提供新的治疗方法。

参考文献

1. Doyle MJ, Lohr JL, Chapman CS, Koyano-Nakagawa N, Garry MG, Garry DJ. Human induced pluripotent stem cell-derived cardiomyocytes as a model for heart development and congenital heart disease. Stem Cell Rev. 2015;11(5):710-27.

2. Garry DJ, Olson EN. A common progenitor at the heart of development. Cell. 2006;127(6):1101-4.

3. Kamdar F, Klaassen Kamdar A, Koyano-Nakagawa N, Garry MG, Garry DJ. Cardiomyopathy in a dish: using human inducible pluripotent stem cells to model inherited cardiomyopathies. J Card Fail. 2015;21(9):761-70.

4. Latif S, Masino A, Garry DJ. Transcriptional pathways direct cardiac development and regeneration. Trends Cardiovasc Med. 2006;16(7):234-40.

5. Black BL. Transcriptional pathways in second heart field develop-

ment. Semin Cell Dev Biol. 2007;18(1):67–76.

6. Ferdous A, Caprioli A, Iacovino M, Martin CM, Morris J, Richardson JA, Latif S, Hammer RE, Harvey RP, Olson EN, Kyba M, Garry DJ. Nkx2-5 transactivates the Ets-related protein 71 gene and specifies an endothelial/endocardial fate in the developing embryo. Proc Natl Acad Sci U S A. 2009;106(3):814–9.

7. Gong W, Koyano-Nakagawa N, Li T, Garry DJ. Inferring dynamic gene regulatory networks in cardiac differentiation through the integration of multi-dimensional data. BMC Bioinformatics. 2015;16:74.

8. Masino AM, Gallardo TD, Wilcox CA, Olson EN, Williams RS, Garry DJ. Transcriptional regulation of cardiac progenitor cell populations. Circ Res. 2004;95(4):389–97.

9. Haddad F, Doyle R, Murphy DJ, Hunt SA. Right ventricular function in cardiovascular disease, part II: pathophysiology, clinical importance, and management of right ventricular failure. Circulation. 2008;117(13):1717–31.

10. Saouti N, Westerhof N, Helderman F, Marcus JT, Boonstra A, Postmus PE, Vonk-Noordegraaf A. Right ventricular oscillatory power is a constant fraction of total power irrespective of pulmonary artery pressure. Am J Respir Crit Care Med. 2010;182(10):1315–20.

11. Farber HW, Loscalzo J. Pulmonary arterial hypertension. N Engl J Med. 2004;351(16):1655–65.

12. Rich S, Pogoriler J, Husain AN, Toth PT, Gomberg-Maitland M, Archer SL. Long-term effects of epoprostenol on the pulmonary vasculature in idiopathic pulmonary arterial hypertension. Chest. 2010;138(5):1234–9.

13. McLaughlin VV, Archer SL, Badesch DB, Barst RJ, Farber HW, Lindner JR, Mathier MA, McGoon MD, Park MH, Rosenson RS, Rubin LJ, Tapson VF, Varga J, American College of Cardiology Foundation Task Force on Expert Consensus Documents, American Heart Association, American College of Chest Physicians, American Thoracic Society, Inc, Pulmonary Hypertension Association. ACCF/AHA 2009 expert consensus document on pulmonary hypertension a report of the American College of Cardiology Foundation Task Force on Expert Consensus Documents and the American Heart Association developed in collaboration with the American College of Chest Physicians; American Thoracic Society, Inc.; and the Pulmonary Hypertension Association. J Am Coll Cardiol. 2009;53(17):1573–619.

14. Best DH, Austin ED, Chung WK, Elliott CG. Genetics of pulmonary hypertension. Curr Opin Cardiol. 2014;29(6):520–7.

15. Thenappan T, Shah SJ, Rich S, Gomberg-Maitland M. A USA-based registry for pulmonary arterial hypertension: 1982-2006. Eur Respir J. 2007;30(6):1103–10.

16. Humbert M, Sitbon O, Chaouat A, Bertocchi M, Habib G, Gressin V, Yaici A, Weitzenblum E, Cordier JF, Chabot F, Dromer C, Pison C, Reynaud-Gaubert M, Haloun A, Laurent M, Hachulla E, Simonneau G. Pulmonary arterial hypertension in France: results from a national registry. Am J Respir Crit Care Med. 2006;173(9):1023–30.

17. Badesch DB, Raskob GE, Elliott CG, Krichman AM, Farber HW, Frost AE, Barst RJ, Benza RL, Liou TG, Turner M, Giles S, Feldkircher K, Miller DP, McGoon MD. Pulmonary arterial hypertension: baseline characteristics from the REVEAL Registry. Chest. 2010;137(2):376–87.

18. Thenappan T, Shah SJ, Rich S, Tian L, Archer SL, Gomberg-Maitland M. Survival in pulmonary arterial hypertension: a reappraisal of the NIH risk stratification equation. Eur Respir J. 2010;35(5):1079–87.

19. Humbert M, Sitbon O, Chaouat A, Bertocchi M, Habib G, Gressin V, Yaïci A, Weitzenblum E, Cordier JF, Chabot F, Dromer C, Pison C, Reynaud-Gaubert M, Haloun A, Laurent M, Hachulla E, Cottin V, Degano B, Jaïs X, Montani D, Souza R, Simonneau G. Survival in patients with idiopathic, familial, and anorexigen-associated pulmonary arterial hypertension in the modern management era. Circulation. 2010;122(2):156–63.

20. Humbert M, Sitbon O, Yaici A, Montani D, O'Callaghan DS, Jaïs X, Parent F, Savale L, Natali D, Günther S, Chaouat A, Chabot F, Cordier JF, Habib G, Gressin V, Jing ZC, Souza R, Simonneau G, French Pulmonary Arterial Hypertension Network. Survival in incident and prevalent cohorts of patients with pulmonary arterial hypertension. Eur

Respir J. 2010;36(3):549–55.

21. Benza RL, Gomberg-Maitland M, Miller DP, Frost A, Frantz RP, Foreman AJ, Badesch DB, McGoon MD. The REVEAL Registry risk score calculator in patients newly diagnosed with pulmonary arterial hypertension. Chest. 2012;141(2):354–62.

22. Benza RL, Miller DP, Gomberg-Maitland M, Frantz RP, Foreman AJ, Coffey CS, Frost A, Barst RJ, Badesch DB, Elliott CG, Liou TG, McGoon MD. Predicting survival in pulmonary arterial hypertension: insights from the Registry to Evaluate Early and Long-Term Pulmonary Arterial Hypertension Disease Management (REVEAL). Circulation. 2010;122(2):164–72.

23. Freed BH, Gomberg-Maitland M, Chandra S, Mor-Avi V, Rich S, Archer SL, Jamison Jr EB, Lang RM, Patel AR. Late gadolinium enhancement cardiovascular magnetic resonance predicts clinical worsening in patients with pulmonary hypertension. J Cardiovasc Magn Reson. 2012;14:11.

24. Olsson KM, Delcroix M, Ghofrani HA, Tiede H, Huscher D, Speich R, Grünig E, Staehler G, Rosenkranz S, Halank M, Held M, Lange TJ, Behr J, Klose H, Claussen M, Ewert R, Opitz CF, Vizza CD, Scelsi L, Vonk-Noordegraaf A, Kaemmerer H, Gibbs JS, Coghlan G, Pepke-Zaba J, Schulz U, Gorenflo M, Pittrow D, Hoeper MM. Anticoagulation and survival in pulmonary arterial hypertension: results from the Comparative, Prospective Registry of Newly Initiated Therapies for Pulmonary Hypertension (COMPERA) Registry. Circulation. 2014;129(1):57–65.

25. Rich S, Kaufman E, Levy PS. The effect of high doses of calcium-channel blockers on survival in primary pulmonary hypertension. N Engl J Med. 1992;327(2):76–81.

26. Sitbon O, Humbert M, Jais X, Ioos V, Hamid AM, Provencher S, Garcia G, Parent F, Hervé P, Simonneau G. Long-term response to calcium channel blockers in idiopathic pulmonary arterial hypertension. Circulation. 2005;111(23):3105–11.

27. Galie N, Ghofrani HA, Torbicki A, Barst RJ, Rubin LJ, Badesch D, Fleming T, Parpia T, Burgess G, Branzi A, Grimminger F, Kurzyna M, Simonneau G, Sildenafil Use in Pulmonary Arterial Hypertension (SUPER) Study Group. Sildenafil citrate therapy for pulmonary arterial hypertension. N Engl J Med. 2005;353(20):2148–57.

28. Galie N, Brundage BH, Ghofrani HA, Oudiz RJ, Simonneau G, Safdar Z, Shapiro S, White RJ, Chan M, Beardsworth A, Frumkin L, Barst RJ, Pulmonary Arterial Hypertension and Response to Tadalafil (PHIRST) Study Group. Tadalafil therapy for pulmonary arterial hypertension. Circulation. 2009;119(22):2894–903.

29. Oudiz RJ, Brundage BH, Galie N, Ghofrani HA, Simonneau G, Botros FT, Chan M, Beardsworth A, Barst RJ, PHIRST Study Group. Tadalafil for the treatment of pulmonary arterial hypertension: a double-blind 52-week uncontrolled extension study. J Am Coll Cardiol. 2012;60(8):768–74.

30. Ghofrani HA, Galie N, Grimminger F, Grünig E, Humbert M, Jing ZC, Keogh AM, Langleben D, Kilama MO, Fritsch A, Neuser D, Rubin LJ, PATENT-1 Study Group. Riociguat for the treatment of pulmonary arterial hypertension. N Engl J Med. 2013;369(4):330–40.

31. Rubin L, Badesch D, Barst R, Galie N, Black CM, Keogh A, Pulido T, Frost A, Roux S, Leconte I, Landzberg M, Simonneau G. Bosentan therapy for pulmonary arterial hypertension. N Engl J Med. 2002;346(12):896–903.

32. Galie N, Olschewski H, Oudiz RJ, Torres F, Frost A, Ghofrani HA, Badesch DB, McGoon MD, McLaughlin VV, Roecker EB, Gerber MJ, Dufton C, Wiens BL, Rubin LJ, Ambrisentan in Pulmonary Arterial Hypertension, Randomized, Double-Blind, Placebo-Controlled, Multicenter, Efficacy Studies (ARIES) Group. Ambrisentan for the treatment of pulmonary arterial hypertension: results of the ambrisentan in pulmonary arterial hypertension, randomized, double-blind, placebo-controlled, multicenter, efficacy (ARIES) study 1 and 2. Circulation. 2008;117(23):3010–9.

33. Pulido T, Adzerikho I, Channick RN, Delcroix M, Galiè N, Ghofrani HA, Jansa P, Jing ZC, Le Brun FO, Mehta S, Mittelholzer CM, Perchenet L, Sastry BK, Sitbon O, Souza R, Torbicki A, Zeng X, Rubin LJ, Simonneau G, SERAPHIN Investigators. Macitentan and morbidity and

mortality in pulmonary arterial hypertension. N Engl J Med. 2013;369(9):809–18.

34. Barst RJ, Galie N, Naeije R, Simonneau G, Jeffs R, Arneson C, Rubin LJ. Long-term outcome in pulmonary arterial hypertension patients treated with subcutaneous treprostinil. Eur Respir J. 2006;28(6):1195–203.

35. Lang I, Gomez-Sanchez M, Kneussl M, Naeije R, Escribano P, Skoro-Sajer N, Vachiery JL. Efficacy of long-term subcutaneous treprostinil sodium therapy in pulmonary hypertension. Chest. 2006;129(6):1636–43.

36. Barst R, Rubin L, Long W, McGoon MD, Rich S, Badesch DB, Groves BM, Tapson VF, Bourge RC, Brundage BH, Koerner SK, Langleben D, Keller CA, Murali S, Uretsky BF, Clayton LM, Jöbsis MM, Blackburn SD, Shortino D, Crow JW, Primary Pulmonary Hypertension Study Group. A comparison of continuous intravenous epoprostenol (prostacyclin) with conventional therapy for primary pulmonary hypertension. N Engl J Med. 1996;334(5):296–301.

37. McLaughlin VV, Benza RL, Rubin LJ, Channick RN, Voswinckel R, Tapson VF, Robbins IM, Olschewski H, Rubenfire M, Seeger W. Addition of inhaled treprostinil to oral therapy for pulmonary arterial hypertension: a randomized controlled clinical trial. J Am Coll Cardiol. 2010;55(18):1915–22.

38. Jing ZC, Parikh K, Pulido T, Jerjes-Sanchez C, White RJ, Allen R, Torbicki A, Xu KF, Yehle D, Laliberte K, Arneson C, Rubin LJ. Efficacy and safety of oral treprostinil monotherapy for the treatment of pulmonary arterial hypertension: a randomized, controlled trial. Circulation. 2013;127(5):624–33.

39. Hoeper MM, Bogaard HJ, Condliffe R, Frantz R, Khanna D, Kurzyna M, Langleben D, Manes A, Satoh T, Torres F, Wilkins MR, Badesch DB. Definitions and diagnosis of pulmonary hypertension. J Am Coll Cardiol. 2013;62(25 Suppl):D42–50.

40. Simonneau G, Gatzoulis MA, Adatia I, Celermajer D, Denton C, Ghofrani A, Gomez Sanchez MA, Krishna Kumar R, Landzberg M, Machado RF, Olschewski H, Robbins IM, Souza R. Updated clinical classification of pulmonary hypertension. J Am Coll Cardiol. 2013;62(25 Suppl):D34–41.

41. Guazzi M, Borlaug BA. Pulmonary hypertension due to left heart disease. Circulation. 2012;126(8):975–90.

42. Fang JC, DeMarco T, Givertz MM, Borlaug BA, Lewis GD, Rame JE, Gomberg-Maitland M, Murali S, Frantz RP, McGlothlin D, Horn EM, Benza RL. World Health Organization Pulmonary Hypertension group 2: pulmonary hypertension due to left heart disease in the adult--a summary statement from the Pulmonary Hypertension Council of the International Society for Heart and Lung Transplantation. J Heart Lung Transplant. 2012;31(9):913–33.

43. Moraes DL, Colucci WS, Givertz MM. Secondary pulmonary hypertension in chronic heart failure: the role of the endothelium in pathophysiology and management. Circulation. 2000;102(14):1718–23.

44. Givertz M, Colucci W, LeJemtel T, Gottlieb SS, Hare JM, Slawsky MT, Leier CV, Loh E, Nicklas JM, Lewis BE. Acute endothelin A receptor blockade causes selective pulmonary vasodilation in patients with chronic heart failure. Circulation. 2000;101(25):2922–7.

45. Gerges C, Gerges M, Lang MB, Zhang Y, Jakowitsch J, Probst P, Maurer G, Lang IM. Diastolic pulmonary vascular pressure gradient: a predictor of prognosis in "out-of-proportion" pulmonary hypertension. Chest. 2013;143(3):758–66.

46. Vachiery JL, Adir Y, Barbera JA, Champion H, Coghlan JG, Cottin V, De Marco T, Galiè N, Ghio S, Gibbs JS, Martinez F, Semigran M, Simonneau G, Wells A, Seeger WL. Pulmonary hypertension due to left heart diseases. J Am Coll Cardiol. 2013;62(25 Suppl):D100–8.

47. Lam CS, Roger VL, Rodeheffer RJ, Borlaug BA, Enders FT, Redfield MM. Pulmonary hypertension in heart failure with preserved ejection fraction: a community-based study. J Am Coll Cardiol. 2009;53(13):1119–26.

48. Damy T, Goode KM, Kallvikbacka-Bennett A, Lewinter C, Hobkirk J, Nikitin NP, Dubois-Randé JL, Hittinger L, Clark AL, Cleland JG. Determinants and prognostic value of pulmonary arterial pressure in patients with chronic heart failure. Eur Heart J. 2010;31(18):2280–90.

49. Klapholz M, Maurer M, Lowe AM, Messineo F, Meisner JS, Mitchell J, Kalman J, Phillips RA, Steingart R, Brown Jr EJ, Berkowitz R, Moskowitz R, Soni A, Mancini D, Bijou R, Sehhat K, Varshneya N, Kukin M, Katz SD, Sleeper LA, Le Jemtel TH, New York Heart Failure Consortium. Hospitalization for heart failure in the presence of a normal left ventricular ejection fraction: results of the New York Heart Failure Registry. J Am Coll Cardiol. 2004;43(8):1432–8.

50. Shah AM, Shah SJ, Anand IS, Sweitzer NK, O'Meara E, Heitner JF, Sopko G, Li G, Assmann SF, McKinlay SM, Pitt B, Pfeffer MA, Solomon SD, TOPCAT Investigators. Cardiac structure and function in heart failure with preserved ejection fraction: baseline findings from the echocardiographic study of the Treatment of Preserved Cardiac Function Heart Failure with an Aldosterone Antagonist trial. Circ Heart Fail. 2014;7(1):104–15.

51. Miller WL, Mahoney DW, Michelena HI, Pislaru SV, Topilsky Y, Enriquez-Sarano M. Contribution of ventricular diastolic dysfunction to pulmonary hypertension complicating chronic systolic heart failure. JACC Cardiovasc Imaging. 2011;4(9):946–54.

52. Szwejkowski BR, Elder DH, Shearer F, Jack D, Choy AM, Pringle SD, Struthers AD, George J, Lang CC. Pulmonary hypertension predicts all-cause mortality in patients with heart failure: a retrospective cohort study. Eur J Heart Fail. 2012;14(2):162–7.

53. Miller WL, Grill DE, Borlaug BA. Clinical features, hemodynamics, and outcomes of pulmonary hypertension due to chronic heart failure with reduced ejection fraction: pulmonary hypertension and heart failure. JACC Heart Fail. 2013;1(4):290–9.

54. Cappola TP, Felker GM, Kao WH, Hare JM, Baughman KL, Kasper EK. Pulmonary hypertension and risk of death in cardiomyopathy: patients with myocarditis are at higher risk. Circulation. 2002;105(14):1663–8.

55. Butler J, Chomsky DB, Wilson JR. Pulmonary hypertension and exercise intolerance in patients with heart failure. J Am Coll Cardiol. 1999;34(6):1802–6.

56. Melenovsky V, Hwang SJ, Lin G, Redfield MM, Borlaug BA. Right heart dysfunction in heart failure with preserved ejection fraction. Eur Heart J. 2014;35(48):3452–62.

57. Puwanant S, Priester TC, Mookadam F, Bruce CJ, Redfield MM, Chandrasekaran K. Right ventricular function in patients with preserved and reduced ejection fraction heart failure. Eur J Echocardiogr. 2009;10(6):733–7.

58. Hart SA, Krasuski RA, Wang A, Kisslo K, Harrison JK, Bashore TM. Pulmonary hypertension and elevated transpulmonary gradient in patients with mitral stenosis. J Heart Valve Dis. 2010;19(6):708–15.

59. Fawzy ME, Hassan W, Stefadouros M, Moursi M, El Shaer F, Chaudhary MA. Prevalence and fate of severe pulmonary hypertension in 559 consecutive patients with severe rheumatic mitral stenosis undergoing mitral balloon valvotomy. J Heart Valve Dis. 2004;13(6):942–7. discussion 947-8.

60. Semler HJ, Shepherd JT, Wood EH. The role of vessel tone in maintaining pulmonary vascular resistance in patients with mitral stenosis. Circulation. 1959;19(3):386–94.

61. Faggiano P, Antonini-Canterin F, Ribichini F, D'Aloia A, Ferrero V, Cervesato E, Pavan D, Burelli C, Nicolosi G. Pulmonary artery hypertension in adult patients with symptomatic valvular aortic stenosis. Am J Cardiol. 2000;85(2):204–8.

62. Johnson LW, Hapanowicz MB, Buonanno C, Bowser MA, Marvasti MA, Parker Jr FB. Pulmonary hypertension in isolated aortic stenosis. Hemodynamic correlations and follow-up. J Thorac Cardiovasc Surg. 1988;95(4):603–7.

63. Silver K, Aurigemma G, Krendel S, Barry N, Ockene I, Alpert J. Pulmonary artery hypertension in severe aortic stenosis: incidence and mechanism. Am Heart J. 1993;125(1):146–50.

64. Khandhar S, Varadarajan P, Turk R, Sampat U, Patel R, Kamath A, Pai RG. Survival benefit of aortic valve replacement in patients with severe aortic regurgitation and pulmonary hypertension. Ann Thorac Surg. 2009;88(3):752–6.

65. Kalogeropoulos AP, Siwamogsatham S, Hayek S, Li S, Deka A, Marti CN, Georgiopoulou VV, Butler J. Echocardiographic assessment of pulmonary artery systolic pressure and outcomes in ambulatory heart failure patients. J Am Heart Assoc. 2014;3(1):e000363.

66. Kjaergaard J, Akkan D, Iversen KK, Kjoller E, Kober L, Torp-Pedersen C, Hassager C. Prognostic importance of pulmonary hypertension in patients with heart failure. Am J Cardiol. 2007;99(8):1146–50.

67. Ghio S, Gavazzi A, Campana C, Inserra C, Klersy C, Sebastiani R, Arbustini E, Recusani F, Tavazzi L. Independent and additive prognostic value of right ventricular systolic function and pulmonary artery pressure in patients with chronic heart failure. J Am Coll Cardiol. 2001;37(1):183–8.

68. Gulati A, Ismail TF, Jabbour A, Alpendurada F, Guha K, Ismail NA, Raza S, Khwaja J, Brown TD, Morarji K, Liodakis E, Roughton M, Wage R, Pakrashi TC, Sharma R, Carpenter JP, Cook SA, Cowie MR, Assomull RG, Pennell DJ, Prasad SK. The prevalence and prognostic significance of right ventricular systolic dysfunction in non-ischemic dilated cardiomyopathy. Circulation. 2013;128(15):1623–33.

69. Burke MA, Katz DH, Beussink L, Selvaraj S, Gupta DK, Fox J, Chakrabarti S, Sauer AJ, Rich JD, Freed BH, Shah SJ. Prognostic importance of pathophysiologic markers in patients with heart failure and preserved ejection fraction. Circ Heart Fail. 2014;7(2):288–99.

70. Barbieri A, Bursi F, Grigioni F, Tribouilloy C, Avierinos JF, Michelena HI, Rusinaru D, Szymansky C, Russo A, Suri R, Bacchi Reggiani ML, Branzi A, Modena MG, Enriquez-Sarano M, Mitral Regurgitation International DAtabase (MIDA) Investigators. Prognostic and therapeutic implications of pulmonary hypertension complicating degenerative mitral regurgitation due to flail leaflet: a multicenter long-term international study. Eur Heart J. 2011;32(6):751–9.

71. Cesnjevar RA, Feyrer R, Walther F, Mahmoud FO, Lindemann Y, von der Emde J. High-risk mitral valve replacement in severe pulmonary hypertension--30 years experience. Eur J Cardiothorac Surg. 1998;13(4):344–51. discussion 351-2.

72. Ben-Dor I, Goldstein SA, Pichard AD, Satler LF, Maluenda G, Li Y, Syed AI, Gonzalez MA, Gaglia Jr MA, Wakabayashi K, Delhaye C, Belle L, Wang Z, Collins SD, Torguson R, Okubagzi P, Aderotoye A, Xue Z, Suddath WO, Kent KM, Epstein SE, Lindsay J, Waksman R. Clinical profile, prognostic implication, and response to treatment of pulmonary hypertension in patients with severe aortic stenosis. Am J Cardiol. 2011;107(7):1046–51.

73. Cam A, Goel SS, Agarwal S, Menon V, Svensson LG, Tuzcu EM, Kapadia SR. Prognostic implications of pulmonary hypertension in patients with severe aortic stenosis. J Thorac Cardiovasc Surg. 2011;142(4):800–8.

74. Roselli EE, Abdel Azim A, Houghtaling PL, Jaber WA, Blackstone EH. Pulmonary hypertension is associated with worse early and late outcomes after aortic valve replacement: implications for transcatheter aortic valve replacement. J Thorac Cardiovasc Surg. 2012;144(5):1067–74.e2.

75. Miceli A, Varone E, Gilmanov D, Murzi M, Simeoni S, Concistrè G, Marchi F, Solinas M, Glauber M. Impact of pulmonary hypertension on mortality after operation for isolated aortic valve stenosis. Int J Cardiol. 2013;168(4):3556–9.

76. Iung B, Laouenan C, Himbert D, Eltchaninoff H, Chevreul K, Donzeau-Gouge P, Fajadet J, Leprince P, Leguerrier A, Lièvre M, Prat A, Teiger E, Laskar M, Vahanian A, Gilard M, FRANCE 2 Investigators. Predictive factors of early mortality after transcatheter aortic valve implantation: individual risk assessment using a simple score. Heart. 2014;100(13):1016–23.

77. Rodes-Cabau J, Webb JG, Cheung A, Ye J, Dumont E, Feindel CM, Osten M, Natarajan MK, Velianou JL, Martucci G, DeVarennes B, Chisholm R, Peterson MD, Lichtenstein SV, Nietlispach F, Doyle D, DeLarochellière R, Teoh K, Chu V, Dancea A, Lachapelle K, Cheema A, Latter D, Horlick E. Transcatheter aortic valve implantation for the treatment of severe symptomatic aortic stenosis in patients at very high or prohibitive surgical risk: acute and late outcomes of the multicenter Canadian experience. J Am Coll Cardiol. 2010;55(11):

1080–90.

78. Lucon A, Oger E, Bedossa M, Boulmier D, Verhoye JP, Eltchaninoff H, Iung B, Leguerrier A, Laskar M, Leprince P, Gilard M, Le Breton H. Prognostic implications of pulmonary hypertension in patients with severe aortic stenosis undergoing transcatheter aortic valve implantation: study from the FRANCE 2 registry. Circ Cardiovasc Interv. 2014;7(2):240–7.

79. Capomolla S, Febo O, Guazzotti G, Gnemmi M, Mortara A, Riccardi G, Caporotondi A, Franchini M, Pinna GD, Maestri R, Cobelli F. Invasive and non-invasive determinants of pulmonary hypertension in patients with chronic heart failure. J Heart Lung Transplant. 2000;19(5):426–38.

80. Patel JB, Borgeson DD, Barnes ME, Rihal CS, Daly RC, Redfield MM. Mitral regurgitation in patients with advanced systolic heart failure. J Card Fail. 2004;10(4):285–91.

81. Tatebe S, Fukumoto Y, Sugimura K, Miyamichi-Yamamoto S, Aoki T, Miura Y, Nochioka K, Satoh K, Shimokawa H. Clinical significance of reactive post-capillary pulmonary hypertension in patients with left heart disease. Circ J. 2012;76(5):1235–44.

82. Olson TP, Snyder EM, Frantz RP, Turner ST, Johnson BD. Repeat length polymorphism of the serotonin transporter gene influences pulmonary artery pressure in heart failure. Am Heart J. 2007;153(3):426–32.

83. Preston IR, Klinger JR, Houtchens J, Nelson D, Mehta S, Hill NS. Pulmonary edema caused by inhaled nitric oxide therapy in two patients with pulmonary hypertension associated with CREST syndrome. Chest. 2002;121(2):656–9.

84. Humbert M, Maitre S, Capron F, Rain B, Musset D, Simonneau G. Pulmonary edema complicating continuous intravenous prostacyclin in pulmonary capillary hemangiomatosis. Am J Respir Crit Care Med. 1998;157(5 Pt 1):1681–5.

85. Palmer SM, Robinson LJ, Wang A, Gossage JR, Bashore T, Tapson VF. Massive pulmonary edema and death after prostacyclin infusion in a patient with pulmonary veno-occlusive disease. Chest. 1998; 113(1):237–40.

86. Guazzi M, Vicenzi M, Arena R, Guazzi MD. Pulmonary hypertension in heart failure with preserved ejection fraction: a target of phosphodiesterase-5 inhibition in a 1-year study. Circulation. 2011; 124(2):164–74.

87. Redfield MM, Chen HH, Borlaug BA, Semigran MJ, Lee KL, Lewis G, LeWinter MM, Rouleau JL, Bull DA, Mann DL, Deswal A, Stevenson LW, Givertz MM, Ofili EO, O'Connor CM, Felker GM, Goldsmith SR, Bart BA, McNulty SE, Ibarra JC, Lin G, Oh JK, Patel MR, Kim RJ, Tracy RP, Velazquez EJ, Anstrom KJ, Hernandez AF, Mascette AM, Braunwald E. RELAX Trial. Effect of phosphodiesterase-5 inhibition on exercise capacity and clinical status in heart failure with preserved ejection fraction: a randomized clinical trial. JAMA. 2013;309(12):1268–77.

88. Seeger W, Adir Y, Barbera JA, Champion H, Coghlan JG, Cottin V, De Marco T, Galiè N, Ghio S, Gibbs S, Martinez FJ, Semigran MJ, Simonneau G, Wells AU, Vachiéry JL. Pulmonary hypertension in chronic lung diseases. J Am Coll Cardiol. 2013;62(25 Suppl):D109–16.

89. Arcasoy SM, Christie JD, Ferrari VA, Sutton MS, Zisman DA, Blumenthal NP, Pochettino A, Kotloff RM. Echocardiographic assessment of pulmonary hypertension in patients with advanced lung disease. Am J Respir Crit Care Med. 2003;167(5):735–40.

90. Oswald-Mammosser M, Weitzenblum E, Quoix E, Moser G, Chaouat A, Charpentier C, Kessler R. Prognostic factors in COPD patients receiving long-term oxygen therapy. Importance of pulmonary artery pressure. Chest. 1995;107(5):1193–8.

91. MacNee W. Pathophysiology of cor pulmonale in chronic obstructive pulmonary disease. Part One. Am J Respir Crit Care Med. 1994;150(3):833–52.

92. Jaff MR, McMurtry MS, Archer SL, Cushman M, Goldenberg N, Goldhaber SZ, Jenkins JS, Kline JA, Michaels AD, Thistlethwaite P, Vedantham S, White RJ, Zierler BK, American Heart Association Council on Cardiopulmonary, Critical Care, Perioperative and Resuscitation, American Heart Association Council on Peripheral Vascular Disease, American Heart Association Council on Arteriosclerosis, Thrombosis and Vascular Biology. Management of massive and submassive pul-

monary embolism, iliofemoral deep vein thrombosis, and chronic thromboembolic pulmonary hypertension: a scientific statement from the American Heart Association. Circulation. 2011;123(16): 1788–830.

93. Kim NH, Delcroix M, Jenkins DP, Channick R, Dartevelle P, Jansa P, Lang I, Madani MM, Ogino H, Pengo V, Mayer E. Chronic thromboembolic pulmonary hypertension. J Am Coll Cardiol. 2013;62(25 Suppl):D92–9.

94. Ghofrani HA, D'Armini AM, Grimminger F, Hoeper MM, Jansa P, Kim NH, Mayer E, Simonneau G, Wilkins MR, Fritsch A, Neuser D, Weimann G, Wang C, CHEST-1 Study Group. Riociguat for the treatment of chronic thromboembolic pulmonary hypertension. N Engl J Med. 2013;369(4):319–29.

95. Inohara T, Kohsaka S, Fukuda K, Menon V. The challenges in the management of right ventricular infarction. Eur Heart J Acute Cardiovasc Care. 2013;2(3):226–34.

96. O'Rourke RA, Dell'Italia LJ. Diagnosis and management of right ventricular myocardial infarction. Curr Probl Cardiol. 2004;29(1): 6–47.

97. Dalal D, Nasir K, Bomma C, Prakasa K, Tandri H, Piccini J, Roguin A, Tichnell C, James C, Russell SD, Judge DP, Abraham T, Spevak PJ, Bluemke DA, Calkins H. Arrhythmogenic right ventricular dysplasia: a United States experience. Circulation. 2005;112(25): 3823–32.

98. Marcus FI, McKenna WJ, Sherrill D, Basso C, Bauce B, Bluemke DA, Calkins H, Corrado D, Cox MG, Daubert JP, Fontaine G, Gear K, Hauer R, Nava A, Picard MH, Protonotarios N, Saffitz JE, Sanborn DM, Steinberg JS, Tandri H, Thiene G, Towbin JA, Tsatsopoulou A, Wichter T, Zareba W. Diagnosis of arrhythmogenic right ventricular cardiomyopathy/dysplasia: proposed modification of the task force criteria. Circulation. 2010;121(13):1533–41.

99. Corrado D, Wichter T, Link MS, Hauer R, Marchlinski F, Anastasakis A, Bauce B, Basso C, Brunckhorst C, Tsatsopoulou A, Tandri H, Paul M, Schmied C, Pelliccia A, Duru F, Protonotarios N, Estes 3rd NA, McKenna WJ, Thiene G, Marcus FI, Calkins H. Treatment of arrhythmogenic right ventricular cardiomyopathy/dysplasia: an international task force consensus statement. Eur Heart J. 2015;36(46): 3227–37.

100. Patel C, Mathur M, Escarcega RO, Bove AA. Carcinoid heart disease: current understanding and future directions. Am Heart J. 2014; 167(6):789–95.

神经肌肉性心肌病 第 **12** 章

Forum Kamdar，Pradeep P. A. Mammen，Daniel J. Garry

（陈　妍　邹弘麟　译　汪　毅　审校）

神经肌肉疾病是一种具有多样性和异质性的疾病，影响神经系统和（或）肌肉功能。存在超过 80 种不同的神经肌肉疾病，其中包括肌营养不良。

肌营养不良包括超过 30 种以横纹肌进行性退化为特征的遗传病。虽然存在许多个别的肌营养不良，其发病年龄、严重程度和肌无力类型不同，但它们具有相同的遗传学和病理生理学机制。这种共同机制是一种基因突变，它编码一种在肌肉功能中起关键作用的细胞骨架蛋白。

肌营养不良的主要症状是骨骼肌无力。然而，心脏肌肉是另一种类型的横纹肌，在许多肌营养不良中同样会受到影响。

与肌营养不良相关的心肌病是这些神经肌肉疾病日益被认识的表现，并且在这些疾病的发病率和死亡率中起重要作用。心脏受累最常见的肌营养不良包括肌营养不良病（dystrophinopathy）、杜氏肌营养不良、贝克肌营养不良和强直性肌营养不良。

肌营养不良病：历史回顾

肌营养不良最早是由英国的 Meryon 于 1852 年和法国的 Duchenne 于 1868 年进行详细描述[1-2]。他们发现了一种可导致年轻男孩发生严重肌无力和小腿尺寸异常增加的疾病。Duchenne 对这些男孩的肌肉组织进行活检，并发现骨骼肌脂肪纤维替代。由于这一贡献，该疾病以他的名字命名：杜氏肌营养不良（DMD）。

1886 年，Gowers 描述了一个患有肌营养不良的孩子用双臂从地面抬起的方式[3]。虽然 DMD 自 19 世纪 60 年代以来就已经被认为是一种临床实体，但其原因在 100 年后仍未阐明。1986 年 Louis Kunkel 的实验室发现了一个引起 DMD 的基因，并在 1987 年发现导致缺少 427 kDa 的杆状肌萎缩蛋白的突变导致了 DMD[4-5]。

这些重大进展促使诊断和基因检测的发展，并建立了疾病模型，有助于我们了解 DMD。虽然关于肌营养不良仍然存在一些问题，但自 20 世纪 80 年代中期以来，大量的发现已大大加速了我们对 DMD 的认识。

肌营养不良病：遗传

DMD 是最常见的肌营养不良，在美国出生的每 5000 名男孩中就有 1 人[6-9]。它来源于肌萎缩蛋白基因（*DMD*）的遗传突变或自发突变。*DMD* 是位于染色体 Xp21.1 上大小为 2.5 Mb 的基因[5,7,10]。肌萎缩蛋白基因是目前已知的最大基因之一，其编码 14 kb 的转录体，有 79 个外显子（图 12.1）。

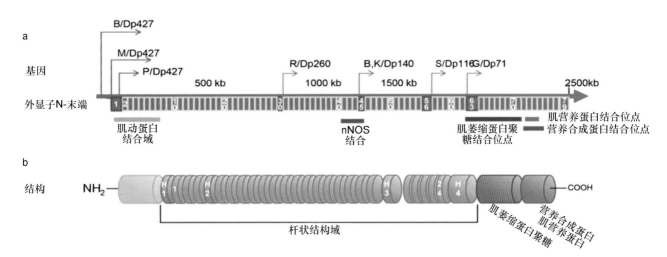

图 12.1 肌萎缩蛋白的基因和蛋白质结构。（**a**）全长肌萎缩蛋白基因的 79 个外显子，红色箭头和方框表示每个启动子特定的选择性剪接亚基。全长肌萎缩蛋白启动子包括 M，肌肉启动子；B，脑启动子；P，浦肯野启动子。其他较短的肌萎缩蛋白亚型包括在视网膜（R）中表达的 Dp260；在肾（K）和脑（B）中表达的 Dp140；在施万细胞（S）中表达的 Dp116；广泛表达的 Dp71。（**b**）肌萎缩蛋白的蛋白质结构，其包括 N-末端的肌动蛋白结合位点和 C-末端的肌萎缩蛋白聚糖复合物蛋白结合位点。杆状结构域含有 24 个血影蛋白样重复序列，具有 4 个铰链区

11 kb cDNA 编码 427 kDa 的 3685 个氨基酸的肌萎缩蛋白。全长肌萎缩蛋白基因有 3 个基因启动子：①M 启动子产生 Dp427m，位于骨骼肌和心肌；②B 启动子产生 Dp427c，位于脑；③P 启动子产生 Dp427p，在大脑浦肯野细胞中[11-13]。其他非全长肌萎缩蛋白亚型包括 Dp260（视网膜）、Dp140（脑和肾）和 Dp71（广泛存在）[14-17]。

全长肌萎缩蛋白基因中 79 个外显子中的一个或几个外显子突变可导致缺乏功能性肌萎缩蛋白，这是 DMD 的标志性发现。DMD 以 X 连锁隐性方式遗传，一个携带 DMD 突变 X 染色体的女性有 50% 的可能性将突变的 X 染色体遗传给她的儿子。女性携带者也可能因 X 染色体失活而出现症状。虽然大多数 DMD 突变为遗传性，但自发突变占 DMD 病例的 30%[18]。

肌萎缩蛋白和 DGC 组织

由 79 个外显子编码的肌萎缩蛋白是一种在骨骼肌、心肌细胞和脑中表达的分子量为 427 kDa 的蛋白[7]。肌萎缩蛋白（杆状细胞质蛋白）可将肌萎缩蛋白聚糖复合物（DGC）连接至细胞内收缩装置和细胞外基质（ECM）（图 12.2）[19]。肌萎缩蛋白与血影蛋白和其他结构蛋白相似，由被长且柔性杆状区域分开的两个末端组成。N-末端结合肌动蛋白，C-末端结合肌膜中的糖蛋白。肌萎缩蛋白的作用是通过将肌节收缩产生的力传递给 ECM 来稳定质膜。

DGC 是由糖化整合膜蛋白和外周蛋白组成的多聚体复合物，其在心肌和骨骼肌中形成 f 肌动蛋白细胞骨架和 ECM 之间的结构连接[20-23]。DGC 由细胞骨架蛋白、肌萎缩蛋白、营养合成蛋白、肌萎缩蛋白聚糖、肌聚糖、DGC 相关蛋白、神经元一氧化氮合成酶和肌营养蛋白组成[24-26]。完全成核的 DGC 在收缩期为骨骼肌或心肌质膜提供机械支持。一种或几种 DGC 蛋白的缺失或功能失活可导致质膜脆性增加。

DMD 和贝克肌营养不良（BMD）由肌萎缩蛋白的突变引起。其他形式的肌营养不良由 DGC 组分的突变引起。在骨骼肌中，DGC 定位在被称为前缘脉节蛋白的结构中，而在心肌中，DGC 不位于离散的前缘脉节蛋白中[27]。骨骼肌和心肌细胞中 DGC 的组成可能不同，并且在肌萎缩蛋白缺陷症中呈差异性改变[28]。

发病机制和阳性体征

缺乏功能性肌萎缩蛋白的骨骼肌和心脏机械支持弱，细胞收缩（骨骼肌细胞和心肌细胞）会导致膜损伤[29-30]。膜完整性的丧失会导致钙离子内流增加，最终导致细胞死亡。

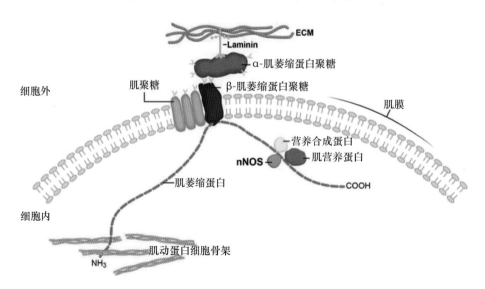

图 12.2 肌萎缩蛋白聚糖复合物（DGC）结构示意图。DGC 跨越肌膜并通过肌萎缩蛋白将细胞质肌动蛋白细胞骨架与细胞外基质连接起来。DGC 的跨膜组分包括肌聚糖、β-肌萎缩蛋白聚糖和结合层粘连蛋白的细胞外 α-肌萎缩蛋白聚糖。细胞质组分包括结合肌营养蛋白的肌萎缩蛋白（或肌营养相关蛋白）、营养合成蛋白和一氧化氮合酶

临床上，肌萎缩蛋白的缺失表现为进行性肌无力[19,31]。症状最早出现在儿童早期，包括小腿假性肥大、不用双臂支撑无法站立（Gowers 征）、脚尖走路，而且很难跟上同龄人。随着疾病的进展，骨骼肌变得越来越弱，造成萎缩、挛缩，随后导致 10～12 岁时丧失行走的能力。由于持续的肌肉损伤，DMD 患者血清肌酸激酶（CK）水平显著升高。DMD 患者的 CK 水平可能是正常的 10～100 倍，肌酸激酶水平升高是诊断的标志[32]。DMD 可以通过肌肉活检证明肌萎缩蛋白的缺失（图 12.3）和基因检测到肌萎缩蛋白突变来确诊。

呼吸问题是过去 DMD 患者死亡的主要原因，但现在心肌病是导致这些患者死亡的主要原因[34]。

治疗

治疗方法的进步，即皮质类固醇治疗、脊柱稳定和改善肺部支持，使 DMD 男孩／男子的预期寿命显著延长到 20 多岁至 30 岁出头[33]。糖皮质激素是治疗 DMD 的主要方法之一，已被证明可改善 DMD 患者的肌肉强度和功能以及肺功能[35-39]。

存活

从病史上看，这种渐进性肌无力会导致在 10～12 岁时丧失行走能力，并在 20 岁左右死亡，主要是由于呼吸衰竭。然而，随着夜间通气、脊柱手术和类固醇治疗的出现，患有 DMD 的男孩的预期寿命可延长到 20 多岁至 30 岁出头[33]（图 12.4）。虽然

皮质类固醇治疗

糖皮质激素被推荐用于治疗年龄在 5 岁或以上无运动功能或运动功能下降的 DMD 患者[40]。尽管糖皮质激素治疗维持肌肉强度的确切机制尚不清楚，推测可能的机制包括抑制肌肉蛋白水解、刺激成肌细胞增殖、膜稳定化、增加肌源性修复以及减少炎

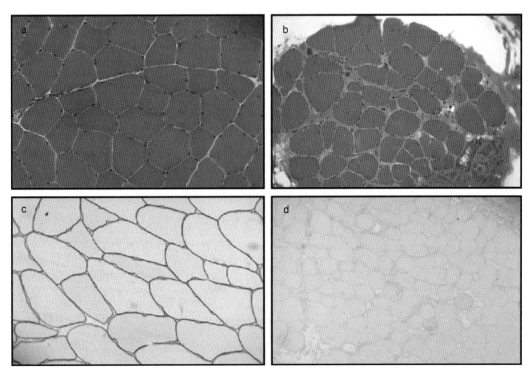

图 12.3 DMD 患者骨骼肌中肌萎缩蛋白缺失。正常人和 DMD 患者骨骼肌的横截面显微照片。（**a**）正常肌肉活检显示相对均匀的纤维直径，位于外周的细胞核，没有纤维变性、炎症或肌内膜纤维化。（**b**）DMD 肌肉活检显示不同直径的纤维，伴炎症和坏死改变，脂肪和纤维替代正常的肌肉组织。（**c**）正常肌肉活检肌萎缩蛋白染色可见其位于细胞质膜（棕色）。（**d**）DMD 肌肉活检肌萎缩蛋白染色未见肌萎缩蛋白表达

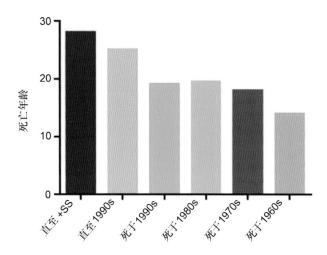

图 12.4 DMD 经干预后生存时间延长。随着类固醇、通气治疗和脊柱手术的应用，DMD 患者的生存率显著升高。引自参考文献 [33]

症[41-46]。目前已经在随机临床试验中应用的糖皮质激素方案包括泼尼松 0.75 mg/(kg·d)；间歇性方案为给予泼尼松 0.75 mg/(kg·d) 10 天后停药；地夫可特 0.9 mg/(kg·d)[47]。

泼尼松和泼尼松龙的副作用包括体重增加、库欣样外观、身材矮小、青春期延迟、骨质疏松和骨折的风险增加。服用类固醇的患者应采取预防措施，如补充钙和维生素 D，以减少骨质流失。

地夫可特是 DMD 患者可使用的另一种类固醇。与泼尼松相比，其副作用可能更小[48]。截至本书发稿，地夫可特尚未获得美国食品药物监督管理局（FDA）的批准，因此在美国尚不可用。FDA 在2015 年批准了它的快速通道。在一项回顾性研究中，类固醇治疗被证明可以保护 DMD 患者的心脏功能[49]。

尽管已知类固醇是有益的，但其在 DMD 患者中的最佳剂量策略、用药起始年龄或糖皮质激素治疗的持续时间仍未达成共识。FOR-DMD 随机对照试验旨在通过招募 300 名既往未接受过类固醇的DMD 患者（并将其随机分配至上述 3 种给药方案之一）来解决最佳给药策略的问题。

脊柱稳定

脊柱侧弯和脊柱后凸是 DMD 常见的进行性后遗症，发生在患者丧失行走能力前后。脊柱畸形会

进一步降低用力肺活量衡量的肺功能，可通过脊柱稳定手术来干预[50]。因此，使用哈林顿棒和其他技术的脊柱稳定手术已被用于 DMD 患者，以维持或改善肺功能和改善患者的舒适度[51-52]。

肺功能支持

DMD 患者经常发生呼吸系统并发症，因为他们失去了呼吸肌强度，导致通气量减少，并增加了肺炎、肺不张和呼吸衰竭的风险[53]。在行严格的肺部筛查和干预之前，终末期 DMD 的大多数死亡由呼吸衰竭和感染引起。

建议 DMD 患者在 10 岁前于呼吸科就诊并行肺功能检查，随后在丧失行走能力、肺活量低于预计值 80% 或 12 岁以后每年行 2 次肺功能检查[54-55]。无创性夜间机械通气可治疗睡眠相关的呼吸问题和通气不足，这在 DMD 患者中较常见[55-56]。夜间通气可改善 DMD 患者的生存率[57]。一旦呼吸衰弱进展到需夜间通气治疗时就可以启动全面的呼吸机支持。

DMD 的心脏受累

夜间通气和脊柱稳定手术减少了呼吸相关的死亡，但是随着 DMD 患者年龄的增长，DMD 心肌病也随之增加[33,57-58]。在老年 DMD 患者中，心脏受累几乎无处不在，因为超过 90% 的 18 岁以上年轻男性患者有心脏功能障碍的证据[34]。扩张型心肌病通常在青少年时期开始出现，心肌逐渐重塑并导致 DMD 患者死亡[34,59]（图 12.5）。不同的肌萎缩蛋白突变与心肌病的发病率增加以及治疗的可能反应有关[60]。

由于缺乏身体活动和其他可能掩盖诊断的呼吸系统疾病，识别 DMD 患者中的心肌病具有挑战性[61]。目前，临床指南建议在诊断 DMD 时进行初次心脏筛查，每 2 年进行 1 次，直到 10 岁，然后每年随访[40]。

大多数 DMD 患者有异常的心电图表现。典型表现：V_1 导联 R 波高，R/S 波幅增大，左胸导联出现 Q 波，电轴右偏或表现为完全右束支传导阻

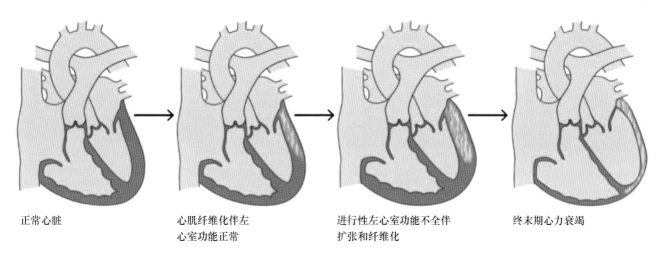

正常心脏　　　　心肌纤维化伴左　　　进行性左心室功能不全伴　　　终末期心力衰竭
　　　　　　　　心室功能正常　　　　扩张和纤维化

图 12.5　DMD 心肌病进展。最初，DMD 患者的心脏结构正常。随后，DMD 心肌病进展，室壁基底下壁纤维化是心肌受累的最早迹象。随着时间的推移，可导致进行性纤维化、左心室功能不全和扩张，进而导致终末期心力衰竭

滞[62-64]（图 12.6）。这些心电图发现与提示肌营养不良患者有心脏基底后壁发生纤维化倾向的病理学研究相关，可能反映室壁基底下壁电活动减少[65]。心电图改变被认为先于心肌病的超声心动图改变，但心电图改变和心肌病之间的相关性尚未确定[62,66]。

心律失常是肌营养不良患者常见的心脏疾病，窦性心动过速是 DMD 患者的常见表现[67-69]。即使与其他肌营养不良患者或失代偿患者相比，肌营养不良患者的心率也较高[69]。肌营养不良患者的心脏病理学检查显示心肌和传导系统纤维化[70]，这也许可以解释 DMD 人群中的心脏自主神经功能障碍[71-72]。

此外，窦性心动过速可能与 DMD 患者的心功能不全有关[73]。Dalmaz 等发现 10 岁左右的 DMD 患儿尿儿茶酚胺增加，这与心率升高和心脏受累的

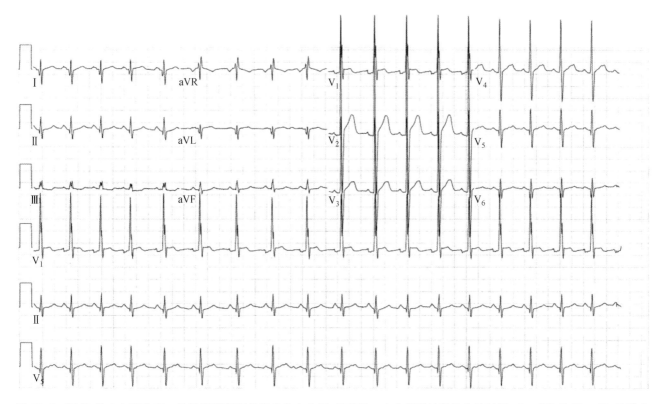

图 12.6　DMD 的心电图改变。杜氏肌营养不良患者的心电图（ECG）。心电图显示窦性心动过速；I、aVL 和 $V_4 \sim V_6$ 导联出现 Q 波；V_1 和 V_2 导联可见大 R 波

时间相一致[74]。在 DMD 心肌病患者中可发生房性心律失常，包括心房颤动、心房扑动和房性心动过速。也可出现室性心动过速、室性期前收缩（PVC）和其他传导异常，并与进行性心室扩张和功能障碍相关[75]。

DMD 的心脏显像

由于脊柱侧弯、通气障碍和肌肉挛缩，终末期 DMD 患者的心脏成像可能会遇到挑战。常用的成像方法包括超声心动图和心脏磁共振成像（MRI）。

DMD 心肌病超声心动图可见后基底壁运动异常、左心室扩张、总收缩功能降低[76]。目前的指南建议在诊断时或 6 岁时进行超声心动图检查，每 1～2 年重复检查超声心动图直到 10 岁。10 岁以后，建议患者每年进行 1 次超声心动图评估左心室功能[51]。虽然超声心动图是一种容易获取、相对快速且成本效益好的成像方式，但由于胸壁畸形、脊柱侧变和呼吸功能障碍，DMD 患者在技术上可能具有挑战性，从而限制了诊断率[77]。

心脏磁共振成像目前已用于 DMD 患者，并且是评估左心室大小和功能的最精确的方法之一[78-80]。Silva 等对 10 例肌营养不良患者（8 例 DMD 和 2 例 BMD 患者）进行了钆增强心脏磁共振，并首次在肌营养不良心脏中通过心脏磁共振显示晚期钆增强（LGE）。他们进一步指出，超声心动图中即使左心室功能正常也可表现出 LGE[71]。

Pulchalski 等随后进行了一项纳入 74 例 DMD 患者的研究，发现大部分患者左心室后基底区域有 LGE 分布在心外膜下[81]。基底下壁和下侧壁的 LGE 模式与基底下壁纤维化的病理学表现一致（图 12.7）[65,82]。Hor 等针对 314 例 DMD 患者的 LGE 进行了一项大型单中心研究，回顾性分析结果显示 LGE 随年龄增长和左心室射血分数（LVEF）的降低而增加[83]。因此，心脏磁共振成像可以更早地发现 DMD 患者的心血管病变，精确、可重复地评估左心室功能和大小，并促进早期心脏保护治疗。虽然心脏磁共振对 DMD 患者有许多益处，但它也可能具有一定挑战性，尤其是在儿科人群中，因其需要镇静，成本较高，以及获得这种特殊成像的机会有限。

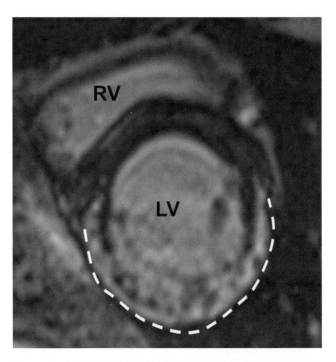

图 12.7 心脏磁共振成像显示 DMD 患者出现扩张型心肌病和纤维化。在 1.5T MRI 上进行基底短轴图扫描的心脏磁共振显示延迟增强图像。该图像显示左心室基底中段前壁、下壁和侧壁（白色虚线所示区域）的近透增强（灰色），与心肌瘢痕或纤维化一致。这是一名 18 岁男性患者，患有杜氏肌营养不良且伴有 24 号外显子缺失及相关性心肌病（LVEF 33％）

心肌病的药物治疗

研究结果显示出了皮质类固醇治疗的益处，并且如超声心动图和心脏 MRI 所示，类固醇治疗可延缓 DMD 患者的左心室功能不全[59]。

Duboc 等评估了血管紧张素转化酶抑制剂（ACEI）的作用，其在无症状的左心室功能不全的成人患者以及左心室功能尚存的 DMD 患者中被证明是有效的[84]。研究人员将 57 例 DMD 患儿（平均年龄 10.7 岁）随机分配到 ACEI 培哚普利（2～4 mg/d）组或安慰剂组。在 3 年随访时，使用培哚普利与安慰剂治疗相对于患儿左心室功能无显著差异。随后所有患者都转用培哚普利治疗并随访 2 年，在培哚普利治疗 2 年后，最初使用培哚普利组的患者平均左心室功能与最初使用安慰剂组相比无显著差异。

然而，最初使用安慰剂组的 29 例患者中有 8 例 LVEF＜45％，27 例培哚普利组中仅有 1 例（P＝

0.02），这表明培哚普利的早期治疗能有效预防 DMD 进展为左心室功能不全。随后，这些患者随访 10 年，最初使用安慰剂组中只有 65% 的患者存活，而最初使用培哚普利组有 92.9%（$P=0.013$），强调早期使用 ACEI 可降低 DMD 患者死亡率[85]。

治疗指南推荐 DMD 患者仅在发生左心室功能不全后开始使用 ACEI，但根据 Duboc 等的研究，我们建议 DMD 患者在发生左心室功能不全前即开始使用 ACEI，因为他们发生左心室功能不全的风险很高（美国心脏病学会心力衰竭 A 和 B 期）[84-85]。此外，对于不耐受 ACEI 的患者，也可以使用血管紧张素受体拮抗剂（ARB）。已有研究显示 ARB 在 DMD 中与 ACEI 一样有效[86]。

虽然 ACEI 在 DMD 心肌病中的作用已经确定，但 β 受体阻滞剂在 DMD 心肌病中的功效尚不明确。卡维地洛的使用已经通过超声心动图在心房钠尿肽（ANP）或脑钠肽（BNP）升高和低射血分数（EF＜40%）的 DMD 患儿中进行了评估。左心室功能不全的患者与经卡维地洛治疗的患者相比无显著差异[87]。然而，在 Rhodes 等的研究中，卡维地洛对 DMD 心肌病患者有效[88]。

当在使用 ACEI 的基础上使用时，卡维地洛在这一患者人群中的疗效仍不清楚。针对 13 例接受 ACEI 或 ACEI 联合卡维地洛治疗的 DMD 患者的分析发现，如超声心动图所示 β 受体阻滞剂治疗可增加左心室缩短和降低左心室舒张末期内径[89]。相比之下，Viollet 等最近对仅用 ACEI 与 ACEI 联合美托洛尔治疗进行了研究，但在本研究中，低剂量 β 受体阻滞剂仅用于心率超过 100 次/分或发生心律失常的患者[90]。这项研究的结果显示，两组患者的 LVEF 均较预处理有所改善，但两治疗组之间无差异。需要更大的患者群体和更完善的试验设计来进一步研究明确 β 受体阻滞剂在 DMD 中的应用。根据目前美国心脏病学会/美国心脏协会/美国心力衰竭学会指南，我们建议在患有左心室功能不全的 DMD 患者中使用 β 受体阻滞剂[91]。

醛固酮抑制剂螺内酯是一种标准的心力衰竭治疗方法，在小鼠模型中也被证实可改善心肌病[92]。在一项最近完成的随机双盲临床试验中，将醛固酮受体拮抗剂依普利酮 *vs.* 安慰剂加入到 ACEI 或 ARB 对左心室功能正常的 DMD 患者的治疗中，以评估依普利酮预防 DMD 心肌病的疗效。

20 例患者被随机分配到依普利酮组，20 例患者被随机分配到安慰剂组。6 个月和 12 个月进行心脏 MRI 随访。12 个月的主要终点是左心室周向应变的变化，这是收缩性的标志。在 12 个月时，依普利酮治疗组的左心室周向应变下降幅度低于安慰剂组，尽管两组的整体左心室功能没有变化[93]。虽然这项研究的样本量很小，但却证实了 DMD 发生进行性左心室功能不全的减轻。虽然这项研究的结果是积极的，但仍需进一步研究评估依普利酮对 DMD 患者生存率的影响。

心脏移植和左心室辅助装置

治疗终末期或晚期心力衰竭的金标准仍然是心脏移植。当心力衰竭患者合并多系统器官受累并预计在心脏移植后不能恢复时，不建议进行心脏移植。这些禁忌证限制了心脏移植在肌营养不良患者中的适用性。

Rees 等首次报道了德国单中心肌营养不良患者的心脏移植[94]。在 582 例移植病例中，3 例 DMD 患者和 1 例 BMD 患者接受了心脏移植，平均随访时间为 40 个月。他们报道这些患者能够耐受免疫抑制，术后插管与其他患者无差异，并能康复[94]。

Ruiz-Cano 等介绍了西班牙单中心心脏移植的经验，对 3 例接受心脏移植的 BMD 患者进行了随访，平均随访 57 个月。这些研究者还表明，BMD 患者的术中和术后过程与接受心脏移植的非肌营养不良患者无明显差异[95]。

Patane 等描述了 1 个 BMD 心肌病患者成功移植的病例[96]。有研究从心脏移植研究数据库中对心脏移植病例进行了最新的多中心注册分析，确定了 29 例肌营养不良患者，其中 15 例为 BMD，3 例为 DMD，患者于 1995 年至 2005 年间进行了心脏移植。通过对比 275 例年龄、体重指数、性别和种族匹配的非肌营养不良、非缺血性病例[97]，肌营养不良和非肌营养不良患者之间 1 年或 5 年生存率、移植排斥、感染或同种异体移植血管病无显著差异。

这些研究描述了伴有终末期心肌病的 DMD 和 BMD 患者的选择性小样本心脏移植的对比结果。然而移植前这些患者的功能状态还不清楚，并且这些研究可能有选择偏倚。需要进一步研究 DMD 和 BMD 伴终末期心肌病患者的心脏移植。

鉴于心脏移植器官的短缺，左心室辅助装置（LVAD）已被证明可有效治疗终末期或晚期心力衰竭。这些装置也适用于更广泛的人群，包括肌营养不良患者，因为它们可以作为其终点治疗而不需要移植[98-99]。

有两个团队最近报道了成功植入 LVAD 作为 DMD 患者终点治疗的病例[100-101]。Amedeo 等最先描述 2 个 DMD 患儿植入 LVAD 的病例[100]。研究者将 Jarvik 2000 型 LVAD 植入一例患有难治性心力衰竭的 15 岁 DMD 男孩体内，另一例 14 岁的 DMD 男孩是从体外膜氧合桥接到 Jarvik 2000 型 LVAD。第一例患者在植入 LVAD 后 3 个月出院，第二例患者在 LVAD 植入后 6 个月出院。

Ryan 等随后描述了 1 例植入 HeartMate Ⅱ 型 LVAD 的 29 岁终末期心力衰竭的 DMD 男性患者，以及 1 例植入 HeartWare 型 LVAD 的 23 岁终末期心力衰竭的症状性 DMD 女性患者[101]。

LVAD 作为终点治疗是一种治疗肌营养不良性心力衰竭患者终末期心力衰竭的有前景的治疗方法。但是还需要进一步评估呼吸衰竭、复发、出血、卒中和心律失常等术后并发症。在经验丰富的中心进行规范的术前和术后管理对于在 DMD 人群中植入 LVAD 是必要的，并且还需要更多的研究来评估疗效和预后。

贝克肌营养不良和心肌病

1955 年，德国医生 Becker 和 Kiener 描述了一种 X 连锁性肌营养不良，其临床症状比 DMD 轻，现在被称为贝克肌营养不良[102-103]。1984 年发现导致 BMD 的基因位于 X 染色体上[104]，随后发现 *DMD* 基因中的突变可导致 BMD[105]。BMD 的发病率为 1∶19 000，是由肌萎缩蛋白基因突变引起的 X 连锁隐性遗传病[106]。与肌营养不良蛋白完全缺失的 DMD 患者相比，BMD 肌萎缩蛋白基因突变往往是框内突变并导致错误折叠或蛋白功能异常或降低[107]。

BMD 患者的发病年龄通常晚于 DMD 患者[108]（表 12.1）。虽然肌肉症状可能不太严重，但是超过 70％ 的 BMD 患者会发展成心肌病[109-110]，并且是 BMD 患者死亡的主要原因[51]。

表 12.1　DMD 与 BMD

	DMD	BMD
肌萎缩蛋白	缺乏	部分功能
发病率	1∶5000 男胎	1∶50 000
发病年龄	3～5 岁	12 岁
非卧床平均年龄	～12 岁	～27 岁
平均预期寿命	25～30 岁	40 岁左右
心肌病（发病）	16～18 岁	不确定，且心肌病可能先于骨骼肌症状

BMD 患者的心肌病可能比 DMD 患者更严重。这可能是因为 BMD 患者丧失行走能力较晚，给心脏带来更多压力负荷[111-113]。心肌病的发病年龄在 BMD 患者中差异很大，并且与骨骼肌受累无关[109,114]。

心脏磁共振研究显示 BMD 和 DMD 患者有类似的心室基底部纤维化表现[115]。BMD 心肌病患者应接受标准的内科心力衰竭治疗[91]。鉴于 BMD 患者骨骼肌症状较轻，其接受心脏移植治疗严重心肌病预后较好（见 "心脏移植和左心室辅助装置"）[94-97]。

携带状态和心肌病

虽然 DMD 和 BMD 影响男性，但由于它们是以 X 连锁隐性方式遗传的，所以女性可以成为携带者。大多数 DMD 和 BMD 为遗传性，因此，相当数量的女性是 DMD 和 BMD 的携带者。大多数 DMD 和 BMD 的女性携带者无症状，然而女性携带者也可能出现症状或成为显性携带者。显性携带者可有轻度肌无力、血清肌酸激酶升高、心肌病等[116-117]。Hoogerwaard 等评估了 90 例携带肌萎缩蛋白突变基因的女性，其中 22％ 有肌无力症状，18％ 有左心室扩张症状[118]。既往研究显示，携带者的发病年龄不确定，症状性携带者的比例为 2.5％～22％[120]。

X 染色体失活是女性细胞中两条 X 染色体中的一条随机变成非转录活性的过程。据推测，根据正常 X 染色体与肌营养不良 X 染色体的 X 随机失活程度，携带者可以出现症状。虽然 DMD 和 BMD 携带者已被确定可患有心肌病，但患病率和严重程度尚未完全确定[118,121-123]。建议所有肌营养不良的女性携带者均应进行心肌病筛查。

肌营养不良模型

　　DMD 的动物模型在阐明肌萎缩蛋白缺乏的机制中发挥了重要作用。肌萎缩蛋白缺陷型 mdx 小鼠、肌萎缩蛋白/肌营养相关蛋白双敲除小鼠（U-dko）和金毛猎犬肌营养不良（GRMD）模型是心脏表型研究中应用最多的模型（图 12.8）。

　　mdx 小鼠源于 DMD 基因第 23 号外显子的自然无义点突变。这种突变导致终止密码子的形成和全长肌萎缩蛋白缺失[126-127]。这些动物的骨骼肌症状很明显且相对较轻，幼鼠通常没有心脏受累，但 10 个月后，它们开始出现心肌病的迹象，包括收缩力差、心肌坏死、纤维化，以及超声心动图和心电图改变[128-129]。

　　虽然在正常情况下，年幼的 mdx 小鼠未观察到有明显的心肌病，但在各种形式的应激如 β 肾上腺素能应激或压力超负荷下可表现出心肌病症状[130-132]。因此，mdx 小鼠与 DMD 患者有相似的基因型和部发心肌病特征。但是与患者相比，mdx 小鼠出现心肌病相对较晚，虽然 mdx 小鼠与正常对照小鼠相比寿命略有缩短[133]。

　　在最近的一项研究中 Long 等利用新兴的基因组编辑技术，敲除 mdx 小鼠的肌萎缩蛋白突变基因[134]。基因组编辑的 mdx 小鼠可通过这种策略对基因进行了 2%～100% 的校正。通过基因编辑仅对 17% 肌营养不良蛋白校正的 mdx 小鼠具有接近正常

的肌肉表型[134]。

　　Mdx/肌营养相关蛋白双敲除小鼠模型：肌营养相关蛋白与肌萎缩蛋白的常染色体具备同源基因，其表达在 mdx 小鼠中上调[135]。肌营养相关蛋白在 mdx 小鼠中的上调可能补偿缺失的肌萎缩蛋白功能，从而使症状较轻。而肌营养相关蛋白和肌萎缩蛋白双敲除小鼠模型可用于评估肌营养相关蛋白上调的影响。与 mdx 小鼠相比，双敲除小鼠模型具有更严重的表现[136-137]。双敲除小鼠体型更小且伴有进行性肌肉萎缩，并在 10 周左右过早死亡，其在 8 周内形成严重的心肌病，程度与老年 mdx 小鼠相似[136]。双敲除小鼠可能更接近人类 DMD 患者。

　　犬模型：犬肌萎缩蛋白缺乏模型是一种与人类疾病更为相似的 DMD 的大动物模型。金毛猎犬 GRMD 犬模型是最好的 DMD 犬模型之一[138]。1988 年，Valentine 等描述了一个金毛猎犬家族中公犬患有严重的神经退行性疾病伴肌无力和步态异常，且肌肉组织活检中缺少肌萎缩蛋白，这与人类 DMD 表现类似[138]。随后该突变被鉴定为内含子 6 共有剪接位点的单个突变，这可导致在 RNA 加工过程中出现框外突变和缺乏肌萎缩蛋白[139]。

　　GRMD 犬在 2 月龄时会出现明显的肌无力且呈进行性发展，寿命也缩短[140]。GRMD 犬也会发展为严重的心肌病[141]。GRMD 模型有助于更好地了解 DMD 心肌病和测试新疗法，然而大规模的 GRMD 犬模型会增加维护成本并限制其使用[142]。美国北卡罗来纳大学教堂山分校和西雅图弗雷德·

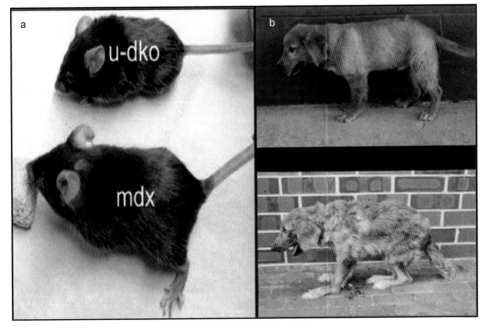

图 12.8　肌营养不良的动物模型。（**a**）年龄和性别匹配的肌萎缩蛋白/肌营养相关蛋白双敲除的 U-dko 小鼠小于 mdx 小鼠。（**b**）3 个月（上图）和 6 个月（下图）的金毛猎犬肌营养不良模型显示出严重肌肉挛缩（引自参考文献 [124-125]）

哈钦森癌症中心可培育 GRMD 模型。巴西、法国、日本和荷兰也有其培育中心。

人类细胞模型：动物模型有助于评估 DMD 的病理生理学特征，然而它们也有局限性，并没有完全概括在人类患者中观察到的疾病表现。获得人体组织特别是心肌细胞具有挑战性，并且会给患者带来风险。2007 年人类诱导多能干细胞（hiPSC）的出现是一个重大的科学发展[143-144]。

hiPSC 代表一种研究人类遗传疾病的新工具，尽管是重编程的患者特异性细胞，但是保留了遗传组分并具有多能性。hiPSC 已被用来研究多种心脏疾病包括肥厚型心肌病、长 QT 综合征[145-146]。hiPSC 的疾病模型是研究 DMD 心肌病的一种有效方法。目前已分离出多种具有多种突变的患者的 hiPSC 系[147-148]。已有研究团队成功将 DMD 患者特异性 hiPSC 分化为心肌细胞。以 hiPSC 建模 DMD 心肌病是阐明 DMD 心肌病的病理生理学机制和测试新疗法的很有前景的方法[149]。

新兴疗法

治疗 DMD 的一个主要挑战是找到同时以心脏和骨骼肌为靶点治疗肌萎缩蛋白缺乏的方法。目前有许多有前景的新兴疗法包括外显子跳跃、肌萎缩蛋白迷你基因替换、密封剂和基因编辑策略。

外显子跳跃

DMD 突变是异质性的，但大部分 DMD 来自 *DMD* 基因内 79 个外显子中的一个或几个框外缺失或重复。这些突变影响肌萎缩蛋白 mRNA 开放阅读框的正常转录，进而阻止全长肌萎缩蛋白转录。治疗 DMD 的一种激动人心的新疗法是中枢杆域中的外显子跳跃。这可以恢复正常的 mRNA 阅读框，并将框架外突变转换为与 BMD 相似的不太严重的框内突变。外显子跳跃过程使用反义寡核苷酸（AON），其是核酸的短合成片段。

AON 可结合调节 RNA 剪接的 RNA 序列，产生更小但无外显子突变的功能性 mRNA（图 12.9）。这一策略可能对 80% 的 DMD 突变有效[150]。目前正在进行临床试验的用于靶向 *DMD* 基因 51 号外显子跳跃的 AON 可导致约 13% 的 DMD 突变，包括 drisapersen（GSK-2402698、GlaxoSmithKline 和 Prosensa）和 eteplirsen（AVI 4658、Sarepta Therapeutics）。这些 AON 已经在 mdx 鼠和犬模型中进行了测试，发现肌内注射是安全的并能恢复肌萎缩蛋白表达而没有明显副作用[151-155]。

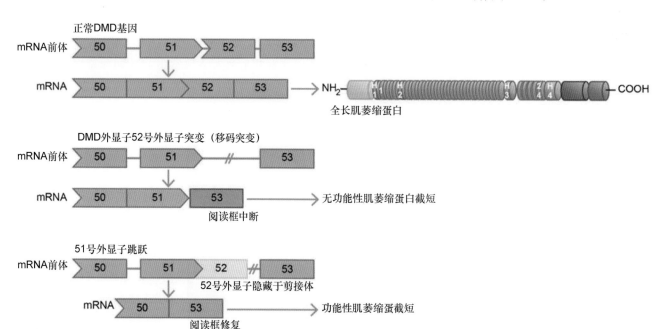

图 12.9　外显子跳跃示意图。肌萎缩蛋白外显子剪接形成成熟的信使 RNA（mRNA），从而产生全长功能性肌萎缩蛋白。然而在经典突变中，如第 52 号外显子，在剪接过程中会跳过第 52 号外显子，这导致一个中断的阅读框并产生一个截短的非功能性肌萎缩蛋白。引入跳过 51 号外显子的反义寡核苷酸可恢复阅读框并产生截短但具有功能性的肌萎缩蛋白

eteplirsen 和 drisapersen 的 I 和 II 期试验显示有望恢复肌萎缩蛋白表达，但是 6 分钟步行试验的主要终点没有显著变化。主要的副作用包括 drisapersen 的肾毒性和高剂量使用后导致的血小板减少症[156-157]。这些药物正在进行 III 期临床试验。

肌萎缩蛋白迷你基因替换

鉴于肌萎缩蛋白突变会导致 DMD 中功能性肌萎缩蛋白的完全缺失，故减轻疾病后遗症的一种策略是使用重组腺病毒载体（rAAV）的基因替换治疗。与目前仅用于 51 号外显子的外显子跳跃策略相比，基因替换策略可以使所有 DMD 患者获益，而无论其 DMD 突变如何。

rAAV 技术的一个局限性是由于病毒包装的限制，其不能递送全长肌萎缩蛋白基因。2.4 Mb 的肌萎缩蛋白基因是人类基因组中最大的单基因，因此，克隆 14 kb 的 cDNA 到载体极具挑战[10,158]。然而，通过观察到轻度 BMD 患者有非常大的肌萎缩蛋白基因缺失，使我们认识到截短的肌萎缩蛋白可能为功能性[105,159]。其随之会产生仅含有基因的必需区域的微肌萎缩蛋白或小肌萎缩蛋白，其为功能性且能包装在 rAAV 中[160]（图 12.10）。

将含有微肌萎缩蛋白的 rAAV6 载体用于肌萎缩蛋白缺陷型小鼠可使其肌萎缩蛋白恢复并能改善肌肉功能和延长寿命[161-164]。肌萎缩蛋白基因替换治疗在小鼠模型中已被证明有效，但在诸如狗和非人灵长类动物的大型动物模型中，由于宿主免疫应答，基因治疗的功效受到限制[165-170]。

在 rAAV 介导的小肌萎缩蛋白基因转移的人类临床前试验中，予 6 例 DMD 患者行肱二头肌肌内注射，所有患者的肌萎缩蛋白表达水平均无显著改变，且 1 例患者在注射后 15 天内出现微肌萎缩蛋白 T 细胞应答[168-169]。除了 T 细胞介导的应答之外，还在 rAAV 肌萎缩蛋白递送的大型动物模型中观察到体液或抗体介导的免疫应答[171]。营养不良肌肉具有两个促进诱导免疫应答的特征，包括由于肌肉坏死而暴露于环境的细胞内容物以及免疫效应细胞水平升高[172-174]。

关于心脏基因转移，可通过在非人灵长类动物模型中经心内膜注射 rAAV 载体实现递送，其中 rAAV6 比 rAAV 8 或 rAAV 9 更有效[175]。在通过颈内静脉输注 rAAV8 后 2.5 个月可观察到靶基因表达[176]。虽然受免疫副作用（可使用免疫抑制剂治疗）的限制，但基因替换治疗仍然是 DMD 包括其相关心肌病的有前景的疗法。

密封剂

肌萎缩蛋白缺乏可能导致膜脆性增加，并可因任何机械应力而加剧。Yasuda 等证明体外培养肌萎缩蛋白缺乏的心肌细胞在拉伸时顺应性降低，且对钙超载的敏感性增加[130]。因此，增加膜稳定性是改善 DMD 患者膜脆性相关后遗症的潜在途径。

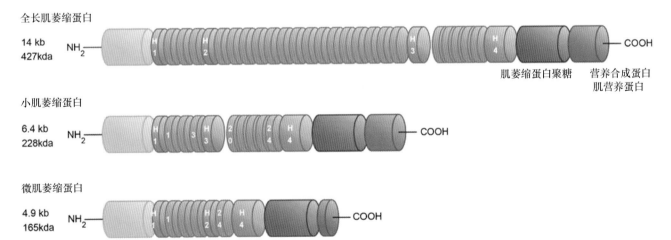

图 12.10 全长肌萎缩蛋白、小肌萎缩蛋白和微肌萎缩蛋白结构。全长肌萎缩蛋白具有 14 kb 的 cDNA，形成 427 kDa 的蛋白质。全长肌萎缩蛋白具有 N-末端肌动蛋白结合结构域、具有 24 个血影蛋白样重复和 4 个铰链结构域的杆状结构域，以及具有肌萎缩蛋白聚糖、营养合成蛋白和肌营养蛋白结合结构域的 C-末端区域。图为具有能够克隆到重组腺相关病毒载体中的具有杆状结构域缺失的小肌萎缩蛋白和微肌萎缩蛋白的示例

Poloxamer 188（P-188）是一种三嵌段共聚物，能够插入受损的脂质双层膜并修复膜。目前它已经被用来稳定镰状细胞病中的红细胞膜[177]。将膜稳定修复的概念应用于接受多巴酚丁胺或异丙肾上腺素作为应激物的肾上腺素能刺激的 mdx 小鼠，予 P-188 后证明其可以改善左心室功能和提高生存率[130,178]。

P-188 作为心脏保护剂的作用也在表现更严重的金毛猎犬肌营养不良模型中进行了验证，给予输注 P-188 8 周后，发现其纤维化减少并可预防左心室扩张[142]。

虽然 P-188 的心脏保护作用已在动物模型中被证明，但需每日是其局限性。而且，密封剂（P-188）不能解决肌萎缩蛋白缺失的问题。此外，其对骨骼肌的影响还没有明确。

在最近的一项研究中，接受 1 次或每日 1 次 P-188 注射的 mdx 小鼠的骨骼肌力量下降[179]。虽然其在动物模型中的心脏获益已被证实，但是还需要进一步验证 P-188 对骨骼和心脏功能的影响。

基因编辑

基因编辑是一种治疗 DMD 的新技术。基因编辑可以用 CRISPR 序列（成簇的、规律间隔的短回文重复序列）/CRISPR 相关系统（Cas）介导以改变基因组[180-182]。CRISPR/Cas9 系统可与靶基因结合并使双链 DNA 断裂，然后它可以被校正的基因序列取代（图 12.11）。该系统可以精确地移除靶向突变基因，并用该基因的功能性拷贝替换。

通过对肌萎缩蛋白 51 号外显子的基因编辑对 DMD

进行校正，可以恢复 DMD 患者成肌细胞的肌萎缩蛋白基因阅读框[183]。恢复后的肌萎缩蛋白阅读框能够恢复 DMD 患者成肌细胞中功能性肌萎缩蛋白的表达[183]。在最近的一项研究中，研究者使用 CRISPR/Cas9 基因编辑策略在体校正 mdx 小鼠种系中的 DMD 基因突变[134]。在基因编辑的动物中，可以观察到 2%～100% 的 DMD 基因校正。在 mdx 小鼠中，仅 17% 的肌萎缩蛋白进行基因编辑校正即可观察到正常肌肉表型。说明这项新兴的技术对 DMD 患者可能有治疗作用，但仍需进一步的动物研究评估心脏功能。

细胞治疗是治疗肌萎缩蛋白缺乏的另一种方法。可以从携带正常肌萎缩蛋白的供体或从 DMD 患者获得治疗细胞，离体校正并重新植入注射到 DMD 患者体内。骨骼肌干细胞被称为卫星细胞，其已经被证明可通过增殖以恢复肌肉结构来应对肌肉损伤[184]。卫星细胞也易于分离和体外培养，因此，在对 mdx 小鼠注射成肌细胞的实验中可以观察到肌萎缩蛋白阳性表达的肌细胞[185-186]。

然而，随后用成肌细胞移植进行的人体临床试验证实仅有 10% 的肌萎缩蛋白阳性纤维[187-189]。因成肌细胞植入、存活和迁移的难度高，故已经在 DMD 患者中测试了其他具有肌源性潜能的细胞类型，包括骨髓源性干细胞和 CD133 阳性肌肉干细胞[190-191]。但是，这些疗法需要进一步的验证。血管来源的干细胞已用于治疗 mdx 双基因敲除小鼠来预防心肌病，但还没有进行人类干细胞试验来评估干细胞疗法在 DMD 心肌病中的疗效[192]。

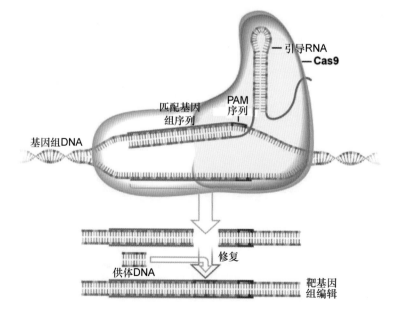

图 12.11 CRISPR/Cas9 介导的基因组编辑的示意图。引导 RNA 与靶向宿主基因的 DNA 序列融合。引导 RNA 识别宿主 RNA 上的特定区域并与 Cas9 复合，Cas9 识别靶基因的 PAM 序列并发挥其核酸内切酶功能使 DNA 中的双链断裂。这触发修复机制，使供体 DNA 能够插入到断裂位点并导致靶基因组编辑

强直性肌营养不良

强直性肌营养不良是最常见的遗传性、成人发病且多系统受累的肌营养不良。强直性肌营养不良的特点是肌强直或肌肉收缩松弛延迟。强直性肌营养不良可导致骨骼肌无力和肌萎缩，终末期可出现呼吸肌无力。患者也有内分泌异常，通常包括性腺功能减退和胰岛素抵抗。胃肠道系统也受到影响，常出现吞咽困难、反流、蠕动增强。中枢神经系统及眼部表现包括白内障、认知障碍和嗜睡。强直性肌营养不良的心脏受累也很突出，主要包括传导功能异常、心律失常、心肌病[193]。

1909 年，德国医生 Hans Steinert、英国医生 Frederick Batten 和 H. P. Gibb 首次描述了肌营养不良的特点，即肌强直、不随意肌收缩和延迟松弛、肌无力[194-195]。这种疾病最初被称为 Steinert 病，后来被称为强直性肌营养不良。

1911 年 Griffith 描述了一个强直性肌营养不良伴窦性心动过缓（心率 30 次/分）的病例，随后也有其他关于肌营养不良的心血管异常的临床报道[196-197]。将近 80 年后才确定了强直性肌营养不良的致病基因[198]。然而，1994 年报道了一组临床特征类似于 I 型强直性肌营养不良但没有基因突变的病例[199-200]，其后来被归类为 II 型强直性肌营养不良，并在 2001 年发现其致病基因[201]。两种基因亚型将强直性肌营养不良定义为 I 型强直性肌营养不良和 II 型强直性肌营养不良（表 12.2）。

表 12.2　I 型强直性肌营养不良 vs. II 型强直性肌营养不良

	I 型强直性肌营养不良	II 型强直性肌营养不良
致病基因	*DMPK*	*ZNF9*
重复序列	CTG	CCTG
遗传方式	常染色体显性遗传	常染色体显性遗传
发病率	1：8000	13：100 000
发病年龄	20～40 岁，也可为先天性和青少年发病	30～60 岁
遗传早现	是	较少
心脏受累	有	可变

I 型强直性肌营养不良

I 型强直性肌营养不良也被称为 Steinert 病，发病率为 1：8000[202]。I 型强直性肌营养不良是成人肌营养不良最常见的类型，根据发病年龄和严重程度可进一步细分为 3 种亚型。

先天性 I 型强直性肌营养不良通常在 1 岁之前发病且最严重，主要由母亲遗传而来。典型 I 型强直性肌营养不良分为儿童期或成年期发病，成人发病通常出现在 20～40 岁[203]。I 型强直性肌营养不良为常染色体显性遗传，由编码强直性肌营养不良蛋白激酶的 19 号染色体中 *DMPK* 基因的胞嘧啶-胸腺嘧啶-鸟嘌呤（CTG）三核苷酸重复异常扩增引起[204]。强直性肌营养不良蛋白激酶在骨骼肌、心脏和平滑肌细胞中表达，正常情况下的 CTG 重复序列少于 37 个，但 I 型强直性肌营养不良患者可能存在超过 50 个至数千个重复序列。

CTG 重复序列数量的增加与 I 型强直性肌营养不良的发病年龄和神经肌肉及心脏疾病的严重程度呈正相关。CTG 重复通常在从父母传递给后代时扩增，导致疾病症状更严重（即遗传早现）。

II 型强直性肌营养不良

II 型强直性肌营养不良不常见，发病率为 13：100 000。它具有类似于 I 型强直性肌营养不良的常染色体遗传模式，但 II 型是由于四核苷酸 CCGT 重复造成，其定位于 3 号染色体上编码锌指蛋白 9 的 *ZNF9* 基因中[205]。II 型强直性肌营养不良中通常有数千个 CCGT 重复，通常在成年期发病并且不如 I 型强直性肌营养不良严重。

发病机制

在两种强直性肌营养不良中，其潜在的分子机制是相似的。包含异常重复的基因可被转录成 RNA，但不被翻译。异常的 RNA 在细胞核内积累，并通过影响 RNA 结合蛋白阻断前信使 RNA 剪切为成熟 RNA[206]，该过程随后导致不同基因的功能异常，包括肌肉功能所需的氯离子通道、心肌肌钙蛋白和胰岛素受体[207]。

I 型强直性肌营养不良的典型表现为肌无力和远端肌肉强直，患者可有特征性长脸、男性型脱发、面部和颌面部肌萎缩。II 型强直性肌营养不良也可表现为肌强直和肌无力以及其他全身性后遗症，但发病较晚而且程度较轻。

此类患者的心脏受累包括纤维化和变性，通常影响传导系统及心肌组织并导致心律失常和心肌病。Ⅰ型强直性肌营养不良患者中有75%～80%会出现传导功能异常，而其中超过65%有心电图异常表现[208]。房性和室性心律失常也常见，并影响25%的强直性肌营养不良患者。传导功能异常和心律失常可导致心脏性猝死，占这些患者死亡的1/3以上。

在一项针对Ⅰ型强直性肌营养不良患者的研究中发现，CTG长度与心律失常和传导功能异常存在相关性[209]。强直性肌营养不良患者也更容易发生心肌病，其中Ⅰ型强直性肌营养不良有20%的患者表现出左心室扩张，14%的患者存在左心室功能不全[210-211]。在左心室功能不全的患者中，应使用包括ACEI和β受体阻滞剂的药物治疗。这些治疗收缩功能不全的标准方法虽然尚未在肌强直患者中验证，但推测其也可逆转左心室重构并带来生存获益。

ⅠB类抗心律失常药美西律和钠通道阻滞剂常用于治疗强直性肌营养不良患者的肌强直而无QRS波时限延长或心脏传导改变[212]。鉴于这些患者会出现缓慢性心律失常和传导阻滞，应慎用房室结阻滞剂治疗心律失常。

起搏器和埋藏式心脏复律除颤器（ICD）治疗指南特别包括了强直性肌营养不良人群。强直性肌营养不良患者合并HV间期＞100 ms时永久起搏器植入是Ⅱa类适应证；无论症状如何，任何程度的房室传导阻滞均是Ⅱb类适应证[213]，肌强直患者合并室性心动过速可植入ICD，这一患者群体可能存在更广泛的适应证[214]。

其他肌营养不良的心脏受累

虽然DMD、BMD和Ⅰ型及Ⅱ型强直性肌营养不良患者的心血管受累发生率高，但其他肌营养不良包括某些肢带型肌营养不良患者也会有心脏受累。面肩肱型肌营养不良和其他类似的肌营养不良均会出现病因不明的心脏受累。表12.3总结了主要的遗传性肌营养不良和心脏受累。对遗传性肌营养不良患者进行心脏筛查是必要的，因为许多肌营养不良病患者具有很高的心脏受累发生率，而其他患者较少有心脏受累。

表 12.3　肌营养不良中的心脏受累

肌营养不良	遗传方式	致病基因位置	相关蛋白	心脏受累
DMD	X连锁隐性遗传	Xp21	肌萎缩蛋白	有
BMD	X连锁隐性遗传	Xp21	肌萎缩蛋白	有
肌萎缩蛋白基因突变携带者	X连锁隐性遗传	Xp21	肌萎缩蛋白	有
Ⅰ型强直性肌营养不良	常染色体显性遗传	19q13	DMPK	有
Ⅱ型强直性肌营养不良	常染色体显性遗传	3q21	ZNF9	有
Emery-Dreifuss型肌营养不良		Xq28	Emerin	有
面肩肱型肌营养不良	常染色体显性遗传	4q35	不明确	不明确
LGMD1A	常染色体显性遗传	5q31	Myotilin	不明确
LGMD1B	常染色体显性遗传	1q22	Lamin A/C	有
LGMD1C	常染色体隐性遗传	3p25	Caveolin-3	不明确
LGMD2A	常染色体隐性遗传	15q15	Caveolin-3	有
LGMD2B	常染色体隐性遗传	2p13	Dysferlin	不明确
LGMD2C	常染色体隐性遗传	13q12	γ-Sarcoglycan	不明确
LGMD2D	常染色体隐性遗传	17q12	a-Sarcoglycan	不明确
LGMD2E	常染色体隐性遗传	4q12	b-Sarcoglycan	有
LGMD2F	常染色体隐性遗传	5q33	d-Sarcoglycan	不明确
LGMD2G	常染色体隐性遗传	17q11	Telethonin	不明确
LGMD2H	常染色体隐性遗传	9q33	TRIM32	不明确
LGMD2I	常染色体隐性遗传	19q	FKRP	有
LGMD2L	常染色体隐性遗传	11p12～p15	Anoctamin 5	不明确

参考文献

1. Meryon E. On granular and fatty degeneration of the voluntary muscles. Med Chir Trans. 1852;35:73–4.
2. Duchenne G. Recherches sur la paralysie musculaire pseudo-hypertrophique ou paralysie myo-sclerosique. Arch Gen Med. 1868;11:5–25.
3. Gowers WR. A manual of diseases of the nervous system, vol. 1. London: J&A Churchill; 1886. p. 391–4.
4. Monaco AP, Neve RL, Colletti-Feener C, Bertelson CJ, Kurnit DM, Kunkel LM. Isolation of candidate cDNAs for portions of the Duchenne muscular dystrophy gene. Nature. 1986;323:646–50.
5. Hoffman EP, Brown Jr RH, Kunkel LM. Dystrophin: the protein product of the Duchenne muscular dystrophy locus. Cell. 1987;51(6):919–28.
6. Emery AE. The muscular dystrophies. Lancet. 2002;359(9307):687–95.
7. Cox GF, Kunkel LM. Dystrophies and heart disease. Curr Opin Cardiol. 1997;12(3):329–43.
8. Rodino-Klapac LR, Chicoine LG, Kaspar BK, Mendell JR. Gene therapy for duchenne muscular dystrophy: expectations and challenges. Arch Neurol. 2007;64(9):1236–41.
9. Mendell JR, Shilling C, Leslie ND, Flanigan KM, al-Dahhak R, Gastier-Foster J, Kneile K, Dunn DM, Duval B, Aoyagi A, Hamil C, Mahmoud M, Roush K, Bird L, Rankin C, Lilly H, Street N, Chandrasekar R, Weiss RB. Evidence-based path to newborn screening for Duchenne muscular dystrophy. Ann Neurol. 2012;71(3):304–13.
10. Koenig M, Hoffman EP, Bertelson CJ, Monaco AP, Feener C, Kunkel LM. Complete cloning of the Duchenne muscular dystrophy (DMD) cDNA and preliminary genomic organization of the DMD gene in normal and affected individuals. Cell. 1987;50(3):509–17.
11. Ahn AH, Kunkel LM. The structural and functional diversity of dystrophin. Nat Genet. 1993;3(4):283–91.
12. Nudel U, Zuk D, Einat P, Zeelon E, Levy Z, Neuman S, Yaffe D. Duchenne muscular dystrophy gene product is not identical in muscle and brain. Nature. 1989;337(6202):76–8.
13. Gorecki DC, Monaco AP, Derry JM, Walker AP, Barnard EA, Barnard PJ. Expression of four alternative dystrophin transcripts in brain regions regulated by different promoters. Hum Mol Genet. 1992;1:505–10.
14. D'Souza VN, Nguyen TM, Morris GE, Karges W, Pillers DA, Ray PN. A novel dystrophin isoform is required for normal retinal electrophysiology. Hum Mol Genet. 1995;4(5):837–42.
15. Lidov HG, Selig S, Kunkel LM. Dp140: a novel 140 kDa CNS transcript from the dystrophin locus. Hum Mol Genet. 1995;4(3):329–35.
16. Lidov HG, Byers TJ, Watkins SC, Kunkel LM. Localization of dystrophin to postsynaptic regions of central nervous system cortical neurons. Nature. 1990;348(6303):725–8.
17. Austin RC, Howard PL, D'Souza VN, Klamut HJ, Ray PN. Cloning and characterization of alternatively spliced isoforms of Dp71. Hum Mol Genet. 1995;4(9):1475–83.
18. Dent KM, Dunn DM, von Niederhausern AC, Aoyagi AT, Kerr L, Bromberg MB, Hart KJ, Tuohy T, White S, den Dunnen JT, Weiss RB, Flanigan KM. Improved molecular diagnosis of dystrophinopathies in an unselected clinical cohort. Am J Med Genet A. 2005;134(3):295–8.
19. Rybakova IN, Patel JR, Ervasti JM. The dystrophin complex forms a mechanically strong link between the sarcolemma and costameric actin. J Cell Biol. 2000;150(5):1209–14.
20. Ervasti JM, Campbell KP. A role for the dystrophin-glycoprotein complex as a transmembrane linker between laminin and actin. J Cell Biol. 1993;122(4):809–23.
21. Ervasti JM, Campbell KP. Membrane organization of the dystrophin-glycoprotein complex. Cell. 1991;66(6):1121–31.
22. Campbell KP, Kahl SD. Association of dystrophin and an integral membrane glycoprotein. Nature. 1989;338(6212):259–62.
23. Ervasti JM, Ohlendieck K, Kahl SD, Gaver MG, Campbell KP. Deficiency of a glycoprotein component of the dystrophin complex in dystrophic muscle. Nature. 1990;345(6273):315–9.
24. Cohn RD, Campbell KP. Molecular basis of muscular dystrophies. Muscle Nerve. 2000;23(10):1456–71.
25. Burton EA, Davies KE. Muscular dystrophy--reason for optimism? Cell. 2002;108(1):5–8.
26. O'Brien KF, Kunkel LM. Dystrophin and muscular dystrophy: past, present, and future. Mol Genet Metab. 2001;74(1-2):75–88.
27. Klietsch R, Ervasti JM, Arnold W, Campbell KP, Jorgensen AO. Dystrophin-glycoprotein complex and laminin colocalize to the sarcolemma and transverse tubules of cardiac muscle. Circ Res. 1993;72(2):349–60.
28. Johnson EK, Zhang L, Adams ME, Phillips A, Freitas MA, Froehner SC, Green-Church KB, Montanaro F. Proteomic analysis reveals new cardiac-specific dystrophin-associated proteins. PLoS One. 2012;7(8):e43515.
29. Cox GA, Cole NM, Matsumura K, Phelps SF, Hauschka SD, Campbell KP, Faulkner JA, Chamberlain JS. Overexpression of dystrophin in transgenic mdx mice eliminates dystrophic symptoms without toxicity. Nature. 1993;364(6439):725–9.
30. Petrof BJ, Shrager JB, Stedman HH, Kelly AM, Sweeney HL. Dystrophin protects the sarcolemma from stresses developed during muscle contraction. Proc Natl Acad Sci U S A. 1993;90(8):3710–4.
31. Petrof BJ. The molecular basis of activity-induced muscle injury in Duchenne muscular dystrophy. Mol Cell Biochem. 1998;179(1-2):111–23.
32. Konagaya M, Takayanagi T. Regularity in the change of serum creatine kinase level in Duchenne muscular dystrophy. A study with long-term follow-up cases. Jpn J Med. 1986;25(1):2–8.
33. Eagle M, Baudouin SV, Chandler C, Giddings DR, Bullock R, Bushby K. Survival in Duchenne muscular dystrophy: improvements in life expectancy since 1967 and the impact of home nocturnal ventilation. Neuromuscul Disord. 2002;12(10):926–9.
34. Nigro G, Comi LI, Politano L, Bain RJ. The incidence and evolution of cardiomyopathy in Duchenne muscular dystrophy. Int J Cardiol. 1990;26(3):271–7.
35. Angelini C. The role of corticosteroids in muscular dystrophy: a critical appraisal. Muscle Nerve. 2007;36(4):424–35.
36. Mendell JR, Moxley RT, Griggs RC, Brooke MH, Fenichel GM, Miller JP, King W, Signore L, Pandya S, Florence J, et al. Randomized, double-blind six-month trial of prednisone in Duchenne's muscular dystrophy. N Engl J Med. 1989;320(24):1592–7.
37. Griggs RC, Moxley 3rd RT, Mendell JR, Fenichel GM, Brooke MH, Pestronk A, Miller JP. Prednisone in Duchenne dystrophy. A randomized, controlled trial defining the time course and dose response. Clinical Investigation of Duchenne Dystrophy Group. Arch Neurol. 1991;48(4):383–8.
38. Griggs RC, Moxley 3rd RT, Mendell JR, Fenichel GM, Brooke MH, Pestronk A, Miller JP, Cwik VA, Pandya S, Robison J, et al. Duchenne dystrophy: randomized, controlled trial of prednisone (18 months) and azathioprine (12 months). Neurology. 1993;43(3 Pt 1):520–7.
39. Backman E, Henriksson KG. Low-dose prednisolone treatment in Duchenne and Becker muscular dystrophy. Neuromuscul Disord. 1995;5(3):233–41.
40. Bushby K, Finkel R, Birnkrant DJ, Case LE, Clemens PR, Cripe L, Kaul A, Kinnett K, McDonald C, Pandya S, Poysky J, Shapiro F, Tomezsko J, Constantin C, DMD Care Considerations Working Group. Diagnosis and management of Duchenne muscular dystrophy, part 1: diagnosis, and pharmacological and psychosocial management. Lancet Neurol. 2010;9(1):77–93.
41. Elia M, Carter A, Bacon S, Winearls CG, Smith R. Clinical usefulness of urinary 3-methylhistidine excretion in indicating muscle protein breakdown. Br Med J (Clin Res Ed). 1981;282(6261):351–4.
42. Rifai Z, Welle S, Moxley 3rd RT, Lorenson M, Griggs RC. Effect of prednisone on protein metabolism in Duchenne dystrophy. Am J Physiol. 1995;268(1 Pt 1):E67–74.

43. Jacobs SC, Bootsma AL, Willems PW, Bar PR, Wokke JH. Prednisone can protect against exercise-induced muscle damage. J Neurol. 1996;243(5):410–6.

44. Anderson JE, Weber M, Vargas C. Deflazacort increases laminin expression and myogenic repair, and induces early persistent functional gain in mdx mouse muscular dystrophy. Cell Transplant. 2000;9(4):551–64.

45. Kissel JT, Burrow KL, Rammohan KW, Mendell JR. Mononuclear cell analysis of muscle biopsies in prednisone-treated and untreated Duchenne muscular dystrophy. CIDD Study Group. Neurology. 1991;41(5):667–72.

46. Burrow KL, Coovert DD, Klein CJ, Bulman DE, Kissel JT, Rammohan KW, Burghes AH, Mendell JR. Dystrophin expression and somatic reversion in prednisone-treated and untreated Duchenne dystrophy. CIDD Study Group. Neurology. 1991;41(5):661–6.

47. Manzur AY, Kuntzer T, Pike M, Swan A. Glucocorticoid corticosteroids for Duchenne muscular dystrophy. Cochrane Database Syst Rev. 2008;(1):CD003725.

48. Bonifati MD, Ruzza G, Bonometto P, Berardinelli A, Gorni K, Orcesi S, Lanzi G, Angelini C. A multicenter, double-blind, randomized trial of deflazacort versus prednisone in Duchenne muscular dystrophy. Muscle Nerve. 2000;23(9):1344–7.

49. Schram G, Fournier A, Leduc H, Dahdah N, Therien J, Vanasse M, Khairy P. All-cause mortality and cardiovascular outcomes with prophylactic steroid therapy in Duchenne muscular dystrophy. J Am Coll Cardiol. 2013;61(9):948–54.

50. Kurz LT, Mubarak SJ, Schultz P, Park SM, Leach J. Correlation of scoliosis and pulmonary function in Duchenne muscular dystrophy. J Pediatr Orthop. 1983;3(3):347–53.

51. Bushby K, Finkel R, Birnkrant DJ, Case LE, Clemens PR, Cripe L, Kaul A, Kinnett K, McDonald C, Pandya S, Poysky J, Shapiro F, Tomezsko J, Constantin C, DMD Care Considerations Working Group. Diagnosis and management of Duchenne muscular dystrophy, part 2: implementation of multidisciplinary care. Lancet Neurol. 2010;9(2):177–89.

52. Do T. Orthopedic management of the muscular dystrophies. Curr Opin Pediatr. 2002;14(1):50–3.

53. Gozal D. Pulmonary manifestations of neuromuscular disease with special reference to Duchenne muscular dystrophy and spinal muscular atrophy. Pediatr Pulmonol. 2000;29(2):141–50.

54. Finder JD, Birnkrant D, Carl J, Farber HJ, Gozal D, Iannaccone ST, Kovesi T, Kravitz RM, Panitch H, Schramm C, Schroth M, Sharma G, Sievers L, Silvestri JM, Sterni L, American Thoracic Society. Respiratory care of the patient with Duchenne muscular dystrophy: ATS consensus statement. Am J Respir Crit Care Med. 2004;170(4):456–65.

55. Barbe F, Quera-Salva MA, McCann C, Gajdos P, Raphael JC, de Lattre J, Agusti AG. Sleep-related respiratory disturbances in patients with Duchenne muscular dystrophy. Eur Respir J. 1994;7(8):1403–8.

56. Smith PE, Edwards RH, Calverley PM. Ventilation and breathing pattern during sleep in Duchenne muscular dystrophy. Chest. 1989;96(6):1346–51.

57. Eagle M, Bourke J, Bullock R, Gibson M, Mehta J, Giddings D, Straub V, Bushby K. Managing Duchenne muscular dystrophy--the additive effect of spinal surgery and home nocturnal ventilation in improving survival. Neuromuscul Disord. 2007;17(6):470–5.

58. American Academy of Pediatrics Section on Cardiology and Cardiac Surgery. Cardiovascular health supervision for individuals affected by Duchenne or Becker muscular dystrophy [comment]. Pediatrics. 2005;116(6):1569–73.

59. Markham LW, Spicer RL, Khoury PR, Wong BL, Mathews KD, Cripe LH. Steroid therapy and cardiac function in Duchenne muscular dystrophy. Pediatr Cardiol. 2005;26(6):768–71.

60. Jefferies JL, Eidem BW, Belmont JW, Craigen WJ, Ware SM, Fernbach SD, Neish SR, Smith EO, Towbin JA. Genetic predictors and remodeling of dilated cardiomyopathy in muscular dystrophy. Circulation. 2005;112(18):2799–804.

61. Romfh A, McNally EM. Cardiac assessment in duchenne and becker

62. Thrush PT, Allen HD, Viollet L, Mendell JR. Re-examination of the electrocardiogram in boys with Duchenne muscular dystrophy and correlation with its dilated cardiomyopathy. Am J Cardiol. 2009;103(2):262–5.

63. Perloff JK, Roberts WC, de Leon Jr AC, O'Doherty D. The distinctive electrocardiogram of Duchenne's progressive muscular dystrophy. An electrocardiographic-pathologic correlative study. Am J Med. 1967;42(2):179–88.

64. Sanyal SK, Johnson WW, Thapar MK, Pitner SE. An ultrastructural basis for electrocardiographic alterations associated with Duchenne's progressive muscular dystrophy. Circulation. 1978;57(6):1122–9.

65. Frankel KA, Rosser RJ. The pathology of the heart in progressive muscular dystrophy: epimyocardial fibrosis. Hum Pathol. 1976;7(4):375–86.

66. Markham LW, Michelfelder EC, Border WL, Khoury PR, Spicer RL, Wong BL, Benson DW, Cripe LH. Abnormalities of diastolic function precede dilated cardiomyopathy associated with Duchenne muscular dystrophy. J Am Soc Echocardiogr. 2006;19(7):865–71.

67. Boas EP, Lowenburg H. The heart rate in progressive muscular dystrophy. Arch Int Med. 1931;47(3):376–83.

68. Fitch CW, Ainger LE. The Frank vector cardiogram and the electrocardiogram in Duchenne progressive muscular dystrophy. Circulation. 1967;35(6):1124–40.

69. Kovick RB, Fogelman AM, Abbasi AD, Peter JB, Pearce ML. Echocardiographic evaluation of posterior left ventricular wall motion in muscular dystrophy. Circulation. 1975;52(3):447–54.

70. Nomura H, Hizawa K. Histopathological study of the conduction system of the heart in Duchenne progressive muscular dystrophy. Acta Pathol Jpn. 1982;32(6):1027–33.

71. Yotsukura M, Sasaki K, Kachi E, Sasaki A, Ishihara T, Ishikawa K. Circadian rhythm and variability of heart rate in Duchenne-type progressive muscular dystrophy. Am J Cardiol. 1995;76(12):947–51.

72. Yotsukura M, Fujii K, Katayama A, Tomono Y, Ando H, Sakata K, Ishihara T, Ishikawa K. Nine-year follow-up study of heart rate variability in patients with Duchenne-type progressive muscular dystrophy. Am Heart J. 1998;136(2):289–96.

73. Thomas TO, Morgan TM, Burnette WB, Markham LW. Correlation of heart rate and cardiac dysfunction in Duchenne muscular dystrophy. Pediatr Cardiol. 2012;33(7):1175–9.

74. Dalmaz Y, Peyrin L, Mamelle JC, Tuil D, Gilly R, Cier JF. The pattern of urinary catecholamines and their metabolites in Duchenne myopathy, in relation to disease evolution. J Neural Transm. 1979;46(1):17–34.

75. Corrado G, Lissoni A, Beretta S, Terenghi L, Tadeo G, Foglia-Manzillo G, Tagliagambe LM, Spata M, Santarone M. Prognostic value of electrocardiograms, ventricular late potentials, ventricular arrhythmias, and left ventricular systolic dysfunction in patients with Duchenne muscular dystrophy. Am J Cardiol. 2002;89(7):838–41.

76. Rapezzi C, Leone O, Biagini E, Coccolo F. Echocardiographic clues to diagnosis of dystrophin related dilated cardiomyopathy. Heart. 2007;93(1):10.

77. Markham LW, Kinnett K, Wong BL, Woodrow Benson D, Cripe LH. Corticosteroid treatment retards development of ventricular dysfunction in Duchenne muscular dystrophy. Neuromuscul Disord. 2008;18(5):365–70.

78. Silva MC, Meira ZM, Gurgel Giannetti J, da Silva MM, Campos AF, Barbosa Mde M, Starling Filho GM, Ferreira Rde A, Zatz M, Rochitte CE. Myocardial delayed enhancement by magnetic resonance imaging in patients with muscular dystrophy. J Am Coll Cardiol. 2007;49(18):1874–9.

79. Hagenbuch SC, Gottliebson WM, Wansapura J, Mazur W, Fleck R, Benson DW, Hor KN. Detection of progressive cardiac dysfunction by serial evaluation of circumferential strain in patients with Duchenne muscular dystrophy. Am J Cardiol. 2010;105(10):1451–5.

80. Hor KN, Wansapura J, Markham LW, Mazur W, Cripe LH, Fleck R,

muscular dystrophies. Curr Heart Fail Rep. 2010;7(4):212–8.

Benson DW, Gottliebson WM. Circumferential strain analysis identifies strata of cardiomyopathy in Duchenne muscular dystrophy: a cardiac magnetic resonance tagging study. J Am Coll Cardiol. 2009;53(14):1204–10.

81. Puchalski MD, Williams RV, Askovich B, Sower CT, Hor KH, Su JT, Pack N, Dibella E, Gottliebson WM. Late gadolinium enhancement: precursor to cardiomyopathy in Duchenne muscular dystrophy? Int J Cardiovasc Imaging. 2009;25(1):57–63.

82. Verhaert D, Richards K, Rafael-Fortney JA, Raman SV. Cardiac involvement in patients with muscular dystrophies: magnetic resonance imaging phenotype and genotypic considerations. Circ Cardiovasc Imaging. 2011;4(1):67–76.

83. Hor KN, Taylor MD, Al-Khalidi HR, Cripe LH, Raman SV, Jefferies JL, O'Donnell R, Benson DW, Mazur W. Prevalence and distribution of late gadolinium enhancement in a large population of patients with Duchenne muscular dystrophy: effect of age and left ventricular systolic function. J Cardiovasc Magn Reson. 2013;15:107.

84. Duboc D, Meune C, Lerebours G, Devaux JY, Vaksmann G, Becane HM. Effect of perindopril on the onset and progression of left ventricular dysfunction in Duchenne muscular dystrophy. J Am Coll Cardiol. 2005;45(6):855–7.

85. Duboc D, Meune C, Pierre B, Wahbi K, Eymard B, Toutain A, Berard C, Vaksmann G, Weber S, Becane HM. Perindopril preventive treatment on mortality in Duchenne muscular dystrophy: 10 years' follow-up. Am Heart J. 2007;154(3):596–602.

86. Allen HD, Flanigan KM, Thrush PT, Dvorchik I, Yin H, Canter C, Connolly AM, Parrish M, McDonald CM, Braunlin E, Colan SD, Day J, Darras B, Mendell JR. A randomized, double-blind trial of lisinopril and losartan for the treatment of cardiomyopathy in duchenne muscular dystrophy. PLoS Curr. 2013;5.

87. Saito T, Matsumura T, Miyai I, Nozaki S, Shinno S. Carvedilol effectiveness for left ventricular-insufficient patients with Duchenne muscular dystrophy. Rinsho Shinkeigaku. 2001;41(10):691–4.

88. Rhodes J, Margossian R, Darras BT, Colan SD, Jenkins KJ, Geva T, Powell AJ. Safety and efficacy of carvedilol therapy for patients with dilated cardiomyopathy secondary to muscular dystrophy. Pediatr Cardiol. 2008;29(2):343–51.

89. Kajimoto H, Ishigaki K, Okumura K, Tomimatsu H, Nakazawa M, Saito K, Osawa M, Nakanishi T. Beta-blocker therapy for cardiac dysfunction in patients with muscular dystrophy. Circ J. 2006;70(8):991–4.

90. Viollet L, Thrush PT, Flanigan KM, Mendell JR, Allen HD. Effects of angiotensin-converting enzyme inhibitors and/or beta blockers on the cardiomyopathy in Duchenne muscular dystrophy. Am J Cardiol. 2012;110:98–102.

91. Hunt SA, Abraham WT, Chin MH, Feldman AM, Francis GS, Ganiats TG, Jessup M, Konstam MA, Mancini DM, Michl K, Oates JA, Rahko PS, Silver MA, Stevenson LW, Yancy CW, Antman EM, Smith Jr SC, Adams CD, Anderson JL, Faxon DP, Fuster V, Halperin JL, Hiratzka LF, Jacobs AK, Nishimura R, Ornato JP, Page RL, Riegel B, American College of Cardiology; American Heart Association Task Force on Practice Guidelines; American College of Chest Physicians; International Society for Heart and Lung Transplantation; Heart Rhythm Society. ACC/AHA 2005 Guideline Update for the Diagnosis and Management of Chronic Heart Failure in the Adult: a report of the American College of Cardiology/American Heart Association Task Force on Practice Guidelines (Writing Committee to Update the 2001 Guidelines for the Evaluation and Management of Heart Failure): developed in collaboration with the American College of Chest Physicians and the International Society for Heart and Lung Transplantation: endorsed by the Heart Rhythm Society. Circulation. 2005;112(12):e154–235.

92. Rafael-Fortney JA, Chimanji NS, Schill KE, Martin CD, Murray JD, Ganguly R, Stangland JE, Tran T, Xu Y, Canan BD, Mays TA, Delfín DA, Janssen PM, Raman SV. Early treatment with lisinopril and spironolactone preserves cardiac and skeletal muscle in Duchenne muscular dystrophy mice. Circulation. 2011;124(5):582–8.

93. Raman SV, Hor KN, Mazur W, Halnon NJ, Kissel JT, He X, Tran T, Smart S, McCarthy B, Taylor MD, Jefferies JL, Rafael-Fortney JA, Lowe J, Roble SL, Cripe LH. Eplerenone for early cardiomyopathy in Duchenne muscular dystrophy: a randomised, double-blind, placebo-controlled trial. Lancet Neurol. 2015;14(2):153–61.

94. Rees W, Schuler S, Hummel M, Hetzer R. Heart transplantation in patients with muscular dystrophy associated with end-stage cardiomyopathy. J Heart Lung Transplant. 1993;12(5):804–7.

95. Ruiz-Cano MJ, Delgado JF, Jimenez C, Jimenez S, Cea-Calvo L, Sanchez V, Escribano P, Gomez MA, Gil-Fraguas L, Saenz de la Calzada C. Successful heart transplantation in patients with inherited myopathies associated with end-stage cardiomyopathy. Transplant Proc. 2003;35(4):1513–5.

96. Patane F, Zingarelli E, Attisani M, Sansone F. Successful heart transplantation in Becker's muscular dystrophy. Eur J Cardiothorac Surg. 2006;29(2):250.

97. Wu RS, Gupta S, Brown RN, Yancy CW, Wald JW, Kaiser P, Kirklin NM, Patel PC, Markham DW, Drazner MH, Garry DJ, Mammen PP. Clinical outcomes after cardiac transplantation in muscular dystrophy patients. J Heart Lung Transplant. 2010;29(4):432–8.

98. Rose EA, Gelijns AC, Moskowitz AJ, Heitjan DF, Stevenson LW, Dembitsky W, Long JW, Ascheim DD, Tierney AR, Levitan RG, Watson JT, Meier P, Ronan NS, Shapiro PA, Lazar RM, Miller LW, Gupta L, Frazier OH, Desvigne-Nickens P, Oz MC, Poirier VL, Randomized Evaluation of Mechanical Assistance for the Treatment of Congestive Heart Failure (REMATCH) Study Group. Long-term use of a left ventricular assist device for end-stage heart failure. N Engl J Med. 2001;345(20):1435–43.

99. Slaughter MS, Rogers JG, Milano CA, Russell SD, Conte JV, Feldman D, Sun B, Tatooles AJ, Delgado 3rd RM, Long JW, Wozniak TC, Ghumman W, Farrar DJ, Frazier OH, HeartMate II Investigators. Advanced heart failure treated with continuous-flow left ventricular assist device. N Engl J Med. 2009;361(23):2241–51.

100. Amodeo A, Adorisio R. Left ventricular assist device in Duchenne cardiomyopathy: can we change the natural history of cardiac disease? Int J Cardiol. 2012;161(3):e43.

101. Ryan TD, Jefferies JL, Sawnani H, Wong BL, Gardner A, Del Corral M, Lorts A, Morales DL. Implantation of the HeartMate II and HeartWare left ventricular assist devices in patients with duchenne muscular dystrophy: lessons learned from the first applications. ASAIO J. 2014;60(2):246–8.

102. Becker PE, Kiener F. A new x-chromosomal muscular dystrophy. Arch Psychiatr Nervenkr Z Gesamte Neurol Psychiatr. 1955;193(4):427–48.

103. Becker PE. Two families of benign sex-linked recessive muscular dystrophy. Rev Can Biol. 1962;21:551–66.

104. Kingston HM, Sarfarazi M, Thomas NS, Harper PS. Localisation of the Becker muscular dystrophy gene on the short arm of the X chromosome by linkage to cloned DNA sequences. Hum Genet. 1984;67(1):6–17.

105. Koenig M, Beggs AH, Moyer M, Scherpf S, Heindrich K, Bettecken T, Meng G, Muller CR, Lindlof M, Kaariainen H, et al. The molecular basis for Duchenne versus Becker muscular dystrophy: correlation of severity with type of deletion. Am J Hum Genet. 1989;45(4):498–506.

106. Worton R. Muscular dystrophies: diseases of the dystrophin-glycoprotein complex. Science. 1995;270(5237):755–6.

107. Monaco AP, Bertelson CJ, Liechti-Gallati S, Moser H, Kunkel LM. An explanation for the phenotypic differences between patients bearing partial deletions of the DMD locus. Genomics. 1988;2(1):90–5.

108. Bradley WG, Jones MZ, Mussini JM, Fawcett PR. Becker-type muscular dystrophy. Muscle Nerve. 1978;1(2):111–32.

109. Melacini P, Fanin M, Danieli GA, Villanova C, Martinello F, Miorin M, Freda MP, Miorelli M, Mostacciuolo ML, Fasoli G, Angelini C, Dalla Volta S. Myocardial involvement is very frequent among patients affected with subclinical Becker's muscular dystrophy. Circulation. 1996;94(12):3168–75.

110. Melacini P, Fanin M, Danieli GA, Fasoli G, Villanova C, Angelini C, Vitiello L, Miorelli M, Buja GF, Mostacciuolo ML, et al. Cardiac involvement in Becker muscular dystrophy. J Am Coll Cardiol. 1993;22(7):1927–34.

111. Finsterer J, Stollberger C. Cardiac involvement in Becker muscular

dystrophy. Can J Cardiol. 2008;24(10):786–92.

112. Nigro G, Comi LI, Politano L, Limongelli FM, Nigro V, De Rimini ML, Giugliano MA, Petretta VR, Passamano L, Restucci B, et al. Evaluation of the cardiomyopathy in Becker muscular dystrophy. Muscle Nerve. 1995;18(3):283–91.

113. Hoogerwaard EM, de Voogt WG, Wilde AA, van der Wouw PA, Bakker E, van Ommen GJ, de Visser M. Evolution of cardiac abnormalities in Becker muscular dystrophy over a 13-year period. J Neurol. 1997;244(10):657–63.

114. Nigro G, Politano L, Nigro V, Petretta VR, Comi LI. Mutation of dystrophin gene and cardiomyopathy. Neuromuscul Disord. 1994;4(4): 371–9.

115. Yilmaz A, Gdynia HJ, Baccouche H, Mahrholdt H, Meinhardt G, Basso C, Thiene G, Sperfeld AD, Ludolph AC, Sechtem U. Cardiac involvement in patients with Becker muscular dystrophy: new diagnostic and pathophysiological insights by a CMR approach. J Cardiovasc Magn Reson. 2008;10:50.

116. Norman A, Harper P. A survey of manifesting carriers of Duchenne and Becker muscular dystrophy in Wales. Clin Genet. 1989;36(1): 31–7.

117. Comi LI, Nigro G, Politano L, Petretta VR. The cardiomyopathy of Duchenne/Becker consultants. Int J Cardiol. 1992;34(3):297–305.

118. Hoogerwaard EM, van der Wouw PA, Wilde AA, Bakker E, Ippel PF, Oosterwijk JC, Majoor-Krakauer DF, van Essen AJ, Leschot NJ, de Visser M. Cardiac involvement in carriers of Duchenne and Becker muscular dystrophy. Neuromuscul Disord. 1999;9(5):347–51.

119. Norman AM, Upadhyaya M, Thomas NS, Roberts K, Harper PS. Duchenne muscular dystrophy in Wales: impact of DNA linkage analysis and cDNA deletion screening. J Med Genet. 1989;26(9): 565–71.

120. Hoogerwaard EM, Bakker E, Ippel PF, Oosterwijk JC, Majoor-Krakauer DF, Leschot NJ, Van Essen AJ, Brunner HG, van der Wouw PA, Wilde AA, de Visser M. Signs and symptoms of Duchenne muscular dystrophy and Becker muscular dystrophy among carriers in The Netherlands: a cohort study. Lancet. 1999;353(9170):2116–9.

121. Schade van Westrum SM, Hoogerwaard EM, Dekker L, Standaar TS, Bakker E, Ippel PF, Oosterwijk JC, Majoor-Krakauer DF, van Essen AJ, Leschot NJ, Wilde AA, de Haan RJ, de Visser M, van der Kooi AJ. Cardiac abnormalities in a follow-up study on carriers of Duchenne and Becker muscular dystrophy. Neurology. 2011;77(1):62–6.

122. Grain L, Cortina-Borja M, Forfar C, Hilton-Jones D, Hopkin J, Burch M. Cardiac abnormalities and skeletal muscle weakness in carriers of Duchenne and Becker muscular dystrophies and controls. Neuromuscul Disord. 2001;11(2):186–91.

123. Politano L, Nigro V, Nigro G, Petretta VR, Passamano L, Papparella S, Di Somma S, Comi LI. Development of cardiomyopathy in female carriers of Duchenne and Becker muscular dystrophies. JAMA. 1996;275(17):1335–8.

124. Duan D. Challenges and opportunities in dystrophin-deficient cardiomyopathy gene therapy. Hum Mol Genet. 2006;15 Spec No 2:R253–61.

125. Kornegay JN, Sharp NJ, Schueler RO, Betts CW. Tarsal joint contracture in dogs with golden retriever muscular dystrophy. Lab Anim Sci. 1994;44(4):331–3.

126. Bulfield G, Siller WG, Wight PA, Moore KJ. X chromosome-linked muscular dystrophy (mdx) in the mouse. Proc Natl Acad Sci U S A. 1984;81(4):1189–92.

127. Sicinski P, Geng Y, Ryder-Cook AS, Barnard EA, Darlison MG, Barnard PJ. The molecular basis of muscular dystrophy in the mdx mouse: a point mutation. Science. 1989;244(4912):1578–80.

128. Quinlan JG, Hahn HS, Wong BL, Lorenz JN, Wenisch AS, Levin LS. Evolution of the mdx mouse cardiomyopathy: physiological and morphological findings. Neuromuscul Disord. 2004;14(8-9):491–6.

129. Wehling-Henricks M, Jordan MC, Roos KP, Deng B, Tidball JG. Cardiomyopathy in dystrophin-deficient hearts is prevented by expression of a neuronal nitric oxide synthase transgene in the myocardium. Hum Mol Genet. 2005;14(14):1921–33.

130. Yasuda S, Townsend D, Michele DE, Favre EG, Day SM, Metzger JM. Dystrophic heart failure blocked by membrane sealant poloxamer. Nature. 2005;436(7053):1025–9.

131. Kamogawa Y, Biro S, Maeda M, Setoguchi M, Hirakawa T, Yoshida H, Tei C. Dystrophin-deficient myocardium is vulnerable to pressure overload in vivo. Cardiovasc Res. 2001;50(3):509–15.

132. Yue Y, Skimming JW, Liu M, Strawn T, Duan D. Full-length dystrophin expression in half of the heart cells ameliorates beta-isoproterenol-induced cardiomyopathy in mdx mice. Hum Mol Genet. 2004;13(15): 1669–75.

133. Chamberlain JS, Metzger J, Reyes M, Townsend D, Faulkner JA. Dystrophin-deficient mdx mice display a reduced life span and are susceptible to spontaneous rhabdomyosarcoma. FASEB J. 2007;21(9):2195–204.

134. Long C, McAnally JR, Shelton JM, Mireault AA, Bassel-Duby R, Olson EN. Prevention of muscular dystrophy in mice by CRISPR/Cas9-mediated editing of germline DNA. Science. 2014;345(6201):1184–8.

135. Pons F, Robert A, Fabbrizio E, Hugon G, Califano JC, Fehrentz JA, Martinez J, Mornet D. Utrophin localization in normal and dystrophin-deficient heart. Circulation. 1994;90(1):369–74.

136. Grady RM, Teng H, Nichol MC, Cunningham JC, Wilkinson RS, Sanes JR. Skeletal and cardiac myopathies in mice lacking utrophin and dystrophin: a model for Duchenne muscular dystrophy. Cell. 1997;90:729–38.

137. Deconinck AE, Rafael JA, Skinner JA, Brown SC, Potter AC, Metzinger L, Watt DJ, Dickson JG, Tinsley JM, Davies KE. Utrophin-dystrophin-deficient mice as a model for Duchenne muscular dystrophy. Cell. 1997;90(4):717–27.

138. Valentine BA, Cooper BJ, de Lahunta A, O'Quinn R, Blue JT. Canine X-linked muscular dystrophy. An animal model of Duchenne muscular dystrophy: clinical studies. J Neurol Sci. 1988;88(1-3):69–81.

139. Sharp NJ, Kornegay JN, Van Camp SD, Herbstreith MH, Secore SL, Kettle S, Hung WY, Constantinou CD, Dykstra MJ, Roses AD, et al. An error in dystrophin mRNA processing in golden retriever muscular dystrophy, an animal homologue of Duchenne muscular dystrophy. Genomics. 1992;13(1):115–21.

140. Valentine BA, Winand NJ, Pradhan D, Moise NS, de Lahunta A, Kornegay JN, Cooper BJ. Canine X-linked muscular dystrophy as an animal model of Duchenne muscular dystrophy: a review. Am J Med Genet. 1992;42(3):352–6.

141. Valentine BA, Cummings JF, Cooper BJ. Development of Duchenne-type cardiomyopathy. Morphologic studies in a canine model. Am J Pathol. 1989;135(4):671–8.

142. Townsend D, Turner I, Yasuda S, Martindale J, Davis J, Shillingford M, Kornegay JN, Metzger JM. Chronic administration of membrane sealant prevents severe cardiac injury and ventricular dilatation in dystrophic dogs. J Clin Invest. 2010;120(4):1140–50.

143. Takahashi K, Tanabe K, Ohnuki M, Narita M, Ichisaka T, Tomoda K, Yamanaka S. Induction of pluripotent stem cells from adult human fibroblasts by defined factors. Cell. 2007;131(5):861–72.

144. Yu J, Vodyanik MA, Smuga-Otto K, Antosiewicz-Bourget J, Frane JL, Tian S, Nie J, Jonsdottir GA, Ruotti V, Stewart R, Slukvin II, Thomson JA. Induced pluripotent stem cell lines derived from human somatic cells. Science. 2007;318(5858):1917–20.

145. Lan F, Lee AS, Liang P, Sanchez-Freire V, Nguyen PK, Wang L, Han L, Yen M, Wang Y, Sun N, Abilez OJ, Hu S, Ebert AD, Navarrete EG, Simmons CS, Wheeler M, Pruitt B, Lewis R, Yamaguchi Y, Ashley EA, Bers DM, Robbins RC, Longaker MT, Wu JC. Abnormal calcium handling properties underlie familial hypertrophic cardiomyopathy pathology in patient-specific induced pluripotent stem cells. Cell Stem Cell. 2013;12(1):101–13.

146. Moretti A, Bellin M, Welling A, Jung CB, Lam JT, Bott-Flugel L, Dorn T, Goedel A, Hohnke C, Hofmann F, Seyfarth M, Sinnecker D, Schömig A, Laugwitz KL. Patient-specific induced pluripotent stem-cell models for long-QT syndrome. N Engl J Med. 2010;363(1):1397–409.

147. Kazuki Y, Hiratsuka M, Takiguchi M, Osaki M, Kajitani N, Hoshiya H, Hiramatsu K, Yoshino T, Kazuki K, Ishihara C, Takehara S, Higaki K, Nakagawa M, Takahashi K, Yamanaka S, Oshimura M. Complete

genetic correction of ips cells from Duchenne muscular dystrophy. Mol Ther. 2010;18(2):386–93.

148. Guan X, Mack DL, Moreno CM, Strande JL, Mathieu J, Shi Y, Markert CD, Wang Z, Liu G, Lawlor MW, Moorefield EC, Jones TN, Fugate JA, Furth ME, Murry CE, Ruohola-Baker H, Zhang Y, Santana LF, Childers MK. Dystrophin-deficient cardiomyocytes derived from human urine: new biologic reagents for drug discovery. Stem Cell Res. 2014;12(2):467–80.

149. Dick E, Kalra S, Anderson D, George V, Ritso M, Laval SH, Barresi R, Aartsma-Rus A, Lochmuller H, Denning C. Exon skipping and gene transfer restore dystrophin expression in human induced pluripotent stem cells-cardiomyocytes harboring DMD mutations. Stem Cells Dev. 2013;22(20):2714–24.

150. Aartsma-Rus A, Fokkema I, Verschuuren J, Ginjaar I, van Deutekom J, van Ommen GJ, den Dunnen JT. Theoretic applicability of antisense-mediated exon skipping for Duchenne muscular dystrophy mutations. Hum Mutat. 2009;30:293–9.

151. Goyenvalle A, Babbs A, Powell D, Kole R, Fletcher S, Wilton SD, Davies KE. Prevention of dystrophic pathology in severely affected dystrophin/utrophin-deficient mice by morpholino-oligomer-mediated exon-skipping. Mol Ther. 2010;18(1):198–205.

152. Mann CJ, Honeyman K, Cheng AJ, Ly T, Lloyd F, Fletcher S, Morgan JE, Partridge TA, Wilton SD. Antisense-induced exon skipping and synthesis of dystrophin in the mdx mouse. Proc Natl Acad Sci U S A. 2001;98(1):42–7.

153. Yokota T, Lu QL, Partridge T, Kobayashi M, Nakamura A, Takeda S, Hoffman E. Efficacy of systemic morpholino exon-skipping in Duchenne muscular dystrophy dogs. Ann Neurol. 2009;65(6):667–76.

154. Yokota T, Duddy W, Echigoya Y, Kolski H. Exon skipping for nonsense mutations in Duchenne muscular dystrophy: too many mutations, too few patients? Expert Opin Biol Ther. 2012;12(9):1141–52.

155. Kinali M, Arechavala-Gomeza V, Feng L, Cirak S, Hunt D, Adkin C, Guglieri M, Ashton E, Abbs S, Nihoyannopoulos P, Garralda ME, Rutherford M, McCulley C, Popplewell L, Graham IR, Dickson G, Wood MJ, Wells DJ, Wilton SD, Kole R, Straub V, Bushby K, Sewry C, Morgan JE, Muntoni F. Local restoration of dystrophin expression with the morpholino oligomer AVI-4658 in Duchenne muscular dystrophy: a single-blind, placebo-controlled, dose-escalation, proof-of-concept study. Lancet Neurol. 2009;8(10):918–28. Erratum in: Lancet Neurol. 2009;8(12):1083.

156. Goemans NM, Tulinius M, van den Akker JT, Burm BE, Ekhart PF, Heuvelmans N, Holling T, Janson AA, Platenburg GJ, Sipkens JA, Sitsen JM, Aartsma-Rus A, van Ommen GJ, Buyse G, Darin N, Verschuuren JJ, Campion GV, de Kimpe SJ, van Deutekom JC. Systemic administration of PRO051 in Duchenne's muscular dystrophy. N Engl J Med. 2011;364(16):1513–22. Erratum in: N Engl J Med. 2011;365(14):1361.

157. Cirak S, Arechavala-Gomeza V, Guglieri M, Feng L, Torelli S, Anthony K, Abbs S, Garralda ME, Bourke J, Wells DJ, Dickson G, Wood MJ, Wilton SD, Straub V, Kole R, Shrewsbury SB, Sewry C, Morgan JE, Bushby K, Muntoni F. Exon skipping and dystrophin restoration in patients with Duchenne muscular dystrophy after systemic phosphorodiamidate morpholino oligomer treatment: an open-label, phase 2, dose-escalation study. Lancet. 2011;378(9791):595–605.

158. Pichavant C, Aartsma-Rus A, Clemens PR, Davies KE, Dickson G, Takeda S, Wilton SD, Wolff JA, Wooddell CI, Xiao X, Tremblay JP. Current status of pharmaceutical and genetic therapeutic approaches to treat DMD. Mol Ther. 2011;19(5):830–40.

159. England SB, Nicholson LV, Johnson MA, Forrest SM, Love DR, Zubrzycka-Gaarn EE, Bulman DE, Harris JB, Davies KE. Very mild muscular dystrophy associated with the deletion of 46% of dystrophin. Nature. 1990;343(6254):180–2.

160. Harper SQ, Hauser MA, DelloRusso C, Duan D, Crawford RW, Phelps SF, Harper HA, Robinson AS, Engelhardt JF, Brooks SV, Chamberlain JS. Modular flexibility of dystrophin: implications for gene therapy of Duchenne muscular dystrophy. Nat Med. 2002;8(3):253–61.

161. Gregorevic P, Allen JM, Minami E, Blankinship MJ, Haraguchi M, Meuse L, Finn E, Adams ME, Froehne SC, Murry CE, Chamberlain JS.

rAAV6-microdystrophin preserves muscle function and extends lifespan in severely dystrophic mice. Nat Med. 2006;12(7):787–9.

162. Gregorevic P, Blankinship MJ, Allen JM, Chamberlain JS. Systemic microdystrophin gene delivery improves skeletal muscle structure and function in old dystrophic mdx mice. Mol Ther. 2008;16(4):657–64.

163. Banks GB, Chamberlain JS, Froehner SC. Truncated dystrophins can influence neuromuscular synapse structure. Mol Cell Neurosci. 2009;40(4):433–41.

164. Banks GB, Combs AC, Chamberlain JR, Chamberlain JS. Molecular and cellular adaptations to chronic myotendinous strain injury in mdx mice expressing a truncated dystrophin. Hum Mol Genet. 2008;17(24):3975–86.

165. Ohshima S, Shin JH, Yuasa K, Nishiyama A, Kira J, Okada T, Takeda S. Transduction efficiency and immune response associated with the administration of AAV8 vector into dog skeletal muscle. Mol Ther. 2009;17(1):73–80.

166. Wang Z, Allen JM, Riddell SR, Gregorevic P, Storb R, Tapscott SJ, Chamberlain JS, Kuhr CS. Immunity to adeno-associated virus-mediated gene transfer in a random-bred canine model of Duchenne muscular dystrophy. Hum Gene Ther. 2007;18(1):18–26.

167. Yuasa K, Yoshimura M, Urasawa N, Ohshima S, Howell JM, Nakamura A, Hijikata T, Miyagoe-Suzuki Y, Takeda S. Injection of a recombinant AAV serotype 2 into canine skeletal muscles evokes strong immune responses against transgene products. Gene Ther. 2007;14(17):1249–60.

168. Mendell JR, Campbell K, Rodino-Klapac L, Sahenk Z, Shilling C, Lewis S, Bowles D, Gray S, Li C, Galloway G, Malik V, Coley B, Clark KR, Li J, Xiao X, Samulski J, McPhee SW, Samulski RJ, Walker CM. Dystrophin immunity in Duchenne's muscular dystrophy. N Engl J Med. 2010;363(15):1429–37.

169. Bowles DE, McPhee SW, Li C, Gray SJ, Samulski JJ, Camp AS, Li J, Wang B, Monahan PE, Rabinowitz JE, Grieger JC, Govindasamy L, Agbandje-McKenna M, Xiao X, Samulski RJ. Phase 1 gene therapy for Duchenne muscular dystrophy using a translational optimized AAV vector. Mol Ther. 2012;20(2):443–55.

170. Flanigan KM, Campbell K, Viollet L, Wang W, Gomez AM, Walker CM, Mendell JR. Anti-dystrophin T cell responses in Duchenne muscular dystrophy: prevalence and a glucocorticoid treatment effect. Hum Gene Ther. 2013;24(9):797–806.

171. Shin JH, Pan X, Hakim CH, Yang HT, Yue Y, Zhang K, Terjung RL, Duan D. Microdystrophin ameliorates muscular dystrophy in the canine model of duchenne muscular dystrophy. Mol Ther. 2013;21(4):750–7.

172. Hartigan-O'Connor D, Kirk CJ, Crawford R, Mule JJ, Chamberlain JS. Immune evasion by muscle-specific gene expression in dystrophic muscle. Mol Ther. 2001;4(6):525–33.

173. Arahata K, Engel AG. Monoclonal antibody analysis of mononuclear cells in myopathies. V: identification and quantitation of T8+ cytotoxic and T8+ suppressor cells. Ann Neurol. 1988;23(5):493–9.

174. Arahata K, Engel AG. Monoclonal antibody analysis of mononuclear cells in myopathies. IV: cell-mediated cytotoxicity and muscle fiber necrosis. Ann Neurol. 1988;23(2):168–73.

175. Gao G, Bish LT, Sleeper MM, Mu X, Sun L, Lou Y, Duan J, Hu C, Wang L, Sweeney HL. Transendocardial delivery of AAV6 results in highly efficient and global cardiac gene transfer in rhesus macaques. Hum Gene Ther. 2011;22(8):979–84.

176. Pan X, Yue Y, Zhang K, Lostal W, Shin JH, Duan D. Long-term robust myocardial transduction of the dog heart from a peripheral vein by adeno-associated virus serotype-8. Hum Gene Ther. 2013;24(6):584–94.

177. Ballas SK, Files B, Luchtman-Jones L, Benjamin L, Swerdlow P, Hilliard L, Coates T, Abboud M, Wojtowicz-Praga S, Grindel JM. Safety of purified poloxamer 188 in sickle cell disease: phase I study of a non-ionic surfactant in the management of acute chest syndrome. Hemoglobin. 2004;28(2):85–102.

178. Spurney CF, Guerron AD, Yu Q, Sali A, van der Meulen JH, Hoffman EP, Nagaraju K. Membrane sealant Poloxamer P188 protects against isoproterenol induced cardiomyopathy in dystrophin deficient

mice. BMC Cardiovasc Disord. 2011;11:20.

179. Terry RL, Kaneb HM, Wells DJ. Poloxomer 188 has a deleterious effect on dystrophic skeletal muscle function. PLoS One. 2014;9(3): e91221.

180. Jinek M, Chylinski K, Fonfara I, Hauer M, Doudna JA, Charpentier E. A programmable dual-RNA-guided DNA endonuclease in adaptive bacterial immunity. Science. 2012;337(6096):816–21.

181. Cong L, Ran FA, Cox D, Lin S, Barretto R, Habib N, Hsu PD, Wu X, Jiang W, Marraffini LA, Zhang F. Multiplex genome engineering using CRISPR/Cas systems. Science. 2013;339(6121):819–23.

182. Mali P, Yang L, Esvelt KM, Aach J, Guell M, DiCarlo JE, Norville JE, Church GM. RNA-guided human genome engineering via Cas9. Science. 2013;339(6121):823–6.

183. Ousterout DG, Perez-Pinera P, Thakore PI, Kabadi AM, Brown MT, Qin X, Fedrigo O, Mouly V, Tremblay JP, Gersbach CA. Reading frame correction by targeted genome editing restores dystrophin expression in cells from Duchenne muscular dystrophy patients. Mol Ther. 2013;21:1718–26. doi:10.1038/mt.2013.229. Erratum in: Mol Ther. 2013;21(11):2130.

184. Peault B, Rudnicki M, Torrente Y, Cossu G, Tremblay JP, Partridge T, Gussoni E, Kunkel LM, Huard J. Stem and progenitor cells in skeletal muscle development, maintenance, and therapy. Mol Ther. 2007;15(5):867–77.

185. Morgan JE, Coulton GR, Partridge TA. Mdx muscle grafts retain the mdx phenotype in normal hosts. Muscle Nerve. 1989;12(5):401–9.

186. Partridge TA, Morgan JE, Coulton GR, Hoffman EP, Kunkel LM. Conversion of mdx myofibres from dystrophin-negative to -positive by injection of normal myoblasts. Nature. 1989;337(6203):176–9.

187. Mendell JR, Kissel JT, Amato AA, King W, Signore L, Prior TW, Sahenk Z, Benson S, McAndrew PE, Rice R, et al. Myoblast transfer in the treatment of Duchenne's muscular dystrophy. N Engl J Med. 1995;333(13):832–8.

188. Miller RG, Sharma KR, Pavlath GK, Gussoni E, Mynhier M, Lanctot AM, Greco CM, Steinman L, Blau HM. Myoblast implantation in Duchenne muscular dystrophy: the San Francisco study. Muscle Nerve. 1997;20:469–78.

189. Skuk D, Goulet M, Roy B, Chapdelaine P, Bouchard JP, Roy R, Dugre FJ, Sylvain M, Lachance JG, Deschenes L, Senay H, Tremblay JP. Dystrophin expression in muscles of duchenne muscular dystrophy patients after high-density injections of normal myogenic cells. J Neuropathol Exp Neurol. 2006;65:371–86.

190. Sharma A, Sane H, Badhe P, Gokulchandran N, Kulkarni P, Lohiya M, Biju H, Jacob VC. A clinical study shows safety and efficacy of autologous bone marrow mononuclear cell therapy to improve quality of life in muscular dystrophy patients. Cell Transplant. 2013;22 Suppl 1:S127–38.

191. Torrente Y, Belicchi M, Marchesi C, D'Antona G, Cogiamanian F, Pisati F, Gavina M, Giordano R, Tonlorenzi R, Fagiolari G, Lamperti C, Porretti L, Lopa R, Sampaolesi M, Vicentini L, Grimoldi N, Tiberio F, Songa V, Baratta P, Prelle A, Forzenigo L, Guglieri M, Pansarasa O, Rinaldi C, Mouly V, Butler-Browne GS, Comi GP, Biondetti P, Moggio M, Gaini SM, Stocchetti N, Priori A, D'Angelo MG, Turconi A, Bottinelli R, Cossu G, Rebulla P, Bresolin N. Autologous transplantation of muscle-derived CD133+ stem cells in Duchenne muscle patients. Cell Transplant. 2007;16(6):563–77.

192. Chun JL, O'Brien R, Song MH, Wondrasch BF, Berry SE. Injection of vessel-derived stem cells prevents dilated cardiomyopathy and promotes angiogenesis and endogenous cardiac stem cell proliferation in mdx/utrn-/- but not aged mdx mouse models for duchenne muscular dystrophy. Stem Cells Transl Med. 2013;2(1):68–80. Erratum in: Stem Cells Transl Med. 2013;2(2):following 158.

193. Pelargonio G, Dello Russo A, Sanna T, De Martino G, Bellocci F. Myotonic dystrophy and the heart. Heart. 2002;88(6):665–70.

194. Steinert H. Myopathologische Beitrage. I. Uber das klinische und anatomische Bild des Muskelschwunds der Myotoniker. Deutsche Zeitung für Nervenheilkunde. 1909;37:58–104.

195. Batten FE, Gibb HP. Two Cases of Myotonia Atrophica, showing a peculiar Distribution of Muscular Atrophy. Proc R Soc Med. 1909;2:32–3.

196. Griffith TW. On Myotonia. Quart J Med. 1911;5:229.

197. Waring JJ, Ravin A, Walker C. Studies in Dystrophia myotonica: II. Clinical features and treatment. Arch Int Med. 1940;65(4):763–99.

198. Brook JD, McCurrach ME, Harley HG, Buckler AJ, Church D, Aburatani H, Hunter K, Stanton VP, Thirion JP, Hudson T, et al. Molecular basis of myotonic dystrophy: expansion of a trinucleotide (CTG) repeat at the 3′ end of a transcript encoding a protein kinase family member. Cell. 1992;68(4):799–808.

199. Ricker K, Koch MC, Lehmann-Horn F, Pongratz D, Otto M, Heine R, Moxley 3rd RT. Proximal myotonic myopathy: a new dominant disorder with myotonia, muscle weakness, and cataracts. Neurology. 1994;44(8):1448–52.

200. Thornton CA, Griggs RC. Plasma exchange and intravenous immunoglobulin treatment of neuromuscular disease. Ann Neurol. 1994;35(3):260–8.

201. Liquori CL, Ricker K, Moseley ML, Jacobsen JF, Kress W, Naylor SL, Day JW, Ranum LP. Myotonic dystrophy type 2 caused by a CCTG expansion in intron 1 of ZNF9. Science. 2001;293(5531):864–7.

202. Day JW, Ranum LP. Genetics and molecular pathogenesis of the myotonic dystrophies. Curr Neurol Neurosci Rep. 2005;5(1):55–9.

203. Udd B, Krahe R. The myotonic dystrophies: molecular, clinical, and therapeutic challenges. Lancet Neurol. 2012;11(10):891–905.

204. Fu YH, Pizzuti A, Fenwick Jr RG, King J, Rajnarayan S, Dunne PW, Dubel J, Nasser GA, Ashizawa T, de Jong P, et al. An unstable triplet repeat in a gene related to myotonic muscular dystrophy. Science. 1992;255(5049):1256–8.

205. Dalton JC, Ranum LPW, Day JW. Myotonic dystrophy type 2. In: Pagon RA, Adam MP, Ardinger HH, Bird TD, Dolan CR, Fong CT, Smith RJH, Stephens K, editors. GeneReviews® [Internet]. Seattle, WA: University of Washington; 1993.

206. Cooper TA. A reversal of misfortune for myotonic dystrophy? N Engl J Med. 2006;355(17):1825–7.

207. Ranum LP, Cooper TA. RNA-mediated neuromuscular disorders. Annu Rev Neurosci. 2006;29:259–77.

208. Groh WJ, Groh MR, Saha C, Kincaid JC, Simmons Z, Ciafaloni E, Pourmand R, Otten RF, Bhakta D, Nair GV, Marashdeh MM, Zipes DP, Pascuzzi RM. Electrocardiographic abnormalities and sudden death in myotonic dystrophy type 1. N Engl J Med. 2008;358(25): 2688–97.

209. Groh WJ, Lowe MR, Zipes DP. Severity of cardiac conduction involvement and arrhythmias in myotonic dystrophy type 1 correlates with age and CTG repeat length. J Cardiovasc Electrophysiol. 2002;13(5): 444–8.

210. Wahbi K, Meune C, Becane HM, Laforet P, Bassez G, Lazarus A, Radvanyi-Hoffman H, Eymard B, Duboc D. Left ventricular dysfunction and cardiac arrhythmias are frequent in type 2 myotonic dystrophy: a case control study. Neuromuscul Disord. 2009;19(7): 468–72.

211. Bhakta D, Lowe MR, Groh WJ. Prevalence of structural cardiac abnormalities in patients with myotonic dystrophy type I. Am Heart J. 2004;147(2):224–7.

212. Logigian EL, Martens WB, Moxley 4th RT, McDermott MP, Dilek N, Wiegner AW, Pearson AT, Barbieri CA, Annis CL, Thornton CA, Moxley 3rd RT. Mexiletine is an effective antimyotonia treatment in myotonic dystrophy type 1. Neurology. 2010;74(18):1441–8.

213. Epstein AE, Dimarco JP, Ellenbogen KA, Estes 3rd NA, Freedman RA, Gettes LS, Gillinov AM, Gregoratos G, Hammill SC, Hayes DL, Hlatky MA, Newby LK, Page RL, Schoenfeld MH, Silka MJ, Stevenson LW, Sweeney MO, American College of Cardiology/American Heart Association Task Force on Practice; American Association for Thoracic Surgery; Society of Thoracic Surgeons. ACC/AHA/HRS 2008 guidelines for device-based therapy of cardiac rhythm abnormalities: executive summary. Heart Rhythm. 2008;5(6):934–55.

214. Bhakta D, Shen C, Kron J, Epstein AE, Pascuzzi RM, Groh WJ. Pacemaker and implantable cardioverter-defibrillator use in a US myotonic dystrophy type 1 population. J Cardiovasc Electrophysiol. 2011;22(12):1369–75.

射血分数正常的心力衰竭（HFpEF）　第**13**章

Gary S. Francis，M. Chadi Alraies，Marc R. Pritzker

（王晓军　李亚雄　译　魏　玲　审校）

定义

　　心力衰竭是一种综合征，而不是一种疾病，它由多种病因导致，具有多种表型。心力衰竭绝不会是一个"独立"的诊断。HFpEF 是心力衰竭的两种主要表型之一，它也不会是一个独立的诊断，而是一种表现在多种表型中的综合征。

　　HFpEF 被定义为一种超声心动图下舒张期左心室内径正常或较小的心力衰竭形式[4-7]。有时也会出现左心室室壁厚度增加。此种情况的命名一直是一个有争议的话题[8]。1937年，Fishberg描述了一种由心脏充盈不足导致的心功能不全的形式，他称之为"低舒张性衰竭（hypodiastolic failure）"[9]。在随后的几年中，特别是在心导管插入术时代的早期，"舒张性心力衰竭（diastolic heart failure）"成为首选的术语[10]。

这种形式的心力衰竭多年来被称为舒张性心力衰竭，并且主要根据在心导管室中表现的左心室压力容量关系改变来诊断。舒张性心力衰竭的特征是与容量相关的左心室压不成比例地增加。在正常情况下，容量的增加伴随着左心室舒张末压（LV-EDP）的急剧增加（图13.1）[11]。

然而，使用该术语的问题出现在早期使用超声心动图期间。一些被认为是舒张性心力衰竭的患者未能显示出明确的左心室充盈受损的超声心动图证据。当临床医生开始意识到许多收缩性心力衰竭患者也表现出左心室充盈受损的超声心动图特征时，

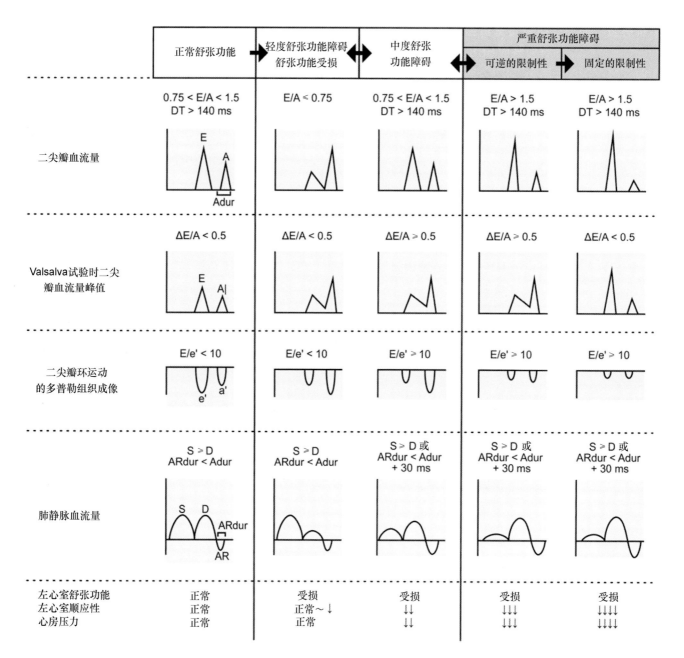

图13.1 收缩和舒张功能障碍时的左心室压力-容量环（经允许引自 Aurigemma GP，Gaasch WH. Clinical practice. Diastolic heart failure. N Engl J Med. 2004；351（11）：1097-1105）

情况变得更加复杂。有些患者被描述为典型的舒张性心力衰竭，但在超声心动图中未显示出左心室充盈受损。事实上，HFpEF 患者最一致的超声心动图表现是左心房扩大。

舒张性心力衰竭的诊断不再完全依靠心导管实验室。目前，超声心动图已广泛用于心力衰竭的诊断，通常根据临床表现和超声心动图结果将其分为 HFpEF 和射血分数降低的心力衰竭（HFrEF）。许多超声心动图特征有助于明确左心室充盈受损和舒张性心力衰竭（图 13.2）[12-17]。然而，这些特征并不总是存在于每一位 HFpEF 患者中，并且在预测 LVEDP 升高方面没有一种特征是完全可靠的[18-20]。

尽管一些研究者更喜欢使用射血分数正常的心力衰竭（HFnEF）这一术语[8]，但 HFpEF 这个术语最近在美国文献中得到了广泛应用。大多数当代研究表明，HFpEF 患者的左心室内腔大小在舒张期内通常为正常甚至缩小[3]。患者通常表现为左心室向心性肥大，但部分患者为偏心性肥大，其他患者无左心室肥大（LVH）。

在 HFpEF 患者中左心房扩大很常见，并可能是第一个预示后续发生 HFpEF 的超声心动图标志。它往往先于心房颤动的发生，心房颤动在 HFpEF 中也很常见。通常情况下，HFpEF 患者的左心室射血分数（LVEF）≥50%，尽管一些研究将其定义为≥40%。通常通过超声心动图观察 II 级或 III 级舒张功能障碍，但这是高度可变的，并且在所有病例中都不明显。

有创性左心室压力监测表明 HFpEF 时左心室舒张末期充盈压增加，压力-容量关系发生变化（图 13.1）。也就是说，LVEDP 相对于左心室舒张末期容积更高。这种左心室压力和容量之间关系的变化是左心室腔僵硬度（被称为 k，腔室僵硬度的工程学术语）增加的高度特征。

HFpEF 患者的左心室较少扩张，因此可使 LVEDP 增加，尽管舒张末期容积仅有小幅增加。其不仅有左心室水平的心室僵硬度增加，而且证据还表明，心肌细胞本身也会增厚并且僵硬，同时伴有微管密度的增加。心肌细胞水平的这些变化可能会使细胞变僵硬。此外，在肥厚左心室中胶原含量会增加，这无疑也增加了腔室僵硬度[21]。

HFpEF 患者的典型表现为早期运动不耐受、变时性功能障碍、微血管内皮功能障碍以及运动或多巴酚丁胺等变力性刺激时不能增加 LVEF[1,22-23]。实质上，HFpEF 患者的心血管变力性和变时性储备降低，并且无法在运动时扩张外周微脉管系统。由于静息状态下这些患者的 LVEDP 往往会增加，并且随运动而进一步增加，其左心房可能会在出现心力衰竭临床表现之前进行重构并扩大。心房颤动和心房扑动是 HFpEF 患者常见的合并症，并可能进一步影响舒张期充盈，有时可导致急性心力衰竭的体征和症状并需要住院治疗。

HFpEF 患者可表现为左心室肥大、左心房增大和舒张功能障碍。很多患者的左心室质量也增加。左心房增大与 HFpEF 患者的发病率和死亡率增加独立相关[24]。

一些心脏病学专家认为收缩性心力衰竭和舒张性心力衰竭是同一综合征的不同表型[25-26]。HFpEF 和 HFrEF 可能仅仅是重叠表型谱系中的极端情况，因此 LVEF 和左心室内径都不能反映心力衰竭进展过程中发生的各种重构。然而，许多研究者认为 HFpEF 和 HFrEF 是心力衰竭谱系中的不同表型，且这两种表型对治疗有不同的反应。目前后一种观

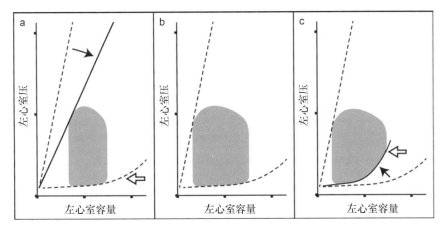

图 13.2　（a～c）HFpEF 分类的多普勒标准（经允许引自 Redfield MM，Jacobsen SJ，Burnett JC，Jr，Mahoney DW，Bailey KR，Rodeheffer RJ. Burden of systolic and diastolic ventricular dysfunction in the community: appreciating the scope of the heart failure epidemic. JAMA. 2003；289（2）：194-202）

点被普遍认可。其他人则认为无内在的舒张特性能够解释 EF 正常的心力衰竭[27]。

尽管对 HFpEF 的定义缺乏完全一致性，但几乎所有的心脏病专家都认为它在临床上是一种特殊类型的心力衰竭，其发病率增加，并且对常规的神经体液阻断疗法如肾素-血管紧张素-醛固酮抑制剂和 β 受体阻滞剂具有相对抗性。

HFpEF 很可能由多个具有不同表型和潜在病理生理学机制的亚组构成[6,28]。这种高度变异的综合征及其多种临床类型可能导致其定义混淆。它不是一种单一的表型，但是它本身具有很大的异质性。这些不同的表型对各种治疗的反应可能存在差异[28]。

流行病学和合并症

2010 年，在美国人口中，每 9 人中就有 1 人死于心力衰竭。约有 510 万 20 岁以上的美国人患有心力衰竭[29]。心力衰竭占心血管疾病死亡的 35%。从 2012 年到 2030 年，心力衰竭的患病率将增加 46%，导致 18 岁以上的心力衰竭患者超过 800 万。其中可能超过一半的病例是 HFpEF 患者。普遍认为 HF-pEF 的患病率会随着人口老龄化而增加[17,30-31]。

HFpEF 在女性中比男性更常见。在 65～69 岁的女性中，HFpEF 的发病率为 6.6%，在 85 岁以上的女性中发病率为 14%。HFpEF 的危险因素包括高龄、女性、高血压、肥胖、阻塞性睡眠呼吸暂停综合征、糖尿病、冠心病以及非洲裔美国人[17,30]。正常衰老与左心室僵硬度增加有关，即使是在控制血压和左心室质量下降的情况下[32]。一些专家认为 HFpEF 只是衰老过程的结果，所以它可能不适用于传统的心力衰竭治疗。在一般人群的随机样本中，通过超声心动图测量的左心室舒张功能不全的总发病率高达 27.3%[33]。所谓的临床前舒张功能不全明显可以进展为有症状的 HFpEF，并可能最终成为治疗的目标[34]。在所有心力衰竭的住院患者中约有 40% 是 HFpEF 患者[35]。2005—2010 年的报告显示，HFpEF 的住院比例从 33% 增加到 39%[35]。2/3 的 HFpEF 患者会发生心房颤动，这使得心力衰竭更加复杂，并导致患者频繁住院[36]。在一项报告中，约 70% 的 HFpEF 患者有血管造影证实的冠心病（CAD）[37]。因此，CAD 在 HFpEF 患者中很常见，并且与死亡率增加和左心室功能恶化有关[37]。尽管合并 CAD 的概率约为 70%，但仅有约 40% 的 HFpEF 患者有心绞痛[37-38]。HFpEF 合并冠心病的患者进行血运重建可以提高生存率，至少在一项观察性研究中发现了这样的结果[37]。根据上述信息，即使这些患者中有很多是身体虚弱且不适宜进行诊断性冠状动脉造影的老年人，也需要考虑在 HFpEF 患者中进行诊断性冠状动脉造影。

大约 40% 的心力衰竭患者会发生糖尿病。这在 HFpEF 患者中很常见，并且倾向于发生在更年轻、更肥胖的患者中。HFpEF 合并糖尿病多见于男性，并且往往伴有高血压、肾功能不全、肺部疾病和周围血管疾病[39]。与未合并糖尿病的 HFpEF 患者相比，合并糖尿病的患者左心室肥大更常见且 LVEDP 更高。HFpEF 合并糖尿病的患者与没有糖尿病的患者相比运动能力较低，并且更有可能住院。

目前非常明确的是 HFpEF 是一种具有多种表型的综合征，远不是单一的临床疾病。它具有不同的病因并表现为具有广泛症状和体征的不同亚型。有些患者可继续发展为肺动脉高压、症状性心绞痛和左心室向心性重构，而有些患者则不会。患者可在整个特征范围内反复变化，这使单一形式的治疗不可能一直有效。

HFpEF 患者的死因中约 60% 是心血管疾病，其中猝死和心力衰竭最常见[40]。HFpEF 患者的心血管死亡率（60%）低于 HFrEF 患者。这一观察结果与 HFpEF 患者年龄较大并且非心血管（非 CV）死亡较多的观点一致。大多数非 CV 死亡的 HFpEF 患者可能是由于癌症和其他老年病。以 CV 死亡作为终点对 HFpEF 患者进行充分的随机对照试验治疗需要非常大的样本量。这可能部分解释了为什么研究 HFpEF 的临床试验未能发现成功的治疗。迄今为止的治疗性试验中 HFpEF 人群的 CV 死亡率较低可能在很大程度上导致治疗效果保持中立。因为在这些患者中 CV 死亡的终点不太常见，所以目前研究 HFpEF 治疗的大多数试验证据都不足（表 13.1）。

表 13.1 HFpEF 的关键随机对照试验

试验	时间	例数	射血分数	主要结局的风险比（95% CI）	备注
CHARM-PRE-SERVED 坎地沙坦 *vs.* 安慰剂	2003 年	3023	>40%	心血管死亡和心力衰竭住院率的复合终点 0.86（0.74～1.0）；P＝0.051	心力衰竭住院率显著降低
PEP-CHF 培哚普利 *vs.* 安慰剂	2006 年	850	室壁运动指数＜1.4，相当于射血分数为 40%	12 个月全因死亡率或无计划心力衰竭住院率 0.69（0.47～1.01）；P＝0.055	事后分析显示在 12 个月时，培哚普利有获益趋势
I-PRESERVE 厄贝沙坦 *vs.* 安慰剂	2008 年	4128	>45%	全因死亡率或因心血管疾病的住院率 0.95（0.86～1.05）；P＝0.035	无
TOPCAT 螺内酯 *vs.* 安慰剂	2014 年	3445	>45%	心血管死亡、中止或者心力衰竭住院率的复合终点 0.89（0.77～1.04）；P＝0.14	总体来看，试验结果被认为是中立的。但在美国接受治疗的患者并没有显示出从该治疗方案中获益。对该治疗的反应似乎存在国家间差异

病理生理学

基本概念

HFpEF 不再被认为是一种单一的病理生理学实体，其并不是只会对旨在改善左心室充盈压增加的治疗方法做出反应[41]。相反，治疗 HFpEF 的新范式正在出现，其中涉及冠状动脉微血管炎症、一氧化氮减少、环鸟苷酸（cGMP）减少、蛋白激酶 G 降低和心肌细胞肥大增加等多种机制[42]。我们希望通过揭示新机制，以改善 HFpEF 患者的治疗方法。迄今为止，尚无针对 HFpEF 的有效的特异性治疗，治疗仍主要由利尿剂和合并症管理组成。治疗 HF-pEF 的新分子正处于讨论和临床试验的早期阶段。

HFpEF 患者通常是合并高血压、糖尿病和冠心病的老年女性。然而，可能存在多种表型，并且合并不成比例的肺动脉高血压、三尖瓣反流、右心衰竭和浸润型/限制型心肌病等。由于广泛的表型，迄今为止没有证实任何一种对所有 HFpEF 患者均有效的治疗方案[6]。

心脏腔室大小和壁厚的几何变化

HFpEF 通常与累及左心室和左心房、心肌细胞和细胞外基质的左心室重构有关。当存在肺动脉高压时，右心室肥大并扩张，最终导致三尖瓣关闭不全。左心室重构可使左心室舒张末期容量正常或下降、左心室向心性肥大、室壁增厚、心肌质量与心室容量比例增加，这些均可导致舒张压力-容量的斜率增加（图 13.1）[43-46]。50%～66% 的 HFpEF 患者存在向心性室壁增厚和质量增加[47-48]。然而，左心室肥大对 HFpEF 的诊断并不重要，因为患有糖尿病、冠心病和高龄的患者可能在无左心室肥大的情况下发生 HFpEF[11]。

舒张功能不全的其他机制包括左心室早期弹性回缩力不足、左心室舒张反应迟钝、左心室前负荷储备低[45]。在正常人舒张期，快速压力衰减伴随左心室的"解旋"和弹性反冲产生抽吸作用，并通过增加左心房至左心室的压力梯度促进心室充盈。这往往会将血液拉入左心室。运动时会增强抽吸过程以补偿心率加快引起的心脏灌注时间缩短。HFpEF 患者的收缩期纵向和径向应变、收缩期二尖瓣环运动速度和心尖部旋转角度较小，并且这些测量值在运动过程中无法正常增加。在心脏舒张期，HFpEF 患者在休息和运动过程中减少并延缓了解旋，并减少了左心室的抽吸力。可以使用三维（3D）超声心动图和应变计算来测量这些变化，但需要特殊的软件并且计算时间很长。

HFpEF 的其他病理生理学机制包括[46,49-50]：

- 由于局部心肌梗死导致的舒张不同步

- 心肌缺血
- 心室肥大
- 心肌和心房纤维化
- 传导系统疾病
- 左心室的几何变化
- 冠状动脉微血管疾病
- 心房收缩功能障碍
- 心房舒张功能障碍
- 变时性功能不全
- 心房颤动
- 室上性心动过速

HFpEF 患者可伴或不伴电失同步[51]。失同步是否是 HFpEF 的病理生理学机制仍然不确定。值得注意的是，HFrEF 和 QRS 波时限<130 ms 的患者进行心脏再同步化治疗（CRT）不会降低死亡率或住院率，并可能增加死亡率[52]。

心肌细胞和细胞外基质

HFpEF 患者心肌细胞较厚，心肌细胞的长度变化很小或没有变化。这可能会导致长宽比下降。Borbély 等发现与 HFrEF 患者相比，HFpEF 患者的心肌细胞变厚变短且肌原纤维密度增高[44]。这些心肌细胞变化可使左心室壁厚度增加，但不会改变左心室容量。虽然 HFpEF 和 HFrEF 患者的心脏胶原蛋白含量均有所增加，但 HFpEF 中胶原纤维束的厚度和心肌细胞周围细胞外基质纤维成分的连续性较高[46,53]。

在 HFpEF 患者中可观察到细胞钙超载和（或）三磷酸腺苷（ATP）耗竭。可出现胞质钙离子的肌质网状重摄取异常，并与心肌细胞松弛减慢有关[45,49]。

血流动力学异常

传统意义上，HFpEF 患者在静息状态、运动状态或容量负荷试验时均会表现出充盈压增加。升高的 LVEDP 可能是导致患者休息时或活动时出现呼吸困难的部分原因，但这不是全部的原因。左心室的主动和被动舒张也会发生变化，导致负向 dP/dt 或 tau 的改变。压力-容量关系的变化是左心室僵硬度增加和异常心肌细胞结构和功能的结果。

心肌细胞僵硬度增加的分子基础可能与心肌细胞内大分子的磷酸化和去磷酸化有关，这种分子被称为肌巨蛋白[44]。肌巨蛋白亚型转换（转换为顺应性较小的 N2B 亚型）和肌巨蛋白磷酸化状态等许多因素均会影响被动肌纤维的僵硬度，并干扰在 HFpEF 中已经讨论的两种因素。肌巨蛋白与其他信号分子和离子通道的相互作用也可能影响肌巨蛋白对舒张期僵硬度的作用。肌巨蛋白的变化可能与细胞外基质的变化一致，但这种相互作用尚未明确。不幸的是，我们对 HFpEF 患者中肌巨蛋白和肌巨蛋白相互作用的认识是有限的，还有很多问题有待验证[44,54]。

神经体液异常

一个多世纪前人们就认识到神经体液因素在调节正常人以及心力衰竭和射血分数降低患者的循环和容量状态中的关键作用。神经体液激活在 HFrEF 病理生理学中的重要性在 20 世纪中后期就已得到确认，并成为心力衰竭神经体液假说的基础[55-56]。这一认识主要归功于大量参与收缩性心力衰竭治疗试验的患者，以及在具有典型特征的患者群体中收集的观察性数据[55,57]。在这些研究中，许多研究测定了去甲肾上腺素、肾素、血管紧张素Ⅱ、醛固酮、血管加压素和心房利尿钠肽等血管活性激素的血浆水平，发现与正常对照相比 HFrEF 患者的水平显著增加。这些观察结果使得我们能对 HFrEF 患者的病理生理学机制和预后进行深入了解[55,57-59]。

众所周知，神经体液激活在 HFrEF 的发展中起着重要作用，而 HFpEF 患者也会发生交感神经系统、醛固酮和利尿钠肽系统的激活[60-62]。虽然与 HFrEF 患者相比，HFpEF 患者的利尿钠肽水平较低，但儿茶酚胺和醛固酮的血浆水平同样会升高。其他反调节激素如肾素、血管紧张素Ⅱ和内皮素是否在 HFpEF 的病理生理学中发挥积极作用尚待确定。迄今为止，使用血管紧张素转化酶抑制剂（ACEI）、血管紧张素受体拮抗剂和盐皮质激素受体拮抗剂的临床试验未能证实 HFpEF 患者的生存获益（表 13.1）。

HFpEF 的危险因素

性别

随着年龄的增长，女性成为 HFpEF 的强危险因素。事实上，这其中存在重要的年龄-性别相互作用，因此女性 HFpEF 患病率随年龄的增加比 EF 降低的心力衰竭患病率的增加更为显著[63-64]。HFpEF 在女性中多见的原因尚不完全清楚，但女性的血管僵硬度、左心室收缩期和舒张期僵硬度高于男性。随着年龄的增长，女性血管和心室僵硬度增加更为显著[64]。在应对主动脉瓣狭窄等后负荷应激时，女性患者的壁厚较男性大[65]。也就是说，对于相同程度的主动脉瓣狭窄或高血压，女性左心室肥大患者可能比男性患者更多。

女性独特的冠状动脉功能改变也可能在 HFpEF 的病理生理学过程中发挥作用。微血管功能障碍（包括运动时无法扩张微血管）是 HFpEF 的一个重要特征。有趣的是，HFpEF 在女性中更为常见，冠状动脉微血管病也在女性中更常见。

年龄

虽然心血管疾病可能会导致老年人舒张功能障碍，但研究表明，舒张期左心室充盈能力会随着正常衰老而恶化[64]。即使在没有心血管疾病的情况下，男性和女性的左心室舒张速度也会随年龄而降低。

随着年龄的增长，血管僵硬度、左心室收缩期和左心室舒张期僵硬度增加[64,66]。HFpEF 患者血管僵硬度增加可能与心功能分级有关[23]。伴随衰老的心脏结构变化（如心肌细胞增大、细胞凋亡增加、心肌细胞数量减少、生长因子调节改变[67]、局灶性胶原沉积）和细胞水平的功能改变（包括 β 肾上腺素能反应性迟钝）、兴奋收缩耦联和钙调控蛋白改变也可能导致与正常衰老有关的舒张功能障碍。至少有一项研究表明，长期持续的耐力训练可以维持老年人左心室顺应性，并有助于预防老年人的心力衰竭[68]。

最近在幼鼠中发现生长分化因子 11（GDF11）的循环，并且当与老年小鼠（联体）交叉循环时可逆转与衰老有关的心脏肥大[67]。这一惊人的观察结果表明，衰老在心脏肥大和僵硬的发展中发挥重要作用，并且这一过程可能是可逆的[69-70]。

糖尿病

将近一半的心力衰竭患者患有糖尿病，通常为 2 型糖尿病，而 HFpEF 患者也不例外[39]。糖尿病是心力衰竭的重要危险因素。在 HFpEF 和 HFrEF 患者中糖尿病的患病率是相似的，这表明糖尿病均参与两者的病理生理学机制[39]。尽管糖尿病易导致冠心病、肾功能不全和高血压，但许多研究表明糖尿病和高血糖对心肌结构和功能有直接影响[71-73]。糖尿病患者的心肌收缩功能障碍可能与心脏线粒体功能和线粒体动力学恶化有关[74]。在胰岛素抵抗的早期阶段，糖尿病患者的这些收缩功能的变化在肥胖患者中并未出现[74]。

造成糖尿病心脏舒张期僵硬度增加的机制可能与在 HFrEF 患者中发现的不同。心肌细胞静息张力改变在 HFpEF 中更重要，而纤维化和晚期糖化终产物在 HFrEF 中更重要[75]。多普勒测量的糖尿病患者被动二尖瓣血流速度增加与 HFpEF 的发生和死亡率的增加有关，且与高血压或冠心病无关[76]。糖尿病患者可能出现心脏脂肪变性，并发生在葡萄糖耐受不良和左心室功能不全之前[73]。人类心肌细胞的脂质过量可能是 2 型糖尿病的早期表现，并且可在心力衰竭发生之前表现明显[73]。

糖尿病患者心脏的其他形态学改变包括心肌细胞肥大、细胞外基质（纤维化）增加和心肌内微血管病变。功能学改变包括内皮依赖性和内皮非依赖性血管舒张功能受损、左心室舒张功能受损、被动舒张期僵硬度增加和收缩功能不全。

心房颤动和频发房早

心房颤动被认为是 HFpEF 患者急性心力衰竭的常见诱因。尽管心房颤动可能会导致舒张功能不全的患者出现失代偿性心力衰竭，但舒张功能不全也可能引发心房颤动[77]。因此，舒张功能不全、心房颤动和 HFpEF 是常见的相互关联的疾病，在老年患者中可能有共同的发病机制。既往被认为是良性疾病的频发房早，现在被认为可能是心房颤动的前兆，预示着即将发生心房颤动甚至卒中[78]。室上性异位活动过多被定义为每小时 ≥30 次房性期前收缩或任意一次 ≥20 次房性期前收缩。目前为止，尚无足够的数据来确定治疗这种危险因素是否合适。

冠心病

已报道的 HFpEF 患者冠心病或心肌缺血的患病率差异很大，尽管最近一项使用诊断性冠状动脉造影的报告表明 70% 的 HFpEF 患者存在明显冠心病[37,79]。虽然急性缺血会引起短暂性舒张功能障碍，但慢性冠心病和心肌梗死在 HFpEF 患者中的作用尚未明确。显然，既往梗死心肌纤维化增加可导致舒张功能障碍。HFpEF 和严重冠心病患者可能获益于血运重建[37,80]。

系统性高血压

高血压可能是 HFpEF 最常见的相关危险因素。慢性血压升高是心脏结构重塑和功能改变的重要刺激因素。由此产生的高血压性心脏病的特点是左心室肥大、收缩期血管和心室僵硬度增加、舒张功能受损以及舒张期僵硬度增加。所有这些因素都与 HFpEF 的发病机制有关[81]。左心室肥大与冠状动脉血管储备减少有关。因此，高血压和左心室肥大患者可出现冠状动脉血流量较少，从而导致短暂的心肌缺血。

肥胖

肥胖与心力衰竭风险增加有关。一般而言，HFpEF 患者比 HFrEF 患者更容易肥胖。肥胖患者舒张功能障碍的患病率增加。全身性肥胖不仅会对心脏造成不利的血流动力学负荷，而且还是大量生物活性肽和非肽介质的来源。这些介质可调节许多重要的身体机能，包括炎症。体重指数增加是高血压、糖尿病、冠心病和心房颤动的危险因素。上述疾病都与 HFpEF 相关联。使用组织多普勒成像或有创性左心室压力测量的研究表明，即使未诊断心力衰竭，舒张功能障碍、充盈压升高和肥胖之间也存在关联[82]。

肾功能不全

研究已经证实肾功能对心力衰竭患者发病率和死亡率的重要影响[83]。由于 HFpEF 患者年龄偏大，因此他们的肾小球滤过率（GFR）可能会较低。有研究显示，HFrEF 患者与 HFpEF 患者相比，急性失代偿性心力衰竭时发生肾功能不全的严重程度无差异[29,84-85]。此外，在 HFpEF 和 HFrEF 患者中，心力衰竭治疗期间肾功能恶化的发生率相似[86]。严重的系统性高血压（伴或不伴双侧肾动脉狭窄）可能导致急性肺水肿，这是 HFpEF 公认的临床表现[87]。患有高血压、肾功能不全和 HFpEF 三联征的患者应考虑评估肾动脉。

阻塞性睡眠呼吸暂停

阻塞性睡眠呼吸暂停（OSA）通常与所有类型的心力衰竭相关，其中包括 HFpEF。HFpEF 患者也可能出现中枢性睡眠呼吸暂停，但其对治疗的反应比阻塞性睡眠呼吸暂停更多变。

临床表现

临床上很难区分 HFrEF 和 HFpEF。通常需要患者提供详细的病史和进行体格检查，但通常建议使用超声心动图以测量射血分数。这种测量可将 HFpEF 与 HFrEF 区分开来。急性 HFpEF 和 HFrEF 患者的临床表现相似。临床表现通常以严重呼吸困难、呼吸急促、大汗、颈静脉怒张、啰音和周围水肿为主。可能存在第三心音和第四心音，并且患者可能合并心动过速和低氧血症。应行心电图检查，因为大部分患者可能患有心房颤动[80,88]。

诊断

- 详细的病史和体格检查
- 心电图
- 胸部 X 线
- 超声心动图
- N-末端脑钠肽前体（NT-proBNP）

HFpEF 的诊断依赖于详细的病史和体格检查及超声心动图检查结果。病史和体格检查可诊断心力衰竭，但不能区分 HFpEF 和 HFrEF。除非最近已经完成，否则应执行经胸超声心动图以验证 HFpEF 的诊断。一般而言，HFpEF 患者和 HFrEF 患者的利尿钠肽水平均升高，但 HFpEF 患者的利尿钠肽水平略低。HFpEF 患者胸部 X 线检查往往显示心脏轮廓正常或缩小，HFrEF 患者往往为心脏扩大。然而，左心室肥大患者（HFpEF 常见）胸部 X 线常显示心脏扩大。心电图可提示一些 HFpEF 患者的左心室肥大，尽管这在 HFpEF 和 HFrEF 中均可发生。有些患者可能适合进行冠状动脉造影，特别是存在冠状动脉缺血或心绞痛病史的患者。其他年老体弱，并且患有晚期肾功能不全的患者不适合行冠状动脉造影。当考虑浸润性心肌病时，心脏磁共振成像可能会有所帮助。

治疗

目前没有可以提高 HFpEF 患者生存率的特异性治疗。因此，HFpEF 和心力衰竭患者的治疗目标是缓解症状并控制合并症。治疗方案通常包括静脉注射袢利尿剂和饮食钠限制。除非患有低钠血症，否则通常不限制液体摄入。当出现急性血流动力学障碍时应恢复正常窦性心律，并控制血压。应尽可能治疗合并症[80,88]。

预后

HFpEF 患者与 HFrEF 患者的预后非常相似。在梅奥诊所的一篇经典论文中，Owan 等报道 HFrEF 患者与因心力衰竭住院治疗的 HFpEF 患者的预后相似[29]（图 13.3）。因此，HFpEF 是一种严重的疾病，一旦症状出现，其预后非常差。与 HFrEF

一样，这些患者往往需要多次住院治疗，因此需要频繁而详尽的随访。由于这些患者往往年老体弱，可能居住在养老院，因此评估必须根据每位患者的个人需求和状况进行调整。

未来研究方向

尽管有许多令人关注的策略可能使 HFpEF 患者受益，但大多数策略仍处于研发的最初阶段。例如，一项新的正在进行的试验正在研究 LCZ696。与依那普利相比，这种新型疗法最近已被证实可以改善患者的生存率并减少住院率，从而使 HFrEF 患者受益[89]。目前的 PARAGON-HF 研究将 HFpEF 患者随机分配至 LCZ696 或缬沙坦治疗组。LCZ696 是一种含有缬沙坦（血管紧张素受体拮抗剂）和脑啡肽酶（中性肽链内切酶抑制剂）的分子。对于 HF-pEF 患者而言，任何新疗法的潜在获益仍然是推测性的。

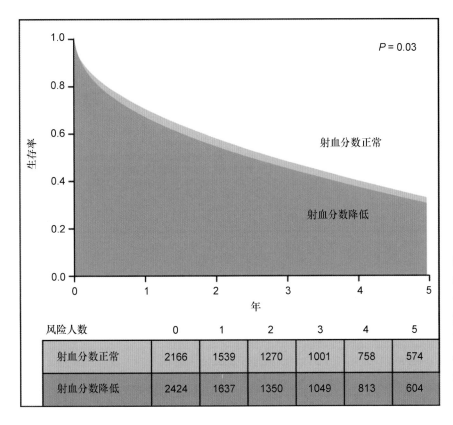

图 13.3　射血分数正常或降低的心力衰竭患者的 Kaplan-Meier 生存曲线（经允许引自 Owan TE，Hodge DO，Herges RM，Jacobsen SJ，Roger VL，Redfield MM. Trends in prevalence and outcome of heart failure with preserved ejection fraction. N Engl J Med. 2006；355（3）：251-259）

风险人数	0	1	2	3	4	5
射血分数正常	2166	1539	1270	1001	758	574
射血分数降低	2424	1637	1350	1049	813	604

参考文献

1. Borlaug BA, Paulus WJ. Heart failure with preserved ejection fraction: pathophysiology, diagnosis, and treatment. Eur Heart J. 2011;32(6):670–9.

2. Bursi F, Weston SA, Redfield MM, Jacobsen SJ, Pakhomov S, Nkomo VT, Meverden RA, Roger VL. Systolic and diastolic heart failure in the community. JAMA. 2006;296(18):2209–16.

3. Zile MR, Baicu CF, Bonnema DD. Diastolic heart failure: definitions and terminology. Prog Cardiovasc Dis. 2005;47(5):307–13.

4. Komajda M, Carson PE, Hetzel S, McKelvie R, McMurray J, Ptaszynska A, Zile MR, Demets D, Massie BM. Factors associated with outcome in heart failure with preserved ejection fraction: findings from the Irbesartan in Heart Failure with Preserved Ejection Fraction Study (I-PRESERVE). Circ Heart Fail. 2011;4(1):27–35.

5. Maurer MS, King DL, El-Khoury Rumbarger L, Packer M, Burkhoff D. Left heart failure with a normal ejection fraction: identification of different pathophysiologic mechanisms. J Card Fail. 2005;11(3): 177–87.

6. Shah AM, Pfeffer MA. The many faces of heart failure with preserved ejection fraction. Nat Rev Cardiol. 2012;9(10):555–6.

7. Zile MR, Baicu CF, Gaasch WH. Diastolic heart failure--abnormalities in active relaxation and passive stiffness of the left ventricle. N Engl J Med. 2004;350(19):1953–9.

8. Sanderson JE. HFNEF, HFpEF, HF-PEF, or DHF: what is in an acronym? JACC Heart Fail. 2014;2(1):93–4. Erratum in JACC Heart Fail 2(2): 203.

9. Fishberg A. Heart Failure. Philadelphia, PA: Lea & Febiger; 1937.

10. Harizi RC, Bianco JA, Alpert JS. Diastolic function of the heart in clinical cardiology. Arch Intern Med. 1988;148(1):99–109.

11. Aurigemma GP, Gaasch WH. Clinical practice. Diastolic heart failure. N Engl J Med. 2004;351(11):1097–105.

12. Cohen GI, Pietrolungo JF, Thomas JD, Klein AL. A practical guide to assessment of ventricular diastolic function using Doppler echocardiography. J Am Coll Cardiol. 1996;27(7):1753–60.

13. Garcia MJ, Rodriguez L, Ares M, Griffin BP, Thomas JD, Klein AL. Differentiation of constrictive pericarditis from restrictive cardiomyopathy: assessment of left ventricular diastolic velocities in longitudinal axis by Doppler tissue imaging. J Am Coll Cardiol. 1996;27(1): 108–14.

14. Chen C, Rodriguez L, Levine RA, Weyman AE, Thomas JD. Noninvasive measurement of the time constant of left ventricular relaxation using the continuous-wave Doppler velocity profile of mitral regurgitation. Circulation. 1992;86(1):272–8.

15. Troughton RW, Prior DL, Frampton CM, Nash PJ, Pereira JJ, Martin M, Fogarty A, Morehead AJ, Starling RC, Young JB, Thomas JD, Lauer MS, Klein AL. Usefulness of tissue doppler and color M-mode indexes of left ventricular diastolic function in predicting outcomes in systolic left ventricular heart failure (from the ADEPT study). Am J Cardiol. 2005;96(2):257–62.

16. Farias CA, Rodriguez L, Garcia MJ, Sun JP, Klein AL, Thomas JD. Assessment of diastolic function by tissue Doppler echocardiography: comparison with standard transmitral and pulmonary venous flow. J Am Soc Echocardiogr. 1999;12(8):609–17.

17. Redfield MM, Jacobsen SJ, Burnett Jr JC, Mahoney DW, Bailey KR, Rodeheffer RJ. Burden of systolic and diastolic ventricular dysfunction in the community: appreciating the scope of the heart failure epidemic. JAMA. 2003;289(2):194–202.

18. Popovic ZB, Desai MY, Buakhamsri A, Puntawagkoon C, Borowski A, Levine BD, Tang WW, Thomas JD. Predictors of mitral annulus early diastolic velocity: impact of long-axis function, ventricular filling pattern, and relaxation. Eur J Echocardiogr. 2011;12(11):818–25.

19. Buakhamsri A, Popovic ZB, Lin J, Lim P, Greenberg NL, Borowski AG, Tang WH, Klein AL, Lever HM, Desai MY, Thomas JD. Impact of left ventricular volume/mass ratio on diastolic function. Eur Heart J. 2009;30(10):1213–21.

20. Mullens W, Borowski AG, Curtin RJ, Thomas JD, Tang WH. Tissue Doppler imaging in the estimation of intracardiac filling pressure in decompensated patients with advanced systolic heart failure. Circulation. 2009;119(1):62–70.

21. Weber KT, Brilla CG. Pathological hypertrophy and cardiac interstitium. Fibrosis and renin-angiotensin-aldosterone system. Circulation. 1991;83(6):1849–65.

22. Benes J, Kotrc M, Borlaug BA, Lefflerova K, Jarolim P, Bendlova B, Jabor A, Kautzner J, Melenovsky V. Resting heart rate and heart rate reserve in advanced heart failure have distinct pathophysiologic correlates and prognostic impact: a prospective pilot study. JACC Heart Fail. 2013;1(3):259–66.

23. Borlaug BA. Mechanisms of exercise intolerance in heart failure with preserved ejection fraction. Circ J. 2014;78(1):20–32.

24. Zile MR, Gottdiener JS, Hetzel SJ, McMurray JJ, Komajda M, McKelvie R, Baicu CF, Massie BM, Carson PE, I-PRESERVE Investigators. Prevalence and significance of alterations in cardiac structure and function in patients with heart failure and a preserved ejection fraction. Circulation. 2011;124(23):2491–501.

25. Nieminen MS, Brutsaert D, Dickstein K, Drexler H, Follath F, Harjola VP, Hochadel M, Komajda M, Lassus J, Lopez-Sendon JL, Ponikowski P, Tavazzi L, EuroHeart Survey Investigators, Heart Failure Association, European Society of Cardiology. EuroHeart Failure Survey II (EHFS II): a survey on hospitalized acute heart failure patients: description of population. Eur Heart J. 2006;27(22): 2725–36.

26. De Keulenaer GW, Brutsaert DL. Systolic and diastolic heart failure are overlapping phenotypes within the heart failure spectrum. Circulation. 2011;123(18):1996–2004. discussion 2005.

27. Burkhoff D, Maurer MS, Packer M. Heart failure with a normal ejection fraction: is it really a disorder of diastolic function? Circulation. 2003;107(5):656–8.

28. Shah SJ. Matchmaking for the optimization of clinical trials of heart failure with preserved ejection fraction: no laughing matter. J Am Coll Cardiol. 2013;62(15):1339–42.

29. Owan TE, Hodge DO, Herges RM, Jacobsen SJ, Roger VL, Redfield MM. Trends in prevalence and outcome of heart failure with preserved ejection fraction. N Engl J Med. 2006;355(3):251–9.

30. Kitzman DW, Gardin JM, Gottdiener JS, Arnold A, Boineau R, Aurigemma G, Marino EK, Lyles M, Cushman M, Enright PL, Cardiovascular Health Study Research Group. Importance of heart failure with preserved systolic function in patients > or = 65 years of age. CHS Research Group. Cardiovascular Health Study. Am J Cardiol. 2001;87(4):413–9.

31. Owan TE, Redfield MM. Epidemiology of diastolic heart failure. Prog Cardiovasc Dis. 2005;47(5):320–32.

32. Lavie CJ, Alpert MA, Arena R, Mehra MR, Milani RV, Ventura HO. Impact of obesity and the obesity paradox on prevalence and prognosis in heart failure. JACC Heart Fail. 2013;1(2):93–102.

33. Kuznetsova T, Herbots L, Lopez B, Jin Y, Richart T, Thijs L, González A, Herregods MC, Fagard RH, Díez J, Staessen JA. Prevalence of left ventricular diastolic dysfunction in a general population. Circ Heart Fail. 2009;2(2):105–12.

34. Wan SH, Vogel MW, Chen HH. Pre-clinical diastolic dysfunction. J Am Coll Cardiol. 2014;63(5):407–16.

35. Steinberg BA, Zhao X, Heidenreich PA, Peterson ED, Bhatt DL, Cannon CP, Hernandez AF, Fonarow GC. Trends in patients hospitalized with heart failure and preserved left ventricular ejection fraction: prevalence, therapies, and outcomes. Circulation. 2012;126(1): 65–75.

36. Zakeri R, Borlaug BA, McNulty SE, Mohammed SF, Lewis GD, Semigran MJ, Deswal A, LeWinter M, Hernandez AF, Braunwald E, Redfield MM. Impact of atrial fibrillation on exercise capacity in heart failure with preserved ejection fraction: a RELAX trial ancillary study. Circ Heart Fail. 2014;7(1):123–30.

37. Hwang SJ, Melenovsky V, Borlaug BA. Implications of coronary artery disease in heart failure with preserved ejection fraction. J Am Coll Cardiol. 2014;63(25 Pt A):2817–27.

38. Mentz RJ, Broderick S, Shaw LK, Fiuzat M, O'Connor CM. Heart failure with preserved ejection fraction: comparison of patients with and without angina pectoris (from the Duke Databank for Cardiovascular Disease). J Am Coll Cardiol. 2014;63(3):251–8.

39. Lindman BR, Davila-Roman VG, Mann DL, McNulty S, Semigran MJ, Lewis GD, de las Fuentes L, Joseph SM, Vader J, Hernandez AF, Redfield MM. Cardiovascular phenotype in HFpEF patients with or without diabetes: a RELAX trial ancillary study. J Am Coll Cardiol. 2014;64(6):541–9.

40. Zile MR, Gaasch WH, Anand IS, Haass M, Little WC, Miller AB, Lopez-Sendon J, Teerlink JR, White M, McMurray JJ, Komajda M, McKelvie R, Ptaszynska A, Hetzel SJ, Massie BM, Carson PE, I-Preserve Investigators. Mode of death in patients with heart failure and a preserved ejection fraction: results from the Irbesartan in Heart Failure With Preserved Ejection Fraction Study (I-Preserve) trial. Circulation. 2010;121(12):1393–405.

41. Katz DH, Beussink L, Sauer AJ, Freed BH, Burke MA, Shah SJ. Prevalence, clinical characteristics, and outcomes associated with eccentric versus concentric left ventricular hypertrophy in heart failure with preserved ejection fraction. Am J Cardiol. 2013;112(8):1158–64.

42. Paulus WJ, Tschope C. A novel paradigm for heart failure with preserved ejection fraction: comorbidities drive myocardial dysfunction and remodeling through coronary microvascular endothelial inflammation. J Am Coll Cardiol. 2013;62(4):263–71.

43. Lam CS, Roger VL, Rodeheffer RJ, Bursi F, Borlaug BA, Ommen SR, Kass DA, Redfield MM. Cardiac structure and ventricular-vascular function in persons with heart failure and preserved ejection fraction from Olmsted County, Minnesota. Circulation. 2007;115(15):1982–90.

44. Borbely A, van der Velden J, Papp Z, Bronzwaer JG, Edes I, Stienen GJ, Paulus WJ. Cardiomyocyte stiffness in diastolic heart failure. Circulation. 2005;111(6):774–81.

45. Paulus WJ. Culprit mechanism(s) for exercise intolerance in heart failure with normal ejection fraction. J Am Coll Cardiol. 2010;56(11):864–6.

46. Aurigemma GP, Zile MR, Gaasch WH. Contractile behavior of the left ventricle in diastolic heart failure: with emphasis on regional systolic function. Circulation. 2006;113(2):296–304.

47. Persson H, Lonn E, Edner M, Baruch L, Lang CC, Morton JJ, Ostergren J, McKelvie RS. Investigators of the CHARM Echocardiographic Substudy-CHARMES. Diastolic dysfunction in heart failure with preserved systolic function: need for objective evidence: results from the CHARM Echocardiographic Substudy-CHARMES. J Am Coll Cardiol. 2007;49(6):687–94.

48. Melenovsky V, Borlaug BA, Rosen B, Hay I, Ferruci L, Morell CH, Lakatta EG, Najjar SS, Kass DA. Cardiovascular features of heart failure with preserved ejection fraction versus nonfailing hypertensive left ventricular hypertrophy in the urban Baltimore community: the role of atrial remodeling/dysfunction. J Am Coll Cardiol. 2007;49(2):198–207.

49. Zile MR, Brutsaert DL. New concepts in diastolic dysfunction and diastolic heart failure: Part II: causal mechanisms and treatment. Circulation. 2002;105(12):1503–8.

50. Shimizu G, Hirota Y, Kita Y, Kawamura K, Saito T, Gaasch WH. Left ventricular midwall mechanics in systemic arterial hypertension. Myocardial function is depressed in pressure-overload hypertrophy. Circulation. 1991;83(5):1676–84.

51. Wang J, Kurrelmeyer KM, Torre-Amione G, Nagueh SF. Systolic and diastolic dyssynchrony in patients with diastolic heart failure and the effect of medical therapy. J Am Coll Cardiol. 2007;49(1):88–96.

52. Ruschitzka F, Abraham WT, Singh JP, Bax JJ, Borer JS, Brugada J, Dickstein K, Ford I, Gorcsan 3rd J, Gras D, Krum H, Sogaard P, Holzmeister J, EchoCRT Study Group. Cardiac-resynchronization therapy in heart failure with a narrow QRS complex. N Engl J Med. 2013;369(15):1395–405.

53. van Heerebeek L, Borbely A, Niessen HW, Bronzwaer JG, van der Velden J, Stienen GJ, Linke WA, Laarman GJ, Paulus WJ. Myocardial structure and function differ in systolic and diastolic heart failure. Circulation. 2006;113(16):1966–73.

54. Borbely A, van Heerebeek L, Paulus WJ. Transcriptional and post-translational modifications of titin: implications for diastole. Circ Res. 2009;104(1):12–4.

55. Cohn JN, Levine TB, Olivari MT, Garberg V, Lura D, Francis GS, Simon AB, Rector T. Plasma norepinephrine as a guide to prognosis in patients with chronic congestive heart failure. N Engl J Med. 1984;311(13):819–23.

56. Packer M. The neurohormonal hypothesis: a theory to explain the mechanism of disease progression in heart failure. J Am Coll Cardiol. 1992;20(1):248–54.

57. Francis GS, Cohn JN, Johnson G, Rector TS, Goldman S, Simon A. Plasma norepinephrine, plasma renin activity, and congestive heart failure. Relations to survival and the effects of therapy in V-HeFT II. The V-HeFT VA Cooperative Studies Group. Circulation. 1993;87(6 Suppl):VI40–8.

58. Loeb HS, Johnson G, Henrick A, Smith R, Wilson J, Cremo R, Cohn JN. Effect of enalapril, hydralazine plus isosorbide dinitrate, and prazosin on hospitalization in patients with chronic congestive heart failure. The V-HeFT VA Cooperative Studies Group. Circulation. 1993;87(6 Suppl):VI78–87.

59. Johnson G, Carson P, Francis GS, Cohn JN. Influence of prerandomization (baseline) variables on mortality and on the reduction of mortality by enalapril. Veterans Affairs Cooperative Study on Vasodilator Therapy of Heart Failure (V-HeFT II). V-HeFT VA Cooperative Studies Group. Circulation. 1993;87(6 Suppl):VI32–9.

60. Guder G, Bauersachs J, Frantz S, Weismann D, Allolio B, Ertl G, Angermann CE, Störk S. Complementary and incremental mortality risk prediction by cortisol and aldosterone in chronic heart failure. Circulation. 2007;115(13):1754–61.

61. Kitzman DW, Little WC, Brubaker PH, Anderson RT, Hundley WG, Marburger CT, Brosnihan B, Morgan TM, Stewart KP. Pathophysiological characterization of isolated diastolic heart failure in comparison to systolic heart failure. JAMA. 2002;288(17):2144–50.

62. Benedict CR, Weiner DH, Johnstone DE, Bourassa MG, Ghali JK, Nicklas J, Kirlin P, Greenberg B, Quinones MA, Yusuf S. Comparative neurohormonal responses in patients with preserved and impaired left ventricular ejection fraction: results of the Studies of Left Ventricular Dysfunction (SOLVD) Registry. The SOLVD Investigators. J Am Coll Cardiol. 1993;22(4 Suppl A):146A–53.

63. Ceia F, Fonseca C, Mota T, Morais H, Matias F, de Sousa A, Oliveira A, EPICA Investigators. Prevalence of chronic heart failure in Southwestern Europe: the EPICA study. Eur J Heart Fail. 2002;4(4):531–9.

64. Redfield MM, Jacobsen SJ, Borlaug BA, Rodeheffer RJ, Kass DA. Age- and gender-related ventricular-vascular stiffening: a community-based study. Circulation. 2005;112(15):2254–62.

65. Douglas PS, Otto CM, Mickel MC, Labovitz A, Reid CL, Davis KB. Gender differences in left ventricle geometry and function in patients undergoing balloon dilatation of the aortic valve for isolated aortic stenosis. NHLBI Balloon Valvuloplasty Registry. Br Heart J. 1995;73(6):548–54.

66. Chen CH, Nakayama M, Nevo E, Fetics BJ, Maughan WL, Kass DA. Coupled systolic-ventricular and vascular stiffening with age: implications for pressure regulation and cardiac reserve in the elderly. J Am Coll Cardiol. 1998;32(5):1221–7.

67. Loffredo FS, Steinhauser ML, Jay SM, Gannon J, Pancoast JR, Yalamanchi P, Sinha M, Dall'Osso C, Khong D, Shadrach JL, Miller CM, Singer BS, Stewart A, Psychogios N, Gerszten RE, Hartigan AJ, Kim MJ, Serwold T, Wagers AJ, Lee RT. Growth differentiation factor 11 is a circulating factor that reverses age-related cardiac hypertrophy. Cell. 2013;153(4):828–39.

68. Arbab-Zadeh A, Dijk E, Prasad A, Fu Q, Torres P, Zhang R, Thomas JD, Palmer D, Levine BD. Effect of aging and physical activity on left ventricular compliance. Circulation. 2004;110(13):1799–805.

69. Laviano A. Young blood. N Engl J Med. 2014;371(6):573–5.

70. Rando TA, Finkel T. Cardiac aging and rejuvenation--a sense of

humors? N Engl J Med. 2013;369(6):575–6.

71. Hayat SA, Patel B, Khattar RS, Malik RA. Diabetic cardiomyopathy: mechanisms, diagnosis and treatment. Clin Sci (Lond). 2004;107(6): 539–57.

72. Boudina S, Abel ED. Diabetic cardiomyopathy revisited. Circulation. 2007;115(25):3213–23.

73. Ng AC, Delgado V, Bertini M, van der Meer RW, Rijzewijk LJ, Hooi Ewe S, Siebelink HM, Smit JW, Diamant M, Romijn JA, de Roos A, Leung DY, Lamb HJ, Bax JJ. Myocardial steatosis and biventricular strain and strain rate imaging in patients with type 2 diabetes mellitus. Circulation. 2010;122(24):2538–44.

74. Montaigne D, Marechal X, Coisne A, Debry N, Modine T, Fayad G, Potelle C, El Arid JM, Mouton S, Sebti Y, Duez H, Preau S, Remy-Jouet I, Zerimech F, Koussa M, Richard V, Neviere R, Edme JL, Lefebvre P, Staels B. Myocardial contractile dysfunction is associated with impaired mitochondrial function and dynamics in type 2 diabetic but not in obese patients. Circulation. 2014;130(7):554–64.

75. van Heerebeek L, Hamdani N, Handoko ML, Falcao-Pires I, Musters RJ, Kupreishvili K, Ijsselmuiden AJ, Schalkwijk CG, Bronzwaer JG, Diamant M, Borbély A, van der Velden J, Stienen GJ, Laarman GJ, Niessen HW, Paulus WJ. Diastolic stiffness of the failing diabetic heart: importance of fibrosis, advanced glycation end products, and myocyte resting tension. Circulation. 2008;117(1):43–51.

76. From AM, Scott CG, Chen HH. The development of heart failure in patients with diabetes mellitus and pre-clinical diastolic dysfunction a population-based study. J Am Coll Cardiol. 2010;55(4):300–5.

77. Tsang TS, Gersh BJ, Appleton CP, Tajik AJ, Barnes ME, Bailey KR, Oh JK, Leibson C, Montgomery SC, Seward JB. Left ventricular diastolic dysfunction as a predictor of the first diagnosed nonvalvular atrial fibrillation in 840 elderly men and women. J Am Coll Cardiol. 2002;40(9):1636–44.

78. Larsen BS, Kumarathurai P, Falkenberg J, Nielsen OW, Sajadieh A. Excessive atrial ectopy and short atrial runs increase the risk of stroke beyond incident atrial fibrillation. J Am Coll Cardiol. 2015;66(3):232–41.

79. Choudhury L, Gheorghiade M, Bonow RO. Coronary artery disease in patients with heart failure and preserved systolic function. Am J Cardiol. 2002;89(6):719–22.

80. Yancy CW, Jessup M, Bozkurt B, Butler J, Casey Jr DE, Drazner MH, Fonarow GC, Geraci SA, Horwich T, Januzzi JL, Johnson MR, Kasper EK, Levy WC, Masoudi FA, McBride PE, McMurray JJ, Mitchell JE, Peterson PN, Riegel B, Sam F, Stevenson LW, Tang WH, Tsai EJ, Wilkoff BL, American College of Cardiology Foundation, American Heart Association Task Force on Practice Guidelines. 2013 ACCF/AHA guideline for the management of heart failure: a report of the American College of Cardiology Foundation/American Heart Association Task Force on Practice Guidelines. J Am Coll Cardiol. 2013;62(16):e147–239.

81. Diamond JA, Phillips RA. Hypertensive heart disease. Hypertens Res. 2005;28(3):191–202.

82. Powell BD, Redfield MM, Bybee KA, Freeman WK, Rihal CS. Association of obesity with left ventricular remodeling and diastolic dysfunction in patients without coronary artery disease. Am J Cardiol. 2006;98(1):116–20.

83. Smith GL, Lichtman JH, Bracken MB, Shlipak MG, Phillips CO, DiCapua P, Krumholz HM. Renal impairment and outcomes in heart failure: systematic review and meta-analysis. J Am Coll Cardiol. 2006;47(10):1987–96.

84. Hogg K, Swedberg K, McMurray J. Heart failure with preserved left ventricular systolic function; epidemiology, clinical characteristics, and prognosis. J Am Coll Cardiol. 2004;43(3):317–27.

85. Bhatia RS, Tu JV, Lee DS, Austin PC, Fang J, Haouzi A, Gong Y, Liu PP. Outcome of heart failure with preserved ejection fraction in a population-based study. N Engl J Med. 2006;355(3):260–9.

86. Forman DE, Butler J, Wang Y, Abraham WT, O'Connor CM, Gottlieb SS, Loh E, Massie BM, Rich MW, Stevenson LW, Young JB, Krumholz HM. Incidence, predictors at admission, and impact of worsening renal function among patients hospitalized with heart failure. J Am Coll Cardiol. 2004;43(1):61–7.

87. Charoenpanichkit C, Little WC, Mandapaka S, Dall'Armellina E, Morgan TM, Hamilton CA, Hundley WG. Impaired left ventricular stroke volume reserve during clinical dobutamine stress predicts future episodes of pulmonary edema. J Am Coll Cardiol. 2011;57(7):839–48.

88. McMurray JJ, Adamopoulos S, Anker SD, Auricchio A, Bohm M, Dickstein K, Falk V, Filippatos G, Fonseca C, Gomez-Sanchez MA, Jaarsma T, Køber L, Lip GY, Maggioni AP, Parkhomenko A, Pieske BM, Popescu BA, Rønnevik PK, Rutten FH, Schwitter J, Seferovic P, Stepinska J, Trindade PT, Voors AA, Zannad F, Zeiher A, ESC Committee for Practice Guidelines. ESC Guidelines for the diagnosis and treatment of acute and chronic heart failure 2012: the Task Force for the Diagnosis and Treatment of Acute and Chronic Heart Failure 2012 of the European Society of Cardiology. Developed in collaboration with the Heart Failure Association (HFA) of the ESC. Eur Heart J. 2012;33(14):1787–847.

89. McMurray JJ, Packer M, Desai AS, Gong J, Lefkowitz MP, Rizkala AR, Rouleau JL, Shi VC, Solomon SD, Swedberg K, Zile MR, PARADIGM-HF Investigators and Committees. Angiotensin-neprilysin inhibition versus enalapril in heart failure. N Engl J Med. 2014;371(11): 993–1004.

衰竭心脏中的心肌存活与影像学

第 **14** 章

Prabhjot S. Nijjar，Ashenafi M. Tamene，Chetan Shenoy
（李春城　邹弘麟　译　王戈楠　审校）

心肌存活是指活体心肌组织存在。存活的心肌是指不含有急性功能障碍所致的坏死心肌，也不含有慢性功能障碍形成的瘢痕组织。在缺血性心肌病中，存活的心肌是指尽管存在冠心病，但是仍然具有活力的心肌。临床上对存活心肌的定义通常是指尚有功能的心肌，特别是在心肌活力检测中通过冠状动脉血运重建后功能可恢复的心肌。心肌活力检测是应用特定技术来显示存活心肌的有无。

心肌顿抑和冬眠

心肌顿抑和冬眠是描述功能障碍心肌的两个概念，这些心肌尚存活并且具有功能恢复的潜力[1]。心肌顿抑是指在急性、非致死性心肌缺血情况下发生的功能障碍，并且可以持续数小时，但最终可完全恢复功能。心肌冬眠是冠心病患者心肌缺血后功能障碍的慢性状态，并且被认为是由供需缺血和累积顿抑的反复发作引起。与心肌顿抑不同，冬眠心肌的功能恢复仅发生在冠状动脉血运重建后。在病理生理学方面，心肌顿抑和心肌冬眠均可出现冠状动脉血流储备显著减少，并且在冠状动脉血运重建后随着冠状动脉血流储备增加，心肌功能也随之恢复[1]。

心肌活力检测的必要性

对于冠心病和左心室收缩功能不全的患者，判断其进行血运重建是否可获益具有重要意义。从理论上讲，失去功能但尚有活力的心肌相比那些没有功能的坏死心肌在血运重建后的获益更大。因此，临床上需要通过诊断性检查来区分存活心肌和坏死心肌，用来管理和评估缺血性心肌病患者。

心肌活力检测的成像方式

心肌存活率的影像学检查方法多种多样。临床上常用的包括超声心动图、单光子发射计算机断层显像（SPECT）、正电子发射断层显像（PET）、心脏计算机断层显像（CCT）和心脏磁共振成像（CMR）。

使用 SPECT 的核成像可用于判断细胞膜完整性，通过 PET 显示代谢活性可以区分不可逆的受损心肌和瘢痕组织，坏死心肌可利用磁共振成像直接识别。相反，正性肌力药物多巴酚丁胺常用于行超声心动图检查，用来检测存活心肌的储备能力。本章对心肌活力检测的所有成像技术均有介绍。

心肌活力成像的超声心动图技术

多巴酚丁胺负荷超声心动图常用于检测心肌存活率，其他技术，如心肌声学造影和应变成像尚未在日常临床工作中开展。

多巴酚丁胺负荷超声心动图

多巴酚丁胺负荷超声心动图（DSE）可以测定左心室收缩功能储备，是检测功能障碍心肌存活的一种常用技术。传统方案是从低剂量多巴酚丁胺 $2.5\ \mu g/(kg \cdot min)$ 开始，接着分别为 5、7.5、10、$20\ \mu g/(kg \cdot min)$[2]。左心室缺血部分心肌如果尚有活力，则会出现典型的"双相反应"，即低剂量 $[5 \sim 10\ \mu g/(kg \cdot min)]$ 时局部心肌功能改善明显，达到高剂量 $[40\ \mu g/(kg \cdot min)]$ 时心功能急剧恶化[2]。另一种可能出现的反应是持续增加多巴酚丁胺的剂量，心肌功能恶化没有任何改善或者心脏功能无变化[2]。多巴酚丁胺的双相反应和持续恢复反应均提示为存活心肌。但是，前者高度提示功能恢复[2-3]，而后者则不是[4]。输注多巴酚丁胺持续改善心功能可能提示没有血流限制性狭窄，且潜在心肌病可能能够解释静息时观察到的节段性收缩障碍[4]。多巴酚丁胺提高心脏收缩功能但不诱发心肌缺血的机制是其增加了心肌血流量[5-6]。

DSE 检测心肌存活率的敏感性和特异性分别为 $71\% \sim 97\%$ 和 $63\% \sim 95\%$[2]。DSE 的诊断可能受多个因素影响，包括静息时心动过速、多巴酚丁胺输注时间、心肌血流受损程度、左心室的平移运动、心内膜下梗死导致的节段性室壁运动异常[4]。图 14.1 展示了 2 例 DSE 的图像。a 图第一横排显示了心尖四腔心切面舒张末期的图像，分别为基线图像和输注多巴酚丁胺 5、10、$20\ \mu g/(kg \cdot min)$ 时获得的图像，下面一排显示相应收缩末期获得的图像。黄色箭头表示心肌功能提高的区域，红色箭头表示功能恶化区域。该组图像展示了心尖部和室间隔远端典型的双相反应，与心肌冬眠的表现一致。b 图的第一横排显示心尖四腔心切面舒张末期的图像，分别为基线图像和输注多巴酚丁胺 5、10、$40\ \mu g/(kg \cdot min)$ 时获得的图像，下面一排显示相应的收缩末期图像。该组图像显示室间隔远端没有收缩功能提高表现，这一现象提示心肌失活或心肌梗死。

心肌声学造影

心肌声学造影（MCE）是另一项检测存活心肌的超声心动图技术，其使用微泡造影剂评估冠状动脉微循环[7]。基本步骤包括静脉持续注入微泡造影剂，达到稳态后，在造影剂代谢完全之前使用大功率超声波检测其再现率（心肌血流速度）和心脏组织中的浓度（心肌血容量分数）[8-9]。尽管临床使用

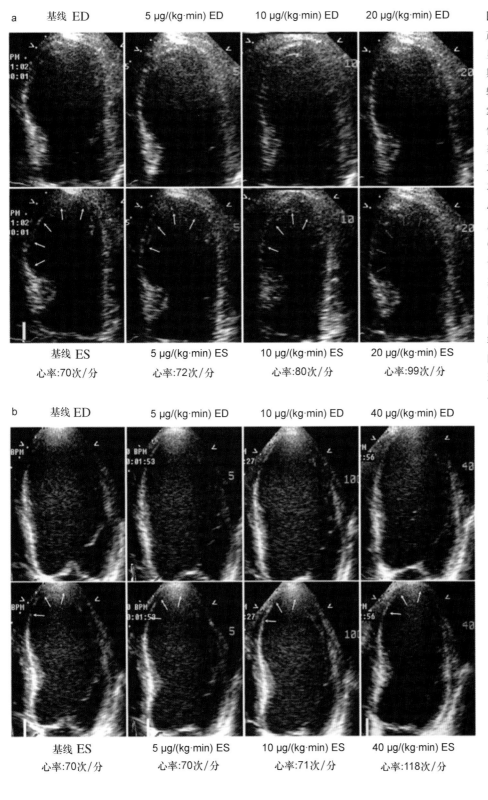

a

| 基线 ED | 5 μg/(kg·min) ED | 10 μg/(kg·min) ED | 20 μg/(kg·min) ED |

基线 ES
心率:70次/分

5 μg/(kg·min) ES
心率:72次/分

10 μg/(kg·min) ES
心率:80次/分

20 μg/(kg·min) ES
心率:99次/分

b

| 基线 ED | 5 μg/(kg·min) ED | 10 μg/(kg·min) ED | 40 μg/(kg·min) ED |

基线 ES
心率:70次/分

5 μg/(kg·min) ES
心率:70次/分

10 μg/(kg·min) ES
心率:71次/分

40 μg/(kg·min) ES
心率:118次/分

图 **14.1**　2 例多巴酚丁胺负荷超声心动图的图像。(a) 第一横排显示了心尖四腔心切面舒张末期的图像，分别为基线图像和输注多巴酚丁胺 5、10、20 μg/(kg·min) 时获得的图像，下面一排显示相应收缩末期获得的图像。黄色箭头表示心肌功能提高的区域，红色箭头表示功能恶化区域。这组图像展示了心尖部和室间隔远端典型的双相反应，与心肌冬眠的表现一致。(b) 第一横排显示心尖四腔心切面舒张末期的图像，分别为基线图像和输注多巴酚丁胺 5、10、40 μg/(kg·min) 时获得的图像，下面一排显示相应的收缩末期图像。这组图像显示室间隔远端没有收缩功能提高表现，这一现象提示心肌失活或心肌梗死

范围不是很广泛，但是 MCE 已经开始用于测定存活心肌组织，并且能预测急性冠脉综合征和慢性缺血性心肌病行血管重建后心肌组织的恢复程度[10-13]。

图 14.2 显示心尖部存活心肌（a）和心尖部失活心肌（b）的 MCE 图像。b 图可看到急性心肌梗死（MI）后的心尖部血栓。

图 14.2 2例患者心尖部存活心肌（a）和心尖部失活心肌（b）的 MCE 图像。b 图可看到急性心肌梗死（MI）后的心尖部血栓

a

b

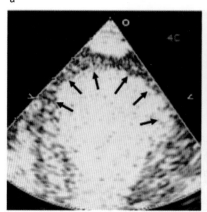 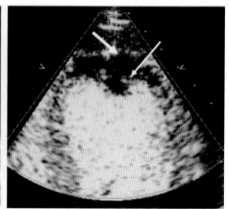

造影微泡破裂后5个心动周期显像　　　　　　造影微泡破裂后8个心动周期显像

心肌应变率成像

　　组织多普勒超声或散斑追踪可以检测心肌应变、区域变形、应变率（区域变形率），目前已经成为超声心动图中不可缺少的测量工具，可用来评估多种疾病中局部左心室的收缩功能。应变成像有助于避免 DSE 中存在的缺陷，如区域室壁运动评估的主观性和区分主动收缩的节段与病变节段的难度较大[14-15]。心肌应变成像可以测量多个指标来衡量心肌存活率和心肌功能恢复的可能性，包括收缩期应变率峰值增加>0.23/s[16]、高收缩末期应变[17]、径向应变变化>9.5%[18]。关于应变成像评估存活心肌的临床数据有限，需进一步研究其在临床应用中的实际效果。图 14.3 显示了描记应变率曲线的实例，实线表示运动功能减低的心肌在静息时一个心动周期的应变率，虚线表示多巴酚丁胺静脉注射后的应变率，通过 18-氟脱氧葡萄糖（18-FDG）PET 成像显示心肌存活。经多巴酚丁胺刺激后，心脏收缩期应变率峰值由静息时的 1.1/s 上升至 2.0/s。

左心室舒张末期室壁厚度

　　透壁心肌梗死处的心肌壁变薄通常被认为是心肌失去活性的标志[19-20]。二维（2D）超声心动图可用于测定左心室舒张末期室壁厚度（EDWT）。一项小规模前瞻性研究纳入冠心病、左心室功能不全的患者，研究发现 EDWT>6 mm 时识别存活心肌和预

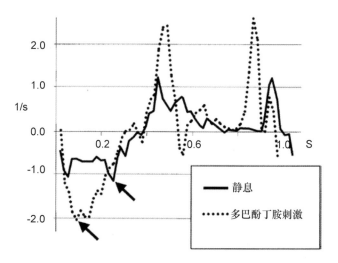

图 14.3 描记应变率曲线的实例，实线表示运动功能减低的心肌在静息时一个心动周期的应变率，虚线表示多巴酚丁胺静脉注射后的应变率，通过 18-氟脱氧葡萄糖（18-FDG）PET 成像显示心肌存活

测心肌功能恢复的敏感性高，特异性低。EDWT 作为心肌活力指数的敏感性会随多巴酚丁胺负荷超声心动图的收缩储备增加而提高[21-22]。当心肌磁共振成像使用大于 5.5~6 mm 的临界值测量 EDWT 时也可得到上述结果[23]。然而，最近一项具有里程碑意义的 CMR 研究显示，在冠心病室壁变薄的患者中，只有 18% 出现了瘢痕组织，而且这与血运重建后心肌收缩能力和变薄的室壁有所改善有关[24]。因此，室壁变薄可能是可逆的，不能认为室壁变薄是一个永久的状态。同样，EDWT 也不能准确预测心肌活力。

单光子发射计算机断层显像 （SPECT）

SPECT 使用放射性示踪剂评估细胞膜/线粒体的完整性，以此来评估细胞的活性。SPECT 的两个最常用的放射性示踪剂是铊 201（Tl）和锝 99m（Tc）[1]。Tl 是一种钾类似物，可通过 Na^+/K^+-ATP 酶主动转运到心肌细胞中，因此依赖于细胞膜的完整性。由于 Tl 的动力学与组织的血流量成正比，Tl 在正常组织比灌注不足的存活组织吸收、代谢得更快。心肌 Tl 不断与血液 Tl 交换，最终从心肌全部流出。示踪剂注射后早期获得的图像可反映血流情况，而 Tl 在 4～24 h 内的存留时间和再分布反映了完整的细胞膜功能，因此可以反映心肌细胞的存活率。使用 SPECT 检查时，Tl 在初始灌注缺损区域再分布是心肌存活的标志。

大量评估心肌存活能力的方法都缺乏标准化。常见的包括应力再分布和静息再分布，前者提供诱导性缺血和细胞存活的信息，后者提供静息时心肌血流量和细胞存活的信息。静息再分布只需要静脉注射一次 Tl，应力再分布需要在静息时再注射一次小剂量 Tl，因为在部分冠心病患者中应力期间 Tl 在初次注射后会明显减少。应力再分布成像期间第二次注射可在初次注射后的 3～4 h 或 8～72 h 进行。

Tc 标记的示踪剂（甲氧异腈和替曲膦）已广泛用于负荷心肌灌注显像。虽然 Tc 的蓄积和存留依赖跨膜电化学梯度，是一个被动过程，但仍然依赖线粒体膜的完整性。常用的应力检测需要协助调整（如静脉注射硝酸盐）来帮助放射性示踪剂进入到冬眠心肌内，特别对于严重左心室功能不全的患者。一般情况下，首选 Tl 作为放射性示踪剂行 SPECT 来评估心肌活力。

使用 Tl 可以提供良好的阳性和阴性预测值（70%～90%）来评估血运重建后心肌功能的恢复。然而，对 Tl 用于评估心肌存活的研究的综合分析显示敏感性较高（88%），但是特异性较低（49%），提示使用 Tl 预测心肌功能恢复情况可能被高估。由于 SPECT 的空间分辨率较低，因此区分心内膜下和跨壁瘢痕的能力有限。图 14.4 显示了一例 Tl 检测心肌活力的图像。上排图像显示的分别是应力、应力再分布和再次注入 Tl 时的情况。下排图像显示相应的左心室中切片组织和大体病理学表现。应力成像时广泛的 Tl 充盈缺损见于前壁、室间隔和下侧壁。应力再分布时，可以看到前壁部分可逆性充盈、室间隔完全可逆性充盈、下侧壁不可逆性充盈缺损。再次注入 Tl 后，前壁和室间隔完全可逆性充盈，下侧壁仍然为不可逆性充盈缺损。大体标本的病理学切片可以看出，下侧壁存在大量的白色纤维化心肌，组织形态学分析显示在此区域存在大量的红染胶原混合在形态正常的心肌细胞中。

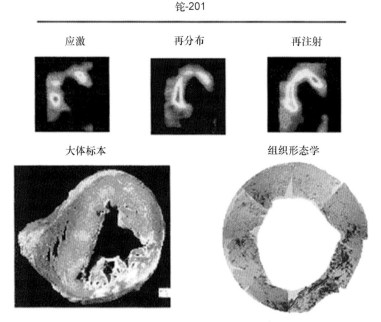

铊-201

应激　　再分布　　再注射

大体标本　　组织形态学

图 14.4 一例 Tl 检测心肌活力的图像。上排图像显示的分别是应力、应力再分布和再次注入 Tl 时的情况。下排图像显示相应的左心室中切片组织和大体病理学表现。应力成像时广泛的 Tl 充盈缺损见于前壁、室间隔和下侧壁。应力再分布时，可以看到前壁部分可逆性充盈、室间隔完全充盈、下侧壁不可逆性充盈缺损。再次注入 Tl 后，前壁和室间隔完全可逆性充盈，下侧壁仍然为不可逆性充盈缺损。大体标本的病理学切片可以看出，下侧壁存在大量的白色纤维化心肌，组织形态学分析显示在此区域存在大量的红染胶原混合在形态正常的心肌细胞中

正电子发射断层显像（PET）

PET 使用独立的正电子发射放射性示踪剂来评估组织灌注和代谢情况，其以低灌注存活心肌血流与代谢相关的概念为基础。使用 N-13 氨评估时需要回旋加速器，使用铷-82 评估时需由发射器产生。可使用 18-FDG（18-氟脱氧葡萄糖）评估代谢情况，18-FDG 是一种葡萄糖类似物，通过己糖激酶的磷酸化作用被转运到细胞内[25]。

禁食情况下，心肌主要以游离脂肪酸为主要能量来源。正常进食或葡萄糖负荷试验后胰岛素和葡萄糖的浓度增加，有活力的心肌优先将葡萄糖作为能量底物。重要的是，心肌缺血时可能进一步增加心肌的葡萄糖利用度。心肌细胞摄取 FDG 依赖于胰岛素敏感的葡萄糖转运蛋白，在注射 FDG 之前口服负荷剂量的葡萄糖或者静脉注射胰岛素可激活这些转运蛋白。与 FDG 用于肿瘤或心脏结节病的检测方案不同，后者在检查前需禁食，以减少正常组织对 FDG 的摄取。

正常心肌的特点是有正常的血流及葡萄糖摄取能力（血流及代谢相匹配）。心肌梗死时，无活性心肌的血流及葡萄糖摄取能力均下降（血流及代谢匹配，

均下降）；冬眠心肌的血流量减少，但葡萄糖摄取能力正常或增加（血流及代谢不匹配）。利用这一原理，使用 PET 评估心肌可显示为：①正常血流/代谢（有活力）；②流量/代谢匹配，均轻度下降；③匹配，均严重下降（透壁心肌梗死）；④静息血流减少，且与正常的葡萄糖摄取能力不匹配（冬眠状态但有活力）。心肌细胞有活力是指心肌节段 FDG 摄取率大于 50%。

PET 预测血运重建后心肌功能恢复的准确度很高，阳性和阴性预测值在 80%～90%。即使在严重左心室功能不全的患者中准确度仍然较高。一系列研究表明，使用 FDG 摄取率预测功能恢复的敏感性为 88%，特异性为 73%。通过 PET 成像检测有活力心肌区域预测的血运重建后死亡率在不同研究中有所不同，范围在 7%～20%。这说明心肌存活能力不是分类变量，而是连续变量，冬眠细胞增多说明风险与恢复的可能性均增加。PET 与 SPECT 相比，空间分辨率和时间分辨率高，衰减和散射矫正有所提高，而且可以应用于重度肾功能不全和植入心脏起搏器或除颤器的患者，这些患者不能进行 CMR。PET 的使用同样有一些限制，包括临床可用性限制、需要 N-13 回旋加速器、需建立严格的体内代谢环境，且糖尿病患者会由于心肌摄取 FDG 减少致成

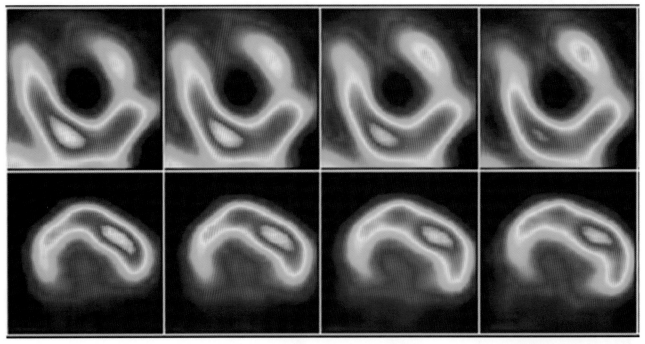

图 14.5 PET 显示接受溶栓治疗的近期心肌梗死（左前降支供血区域）后左心室功能不全的患者静息血流（上排）和摄取 18-FDG（下排）的心室中部短轴图像。图中可见左心室前壁静息血流广泛减少而 18-FDG 摄取增加（血流/代谢不匹配模式）。该患者在外科血运重建后左心室功能得到改善

像不佳[25]。图 14.5 显示接受溶栓治疗的近期心肌梗死（左前降支供血区域）后左心功能不全的患者静息血流（上排）和摄取 18-FDG 的心室中部短轴 PET 图像。图中可见左心室前壁静息血流广泛减少而 18-FDG 摄取增加（血流/代谢不匹配模式）。该患者在外科血运重建后左心室功能得到改善。

心脏计算机断层显像（CCT）

CCT 成像原理类似于 CMR 晚期钆增强，因为碘剂也是一种主要的细胞外间质造影剂且具有相似的造影动力学[26]。心肌损伤区域的造影剂分布增加，因此造影剂注入后约 10 min 进行重复成像可显示对比度增强。通常 CCT 包括两次扫描，第一次扫描是常规冠状动脉造影显示冠状动脉走行和造影剂在

心肌中的灌注情况。由冠状动脉狭窄或闭塞导致的低灌注心肌可显示为造影剂充盈缺损。第二次扫描大约在注射造影剂 10 min 后（不再注射额外造影剂），可用来评估心肌存活率。瘢痕组织与周围存活心肌组织比较会出现高强化的情况。CCT 的一个主要缺点就是延迟增强成像的对比噪声比较低，导致正常心肌和梗死心肌组织的对比度低[26]。近年来，CCT 已较少用来评估心肌存活率。图 14.6 显示了同一位患者的 CCT 与延迟增强 CMR 成像。

心脏磁共振（CMR）

CMR 成像通过被称为延迟增强心脏磁共振（DE-CMR）技术提供关于心肌活力的信息。在这一技术中，明亮（高强化）区为心肌不可逆性损伤区

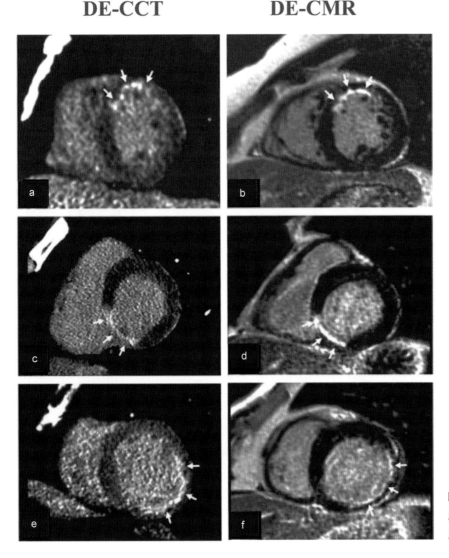

DE-CCT　　　　**DE-CMR**

图 14.6 同一位患者的 CCT 心肌存活成像（a、c、e）和 DE-CMR 心肌存活成像（b、d、f）

域。延迟增强成像中的高增强区代表慢性心肌梗死时的急性坏死或瘢痕组织。有活力的心肌，无论是正常的还是可逆性损伤，均呈黑色。钆造影剂的基础用量为 $0.075\sim0.20$ mmol/kg。如果在检测心肌活力之前进行应力和静息灌注扫描，则不需要额外的造影剂注入。图 14.7 显示常规 CMR 成像和 DE-CMR 成像。

目前 DE-CMR 技术通常使用的造影剂是钆螯合物，它可从血管床进入到细胞外或组织间隙，而不进入细胞内。由于健康的心肌细胞占据了大部分组织空间（含水量百分比 $75\%\sim80\%$），无法获得造影剂，因此造影剂在健康、有活力心肌的分布体积（即造影剂的分布量）较小。急性心肌梗死、心肌细胞膜破裂使得钆造影剂被动扩散至原本完整的细胞内空间，从而增加造影剂浓度，显示为高强化。慢性心肌梗死组织由于形成致密的瘢痕组织，细胞间隙增加，因此与正常心肌相比造影剂的含量增加。因此，心肌钆造影剂浓度与存活心肌细胞百分比成反比[27]（图 14.8）。

注射造影剂后需要 $10\sim15$ min 使造影剂在体内重新分布，并从血液中完全消退。DE-CMR 的目的是形成组织之间的高对比图像，即坏死组织的钆含量较高，而正常有活力的组织钆含量很低[28]。DE-CMR 已被证明在急性和慢性心肌病变中能够非常高效地检测到不可逆性损伤心肌的存在、部位和范围[29]。

DE-CMR 在临床上用于鉴别潜在可逆性心功能不全和不可逆性心功能不全的缺血性心肌病患者。潜在可逆性心功能不全的患者相比不可逆性心功能不全的患者冠状动脉血运重建后的获益更大。在一项早期的具有里程碑意义的研究中，Kim 等表明在冠状动脉血运重建前行 DE-CMR 可预测患者心功能的改善[30]。图 14.9 显示了该项研究中 2 例患者的 DE-CMR 图像。局部室壁运动分析显示，心肌收缩力的提高与心肌梗死的透壁程度成反比（图 14.10 a）。计算每位患者存活但功能障碍心肌的范围可预测血运重建后整体心功能的改善程度。急性心肌梗死早期直接经皮介入或溶栓治疗可使缺血但有活力的心肌及时再灌注，挽救这些心肌的功能，长期改善左心室功能，并延长存活时间。然而，在心肌梗死后早期，难以鉴别心肌功能不全是由于不可逆的心肌坏死导致，还是由于可逆的心肌顿抑所致。研究表明，DE-CMR 可用于急性心肌梗死和再灌注治疗后不久区分梗死心肌和存活心肌。在慢性心功能不全中也得到相似的研究结论，DE-CMR 可以直接根据测量存活心肌的范围来衡量节段性功能恢复的可能性[31]。此外，DE-CMR 还可以准确预测左心室功能的改善情况，左心室中有活力但功能不全的心肌百分比与左心室壁增厚程度和左心室射血分数的变化直接相关[31]。

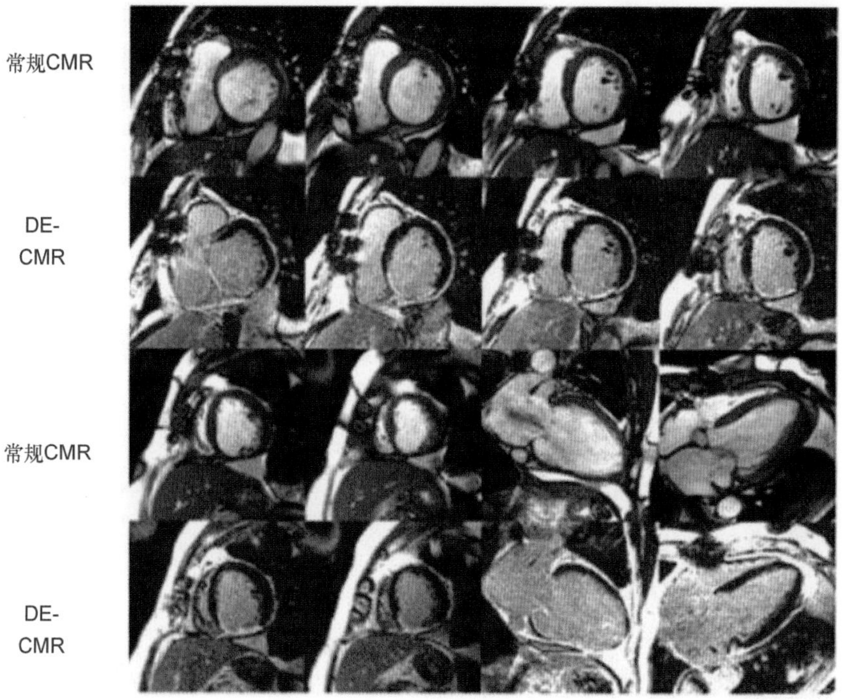

图 14.7 常规 CMR 成像和 DE-CMR 成像

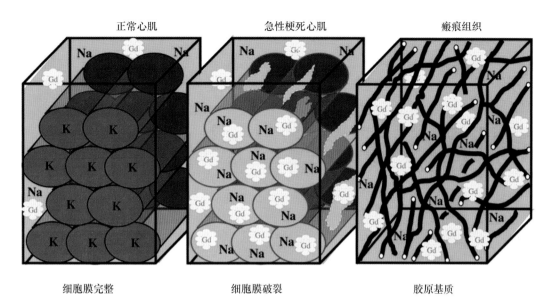

图 **14.8**　DE-CMR 中高强化的生理学基础。在正常心肌中应注意以下两点。首先，心肌细胞密度很高，占据整体心肌组织的大部分空间（含水量百分比约 80％），其次，钆造影剂不能穿透细胞膜，故只存在于细胞外（血管内和细胞间质）。因此，正常心肌中钆造影剂的分布很少（含水量百分比约 20％），所以可以认为正常细胞是不含钆造影剂的。急性心肌梗死时，心肌细胞膜破裂，钆造影剂被动扩散至之前完整的细胞内，使钆造影剂在组织中的浓度升高。慢性疾病所致瘢痕心肌主要以致密的胶原基质为特征。然而，在细胞水平上，胶原纤维之间的间隙可能显著大于正常有活力的心肌细胞间隙。因此，在瘢痕组织中，由于细胞间隙扩大，钆造影剂的浓度大于在正常心肌中的浓度，在瘢痕区域出现高造影剂灌注的情况。因此，心肌钆造影剂浓度和存活心肌细胞百分比之间成反比

可逆性心肌功能不全

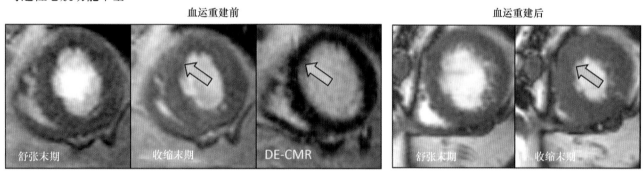

不可逆性心肌功能不全

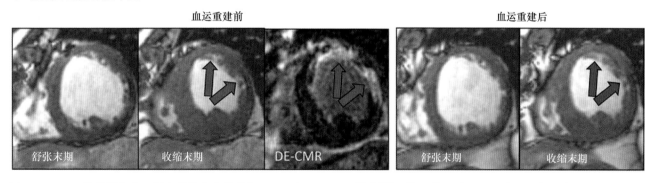

图 **14.9**　Kim 等的研究中 2 例患者的代表性常规 CMR 和 DE-CMR 图像[30]。第一排显示血运重建后患者的存活心肌明显增加，心肌收缩能力明显提高。第二排显示血运重建后患者的存活心肌没有明显增加，心肌功能也没有恢复

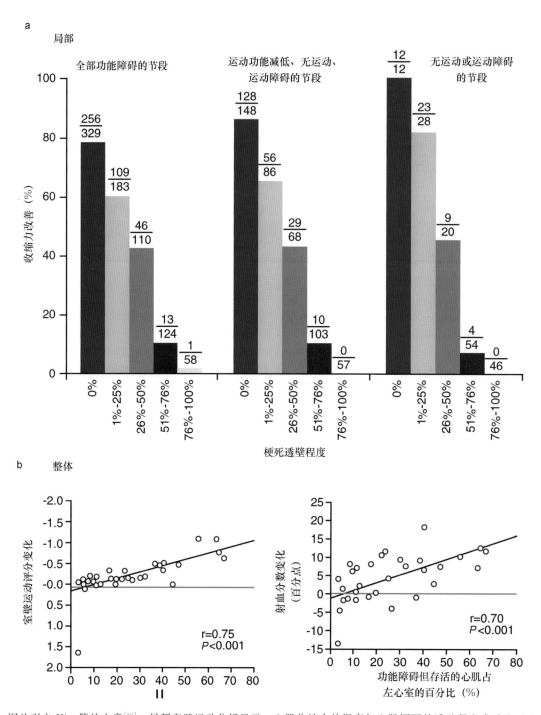

图 14.10 图片引自 Kim 等的文章[30]。局部室壁运动分析显示，心肌收缩力的提高与心肌梗死的透壁程度成反比（**a**）。计算每位患者功能障碍但存活心肌的范围可预测血运重建后整体心功能的改善程度（**b**）

CMR 相比于其他心肌活力成像方式的优势

　　与其他心肌活力成像方式不同，DE-CMR 的主要优势在于它可以同时显示存活心肌和非存活心肌

的透壁范围[32]，而其他评估存活心肌的方法（如 SPECT）仅可显示心肌中有活力的部分。给定节段的存活率可通过间接评估，通常表示与最大存活率节段或者性别特异性对照数据库中的数据进行标准化后的存活心肌比例，而应用 DE-CMR 时，可以直接评估存活百分比，并表示与同一节段中存活及梗

死心肌之和进行标准化后的节段内存活心肌百分比。[32]（图 14.11 a）。

DE-CMR 可以直接显示同一区域的存活和坏死心肌，从而预测左心室变薄和功能不全的恢复。测量存活心肌的方法可以决定临床治疗方案，图 14.11 b 显示患者在血运重建之前和血运重建后 2 个月的 DE-CMR 心脏长轴成像。虽然有运动障碍的前壁变薄（舒张期室壁厚度为 5 mm，该区域远端厚度为 9 mm），但 DE-CMR 显示只有心内膜下区域梗死灶形成（厚度约为 1.5 mm）。对心肌活力的直接评估表明，前壁主要是存活心肌（3.5/5 mm＝70％存活）且室壁运动恢复的可能性很高，而间接评估则表明前壁主要是无活力心肌（3.5/9 mm＝39％存活），且功能恢复可能性低（图 a）。血运重建后常规 CMR 表明直接法更准确，因为患者心肌功能在血运重建后恢复。

该病例与普遍接受的临床观点相矛盾，即血运重建后变薄的心肌功能不可恢复。此前的一些报道指出，缺血性心肌病患者变薄的心肌组织已经失去活性，因此血运重建后心肌收缩功能无法恢复。然而，该病例证明了不应该将心肌变薄视为心肌失去活力，在一些患者中，变薄的心肌功能可在血运重建后得到改善。最近，这一观点被 Shah 等的研究证实，他们研究了 1055 例冠心病患者，行 DE-CMR 后有 201 例（19％）存在心肌局部变薄[24]，在这些变薄的心肌组织中 18％有局部瘢痕形成，在这些病例中，血运重建可改善心肌收缩力和变薄的心肌厚度。

心肌活力检测的实用性

许多小型单中心研究评估了心肌活力检测在血运重建预后中的应用，其中大部分数据被纳入 meta 分析。结果显示，心肌具有活力的患者经过血运重建后的年死亡率明显较未接受血运重建的患者低[33]。纳入 24 项研究的 meta 分析中共有 3088 例左心室射血分数（LVEF）平均值为 32％的患者，Allman 等得出以下结论：心肌存活的患者血运重建后 1 年死亡率比内科保守治疗的患者低 79.6％（3.2％ vs. 16.0％，P＜0.001）[33]（图 14.12）。相反，无存活心肌患者血运重建术后的 1 年死亡率与内科药物治疗患者相比无明显差异（7.7％ vs. 6.2％，P＝NS）（图 14.12）。但是所有纳入 meta 分析的数据样本量均较小，且为非随机回顾性研究，导致存在潜在的患者选择偏倚。此外，研究方法、存活率定义和治疗方案在这些研究中并没有规范化。

美国国家心脏、肺和血液研究所（NHLBI）资助了一项随机、多中心、非盲试验，即 STICH 研究[34]。在这项研究中，纳入 1212 例经血管造影诊断为冠心病且适合行外科血运重建的患者，这些患者合并有左心室功能不全（LVEF≤35％），但无难治性心绞痛和明显的左主干狭窄。他们被随机分为冠状动脉旁路移植术（CABG）联合强化药物治疗组

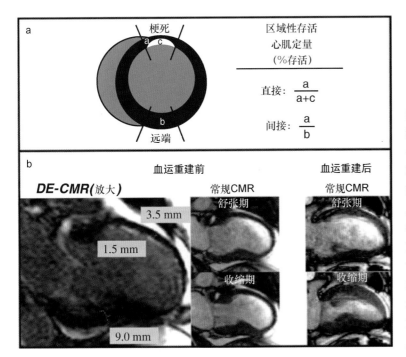

图 14.11 DE-CMR 相比于其他心肌活力评估方法的优势，即能够直接观察存活和坏死心肌。（b）患者在血运重建前和血运重建后 2 个月的 DE-CMR 心脏长轴成像。虽然有运动障碍的前壁变薄（舒张期室壁厚度为 5 mm，该区域远端厚度为 9 mm），但 DE-CMR 显示只有心内膜下区域梗死灶形成（厚度约为 1.5 mm）。对心肌活力的直接评估表明，前壁主要为存活心肌（3.5/5 mm＝70％存活）且室壁运动恢复的可能性很高，而间接评估则表明前壁主要为无活力心肌（3.5/9 mm＝39％存活），且功能恢复可能性低（a）。血运重建后常规 CMR 显示直接法更准确，因为患者心肌功能在血运重建后恢复

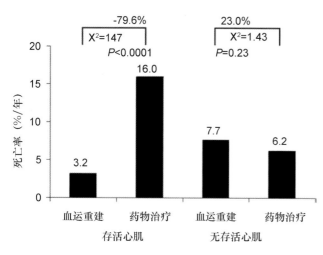

图 14.12 该图显示了评估存活心肌的重要性。Allman 等[33] 对 24 项研究进行了 meta 分析，研究了患有严重冠心病和左心室功能不全的患者进行血运重建和药物治疗后的远期生存率。对 3088 例患者进行 meta 分析表明心肌存活的患者血运重建后年死亡率比药物治疗的患者低 79.6%（3.2% *vs.* 16%；$P<0.001$）。无存活心肌患者血运重建后的年死亡率与药物治疗患者相比无明显差异（7.7% *vs.* 6.2%；$P=$ NS）。入组患者的左心室射血分数平均值为（32±8）%，所有患者随访（25±10）个月

和单纯强化药物治疗组。主要终点为中位随访 56 个月后的全因死亡率，单纯强化药物治疗组死亡率为 41%，CABG 联合强化药物治疗组死亡率为 36%，组间比较无明显差异（CABG 组风险比为 0.86；95% CI 0.72～1.04；$P=0.12$）。

STICH 试验通过多巴酚丁胺负荷超声心动图和（或）放射性核素显像两种方法进行随机心肌活力检测。虽然这两项检查均包含在最初的研究方案中，但由于招募困难，故改为可选。最终，601 例患者入组。单因素分析显示，心肌存活与患者生存率密切相关，但是多因素分析显示二者无明显相关。与以往文献不同，评估心肌活力无助于鉴别进行 CABG 与单纯药物治疗具有生存率差异的患者[35]。

研究者指出 STICH 试验中关于心肌存活能力的子研究存在一定局限性[35]，1212 例研究对象中仅不到 50% 的患者进行了心肌存活能力的试验，研究的主体为随机试验，但是心肌活力检测并不是随机分组，患者并没有被随机分配接受心肌存活检查。心肌存活检查在入组前、入组当天或入组后进行。这些因素都可能导致入组偏倚，并且影响下一步的临床决策。只有一小部分患者无存活心肌（$n=114$；

19%），这样分析有活力心肌和无活力心肌的患者经过 CABG 与单纯药物治疗的疗效差异的说服力较弱。无活力心肌患者中仅有 54 例进行 CABG，60 例进行单纯药物治疗。最重要的是，心肌存活研究仅使用 SPECT 和 DSE 成像，研究者没有将其他检查手段如 PET 或 DE-CMR 纳入研究中。因此，研究结果不适用于 STICH 研究以外的检查手段，如 PET 或 MRI。

参考文献

1. Camici PG, Prasad SK, Rimoldi OE. Stunning, hibernation, and assessment of myocardial viability. Circulation. 2008;117(1):103–14. doi:10.1161/CIRCULATIONAHA.107.702993.
2. Pellikka PA, Nagueh SF, Elhendy AA, Kuehl CA, Sawada SG, American Society of Echocardiography. American Society of Echocardiography recommendations for performance, interpretation, and application of stress echocardiography. J Am Soc Echocardiogr. 2007;20(9):1021–41. doi:10.1016/j.echo.2007.07.003.
3. La Canna G, Alfieri O, Giubbini R, Gargano M, Ferrari R, Visioli O. Echocardiography during infusion of dobutamine for identification of reversibly dysfunction in patients with chronic coronary artery disease. J Am Coll Cardiol. 1994;23(3):617–26.
4. Senior R, Lahiri A. Role of dobutamine echocardiography in detection of myocardial viability for predicting outcome after revascularization in ischemic cardiomyopathy. J Am Soc Echocardiogr. 2001;14(3):240–8.
5. Sun KT, Czernin J, Krivokapich J, Lau YK, Bottcher M, Maurer G, Phelps ME, Schelbert HR. Effects of dobutamine stimulation on myocardial blood flow, glucose metabolism, and wall motion in normal and dysfunctional myocardium. Circulation. 1996;94(12):3146–54.
6. Krivokapich J, Czernin J, Schelbert HR. Dobutamine positron emission tomography: absolute quantitation of rest and dobutamine myocardial blood flow and correlation with cardiac work and percent diameter stenosis in patients with and without coronary artery disease. J Am Coll Cardiol. 1996;28(3):565–72.
7. Kaul S. Myocardial contrast echocardiography: a 25-year retrospective. Circulation. 2008;118(3):291–308. doi:10.1161/circulationaha.107.747303.
8. Wei K, Jayaweera AR, Firoozan S, Linka A, Skyba DM, Kaul S. Quantification of myocardial blood flow with ultrasound-induced destruction of microbubbles administered as a constant venous infusion. Circulation. 1998;97(5):473–83.
9. Le DE, Bin JP, Coggins MP, Wei K, Lindner JR, Kaul S. Relation between myocardial oxygen consumption and myocardial blood volume: a study using myocardial contrast echocardiography. J Am Soc Echocardiogr. 2002;15(9):857–63.
10. Ito H, Tomooka T, Sakai N, Yu H, Higashino Y, Fujii K, Masuyama T, Kitabatake A, Minamino T. Lack of myocardial perfusion immediately after successful thrombolysis. A predictor of poor recovery of left ventricular function in anterior myocardial infarction. Circulation. 1992;85(5):1699–705.
11. Ragosta M, Camarano G, Kaul S, Powers ER, Sarembock IJ, Gimple LW. Microvascular integrity indicates myocellular viability in patients with recent myocardial infarction. New insights using myocardial contrast echocardiography. Circulation. 1994;89(6):2562–9.
12. Ito H, Maruyama A, Iwakura K, Takiuchi S, Masuyama T, Hori M, Higashino Y, Fujii K, Minamino T. Clinical implications of the 'no

reflow' phenomenon. A predictor of complications and left ventricular remodeling in reperfused anterior wall myocardial infarction. Circulation. 1996;93(2):223–8.

13. Shimoni S, Frangogiannis NG, Aggeli CJ, Shan K, Verani MS, Quinones MA, Espada R, Letsou GV, Lawrie GM, Winters WL, Reardon MJ, Zoghbi WA. Identification of hibernating myocardium with quantitative intravenous myocardial contrast echocardiography: comparison with dobutamine echocardiography and thallium-201 scintigraphy. Circulation. 2003;107(4):538–44.

14. Hoit BD. Strain and strain rate echocardiography and coronary artery disease. Circ Cardiovasc Imaging. 2011;4(2):179–90. doi:10.1161/circimaging.110.959817.

15. Gorcsan 3rd J, Tanaka H. Echocardiographic assessment of myocardial strain. J Am Coll Cardiol. 2011;58(14):1401–13. doi:10.1016/j.jacc.2011.06.038.

16. Hoffmann R, Altiok E, Nowak B, Heussen N, Kuhl H, Kaiser HJ, Bull U, Hanrath P. Strain rate measurement by doppler echocardiography allows improved assessment of myocardial viability in patients with depressed left ventricular function. J Am Coll Cardiol. 2002;39(3):443–9.

17. Hanekom L, Jenkins C, Jeffries L, Case C, Mundy J, Hawley C, Marwick TH. Incremental value of strain rate analysis as an adjunct to wall-motion scoring for assessment of myocardial viability by dobutamine echocardiography: a follow-up study after revascularization. Circulation. 2005;112(25):3892–900. doi:10.1161/circulationaha.104.489310.

18. Ran H, Zhang PY, Fang LL, Ma XW, Wu WF, Feng WF. Clinic value of two-dimensional speckle tracking combined with adenosine stress echocardiography for assessment of myocardial viability. Echocardiography. 2012;29(6):688–94. doi:10.1111/j.1540-8175.2012.01690.x.

19. Rasmussen S, Corya BC, Feigenbaum H, Knoebel SB. Detection of myocardial scar tissue by M-mode echocardiography. Circulation. 1978;57(2):230–7.

20. Lieberman AN, Weiss JL, Jugdutt BI, Becker LC, Bulkley BH, Garrison JG, Hutchins GM, Kallman CA, Weisfeldt ML. Two-dimensional echocardiography and infarct size: relationship of regional wall motion and thickening to the extent of myocardial infarction in the dog. Circulation. 1981;63(4):739–46.

21. Cwajg JM, Cwajg E, Nagueh SF, He ZX, Qureshi U, Olmos LI, Quinones MA, Verani MS, Winters WL, Zoghbi WA. End-diastolic wall thickness as a predictor of recovery of function in myocardial hibernation: relation to rest-redistribution T1-201 tomography and dobutamine stress echocardiography. J Am Coll Cardiol. 2000;35(5):1152–61.

22. Zaglavara T, Pillay T, Karvounis H, Haaverstad R, Parharidis G, Louridas G, Kenny A. Detection of myocardial viability by dobutamine stress echocardiography: incremental value of diastolic wall thickness measurement. Heart. 2005;91(5):613–7. doi:10.1136/hrt.2003.028316.

23. Romero J, Xue X, Gonzalez W, Garcia MJ. CMR imaging assessing viability in patients with chronic ventricular dysfunction due to coronary artery disease: a meta-analysis of prospective trials. JACC Cardiovasc Imaging. 2012;5(5):494–508. doi:10.1016/j.jcmg.2012.02.009.

24. Shah DJ, Kim HW, James O, Parker M, Wu E, Bonow RO, Judd RM, Kim RJ. Prevalence of regional myocardial thinning and relationship with myocardial scarring in patients with coronary artery disease. JAMA. 2013;309(9):909–18. doi:10.1001/jama.2013.1381.

25. Allman KC. Noninvasive assessment myocardial viability: current status and future directions. J Nucl Cardiol. 2013;20(4):618–37. doi:10.1007/s12350-013-9737-8. quiz 638-9.

26. Mendoza DD, Weigold WG. Evaluation of myocardial viability by multidetector CT. J Cardiovasc Comput Tomogr. 2009;3(1 Suppl):S2–12. doi:10.1016/j.jcct.2008.10.015.

27. Rehwald WG, Fieno DS, Chen EL, Kim RJ, Judd RM. Myocardial magnetic resonance imaging contrast agent concentrations after reversible and irreversible ischemic injury. Circulation. 2002;105(2):224–9.

28. Kim RJ, Shah DJ, Judd RM. How we perform delayed enhancement imaging. J Cardiovasc Magn Reson. 2003;5(3):505–14.

29. Kim RJ, Albert TS, Wible JH, Elliott MD, Allen JC, Lee JC, Parker M, Napoli A, Judd RM, Gadoversetamide Myocardial Infarction Imaging Investigators. Performance of delayed-enhancement magnetic resonance imaging with gadoversetamide contrast for the detection and assessment of myocardial infarction: an international, multicenter, double-blinded, randomized trial. Circulation. 2008;117(5):629–37. doi:10.1161/CIRCULATIONAHA.107.723262.

30. Kim RJ, Wu E, Rafael A, Chen EL, Parker MA, Simonetti O, Klocke FJ, Bonow RO, Judd RM. The use of contrast-enhanced magnetic resonance imaging to identify reversible myocardial dysfunction. N Engl J Med. 2000;343(20):1445–53. doi:10.1056/NEJM200011163432003.

31. Choi KM, Kim RJ, Gubernikoff G, Vargas JD, Parker M, Judd RM. Transmural extent of acute myocardial infarction predicts long-term improvement in contractile function. Circulation. 2001;104(10):1101–7.

32. Kim RJ, Shah DJ. Fundamental concepts in myocardial viability assessment revisited: when knowing how much is "alive" is not enough. Heart. 2004;90(2):137–40.

33. Allman KC, Shaw LJ, Hachamovitch R, Udelson JE. Myocardial viability testing and impact of revascularization on prognosis in patients with coronary artery disease and left ventricular dysfunction: a meta-analysis. J Am Coll Cardiol. 2002;39(7):1151–8.

34. Velazquez EJ, Lee KL, Deja MA, Jain A, Sopko G, Marchenko A, Ali IS, Pohost G, Gradinac S, Abraham WT, Yii M, Prabhakaran D, Szwed H, Ferrazzi P, Petrie MC, O'Connor CM, Panchavinnin P, She L, Bonow RO, Rankin GR, Jones RH, Rouleau JL, STICH Investigators. Coronary-artery bypass surgery in patients with left ventricular dysfunction. N Engl J Med. 2011;364(17):1607–16. doi:10.1056/NEJMoa1100356.

35. Bonow RO, Maurer G, Lee KL, Holly TA, Binkley PF, Desvigne-Nickens P, Drozdz J, Farsky PS, Feldman AM, Doenst T, Michler RE, Berman DS, Nicolau JC, Pellikka PA, Wrobel K, Alotti N, Asch FM, Favaloro LE, She L, Velazquez EJ, Jones RH, Panza JA, STICH Trial Investigators. Myocardial viability and survival in ischemic left ventricular dysfunction. N Engl J Med. 2011;364(17):1617–25. doi:10.1056/NEJMoa1100358.

第三部分
心力衰竭疾病进展

心肾综合征与心力衰竭

Maria Patarroyo-Aponte，Peter M. Eckman

（贾　政　赵　义　刘笃秋　译　许文苑　审校）

第 **15** 章

引言

　　心力衰竭是导致心血管疾病发病率和死亡率最重要的原因之一。然而，不良的生理影响可超出心血管系统，尤其是波及肾。肾功能不全已被确定为心力衰竭患者发病率和死亡率最有力的预测因素之一[1-2]。同样，心力衰竭也是肾功能不全患者最常见的并发症之一[3]。本章总结了心力衰竭引起的心肾综合征（CRS）。这是一个复杂的主题，特别感兴趣的读者可以参考 Heywood 等撰写的一篇更为详细的优秀文章[4]。

定义

　　由于许多早期的心力衰竭试验排除了肾功能不全患者，所以大多关于 CRS 的数据来自于回顾性研究，其肾功能恶化是在急性失代偿性心力衰竭（ADHF）住院患者中发现的[5]。虽然有几种定义已被用于肾衰竭恶化，包括肌酐水平比基线升高≥25%，但最常用且敏感性和特异性最高的定义为：血清肌酐（SCr）增加≥0.3 mg/dl[6-8]。

最初，CRS被定义为继发于心力衰竭的肾功能不全的进展[9]。然而，对于慢性或急性肾功能不全出现心力衰竭或其他心脏病的患者，也可以应用CRS的定义。在2008年，Ronco等提出了一种更为普遍和简明扼要的定义[10]。他们将CRS定义为"一种心和肾的病理生理学功能紊乱，一个器官的急性或慢性功能不全可能诱导另一个器官的急性或慢性功能不全"[10]。

分类

根据上述定义，可根据初始受损器官、急慢性程度和患者的症状与体征将CRS分为5型（图15.1）[10]：

①CRS 1型（急性CRS） 心功能急性恶化导致

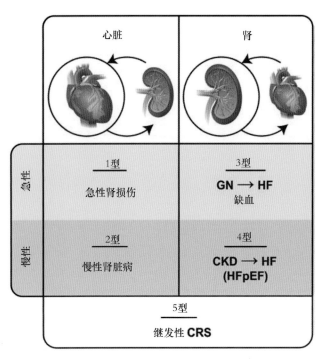

图15.1 心肾综合征的分型。心肾综合征可见于急性期，如心力衰竭引起的血流动力学改变可导致急性肾损伤（1型）。急性肾损伤如肾小球肾炎（GN）可导致心力衰竭（HF）或心肌缺血（3型）。心力衰竭的慢性血流动力学障碍也可导致慢性肾脏病（CKD）（2型），或者慢性肾脏病可导致心力衰竭，通常具有正常的射血分数（HFpEF，4型）。系统性疾病如败血症或糖尿病也可能同时导致心和肾功能不全（5型）

急性肾损伤（AKI）或肾功能不全[11]。在这种情况下，急性心血管疾病如急性冠脉综合征、心源性休克和急性失代偿性心力衰竭等都是急性肾功能不全的发病因素[10-11]。

②CRS 2型（慢性CRS） 慢性心功能异常引起进行性慢性肾脏病[10]。

③CRS 3型（急性肾–心综合征） 急性肾损伤（突发性或原发性恶化）导致心功能不全和（或）心脏损伤。在这种情况下，急性肾损伤可能与缺血或肾小球肾炎相关，从而导致急性心脏损伤或功能不全，如急性失代偿性心力衰竭、心律失常或缺血[10,12]。

④CRS 4型（慢性肾–心综合征） 原发性慢性肾脏病导致的慢性心功能不全包括心功能减退、左心室肥大、舒张功能不全或心血管疾病发病率升高[10]。

⑤CRS 5型（继发性CRS） 系统性疾病（急性或慢性）同时并发心和肾功能不全。系统性疾病包括败血症、结缔组织病（如系统性红斑狼疮）、药物、毒素、韦氏肉芽肿病、糖尿病、结节病和淀粉样变性等[10,13]。

流行病学

CRS的发病率因其类型而异。由于CRS5型是一种新发现的分型，且可能发生于不同的病理过程中，故其发病率、患病率和预后尚未明确[13]。CRS 1型研究最多，因此特征最明确。

如前所述，CRS的初步研究是基于对急性失代偿性心力衰竭住院患者的回顾性研究。因此，我们知道20％～45％的急性失代偿性心力衰竭患者会发生急性肾功能不全的急性加重，尤其是在入院后3天内[11,14]。例如，在ADHERE研究中纳入超过105 000例急性失代偿性心力衰竭患者，其中肾功能不全发生率为30％且21％的患者SCr≥2.0 mg/dl[15]。CRS 2型的研究资料较为有限，但在慢性心力衰竭患者中，肾功能不全的患病率高达25％且60％的慢性心力衰竭患者可表现出Ⅲ期慢性肾脏病［定义为肾小球滤过率（GFR）＜60 ml/(min·1.73 m²)］[16]。

重要的是，肾功能不全是评估心力衰竭患者死亡率最重要的预测因素，肾功能恶化与住院时间、并发症发生率和 5 年死亡率的增加有关[16]。

病理生理学

从广义上讲，多个因素被认为是导致 CRS 的病因（图 15.2）。CRS 的病理生理学机制尚不完全清楚，大多数研究都集中在 CRS 1 型。5 种类型的 CRS 都与血流动力学变化和神经激素激活有关。多种介质可以在 CRS 中发挥作用，包括过度激活的交感神经系统（SNS）、肾素-血管紧张素-醛固酮系统（RAAS）、活性氧类（ROS）与一氧化氮失衡，以及炎症反应（图 15.3）[3]。事实上，一些研究显示，与未发生肾衰竭的心力衰竭患者相比，CRS 患者肾小管功能和心肌损伤相关的神经激素活性增加[17]。

血流动力学异常

①低心排血量　心力衰竭患者的低心排血量状态，尤其是收缩功能不全和相关低血容量的患者，可导致肾内动脉和肾内受体的激活。这些受体的激活将导致精氨酸加压素的非渗透性释放，进而激活

RAAS 和 SNS。同时激活 RAAS 和 SNS 可导致水钠潴留，进而引起系统性高血压。随着肾小动脉阻力的增加，体循环压力的增加可导致 GFR 降低。这一点很重要，因为在心力衰竭患者中，GFR 是评估生存率的重要预测因素[18]。心力衰竭时使用的多种药物可能会影响肾血流动力学，继而导致肾功能恶化。因此，利尿剂治疗会增加血管紧张素 II 的产生，并导致肾血流动力学恶化，尤其是当利尿剂的使用与血液浓缩相关时。在这种情况下，患者的肾功能恶化可增加 5 倍[11,19]。此外，诸如血管紧张素转化酶抑制剂（ACEI）、血管紧张素受体拮抗剂（ARB）和醛固酮受体拮抗剂等药物可直接导致这些患者的肾功能恶化。

②血管充血　血管充血与心力衰竭患者预后不良和肾功能恶化有关。Mullens 等[20]观察到急性失代偿性心力衰竭患者在入院时中心静脉压高于 18 mmHg。当增加的中心静脉压转移到肾静脉时，可出现 GFR 下降、排钠减少、肾血流量减少、与组织缺氧相关的肾间质压力增加[20-22]。此外，研究者发现入院时心脏指数降低对这些患者肾功能恶化的影响较小，这与 ESCAPE 试验的亚组分析结果相似，该试验中 193 例患者接受了肺动脉导管治疗。虽然这些患者的心脏指数有所改善，但肾功能并无显著改善，肺动脉楔压、体循环阻力、心脏指数与 SCr 或 GFR 之间并无相关性[16]。

③腹内压增加　在急性失代偿性心力衰竭患者中，腹内压增加≥8 mmHg 与肾功能恶化有关[23]。在一项非常小的队列研究中，Mullens 等表明，通过超滤（UF）或腹腔穿刺抽出腹腔内液体与肾功能改善相关，但血流动力学参数没有显著的改变[24]。腹内压增加与腹腔灌注压（APP）有关。腹腔灌注压是指平均动脉压（MAP）和腹内压（IAP）之间的差值，即 APP＝MAP－IAP[25]。

因此，伴有充血的急性失代偿性心力衰竭患者，以及在正常情况下 MAP 低但 IAP 增加的患者APP 较低，导致腹腔脏器灌注减少[25]。一些研究表明，APP 是腹内高压患者不良事件的独立预测因素。研究表明，APP≥50 mmHg 是腹部创伤患者生存率的良好预测因素（敏感性 76%；特异性 57%）[26]。

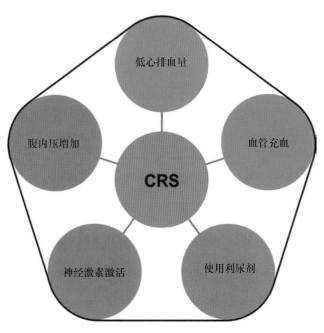

图 15.2　导致心肾综合征的关键因素概要

图 15.3 心-肾相互作用相关因素示意图。GFR，肾小球滤过率；ROS，活性氧类；NO，一氧化氮；RAAS，肾素-血管紧张素-醛固酮系统；SNS，交感神经系统；MAP，平均动脉压；CO，心排血量

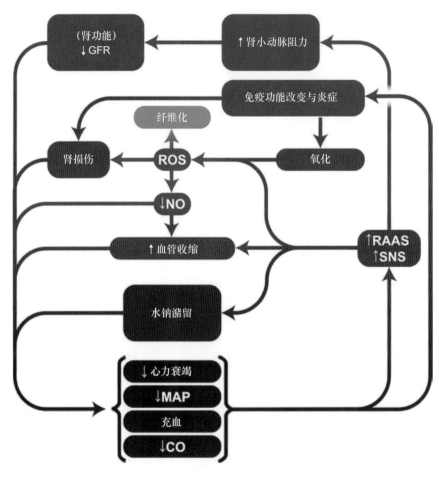

非血流动力学性因素

除在急性失代偿性心力衰竭期间出现的血流动力学变化外，其他机制也参与 CRS 1 型的发病。除 RAAS 和 SNS 的激活外，其他因素包括炎症反应增强、细胞凋亡以及 ROS 与一氧化氮（NO）失衡也发挥一定作用[27]：

①免疫反应 越来越多的证据支持免疫系统的激活可作为心力衰竭发展的一部分[28-30]。同样，免疫系统异常也被认为是 CRS 发病机制的一部分。CRS 1 型患者的体外研究显示，与对照组相比，发生急性肾损伤的心力衰竭患者的单核细胞凋亡和 caspase 级联反应激活显著增加。另外，CRS 1 型患者单核细胞产生的炎性细胞因子水平较高，包括白细胞介素 6（IL-6）、IL-18 以及肿瘤坏死因子（TNF）-α[31]。这些细胞因子可促进肾小管上皮细胞损伤和死亡，导致肾小管损伤，与 GFR 相似，其与心力衰竭患者的预后较差有关[27,32]。

②氧化应激失衡 心力衰竭患者中由 RAAS 和 SNS 激活介导的氧化应激增加，并且与心肌细胞中的代谢变化有关。ROS 的激活与心肌损伤有关，并与心肌细胞收缩力、离子转运和钙调控的负面效应有关[33]。RAAS 系统能够刺激烟酰胺腺嘌呤二核苷酸磷酸（NADPH）氧化酶激活，从而形成 ROS。这种 RAAS 系统激活引起的 ROS 生成增加也与肾损伤有关。氧化应激的增加引起 NO 的减少和血管收缩分子的增加，包括环加氧酶（环氧合酶）介导的血栓烷 A2（TXA2）的产生。ROS 还通过促进系膜细胞凋亡和细胞肥大而诱导组织纤维化。最后，ROS 导致肾小管中上皮细胞正常功能的丧失。这种上皮细胞功能障碍的特征在于细胞黏附功能丧失、肾小管基底膜破裂以及细胞向间质的侵入性迁移。最终，心力衰竭和肾功能不全患者的慢性炎症会导致恶性循环，其中炎性细胞因子增加、RAAS 及 SNS 的持续激活可导致 ROS 的持续产生和氧化应激失衡，这会对心和肾造成持续损害[17]。

CRS 2 型是血流动力学紊乱、持续性充血和神

经激素异常之间恶性循环的结果。这些慢性改变导致血管收缩介质的增加、对血管扩张剂的反应改变，以及由细胞因子、细胞凋亡和 ROS 的产生增加和血管功能障碍所致的持续炎症过程[10,34]。事实上，一些研究表明，CRS 2 型患者存在肾小球损伤及足细胞损伤[35]。

这种在肾和心之间的交叉联系是双向的——意味着 CRS 3 型也使用与 CRS 1 型相似的途径。因此，在急性肾损伤的情况下，也会引起炎症的级联激活、ROS 产生的氧化应激和 caspase 介导的细胞凋亡可能导致终末器官的损伤[36]。在急性损伤的情况下，肾小管上皮细胞对调控炎症介质起到积极的作用，并使其能够到达体循环。此外，肾血管内皮细胞可通过增加内皮通透性来启动炎症反应，促进白细胞浸润肾实质。这些功能异常可影响其他器官（包括心脏—CRS 3 型）中白细胞迁移、黏附和组织外浸润[27]。

然而，免疫和神经激素因素并不是导致 AKI 时心脏损伤的唯一因素。可能导致这些患者心脏损伤的间接机制包括：由肾功能不全引起的液体超负荷（导致水钠潴留伴心脏超负荷、静脉充血和高血压，引起心肌功能不全和神经激素激活）、电解质紊乱引起的心律失常、干扰心脏代谢的酸血症，以及可导致心肌缺血和器官功能障碍的尿毒症毒素（图 15.4）[37]。

诊断

对 CRS 的诊断仍然是一个挑战，尤其是在 CRS 1 型中，SCr 升高有时反映了既往存在的肾损伤，而临床医生不能预防进一步的肾损伤。

虽然 GFR 通常用于评估肾功能，但是它不能充分反映 CRS 患者的肾功能。须谨记，在急性状态下 GFR 是不可靠的，因为用于估算 GFR 的公式是在肾功能稳定的患者中得到验证的。此外，肾功能的其他指标（如 SCr）会受年龄、性别和肌肉量等因素的影响，其反映的是 GFR，而不是肾小管的功能。使用 GFR 或 SCr 评估急性失代偿性心力衰竭患者的肾功能可能会产生误导，有时会延误诊断。

CRS 的早期诊断非常重要。一些新的生物标志

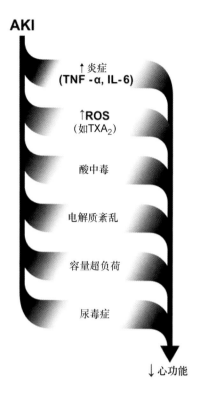

图 15.4　急性肾损伤（AKI）可导致一系列后果，如增加活性氧类（ROS），其对心功能具有不良影响

物已经被证明可用于早期识别，包括嗜中性粒细胞明胶酶相关脂质运载蛋白（N-GAL）和半胱氨酸蛋白酶抑制剂 C（胱抑素 C）[3]。N-GAL 可通过基因组和蛋白质微阵列技术测得[38]。研究表明，在 AKI 儿童患者和 AKI 前或心脏手术后的成人患者中，血肌酐升高之前 48～72 h 就会出现肾毒素的累积和肾缺血[38-40]。更重要的是，N-GAL 水平与肾小管损伤程度相关，同时也是重症监护病房儿童肾损伤[41]、经皮介入治疗后造影剂肾病患者[42]，以及急性肺栓塞患者[43]的早期标志物。

在 CRS 患者中，N-GAL、血尿素氮（BUN）和 BUN/肌酐(Cr) 水平显著高于肾功能正常的心力衰竭患者，因此有助于区分 CRS 患者和无肾损伤患者[17]。

胱抑素 C 是一种半胱氨酸蛋白酶抑制剂（非糖基化蛋白），在几乎所有有核细胞都以恒定速率产生[44]，其水平不受年龄、性别、种族或肌肉量的影响，这使得它比 Cr 更加可靠[44]。胱抑素 C 由于其分子量较低可被肾自由滤过，并且在肾中既不分泌也不被重吸收，使其用于估算 GFR 时的敏感性较 SCr 更高（93.4% *vs.* 86.8%）[44-45]。此外，研究表

明，在心力衰竭患者中，胱抑素 C 是不良心血管事件的独立预测因素，即使在肾功能正常的患者中也是如此[46]。然而，尽管胱抑素 C 比 N-GAL 更准确，但 N-GAL 可评估早期肾功能不全[47]。

此外，在心力衰竭患者中发现的一些炎症标志物也被认为与 CRS 的发病有关。这些炎症标志物包括髓过氧化物酶[48]、细胞因子[49] 和尿 IL-18[50]。有关于生物标志物在 CRS 中作用的更多信息，读者可参见该主题的综述[51]。

这些新发现的生物标志物用于诊断 CRS 仍处于试验阶段，而诊断 CRS 最重要的工具仍然是临床评估。临床评估应基于急性或慢性心力衰竭伴射血分数正常或降低，并结合肾功能不全的生化结果，包括 SCr 升高、估算的 GFR 恶化，或存在其他肾损害，如蛋白尿伴其他生化标志物（NT-proBNP 和 N-GAL），以提高诊断准确性[52-53]。

管理

由于 CRS 患者被排除在许多心力衰竭试验之外，故缺乏关于适当的 CRS 管理和治疗的支持文献，并且在很大程度上是经验性的。大多数治疗方案的重点是改善血流动力学异常和充血（图 15.5）。

缓解充血

近一半诊断为心力衰竭的患者可出现充血的症状和体征[15]，这在 CRS 的发展中起着重要的作用。因此，准确评估心力衰竭伴肾功能恶化患者的容量状况至关重要。然而，认识到某些患者心脏充盈压与血管内容量之间无相关性同样至关重要。在后一种情况下，患者的体重不会明显增加，但充盈压显著升高，这可能是继发于内脏静脉血管的变化。这些变化是由持续的交感神经激活所引起，导致静脉血管收缩，从而使血容量转移到体循环，引起充盈压升高[54]。当这种情况发生时，临床医生应谨慎采取减轻充血的措施，以避免血容量不足和肾衰竭恶化。

急性失代偿性心力衰竭患者已经尝试了多种减轻充血的容量控制策略。这些策略包括：

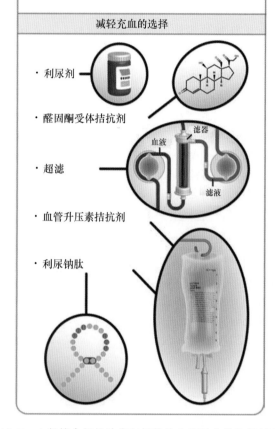

图 15.5 心肾综合征的治疗包括优化血流动力学和维持有效减轻充血。MAP，平均动脉压；CO，心排血量；CVP，中心静脉压

①利尿剂：急性失代偿性心力衰竭国家注册中心的资料表明，袢利尿剂仍然是急性失代偿性心力衰竭患者最常用的治疗。使用利尿剂可以改善症状、血流动力学，并在某些情况下可以改善肾功能，以减轻充血[55]。然而，目前没有足够的研究正式评估利尿剂的最佳剂量、给药途径和安全性。DOSE AHF 试验可能是唯一一项评估利尿剂在心力衰竭患者中应用的大型随机临床试验。这项试验提示接受利尿剂持续输注与推注，以及接受高剂量与低剂量的患者在症状或肾功能改变方面无明显差异[56]。

急性失代偿性心力衰竭患者使用利尿剂有几个注意事项。首先，一些心力衰竭患者存在利尿剂耐药情况，这很可能是由于肾功能不全患者利尿剂药效降低和低心排血量导致的肾灌注不良。一些研究者提出了与其他利尿剂如噻嗪类药物的联合疗法以减少耐药性，从而实现渐进性利尿，而不是快速利尿导致血容量减少[3]。其次，利尿剂与急性失代偿性心力衰竭患者的肾功能恶化有关，且当与其他药物如 ACEI 联用时，可能增加并发症的风险[57]。

祥利尿剂的其他局限性与 RAAS 激活、去甲肾上腺素释放增加和电解质紊乱所介导的神经激素激活有关[58-59]。尽管存在这些局限性，近期的研究如 CARRESS 试验表明，在治疗急性失代偿性心力衰竭患者的充血情况时，采用利尿剂阶梯疗法与超滤一样有效[60]。在 CARRESS-HF 和 DOSE 试验的事后分析中，无论是高剂量和低剂量的利尿剂都未能显示出显著的 RAAS 激活，而利尿剂治疗组的血浆肾素活性低于超滤组。这非常重要，因为 RAAS 激活的程度与肾功能恶化和预后不良有关[61]。

②超滤：超滤的主要目的是将静脉内的等渗液体机械性移除。超滤与电解质紊乱或神经激素激活无关，可能对利尿剂耐药的患者有益[62-64]。然而，超滤的作用是有争议的。虽然有些研究如 RAPID 试验[65]和 UNLOAD[66]试验表明，与高剂量利尿剂相比，超滤可以安全地清除更多的液体，并且在 90 天时减轻体重并减少因心力衰竭入院的情况，在呼吸困难或肾功能方面，两种治疗方式都没有显示出显著的临床获益。对于在重症监护病房接受肺动脉导管引导治疗的患者，超滤并不能使其获益，尽管血流动力学有所改善，但其与肾替代治疗的转换率和住院死亡率较高有关[67]。此外，CARRESS-HF 试验表明，药物治疗在保护肾功能、减少不良事件方面优于超滤[60]。在 CARRESS-HF 试验中，对这些发现的一个解释是，在超滤患者中超滤速率是恒定的。这可能导致一过性血管内容量不足，这也可以解释为什么这些患者的血浆肾素活性水平高于接受利尿剂治疗的患者[61]。鉴于超滤研究的结果是相互矛盾的，关于在急性失代偿性心力衰竭患者中使用超滤而非利尿剂治疗的适宜性尚未出台明确的共识。

③血管加压素受体拮抗剂：血管加压素受体拮抗剂可以作用于 V2 和 V1a 受体。V2 受体位于远曲小管和集合管，其功能是增加水通道蛋白介导的水重吸收[68]。V1a 受体位于外周血管系统，引起血管收缩[69]。因此，V2 受体拮抗剂具有利尿剂作用，

而 V1a 受体拮抗剂可影响血压。托伐普坦是一种 V2 受体拮抗剂，已在 ACTIV in CHF 试验[70]和 EVEREST 试验[71]中进行了相关研究。在这两项研究中，托伐普坦对减轻体重、呼吸困难、水肿及低钠血症的改善均产生积极的作用。然而，主要终点事件（包括死亡率和心力衰竭再住院率）没有差异。因此，尽管托伐普坦没有对这些患者产生长期获益，但是它在存在低钠血症等预后不良因素的高危患者中显示出了益处。考尼伐坦是一种 V1a/V2 受体拮抗剂，在急性失代偿性心力衰竭患者中利尿利用增加且对血压或心率没有显著影响[72]。然而，尽管这些结果令人满意，由于其对死亡率和心力衰竭再入院率没有影响，所以无论是托伐普坦，还是考尼伐坦都没有被批准用于急性失代偿性心力衰竭患者。

④腺苷拮抗剂：腺苷可与多种器官中的 A1 受体相互作用，包括肾（引起入球小动脉血管收缩和管球反馈）和心（引起心肌纤维化和钙调节改变）[73]。对腺苷拮抗剂的初步研究表明，它们能够阻止 GFR 的进一步降低，并可增强呋塞米的利尿作用[74]。然而，PROTECT 试验表明其在减少主要终点事件（包括心力衰竭再入院或死亡率、心力衰竭症状恶化或肾功能损害）方面没有显示出任何益处，并且与包括癫痫发作和卒中在内的继发性效应增加有关[75]。PROTECT 试验是一项安慰剂对照的随机研究，其评估选择性 A1 腺苷受体拮抗剂 KW-3902 在急性心力衰竭和容量超负荷的住院患者中治疗充血和肾功能不全的疗效。

⑤利尿钠肽：脑钠肽（BNP）是一种可作为治疗药物的天然多肽（奈西立肽），并且通常用于利尿剂抵抗的患者。有学者担忧其对肾功能和死亡率的影响，但 ASCEND-HF 研究发现，其对急性失代偿性心力衰竭住院患者的死亡率、再入院或肾功能没有显著影响[76-77]。此外，一项亚组研究发现，奈西立肽并没有增加急性失代偿性心力衰竭患者的尿量[78]。鉴于 CRS 和利尿剂抵抗的临床挑战，对利尿钠肽的研究热情依然高涨，因为其兼具血管扩张和利钠作用[79]。

血流动力学改善

如前所述，心力衰竭患者的血流动力学变化非

常显著。这些变化可导致肾灌注恶化并激活炎症反应，并引起 CRS 中肾小球和肾小管的损伤。与缓解充血同样重要的是，改善患者的血流动力学可以避免肾衰竭的进一步恶化，并打破导致肾功能损害的恶性循环。需要做到以下几点：

①降低腹内压：腹内压的增加通常与导致腹水的第三间隙积液有关。因此，伴有腹水的急性失代偿性心力衰竭患者行腹腔穿刺术与肾功能改善有关，应予以考虑，特别是对于那些药物治疗效果不佳的患者[25]。

②避免低血压和血管内容量不足：为了维持足够的肾小球滤过率，肾需要较高的平均动脉压和血管内容量。在急性心力衰竭时，实现这些肾血流动力学需要启动 RAAS 和 SNS 激活的自动调节机制[80]。积极利尿、使用血管扩张剂、神经激素调节剂如 ACEI 和醛固酮受体拮抗剂会影响这些自动调节机制，并导致 GFR 下降和肾功能恶化。因此，避免低血压发作以及渐进性缓解充血以使毛细血管充分充盈是至关重要的[25,54]。由于没有足够的证据证明这些患者的适当平均动脉压，一些研究者建议谨慎避免平均动脉压低于 65 mmHg。低于该值时，肾的自动调节机制开始失效。当管理有慢性高血压病史的患者时，这一点尤为重要。他们需要更高的血压来维持这些自动调节机制[54]。

③增加心排血量并保持适当的有效循环量对于恢复器官灌注和改善 GFR 是至关重要的。改善心排血量、可以通过使用血管扩张剂以减轻后负荷、正性肌力治疗以改善收缩功能或使用机械循环支持来实现。如果可以耐受，血管扩张剂应作为这些患者的一线治疗，以改善心排血量，因为与使用正性肌力药治疗的患者相比，使用血管扩张剂的患者具有更好的预后[81-82]。正性肌力药也可用于改善心排血量，但与死亡率增加和短期预后差有关[83-86]。左心室辅助装置（LVAD）的机械循环支持（不能仅根据心肾综合征的临床表现使用）被证明可以改善肾功能[87-88]。松弛素-2 是一种在妊娠期间增加的天然肽，是一种强效的肾血管扩张剂。最近发现，重组人松弛素-2（serelaxin）可迅速缓解急性失代偿性心力衰竭患者的充血。它与心、肾和肝功能标志物的改善相关，并通过防止器官损伤进一步改善临床预后[89]。其他策略（如低剂量多巴胺和奈西立肽）并未在这些患者中显示出有益的疗效。在肾功能不全患者中，其他继发性影响如心动过速和低血压可能是有害的[90]。

④考虑去肾交感神经术：鉴于肾传入和传出交感神经介导的 SNS 激活的重要性，肾去交感神经治疗已经成为可能的备选治疗。尽管大型随机研究未显示对主要临床结果的改善[91]，但在一些小型研究中表明，肾去交感神经治疗与 6 分钟步行试验的改善以及收缩性心力衰竭患者利尿剂使用的减少相关[92]。动物研究也表明，去肾交感神经对肾和心脏具有保护作用，与血压变化无关，而且与 RAAS 的作用有关[93]。然而，尽管有这些发现，但没有证据表明肾去交感神经治疗能够延缓慢性肾脏病的进展，并且在某些情况下，它与肾功能恶化有关[94]。

小结

综上所述，CRS 将会是一个活跃的研究领域。加强对 CRS 潜在机制和最佳治疗方案的了解，将会对心力衰竭患者的护理产生重大影响。

参考文献

1. Owan TE, Hodge DO, Herges RM, Jacobsen SJ, Roger VL, Redfield MM. Secular trends in renal dysfunction and outcomes in hospitalized heart failure patients. J Card Fail. 2006;12(4):257–62.
2. Hillege HL, Nitsch D, Pfeffer MA, Swedberg K, McMurray JJ, Yusuf S, Granger CB, Michelson EL, Ostergren J, Cornel JH, de Zeeuw D, Pocock S, van Veldhuisen DJ, Candesartan in Heart Failure: Assessment of Reduction in Mortality and Morbidity (CHARM) Investigators. Renal function as a predictor of outcome in a broad spectrum of patients with heart failure. Circulation. 2006;113(5):671–8.
3. Reinglas J, Haddad H, Davies RA, Mielniczuk L. Cardiorenal syndrome and heart failure. Curr Opin Cardiol. 2010;25(2):141–7.
4. Thomas Heywood J, Burnett Jr JC, editors. The cardiorenal syndrome: a clinician's guide to pathophysiology and management. Minneapolis, MN: Cardiotext Publishing, LLC.; 2012. ISBN 978-0-9790164-7-9.
5. Mentz RJ, O'Connor CM. Cardiorenal syndrome clinical trial end points. Heart Fail Clin. 2011;7(4):519–28.
6. Krumholz HM, Chen YT, Vaccarino V, Wang Y, Radford MJ, Bradford WD, Horwitz RI. Correlates and impact on outcomes of worsening renal function in patients > or =65 years of age with heart failure. Am J Cardiol. 2000;85(9):1110–3.
7. Butler J, Forman DE, Abraham WT, Gottlieb SS, Loh E, Massie BM, O'Connor CM, Rich MW, Stevenson LW, Wang Y, Young JB, Krumholz HM. Relationship between heart failure treatment and development of worsening renal function among hospitalized patients. Am Heart J. 2004;147(2):331–8.

8. Gottlieb SS, Abraham W, Butler J, Forman DE, Loh E, Massie BM, O'Connor CM, Rich MW, Stevenson LW, Young J, Krumholz HM. The prognostic importance of different definitions of worsening renal function in congestive heart failure. J Card Fail. 2002;8(3):136–41.

9. Liang KV, Williams AW, Greene EL, Redfield MM. Acute decompensated heart failure and the cardiorenal syndrome. Crit Care Med. 2008;36(1 Suppl):S75–88.

10. Ronco C, Haapio M, House AA, Anavekar N, Bellomo R. Cardiorenal syndrome. J Am Coll Cardiol. 2008;52(19):1527–39.

11. Ismail Y, Kasmikha Z, Green HL, McCullough PA. Cardio-renal syndrome type 1: epidemiology, pathophysiology, and treatment. Semin Nephrol. 2012;32(1):18–25.

12. Chuasuwan A, Kellum JA. Cardio-renal syndrome type 3: epidemiology, pathophysiology, and treatment. Semin Nephrol. 2012;32(1):31–9.

13. Soni SS, Ronco C, Pophale R, Bhansali AS, Nagarik AP, Barnela SR, Saboo SS, Raman A. Cardio-renal syndrome type 5: epidemiology, pathophysiology, and treatment. Semin Nephrol. 2012;32(1):49–56.

14. Forman DE, Butler J, Wang Y, Abraham WT, O'Connor CM, Gottlieb SS, Loh E, Massie BM, Rich MW, Stevenson LW, Young JB, Krumholz HM. Incidence, predictors at admission, and impact of worsening renal function among patients hospitalized with heart failure. J Am Coll Cardiol. 2004;43(1):61–7.

15. Adams Jr KF, Fonarow GC, Emerman CL, LeJemtel TH, Costanzo MR, Abraham WT, Berkowitz RL, Galvao M, Horton DP, ADHERE Scientific Advisory Committee and Investigators. Characteristics and outcomes of patients hospitalized for heart failure in the United States: rationale, design, and preliminary observations from the first 100,000 cases in the Acute Decompensated Heart Failure National Registry (ADHERE). Am Heart J. 2005;149(2):209–16.

16. Nohria A, Hasselblad V, Stebbins A, Pauly DF, Fonarow GC, Shah M, Yancy CW, Califf RM, Stevenson LW, Hill JA. Cardiorenal interactions: insights from the ESCAPE trial. J Am Coll Cardiol. 2008;51(13):1268–74.

17. Palazzuoli A, Ruocco G, Pellegrini M, Martini S, Del Castillo G, Beltrami M, Franci B, Lucani B, Nuti R. Patients with cardiorenal syndrome revealed increased neurohormonal activity, tubular and myocardial damage compared to heart failure patients with preserved renal function. Cardiorenal Med. 2014;4(3-4):257–68.

18. Hillege HL, Girbes AR, de Kam PJ, Boomsma F, de Zeeuw D, Charlesworth A, Hampton JR, van Veldhuisen DJ. Renal function, neurohormonal activation, and survival in patients with chronic heart failure. Circulation. 2000;102(2):203–10.

19. Testani JM, Chen J, McCauley BD, Kimmel SE, Shannon RP. Potential effects of aggressive decongestion during the treatment of decompensated heart failure on renal function and survival. Circulation. 2010;122(3):265–72.

20. Mullens W, Abrahams Z, Francis GS, Sokos G, Taylor DO, Starling RC, Young JB, Tang WH. Importance of venous congestion for worsening of renal function in advanced decompensated heart failure. J Am Coll Cardiol. 2009;53(7):589–96.

21. Burnett Jr JC, Knox FG. Renal interstitial pressure and sodium excretion during renal vein constriction. Am J Physiol. 1980;238(4):F279–82.

22. Maxwell MH, Breed ES, Schwartz IL. Renal venous pressure in chronic congestive heart failure. J Clin Invest. 1950;29(3):342–8.

23. Mullens W, Abrahams Z, Skouri HN, Francis GS, Taylor DO, Starling RC, Paganini E, Tang WH. Elevated intra-abdominal pressure in acute decompensated heart failure: a potential contributor to worsening renal function? J Am Coll Cardiol. 2008;51(3):300–6.

24. Mullens W, Abrahams Z, Francis GS, Taylor DO, Starling RC, Tang WH. Prompt reduction in intra-abdominal pressure following large-volume mechanical fluid removal improves renal insufficiency in refractory decompensated heart failure. J Card Fail. 2008;14(6):508–14.

25. Mohmand H, Goldfarb S. Renal dysfunction associated with intra-abdominal hypertension and the abdominal compartment syndrome. J Am Soc Nephrol. 2011;22(4):615–21.

26. Cheatham ML, White MW, Sagraves SG, Johnson JL, Block EF. Abdominal perfusion pressure: a superior parameter in the assessment of intra-abdominal hypertension. J Trauma. 2000;49(4):621–6.

27. Virzì G, Day S, de Cal M, Vescovo G, Ronco C. Heart-kidney crosstalk and role of humoral signaling in critical illness. Crit Care. 2014;18(1):201–11.

28. Wrigley BJ, Lip GY, Shantsila E. The role of monocytes and inflammation in the pathophysiology of heart failure. Eur J Heart Fail. 2011;13(11):1161–71.

29. Vaduganathan M, Greene SJ, Butler J, Sabbah HN, Shantsila E, Lip GY, Gheorghiade M. The immunological axis in heart failure: importance of the leukocyte differential. Heart Fail Rev. 2013;18(6):835–45.

30. Aukrust P, Ueland T, Lien E, Bendtzen K, Müller F, Andreassen AK, Nordøy I, Aass H, Espevik T, Simonsen S, Frøland SS, Gullestad L. Cytokine network in congestive heart failure secondary to ischemic or idiopathic dilated cardiomyopathy. Am J Cardiol. 1999;83(3):376–82.

31. Pastori S, Virzì GM, Brocca A, de Cal M, Clementi A, Vescovo G, Ronco C. Cardiorenal syndrome type 1: a defective regulation of monocyte apoptosis induced by proinflammatory and proapoptotic factors. Cardiorenal Med. 2015;5(2):105–15.

32. Damman K, Van Veldhuisen DJ, Navis G, Vaidya VS, Smilde TD, Westenbrink BD, Bonventre JV, Voors AA, Hillege HL. Tubular damage in chronic systolic heart failure is associated with reduced survival independent of glomerular filtration rate. Heart. 2010;96(16):1297–302.

33. Rubattu S, Mennuni S, Testa M, Mennuni M, Pierelli G, Pagliaro B, Gabriele E, Coluccia R, Autore C, Volpe M. Pathogenesis of chronic cardiorenal syndrome: is there a role for oxidative stress? Int J Mol Sci. 2013;14(11):23011–32.

34. Tomiyama H, Yamashina A. Vascular dysfunction: a key player in chronic cardio-renal syndrome. Intern Med. 2015;54(12):1465–72.

35. Le Jemtel TH, Rajapreyar I, Selby MG, Payne B, Barnidge DR, Milic N, Garovic VD. Direct evidence of podocyte damage in cardiorenal syndrome type 2: preliminary evidence. Cardiorenal Med. 2015;5(2):125–34.

36. Li X, Hassoun HT, Santora R, Rabb H. Organ crosstalk: the role of the kidney. Curr Opin Crit Care. 2009;15(6):481–7.

37. Clementi A, Virzì GM, Brocca A, de Cal M, Pastori S, Clementi M, Granata A, Vescovo G, Ronco C. Advances in the pathogenesis of cardiorenal syndrome type 3. Oxid Med Cell Longev. 2015;2015:148082.

38. Ronco C. NGAL: an emerging biomarker of acute kidney injury. Int J Artif Organs. 2008;31(3):199–200.

39. Wagener G, Jan M, Kim M, Mori K, Barasch JM, Sladen RN, Lee HT. Association between increases in urinary neutrophil gelatinase-associated lipocalin and acute renal dysfunction after adult cardiac surgery. Anesthesiology. 2006;105(3):485–91.

40. Mishra J, Ma Q, Prada A, Mitsnefes M, Zahedi K, Yang J, Barasch J, Devarajan P. Identification of neutrophil gelatinase-associated lipocalin as a novel early urinary biomarker for ischemic renal injury. J Am Soc Nephrol. 2003;14(10):2534–43.

41. Zappitelli M, Washburn KK, Arikan AA, Loftis L, Ma Q, Devarajan P, Parikh CR, Goldstein SL. Urine neutrophil gelatinase-associated lipocalin is an early marker of acute kidney injury in critically ill children: a prospective cohort study. Crit Care. 2007;11(4):R84.

42. Bachorzewska-Gajewska H, Malyszko J, Sitniewska E, Malyszko JS, Dobrzycki S. Neutrophil-gelatinase-associated lipocalin and renal function after percutaneous coronary interventions. Am J Nephrol. 2006;26(3):287–92.

43. Kostrubiec M, Łabyk A, Pedowska-Włoszek J, Dzikowska-Diduch O, Wojciechowski A, Garlińska M, Ciurzyński M, Pruszczyk P. Neutrophil gelatinase-associated lipocalin, cystatin C and eGFR indicate acute kidney injury and predict prognosis of patients with acute pulmonary embolism. Heart. 2012;98(16):1221–8.

44. Coll E, Botey A, Alvarez L, Poch E, Quintó L, Saurina A, Vera M, Piera C, Darnell A. Serum cystatin C as a new marker for noninvasive estimation of glomerular filtration rate and as a marker for early renal

impairment. Am J Kidney Dis. 2000;36(1):29–34.

45. Stevens LA, Coresh J, Schmid CH, Feldman HI, Froissart M, Kusek J, Rossert J, Van Lente F, Bruce 3rd RD, Zhang YL, Greene T, Levey AS. Estimating GFR using serum cystatin C alone and in combination with serum creatinine: a pooled analysis of 3,418 individuals with CKD. Am J Kidney Dis. 2008;51(3):395–406.

46. Dupont M, Wu Y, Hazen SL, Tang WH. Cystatin C identifies patients with stable chronic heart failure at increased risk for adverse cardiovascular events. Circ Heart Fail. 2012;5(5):602–9.

47. Palazzuoli A, Ruocco G, Pellegrini M, De Gori C, Del Castillo G, Franci B, Nuti R, Ronco C. Comparison of neutrophil gelatinase-associated lipocalin versus B-type natriuretic peptide and cystatin C to predict early acute kidney injury and outcome in patients with acute heart failure. Am J Cardiol. 2015;116(1):104–11.

48. Loria V, Dato I, Graziani F, Biasucci LM. Myeloperoxidase: a new biomarker of inflammation in ischemic heart disease and acute coronary syndromes. Mediators Inflamm. 2008;2008:135625.

49. Chen D, Assad-Kottner C, Orrego C, Torre-Amione G. Cytokines and acute heart failure. Crit Care Med. 2008;36(1 Suppl):S9–16.

50. Parikh CR, Abraham E, Ancukiewicz M, Edelstein CL. Urine IL-18 is an early diagnostic marker for acute kidney injury and predicts mortality in the intensive care unit. J Am Soc Nephrol. 2005;16(10): 3046–52.

51. Brisco MA, Testani JM. Novel renal biomarkers to assess cardiorenal syndrome. Curr Heart Fail Rep. 2014;11(4):485–99.

52. De Vecchis R, Baldi C. Cardiorenal syndrome type 2: from diagnosis to optimal management. Ther Clin Risk Manag. 2014;10:949–61.

53. Maisel AS, Mueller C, Fitzgerald R, Brikhan R, Hiestand BC, Iqbal N, Clopton P, van Veldhuisen DJ. Prognostic utility of plasma neutrophil gelatinase-associated lipocalin in patients with acute heart failure: the NGAL EvaLuation Along with B-type NaTriuretic Peptide in acutely decompensated heart failure (GALLANT) trial. Eur J Heart Fail. 2011;13(8):846–51.

54. Verbrugge FH, Grieten L, Mullens W. Management of the cardiorenal syndrome in decompensated heart failure. Cardiorenal Med. 2014;4(3-4):176–88.

55. Damman K, Navis G, Smilde TD, Voors AA, van der Bij W, van Veldhuisen DJ, Hillege HL. Decreased cardiac output, venous congestion and the association with renal impairment in patients with cardiac dysfunction. Eur J Heart Fail. 2007;9(9):872–8.

56. Felker GM, Lee KL, Bull DA, Redfield MM, Stevenson LW, Goldsmith SR, LeWinter MM, Deswal A, Rouleau JL, Ofili EO, Anstrom KJ, Hernandez AF, McNulty SE, Velazquez EJ, Kfoury AG, Chen HH, Givertz MM, Semigran MJ, Bart BA, Mascette AM, Braunwald E, O'Connor CM, NHLBI Heart Failure Clinical Research Network. Diuretic strategies in patients with acute decompensated heart failure. N Engl J Med. 2011;364(9):797–805.

57. Martínez-Santos P, Vilacosta I. Cardiorenal syndrome: an unsolved clinical problem. Int J Nephrol. 2011;2011:913029.

58. Hasselblad V, Gattis Stough W, Shah MR, Lokhnygina Y, O'Connor CM, Califf RM, Adams Jr KF. Relation between dose of loop diuretics and outcomes in a heart failure population: results of the ESCAPE trial. Eur J Heart Fail. 2007;9(10):1064–9.

59. Weber KT. Furosemide in the long-term management of heart failure: the good, the bad, and the uncertain. J Am Coll Cardiol. 2004;44(6):1308–10.

60. Bart BA, Goldsmith SR, Lee KL, Givertz MM, O'Connor CM, Bull DA, Redfield MM, Deswal A, Rouleau JL, LeWinter MM, Ofili EO, Stevenson LW, Semigran MJ, Felker GM, Chen HH, Hernandez AF, Anstrom KJ, McNulty SE, Velazquez EJ, Ibarra JC, Mascette AM, Braunwald E, Heart Failure Clinical Research Network. Ultrafiltration in decompensated heart failure with cardiorenal syndrome. N Engl J Med. 2012;367(24):2296–304.

61. Mentz RJ, Stevens SR, DeVore AD, Lala A, Vader JM, AbouEzzeddine OF, Khazanie P, Redfield MM, Stevenson LW, O'Connor CM, Goldsmith SR, Bart BA, Anstrom KJ, Hernandez AF, Braunwald E, Felker GM. Decongestion strategies and renin-angiotensin-aldosterone system activation in acute heart failure. JACC Heart Fail.

2015;3(2):97–107.

62. Sharma A, Hermann DD, Mehta RL. Clinical benefit and approach of ultrafiltration in acute heart failure. Cardiology. 2001;96(3-4): 144–54.

63. Marenzi G, Lauri G, Grazi M, Assanelli E, Campodonico J, Agostoni P. Circulatory response to fluid overload removal by extracorporeal ultrafiltration in refractory congestive heart failure. J Am Coll Cardiol. 2001;38(4):963–8.

64. Jaski BE, Ha J, Denys BG, Lamba S, Trupp RJ, Abraham WT. Peripherally inserted veno-venous ultrafiltration for rapid treatment of volume overloaded patients. J Card Fail. 2003;9(3):227–31.

65. Bart BA, Boyle A, Bank AJ, Anand I, Olivari MT, Kraemer M, Mackedanz S, Sobotka PA, Schollmeyer M, Goldsmith SR. Ultrafiltration versus usual care for hospitalized patients with heart failure: the Relief for Acutely Fluid-Overloaded Patients With Decompensated Congestive Heart Failure (RAPID-CHF) trial. J Am Coll Cardiol. 2005;46(11): 2043–6.

66. Costanzo MR, Guglin ME, Saltzberg MT, Jessup ML, Bart BA, Teerlink JR, Jaski BE, Fang JC, Feller ED, Haas GJ, Anderson AS, Schollmeyer MP, Sobotka PA, UNLOAD Trial Investigators. Ultrafiltration versus intravenous diuretics for patients hospitalized for acute decompensated heart failure. J Am Coll Cardiol. 2007;49(6):675–83.

67. Patarroyo M, Wehbe E, Hanna M, Taylor DO, Starling RC, Demirjian S, Tang WH. Cardiorenal outcomes after slow continuous ultrafiltration therapy in refractory patients with advanced decompensated heart failure. J Am Coll Cardiol. 2012;60(19):1906–12.

68. Verbalis JG. Vasopressin V2 receptor antagonists. J Mol Endocrinol. 2002;29(1):1–9.

69. Maybauer MO, Maybauer DM, Enkhbaatar P, Traber DL. Physiology of the vasopressin receptors. Best Pract Res Clin Anaesthesiol. 2008;22(2):253–63.

70. Gheorghiade M, Gattis WA, O'Connor CM, Adams Jr KF, Elkayam U, Barbagelata A, Ghali JK, Benza RL, McGrew FA, Klapholz M, Ouyang J, Orlandi C, Acute and Chronic Therapeutic Impact of a Vasopressin Antagonist in Congestive Heart Failure (ACTIV in CHF) Investigators. Effects of tolvaptan, a vasopressin antagonist, in patients hospitalized with worsening heart failure: a randomized controlled trial. JAMA. 2004;291(16):1963–71.

71. Konstam MA, Gheorghiade M, Burnett Jr JC, Grinfeld L, Maggioni AP, Swedberg K, Udelson JE, Zannad F, Cook T, Ouyang J, Zimmer C, Orlandi C, Efficacy of Vasopressin Antagonism in Heart Failure Outcome Study With Tolvaptan (EVEREST) Investigators. Effects of oral tolvaptan in patients hospitalized for worsening heart failure: the EVEREST Outcome Trial. JAMA. 2007;297(12):1319–31.

72. Goldsmith SR, Elkayam U, Haught WH, Barve A, He W. Efficacy and safety of the vasopressin V1A/V2-receptor antagonist conivaptan in acute decompensated heart failure: a dose-ranging pilot study. J Card Fail. 2008;14(8):641–7.

73. Goldsmith SR, Brandimarte F, Gheorghiade M. Congestion as a therapeutic target in acute heart failure syndromes. Prog Cardiovasc Dis. 2010;52(5):383–92.

74. Thomson S, Bao D, Deng A, Vallon V. Adenosine formed by 5'-nucleotidase mediates tubuloglomerular feedback. J Clin Invest. 2000;106(2):289–98.

75. Massie BM, O'Connor CM, Metra M, Ponikowski P, Teerlink JR, Cotter G, Weatherley BD, Cleland JG, Givertz MM, Voors A, DeLucca P, Mansoor GA, Salerno CM, Bloomfield DM, Dittrich HC, PROTECT Investigators and Committees. Rolofylline, an adenosine A1-receptor antagonist, in acute heart failure. N Engl J Med. 2010;363(15):1419–28.

76. O'Connor CM, Starling RC, Hernandez AF, Armstrong PW, Dickstein K, Hasselblad V, Heizer GM, Komajda M, Massie BM, McMurray JJ, Nieminen MS, Reist CJ, Rouleau JL, Swedberg K, Adams Jr KF, Anker SD, Atar D, Battler A, Botero R, Bohidar NR, Butler J, Clausell N, Corbalán R, Costanzo MR, Dahlstrom U, Deckelbaum LI, Diaz R, Dunlap ME, Ezekowitz JA, Feldman D, Felker GM, Fonarow GC, Gennevois D, Gottlieb SS, Hill JA, Hollander JE, Howlett JG, Hudson MP, Kociol RD, Krum H, Laucevicius A, Levy WC, Méndez GF, Metra M,

Mittal S, Oh BH, Pereira NL, Ponikowski P, Tang WH, Tanomsup S, Teerlink JR, Triposkiadis F, Troughton RW, Voors AA, Whellan DJ, Zannad F, Califf RM. Effect of nesiritide in patients with acute decompensated heart failure. N Engl J Med. 2011;365(1):32–43.

77. Van Deursen VM, Hernandez AF, Stebbins A, Hasselblad V, Ezekowitz JA, Califf RM, Gottlieb SS, O'Connor CM, Starling RC, Tang WH, McMurray JJ, Dickstein K, Voors AA. Nesiritide, renal function, and associated outcomes during hospitalization for acute decompensated heart failure: results from the Acute Study of Clinical Effectiveness of Nesiritide and Decompensated Heart Failure (ASCEND-HF). Circulation. 2014;130(12):958–65.

78. Gottlieb SS, Stebbins A, Voors AA, Hasselblad V, Ezekowitz JA, Califf RM, O'Connor CM, Starling RC, Hernandez AF. Effects of nesiritide and predictors of urine output in acute decompensated heart failure: results from ASCEND-HF (Acute Study of Clinical Effectiveness of Nesiritide and Decompensated Heart Failure). J Am Coll Cardiol. 2013;62(13):1177–83.

79. Volpe M, Rubattu S, Burnett Jr J. Natriuretic peptides in cardiovascular diseases: current use and perspectives. Eur Heart J. 2014;35(7):419–25.

80. Braam B, Cupples WA, Joles JA, Gaillard C. Systemic arterial and venous determinants of renal hemodynamics in congestive heart failure. Heart Fail Rev. 2012;17(2):161–75.

81. Mullens W, Abrahams Z, Francis GS, Skouri HN, Starling RC, Young JB, Taylor DO, Tang WH. Sodium nitroprusside for advanced low-output heart failure. J Am Coll Cardiol. 2008;52(3):200–7.

82. Mullens W, Abrahams Z, Francis GS, Sokos G, Starling RC, Young JB, Taylor DO, Tang WH. Usefulness of Isosorbide Dinitrate and Hydralazine as add-on therapy in patients discharged for advanced decompensated heart failure. Am J Cardiol. 2009;103(8):1113–9.

83. Packer M, Carver JR, Rodeheffer RJ, Ivanhoe RJ, DiBianco R, Zeldis SM, Hendrix GH, Bommer WJ, Elkayam U, Kukin ML, et al. Effect of oral milrinone on mortality in severe chronic heart failure. The PROMISE Study Research Group. N Engl J Med. 1991;325(21):1468–75.

84. O'Connor CM, Gattis WA, Uretsky BF, Adams Jr KF, McNulty SE, Grossman SH, McKenna WJ, Zannad F, Swedberg K, Gheorghiade M, Califf RM. Continuous intravenous dobutamine is associated with an increased risk of death in patients with advanced heart failure: insights from the Flolan International Randomized Survival Trial (FIRST). Am Heart J. 1999;138(1 Pt 1):78–86.

85. Wang XC, Zhu DM, Shan YX. Dobutamine therapy is associated with worse clinical outcomes compared with nesiritide therapy for acute decompensated heart failure: a systematic review and meta-analysis. Am J Cardiovasc Drugs. 2015;15(6):429–37.

86. Mortara A, Oliva F, Metra M, Carbonieri E, Di Lenarda A, Gorini M, Midi P, Senni M, Urso R, Lucci D, Maggioni AP, Tavazzi L. Treatment with inotropes and related prognosis in acute heart failure: contemporary data from the Italian Network on Heart Failure (IN-HF) Outcome registry. J Heart Lung Transplant. 2014;33(10):1056–65.

87. Hasin T, Topilsky Y, Schirger JA, Li Z, Zhao Y, Boilson BA, Clavell AL, Rodeheffer RJ, Frantz RP, Edwards BS, Pereira NL, Joyce L, Daly R, Park SJ, Kushwaha SS. Changes in renal function after implantation of continuous-flow left ventricular assist devices. J Am Coll Cardiol. 2012;59(1):26–36.

88. Brisco MA, Kimmel SE, Coca SG, Putt ME, Jessup M, Tang WW, Parikh CR, Testani JM. Prevalence and prognostic importance of changes in renal function after mechanical circulatory support. Circ Heart Fail. 2014;7(1):68–75.

89. Metra M, Cotter G, Davison BA, Felker GM, Filippatos G, Greenberg BH, Ponikowski P, Unemori E, Voors AA, Adams Jr KF, Dorobantu MI, Grinfeld L, Jondeau G, Marmor A, Masip J, Pang PS, Werdan K, Prescott MF, Edwards C, Teichman SL, Trapani A, Bush CA, Saini R, Schumacher C, Severin T, Teerlink JR, RELAX-AHF Investigators. Effect of serelaxin on cardiac, renal, and hepatic biomarkers in the Relaxin in Acute Heart Failure (RELAX-AHF) development program: correlation with outcomes. J Am Coll Cardiol. 2013;61(2):196–206.

90. Chen HH, Anstrom KJ, Givertz MM, Stevenson LW, Semigran MJ, Goldsmith SR, Bart BA, Bull DA, Stehlik J, LeWinter MM, Konstam MA, Huggins GS, Rouleau JL, O'Meara E, Tang WH, Starling RC, Butler J, Deswal A, Felker GM, O'Connor CM, Bonita RE, Margulies KB, Cappola TP, Ofili EO, Mann DL, Dávila-Román VG, McNulty SE, Borlaug BA, Velazquez EJ, Lee KL, Shah MR, Hernandez AF, Braunwald E, Redfield MM, NHLBI Heart Failure Clinical Research Network. Low-dose dopamine or low-dose nesiritide in acute heart failure with renal dysfunction: the ROSE acute heart failure randomized trial. JAMA. 2013;310(23):2533–43.

91. Kandzari DE, Bhatt DL, Sobotka PA, O'Neill WW, Esler M, Flack JM, Katzen BT, Leon MB, Massaro JM, Negoita M, Oparil S, Rocha-Singh K, Straley C, Townsend RR, Bakris GL. Catheter-based renal denervation for resistant hypertension: rationale and design of the SYMPLICITY HTN-3 trial. Clin Cardiol. 2012;35(9):528–35.

92. Davies JE, Manisty CH, Petraco R, Barron AJ, Unsworth B, Mayet J, Hamady M, Hughes AD, Sever PS, Sobotka PA, Francis DP. First-in-man safety evaluation of renal denervation for chronic systolic heart failure: primary outcome from REACH-Pilot study. Int J Cardiol. 2013;162(3):189–92.

93. Eriguchi M, Tsuruya K, Haruyama N, Yamada S, Tanaka S, Suehiro T, Noguchi H, Masutani K, Torisu K, Kitazono T. Renal denervation has blood pressure-independent protective effects on kidney and heart in a rat model of chronic kidney disease. Kidney Int. 2015;87(1):116–27.

94. Blankestijn PJ, Bots ML, Spiering W, Leiner T, Voskuil M. Pro: sympathetic renal denervation in hypertension and in chronic kidney disease. Nephrol Dial Transplant. 2014;29(6):1120–3.

神经激素激活与心力衰竭的治疗

第 16 章

Jay N. Cohn

（孟凡棣　孙小林　译　韦　杰　审校）

引言

心力衰竭是一种复杂的、通常是进行性的疾病过程，在这种过程中，左心室的结构和功能紊乱伴随着交感神经系统（SNS）和肾素–血管紧张素–醛固酮系统（RAAS）的激活[1-3]。20 世纪 70 年代以前，心力衰竭的治疗目的是改善左心室泵的功能不全，并通过利尿剂治疗缓解液体潴留[4]。虽然利尿剂治疗仍是治疗的主要手段，但正性肌力药物治疗与不良反应相关，且不能提高生存率[5-6]。因此，自20 世纪 70 年代以来，药物治疗更倾向于减少血管床对左心室排空的阻力，抑制血管收缩和神经体液因素的促生长作用，导致左心室结构改变或重构[7-10]。这种治疗重点的转变导致了对洋地黄等正性肌力的依赖减少，更多地依赖血管紧张素转化酶抑制剂（ACEI）、血管紧张素受体拮抗剂（ARB）、β 受体阻滞剂、醛固酮受体拮抗剂，新型药物可以抑制血管收缩和促进疾病进展的因素[11-15]。

本章将介绍神经激素激活在心力衰竭中的作用、神经激素调节剂治疗心力衰竭的支持数据，以及未来可能减缓发达国家心力衰竭疾病负担日益加重的治疗策略。

肾素-血管紧张素-醛固酮系统的激活

肾素-血管紧张素系统（RAS）进化为一种防御机制，使动物能够从盐水迁移到陆地，在那里必须保存对生存至关重要的钠和水（图 16.1）。传统上，RAS 被认为是一种能够监测肾小管中钠离子浓度的肾系统。它可以按需调节血管紧张素的生成率，当血管内液体被耗尽时，血管紧张素可以保存钠离子并维持血压[16]。支持这一假设的是，在低盐饮食的情况下肾素分泌被激活，进而增加血管紧张素 II 的生成，而当高盐饮食时肾素分泌被抑制[17]。近年来，RAS 也被证明可以促进局部血管紧张素的生成，尤其是在微血管系统中，因其对控制血管张力至关重要[18]。

醛固酮由肾上腺皮质分泌，它是一种与肾小管功能密切相关的激素，可对钾离子浓度的变化作出反应[19]。由于血管紧张素可刺激醛固酮的分泌，RAS 常被称为 RAAS。醛固酮和血管紧张素具有协同作用，共同控制肾的电解质排泄，必要时维持

血压[20]。

这些激素系统在心力衰竭患者中均被激活，这可能不是对心功能不全的适当反应，而是一种误导信号，提示血容量不足和需要保留液体[21]。实际上，在心力衰竭时出现的心排血量减少可能是由动脉感受器感知，并将其视为容量不足导致的心排血量减少。当然，不同之处在于脱水时总血容量会减少，而在心力衰竭中，血容量不足仅限于动脉系统，而静脉系统更可能出现过度扩张。

广泛的血流动力学和临床研究结果证实了激素激活的不恰当性。干预 RAAS 的药物可显著改善心功能，同时延缓左心室重构[22-27]。这些药物的治疗作用使其成为慢性心力衰竭推荐治疗方案的重要组成部分[28]。

交感神经系统的激活

RAAS 主要作用于循环系统，激素在血液中的水平可对其靶器官产生直接影响。交感神经系统（SNS）活性主要由去甲肾上腺素介导，其在肾上腺

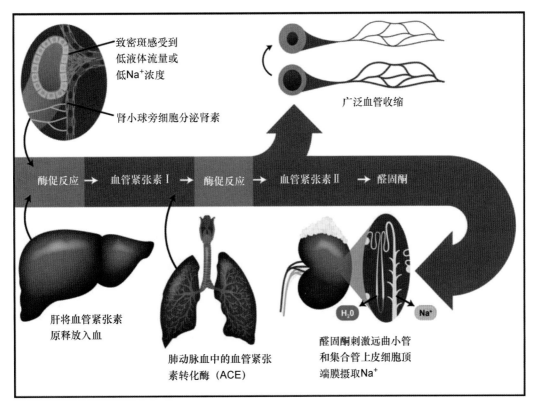

图 16.1　盐不足引起的正常生理过程

素能神经末梢释放，并在局部发挥作用。因此，循环激素水平虽然能够反映神经末梢的释放，但并不能准确评估局部激活程度[29-30]。尽管如此，循环去甲肾上腺素水平的升高依然与心力衰竭的严重程度和生存时间的缩短直接相关[3]。

心力衰竭导致交感神经系统激活的途径和机制尚不清楚。每搏量的下降或主动脉压力升高率的降低可影响压力感受器并引起交感神经激活（图16.2）。这种对身体感知到的动脉血容量减少的反应是一种适当的代偿作用。心率增加，心肌收缩力增强，动脉系统收缩以维持血压，肾血流量下降以避免血容量不足。传统上，这种交感神经激活被认为是维持心力衰竭患者循环功能的关键。但近年来的数据表明，抑制交感神经系统反应对心力衰竭患者的长期预后有积极的影响[22-27]，尽管对其安全性仍有一些担忧[31]。

但是，RAAS和SNS激活对循环的影响存在着根本的区别。RAAS激活血管紧张素，其作用于所有血管床。相比之下，通过神经通路和去甲肾上腺素释放引起的SNS激活可激动具有特定作用的器官特异性受体。其中最重要的是收缩血管平滑肌的α受体和兴奋心脏增加心率和收缩力的β受体[32]。这些受体有其各自的阻滞剂[33]。

直到20世纪90年代，β受体在心力衰竭时增强心脏刺激才被认为是维持心排血量和重要器官灌注的关键。研究表明，长期服用β受体阻滞剂（逐渐增加剂量以减少对心功能的不良影响）可延长患者寿命，而心脏刺激明显会伴随着进行性心脏重构，缩短预期寿命[34-35]。随后这些药物对

于左心室扩张的心力衰竭从"禁用"转变为"强制性"治疗[28]。

α受体激活在心力衰竭中的作用更具争议性。部分人认为阻断α受体能够放松血管收缩，这会降低伴有心室扩张的心力衰竭时的心排血量，这将是有益的。尽管如此，α受体阻滞剂的血管扩张作用并没有像激活一氧化氮（NO）的药物引起的血管扩张一样对发病率和死亡率产生更多的益处[36]。因此，不主张用α受体阻滞剂来进一步增强心力衰竭患者的动脉扩张。此外，抑制SNS激活的药物对SNS的中枢抑制作用并没有改善结果[31,37]。因此，交感神经激活对心力衰竭的总体影响是不确定的。

心力衰竭与心脏重构

在心力衰竭的两种截然不同的心脏结构改变中，左心室可表现为相似的功能不全（图16.3）。心力衰竭伴心室扩张（HFDV），通常也被称为射血分数下降的心力衰竭（HFrEF），其表现为心室扩张，有时伴室壁增厚，心肌质量增加，室壁运动大幅降低。这种情况在既往有心肌梗死的患者和非缺血性心肌病的患者中很常见。心室的扩张是由于心肌细胞中新肌节纵向串联生长导致心肌细胞延长所致[38]。

心力衰竭不伴心室扩张（HFNDV），常被称为射血分数正常的心力衰竭（HFpEF），其表现为心室未扩大，但室壁通常增厚。这种情况常见于老年人，通常是女性，而且通常比心室扩张综合征有更好的预后[39]。这一综合征的肌节生长模式使心肌细

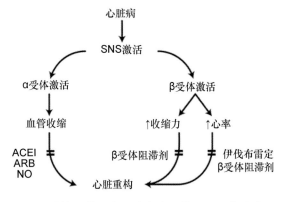

图16.2 交感神经激活在心脏病中的作用。血管收缩和心脏刺激的不良后果可以通过药物治疗来抵消，包括血管紧张素转化酶抑制剂（ACEI）、血管紧张素受体拮抗剂（ARB）、一氧化氮（NO）增强剂和β受体阻滞剂

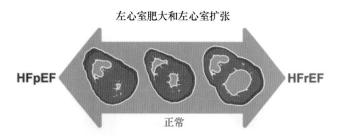

图16.3 与心力衰竭有关的两种不同的病理过程。正中图为正常心脏左心室和右心室的横截面。右图为伴有心室扩张的心力衰竭（HFrEF），其左心室和右心室均扩张。左图为HFpEF，其左心室壁增厚，心室大小正常或缩小，右心室通常扩张

胞增厚，因为肌节的生长是平行的。

神经激素激活在心力衰竭的两种结构综合征中均会发生，但在 HFDV 中激活的幅度通常更大。事实上，大规模前瞻性研究已经证明了神经激素抑制疗法对于 HFDV 的有效性[22-27]。但其在 HFNDV 中的疗效却令人失望[40-42]。这些对比经验强化了这样一个假设，即神经激素阻断治疗在心力衰竭中主要的治疗作用是对心脏重构的抑制作用，从而导致心室扩张（图 16.1）。

心力衰竭的治疗

心力衰竭的治疗目标有两方面：①缓解心力衰竭症状，提高生活质量；②延长寿命。直到 20 世纪 80 年代，慢性心力衰竭的治疗仍局限于使用洋地黄，以增强衰竭的左心室的收缩，以及使用利尿剂以减轻表现为呼吸急促和水肿的循环充血。由于血管收缩对于心室排空是一个可逆的负荷，而且神经和激素的激活均可导致血管收缩和心脏重构，所以目前普遍的建议是 HFrEF 或 HFDV 患者应使用 1～2 种或所有下列药物，即 ACEI、ARB、β 受体阻滞剂和醛固酮受体拮抗剂[28]（图 16.4）。多项大型试验表明，应用这些药物的治疗组与没有应用这些药物的对照组相比，平均发病率和（或）死亡率降低[22-27]。

重要的是要了解这些大型试验对个体患者疗效的意义。并不是所有患者都会从药物治疗中受益。不同的遗传和环境因素使每个个体及其疾病过程都是独一无二的。试验结果表明在所研究的人群中，

随机分配至研究药物组对于试验终点来说利大于弊。对部分患者可能有害，但更多患者可受益。所有的试验评估均在人群中进行，而不是在个体中。

考虑到这一不足，基于这些大型试验的指南为心力衰竭患者治疗方案提供建议，至少包括具有试验中基线特征的患者。这些建议可能不适用于符合诊断标准的所有患者，但在没有明确证据排除特定个体的情况下，这些建议适用于所有患者。以上分析为目前推荐的慢性心力衰竭药物治疗提供了理论和试验依据。除非另有说明，否则这些建议仅适用于伴有左心室扩张和射血分数降低的慢性、稳定的心力衰竭患者。

血管紧张素抑制剂

肾素-血管紧张素系统可在心力衰竭早期被激活，这可能是由于肾钠转运的变化。由于血管紧张素可收缩动脉微血管并刺激血管平滑肌生长，因此对它的抑制可改善左心室排空并适度增加心排血量[43]（图 16.5）。此外，尽管血管紧张素对静脉收缩的影响很小，但抑制血管紧张素作用的药物也会降低静脉压。静脉压升高会导致呼吸短促和水肿。目前尚不清楚这种静脉效应在多大程度上是由缓激肽刺激引起的，还有多少是由交感神经抑制引起的，也可能是由血管紧张素抑制所介导的。尽管如此，血管紧张素抑制剂可改善心力衰竭患者的血流动力学，从而缓解症状，改善生活质量。此外，由于血管紧张素在刺激心脏和血管平滑肌生长中的作用，它的抑制伴随着左心室重构率的降低和长期预

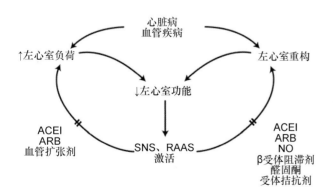

图 16.4 促进心脏病发展的病理生理学因素。有效的治疗可抑制神经激素激活所导致的功能和结构上的不良后果

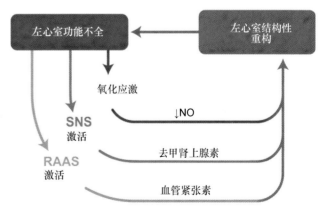

图 16.5 激活肾素-血管紧张素系统（RAS）和交感神经系统（SNS）以及氧化应激在左心室结构性重构中的作用

后的改善[11,25]。

可以通过 ACEI 或 ARB 抑制血管紧张素。两类药物的问世顺序使得大多数 ACEI 试验中是与安慰剂进行比较，从而有效降低发病率和死亡率。然而，在随后 ARB 的试验中，这些药物大多作为辅助药物与 ACEI 进行比较，并显示出发病率的轻度降低，但死亡率不一定会进一步降低。

这两类药物的药理学作用存在差异。ACEI 可以降低血管紧张素 II 的水平，至少是暂时性的，并能刺激缓激肽。ARB 可选择性阻断 AT1 受体，但会增加血管紧张素 II 的水平，从而有可能增强 AT2 受体介导的反应。药理学作用的差异如何影响这些药物的短期和长期效果，在很大程度上是未知的。

血管紧张素抑制剂的用药剂量传统上是基于治疗反应，即在高血压治疗中降低血压。然而，在心力衰竭中，剂量是基于长期研究结果中达到的目标剂量。研究表明，高血压的剂量应接近于目标剂量，而不是目标反应[44]。这些目标剂量的耐受性是通过剂量的逐渐增加来验证的。当出现大幅的血压下降，或站立时无法忍受的头晕时，减少用药剂量。在开始治疗时，血清肌酐的轻度上升是常见现象，但这种氮质血症通常是可逆的，不需要减少剂量，除非其为进行性。

ACEI 和 ARB 在治疗心力衰竭中的获益可能是这些药物的一种类效应，适用于同类的所有药物。然而，药物限售规定，只有在心力衰竭患者中进行充分的对照试验的药物才能上市用于该综合征。此外，对任何药物的具体剂量建议将取决于证明该目标剂量有效性的临床试验。对于 ARB，几乎没有理由怀疑该药物中的个别药物会产生不同的效果。然而，ACEI 的不同作用可能与组织渗透性有关。一些亲脂性药物可能更有效地进入组织室，使局部 RAS 被激活。这种局部效应对心力衰竭患者对 ACEI 的反应是否重要尚不确定。

β 受体阻滞剂

从历史上看，β 受体阻滞剂治疗心力衰竭的临床获益是在 ACEI 成为标准治疗后被证实的。因此，

通常被推荐用于补充 ACEI 的作用。此外，由于 β 受体阻滞剂不能短期改善血流动力学，也不能改善短期内的生活质量，因此需要逐步增加剂量以避免不良反应。血管紧张素抑制剂作为背景治疗可能提高 β 受体阻滞剂的耐受性。因此，一般建议首先启动 ACEI 或 ARB 治疗，然后启动 β 受体阻滞剂的方案是合理的。

β 受体阻滞剂在心力衰竭中的主要作用是抑制左心室心肌细胞和胶原重构过程（图 16.5）。这种效应与心室容量的减少和射血分数的升高有关[25-27]。因此，限于对心室扩张和射血分数降低的患者采取这种药物治疗是很重要的。

β 受体阻滞剂抑制心脏重构的机制仍然存在争议。如果它只涉及对交感神经系统的抑制，那么就不清楚为什么中枢交感神经系统抑制药物如可乐定和莫索尼定不能达到同样的效果[31,37]。一种假设是，β 受体阻滞剂的获益主要是通过减慢心率来介导，因为伊伐布雷定（一种减缓心率而不抑制交感神经系统的药物）对于心脏重构和预后有着相似的获益[45]。

虽然 β 受体阻滞剂在心力衰竭中的有益作用在很大程度上被视为这一类药物的作用，但 β 受体阻滞剂的作用机制和作用部位存在个体差异，这导致使用尚未在该综合征中进行充分试验的药物存在问题。各种药物的 β₁ 选择性和其他药理学特性差异很大，可能会影响其在心力衰竭中的疗效。

醛固酮受体拮抗剂

醛固酮在心力衰竭进展中的作用尚不清楚。心力衰竭时循环中醛固酮的水平升高，但这种升高并不与患者生存率降低相关，因为它与肾素活性和去甲肾上腺素有关[46]。然而，在心力衰竭患者中，使用螺内酯和依普利酮等药物抑制醛固酮可以抑制左心室重构并提高生存率[47]。在心力衰竭中，这些药物被研究作为背景治疗的补充治疗，通常与 ACEI 和 β 受体阻滞剂联用。因此，一般建议将这些药物作为心力衰竭基础治疗的辅助治疗，而不作为首选疗法。

醛固酮抑制治疗最严重的副作用是血钾的升高，可能达到致命的水平。因此，开始治疗后需要对血钾进行连续监测，以预防血钾高于 5.5 mmol/L。

抑制醛固酮的主要难题是它是否应成为所有心力衰竭和心室扩张患者标准治疗方案的一部分，或是用于标准治疗后病情仍进展的患者。临床试验无法解决这一难题，因为在大规模试验中获益的可能是在研究范围内无法识别的一小部分人群。

一氧化氮增强剂

一氧化氮是血管内皮和心内膜的正常产物[48]。它的产生可维持低血管张力、抑制血管平滑肌和心肌细胞生长（图 16.5），抑制血管内的血小板聚集[49]。心力衰竭与大多数心血管疾病一样，会出现血管内皮功能受损导致一氧化氮缺乏。神经激素的激活很可能在拮抗一氧化氮活性中起作用。

目前唯一可以作为一氧化氮增强剂的治疗是硝酸异山梨酯和肼屈嗪的组合，是商品名称为 BiDil 的复方片剂。这种复方片剂已被证明是对心力衰竭和心室扩张患者常规治疗的一种有效补充，可提高患者生活质量和延长寿命[50]。在早期的试验中，对非洲裔美国人的治疗作用更强[51]，针对非洲裔美国人的试验显示其死亡率降低了 43%[50]。因此，该药物被批准用于治疗患有心力衰竭的非洲裔患者，但尚未在白人、亚洲人或西班牙裔患者中进行充分研究。

在非洲裔患者中效果增强的理论依据是非洲裔美国人更常出现内皮功能障碍和一氧化氮活性降低[51]。神经激素激活如何与一氧化氮缺乏相互作用，以及血管紧张素抑制剂和 β 受体阻滞剂如何影响这种相互作用仍然是推测性的。然而，一氧化氮增强剂的潜在重要性会促进其他增强该系统的药物干预的发展，不仅针对心力衰竭患者，也针对其他血管疾病。

早期与晚期疾病

关于心力衰竭患者治疗的研究通常是在疾病晚期时进行。这一策略在一定程度上是由于需要记录到疾病事件减少，而这在晚期疾病中很常见，故可以作为治疗性试验的目标。然而，该临床试验策略不应该影响延缓早期疾病进展和延长健康生命的临床目标。因此，在晚期疾病的临床试验中所吸取的经验教训有望应用于疾病早期的治疗策略。

神经激素激活可发生在心力衰竭的早期阶段[52]。因此，神经激素抑制治疗可能对延缓进展有效。早期阶段的成功干预意味着干预那些短期疾病事件发生率较低的个体。应选择死亡或严重疾病事件以外的终点。这一策略要求干预措施的成本/效益比是有利的，而且治疗策略的副作用和不良后果是可以接受的。

早期疾病合理干预的适当阶段尚不明确。无症状的左心室扩张是否应该治疗，是否有希望延缓它的进展？心力衰竭伴轻微症状是否需要积极的多药物治疗？治疗是否应该持续终生，停药是否会导致进行性左心室重构？这些问题都需要大规模的临床试验来解决。但即便如此，基于人群的证据可能不足以为个体患者提供最好的治疗策略。

正如几乎所有的复杂疾病治疗过程一样，最佳策略是在经验丰富的医务人员与个体患者的互动中产生的。医务人员的生理学和药理学知识应该是先决条件。必须了解临床试验数据和指南建议，并结合患者的个人情况和疾病发展过程，从而制订个体化治疗方案。

参考文献

1. Thomas JA, Marks BH. Plasma norepinephrine in congestive heart failure. Am J Cardiol. 1978;41:233–43.
2. Levine TB, Francis GS, Goldsmith SR, Simon AB, Cohn JN. Activity of the sympathetic nervous system and renin-angiotensin system assessed by plasma hormone levels and their relation to hemodynamic abnormalities in congestive heart failure. Am J Cardiol. 1982;49:1659–66.
3. Cohn JN, Levine TB, Olivari MT, Garberg V, Lura D, Francis GS, Simon AB, Rector T. Plasma norepinephrine as a guide to prognosis in patients with chronic congestive heart failure. N Engl J Med. 1984;311:819–23.
4. Weber KT. Furosemide in the long-term management of heart failure: the good, the bad, and the uncertain. J Am Coll Cardiol. 2004;44(6):1308–10.
5. Lee DC, Johnson RA, Bingham JB, Leahy M, Dinsmore RE, Goroll AH, Newell JB, Strauss HW, Haber E. Heart failure in outpatients: a ran-

domized trial of digoxin versus placebo. N Engl J Med. 1982; 306(12):699–705.

6. Guyatt GH, Sullivan MJ, Fallen EL, Tihal H, Rideout E, Halcrow S, Nogradi S, Townsend M, Taylor DW. A controlled trial of digoxin in congestive heart failure. Am J Cardiol. 1988;61(4):371–5.

7. Cohn JN. Vasodilator therapy for heart failure: the influence of impedance on left ventricular performance. Circulation. 1973;48(1):5–8.

8. Guiha NH, Cohn JN, Mikulic E, Franciosa JA, Limas CJ. Treatment of refractory heart failure with infusion of nitroprusside. N Engl J Med. 1974;291(12):587–92.

9. Mikulic E, Cohn JN, Franciosa JA. Comparative hemodynamic effects of inotropic and vasodilator drugs in severe heart failure. Circulation. 1977;56(4 Pt 1):528–33.

10. Cohn JN, Franciosa JA. Selection of vasodilator, inotropic or combined therapy for the management of heart failure. Am J Med. 1978;65(1):181–8.

11. CONSENSUS Trial Study Group. Effects of enalapril on mortality in severe congestive heart failure. N Engl J Med. 1987;316(23): 1429–35.

12. The SOLVD. Investigators. Effect of enalapril on survival in patients with reduced left ventricular ejection fractions and congestive heart failure. N Engl J Med. 1991;325(5):293–302.

13. Cohn JN, Tognoni G, Valsartan Heart Failure Trial Investigators. A randomized trial of the angiotensin-receptor blocker valsartan in chronic heart failure. N Engl J Med. 2001;345(23):1667–75.

14. Packer M, Bristow MR, Cohn JN, Colucci WS, Fowler MB, Gilbert EM, Shusterman NH, US Carvedilol Heart Failure Study Group. The effect of carvedilol on morbidity and mortality in patients with chronic heart failure. N Engl J Med. 1996;334(21):1349–55.

15. McMurray JJ, Packer M, Desai AS, Gong J, Lefkowitz MP, Rizkala AR, Rouleau JL, Shi VC, Solomon SD, Swedberg K, Zile MR, PARADIGM-HF Investigators and Committees. Angiotensin-neprilysin inhibition versus enalapril in heart failure. N Engl J Med. 2014;371(11): 993–1004.

16. Brunner HR, Gavras H. Clinical implications of renin in the hypertensive patient. JAMA. 1975;233(10):1091–3.

17. Sealey JE, Alderman MH, Furberg CD, Laragh JH. Renin-angiotensin system blockers may create more risk than reward for sodium-depleted cardiovascular patients with high plasma renin levels. Am J Hypertens. 2013;26(6):727–38.

18. Dzau VJ, Bernstein K, Celermajer D, Cohen J, Dahlöf B, Deanfield J, Diez J, Drexler H, Ferrari R, van Gilst W, Hansson L, Hornig B, Husain A, Johnston C, Lazar H, Lonn E, Lüscher T, Mancini J, Mimran A, Pepine C, Rabelink T, Remme W, Ruilope L, Ruzicka M, Schunkert H, Swedberg K, Unger T, Vaughan D, Weber M, Working Group on Tissue Angiotensin Converting Enzyme, International Society of Cardiovascular Pharmacotherapy. Pathophysiologic and therapeutic importance of tissue ACE: a consensus report. Cardiovasc Drugs Ther. 2002;16(2):149–60.

19. Dzau VJ, Colucci WS, Hollenberg NK, Williams GH. Relation of the renin-angiotensin-aldosterone system to clinical state in congestive heart failure. Circulation. 1981;63(3):645–51.

20. Cohn JN, Anand IS, Latini R, Masson S, Chiang YT, Glazer R, Val-HeFT Investigators. Sustained reduction of aldosterone in response to the angiotensin receptor blocker valsartan in patients with chronic heart failure: results from the Valsartan Heart Failure Trial. Circulation. 2003;108(11):1306–9.

21. Levine TB, Francis GS, Goldsmith SR, Simon AB, Cohn JN. Activity of the sympathetic nervous system and renin-angiotensin system assessed by plasma hormone levels and their relationship to hemodynamic abnormalities in congestive heart failure. Am J Cardiol. 1982;49(7):1659–66.

22. Konstam MA, Rousseau MF, Kronenberg MW, Udelson JE, Melin J, Stewart D, Dolan N, Edens TR, Ahn S, Kinan D, Howe DM, Kilcoyne L, Metherall J, Benedict C, Yusuf S, Pouleur H. Effects of the angiotensin converting enzyme inhibitor enalapril on the long-term progression of left ventricular dysfunction in patients with heart failure. SOLVD Investigators. Circulation. 1992;86(2):431–8.

23. Cintron G, Johnson G, Francis G, Cobb F, Cohn JN, V-HeFT VA Cooperative Studies Group. Prognostic significance of serial changes in left ventricular ejection fraction in patients with congestive heart failure. Circulation. 1993;87(6 Suppl):VI17–23.

24. Konstam MA, Patten RD, Thomas I, Ramahi T, La Bresh K, Goldman S, Lewis W, Gradman A, Self S, Bittner V, Rand W, Kinan D, Smith JJ, Ford T, Segal R, Udelson JE. Effects of losartan and captopril on left ventricular volumes in elderly patients with heart failure: results of the ELITE ventricular function substudy. Am Heart J. 2000;139(6): 1081–7.

25. Konstam MA, Udelson JE, Anand IS, Cohn JN. Ventricular remodeling in heart failure: a credible surrogate endpoint. J Card Fail. 2003;9(5):350–3.

26. Wong M, Staszewsky L, Latini R, Barlera S, Glazer R, Aknay N, Hester A, Anand I, Cohn JN. Severity of left ventricular remodeling defines outcomes and response to therapy in heart failure: Valsartan heart failure trial (Val-HeFT) echocardiographic data. J Am Coll Cardiol. 2004;43(11):2022–7.

27. Cohn JN, Tam W, Anand IS, Taylor AL, Sabolinski ML, Worcel M, A-HeFT Investigators. Isosorbide dinitrate and hydralazine in a fixed-dose combination produces further regression of left ventricular remodeling in a well-treated black population with heart failure: results from A-HeFT. J Card Fail. 2007;13(5):331–9.

28. Yancy CW, Jessup M, Bozkurt B, Butler J, Casey Jr DE, Drazner MH, Fonarow GC, Geraci SA, Horwich T, Januzzi JL, Johnson MR, Kasper EK, Levy WC, Masoudi FA, McBride PE, McMurray JJ, Mitchell JE, Peterson PN, Riegel B, Sam F, Stevenson LW, Tang WHW, Tsai EJ, Wilkoff BL. 2013 ACCF/AHA guideline for the management of heart failure: executive summary: a report of the American College of Cardiology Foundation/American Heart Association Task Force on practice guidelines. Circulation. 2013;128(16):e240–327.

29. Hasking GJ, Esler MD, Jennings GL, Burton D, Johns JA, Korner PI. Norepinephrine spillover to plasma in patients with congestive heart failure: evidence of increased overall and cardiorenal sympathetic nervous activity. Circulation. 1986;73(4):615–21.

30. Esler MD, Hasking GJ, Willett IR, Leonard PW, Jennings GL. Noradrenaline release and sympathetic nervous system activity. J Hypertens. 1985;3(2):117–29.

31. Cohn JN, Pfeffer MA, Rouleau J, Sharpe N, Swedberg K, Straub M, Wiltse C, Wright TJ, MOXCON Investigators. Adverse mortality effect of central sympathetic inhibition with sustained-release moxonidine in patients with heart failure (MOXCON). Eur J Heart Fail. 2003;5(5):659–67.

32. Stiles GL, Caron MG, Lefkowitz RJ. Beta-adrenergic receptors: biochemical mechanisms of physiological regulation. Physiol Rev. 1984;64(2):661–743.

33. van Zwieten PA, Timmermans PB, van Brummelen P. Role of alpha adrenoceptors in hypertension and in antihypertensive drug treatment. Am J Med. 1984;77(4A):17–25.

34. Cohn JN. Rationale for alpha-blockade in congestive heart failure. J Cardiovasc Pharmacol. 1986;8 Suppl 2:S98–101.

35. Cohn JN, Rector TS. Vasodilator therapy for heart failure: what have we learned from controlled clinical trials? JAMA. 1988;259(23): 3456–7.

36. Cohn JN, Archibald DG, Ziesche S, Franciosa JA, Harston WE, Tristani FE, Dunkman WB, Jacobs W, Francis GS, Flohr KH, Goldman S, Cobb FR, Shah PM, Saunders R, Fletcher RD, Loeb HS, Hughes VC, Baker B. Effect of vasodilator therapy on mortality in chronic congestive heart failure. Results of a Veterans Administration Cooperative Study (V-HeFT). N Engl J Med. 1986;314(24):1547–52.

37. Giles TD, Thomas MG, Quiroz AC, Rice JC, Plauche W, Sander GE. Acute and short-term effects of clonidine in heart failure. Angiology. 1987;38(7):537–48.

38. Linzbach AJ. Heart failure from the point of view of quantitative anatomy. Am J Cardiol. 1960;5:370–82.

39. Cohn JN, Johnson G. Heart failure with normal ejection fraction. The V-HeFT Study. Circulation. 1990;81(2 Suppl):III48–53.

40. Massie BM, Carson PE, McMurray JJ, Komajda M, McKelvie R, Zile MR,

Anderson S, Donovan M, Iverson E, Staiger C, Ptaszynska A, I-PRESERVE Investigators. Irbesartan in patients with heart failure and preserved ejection fraction. N Engl J Med. 2008;359(23):2456–67.

41. Yusuf S, Pfeffer MA, Swedberg K, Granger CB, Held P, McMurray JJ, Michelson EL, Olofsson B, Östergren J, CHARM Investigators and Committees. Effects of candesartan in patients with chronic heart failure and preserved left-ventricular ejection fraction: the CHARM-Preserved Trial. Lancet. 2003;362(9386):777–81.

42. Pitt B, Pfeffer MA, Assmann SF, Boineau R, Anand IS, Claggett B, Clausell N, Desai AS, Diaz R, Fleg JL, Gordeev I, Harty B, Heitner JF, Kenwood CT, Lewis EF, O'Meara E, Probstfield JL, Shaburishvili T, Shah SJ, Solomon SD, Sweitzer NK, Yang S, McKinlay SM, TOPCAT Investigators. Spironolactone for heart failure with preserved ejection fraction. N Engl J Med. 2014;370(15):1383–92.

43. Curtiss C, Cohn JN, Vrobel T, Franciosa JA. Role of the renin-angiotensin system in the systemic vasoconstriction of chronic congestive heart failure. Circulation. 1978;58(5):763–70.

44. Cohn JN. The president's page: target response or target dose. Cardiovasc Drugs Ther. 2009;23(4):337.

45. Swedberg K, Komajda M, Böhm M, Borer JS, Ford I, Dubost-Brama A, Lerebours G, Tavazzi L, SHIFT Investigators. Ivabradine and outcomes in chronic heart failure (SHIFT): a randomized placebo-controlled study. Lancet. 2010;376(9744):875–85.

46. Latini R, Masson S, Anand I, Salio M, Hester A, Judd D, Barlera S, Maggioni AP, Tognoni G, Cohn JN, Val-HeFT Investigators. The comparative prognostic value of plasma neurohormones at baseline in patients with heart failure enrolled in Val-HeFT. Eur Heart J. 2004;25(4):292–9.

47. Pitt B, Remme W, Zannad F, Neaton J, Martinez F, Roniker B, Bittman R, Hurley S, Kleiman J, Gatlin M, Eplerenone Post-Acute Myocardial Infarction Heart Failure Efficacy and Survival Study Investigators. Eplerenone, a selective aldosterone blocker, in patients with left ventricular dysfunction after myocardial infarction. N Engl J Med. 2003;348(14):1309–21.

48. Dixon LJ, Morgan DR, Hughes SM, McGrath LT, El-Sherbeeny NA, Plumb RD, Devine A, Leahey W, Johnston GD, McVeigh GE. Functional consequences of endothelial nitric oxide synthase uncoupling in congestive cardiac failure. Circulation. 2003;107(13): 1725–8.

49. Prabhu SD. Nitric oxide protects against pathological ventricular remodeling: reconsideration of the role of NO in the failing heart. Circ Res. 2004;94(9):1155–7.

50. Taylor AL, Ziesche S, Yancy C, Carson P, D'Agostino Jr R, Ferdinand K, Taylor M, Adams K, Sabolinski M, Worcel M, Cohn JN, African-American Heart Failure Trial Investigators. Combination of isosorbide dinitrate and hydralazine in blacks with heart failure. N Engl J Med. 2004;351(20):2049–57.

51. Carson P, Ziesche S, Johnson G, Cohn JN, Vasodilator-Heart Failure Trial Study Group. Racial differences in response to therapy for heart failure: analysis of the vasodilator-heart failure trials. J Card Fail. 1999;5(3):178–87.

52. Francis GS, Benedict C, Johnstone DE, Kirlin PC, Nicklas J, Liang CS, Kubo SH, Rudin-Toretsky E, Yusuf S. Comparison of neuroendocrine activation in patients with left ventricular dysfunction with and without congestive heart failure. A substudy of the Studies of Left Ventricular Dysfunction (SOLVD). Circulation. 1990;82(5): 1724–9.

慢性收缩性心力衰竭发展过程中的结构重塑：对治疗的意义

第**17**章

Inder S. Anand，Viorel G. Florea

（耿　玥　邢正江　译　汪　毅　审校）

心力衰竭（HF）在心脏结构重塑的过程中进展，其中神经激素和细胞因子激活发挥重要作用。心室重构是指心室结构与正常结构存在偏差，其容量、壁厚和（或）形状发生变化。心室重构一词最初应用于大面积心肌梗死（MI）后所见的包括心肌肥厚、纤维化和房室扩张在内的病理变化[1-3]。该术语还用于与心室扩张和离心性心肌肥厚相关的其他情况，即扩张型心肌病，以及与左心室（LV）向心性肥大相关的情况，其心室容量正常或减少，可见于高血压心脏病。现有大量证据表明，这些病理性心室重构形式与不良临床结局独立相关，更重要的是，减轻或逆转这些变化的干预通常与改善临床结局相关[4]。

心力衰竭重构的概念

众所周知，心脏可以根据血流动力学需要而收缩或舒张（图 17.1）[5]。对 HF 的理解关键在于观察 HF 与心脏结构和功能的渐进改变。最早提到心脏结构在 HF 发展中的作用可以追溯到 19 世纪[6]。在 *The Principles and Practice of Medicine* 中，William Osler 指出心肌肥厚是 HF 发展的一个步骤，因为接下来是"一段代偿期……通常慢慢地发生，并且是心肌变性和衰弱的结果"[7]。然而在现代，Linzbach 最先认识到心脏结构的改变是心力衰竭的主要决定因素，约 200 g 的左心室重量在该病的自然病程中至关重要[8]。

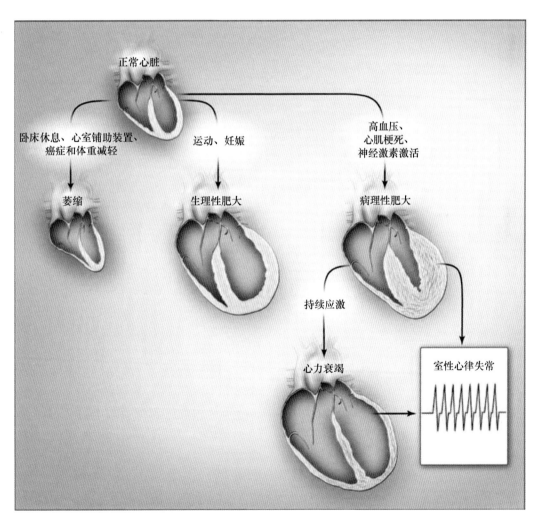

图 17.1 导致心脏重构并导致萎缩或肥大的情况。重构可为生理性或病理性。病理性重构与代偿失调、心室扩张、收缩功能障碍以及导致恶性室性心律失常的电生理变化倾向有关。引自 Hill JA, Olson EN. Cardiac plasticity. N Engl J Med. 2008；358：1370-1380

在 20 世纪 60 年代，左心室肥大和扩张的不同观点开始出现。根据拉普拉斯定律，后负荷诱发的收缩期室壁应力增加可被室壁增厚抵消，心脏肥厚性增长被认为是一种"代偿"，因此是有益的[9-10]。Meerson 根据压力超负荷的动物模型提出，由生物力学应激引起的心脏增长起保护作用，至少在短期内[11]。此外，在 20 世纪 70 年代和 80 年代，对心脏瓣膜病患者的血流动力学监测为适应性心肌肥厚的概念提供了支持，当肥厚性增长"不足"时可能导致收缩功能不全[12-14]。

最近的临床研究对心室结构改变为适应性和保护性这一观点提出了质疑。随着时间的推移，进行性左心室肥大、扩张和心室腔变形与左心室功能恶化以及死亡率和发病率增加直接相关[15-19]，与 HF 的病因无关[20]。

目前关于心室重构的概念很大程度上源自于对心肌梗死和高血压患者以及动物模型的研究[21-24]。Chanutin 和 Barsdale[25] 利用动脉高血压实验模型的研究表明，左心室重量和心肌细胞纤维直径与高血压严重程度相关。Janice Pfeffer 等[26-27] 在自发性高血压大鼠模型中研究了左心室质量和功能随时间的关系。他们证明尽管左心室壁明显增厚，但左心室最终还是会扩张然后衰竭。在这个阶段，对左心室肥大的刺激不仅有动脉压升高，还有房室扩张，通过增加室壁应力可进一步加重血流动力学负荷。这一开创性发现奠定了这一概念的基础，即无论最初的损伤如何，心室扩张可能成为左心室结构和功能恶化的自我维持过程。

共识中将重构定义为"由基因组表达引起的分子、细胞和间质变化，使临床上表现为心脏损伤后心脏大小、形状和功能的变化"[28]。重构过程受机械因素、遗传因素和神经激素调控[29]。随着观察到如肾素-血管紧张素-醛固酮系统抑制剂等对心力衰竭有益的药物通常也会减轻或逆转心室重构[30-34]，心室重构的重要性也逐渐增加，而不能改善临床预后的药物对重构无影响或与不良重构有关[4]。因此，心室重构已经成为可靠的替代终点，也是 HF 的重要治疗靶点[35-36]。

左心室重构的机制

虽然心室重构可能发生于任何形式的心肌损伤

后[20]，但我们对它的了解大部分来自于对心肌梗死后重构的研究。临床情况下或实验动物的急性冠状动脉闭塞会导致心肌组织丢失、心肌功能下降和低血压。这会引起压力感受器介导的多种神经激素的激活，通过增加心率、收缩力和体液潴留来帮助稳定血流动力学。然而，这些旨在短期维持血压的机制的持续激活[37]，可能导致进行性左心室重构和功能不全。心肌梗死后有两个不同的重构阶段：早期梗死后左心室重构和晚期进行性左心室重构。

早期心肌梗死后左心室重构

急性心肌梗死后局部室壁功能的丧失会导致心室负荷突然增加，进而发生累及梗死区域、边界区域和远端非梗死心肌的独特重构模式。急性梗死心肌变薄和牵拉可导致梗死扩展，这是左心室重构的首要特征[21-22]。尽管在后期左心室壁变薄也会发生在非梗死心肌中，但两个区域的细胞机制不同。在梗死心肌中，室壁变薄明显，并且是由心肌细胞缺失、细胞间隙塌陷和存活心肌细胞牵拉导致的[21-23,38-39]。这可能会引起梗死区膨胀，导致心室破裂、动脉瘤、二尖瓣关闭不全和室性快速性心律失常。而在非梗死区域，心肌变薄是由于心肌细胞数量减少[38-39]。目前有两种机制来解释这种减少，包括心肌细胞滑移[38] 以及因坏死[40-42]和凋亡[41,43]导致的心肌细胞而损失。

有人认为，"肌细胞滑移"在进行性房室扩张导致的心力衰竭中起主导作用[8,38,44]，尽管许多提及这种现象的文献都描述得比较模糊。这个概念通常是指肌细胞的横向滑动或单个肌原纤维的线性滑动[44-45]。

心肌胶原酶活性增加（参见下文"细胞外基质的重构"）被认为能够破坏肌细胞胶原支架，导致肌细胞左右滑移[46]。该过程可以减小室壁厚度并增加心室的容量。Linzbach[44] 和其他研究者[38] 认为心肌细胞数量减少是心肌细胞滑移的证据。但是，这个解释可能太简单了。为了对这个概念进行更有意义的讨论，我们需要考虑肌细胞间相互连接的三维特点。每个肌细胞通过端-端和侧-侧的闰盘与平均 5～10 个相邻的肌细胞连接（图 17.2）[47]。滑移意味着闰盘的中断。一旦闰盘中断，它们可能无法重新连接，导致收缩不协调。

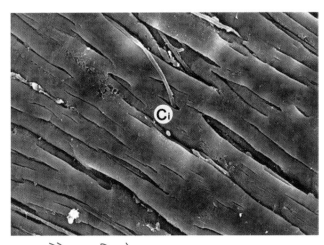

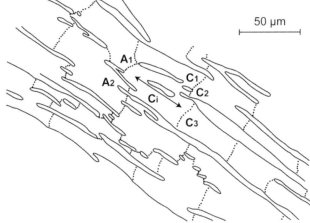

50 μm

图 17.2　心肌纤维的电子显微镜照片（上图）和示意图（下图）。心肌细胞 Ci 与 5 个相邻的心肌细胞（A1、A2、C1、C2 和 C3）连接。引自 Yamamoto S，James TN，Sawada K，Okabe M，Kawamura K. Generation of new intercellular junctions between cardiocytes. A possible mechanism compensating for mechanical overload in the hypertrophied human adult myocardium. Circ Res. 1996；78：362-370

影响心肌梗死后重构程度的因素

梗死扩展的程度和左心室重构的进展在很大程度上取决于心肌损伤程度和心室负荷状况。在大鼠心肌梗死模型中，左心室舒张期容量的增加与梗死的面积有关，并与收缩功能受损程度相关[48-49]。显著的梗死扩展需存在左心室心肌大约 20% 的透壁梗死面积[22]。与左心室其他区域的梗死相比，大面积前壁透壁梗死患者的发生率更高[50-52]。心室变形导致动脉瘤形成在梗死扩展患者中很常见，并且其 1 年死亡率高于前壁梗死和射血分数（EF）相应减少但无动脉瘤的患者[53]。

心室负荷状况在心室重构中也很重要。在动物

模型中，心肌梗死后早期短暂的后负荷增加和主动脉环束术导致的持续的后负荷增加均可造成梗死扩展[54-55]。伴有高血压和左心室肥大的患者心肌梗死后发病率和死亡率升高[56]，心肌梗死早期降低后负荷可能能够通过减少梗死扩展和限制梗死面积对左心室重构产生重要影响[57]。

无论是通过药理学手段[58]还是机械手段[59]，早期开通梗死相关冠状动脉和恢复前向血流也可能对急性心肌梗死患者的心室重构和远期生存率产生有益影响。然而，心肌梗死后数天、数周甚至数月后梗死相关动脉的前向血流恢复能改善生存率伴或不伴左心室功能改善的假设未在 Occluded Artery 试验[60]和 TOSCA-2 试验[61]中得到证实。

晚期进行性心肌梗死后左心室重构

心肌梗死后早期梗死扩展可能伴随着随后数月和数年的进行性心室扩张和功能不全，主要累及非梗死节段。导致左心室结构和功能严重恶化的机制尚不完全清楚，但与持续激活神经激素和细胞因子如去甲肾上腺素、血管紧张素 II、醛固酮、内皮素和肿瘤坏死因子有关。这些因素结合室壁应力增加和心肌细胞机械牵拉，会上调大量的信号通路，导致心肌细胞和非心肌细胞区室的结构和功能改变，这是左心室功能降低和 HF 进展的基础。在下面的讨论中，将介绍这些因素的变化及其影响。

心肌腔内的改变

重构过程会导致心肌细胞发生重要的变化，包括心肌细胞肥大、坏死导致的心肌细胞丢失[41-42,62]和细胞凋亡[41,63-66]，以及结构蛋白质的变化，包括收缩蛋白和肌节骨架蛋白下调以及细胞骨架和膜相关蛋白的上调[67]。此外，肌丝丢失、核增大、多个小线粒体发育、T 管系统和肌浆网减少是衰竭心肌的常见组织学特征[68]。

心肌细胞肥大

Grossman 等提出，心肌细胞形状和大小的改变

决定了心脏肥大的类型[69]。在压力超负荷的情况下（如主动脉瓣狭窄或高血压），肌节并联性增生导致心肌细胞横截面积增加，而长度不增加（图17.3)[70-72]。这导致室壁增厚和左心室向心性肥大（室壁厚度与室腔直径比值增大)[69,73]。在容量超负荷的情况下（如主动脉瓣和二尖瓣反流），心室容量和室壁厚度成比例地增加，这与心肌细胞长度和横截面积的相应比例增加有关（肌节并联性和串联性增生)[74]（图17.3)。在左心室向心性肥大的代偿阶段，室壁应力不增加。

大面积梗死后，进行性左心室扩张是由于心肌细胞大小的增加，这主要是由于肌节串联性增生，导致心肌细胞长度增加，而宽度和横截面积仅轻度增加（图17.4)[75-78]。这会进一步增加腔室容量而不会改变或减小室壁厚度。心肌细胞长度是左心室大小变化的主要决定因素，大多数左心室容量增加可以通过心肌细胞长度的增加来解释[75,77-79]。尽管左心室质量增加，但左心室容量增加的比例更大，故质量容量比（室壁应力的重要决定因素）减小。因此，心肌梗死后的心肌肥厚会导致离心性肥大（室壁厚度与室腔直径比值减小伴腔室扩张），增加室壁应力。

在容量负荷过重的情况下（如二尖瓣和主动脉瓣反流），心室肥大仍然有助于维持正常的室壁应力。从代偿状态到失代偿状态的转变与腔室容量进一步增加而室壁厚度没有增加有关。这导致质量容量比减小且室壁应力增加。造成这种现象的细胞机制尚不完全清楚，但它们可能与肌细胞在横径上生

长停滞有关，导致心肌细胞延长而横截面积没有进一步变化。在二尖瓣反流的犬模型中和二尖瓣手术时的患者中也显示，心肌肌球蛋白含量与左心室功能不全程度成正比[74,80]。因此，二尖瓣反流时的收缩力下降可能部分归因于收缩性成分的缺失。尽管主动脉瓣和二尖瓣反流通常被认为是容量超负荷的情况，但二者有其特定的病理生理学特征。

主动脉瓣反流时，反流量和前向每搏量的总和在收缩期被排入主动脉，导致脉压增大和收缩期高血压。因此，主动脉反流会对左心室产生容量负荷和压力负荷。主动脉瓣反流的收缩期室壁应力通常高于二尖瓣反流[81]，并且通常与主动脉瓣狭窄（经典的压力超负荷情况）一样高[82]。二尖瓣和主动脉瓣反流的不同负荷情况产生两种不同类型的心室几何形状。在二尖瓣反流中，左心室增大且室壁变薄，其质量容量比<1.0[83]。相反，在主动脉瓣反流中，质量容量比正常，为1.0[84]。在这两种情况下，心力衰竭开始时的心肌细胞肥大是否不同仍有待确定。

在压力超负荷的情况下，尽管心室压力很高，但向心性心室肥大（壁厚、心室容量正常、质量容量比增大）仍有助于保持室壁应力正常。由于收缩压（后负荷）是射血能力的主要决定因素，尽管需要产生较高的收缩压，但收缩压的正常化有助于维持正常的每搏量[12]。向衰竭过渡会伴随着进行性腔室扩大和质量容量比减小，导致离心性心室肥大。在自发性高血压大鼠中，过渡到衰竭之前会出现心肌细胞延长而横截面积不增加[70-71]。

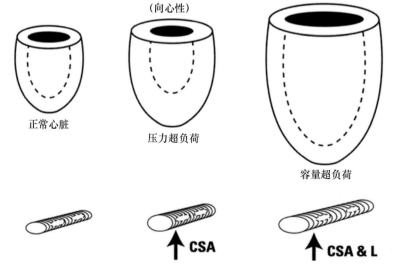

图17.3 左心室向心性和离心性肥大时心肌细胞变化示意图。在压力超负荷性肥大中，代偿阶段心肌细胞横截面积（CSA）增加并且室壁变厚。在容量超负荷性肥大中，心室容量和室壁厚度成比例地增加，这与心肌细胞长度和CSA的相应比例增加相关。CSA和L，横截面积和长度。引自Gerdes AM. The use of isolated myocytes to evaluate myocardial remodeling. Trends Cardiovasc Med. 1992；2（4）：152-155

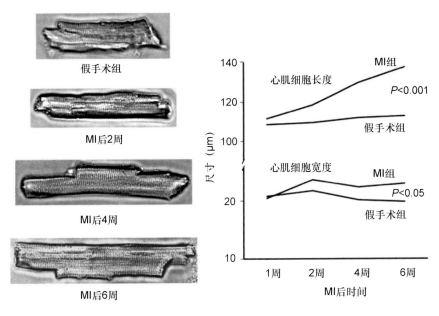

图 17.4　大鼠心肌梗死模型中的心肌细胞重构。将心肌梗死后 2、4 和 6 周大鼠的心肌细胞长度和宽度与假手术组动物进行比较。可见心肌细胞长度的显著增加是心室容量增加的主要决定因素。MI，心肌梗死。引自 Anand IS，Liu D，Chugh SS，Prahash AJ，Gupta S，John R，Popescu F，Chandrashekhar Y. Isolated myocyte contractile function is normal in postinfarct remodeled rat heart with systolic dysfunction. Circulation. 1997；96（11）：3974-3984

心肌细胞死亡

细胞死亡是进行性心脏重构和左心室壁变薄的重要决定因素。收缩性物质的减少是 HF 的一个突出特征，心肌细胞丢失可能由坏死或凋亡造成[41]。

心肌细胞坏死：坏死一般发生在例如心肌梗死或炎症等突发性事件中，其特征为严重的细胞膜改变，细胞分解产物的释放和分叶核浸润。然而，由于坏死导致的慢性心肌细胞丢失也是慢性 HF 的常见特征[40-42,85]。HF 进展期间会发生多种神经激素的激活，包括去甲肾上腺素、血管紧张素Ⅱ和内皮素。这些神经激素对心肌有直接毒性，并且在多种动物模型中被证明可导致心肌细胞坏死[86-87]。此外，对于严重 HF 患者，肌钙蛋白的循环水平通常会升高，提示心肌细胞正在持续坏死[88-89]。坏死导致的心肌细胞损失可能会导致进行性左心室扩张和室壁变薄。即使血浆肌钙蛋白浓度很低，也预示着慢性 HF 患者的不良预后[88]。

心肌细胞凋亡：细胞凋亡或程序性细胞死亡是进化上保守的细胞死亡过程，其中的细胞死亡不会引起显著的炎症反应。有证据表明细胞凋亡有助于 HF 的进展。细胞凋亡的发生需要通过一系列亚细胞事件，包括细胞色素 C 释放到细胞质中及激活脱天蛋白酶（caspase）[90]。活化的 caspase 可导致胞质蛋白碎裂，包括收缩蛋白[91]。研究结果显示 caspase-3（凋亡级联中的最终效应分子）过表达或

激活可直接降低左心室的收缩功能[92]。肌球蛋白和半胱天冬酶的裂解程度与心脏的收缩功能相关[93]。有人提出细胞色素 C 从线粒体中释放以及存活心肌细胞中收缩蛋白的丢失可导致收缩功能不全[90]。细胞凋亡参与 HF 自然病程中的多个过程，包括初始事件（如局部缺血、梗死和炎症），以及发生于左心室功能不全后的事件。心力衰竭发病机制中涉及的多个因素，如心肌延展[94]、去甲肾上腺素[95]、血管紧张素Ⅱ[96-97]、肿瘤坏死因子-α（TNF-α）和氧化应激[98-99]可引起细胞凋亡。

尽管在终末期 HF 患者[65-66]和多种动物模型[41,43,63-64]中均证实了心肌细胞凋亡的存在，但细胞凋亡是 HF 的原因还是后果仍未明确。心肌细胞凋亡可能是从代偿性 HF 向失代偿性 HF 转变的一个因素[91]。这已经在多种左心室肥大和 HF 的动物模型中被验证[100-102]。许多研究已经证实心肌梗死后晚期会出现凋亡[103-105]。

心肌细胞结构蛋白的改变

心室重构发病机制的复杂性不能仅仅归因于心肌细胞肥大和细胞丢失。重构后的衰竭心脏中肥大的心肌细胞内大多数结构蛋白会发生改变（表 17.1）[67]。下文简要介绍结构蛋白（图 17.5）、心力

表 17.1 心肌细胞蛋白质家族

收缩蛋白	肌球蛋白、α-肌动蛋白、α-原肌球蛋白、肌钙蛋白 C、肌钙蛋白 I 和肌钙蛋白 T
肌节骨架蛋白	肌联蛋白、α-辅肌动蛋白、M-线蛋白：M 蛋白、肌球蛋白结合蛋白-C
细胞骨架蛋白	微管蛋白、结蛋白、非肌节肌动蛋白
膜相关蛋白	纽蛋白、踝蛋白、肌萎缩蛋白、血影蛋白、整联蛋白
闰盘蛋白	间隙连接蛋白、钙黏素、联蛋白

引自 Kostin S, Heling A, Hein S, Scholz D, Klovekorn W-P, Schaper J. The protein composition of the normal and diseased cardiac myocyte. Heart Fail Rev. 1998; 2: 245-260

衰竭中发生的蛋白变化及其功能影响。

收缩蛋白

收缩结构包括粗肌丝肌球蛋白和由 α-肌动蛋白、α-原肌球蛋白和肌钙蛋白 C、肌钙蛋白 I 和 T 组成的细肌丝复合物。心室重构涉及这些蛋白转录和翻译水平的下调[67]。最早的改变之一是 α-肌球蛋白重链减少和 β-肌球蛋白重链增加[106]。

肌节骨架蛋白

收缩结构通过位于 Z-盘、肌节 M-带的不同蛋白

质以及肌联蛋白保持对齐，其跨越 Z-盘到 M-线的半个肌小节。Z-盘是由 α-辅肌动蛋白交叉的肌动蛋白微丝重叠尾部的区域。M-线是肌球蛋白尾部通过 M-线蛋白-肌球蛋白、M-线蛋白和肌球蛋白-结合蛋白-C 连接和组织的区域。肌联蛋白以其 N-末端锚定在 Z-盘上并到达 M-线区域，其 C-末端头部与 M-线蛋白和肌间蛋白相互作用[107]。它横跨肌节的 Z-盘[108]，并在肌节的 M-线区域重叠[109]，因此起到分子弹簧的作用并可作为心肌细胞弹性特性的来源（图 17.5）。肌联蛋白和肌动球蛋白之间的相互作用表明，肌联蛋白在心脏 Frank-Starling 机制中可能发挥作用[107]。一些研究报道扩张型心肌病患者心肌中肌联蛋白的含量减少，这可能是导致这种情况下心室顺应性改变的原因[110-111]。由于肌联蛋白是肌节形成所必需的，缺少肌联蛋白也可能导致衰竭心脏收缩功能不全[112]。

细胞骨架蛋白

细胞骨架是由微管（主要是微管蛋白）、非肌节肌动蛋白和中间丝（主要是结蛋白）构成的复杂网络。微管蛋白是组成微管的蛋白质，微管是由围绕细胞核的 α-和 β-微管蛋白形成的中空管，并且主要在整个细胞中沿纵向扩散。微管的多功能作用包括有丝分裂、细胞内转运、构成细胞器、细胞运动、细胞形状的确定、受体调节和信号传导[113]。结蛋白

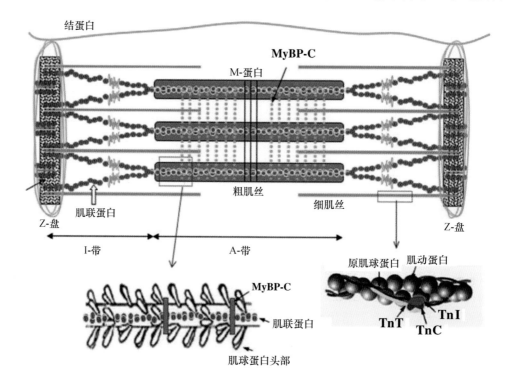

图 17.5 心肌细胞肌节蛋白示意图（由 H. L. Granzier 提供）。MyBP-C，肌球蛋白结合蛋白-C；TnC，肌钙蛋白 C；TnI，肌钙蛋白 I；TnT，肌钙蛋白 T

环绕 Z 盘并连接肌节，使其在收缩过程中保持对准。结蛋白丝还将肌原纤维彼此连接，连接至肌膜，并连接至核膜[114]。结蛋白网络在心肌细胞的潜在结构完整性中发挥一定作用，并参与整合细胞对外部和内部刺激作出反应所需的信号传导过程[114]。

在衰竭的人类心肌中，微管蛋白和结蛋白均增加[115]。这些蛋白的增加主要发生在缺乏肌丝的细胞中，因此有助于维持细胞的稳定性。微管蛋白蓄积在某些压力超负荷性肥大模型中起作用[116]。在由肺动脉环束术引起的猫右心室肥大模型中，分离的心肌细胞显示收缩功能不全和顺应性丧失。这些变化伴随着总微管蛋白和聚合微管蛋白的增加[117-119]。

结蛋白相关的心肌病越来越多地被报道，其特征是结蛋白集合体的异常沉积。在从心室肥大转变为心力衰竭的过程中会伴随结蛋白和结蛋白丝的逐渐增加[120]。在扩张型心肌病中还可观察到结蛋白的过表达和分布的改变[115]。缺乏完整的结蛋白丝系统也可能参与心肌细胞肥大和心脏扩张，收缩功能受损[121]。结蛋白量的改变是 HF 的原因还是后果尚不清楚。

膜相关蛋白

膜相关蛋白包括肌萎缩蛋白、纽蛋白、踝蛋白、血影蛋白和整联蛋白，它们参与了肌节与外侧肌膜的固定和 T 管系统的稳定[67,122-123]。这些蛋白的突变可导致扩张型心肌病[124-126]。肌萎缩蛋白连接细胞内肌动蛋白和胞外层粘连蛋白，而不依赖于整联蛋白的结合[127]，并在促进细胞骨架作为稳定力和进行机械信号转导方面发挥重要作用[128]。

闰盘蛋白

闰盘由 3 种不同类型的特殊膜组成：筋膜黏附物、桥粒和间隙连接[129]。筋膜黏附物负责建立与收缩肌丝的纵向连接。桥粒通过桥粒斑蛋白连接到细胞内结蛋白。间隙连接蛋白为四次跨膜蛋白，它们以 6 个为一组组合形成半通道或间隙连接子，2 个半通道结合形成 1 个间隙连接。间隙连接负责将电刺激从一个心肌细胞有序传递到下一个心肌细胞。间隙连接的重构和连接蛋白的表达是人类充血性心力衰竭和其他具有心律失常倾向的心脏疾病的显著特征。间隙连接的重构和间隙连接蛋白 43 水平的降低可能会减缓传导[130-131]。动物实验验证了间隙连接重构是决定患病心脏发生心律失常的关键因素[132-133]。

非心肌室中的改变

除心肌细胞，长期衰竭的心脏还具有细胞外基质（ECM）反复更新的特点，特别是纤维组织形成[62]。ECM 的这种不良积聚可导致心肌僵硬并且损害心肌收缩[134]。

细胞外基质重构

心脏的细胞外基质由许多结构蛋白组成，包括纤维状胶原蛋白、少量的弹性蛋白、层粘连蛋白、纤连蛋白和信号肽。主要由 I 型胶原蛋白组成的复合胶原立体交织物通过胶原-整联蛋白-细胞骨架-肌原纤维排列与单个心肌细胞相互连接。该网络可在收缩和舒张过程中支撑心肌细胞，并将单个肌细胞缩短和生成的作用力转化为心室收缩力。它还是心室大部分被动舒张期僵硬度增加的原因[135]。在人类和动物研究中，进行性左心室重构和功能不全都与 ECM 的显著变化有关[136-139]。HF 伴收缩功能正常与收缩功能降低时胶原转换的血清学标志物的具体变化还需进一步研究[140]。

长时间压力-超负荷肥大的结构标志是单个心肌细胞和肌细胞束之间的胶原积聚增加（图 17.6）[141-142]。因此，ECM 的高度组织化结构经历了由胶原合成增加、合成后加工、翻译后修饰以及降解和转换减少所导致的胶原结构、组成和几何形状的显著改变。这种"反应性"胶原沉积的特征是血管周围和间质纤维化[135,143-144]。慢性压力-超负荷肥大期间发生的胶原稳态的变化与心肌舒张僵硬度增加直接相关，进而导致舒张期充盈异常[142,145-146]。事实上，临床证据表明，进行性 ECM 积聚和舒张功能不全是压力-超负荷肥大患者发生 HF 重要的潜在病理生理学机制[147-148]。

由于在容量-超负荷肥大中前负荷持续升高，可发生不同的 ECM 重构模式。在由慢性二尖瓣导致的容量-超负荷肥大的动物模型中，左心室重构过程伴随着单个心肌细胞周围胶原纤维降解的增加[80]。ECM 出现的这些变化与单独的左心室心肌细胞几何形状变化有关，其可使心肌细胞的长度增加。图 17.7 中代表性的电子显微镜扫描照片来自犬二尖瓣反流模型[149]。图中显示了与正常心肌相比 ECM 结构和组成的显著改变。ECM 蛋白水解活性增加可能

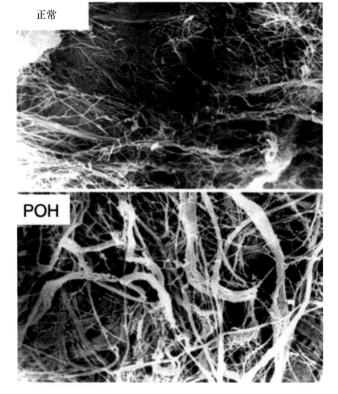

图17.6 正常非人灵长类左心室心肌和诱导压力-超负荷肥大（POH）后的电子显微镜照片。这些显微镜研究表明胶原蛋白交织增厚，并且POH的心肌细胞之间的相对含量总体增加。引自 Abrahams C，Janicki JS，Weber KT. Myocardial hypertrophy in Macaca fascicularis. Structural remodeling of the collagen matrix. Lab Invest. 1987；56（6）：676-683

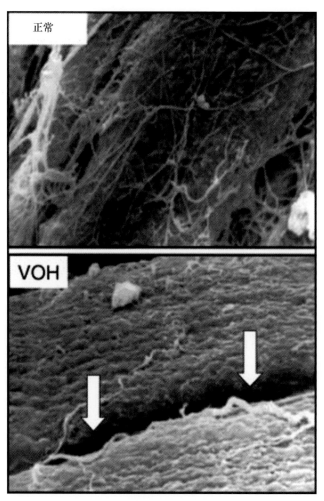

图17.7 正常犬左心室心肌至慢性二尖瓣反流导致容量-超负荷肥大（VOH）的电子显微镜照片。在该VOH模型中，单个肌细胞（箭头）之间正常ECM结构缺失，且胶原蛋白支持网络紊乱。引自 Spinale FG. Myocardial matrix remodeling and the matrix metalloproteinases：influence on cardiac form and function. Physiol Rev. 2007；87（4）：1285-1342

会减少ECM含量和支撑，从而促进整个左心室重构过程[150]。

虽然增加胶原降解促进左心室扩张和左心室功能不全的机制尚不完全清楚，但胶原组织的溶解可能导致弹性增加，并导致肌纤维滑脱，因此增加腔室大小[145]。连接单个肌细胞的胶原支架缺失可以防止单个肌细胞收缩力转换为心肌收缩力，导致心肌收缩力下降。

ECM（特别是胶原）受两类蛋白质的动态控制：促进降解的蛋白质和倾向于抑制降解的蛋白质。胶原蛋白的溶解或降解主要与基质金属蛋白酶（MMP）的激活有关，MMP是一个含锌蛋白质家族，包括胶原酶、明胶酶、溶基质蛋白酶和膜型MMP[150]。MMP活性的关键控制点是通过一类被称为金属蛋白酶组织抑制剂（TIMP）的特异性MMP抑制剂，从而抑制酶活性[150]。TIMP是低分子量蛋白质，可以非共价结合活性MMP，抑制其

活性[151-152]。

尽管血浆MMP水平变化的机制仍不明确，但血浆MMP水平变化与左心室重构之间的关联已被证实。弗雷明汉心脏亚组研究表明血浆MMP-9水平升高与左心室扩张有关[153]，且血浆TIMP-1的水平升高与主要的心血管危险因素有关，并与左心室肥大有关[153]。此外，血浆TIMP-1水平的变化与死亡率增加有关[154]。然而，这些研究中观察到的血浆MMP和TIMP水平的变化很可能会受到心血管疾病潜在病因的影响，因此需要进一步的研究。此外，这些研究仅在一个时间点检测MMP和TIMP的血浆水平，因此与左心室重构和HF进展的自然病程间的时间关系仍有待确定。

心肌纤维化

HF 中的纤维化是一种持续、活跃的增加胶原蛋白浓度的过程，而不仅仅是对心肌细胞损伤的反应[134]。纤维化有两种类型：修复性和反应性。修复性纤维化发生于心肌细胞丢失时，主要是间质性纤维化。相比之下，在无心肌细胞丢失的情况下可观察到反应性纤维化，其作为对心肌负荷或炎症变化的反应，并且主要在血管周围。在心室重构期间，反应性和修复性纤维化通常共存。心肌梗死后，修复性纤维化形成瘢痕，并被反应性纤维化和肌细胞肥大所包围[135]。

纤维化的机制仍然存在争议。心肌牵拉或机械超负荷均不能直接诱发纤维化。由运动训练、房间隔缺损或主动脉瓣关闭不全导致的慢性容量超负荷不伴随心室纤维化[155-156]。相反，压力超负荷通常伴有纤维化。有人提出，高血压中所见的心室纤维化由与这种情况相关的因素引起，如缺血[157]和神经激素[134]。体液因素（特别是肾素-血管紧张素-醛固酮系统）被认为是导致纤维化的原因。血管紧张素 II 和醛固酮参与了这一过程，因为它们可刺激培养的心脏成纤维细胞中的胶原合成，血管紧张素 II 可抑制胶原降解[158-159]。

心肌纤维化对心脏功能有许多有害作用。心肌胶原含量增加 2～3 倍会改变心室充盈特性，特别是通过增加舒张期僵硬度，胶原含量增加 4 倍或以上还会影响收缩功能[160]。纤维化会导致室性心律失常，因为不成比例的胶原积聚可造成心肌电异质性。因此，纤维化是心脏重构中致命问题的主要生物学决定因素之一，包括充血性心力衰竭、严重心律失常和猝死。

心脏整体结构和功能的变化

左心室重构的机械效应可引起多种不良预后。随着心室扩大，左心室的几何形状从正常的长椭圆形变为机械上不利的球形或圆形，其结果是径向壁应力增加[161]、纤维短缩异常分布、氧耗增加[161-162]和心肌生物能量代谢异常[163]。球形左心室可引起房室环的扩张和乳头肌的牵拉，导致功能性二尖瓣反流[164]，这导致前向心排血量的进一步降低。此外，

高左心室舒张末期容积和压力会促进心内膜下缺血，加重左心室功能不全和神经激素激活，降低运动能力[165]，并增加室性心律失常的风险[166]。

代偿性重构与适应不良性重构

在开始逆转肥厚性和结构性心肌重构的治疗之前必须解决的一个基本问题是重构是好还是坏。通常需要区分代偿性（适应性）和适应不良性重构。适应性重构可使心脏能够在损伤急性期出现压力或容量超负荷时维持功能[167]。因此，存活心肌的急性膨胀以及通过增加肌节长度来实现 Frank-Starling 机制是完全适当的有益反应。同样，通过激动肾上腺素能受体增强变时性和变力性活动，在收缩性组织突然丢失时可维持心脏泵功能，所以被认为是代偿性的。

心肌梗死后进行性左心室扩张也有助于在收缩功能减退时维持每搏量，被认为是一种适应性和代偿性反应[3,168]。然而，在这种情况下，左心室容量增加并不是由于肌节牵拉，而是因为肌节串联性增生[78]。因此，它不是以 Frank-Starling 机制为基础的增强收缩力的机制。这种进行性重构和左心室扩张并不能恢复正常，但会增加室壁应力并与预后不良有关[19,168]。

此外，使用血管紧张素转化酶抑制剂（ACEI）和 β 受体阻滞剂预防非常早期的左心室扩张并不会导致任何有害的血流动力学后果[169-171]。事实上，Sharpe 等已经证明，与安慰剂相比，早期开始使用 ACEI 后减轻左心室重构与每搏量的增加相关。此外，在经选择的左心室功能不全患者[31,34]，甚至是未经选择性的人群中[172]，通过心肌梗死后早期使用 ACEI 或 β 受体阻滞剂可预防重构，并使死亡率和发病率显著降低[34,170,173-174]。因此，心肌梗死后的心室重构和扩张可能从一开始即为适应不良性，应该成为积极的抗重构治疗的目标。

相反，有助于使主动脉瓣狭窄和高血压时室壁应力正常化的心室质量增加可能是一种合适的代偿反应。由于收缩压（后负荷）是射血功能的主要决定因素，正常收缩压有助于维持正常的射血分数，同时产生较高的收缩压[12]。然而，左心室肥大已被证明是死亡率和发病率的重要独立危险因素[17]。同样，腔室容量、室壁厚度与二尖瓣和主动脉瓣的反

流量成比例地增加可使室壁应力恢复正常，并且是维持每搏量的必要反应。在最初的容量和压力超负荷与肥大相匹配之前，该过程可以被认为是适应性和代偿性的。最终，随着进行性扩张会出现不匹配，使该过程也变为适应不良和失代偿，并且 HF 出现临床表现[175-176]。尚无数据表明适应性重构何时会转变为适应不良性重构。这种转变及其时间过程可能会有很大差异。然而，一旦重构超过某个阶段，其可能促进 HF 的进展。因此，重构是有益还是有害不能被视为一种刻板的过程。当今的挑战是利用对心肌肥大的适应性特征消除或至少最小化适应不良性预后。

逆向重构

"逆向重构"是一个概念，即进行性左心室扩张和收缩功能恶化不是简单地被阻止，而是部分被逆转。与逆向重构相关的两个重要问题是："心肌细胞是否具有去除肌节的能力？"以及"是否有时间轴，若超过这个时间限度就无法实现逆向重构？"

手术和药理学实验已经证实通过消除肌节来恢复心肌细胞肥大是可能的。但是没有足够的数据来解决第二个问题。重构被认为在从肥大到衰竭的自然转变早期是可逆的，然而随着广泛纤维化的发展，细胞骨架蛋白的积聚和收缩肌丝的丢失，该过程变为不可逆转[111]。HF 的多种治疗方法已被证明可以停止甚至逆转重构过程。

药理学方法

许多实验研究表明，调节神经激素激活可改善心脏重构[177-178]。McDonald 等[179]表明 ACEI 和 β 受体阻滞剂可以逆转不同心肌损伤犬模型中的心室重构[179]。与对照组相比，卡托普利和 β 受体阻滞剂治疗组左心室质量显著减小且舒张末期容量有减小的趋势[179]。Tamura 等[180]报道，血管紧张素 Ⅱ 1 型受体拮抗剂可使自发性高血压性 HF 大鼠心肌细胞体积、长度和横截面积显著降低，且低于治疗前，表明实现真正的逆向重构，而不是简单地阻止心肌细胞肥大[180]。Xu 等[181]在梗死后大鼠模型中研究了血管紧张素 Ⅱ 受体拮抗剂氯沙坦与运动训练结合的作用，并且证明心肌梗死后的运动训练可通过改变

调节心肌纤维化的基因和蛋白质表达来对心脏功能和左心室重构产生有益作用。相反，运动和氯沙坦联合治疗仅能轻微改善这种影响[181]。

ACEI

第一类对 HF 患者心室重构和临床结果有益的药物是 ACEI。在射血分数降低的无症状和有症状患者中进行的多项试验表明，与安慰剂治疗组相比，ACEI 可减弱舒张末期和收缩末期容量的进行性增加[32,169,182-184]。

β 受体阻滞剂

与减弱左心室重构的 ACEI 相反，β 受体阻滞剂的使用与心室容量显著减小和左心室整体功能改善（逆向重构）相关[30-31,33,185]。β 受体阻滞剂可减少心肌细胞凋亡，这至少可以部分解释其对心室重构的有利影响[186]。

醛固酮受体拮抗剂

醛固酮受体拮抗剂可逆转心肌梗死后和 HF 患者的左心室重构[187-188]。4E-Left Ventricular Hypertrophy 研究[189]使用心脏磁共振成像比较了选择性醛固酮受体拮抗剂依普利酮、ACEI 依那普利以及依普利酮/依那普利联合治疗高血压伴左心室肥大患者的疗效。依普利酮与依那普利对缓解左心室肥大和控制血压的作用相同。依普利酮和依那普利联用比单用依普利酮能更有效地减小左心室质量和收缩压[189]。在一项单中心临床试验中，Chan 等[190]采用连续心脏磁共振证实螺内酯联用坎地沙坦对轻中度慢性收缩性心力衰竭患者左心室逆向重构具有显著的有益作用。

血管紧张素受体拮抗剂

多项试验证明血管紧张素受体拮抗剂（ARB）对左心室重构有益。在 Val-HeFT 试验中[191-192]，缬沙坦治疗可抑制左心室重构[193]。对基线重构的严重程度分层后显示，左心室扩大和收缩功能较差的患者事件发生率最高，但缬沙坦治疗可获得最佳抗重构效果和临床获益[194]。LIFE 研究[195]显示，血管紧张素 Ⅱ 受体拮抗剂可使左心室质量减小且与血压降低无关，这表明抑制肾素-血管紧张素-醛固酮系统除血压控制以外还有其他益处[195]。

硝酸异山梨醇联合肼屈嗪

在 V-HeFT-I 试验[196]中，与安慰剂组相比，仅接受地高辛和利尿剂治疗的 HF 患者进行硝酸异山

梨酯联合肼屈嗪治疗后 LVEF 持续升高，生存率得到改善[196]。A-HeFT 试验中，在使用 ACEI 和 β 受体阻滞剂的基础上也证实了这些发现[197-198]。

细胞移植和手术治疗在心力衰竭中的作用

自 2000 年以来，心力衰竭的细胞移植领域和先进外科手术领域涌现出大量研究。这些专业领域将在本书的其他章节详细讨论。

心脏再同步化治疗

心脏再同步化治疗（CRT）提高生存率、纽约心脏协会（NYHA）心功能分级、运动能力和生活质量与植入装置后 1 个月左心室重构显著改善有关[199-201]。此外，部分患者的左心室容量逐渐减少超过 1 年[202-203]。CARE-HF 研究表明 CRT 可在早期持续减少 N-末端脑钠肽前体（NT-proBNP），这与左心室大小、射血分数和二尖瓣反流的改善相关[204]。

心脏收缩装置

临床前研究表明，心脏收缩装置的被动性心室遏制可阻止进行性心室重构[205-207]，并改善心肌细胞功能和结构，其特征在于心肌细胞收缩和舒张功能增强、肌细胞肥大和间质纤维化减少[205,207]。心室收缩装置可防止梗死扩展，改善边缘区功能，并有利于改善心肌梗死后心室几何形状和心肌结构[208-210]。Acorn CorCap 心脏支持装置和 Paracor HeartNet 装置有限的临床使用经验显示其可改善症状、左心室大小和射血分数。但是，这些装置的植入不能改善生存率[211-213]。

小结

心室重构是一个复杂的过程，由初始心肌损伤和负荷条件改变之间的相互作用，以及能够改变心肌细胞表型并诱导细胞外基质变化的多种机械性因素和神经激素引起。心肌细胞肥大、细胞坏死和细胞凋亡、间质纤维化和胶原降解是心肌重构的主要特征。重构过程中的每一个组成部分都对 HF 的发生发展具有重要作用。在心室腔水平，重构是指心室几何形状、容量和质量的变化。虽然最初它们在某些压力和容量超负荷的情况下可能是代偿性的，但进行性心室重构最终是一个适应不良的过程，导致症状性心力衰竭进展和不良后果。然而，急性心肌梗死后，进行性肥大和非梗死心肌的重构可能从一开始就有害。

心室重构已经成为心力衰竭的重要治疗靶点。治疗目标是减缓或逆转重构，这已被证明可以改善长期结局。还需进一步研究来明确重构的分子机制，并改进抑制这种适应不良性生长反应的方法。

未来研究方向

目前针对明确能长期有效治疗 HF 的新策略已付出大量的努力。在这个过程中既有成功，也有失败[4]，但心肌生物学、干细胞研究、药物研发和机械装置的进展为未来的治疗带来了希望。对心室重构的全面理解是必要的，因为它反映了 HF 发生和发展的基本机制。

尽管多项研究表明，对 HF 有益的干预措施通常也会减弱或逆转心室重构，而那些未能改善临床结果的干预措施对重构也没有影响，或者与不良重构有关，但很少有研究探讨左心室逆向重构的机制。关于心肌细胞结构重构的逆转是否伴随着心肌细胞生物学功能的恢复，以及心肌细胞水平上的变化机制仍然需要探讨。进一步的研究应集中在不良重构和逆转重构的分子和细胞机制，优化防止重构的治疗方法，以及确定合适的患者群体。

参考文献

1. Eaton LW, Weiss JL, Bulkley BH, Garrison JB, Weisfeldt ML. Regional cardiac dilatation after acute myocardial infarction: recognition by two-dimensional echocardiography. N Engl J Med. 1979;300(2): 57–62.

2. Erlebacher JA, Weiss JL, Eaton LW, Kallman C, Weisfeldt ML, Burkley BH. Late effects of acute infarct dilation on heart size: a two dimensional echocardiographic study. Am J Cardiol. 1982;49(5):1120–6.

3. McKay RG, Pfeffer MA, Pasternak RC, Markis JE, Come PC, Nakao S, Alderman JD, Ferguson JJ, Safian RD, Grossman W. Left ventricular remodeling after myocardial infarction: a corollary to infarct expansion. Circulation. 1986;74(4):693–702.

4. Anand IS, Florea VG. Traditional and novel approaches to management of heart failure: successes and failures. Cardiol Clin. 2008; 26(1):59–72.

5. Hill JA, Olson EN. Cardiac plasticity. N Engl J Med. 2008;358(13): 1370–80.

6. Flint A. Diseases of the heart. 2nd ed. Philadelphia, PA: HC Lea; 1870.

7. Osler W. The principles and practice of medicine. New York, NY: Appleton; 1892.

8. Linzbach AJ. Heart failure from the point of view of quantitative anatomy. Am J Cardiol. 1960;5:370–82.

9. Hood Jr WP, Rackley CE, Rolett EL. Wall stress in the normal and hypertrophied human left ventricle. Am J Cardiol. 1968;22(4):550–8.

10. Sandler H, Dodge HT. Left ventricular tension and stress in man. Circ Res. 1963;13:91–104.

11. Meerson FZ. On the mechanism of compensatory hyperfunction and insufficiency of the heart. Cor Vasa. 1961;3:161–77.

12. Gunther S, Grossman W. Determinants of ventricular function in pressure-overload hypertrophy in man. Circulation. 1979;59(4): 679–88.

13. Huber D, Grimm J, Koch R, Krayenbuehl HP. Determinants of ejection performance in aortic stenosis. Circulation. 1981;64(1):126–34.

14. Krayenbuehl HP, Hess OM, Ritter M, Monrad ES, Hoppeler H. Left ventricular systolic function in aortic stenosis. Eur Heart J. 1988;9(Suppl E):19–23.

15. Hammermeister KE, DeRouen TA, Dodge HT. Variables predictive of survival in patients with coronary disease. Selection by univariate and multivariate analyses from the clinical, electrocardiographic, exercise, arteriographic, and quantitative angiographic evaluations. Circulation. 1979;59(3):421–30.

16. Koren MJ, Devereux RB, Casale PN, Savage DD, Laragh JH. Relation of left ventricular mass and geometry to morbidity and mortality in uncomplicated essential hypertension. Ann Intern Med. 1991;114(5):345–52.

17. Levy D, Garrison RJ, Savage DD, Kannel WB, Castelli WP. Prognostic implications of echocardiographically determined left ventricular mass in the Framingham Heart Study. N Engl J Med. 1990;322(22):1561–6.

18. Vasan RS, Larson MG, Benjamin EJ, Evans JC, Levy D. Left ventricular dilatation and the risk of congestive heart failure in people without myocardial infarction. N Engl J Med. 1997;336(19):1350–5.

19. White HD, Norris RM, Brown MA, Brandt PW, Whitlock RM, Wild CJ. Left ventricular end-systolic volume as the major determinant of survival after recovery from myocardial infarction. Circulation. 1987;76(1):44–51.

20. Florea VG, Mareyev VY, Samko AN, Orlova IA, Coats AJ, Belenkov YN. Left ventricular remodelling: common process in patients with different primary myocardial disorders. Int J Cardiol. 1999;68(3): 281–7.

21. Hutchins GM, Bulkley BH. Infarct expansion versus extension: two different complications of acute myocardial infarction. Am J Cardiol. 1978;41(7):1127–32.

22. Hochman JS, Bulkley BH. Expansion of acute myocardial infarction: an experimental study. Circulation. 1982;65(7):1446–50.

23. Weisman HF, Bush DE, Mannisi JA, Bulkley BH. Global cardiac remodeling after acute myocardial infarction: a study in the rat model. J Am Coll Cardiol. 1985;5(6):1355–62.

24. Erlebacher JA. Ventricular remodeling in myocardial infarction--the rat and the human. Am J Cardiol. 1985;56(13):910.

25. Chanutin A, Ludewig S. Experimental renal insufficiency produced by partial nephrectomy. Arch Intern Med. 1939;64(3):513–25.

26. Pfeffer JM, Pfeffer MA, Fishbein MC, Frohlich ED. Cardiac function and morphology with aging in the spontaneously hypertensive rat. Am J Physiol. 1979;237(4):H461–8.

27. Pfeffer J, Pfeffer M, Fletcher P, Braunwald E. Alterations of cardiac performance in rats with established spontaneous hypertension. Am J Cardiol. 1979;44(5):994–8.

28. Cohn JN, Ferrari R, Sharpe N. Cardiac remodeling--concepts and clinical implications: a consensus paper from an international forum on cardiac remodeling. J Am Coll Cardiol. 2000;35(3):569–82.

29. Sutton MG, Sharpe N. Left ventricular remodeling after myocardial infarction: pathophysiology and therapy. Circulation. 2000; 101(25):2981–8.

30. Doughty RN, Whalley GA, Gamble G, MacMahon S, Sharpe N. Left ventricular remodeling with carvedilol in patients with congestive heart failure due to ischemic heart disease. Australia-New Zealand Heart Failure Research Collaborative Group. J Am Coll Cardiol. 1997;29(5):1060–6.

31. Doughty RN, Whalley GA, Walsh HA, Gamble GD, Lopez-Sendon J, Sharpe N, CAPRICORN Echo Substudy Investigators. Effects of carvedilol on left ventricular remodeling after acute myocardial infarction: the CAPRICORN Echo Substudy. Circulation. 2004;109(2): 201–6.

32. Greenberg B, Quinones MA, Koilpillai C, Limacher M, Shindler D, Benedict C, Shelton B. Effects of long-term enalapril therapy on cardiac structure and function in patients with left ventricular dysfunction. Results of the SOLVD echocardiography substudy. Circulation. 1995;91(10):2573–81.

33. Groenning BA, Nilsson JC, Sondergaard L, Fritz-Hansen T, Larsson HB, Hildebrandt PR. Antiremodeling effects on the left ventricle during beta-blockade with metoprolol in the treatment of chronic heart failure. J Am Coll Cardiol. 2000;36(7):2072–80.

34. St. John Sutton M, Pfeffer MA, Moye L, Plappert T, Rouleau JL, Lamas G, Rouleau J, Parker JO, Arnold MO, Sussex B, Braunwald E. Cardiovascular death and left ventricular remodeling two years after myocardial infarction: baseline predictors and impact of long-term use of captopril: information from the Survival and Ventricular Enlargement (SAVE) trial. Circulation. 1997;96(10):3294–9.

35. Konstam MA, Udelson JE, Anand IS, Cohn JN. Ventricular remodeling in heart failure: a credible surrogate endpoint. J Card Fail. 2003;9(5):350–3.

36. Anand IS, Florea VG, Fisher L. Surrogate end points in heart failure. J Am Coll Cardiol. 2002;39(9):1414–21.

37. Harris P. Evolution and the cardiac patient. Cardiovasc Res. 1983;17(6):313–9. 373-8, 437-45.

38. Olivetti G, Capasso JM, Sonnenblick EH, Anversa P. Side-to-side slippage of myocytes participates in ventricular wall remodeling acutely after myocardial infarction in rats. Circ Res. 1990;67(1): 23–34.

39. Weisman HF, Bush DE, Mannisi JA, Weisfeldt ML, Healy B. Cellular mechanisms of myocardial infarct expansion. Circulation. 1988;78(1):186–201.

40. Beltrami CA, Finato N, Rocco M, Feruglio GA, Puricelli C, Cigola E, Sonnenblick EH, Olivetti G, Anversa P. The cellular basis of dilated cardiomyopathy in humans. J Mol Cell Cardiol. 1995;27(1):291–305.

41. Anversa P, Kajstura J, Olivetti G. Myocyte death in heart failure. Curr Opin Cardiol. 1996;11(3):245–51.

42. Kajstura J, Cheng W, Reiss K, Clark WA, Sonnenblick EH, Krajewski S, Reed JC, Olivetti G, Anversa P. Apoptotic and necrotic myocyte cell deaths are independent contributing variables of infarct size in rats. Lab Invest. 1996;74(1):86–107.

43. Gupta S, Prahash AJ, Anand IS. Myocyte contractile function is intact in the post-infarct remodeled rat heart despite molecular alterations. Cardiovasc Res. 2000;48(1):77–88.

44. Linzbach A. Hypertrophy, hyperplasia and structural dilation of the human heart. Adv Cardiol. 1976;18:1–14.

45. Komamura K, Shannon RP, Ihara T, Shen YT, Mirsky I, Bishop SP, Vatner SF. Exhaustion of Frank-Starling mechanism in conscious dogs with heart failure. Am J Physiol. 1993;265(4 Pt 2):H1119–31.

46. Zhao MJ, Zhang H, Robinson TF, Factor SM, Sonnenblick EH, Eng C. Profound structural alterations of the extracellular collagen matrix in postischemic dysfunctional ("stunned") but viable myocardium. J Am Coll Cardiol. 1987;10(6):1322–34.

47. Yamamoto S, James TN, Sawada K, Okabe M, Kawamura K. Generation of new intercellular junctions between cardiocytes. A possible mechanism compensating for mechanical overload in the hypertrophied human adult myocardium. Circ Res. 1996;78(3):362–70.

48. Pfeffer MA, Pfeffer JM, Fishbein MC, Fletcher PJ, Spadaro J, Kloner RA, Braunwald E. Myocardial infarct size and ventricular function in rats. Circ Res. 1979;44(4):503–12.

49. Fletcher PJ, Pfeffer JM, Pfeffer MA, Braunwald E. Left ventricular diastolic pressure-volume relations in rats with healed myocardial infarction. Effects on systolic function. Circ Res. 1981;49(3):618–26.

50. Picard MH, Wilkins GT, Gillam LD, Thomas JD, Weyman AE. Immediate regional endocardial surface expansion following coronary occlusion in the canine left ventricle: disproportionate effects of anterior versus inferior ischemia. Am Heart J. 1991;121(3 Pt 1):753–62.

51. Pirolo JS, Hutchins GM, Moore GW. Infarct expansion: pathologic analysis of 204 patients with a single myocardial infarct. J Am Coll Cardiol. 1986;7(2):349–54.

52. Weisman HF, Healy B. Myocardial infarct expansion, infarct extension, and reinfarction: pathophysiologic concepts. Prog Cardiovasc Dis. 1987;30(2):73–110.

53. Meizlish JL, Berger HJ, Plankey M, Errico D, Levy W, Zaret BL. Functional left ventricular aneurysm formation after acute anterior transmural myocardial infarction. Incidence, natural history, and prognostic implications. N Engl J Med. 1984;311(16):1001–6.

54. Hammerman H, Kloner RA, Alker KJ, Schoen FJ, Braunwald E. Effects of transient increased afterload during experimentally induced acute myocardial infarction in dogs. Am J Cardiol. 1985;55(5):566–70.

55. Nolan SE, Mannisi JA, Bush DE, Healy B, Weisman HF. Increased afterload aggravates infarct expansion after acute myocardial infarction. J Am Coll Cardiol. 1988;12(5):1318–25.

56. Rabkin SW, Mathewson FA, Tate RB. Prognosis after acute myocardial infarction: relation to blood pressure values before infarction in a prospective cardiovascular study. Am J Cardiol. 1977;40(4):604–10.

57. Jugdutt BI, Khan MI. Effect of prolonged nitrate therapy on left ventricular remodeling after canine acute myocardial infarction. Circulation. 1994;89(5):2297–307.

58. Effectiveness of intravenous thrombolytic treatment in acute myocardial infarction. Gruppo Italiano per lo Studio della Streptochinasi nell'Infarto Miocardico (GISSI). Lancet. 1986;1(8478):397–402.

59. Grines CL, Browne KF, Marco J, Rothbaum D, Stone GW, O'Keefe J, Overlie P, Donohue B, Chelliah N, Timmis GC, et al. A comparison of immediate angioplasty with thrombolytic therapy for acute myocardial infarction. The Primary Angioplasty in Myocardial Infarction Study Group. N Engl J Med. 1993;328(10):673–9.

60. Hochman JS, Lamas GA, Buller CE, Dzavik V, Reynolds HR, Abramsky SJ, Forman S, Ruzyllo W, Maggioni AP, White H, Sadowski Z, Carvalho AC, Rankin JM, Renkin JP, Steg PG, Mascette AM, Sopko G, Pfisterer ME, Leor J, Fridrich V, Mark DB, Knatterud GL, Occluded Artery Trial Investigators. Coronary intervention for persistent occlusion after myocardial infarction. N Engl J Med. 2006;355(23):2395–407.

61. Dzavik V, Buller CE, Lamas GA. Randomized trial of percutaneous coronary intervention for subacute infarct-related coronary artery occlusion to achieve long-term patency and improve ventricular function: the Total Occlusion Study of Canada (TOSCA)-2 trial. Circulation. 2006;114(23):2449–57.

62. Beltrami CA, Finato N, Rocco M, Feruglio GA, Puricelli C, Cigola E, Quaini F, Sonnenblick EH, Olivetti G, Anversa P. Structural basis of end-stage failure in ischemic cardiomyopathy in humans. Circulation. 1994;89(1):151–63.

63. Sharov VG, Sabbah HN, Shimoyama H, Goussev AV, Lesch M, Goldstein S. Evidence of cardiocyte apoptosis in myocardium of dogs with chronic heart failure. Am J Pathol. 1996;148(1):141–9.

64. Teiger E, Than VD, Richard L, Wisnewsky C, Tea BS, Gaboury L, Tremblay J, Schwartz K, Hamet P. Apoptosis in pressure overload-induced heart hypertrophy in the rat. J Clin Invest. 1996;97(12):2891–7.

65. Olivetti G, Abbi R, Quaini F, Kajstura J, Cheng W, Nitahara JA, Quaini E, Di Loreto C, Beltrami CA, Krajewski S, Reed JC, Anversa P. Apoptosis in the failing human heart. N Engl J Med. 1997;336(16):1131–41.

66. Narula J, Haider N, Virmani R, DiSalvo TG, Kolodgie FD, Hajjar RJ, Schmidt U, Semigran MJ, Dec GW, Khaw BA. Apoptosis in myocytes in end-stage heart failure. N Engl J Med. 1996;335(16):1182–9.

67. Kostin S, Heling A, Hein S, Scholz D, Klovekorn W-P, Schaper J. The protein composition of the normal and diseased cardiac myocyte. Heart Fail Rev. 1998;2:245–60.

68. Schaper J, Froede R, Hein S, Buck A, Hashizume H, Speiser B, Friedl A, Bleese N. Impairment of the myocardial ultrastructure and changes of the cytoskeleton in dilated cardiomyopathy. Circulation. 1991;83(2):504–14.

69. Grossman W, Jones D, McLaurin LP. Wall stress and patterns of hypertrophy in the human left ventricle. J Clin Invest. 1975;56(1):56–64.

70. Gerdes AM, Onodera T, Wang X, McCune SA. Myocyte remodeling during the progression to failure in rats with hypertension. Hypertension. 1996;28(4):609–14.

71. Onodera T, Tamura T, Said S, McCune SA, Gerdes AM. Maladaptive remodeling of cardiac myocyte shape begins long before failure in hypertension. Hypertension. 1998;32(4):753–7.

72. Gerdes AM. The use of isolated myocytes to evaluate myocardial remodeling. Trends Cardiovasc Med. 1992;2(4):152–5.

73. Lorell BH, Carabello BA. Left ventricular hypertrophy: pathogenesis, detection, and prognosis. Circulation. 2000;102(4):470–9.

74. Urabe Y, Mann DL, Kent RL, Nakano K, Tomanek RJ, Carabello BA, Cooper 4th G. Cellular and ventricular contractile dysfunction in experimental canine mitral regurgitation. Circ Res. 1992;70(1):131–47.

75. Olivetti G, Capasso JM, Meggs LG, Sonnenblick EH, Anversa P. Cellular basis of chronic ventricular remodeling after myocardial infarction in rats. Circ Res. 1991;68(3):856–69.

76. Zimmer HG, Gerdes AM, Lortet S, Mall G. Changes in heart function and cardiac cell size in rats with chronic myocardial infarction. J Mol Cell Cardiol. 1990;22(11):1231–43.

77. Gerdes AM, Kellerman SE, Moore JA, Muffly KE, Clark LC, Reaves PY, Malec KB, McKeown PP, Schocken DD. Structural remodeling of cardiac myocytes in patients with ischemic cardiomyopathy. Circulation. 1992;86(2):426–30.

78. Anand IS, Liu D, Chugh SS, Prahash AJ, Gupta S, John R, Popescu F, Chandrashekhar Y. Isolated myocyte contractile function is normal in postinfarct remodeled rat heart with systolic dysfunction. Circulation. 1997;96(11):3974–84.

79. Tamura T, Onodera T, Said S, Gerdes AM. Correlation of myocyte lengthening to chamber dilation in the spontaneously hypertensive heart failure (SHHF) rat. J Mol Cell Cardiol. 1998;30(11):2175–81.

80. Spinale FG, Ishihra K, Zile M, DeFryte G, Crawford FA, Carabello BA. Structural basis for changes in left ventricular function and geometry because of chronic mitral regurgitation and after correction of volume overload. J Thorac Cardiovasc Surg. 1993;106(6):1147–57.

81. Wisenbaugh T, Spann JF, Carabello BA. Differences in myocardial performance and load between patients with similar amounts of chronic aortic versus chronic mitral regurgitation. J Am Coll Cardiol. 1984;3(4):916–23.

82. Sutton M, Plappert T, Spiegel A, Raichlen J, Douglas P, Reichek N, Edmunds L. Early postoperative changes in left ventricular chamber size, architecture, and function in aortic stenosis and aortic regurgitation and their relation to intraoperative changes in afterload: a prospective two-dimensional echocardiographic study. Circulation. 1987;76(1):77–89.

83. Carabello BA. The relationship of left ventricular geometry and hypertrophy to left ventricular function in valvular heart disease. J Heart Valve Dis. 1995;4 Suppl 2:S132–8. discussion S138-9.

84. Feiring AJ, Rumberger JA. Ultrafast computed tomography analysis of regional radius-to-wall thickness ratios in normal and volume-overloaded human left ventricle. Circulation. 1992;85(4):1423–32.

85. Bing OH, Brooks WW, Robinson KG, Slawsky MT, Hayes JA, Litwin SE, Sen S, Conrad CH. The spontaneously hypertensive rat as a model of the transition from compensated left ventricular hypertrophy to failure. J Mol Cell Cardiol. 1995;27(1):383–96.

86. Mann DL, Kent RL, Parsons B, Cooper 4th G. Adrenergic effects on the biology of the adult mammalian cardiocyte. Circulation. 1992;85(2):790–804.

87. Tan LB, Jalil JE, Pick R, Janicki JS, Weber KT. Cardiac myocyte necrosis

induced by angiotensin II. Circ Res. 1991;69(5):1185–95.

88. Latini R, Masson S, Anand IS, Missov E, Carlson M, Vago T, Angelici L, Barlera S, Parrinello G, Maggioni AP, Tognoni G, Cohn JN, Val-HeFT Investigators. Prognostic value of very low plasma concentrations of troponin T in patients with stable chronic heart failure. Circulation. 2007;116(11):1242–9.

89. Missov E, Calzolari C, Pau B. Circulating cardiac troponin I in severe congestive heart failure. Circulation. 1997;96(9):2953–8.

90. Narula J, Haider N, Arbustini E, Chandrashekhar Y. Mechanisms of disease: apoptosis in heart failure--seeing hope in death. Nat Clin Pract Cardiovasc Med. 2006;3(12):681–8.

91. Garg S, Narula J, Chandrashekhar Y. Apoptosis and heart failure: clinical relevance and therapeutic target. J Mol Cell Cardiol. 2005;38(1):73–9.

92. Laugwitz KL, Moretti A, Weig HJ, Gillitzer A, Pinkernell K, Ott T, Pragst I, Stadele C, Seyfarth M, Schomig A, Ungerer M. Blocking caspase-activated apoptosis improves contractility in failing myocardium. Hum Gene Ther. 2001;12(17):2051–63.

93. Moretti A, Weig HJ, Ott T, Seyfarth M, Holthoff HP, Grewe D, Gillitzer A, Bott-Flügel L, Schömig A, Ungerer M, Laugwitz KL. Essential myosin light chain as a target for caspase-3 in failing myocardium. Proc Natl Acad Sci U S A. 2002;99(18):11860–5.

94. Cheng W, Li B, Kajstura J, Li P, Wolin MS, Sonnenblick EH, Hintze TH, Olivetti G, Anversa P. Stretch-induced programmed myocyte cell death. J Clin Invest. 1995;96(5):2247–59.

95. Colucci WS, Sawyer DB, Singh K, Communal C. Adrenergic overload and apoptosis in heart failure: implications for therapy. J Card Fail. 2000;6(2 Suppl 1):1–7.

96. Cigola E, Kajstura J, Li B, Meggs LG, Anversa P. Angiotensin II activates programmed myocyte cell death in vitro. Exp Cell Res. 1997;231(2):363–71.

97. Kajstura J, Cigola E, Malhotra A, Li P, Cheng W, Meggs LG, Anversa P. Angiotensin II induces apoptosis of adult ventricular myocytes in vitro. J Mol Cell Cardiol. 1997;29(3):859–70.

98. Ferrari R, Agnoletti L, Comini L, Gaia G, Bachetti T, Cargnoni A, Ceconi C, Curello S, Visioli O. Oxidative stress during myocardial ischaemia and heart failure. Eur Heart J. 1998;19(Suppl B):B2–11.

99. DeLong MJ. Apoptosis: a modulator of cellular homeostasis and disease states. Ann N Y Acad Sci. 1998;842:82–90.

100. Condorelli G, Morisco C, Stassi G, Notte A, Farina F, Sgaramella G, de Rienzo A, Roncarati R, Trimarco B, Lembo G. Increased cardiomyocyte apoptosis and changes in proapoptotic and antiapoptotic genes bax and bcl-2 during left ventricular adaptations to chronic pressure overload in the rat. Circulation. 1999;99(23):3071–8.

101. Li Z, Bing OH, Long X, Robinson KG, Lakatta EG. Increased cardiomyocyte apoptosis during the transition to heart failure in the spontaneously hypertensive rat. Am J Physiol. 1997;272(5 Pt 2):H2313–9.

102. Matturri L, Milei J, Grana DR, Lavezzi AM. Characterization of myocardial hypertrophy by DNA content, PCNA expression and apoptotic index. Int J Cardiol. 2002;82(1):33–9.

103. Baldi A, Abbate A, Bussani R, Patti G, Melfi R, Angelini A, Dobrina A, Rossiello R, Silvestri F, Baldi F, Di Sciascio G. Apoptosis and post-infarction left ventricular remodeling. J Mol Cell Cardiol. 2002;34(2):165–74.

104. Palojoki E, Saraste A, Eriksson A, Pulkki K, Kallajoki M, Voipio-Pulkki LM, Tikkanen I. Cardiomyocyte apoptosis and ventricular remodeling after myocardial infarction in rats. Am J Physiol Heart Circ Physiol. 2001;280(6):H2726–31.

105. Sam F, Sawyer DB, Chang DL, Eberli FR, Ngoy S, Jain M, Amin J, Apstein CS, Colucci WS. Progressive left ventricular remodeling and apoptosis late after myocardial infarction in mouse heart. Am J Physiol Heart Circ Physiol. 2000;279(1):H422–8.

106. Lowes BD, Minobe W, Abraham WT, Rizeq MN, Bohlmeyer TJ, Quaife RA, Roden RL, Dutcher DL, Robertson AD, Voelkel NF, Badesch DB, Groves BM, Gilbert EM, Bristow MR. Changes in gene expression in the intact human heart. Downregulation of alpha-myosin heavy chain in hypertrophied, failing ventricular myocardium. J Clin Invest.

1997;100(9):2315–23.

107. Labeit S, Kolmerer B. Titins: giant proteins in charge of muscle ultra-structure and elasticity. Science. 1995;270(5234):293–6.

108. Gregorio CC, Trombitas K, Centner T, Kolmerer B, Stier G, Kunke K, Suzuki K, Obermayr F, Herrmann B, Granzier H, Sorimachi H, Labeit S. The NH2 terminus of titin spans the Z-disc: its interaction with a novel 19-kD ligand (T-cap) is required for sarcomeric integrity. J Cell Biol. 1998;143(4):1013–27.

109. Obermann WM, Gautel M, Weber K, Fürst DO. Molecular structure of the sarcomeric M band: mapping of titin and myosin binding domains in myomesin and the identification of a potential regulatory phosphorylation site in myomesin. EMBO J. 1997;16(2):211–20.

110. Hein S, Scholz D, Fujitani N, Rennollet H, Brand T, Friedl A, Schaper J. Altered expression of titin and contractile proteins in failing human myocardium. J Mol Cell Cardiol. 1994;26(10):1291–306.

111. Hein S, Kostin S, Heling A, Maeno Y, Schaper J. The role of the cyto-skeleton in heart failure. Cardiovasc Res. 2000;45(2):273–8.

112. Gregorio CC, Granzier H, Sorimachi H, Labeit S. Muscle assembly: a titanic achievement? Curr Opin Cell Biol. 1999;11(1):18–25.

113. Gelfand VI, Bershadsky AD. Microtubule dynamics: mechanism, regulation, and function. Annu Rev Cell Biol. 1991;7:93–116.

114. Lockard VG, Bloom S. Trans-cellular desmin-lamin B intermediate filament network in cardiac myocytes. J Mol Cell Cardiol. 1993;25(3):303–9.

115. Heling A, Zimmermann R, Kostin S, Maeno Y, Hein S, Devaux B, Bauer E, Klövekorn WP, Schlepper M, Schaper W, Schaper J. Increased expression of cytoskeletal, linkage, and extracellular proteins in failing human myocardium. Circ Res. 2000;86(8):846–53.

116. Rappaport L, Samuel JL. Microtubules in cardiac myocytes. Int Rev Cytol. 1988;113:101–43.

117. Tsutsui H, Ishihara K, Cooper 4th G. Cytoskeletal role in the contractile dysfunction of hypertrophied myocardium. Science. 1993;260(5108):682–7.

118. Tsutsui H, Tagawa H, Kent RL, McCollam PL, Ishihara K, Nagatsu M, Cooper 4th G. Role of microtubules in contractile dysfunction of hypertrophied cardiocytes. Circulation. 1994;90(1):533–55.

119. Tagawa H, Wang N, Narishige T, Ingber DE, Zile MR, Cooper 4th G. Cytoskeletal mechanics in pressure-overload cardiac hypertrophy. Circ Res. 1997;80(2):281–9.

120. Wang X, Li F, Campbell SE, Gerdes AM. Chronic pressure overload cardiac hypertrophy and failure in guinea pigs: II. Cytoskeletal remodeling. J Mol Cell Cardiol. 1999;31(2):319–31.

121. Milner DJ, Taffet GE, Wang X, Pham T, Tamura T, Hartley C, Gerdes AM, Capetanaki Y. The absence of desmin leads to cardiomyocyte hypertrophy and cardiac dilation with compromised systolic function. J Mol Cell Cardiol. 1999;31(11):2063–76.

122. Kostin S, Scholz D, Shimada T, Maeno Y, Mollnau H, Hein S, Schaper J. The internal and external protein scaffold of the T-tubular system in cardiomyocytes. Cell Tissue Res. 1998;294(3):449–60.

123. Ohlendieck K. Towards an understanding of the dystrophin-glycoprotein complex: linkage between the extracellular matrix and the membrane cytoskeleton in muscle fibers. Eur J Cell Biol. 1996;69(1):1–10.

124. Ortiz-Lopez R, Li H, Su J, Goytia V, Towbin JA. Evidence for a dystrophin missense mutation as a cause of X-linked dilated cardiomyopathy. Circulation. 1997;95(10):2434–40.

125. Towbin JA. The role of cytoskeletal proteins in cardiomyopathies. Curr Opin Cell Biol. 1998;10(1):131–9.

126. Towbin JA, Bowles KR, Bowles NE. Etiologies of cardiomyopathy and heart failure. Nat Med. 1999;5(3):266–7.

127. Klietsch R, Ervasti JM, Arnold W, Campbell KP, Jorgensen AO. Dystrophin-glycoprotein complex and laminin colocalize to the sar-colemma and transverse tubules of cardiac muscle. Circ Res. 1993;72(2):349–60.

128. Kaprielian RR, Stevenson S, Rothery SM, Cullen MJ, Severs NJ. Distinct patterns of dystrophin organization in myocyte sarcolemma and transverse tubules of normal and diseased human myocar-

dium. Circulation. 2000;101(22):2586–94.

129. Severs NJ. The cardiac gap junction and intercalated disc. Int J Cardiol. 1990;26(2):137–73.

130. Smith JH, Green CR, Peters NS, Rothery S, Severs NJ. Altered patterns of gap junction distribution in ischemic heart disease. An immunohistochemical study of human myocardium using laser scanning confocal microscopy. Am J Pathol. 1991;139(4):801–21.

131. Emdad L, Uzzaman M, Takagishi Y, Honjo H, Uchida T, Severs NJ, Kodama I, Murata Y. Gap junction remodeling in hypertrophied left ventricles of aortic-banded rats: prevention by angiotensin II type 1 receptor blockade. J Mol Cell Cardiol. 2001;33(2):219–31.

132. Gutstein DE, Morley GE, Tamaddon H, Vaidya D, Schneider MD, Chen J, Chien KR, Stuhlmann H, Fishman GI. Conduction slowing and sudden arrhythmic death in mice with cardiac-restricted inactivation of connexin43. Circ Res. 2001;88(3):333–9.

133. Lerner DL, Yamada KA, Schuessler RB, Saffitz JE. Accelerated onset and increased incidence of ventricular arrhythmias induced by ischemia in Cx43-deficient mice. Circulation. 2000; 101(5):547–52.

134. Weber KT, Brilla CG, Janicki JS. Myocardial fibrosis: functional significance and regulatory factors. Cardiovasc Res. 1993;27(3):341–8.

135. Weber KT, Sun Y, Tyagi SC, Cleutjens JP. Collagen network of the myocardium: function, structural remodeling and regulatory mechanisms. J Mol Cell Cardiol. 1994;26(3):279–92.

136. Rossi MA, Abreu MA, Santoro LB. Images in cardiovascular medicine. Connective tissue skeleton of the human heart: a demonstration by cell-maceration scanning electron microscope method. Circulation. 1998;97(9):934–5.

137. Weber KT, Pick R, Janicki JS, Gadodia G, Lakier JB. Inadequate collagen tethers in dilated cardiopathy. Am Heart J. 1988;116(6 Pt 1): 1641–6.

138. Gunja-Smith Z, Morales AR, Romanelli R, Woessner Jr JF. Remodeling of human myocardial collagen in idiopathic dilated cardiomyopathy. Role of metalloproteinases and pyridinoline cross-links. Am J Pathol. 1996;148(5):1639–48.

139. Spinale FG, Tomita M, Zellner JL, Cook JC, Crawford FA, Zile MR. Collagen remodeling and changes in LV function during development and recovery from supraventricular tachycardia. Am J Physiol. 1991;261(2 Pt 2):H308–18.

140. Florea VG, Anand IS. Troponin T and plasma collagen peptides in heart failure. Circ Heart Fail. 2012;5(4):394–7.

141. Abrahams C, Janicki JS, Weber KT. Myocardial hypertrophy in Macaca fascicularis. Structural remodeling of the collagen matrix. Lab Invest. 1987;56(6):676–83.

142. Weber KT, Janicki JS, Shroff SG, Pick R, Chen RM, Bashey RI. Collagen remodeling of the pressure-overloaded, hypertrophied nonhuman primate myocardium. Circ Res. 1988;62(4):757–65.

143. Weber KT, Brilla CG. Pathological hypertrophy and cardiac interstitium. Fibrosis and renin-angiotensin-aldosterone system. Circulation. 1991;83(6):1849–65.

144. Schaper J, Speiser B. The extracellular matrix in the failing human heart. Basic Res Cardiol. 1992;87 Suppl 1:303–9.

145. Kato S, Spinale FG, Tanaka R, Johnson W, Cooper 4th G, Zile MR. Inhibition of collagen cross-linking: effects on fibrillar collagen and ventricular diastolic function. Am J Physiol. 1995;269(3 Pt 2):H863–8.

146. Stroud JD, Baicu CF, Barnes MA, Spinale FG, Zile MR. Viscoelastic properties of pressure overload hypertrophied myocardium: effect of serine protease treatment. Am J Physiol Heart Circ Physiol. 2002;282(6):H2324–35.

147. Katz AM, Zile MR. New molecular mechanism in diastolic heart failure. Circulation. 2006;113(16):1922–5.

148. Zile MR, Baicu CF, Gaasch WH. Diastolic heart failure--abnormalities in active relaxation and passive stiffness of the left ventricle. N Engl J Med. 2004;350(19):1953–9.

149. Dell'italia LJ, Balcells E, Meng QC, Su X, Schultz D, Bishop SP, Machida N, Straeter-Knowlen IM, Hankes GH, Dillon R, Cartee RE, Oparil S. Volume-overload cardiac hypertrophy is unaffected by ACE inhibitor treatment in dogs. Am J Physiol. 1997;273(2 Pt 2):H961–70.

150. Spinale FG. Myocardial matrix remodeling and the matrix metalloproteinases: influence on cardiac form and function. Physiol Rev. 2007;87(4):1285–342.

151. Brew K, Dinakarpandian D, Nagase H. Tissue inhibitors of metalloproteinases: evolution, structure and function. Biochim Biophys Acta. 2000;1477(1-2):267–83.

152. Nagase H, Visse R, Murphy G. Structure and function of matrix metalloproteinases and TIMPs. Cardiovasc Res. 2006;69(3):562–73.

153. Sundstrom J, Evans JC, Benjamin EJ, Levy D, Larson MG, Sawyer DB, Siwik DA, Colucci WS, Wilson PW, Vasan RS. Relations of plasma total TIMP-1 levels to cardiovascular risk factors and echocardiographic measures: the Framingham heart study. Eur Heart J. 2004;25(17): 1509–16.

154. Cavusoglu E, Ruwende C, Chopra V, Yanamadala S, Eng C, Clark LT, Pinsky DJ, Marmur JD. Tissue inhibitor of metalloproteinase-1 (TIMP-1) is an independent predictor of all-cause mortality, cardiac mortality, and myocardial infarction. Am Heart J. 2006;151(5):1101.e1–8.

155. Marino TA, Kent RL, Uboh CE, Fernandez E, Thompson EW, Cooper 4th G. Structural analysis of pressure versus volume overload hypertrophy of cat right ventricle. Am J Physiol. 1985;249(2 Pt 2):H371–9.

156. Apstein CS, Lecarpentier Y, Mercadier JJ, Martin JL, Pontet F, Wisnewsky C, Schwartz K, Swynghedauw B. Changes in LV papillary muscle performance and myosin composition with aortic insufficiency in rats. Am J Physiol. 1987;253(5 Pt 2):H1005–11.

157. Silver MA, Pick R, Brilla CG, Jalil JE, Janicki JS, Weber KT. Reactive and reparative fibrillar collagen remodelling in the hypertrophied rat left ventricle: two experimental models of myocardial fibrosis. Cardiovasc Res. 1990;24(9):741–7.

158. Brilla CG, Maisch B. Regulation of the structural remodelling of the myocardium: from hypertrophy to heart failure. Eur Heart J. 1994;15(Suppl D):45–52.

159. Brilla CG, Matsubara LS, Weber KT. Anti-aldosterone treatment and the prevention of myocardial fibrosis in primary and secondary hyperaldosteronism. J Mol Cell Cardiol. 1993;25(5):563–75.

160. Weber KT, Sun Y, Campbell SE. Structural remodelling of the heart by fibrous tissue: role of circulating hormones and locally produced peptides. Eur Heart J. 1995;16(Suppl N):12–8.

161. Sabbah HN, Goldstein S. Ventricular remodelling: consequences and therapy. Eur Heart J. 1993;14(Suppl C):24–9.

162. Douglas PS, Morrow R, Ioli A, Reichek N. Left ventricular shape, afterload and survival in idiopathic dilated cardiomyopathy. J Am Coll Cardiol. 1989;13(2):311–5.

163. Saks VA, Belikova YO, Kuznetsov AV, Khuchua ZA, Branishte TH, Semenovsky ML, Naumov VG. Phosphocreatine pathway for energy transport: ADP diffusion and cardiomyopathy. Am J Physiol. 1991;261(4 Suppl):30–8.

164. Kono T, Sabbah HN, Rosman H, Alam M, Jafri S, Goldstein S. Left ventricular shape is the primary determinant of functional mitral regurgitation in heart failure. J Am Coll Cardiol. 1992;20(7):1594–8.

165. Florea VG, Henein MY, Anker SD, Francis DP, Gibson DG, Coats AJ. Relation of changes over time in ventricular size and function to those in exercise capacity in patients with chronic heart failure. Am Heart J. 2000;139(5):913–7.

166. Cohn JN, Johnson GR, Shabetai R, Loeb H, Tristani F, Rector T, Smith R, Fletcher R. Ejection fraction, peak exercise oxygen consumption, cardiothoracic ratio, ventricular arrhythmias, and plasma norepinephrine as determinants of prognosis in heart failure. Circulation. 1993;87(6 Suppl):VI5–16.

167. Meerson FZ. Compensatory hyperfunction of the heart and cardiac insufficiency. Circ Res. 1962;10:250–8.

168. Gaudron P, Eilles C, Kugler I, Ertl G. Progressive left ventricular dysfunction and remodeling after myocardial infarction. Potential mechanisms and early predictors. Circulation. 1993;87(3):755–63.

169. Sharpe N, Smith H, Murphy J, Greaves S, Hart H, Gamble G. Early prevention of left ventricular dysfunction after myocardial infarction with angiotensin-converting-enzyme inhibition. Lancet. 1991; 337(8746):872–6.

170. Dargie HJ. Effect of carvedilol on outcome after myocardial infarction in patients with left-ventricular dysfunction: the CAPRICORN randomised trial. Lancet. 2001;357(9266):1385–90.

171. Doughty RN, Whalley GA, Walsh H, et al. Effects of carvedilol on left ventricular remodeling in patients following acute myocardial infarction: the CAPRICORN echo substudy. Circulation. 2001;104 (Suppl.)(17):II-517. Abstract.

172. The ACE Inhibitor Myocardial Infarction Collaborative Group. Indications for ACE inhibitors in the early treatment of acute myocardial infarction: systematic overview of individual data from 100,000 patients in randomized trials. Circulation. 1998;97(22): 2202–12.

173. Effect of ramipril on mortality and morbidity of survivors of acute myocardial infarction with clinical evidence of heart failure. The Acute Infarction Ramipril Efficacy (AIRE) Study Investigators. Lancet. 1993;342(8875):821–8.

174. Buch P, Rasmussen S, Abildstrom SZ, Kober L, Carlsen J, Torp-Pedersen C, TRACE investigators. The long-term impact of the angiotensin-converting enzyme inhibitor trandolapril on mortality and hospital admissions in patients with left ventricular dysfunction after a myocardial infarction: follow-up to 12 years. Eur Heart J. 2005;26(2):145–52.

175. Grossman W. Cardiac hypertrophy: useful adaptation or pathologic process? Am J Med. 1980;69(4):576–84.

176. Katz AM. Cardiomyopathy of overload. A major determinant of prognosis in congestive heart failure. N Engl J Med. 1990;322(2):100–10.

177. Raya TE, Fonken SJ, Lee RW, Daugherty S, Goldman S, Wong PC, Timmermans PB, Morkin E. Hemodynamic effects of direct angiotensin II blockade compared to converting enzyme inhibition in rat model of heart failure. Am J Hypertens. 1991;4(4 Pt 2):334S–40.

178. Schieffer B, Wirger A, Meybrunn M, Seitz S, Holtz J, Riede UN, Drexler H. Comparative effects of chronic angiotensin-converting enzyme inhibition and angiotensin II type 1 receptor blockade on cardiac remodeling after myocardial infarction in the rat. Circulation. 1994;89(5):2273–82.

179. McDonald KM, Rector T, Carlyle PF, Francis GS, Cohn JN. Angiotensin-converting enzyme inhibition and beta-adrenoceptor blockade regress established ventricular remodeling in a canine model of discrete myocardial damage. J Am Coll Cardiol. 1994;24(7):1762–8.

180. Tamura T, Said S, Harris J, Lu W, Gerdes AM. Reverse remodeling of cardiac myocyte hypertrophy in hypertension and failure by targeting of the renin-angiotensin system. Circulation. 2000;102(2):253–9.

181. Xu X, Wan W, Ji L, Lao S, Powers AS, Zhao W, Erikson JM, Zhang JQ. Exercise training combined with angiotensin II receptor blockade limits post-infarct ventricular remodelling in rats. Cardiovasc Res. 2008;78(3):523–32.

182. Konstam MA, Kronenberg MW, Rousseau MF, Udelson JE, Melin J, Stewart D, Dolan N, Edens TR, Ahn S, Kinan D, Howe DM, Kilcoyne L, Metherall J, Benedict C, Yusuf S, Pouleur H; for the SOLVD Investigators. Effects of the angiotensin converting enzyme inhibitor enalapril on the long-term progression of left ventricular dilatation in patients with asymptomatic systolic dysfunction. SOLVD (Studies of Left Ventricular Dysfunction) Investigators. Circulation. 1993;88(5 Pt 1):2277–83.

183. Konstam MA, Rousseau MF, Kronenberg MW, Udelson JE, Melin J, Stewart D, Dolan N, Edens TR, Ahn S, Kinan D, et al. Effects of the angiotensin converting enzyme inhibitor enalapril on the long-term progression of left ventricular dysfunction in patients with heart failure. Circulation. 1992;86(2):431–8.

184. St. John Sutton M, Pfeffer MA, Plappert T, Rouleau JL, Moyé LA, Dagenais GR, Lamas GA, Klein M, Sussex B, Goldman S, et al. Quantitative two-dimensional echocardiographic measurements are major predictors of adverse cardiovascular events after acute myocardial infarction. The protective effects of captopril. Circulation. 1994;89(1):68–75.

185. Hall SA, Cigarroa CG, Marcoux L, Risser RC, Grayburn PA, Eichhorn EJ. Time course of improvement in left ventricular function, mass and geometry in patients with congestive heart failure treated with beta-adrenergic blockade. J Am Coll Cardiol. 1995;25(5):1154–61.

186. Sabbah HN, Sharov VG, Gupta RC, Todor A, Singh V, Goldstein S. Chronic therapy with metoprolol attenuates cardiomyocyte apoptosis in dogs with heart failure. J Am Coll Cardiol. 2000;36(5):1698–705.

187. Hayashi M, Tsutamoto T, Wada A, Tsutsui T, Ishii C, Ohno K, Fujii M, Taniguchi A, Hamatani T, Nozato Y, Kataoka K, Morigami N, Ohnishi M, Kinoshita M, Horie M. Immediate administration of mineralocorticoid receptor antagonist spironolactone prevents post-infarct left ventricular remodeling associated with suppression of a marker of myocardial collagen synthesis in patients with first anterior acute myocardial infarction. Circulation. 2003;107(20):2559–65.

188. Tsutamoto T, Wada A, Maeda K, Mabuchi N, Hayashi M, Tsutsui T, Ohnishi M, Sawaki M, Fujii M, Matsumoto T, Matsui T, Kinoshita M. Effect of spironolactone on plasma brain natriuretic peptide and left ventricular remodeling in patients with congestive heart failure. J Am Coll Cardiol. 2001;37(5):1228–33.

189. Pitt B, Reichek N, Willenbrock R, Zannad F, Phillips RA, Roniker B, Kleiman J, Krause S, Burns D, Williams GH. Effects of eplerenone, enalapril, and eplerenone/enalapril in patients with essential hypertension and left ventricular hypertrophy: the 4E-left ventricular hypertrophy study. Circulation. 2003;108(15):1831–8.

190. Chan AK, Sanderson JE, Wang T, Lam W, Yip G, Wang M, Lam YY, Zhang Y, Yeung L, Wu EB, Chan WW, Wong JT, So N, Yu CM. Aldosterone receptor antagonism induces reverse remodeling when added to angiotensin receptor blockade in chronic heart failure. J Am Coll Cardiol. 2007;50(7):591–6.

191. Cohn JN, Tognoni G, Valsartan Heart Failure Trial Investigators. A randomized trial of the angiotensin-receptor blocker valsartan in chronic heart failure. N Engl J Med. 2001;345(23):1667–75.

192. Maggioni AP, Anand I, Gottlieb SO, Latini R, Tognoni G, Cohn JN, Val-HeFT Investigators (Valsartan Heart Failure Trial). Effects of valsartan on morbidity and mortality in patients with heart failure not receiving angiotensin-converting enzyme inhibitors. J Am Coll Cardiol. 2002;40(8):1414–21.

193. Wong M, Staszewsky L, Latini R, Barlera S, Volpi A, Chiang YT, Benza RL, Gottlieb SO, Kleemann TD, Rosconi F, Vandervoort PM, Cohn JN, Val-HeFT Heart Failure Trial Investigators. Valsartan benefits left ventricular structure and function in heart failure: Val-HeFT echocardiographic study. J Am Coll Cardiol. 2002;40(5):970–5.

194. Wong M, Staszewsky L, Latini R, Barlera S, Glazer R, Aknay N, Hester A, Anand I, Cohn JN. Severity of left ventricular remodeling defines outcomes and response to therapy in heart failure: Valsartan heart failure trial (Val-HeFT) echocardiographic data. J Am Coll Cardiol. 2004;43(11):2022–7.

195. Lindholm LH, Ibsen H, Dahlof B, Devereux RB, Beevers G, de Faire U, Fyhrquist F, Julius S, Kjeldsen SE, Kristiansson K, Lederballe-Pedersen O, Nieminen MS, Omvik P, Oparil S, Wedel H, Aurup P, Edelman J, Snapinn S, LIFE Study Group. Cardiovascular morbidity and mortality in patients with diabetes in the Losartan Intervention For Endpoint reduction in hypertension study (LIFE): a randomised trial against atenolol. Lancet. 2002;359(9311):1004–10.

196. Cintron G, Johnson G, Francis G, Cobb F, Cohn JN. Prognostic significance of serial changes in left ventricular ejection fraction in patients with congestive heart failure. The V-HeFT VA Cooperative Studies Group. Circulation. 1993;87(6 Suppl):VI17–23.

197. Cohn JN, Tam SW, Anand IS, Taylor AL, Sabolinski ML, Worcel M, A-HeFT Investigators. Isosorbide dinitrate and hydralazine in a fixed-dose combination produces further regression of left ventricular remodeling in well-treated black population with heart failure: results from A-HeFT. J Card Fail. 2007;13(5):331–9.

198. Taylor AL, Ziesche S, Yancy C, Carson P, D'Agostino Jr R, Ferdinand K, Taylor M, Adams K, Sabolinski M, Worcel M, Cohn JN, African-American Heart Failure Trial Investigators. Combination of isosorbide dinitrate and hydralazine in blacks with heart failure. N Engl J Med. 2004;351(20):2049–57.

199. Cleland JG, Daubert JC, Erdmann E, Freemantle N, Gras D, Kappenberger L, Tavazzi L, Cardiac Resynchronization-Heart Failure (CARE-

HF) Study Investigators. The effect of cardiac resynchronization on morbidity and mortality in heart failure. N Engl J Med. 2005;352(15):1539–49.

200. Linde C, Leclercq C, Rex S, Garrigue S, Lavergne T, Cazeau S, McKenna W, Fitzgerald M, Deharo JC, Alonso C, Walker S, Braunschweig F, Bailleul C, Daubert JC. Long-term benefits of biventricular pacing in congestive heart failure: results from the MUltisite STimulation in cardiomyopathy (MUSTIC) study. J Am Coll Cardiol. 2002;40(1):111–8.

201. Molhoek SG, Bax JJ, van Erven L, Bootsma M, Boersma E, Steendijk P, van der Wall EE, Schalij MJ. Comparison of benefits from cardiac resynchronization therapy in patients with ischemic cardiomyopathy versus idiopathic dilated cardiomyopathy. Am J Cardiol. 2004;93(7):860–3.

202. Sutton MG, Plappert T, Hilpisch KE, Abraham WT, Hayes DL, Chinchoy E. Sustained reverse left ventricular structural remodeling with cardiac resynchronization at one year is a function of etiology: quantitative Doppler echocardiographic evidence from the Multicenter InSync Randomized Clinical Evaluation (MIRACLE). Circulation. 2006;113(2):266–72.

203. Sutton MS, Keane MG. Reverse remodelling in heart failure with cardiac resynchronisation therapy. Heart. 2007;93(2):167–71.

204. Fruhwald FM, Fahrleitner-Pammer A, Berger R, Leyva F, Freemantle N, Erdmann E, Gras D, Kappenberger L, Tavazzi L, Daubert J-C, Cleland JGF. Early and sustained effects of cardiac resynchronization therapy on N-terminal pro-B-type natriuretic peptide in patients with moderate to severe heart failure and cardiac dyssynchrony. Eur Heart J. 2007;28(13):1592–7.

205. Chaudhry PA, Mishima T, Sharov VG, Hawkins J, Alferness C, Paone G, Sabbah HN. Passive epicardial containment prevents ventricular remodeling in heart failure. Ann Thorac Surg. 2000;70(4):1275–80.

206. Saavedra WF, Tunin RS, Paolocci N, Mishima T, Suzuki G, Emala CW, Chaudhry PA, Anagnostopoulos P, Gupta RC, Sabbah HN, Kass DA. Reverse remodeling and enhanced adrenergic reserve from passive external support in experimental dilated heart failure. J Am

Coll Cardiol. 2002;39(12):2069–76.

207. Sabbah HN, Sharov VG, Gupta RC, Mishra S, Rastogi S, Undrovinas AI, Chaudhry PA, Todor A, Mishima T, Tanhehco EJ, Suzuki G. Reversal of chronic molecular and cellular abnormalities due to heart failure by passive mechanical ventricular containment. Circ Res. 2003;93(11):1095–101.

208. Blom AS, Mukherjee R, Pilla JJ, Lowry AS, Yarbrough WM, Mingoia JT, Hendrick JW, Stroud RE, McLean JE, Affuso J, Gorman RC, Gorman 3rd JH, Acker MA, Spinale FG. Cardiac support device modifies left ventricular geometry and myocardial structure after myocardial infarction. Circulation. 2005;112(9):1274–83.

209. Blom AS, Pilla JJ, Arkles J, Dougherty L, Ryan LP, Gorman 3rd JH, Acker MA, Gorman RC. Ventricular restraint prevents infarct expansion and improves borderzone function after myocardial infarction: a study using magnetic resonance imaging, three-dimensional surface modeling, and myocardial tagging. Ann Thorac Surg. 2007;84(6):2004–10.

210. Pilla JJ, Blom AS, Gorman 3rd JH, Brockman DJ, Affuso J, Parish LM, Sakamoto H, Jackson BM, Acker MA, Gorman RC. Early postinfarction ventricular restraint improves borderzone wall thickening dynamics during remodeling. Ann Thorac Surg. 2005;80(6):2257–62.

211. Mann DL, Acker MA, Jessup M, Sabbah HN, Starling RC, Kubo SH, Acorn Trial Principal Investigators and Study Coordinators. Clinical evaluation of the CorCap Cardiac Support Device in patients with dilated cardiomyopathy. Ann Thorac Surg. 2007;84(4):1226–35.

212. Starling RC, Jessup M, Oh JK, Sabbath HN, Acker MA, Mann DL, Kubo SH. Sustained benefits of the CorCap Cardiac Support Device on left ventricular remodeling: three year follow-up results from the Acorn clinical trial. Ann Thorac Surg. 2007;84(4):1236–42.

213. Klodell Jr CT, Aranda Jr JM, McGiffin DC, Rayburn BK, Sun B, Abraham WT, Pae Jr WE, Boehmer JP, Klein H, Huth C. Worldwide surgical experience with the Paracor HeartNet cardiac restraint device. J Thorac Cardiovasc Surg. 2008;135(1):188–95.

心力衰竭的预防

第**18**章

Ziad Taimeh，Daniel Duprez，Daniel J. Garry

（张丽娜　邢正江　译　杨　莉　审校）

引言

心力衰竭是国家和全球医疗保健的主要疾病负担。据美国国家心、肺和血液研究所（NHLBI）报道，2012 年有 570 万名美国成人患有心力衰竭，预计到 2030 年这一数字将增加 46%[1]。尽管心力衰竭治疗的进展显著，发病率也有所下降，但死亡率仍然非常高，1 年死亡率为 29.6%[2]，在最初诊断后的前 5 年内累积死亡率几乎为 50%[3]。此外，在医疗保健方面心力衰竭的负担仍然巨大，尽管心力衰竭的住院率下降，但超过 80% 的患者至少住院 1 次，43% 的患者至少住院 4 次[4]。此外，2010 年超过 180 万次的门诊就诊和 676 000 次的急诊就诊是因为心力衰竭[1]。在 2012 年，心力衰竭的直接医疗费用超过 210 亿美元，预计到 2030 将增加近 127%[5]。

幸运的是，心力衰竭主要是一种可预防的疾病。例如，75% 的心力衰竭患者患有高血压，血压＞160/90 mmHg 的患者心力衰竭的终生风险是血压＜140/90 mmHg 患者的两倍[6]。CARDIA 研究认为高血压、肥胖和收缩功能不全是可预防的重要危险因素[7]。因此，鉴于心力衰竭的高发病率、死亡率和医疗费用，应将心力衰竭的预防作为未来研究的重点，而不是将终末期疾病的治疗作为重点。本章概述心力衰竭常见的、可预防的危险因素及其临床原理。

心力衰竭的预防与高血压

高血压指在两次不同的情况下，收缩压≥

140 mmHg 或舒张压≥90 mmHg，或需要抗高血压药物来控制血压[8]。据估计，2012 年，美国≥20 岁的成人中高血压患病率为 32.6%，也就是 8000 万人[1]。其发病率和死亡率仍然很高。高血压是女性死亡的首要原因，是男性死亡的第二大原因[9]。2011 年，超过 65 000 人死于高血压，且人数还在继续上升[1]。NHLBI 的数据显示，高血压与预期寿命缩短有关[10]。2011 年，估计每年的高血压医疗费用约为 460 亿美元，估计到 2030 年，每年的费用将超过 2500 亿美元[1]。高血压的危险因素包括年龄、饮食（特别是高盐饮食）、吸烟、男性、饮酒、阻塞性睡眠呼吸暂停和非洲裔美国人[11]。

因此，高血压已被证明是心血管死亡、冠心病和心肌梗死、卒中、高血压性心肌病和心力衰竭的主要危险因素。例如，大约 69% 有心肌梗死史的患者、77% 有卒中史的患者和 74% 有心力衰竭史的患者先前被诊断为高血压，且高血压是导致疾病的主要危险因素[1]。

高血压的主要后遗症是高血压性心肌病和心力衰竭。高血压性心肌病为一系列的病理学变化，包括无症状性心肌重构、射血分数正常的心力衰竭（HFpEF，或称舒张期心力衰竭）和射血分数降低的心力衰竭（HFrEF）[12]。有趣的是，这些心肌的改变伴随着神经激素通路（肾素-血管紧张素-醛固酮系统和交感神经系统）的紊乱可使心力衰竭的风险更高[13]。从机制上说，慢性高血压最初会导致心肌肥厚——使室壁应力正常化和保证每搏量的一种适应不良性反应。心肌细胞的机械牵拉和神经体液因素可诱导细胞内信号通路的改变，导致促进心肌细胞生长的蛋白质合成和特定基因的激活，最终导致左心室肥大[14]。最终，心室肥大导致收缩期延长，而舒张期缩短，从而导致心肌舒张延迟，主要影响冠状动脉灌注。

后负荷升高、心室肥厚增加、收缩期延长，再加上灌注量减少，均会使心肌耗氧量增加，使高血压患者易发生心肌缺血和负性重构。在不良心肌重构中，可发生细胞外间隙的过度生长、纤维化和内皮功能障碍。因此，HFpEF 与间质胶原的增加相关，而胶原细胞外支架的降解、心肌变薄和心室腔扩张则会导致 HFrEF 的发生（图 18.1）。例如，在一项纳入 159 例患有向心性心室肥大和高血压的非洲裔美国人的回顾性队列中，18% 的患者在 4 年的随访中发展为 HFrEF[15]。心血管健康研究表明，超

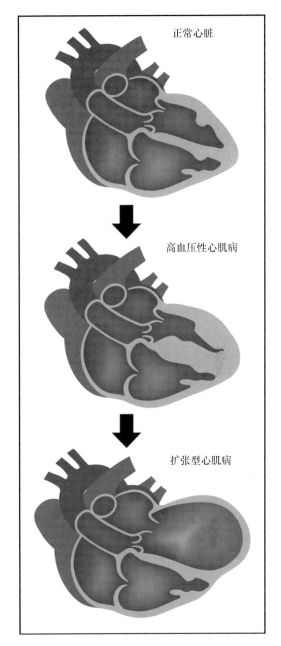

正常心脏

高血压性心肌病

扩张型心肌病

图 18.1 高血压时负性重构与进展至扩张型心肌病的基本机制

声心动图或心电图诊断的左心室肥大是 HFrEF 的独立危险因素，与冠心病无关[16]。应该强调的是，无论血压值如何，心室肥大是心血管疾病发病率和死亡率的强预测因子[17-18]。

因此，假设高血压性心肌病是一种可预防的疾病是合理的，至少在早期阶段。在左心室重构的患者中，控制血压可以阻止或逆转这种心肌病的发展。在已确诊的心力衰竭患者中，血压控制可降低再住院的次数，延缓疾病的进展，并改善总体死亡率。在大规模的随机预防试验中，抗高血压治疗使心力衰

竭的相对风险降低 50%[19-21]。根据美国国家联合委员会第 8 次报告（JNC 8）和欧洲高血压和心脏病学会的要求，如果门诊测量的收缩压持续≥140 mmHg 或舒张压持续≥90 mmHg，一般应开始使用抗高血压药物[8]。2015 年，SPRINT 试验的结果显示，与血压控制在 140/90 mmHg 相比，血压控制在 120/80 mmHg 与心血管风险显著降低有关[22]。

有趣的是，多项大规模研究得出的结论是，高血压患者心血管风险降低的主要决定性因素是血压降低的程度，而不是降压药物的选择。例如，最近对 35 项随机对照试验的 meta 分析强调，降压药物可有效地预防新发心力衰竭，相对危险度降低 37%，进一步提示，钙通道阻滞剂降压在预防"新发"心力衰竭方面与其他抗高血压药同样有效[23]。尽管如此，仍推荐使用某些类型的抗高血压药物用于治疗心力衰竭。主要包括血管紧张素转化酶抑制剂（ACEI）、血管紧张素受体拮抗剂（ARB）、联用硝酸盐和肼屈嗪、β 受体阻滞剂（BB），因为它们能够降低患者的死亡率[24]。醛固酮受体拮抗剂（特别是螺内酯）是治疗顽固性高血压的基石[25]，可显著降低 HFpEF[26] 和 HFrEF[27] 的发病率和死亡率。

糖尿病与心力衰竭的预防

糖尿病是一个重大的医疗保健负担，据估计 2013 年全球糖尿病患者约 45 000 万人[28]。这种内分泌失调与多种心血管疾病有关，包括心力衰竭，其发病率和死亡率相当高[29]。正如弗雷明汉研究中所报告的，糖尿病可使女性患临床上显著的心力衰竭的风险增加 5 倍，而男性增加 2 倍[30]。此外，45～54 岁的糖尿病患者发展为心力衰竭的可能性增加 9 倍[31]。糖尿病患者心力衰竭的患病率高于普通人群[31-32]。因此，每增加 1% 的糖化血红蛋白，就会增加 8% 的心力衰竭风险[33]。这是很重要的，因为心力衰竭合并糖尿病的患者与没有糖尿病的心力衰竭患者相比具有更差的预后[34]。

虽然动脉粥样硬化性冠心病是糖尿病患者心力衰竭的主要原因，但这一人群中心力衰竭的发病机制仍然是多因素的，包括糖尿病性心肌病、高血压性心肌病和动脉粥样硬化[35]。糖尿病性心肌病由

Rubler 于 1972 年首次描述，它代表胰岛素抵抗和高血糖对心肌的直接影响，而无论是否存在明显的心外膜血管动脉粥样硬化[36]。

糖尿病患者的疾病进展尚不清楚，但有证据表明其始于糖尿病性心肌病的形成并且没有任何收缩或舒张功能不全。弗雷明汉研究和 Strong Heart 研究都显示左心室肥大与糖尿病有关[37-38]。心肌细胞肥大最初与胰岛素水平升高有关，随后与胰岛素抵抗有关[39]。胰岛素抵抗的一个后果是游离脂肪酸的释放增加，从而使心肌葡萄糖转运蛋白表达和葡萄糖摄取减少，导致心肌过氧化物酶体增殖物激活受体 α 的激活，刺激可增加线粒体转运和氧化的多个基因的转录[40]。为应对心肌应激，脂肪酸在心肌细胞内积聚，产生有毒的脂质中间体（如二酰甘油和神经酰胺），并导致心肌细胞凋亡。

糖尿病还与心肌细胞收缩蛋白的表达和钙敏感性异常有关，这些异常包括肌球蛋白同工酶构成改变和胎儿 β 肌球蛋白重链表达多于 α-肌球蛋白重链[41]。此外，两者均可导致肌原纤维的 ATP 酶活性降低且收缩力降低。研究结果表明，高糖培养的心肌细胞氧化应激时可使肌质网 Ca-ATP 酶（SERCA）2 活性丧失。这种高血糖状态导致肌质网中的无效钙螯合、胞质钙超载、舒张功能受损[42]。最终，晚期糖基化终产物的形成、脂质氧化、一氧化氮合成减少、内皮功能障碍和微血管重塑将导致糖尿病患者出现舒张早期功能不全。

应用组织多普勒成像发现，75% 的无症状性糖尿病患者存在左心室舒张功能不全[43]。随着心室舒张功能不全的进展，交感神经系统和肾素-血管紧张素-醛固酮系统的激活将有利于心肌纤维化、细胞凋亡、血管炎症和氧化损伤，导致收缩功能不全和扩张型心肌病[44]。糖尿病患者在早期会特征性地发展为动脉粥样硬化性冠心病，更有可能包括微血管床[45]。患者血管生成减少，导致侧支血管形成减少，心力衰竭的风险增加[46]。最后，糖尿病的常见合并症（如高血压、血脂异常、微血管功能障碍和肾损伤），可能加速心功能向终末期心力衰竭的进展[47]（图 18.2）。

从早期开始，降低胰岛素抵抗和高血糖的治疗策略将阻止心肌病的进展[48]。一旦有心肌病的证据，就应该实施标准的心力衰竭治疗。然而，尽管进行早期治疗，但糖尿病合并心力衰竭患者的死亡率是否仍然高于非糖尿病患者，目前尚不清楚。关

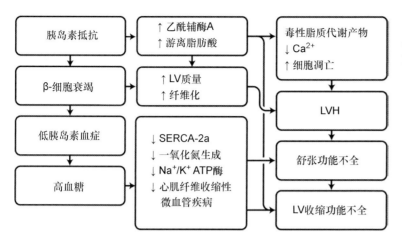

图 18.2　糖尿病发展为糖尿病性心肌病的过程中所涉及的分子通路。LV，左心室；LVH，左心室肥大

于口服抗糖尿病药物的内在影响及其对心力衰竭等心血管疾病的保护作用仍在持续讨论中。潜在机制具有推测性和复杂性。2015 年，针对糖尿病患者使用恩格列净的心血管安全性研究（EPA-REG OUTCOME 试验）表明，恩格列净不仅可降低心血管死亡率（相对危险度降低 38%），而且还可显著降低心力衰竭的住院风险（相对危险度降低 32%）[49]。

心力衰竭的预防与血脂障碍

血脂异常是冠心病公认的危险因素，并可导致缺血性心肌病、心力衰竭[50]和糖尿病[51]的发生。然而，血脂异常对心肌的直接影响仍存在争议，心肌细胞的脂质储存能力有限，过多的脂肪酸会通过非氧化途径产生有毒物质导致收缩功能不全[52-53]。有证据表明，游离脂肪酸和三酰甘油（甘油三酯）含量较高具有心脏毒性，脂质组分的升高可能与心脏重构和心力衰竭有关[54]。然而，关于甘油三酯和总胆固醇（TC）/高密度脂蛋白（HDL）胆固醇比值与心力衰竭发生率相关性的观察性研究结果并不一致[51]。在 MESA 研究中，高甘油三酯和低 HDL 都不是未来发生心力衰竭的重要预测因素[55]。在该项研究的后续报告中，血脂与非糖尿病患者心力衰竭的发生无关。然而，在糖尿病患者中，高甘油三酯、低 HDL 或高 TC/HDL-C 比值与心力衰竭显著相关[51]。在其他研究中，低 HDL 而不是高甘油三酯是所有患者心力衰竭的独立预测因子[56-57]。在 Physicians Health 研究中，HDL 和 TC/

HDL 比值均与心力衰竭的发生无关[54]。在弗雷明汉心脏研究中，非 HDL 水平升高、HDL 水平降低、TC/HDL 比值增大与心力衰竭风险增加有关[58-59]。

HDL 对心力衰竭的影响尚不明确。中小直径的 HDL 颗粒是最初无明显心血管疾病的被试发生慢性炎症相关性死亡和住院以及冠病事件的独立预测因子。这些发现支持了这样的假设，即直径<9.4 nm 的较小的 HDL 颗粒在心肌中具有抗炎特性[60]。由于这些不一致之处，在心力衰竭一级或二级预防中使用降脂药物的数据很少。

CORONA[61]和 GISSI-HF[62]是专门研究瑞舒伐他汀对心力衰竭患者预后影响的随机对照试验。在 CORONA 研究中，患者被随机分为瑞舒伐他汀（10 mg）组或安慰剂组，中位随访 3 年。尽管低密度脂蛋白（LDL）水平降低了 45%，但与安慰剂组相比，作为主要心血管终点的死亡率并没有明显的差异。然而，使用瑞舒伐他汀后，因心力衰竭而住院的患者明显减少。N-末端脑钠肽前体（NT-proBNP）血浆水平最低组的患者预后有所改善，表明其对轻度心力衰竭患者有益[61]。在 GISSI-HF 随机双盲试验中，患者被随机分为瑞舒伐他汀（10 mg）组或安慰剂组。令人惊讶的是，尽管瑞舒伐他汀可显著降低 LDL 水平，但仍未能改善死亡率[62]。随后，在最近发表的一项对一级和二级预防研究进行的 meta 分析中，他汀类药物可以适当降低非致命性心力衰竭住院的风险以及非致命性心力衰竭住院和死亡的综合风险[63]。尽管如此，由于冠心病是心力衰竭的决定性危险因素，而且往往由血脂异常引起，因此治疗冠心病最终会降低心力衰竭的发生率（图 18.3）。

图 18.3 胆固醇代谢途径。内源性胆固醇产生始于甲羟戊酸途径，2 个乙酰辅酶 A（CoA）分子反应生成乙酰乙酰CoA，然后 CoA 与乙酰乙酰 CoA 第二步反应生成 3-羟基-3-甲基戊二酰辅酶 A（HMG-CoA），该分子可被 HMG-CoA还原酶还原成甲羟戊酸，这是胆固醇合成的限速步骤，即他汀类药物的作用位点。胆固醇为两亲性，因此它可在血液中的脂蛋白复合物中被运输。脂蛋白有多种类型，包括乳糜微粒、极低密度脂蛋白（VLDL）、低密度脂蛋白（LDL）、中等密度脂蛋白（IDL）和高密度脂蛋白（HDL）。LDL 颗粒是血液中胆固醇的主要载体，每一个颗粒含有大约 1500个胆固醇酯分子，LDL 分子壳中只有 1个载脂蛋白 B100 分子，可被外周组织中的低密度脂蛋白受体（LDLR）识别。通过与载脂蛋白 B100 结合，LDLR-LDL 复合物集中在包膜囊泡中，通过内吞作用内化并定向代谢。前蛋白转化酶枯草杆菌蛋白酶 9（PCSK9）是一种与LDLR 结合的酶。在肝中，LDLR 清除血液中的 LDL 分子。当 PCSK9 与 LD-LR 结合时，LDLR 被抑制。如果 PC-SK9 被阻断（PCSK9 抑制剂的作用部位），肝表面 LDLR 增多，从而从血液中清除更多的 LDL 胆固醇，降低血清LDL 水平

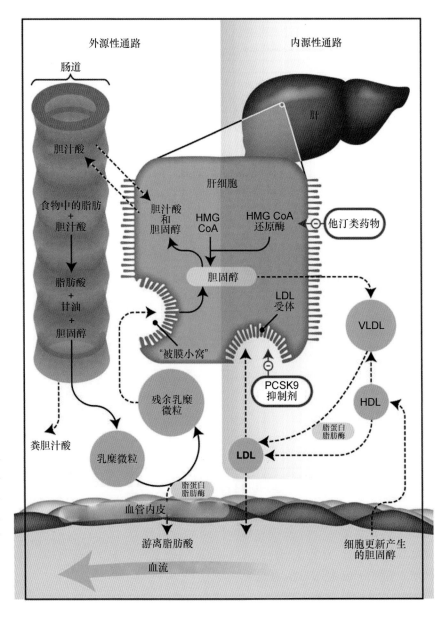

既往涉及他汀类药物的大型前瞻性临床试验已明确证明了 LDL 降低对心血管事件的影响。然而，仍有许多需要调脂治疗的患者有他汀类药物使用的禁忌证，或无法耐受他汀类药物。目前正在研发多种比他汀类药物更高效的药物。前蛋白转化酶枯草杆菌蛋白酶 9（PCSK9）抑制剂可显著影响 LDL 水平。肝细胞产生的 PCSK9 蛋白可与肝细胞表面的LDL-LDL 受体（LDLR）复合物结合，导致其内化。LDL 与肝细胞上 LDLR 的结合是清除 LDL 和其他非 HDL 分子的机制，但当 PCSK9 与 LDL-LDLR 复合物结合时，可导致 LDLR 在肝细胞内的溶酶体分解代谢，阻止 LDLR 的再循环[64]。PCSK9抑制剂可通过固定 PCSK9 而阻断 PCSK9 与 LDLR

的结合，从而阻止 LDLR 分解代谢，维持 LDLR 再循环，增加肝细胞表面的受体密度，增加 LDLR 密度可增加其与 LDL 的结合及血液清除，从而降低血清 LDL 水平。

2009 年，两种单克隆抗体形式的 PCSK9 抑制剂 alirocumab 和 evolocumab 在人体临床试验中使用，并于 2015 年获得 FDA 批准。首项发表的使用PCSK9 抑制剂的 I 期试验表明，在健康志愿者和家族性或非家族性高胆固醇血症患者中，alirocumab可显著降低 LDL 胆固醇水平（高达 60%）[65]。虽然alirocumab 和 evolocumab 的有效性和安全性已经在多项试验中得到证实，但它们对心血管结局（包括心力衰竭）的影响的研究仍在进行中[66]。

社会行为与预防：多物质滥用

可卡因相关性心肌病：可卡因是一种非法的用于娱乐的强效神经兴奋剂[67]。使用方式通常为鼻吸或吸烟。据世界卫生组织（WHO）估计，2001年有近 690 万人吸食可卡因，且成瘾导致 25 000 年的生命损失[68]。它与多种心血管并发症有关，包括心肌缺血和梗死、心肌病、心律失常、卒中和高血压[69]。可卡因诱导的扩张型心肌病仍然是心力衰竭的罕见原因[70]。可卡因相关性心肌病的发病机制尚不完全清楚，但可能的机制包括交感神经激活、钙离子内流增加和氧化应激以及心肌缺血[71]。

无传统心血管危险因素的年轻男性表现出心力衰竭症状时，应该高度怀疑可卡因相关性心肌病。虽然对于可卡因相关性心肌病的管理与其他类型的扩张型心肌病相似，但应该避免使用 β 受体阻滞剂。可卡因戒断后左心室功能可能会有明显改善[72]。不幸的是，可卡因的成瘾率和复吸率很高，而且左心室功能不全通常会持续存在，导致高死亡率。目前还需要进一步进行流行病学研究以充分评估其对治疗的影响（图 18.4）。

雄激素相关性心肌病：合成类固醇，又称合成-雄激素，是一种具有环状构象且与内源性雄激素（如睾酮）作用相似的激素。因此，它们具有雄激素的特点，包括促进男性特征的发展。它们也可增加蛋白质的生成和积累，特别是在骨骼肌中。合成类固醇在 19 世纪早期被用作青春期障碍和恶病质患者的首选治疗[73]。然而，直到 20 世纪 80 年代，美国运动医学学会才确认运动员使用合成类固醇可以增加肌肉质量和身体耐力[74]。

不幸的是，在运动员中合成类固醇滥用急剧增加——使用更高的剂量来改善肌肉的外观。一项调查发现，2/3 的职业健美者使用合成类固醇来提高身体机能[75]。这些类固醇会对心血管系统造成多种有害影响，包括心肌病、动脉粥样硬化、血管张力增加、血脂异常和心脏性猝死[76]。通过与雄激素受体呈剂量依赖性的相互作用，合成类固醇可诱导左心室肥大，进而发展为扩张型心肌病[77-78]。

多项研究表明，高剂量的合成类固醇（如诺龙）可引起类似于肥厚型心肌病的症状，随后出现由细胞内钙离子内流和动员介导的细胞凋亡[79-80]。最终可导致心室重构、心力衰竭和心脏性猝死。在动物模型中，虽然短期使用（<2 周）诺龙可改善心肌缺血后心肌的表现，但长期使用（>10 周）

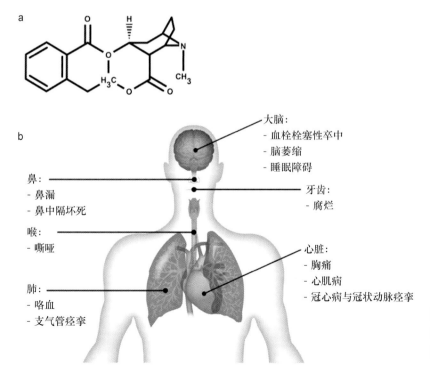

图 18.4　可卡因对心脏的不良影响。（a）可卡因的分子结构。（b）可卡因滥用的副作用

可增加心肌对缺血再灌注损伤的易感性，并抵消了心肌保护作用。易感性增加可能与类固醇诱导的肥大或缺血前心肌 cAMP 浓度增加有关[81]。此外，合成类固醇以前被认为与 Takotsubo "应激性" 心肌病也有关[82]。最后，合成类固醇可使 HDL 下降 20%，LDL 增加 20%，这是脂蛋白降解以及通过载脂蛋白 A 和 B 合成而被受体清除的结果[83]。因此，使用这些类固醇会增加冠心病和心肌缺血的风险。类固醇戒断是否会导致心肌逆向重构尚不清楚（图 18.5）。

苯丙胺相关性心肌病：苯丙胺属于苯乙胺类药物，是主要用于治疗注意缺陷障碍的强效中枢神经系统兴奋剂[84]。然而，苯丙胺也是被用作娱乐性质的非法药物[85]。长期使用苯丙胺与心肌病和收缩性心力衰竭有关[86-87]。苯丙胺导致扩张型心肌病的发病机制尚不清楚，但可能由肾上腺素能信号通路引起[72]。苯丙胺含有具有拟交感神经性质的多巴胺能底物。它也是单胺氧化酶 A 的可逆性强效抑制剂，单胺氧化酶 A 能使去甲肾上腺素和多巴胺失活[88]。除了引起高血压急症或心动过速外，直接的心肌毒性还会导致左心室衰竭、反复冠状动脉痉挛和加速动脉粥样硬化[89-90]。

甲基苯丙胺使用者的尸检研究显示心肌坏死[91]。3,4-亚甲基二氧甲基苯丙胺（即摇头丸）已被证明可引起心肌炎并伴有炎症细胞浸润和坏死[92]。最终，这种药物会导致左心室离心性扩张和舒张功能不全，导致收缩功能不全。虽然有证据表明，早期戒断苯丙胺可逆转心肌病理学改变[93]，但仍应实施完全戒断和标准的心力衰竭治疗。

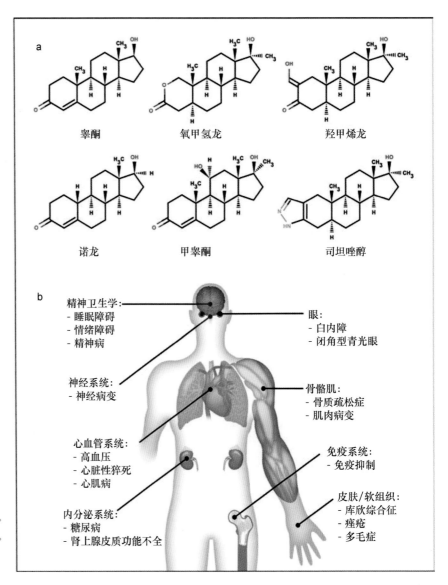

图 18.5 雄激素对心脏的不良影响。

（a）睾酮及常用雄激素的分子结构。

（b）雄激素滥用的副作用

酒精滥用与心力衰竭的预防

在美国,过量饮酒是导致 15～59 岁男性过早死亡的第三大原因[94]。酒精滥用是指每日饮酒量≥3 个标准杯,其与心血管疾病有关。心血管并发症包括酒精性心肌病、心律失常和高血压[95]。相比之下,每日饮用少量至适量酒精对心血管健康有好处,并与全因死亡率降低有关[96]。

酒精性心肌病是一种获得性扩张型心肌病,与长期大量饮酒有关(每日 > 80 g 乙醇至少 5 年)[97-98]。调查心力衰竭患者酒精滥用情况的流行病学研究发现,3.8%～47% 的扩张型心肌病患者酒精摄入量很高[99]。饮酒和生存率之间的关系呈 J 形,超过适量饮酒(女性每日饮酒量不超 1 个标准杯,男性不超过 2 个标准杯)会产生更多的有害影响。此外,少量至适量饮酒与改善心血管健康有关[100]。例如,ARIC 研究报道,每周饮用 7 杯酒的男性患心力衰竭的风险比不饮酒者低 20%。这种作用在女性中很少被观察到[101]。

约有 50% 的无症状性酒精滥用患者左心室壁厚度轻度增加,但超声心动图未显示心肌收缩能力下降[102]。从另一个角度来看,酒精中毒会导致急性无症状性左心室功能不全,即使是正常人的大量社交性饮酒[103]。酗酒与短暂的心肌改变有关,这些变化可通过心脏磁共振成像、血清心肌损伤标志物水平升高(如肌钙蛋白)和冠状动脉痉挛来检测[104]。酒精性心肌病不仅与平均每日饮酒量有关,还与饮酒持续时间有关[105]。酒精性心肌病的特点是心室质量增加,舒张功能不全,左心室扩张,最终导致收缩功能衰竭。虽然心脏磁共振成像在分析心肌病中非常有用,但与特发性扩张型心肌病相比,酒精性心肌病没有特殊的结构特征[106]。

酒精性心肌病的早期特征为线粒体超微结构的空间紊乱、线粒体不可逆性损伤和脂质积聚[107]。心肌损伤的其他机制包括细胞凋亡[108]、兴奋收缩耦联障碍[109]、收缩蛋白和肌原纤维减少[110]、L 型钙通道表达上调和钙离子内流增加[111],以及激活肾素-血管紧张素系统和交感神经系统[112]。在组织学上,主要是心肌纤维化、局灶性心肌水肿、心内膜纤维弹力变性和血栓形成[113]。然而,早期的线粒体改变似乎与酒精摄入更为相关[114]。

酒精性心肌病的治疗是完全和永久戒酒[115]。一些研究表明,适量饮酒可产生类似戒断的效果。尽管一些研究将心肌间质纤维化的缺乏作为可逆性的潜在指标,但形态学方面有限的数据得到的结果参差不齐[116-117]。一些小型观察性研究表明,部分戒断患者的左心室功能在 6 个月时即有所改善,戒断前短时间的心力衰竭症状较易恢复[118]。这些观点在一项前瞻性研究中得到了证实,研究纳入 55 例患有心肌病的男性,其每日饮酒量≥100 g,持续至少 10 年[119]。在 1 年的随访期间,饮酒量控制良好的戒酒者收缩功能改善水平相同,相反,每天持续饮酒 > 80 g 的患者,射血分数有进一步恶化。

对于无症状性左心室功能不全的患者,戒酒的同时使用 β 受体阻滞剂和 ACEI 或 ARB 可以停止或逆转心肌的负性重构。患者还应均衡饮食,纠正营养不良。

酒精性心肌病的预后因持续饮酒的存在和程度而异,戒酒或适量饮酒的患者预后优于或类似于特发性扩张型心肌病患者,而持续大量饮酒的患者预后较差。在 Gavazzi 等的一项研究中,与戒酒者(45%)或特发性心肌病患者(53%)相比,未戒酒者的 7 年无移植生存率较低(27%)[120]。在酒精性心肌病患者中,死亡的独立预测因子包括心脏移植、心房颤动、QRS 波时限 > 120 ms 以及未使用 β 受体阻滞剂[121](图 18.6)。

人类免疫缺陷病毒(HIV)与心力衰竭的预防

人类免疫缺陷病毒(HIV)在全球范围内大流行,全球感染人数超过 4000 万[122]。随着抗逆转录病毒治疗(ART)的引入,HIV 感染已成为一种发病率和死亡率都有所改善的慢性疾病。然而,预期寿命延长的一个结果是,与 HIV 感染相关的心血管并发症变得越来越重要。心脏后遗症包括 HIV 感染相关性心肌病、冠心病、高血压和肺动脉高压[123]。

抗逆转录病毒治疗的出现极大地改变了心脏并发症的发病率和患病率,这些并发症都是由于 HIV 感染的调节和药物相关副作用所致[124]。例如,在

图 18.6 酒精性心肌病。长期大量摄入乙醇的副作用

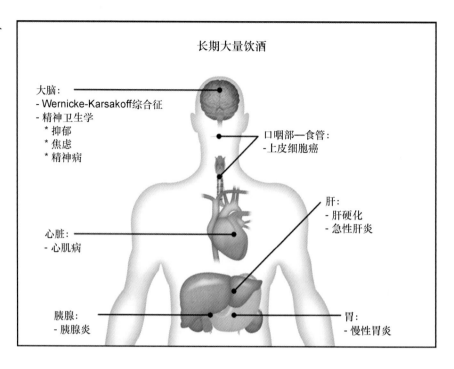

SMART 研究中，早期进行抗逆转录病毒治疗可导致炎症标志物（C 反应蛋白、IL-6 和 D-二聚体）减少，预示着未来心血管事件的减少[125]。冠心病是 HIV 感染者的第三大死亡原因[126]。相反，HIV 感染相关性心肌病的发病率很难评估，因为很少有研究真正去评估这一结果。对抗逆转录病毒治疗时期的 11 项研究进行的 meta 分析显示，心脏收缩功能不全的患病率为 8.3%，舒张功能不全的患病率为 43.4%[127]。索韦托非洲心脏研究调查了 HIV 感染对新发心脏病的影响[128]。在这项研究中，9.7% 的新诊断的心脏病患者被确认为 HIV 阳性，其中 38% 的患者为症状性 HIV 感染相关性心肌病。尽管如此，亚临床心肌改变很可能被低估。例如，心脏磁共振成像发现在接受抗逆转录病毒治疗的 HIV 感染者中，几乎 100% 的患者出现了轻微的收缩功能不全、心脏脂质沉积和心肌纤维化[129]。

HIV 感染相关性心肌病的病理生理学机制复杂且为多因素，包括 HIV-1 直接心肌感染、抗逆转录病毒治疗的毒性作用、冠心病、心脏机会性感染、营养不良等[130-131]。心肌感染 HIV-1 被认为是收缩和舒张功能受损的关键机制之一[130]。有趣的是，使用原位杂交技术检测心肌样本中的 HIV-1 显示，HIV 主要感染心肌间质细胞（而不是心肌细胞）[132-133]。这最终会导致对心肌表位的自身免疫反应和心肌细胞特异性自身抗体的产生。此外，肿瘤坏死因子-α、活性氧类和其他细胞因子的过表达最终会导致更严重的收缩功能不全[133-134]。线粒体毒性，特别是齐多夫定、克来夫定和洛德腺苷的毒性，已被证明可对心肌造成严重的损害，先引起轻微的心脏异常，随后导致更明显的症状性心肌病[135-137]。这在与 HIV 直接心肌感染存在协同效应时尤为重要。硒等微量元素的缺乏也与心肌病有关[138]。

最后，HIV 感染是冠心病的独立危险因素[139]。考虑到在 HIV 感染者中急性心肌梗死的发病率为 11.13/1000 人年，而健康受试者的发病率为 6.98/1000 人年[140]。这种风险的增加由多因素造成，并可归因于 HIV 本身、抗逆转录病毒治疗、代谢紊乱、内皮功能障碍以及诸如可卡因和烟草等药物的滥用[139]。这些患者不仅有较高的冠心病发病率，其后续发生急性冠脉综合征的风险也很高。对 11 项针对 HIV 感染者急性冠脉综合征的研究进行的 meta 分析发现，因急性冠脉综合征而入院的 HIV 感染者的短期死亡率为 8%，心肌梗死的长期风险为 9.4%，20.1% 的患者需要经皮冠状动脉血运重建[141]。一项具有里程碑意义的研究表明，抗逆转录病毒治疗与治疗前 5 年内每年急性心肌梗死发生率相对增加 26% 独立相关[142]。然而，在 SMART 研究中，治疗中断后急性冠脉综合征的风险会增加 57%[143]。目前仍需要更多的研究来分析主要的高危人群。

严重收缩功能不全的预后较差[144]。在 Felker 等的一项研究中，与特发性心肌病患者相比，其死亡的风险比为 5.86[145]。舒张功能不全对生存率的影响尚未阐明。不幸的是，对于 HIV 感染相关性心肌病的最佳治疗方法以及 HIV 感染患者对心力衰竭药物的反应还知之甚少。目前还没有对心力衰竭药物进行随机试验。常见的建议包括使用 β 受体阻滞剂、逆向重构药物和减轻后负荷。难治性病例可进行再同步化治疗[146]。然而，终末期患者可能需要机械循环支持甚至心脏移植[147]。移植结果较好，且免疫抑制不会增加急性排斥反应或导致 HIV 感染恶化[148]（图 18.7）。

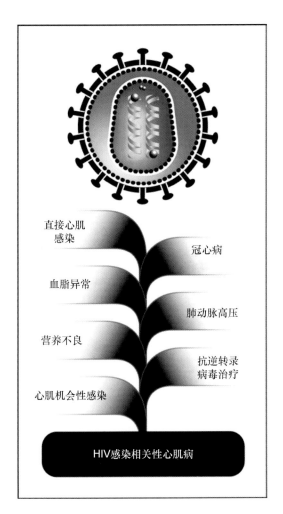

图 18.7 HIV 感染相关性心肌病。逆转录病毒 HIV-1 除了直接导致心肌损伤外，还会对心血管系统有一系列的影响，最终结果是终末期扩张型心肌病。HIV，人类免疫缺陷病毒

癌症治疗学与心力衰竭的预防

根据美国国家癌症研究所的数据，估计 2014 年美国有超过 1400 万癌症幸存者，其 5 年生存率为 60%[149]。儿童癌症治疗方法的优化已经带来了更大的进展，其 5 年生存率超过 80%[150]。然而，这些治疗的长期副作用也因生存率的升高而显现出来。这些副作用包括化疗引起的心肌病和心力衰竭，这是构成无癌症长期幸存者发病率和死亡率的主要原因[151]。例如，儿童癌症幸存者患心力衰竭的风险是普通人群的 15 倍以上[152]。因此，了解癌症治疗相关心力衰竭的病理生理学机制对减少心力衰竭的发生具有重要意义，并可作为治疗的靶点。

在过去的几十年中，已出现多种与特定治疗相关的心脏毒性类型[153]。由于这种毒性作用的可预见性，美国心脏协会发布了一份指南，将所有存在心脏毒性风险的癌症患者列为心力衰竭 A 期[154]，除了特殊的化疗预防措施外，还需要积极纠正心血管风险。

有证据表明预防远比治疗有效。例如，在 Cardinale 等的一项研究中，绝大多数在最后使用蒽环类药物后 4 个月内进行心力衰竭治疗的左心室功能不全患者，比那些化疗后超过 6 个月才开始心力衰竭治疗的患者，可以得到更好的左心室功能改善[155]。

多柔比星（阿霉素）及其他蒽环类药物是可以有效治疗恶性血液系统疾病和乳腺恶性肿瘤的抗肿瘤药物。鉴于这类蒽环类药物的心肌损伤率最高，心脏毒性通常与这类药物有关[156]。虽然不是基于长期前瞻性研究，但其心脏毒性可分为三个阶段：急性、亚急性和慢性。急性心脏毒性开始于给药后 24 h 内，通常是无症状的，可发生于 40%～50% 的患者中。这些变化包括一过性心电图改变如非特异性 ST-T 改变、QTc 间期延长、房性和室性期前收缩、心肌肌钙蛋白轻度升高。亚急性心脏毒性以心肌间质水肿和细胞浸润为特征，慢性心脏毒性可能在最后一次给药后 20 年才会显现，并伴随着进行性左心室功能不全，5 年死亡率为 50%[157-159]。

与心肌病相关的分子机制包括氧化应激、肌原纤维解体、拓扑异构酶 2b 抑制、内皮细胞凋亡和细胞内钙失调[160]。有趣的是，心肌病的发展在很大程度上是剂量依赖的[161]，但当易感性增加时可能发生

在低剂量时。例如，女性、低龄、联用其他心脏毒性药物、纵隔放疗和其他合并症是临床上易感性的重要危险因素[162]。由于多柔比星对心肌的有害影响通常要到癌症缓解数年后才能被发现，因此对儿童癌症幸存者的影响最大[150]。

舒尼替尼、索拉非尼布和贝伐珠单抗是血管内皮信号转导通路抑制剂，可用于治疗实体肿瘤。临床试验显示这些药物引起心肌病的发病率可高达13%[163]。这些药物不仅直接导致心脏毒性，而且还与临床严重高血压的发生有关[164]。曲妥珠单抗是一种用于治疗 HER2 阳性乳腺癌患者的酪氨酸激酶抑制剂单克隆抗体，与蒽环类药物联用可导致大约27%的患者发生心力衰竭[165]。最后，作为辅助治疗或主要治疗的放射治疗可能会对心脏产生多种影响，包括限制型心肌病和舒张性心力衰竭、心包疾病和瓣膜功能障碍[166]。

早期检测心肌损伤有助于采取预防措施，以减少进一步发生心室失代偿的可能性。心肌肌钙蛋白和心房钠尿肽（ANP）等心脏生物标志物可以成为心肌损伤的重要指标，并能为诊断提供有用信息，特别是在结合心肌影像学检查时[167]。连续超声心动图监测通常被用作一线影像学检查[168]。传统上，左心室收缩功能可以用射血分数来评价，最近也可以用斑点追踪超声心动图来评价。

例如，在 NSABP 试验（纳入 1830 例 HER2 阳性乳腺癌患者的曲妥珠单抗Ⅲ期随机临床试验）中，基线射血分数处于正常值下限的患者随后发生心力衰竭的风险比为 6.72[169]。随后，在 HERA 试验中，基线射血分数较低是心脏不良后果的危险因素，包括心血管死亡、心肌病和心力衰竭[170]。从另一个角度来看，斑点分析是测量心肌变形（心肌组织固有的力学特性）的一种有效的手段。径向应变的降低与早期组织学损伤和心肌损伤的发生有关，与心室功能的标准评估相比，其提供了一种更早期的检测方法[171]。

虽然超声心动图仍然是筛查心脏毒性最重要的方法，但心脏磁共振成像正在成为心脏病学领域中用于诊断和随访的一种更优越、更敏感的成像技术。它具有能够早期检测心脏毒性的优势——在用药后的数周内[159]。心脏毒性的特征主要为 T2 加权像显示心肌水肿[172-173]。T2 图像结合双回波技术可提高对相对于正常心肌的异常信号的潜在检测能力。事实上，最近的一项研究表明，11%的癌症幸存者在进行超声心动图检查时被误诊为整体收缩功能正常，而磁共振成像则显示异常[174]（图 18.8）。最后，心脏磁共振成像在检测心肌纤维化（慢性心

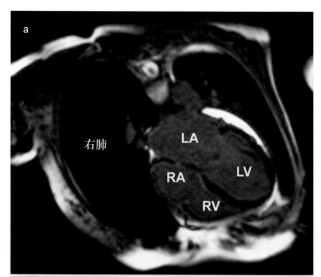

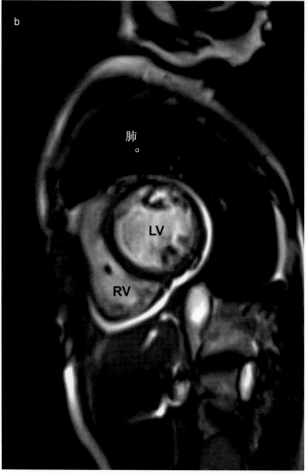

图 18.8 化疗相关性心肌病的磁共振成像。（**a**）T1 图像显示四腔心视图下的心脏结构，晚期表现为左心室扩张，射血分数降低。（**b**）晚期钆增强图像（短轴视图）显示心肌内无明显纤维化

脏毒性的表现）方面具有特别重要的价值。还需要进一步研究以充分评估其对未来几年患者预后的影响。

通过以上这些证据，多个研究团队均支持应预防心肌病的发生，而不是治疗晚期疾病。目前，剂量调整是预防化疗患者心肌病的唯一重要策略。多项研究报道，较低的每周剂量甚至持续输注都能在限制心脏毒性的同时充分抑制肿瘤[175]。

β 受体阻滞剂和 ACEI 可有效治疗心肌病[155]。最近一项关于心脏保护治疗在一级预防心脏毒性作用的 meta 分析回顾了 12 项随机对照试验和 2 项观察性研究[176]。分析发现预防性使用 β 受体阻滞剂、ACEI、右丙亚胺有助于改善主要结局（心力衰竭和射血分数下降）。目前的做法通常是在治疗过程中密切观察高危患者，并开始对影像学检查发现的无症状性左心室功能不全进行治疗。一旦存在心肌病的表现，应该实施标准的心力衰竭治疗，从药物治疗开始。在严重的情况下，难治性病例可以通过心脏再同步化治疗、长期机械循环支持和移植而获益[177]。鉴于恶性肿瘤的病史，移植尤为重要。尽管如此，对于化疗后继发性顽固性心力衰竭患者，移植仍是一种备选治疗方案。幸运的是，有证据表明，患者移植后的生存率与其他心脏移植者相当，且移植后的肿瘤复发非常罕见，即使在免疫抑制的情况下[178]。在给予关于无癌间隔时间的指导前应根据个体情况重新检查，需根据肿瘤学家的建议，同时考虑肿瘤的类型、分期、分级和对初始治疗的反应。

小结

心力衰竭已逐渐成为最具挑战性的心血管疾病之一，不仅因为它与高死亡率有关，还因为它与反复住院有关。为了改变这种破坏性的预后轨迹，早期发现心力衰竭非常重要。此外，识别心力衰竭的危险因素同样至关重要，消除或减少危险因素并对其进行充分的治疗不仅可以降低发病率和死亡率，同时还可以维持患者的生活质量，减少医疗费用，而且通过积极治疗高血压、血脂异常、肥胖和糖尿病，也可以预防心力衰竭。

参考文献

1. Mozaffarian D, Benjamin EJ, Go AS, Arnett DK, Blaha MJ, Cushman M, de Ferranti S, Després JP, Fullerton HJ, Howard VJ, Huffman MD, Judd SE, Kissela BM, Lackland DT, Lichtman JH, Lisabeth LD, Liu S, Mackey RH, Matchar DB, McGuire DK, Mohler 3rd ER, Moy CS, Muntner P, Mussolino ME, Nasir K, Neumar RW, Nichol G, Palaniappan L, Pandey DK, Reeves MJ, Rodriguez CJ, Sorlie PD, Stein J, Towfighi A, Turan TN, Virani SS, Willey JZ, Woo D, Yeh RW, Turner MB, American Heart Association Statistics Committee and Stroke Statistics Sub-committee. Heart disease and stroke statistics--2015 update: a report from the American Heart Association. Circulation. 2015;131(4):29–322.
2. Chen J, Normand SL, Wang Y, Krumholz HM. National and regional trends in heart failure hospitalization and mortality rates for Medicare beneficiaries, 1998-2008. JAMA. 2011;306(15):1669–78.
3. Roger VL, Weston SA, Redfield MM, Hellermann-Homan JP, Killian J, Yawn BP, Jacobsen SJ. Trends in heart failure incidence and survival in a community-based population. JAMA. 2004;292(3):344–50.
4. Dunlay SM, Redfield MM, Weston SA, Therneau TM, Hall Long K, Shah ND, Roger VL. Hospitalizations after heart failure diagnosis a community perspective. J Am Coll Cardiol. 2009;54(18):1695–702.
5. Heidenreich PA, Albert NM, Allen LA, Bluemke DA, Butler J, Fonarow GC, Ikonomidis JS, Khavjou O, Konstam MA, Maddox TM, Nichol G, Pham M, Piña IL, Trogdon JG, American Heart Association Advocacy Coordinating Committee; Council on Arteriosclerosis, Thrombosis and Vascular Biology; Council on Cardiovascular Radiology and Intervention; Council on Clinical Cardiology; Council on Epidemiology and Prevention; Stroke Council. Forecasting the impact of heart failure in the United States: a policy statement from the American Heart Association. Circ Heart Fail. 2013;6(3):606–19.
6. Lloyd-Jones DM, Larson MG, Leip EP, Beiser A, D'Agostino RB, Kannel WB, Murabito JM, Vasan RS, Benjamin EJ, Levy D, Framingham Heart Study. Lifetime risk for developing congestive heart failure: the Framingham Heart Study. Circulation. 2002;106(24):3068–72.
7. Bibbins-Domingo K, Pletcher MJ, Lin F, Vittinghoff E, Gardin JM, Arynchyn A, Lewis CE, Williams OD, Hulley SB. Racial differences in incident heart failure among young adults. N Engl J Med. 2009;360(12):1179–90.
8. Armstrong C, Joint National Committee. JNC8 guidelines for the management of hypertension in adults. Am Fam Physician. 2014; 90(7):503–4.
9. Danaei G, Ding EL, Mozaffarian D, Taylor B, Rehm J, Murray CJ, Ezzati M. The preventable causes of death in the United States: comparative risk assessment of dietary, lifestyle, and metabolic risk factors. PLoS Med. 2009;6(4):e1000058.
10. Deshmukh A, Kumar G, Kumar N, Nanchal R, Gobal F, Sakhuja A, Mehta JL. Effect of Joint National Committee VII report on hospitalizations for hypertensive emergencies in the United States. Am J Cardiol. 2011;108(9):1277–82.
11. ESH/ESC Task Force for the Management of Arterial Hypertension. 2013 practice guidelines for the management of arterial hypertension of the European Society of Hypertension (ESH) and the European Society of Cardiology (ESC): ESH/ESC Task Force for the Management of Arterial Hypertension. J Hypertens. 2013;31(10): 1925–38.
12. Opie LH, Commerford PJ, Gersh BJ, Pfeffer MA. Controversies in ventricular remodelling. Lancet. 2006;367(9507):356–67.
13. Richards AM, Nicholls MG, Troughton RW, Lainchbury JG, Elliott J, Frampton C, Espiner EA, Crozier IG, Yandle TG, Turner J. Antecedent hypertension and heart failure after myocardial infarction. J Am Coll Cardiol. 2002;39(7):1182–8.
14. Yip GW, Fung JW, Tan YT, Sanderson JE. Hypertension and heart failure: a dysfunction of systole, diastole or both? J Hum Hypertens. 2009;23(5):295–306.

15. Rame JE, Ramilo M, Spencer N, Blewett C, Mehta SK, Dries DL, Drazner MH. Development of a depressed left ventricular ejection fraction in patients with left ventricular hypertrophy and a normal ejection fraction. Am J Cardiol. 2004;93(2):234–7.

16. Drazner MH, Rame JE, Marino EK, Gottdiener JS, Kitzman DW, Gardin JM, Manolio TA, Dries DL, Siscovick DS. Increased left ventricular mass is a risk factor for the development of a depressed left ventricular ejection fraction within five years: the Cardiovascular Health Study. J Am Coll Cardiol. 2004;43(12):2207–15.

17. de Simone G, Devereux RB, Chinali M, Roman MJ, Lee ET, Resnick HE, Howard BV. Metabolic syndrome and left ventricular hypertrophy in the prediction of cardiovascular events: the Strong Heart Study. Nutr Metab Cardiovasc Dis. 2009;19(2):98–104.

18. Krauser DG, Devereux RB. Ventricular hypertrophy and hypertension: prognostic elements and implications for management. Herz. 2006;31(4):305–16.

19. Effect of enalapril on survival in patients with reduced left ventricular ejection fractions and congestive heart failure. The SOLVD Investigators. N Engl J Med. 1991;325(5):293–302.

20. Mathew J, Sleight P, Lonn E, Johnstone D, Pogue J, Yi Q, Bosch J, Sussex B, Probstfield J, Yusuf S, Heart Outcomes Prevention Evaluation (HOPE) Investigators. Reduction of cardiovascular risk by regression of electrocardiographic markers of left ventricular hypertrophy by the angiotensin-converting enzyme inhibitor ramipril. Circulation. 2001;104(14):1615–21.

21. Packer M, Coats AJ, Fowler MB, Katus HA, Krum H, Mohacsi P, Rouleau JL, Tendera M, Castaigne A, Roecker EB, Schultz MK, DeMets DL, Carvedilol Prospective Randomized Cumulative Survival Study Group. Effect of carvedilol on survival in severe chronic heart failure. N Engl J Med. 2001;344(22):1651–8.

22. SPRINT Research Group, Wright Jr JT, Williamson JD, Whelton PK, Snyder JK, Sink KM, Rocco MV, Reboussin DM, Rahman M, Oparil S, Lewis CE, Kimmel PL, Johnson KC, Goff Jr DC, Fine LJ, Cutler JA, Cushman WC, Cheung AK, Ambrosius WT. A randomized trial of intensive versus standard blood-pressure control. N Engl J Med. 2015;373(22):2103–16.

23. Thomopoulos C, Parati G, Zanchetti A. Effects of blood pressure-lowering treatment. 6. Prevention of heart failure and new-onset heart failure - meta-analyses of randomized trials. J Hypertens. 2016;34(3):373–84.

24. Writing Committee Members, Yancy CW, Jessup M, Bozkurt B, Butler J, Casey Jr DE, Drazner MH, Fonarow GC, Geraci SA, Horwich T, Januzzi JL, Johnson MR, Kasper EK, Levy WC, Masoudi FA, McBride PE, McMurray JJ, Mitchell JE, Peterson PN, Riegel B, Sam F, Stevenson LW, Tang WH, Tsai EJ, Wilkoff BL, American College of Cardiology Foundation/American Heart Association Task Force on Practice Guidelines. 2013 ACCF/AHA guideline for the management of heart failure: a report of the American College of Cardiology Foundation/American Heart Association Task Force on practice guidelines. Circulation. 2013;128(16):e240–327.

25. Williams B, MacDonald TM, Morant S, Webb DJ, Sever P, McInnes G, Ford I, Cruickshank JK, Caulfield MJ, Salsbury J, Mackenzie I, Padmanabhan S, Brown MJ, British Hypertension Society's PATHWAY Studies Group. Spironolactone versus placebo, bisoprolol, and doxazosin to determine the optimal treatment for drug-resistant hypertension (PATHWAY-2): a randomised, double-blind, crossover trial. Lancet. 2015;386(10008):2059–68.

26. Pfeffer MA, Claggett B, Assmann SF, Boineau R, Anand IS, Clausell N, Desai AS, Diaz R, Fleg JL, Gordeev I, Heitner JF, Lewis EF, O'Meara E, Rouleau JL, Probstfield JL, Shaburishvili T, Shah SJ, Solomon SD, Sweitzer NK, McKinlay SM, Pitt B. Regional variation in patients and outcomes in the Treatment of Preserved Cardiac Function Heart Failure With an Aldosterone Antagonist (TOPCAT) trial. Circulation. 2015;131(1):34–42.

27. Chan AK, Sanderson JE, Wang T, Lam W, Yip G, Wang M, Lam YY, Zhang Y, Yeung L, Wu EB, Chan WW, Wong JT, So N, Yu CM. Aldosterone receptor antagonism induces reverse remodeling when added to angiotensin receptor blockade in chronic heart failure. J Am Coll Cardiol. 2007;50(7):591–6.

28. Beckman JA, Creager MA, Libby P. Diabetes and atherosclerosis: epidemiology, pathophysiology, and management. JAMA. 2002;287(19):2570–81.

29. Leon BM, Maddox TM. Diabetes and cardiovascular disease: epidemiology, biological mechanisms, treatment recommendations and future research. World J Diabetes. 2015;6(13):1246–58.

30. Kannel WB, Hjortland M, Castelli WP. Role of diabetes in congestive heart failure: the Framingham study. Am J Cardiol. 1974;34(1):29–34.

31. Nichols GA, Gullion CM, Koro CE, Ephross SA, Brown JB. The incidence of congestive heart failure in type 2 diabetes: an update. Diabetes Care. 2004;27(8):1879–84.

32. Emerging Risk Factors Collaboration, Sarwar N, Gao P, Seshasai SR, Gobin R, Kaptoge S, Di Angelantonio E, Ingelsson E, Lawlor DA, Selvin E, Stampfer M, Stehouwer CD, Lewington S, Pennells L, Thompson A, Sattar N, White IR, Ray KK, Danesh J. Diabetes mellitus, fasting blood glucose concentration, and risk of vascular disease: a collaborative meta-analysis of 102 prospective studies. Lancet. 2010;375(9733):2215–22.

33. Iribarren C, Karter AJ, Go AS, Ferrara A, Liu JY, Sidney S, Selby JV. Glycemic control and heart failure among adult patients with diabetes. Circulation. 2001;103(22):2668–73.

34. From AM, Leibson CL, Bursi F, Redfield MM, Weston SA, Jacobsen SJ, Rodeheffer RJ, Roger VL. Diabetes in heart failure: prevalence and impact on outcome in the population. Am J Med. 2006;119(7):591–9.

35. Seferovic PM, Paulus WJ. Clinical diabetic cardiomyopathy: a two-faced disease with restrictive and dilated phenotypes. Eur Heart J. 2015;36(27):1718–27. 1727a-1727c.

36. Rubler S, Dlugash J, Yuceoglu YZ, Kumral T, Branwood AW, Grishman A. New type of cardiomyopathy associated with diabetic glomerulosclerosis. Am J Cardiol. 1972;30(6):595–602.

37. Rutter MK, Parise H, Benjamin EJ, Levy D, Larson MG, Meigs JB, Nesto RW, Wilson PW, Vasan RS. Impact of glucose intolerance and insulin resistance on cardiac structure and function: sex-related differences in the Framingham Heart Study. Circulation. 2003;107(3):448–54.

38. Devereux RB, Roman MJ, Paranicas M, O'Grady MJ, Lee ET, Welty TK, Fabsitz RR, Robbins D, Rhoades ER, Howard BV. Impact of diabetes on cardiac structure and function: the strong heart study. Circulation. 2000;101(19):2271–6.

39. Palmieri V, Capaldo B, Russo C, Iaccarino M, Pezzullo S, Quintavalle G, Di Minno G, Riccardi G, Celentano A. Uncomplicated type 1 diabetes and preclinical left ventricular myocardial dysfunction: insights from echocardiography and exercise cardiac performance evaluation. Diabetes Res Clin Pract. 2008;79(2):262–8.

40. Lopaschuk GD, Ussher JR, Folmes CD, Jaswal JS, Stanley WC. Myocardial fatty acid metabolism in health and disease. Physiol Rev. 2010;90(1):207–58.

41. Malhotra A, Sanghi V. Regulation of contractile proteins in diabetic heart. Cardiovasc Res. 1997;34(1):34–40.

42. Teshima Y, Takahashi N, Saikawa T, Hara M, Yasunaga S, Hidaka S, Sakata T. Diminished expression of sarcoplasmic reticulum Ca(2+)-ATPase and ryanodine sensitive Ca(2+)Channel mRNA in streptozotocin-induced diabetic rat heart. J Mol Cell Cardiol. 2000;32(4):655–64.

43. Skali H, Shah A, Gupta DK, Cheng S, Claggett B, Liu J, Bello N, Aguilar D, Vardeny O, Matsushita K, Selvin E, Solomon S. Cardiac structure and function across the glycemic spectrum in elderly men and women free of prevalent heart disease: the Atherosclerosis Risk In the Community study. Circ Heart Fail. 2015;8(3):448–54.

44. Yilmaz S, Canpolat U, Aydogdu S, Abboud HE. Diabetic cardiomyopathy; summary of 41 years. Korean Circ J. 2015;45(4):266–72.

45. Larghat AM, Swoboda PP, Biglands JD, Kearney MT, Greenwood JP, Plein S. The microvascular effects of insulin resistance and diabetes on cardiac structure, function, and perfusion: a cardiovascular magnetic resonance study. Eur Heart J Cardiovasc Imaging. 2014;

15(12):1368–76.

46. Yetkin E, Topal E, Erguzel N, Senen K, Heper G, Waltenberger J. Diabetes mellitus and female gender are the strongest predictors of poor collateral vessel development in patients with severe coronary artery stenosis. Angiogenesis. 2015;18(2):201–7.

47. Dei Cas A, Khan SS, Butler J, Mentz RJ, Bonow RO, Avogaro A, Tschoepe D, Doehner W, Greene SJ, Senni M, Gheorghiade M, Fonarow GC. Impact of diabetes on epidemiology, treatment, and outcomes of patients with heart failure. JACC Heart Fail. 2015;3(2):136–45.

48. Gilbert RE, Krum H. Heart failure in diabetes: effects of antihyperglycaemic drug therapy. Lancet. 2015;385(9982):2107–17.

49. Zinman B, Wanner C, Lachin JM, Fitchett D, Bluhmki E, Hantel S, Mattheus M, Devins T, Johansen OE, Woerle HJ, Broedl UC, Inzucchi SE, EMPA-REG OUTCOME Investigators. Empagliflozin, cardiovascular outcomes, and mortality in type 2 diabetes. N Engl J Med. 2015;373(22):2117–28.

50. Pant R, Marok R, Klein LW. Pathophysiology of coronary vascular remodeling: relationship with traditional risk factors for coronary artery disease. Cardiol Rev. 2014;22(1):13–6.

51. Ebong IA, Goff Jr DC, Rodriguez CJ, Chen H, Sibley CT, Bertoni AG. Association of lipids with incident heart failure among adults with and without diabetes mellitus: multiethnic study of atherosclerosis. Circ Heart Fail. 2013;6(3):371–8.

52. Schaffer JE. Lipotoxicity: when tissues overeat. Curr Opin Lipidol. 2003;14(3):281–7.

53. Rijzewijk LJ, van der Meer RW, Smit JW, Diamant M, Bax JJ, Hammer S, Romijn JA, de Roos A, Lamb HJ. Myocardial steatosis is an independent predictor of diastolic dysfunction in type 2 diabetes mellitus. J Am Coll Cardiol. 2008;52(22):1793–9.

54. Dhingra R, Sesso HD, Kenchaiah S, Gaziano JM. Differential effects of lipids on the risk of heart failure and coronary heart disease: the Physicians' Health Study. Am Heart J. 2008;155(5):869–75.

55. Bahrami H, Bluemke DA, Kronmal R, Bertoni AG, Lloyd-Jones DM, Shahar E, Szklo M, Lima JA. Novel metabolic risk factors for incident heart failure and their relationship with obesity: the MESA (Multi-Ethnic Study of Atherosclerosis) study. J Am Coll Cardiol. 2008;51(18):1775–83.

56. Voulgari C, Tentolouris N, Dilaveris P, Tousoulis D, Katsilambros N, Stefanadis C. Increased heart failure risk in normal-weight people with metabolic syndrome compared with metabolically healthy obese individuals. J Am Coll Cardiol. 2011;58(13):1343–50.

57. Wang J, Sarnola K, Ruotsalainen S, Moilanen L, Lepistö P, Laakso M, Kuusisto J. The metabolic syndrome predicts incident congestive heart failure: a 20-year follow-up study of elderly Finns. Atherosclerosis. 2010;210(1):237–42.

58. Velagaleti RS, Massaro J, Vasan RS, Robins SJ, Kannel WB, Levy D. Relations of lipid concentrations to heart failure incidence: the Framingham Heart Study. Circulation. 2009;120(23):2345–51.

59. Kannel WB, Ho K, Thom T. Changing epidemiological features of cardiac failure. Br Heart J. 1994;72(2 Suppl):S3–9.

60. Duprez DA, Otvos J, Tracy RP, Feingold KR, Greenland P, Gross MD, Lima JA, Mackey RH, Neaton JD, Sanchez OA, Jacobs DR. High-density lipoprotein subclasses and noncardiovascular, noncancer chronic inflammatory-related events versus cardiovascular events: the multi-ethnic study of atherosclerosis. J Am Heart Assoc. 2015;4(9):e002295.

61. Kjekshus J, Apetrei E, Barrios V, Böhm M, Cleland JG, Cornel JH, Dunselman P, Fonseca C, Goudev A, Grande P, Gullestad L, Hjalmarson A, Hradec J, Jánosi A, Kamenský G, Komajda M, Korewicki J, Kuusi T, Mach F, Mareev V, McMurray JJ, Ranjith N, Schaufelberger M, Vanhaecke J, van Veldhuisen DJ, Waagstein F, Wedel H, Wikstrand J, CORONA Group. Rosuvastatin in older patients with systolic heart failure. N Engl J Med. 2007;357(22):2248–61.

62. Tavazzi L, Maggioni AP, Marchioli R, Barlera S, Franzosi MG, Latini R, Lucci D, Nicolosi GL, Porcu M, Tognoni G, Gissi-HF Investigators. Effect of rosuvastatin in patients with chronic heart failure (the GISSI-HF trial): a randomised, double-blind, placebo-controlled trial. Lancet. 2008;372(9645):1231–9.

63. Preiss D, Campbell RT, Murray HM, Ford I, Packard CJ, Sattar N, Rahimi K, Colhoun HM, Waters DD, LaRosa JC, Amarenco P, Pedersen TR, Tikkanen MJ, Koren MJ, Poulter NR, Sever PS, Ridker PM, MacFadyen JG, Solomon SD, Davis BR, Simpson LM, Nakamura H, Mizuno K, Marfisi RM, Marchioli R, Tognoni G, Athyros VG, Ray KK, Gotto AM, Clearfield MB, Downs JR, McMurray JJ. The effect of statin therapy on heart failure events: a collaborative meta-analysis of unpublished data from major randomized trials. Eur Heart J. 2015;36(24):1536–46.

64. Abifadel M, Varret M, Rabès JP, Allard D, Ouguerram K, Devillers M, Cruaud C, Benjannet S, Wickham L, Erlich D, Derré A, Villéger L, Farnier M, Beucler I, Bruckert E, Chambaz J, Chanu B, Lecerf JM, Luc G, Moulin P, Weissenbach J, Prat A, Krempf M, Junien C, Seidah NG, Boileau C. Mutations in PCSK9 cause autosomal dominant hypercholesterolemia. Nat Genet. 2003;34(2):154–6.

65. Stein EA, Mellis S, Yancopoulos GD, Stahl N, Logan D, Smith WB, Lisbon E, Gutierrez M, Webb C, Wu R, Du Y, Kranz T, Gasparino E, Swergold GD. Effect of a monoclonal antibody to PCSK9 on LDL cholesterol. N Engl J Med. 2012;366(12):1108–18.

66. Turner T, Stein EA. Non-statin treatments for managing LDL cholesterol and their outcomes. Clin Ther. 2015;37(12):2751–69.

67. Hurd YL, Svensson P, Ponten M. The role of dopamine, dynorphin, and CART systems in the ventral striatum and amygdala in cocaine abuse. Ann N Y Acad Sci. 1999;877:499–506.

68. Degenhardt L, Whiteford HA, Ferrari AJ, Baxter AJ, Charlson FJ, Hall WD, Freedman G, Burstein R, Johns N, Engell RE, Flaxman A, Murray CJ, Vos T. Global burden of disease attributable to illicit drug use and dependence: findings from the Global Burden of Disease Study 2010. Lancet. 2013;382(9904):1564–74.

69. Maraj S, Figueredo VM, Lynn Morris D. Cocaine and the heart. Clin Cardiol. 2010;33(5):264–9.

70. Felker GM, Hu W, Hare JM, Hruban RH, Baughman KL, Kasper EK. The spectrum of dilated cardiomyopathy. The Johns Hopkins experience with 1,278 patients. Medicine (Baltimore). 1999;78(4):270–83.

71. Awtry EH, Philippides GJ. Alcoholic and cocaine-associated cardiomyopathies. Prog Cardiovasc Dis. 2010;52(4):289–99.

72. Figueredo VM. Chemical cardiomyopathies: the negative effects of medications and nonprescribed drugs on the heart. Am J Med. 2011;124(6):480–8.

73. Gullett NP, Hebbar G, Ziegler TR. Update on clinical trials of growth factors and anabolic steroids in cachexia and wasting. Am J Clin Nutr. 2010;91(4):1143S–7.

74. American College of Sports Medicine position stand on the use of anabolic-androgenic steroids in sports. Med Sci Sports Exerc. 1987;19(5):534–9.

75. Curry LA, Wagman DF. Qualitative description of the prevalence and use of anabolic androgenic steroids by United States powerlifters. Percept Mot Skills. 1999;88(1):224–33.

76. Ahlgrim C, Guglin M. Anabolics and cardiomyopathy in a bodybuilder: case report and literature review. J Card Fail. 2009;15(6):496–500.

77. De Piccoli B, Giada F, Benettin A, Sartori F, Piccolo E. Anabolic steroid use in body builders: an echocardiographic study of left ventricle morphology and function. Int J Sports Med. 1991;12(4):408–12.

78. Pearson AC, Schiff M, Mrosek D, Labovitz AJ, Williams GA. Left ventricular diastolic function in weight lifters. Am J Cardiol. 1986;58(13):1254–9.

79. Zaugg M, Jamali NZ, Lucchinetti E, Xu W, Alam M, Shafiq SA, Siddiqui MA. Anabolic-androgenic steroids induce apoptotic cell death in adult rat ventricular myocytes. J Cell Physiol. 2001;187(1):90–5.

80. Kai H, Muraishi A, Sugiu Y, Nishi H, Seki Y, Kuwahara F, Kimura A, Kato H, Imaizumi T. Expression of proto-oncogenes and gene mutation of sarcomeric proteins in patients with hypertrophic cardiomyopathy. Circ Res. 1998;83(6):594–601.

81. Penna C, Tullio F, Perrelli MG, Moro F, Abbadessa G, Piccione F, Carriero V, Racca S, Pagliaro P. Ischemia/reperfusion injury is increased and cardioprotection by a postconditioning protocol is lost as cardiac hypertrophy develops in nandrolone treated rats. Basic Res Car-

diol. 2011;106(3):409–20.

82. Placci A, Sella G, Bellanti G, Margheri M. Anabolic androgenic steroid-induced Takotsubo cardiomyopathy. BMJ Case Rep. 2015; pii: bcr2014209089.

83. Lenders JW, Demacker PN, Vos JA, Jansen PL, Hoitsma AJ, van't Laar A, Thien T. Deleterious effects of anabolic steroids on serum lipoproteins, blood pressure, and liver function in amateur body builders. Int J Sports Med. 1988;9(1):19–23.

84. Punja S, Shamseer L, Hartling L, Urichuk L, Vandermeer B, Nikles J, Vohra S. Amphetamines for attention deficit hyperactivity disorder (ADHD) in children and adolescents. Cochrane Database Syst Rev. 2016;(2):CD009996.

85. Gowing LR, Ali RL, Allsop S, Marsden J, Turf EE, West R, Witton J. Global statistics on addictive behaviours: 2014 status report. Addiction. 2015;110(6):904–19.

86. Diercks DB, Fonarow GC, Kirk JD, Jois-Bilowich P, Hollander JE, Weber JE, Wynne J, Mills RM, Yancy C, Peacock 4th WF, ADHERE Scientific Advisory Committee and Investigators. Illicit stimulant use in a United States heart failure population presenting to the emergency department (from the Acute Decompensated Heart Failure National Registry Emergency Module). Am J Cardiol. 2008;102(9):1216–9.

87. Hong R, Matsuyama E, Nur K. Cardiomyopathy associated with the smoking of crystal methamphetamine. JAMA. 1991;265(9):1152–4.

88. Green AL, El Hait MA. p-Methoxyamphetamine, a potent reversible inhibitor of type-A monoamine oxidase in vitro and in vivo. J Pharm Pharmacol. 1980;32(4):262–6.

89. Lord KC, Shenouda SK, McIlwain E, Charalampidis D, Lucchesi PA, Varner KJ. Oxidative stress contributes to methamphetamine-induced left ventricular dysfunction. Cardiovasc Res. 2010;87(1):111–8.

90. Chen JP. Methamphetamine-associated acute myocardial infarction and cardiogenic shock with normal coronary arteries: refractory global coronary microvascular spasm. J Invasive Cardiol. 2007;19(4):E89–92.

91. Kaye S, McKetin R, Duflou J, Darke S. Methamphetamine and cardiovascular pathology: a review of the evidence. Addiction. 2007; 102(8):1204–11.

92. Mortelmans LJ, Bogaerts PJ, Hellemans S, Volders W, Van Rossom P. Spontaneous pneumomediastinum and myocarditis following Ecstasy use: a case report. Eur J Emerg Med. 2005;12(1):36–8.

93. Islam MN, Kuroki H, Hongcheng B, Ogura Y, Kawaguchi N, Onishi S, Wakasugi C. Cardiac lesions and their reversibility after long term administration of methamphetamine. Forensic Sci Int. 1995; 75(1):29–43.

94. O'Keefe JH, Bhatti SK, Bajwa A, DiNicolantonio JJ, Lavie CJ. Alcohol and cardiovascular health: the dose makes the poison…or the remedy. Mayo Clin Proc. 2014;89(3):382–93.

95. Molina PE, Gardner JD, Souza-Smith FM, Whitaker AM. Alcohol abuse: critical pathophysiological processes and contribution to disease burden. Physiology (Bethesda). 2014;29(3):203–15.

96. Mukamal KJ, Conigrave KM, Mittleman MA, Camargo Jr CA, Stampfer MJ, Willett WC, Rimm EB. Roles of drinking pattern and type of alcohol consumed in coronary heart disease in men. N Engl J Med. 2003;348(2):109–18.

97. Movva R, Figueredo VM. Alcohol and the heart: to abstain or not to abstain? Int J Cardiol. 2013;164(3):267–76.

98. Graves EJ. National hospital discharge survey: annual summary, 1991. Vital Health Stat 13. 1993;(114):1–62.

99. Guzzo-Merello G, Cobo-Marcos M, Gallego-Delgado M, Garcia-Pavia P. Alcoholic cardiomyopathy. World J Cardiol. 2014;6(8):771–81.

100. Di Castelnuovo A, Costanzo S, Bagnardi V, Donati MB, Iacoviello L, de Gaetano G. Alcohol dosing and total mortality in men and women: an updated meta-analysis of 34 prospective studies. Arch Intern Med. 2006;166(22):2437–45.

101. Goncalves A, Claggett B, Jhund PS, Rosamond W, Deswal A, Aguilar D, Shah AM, Cheng S, Solomon SD. Alcohol consumption and risk of heart failure: the Atherosclerosis Risk in Communities Study. Eur Heart J. 2015;36(15):939–45.

102. Goncalves A, Jhund PS, Claggett B, Shah AM, Konety S, Butler K, Kitzman DW, Rosamond W, Fuchs FD, Solomon SD. Relationship between alcohol consumption and cardiac structure and function in the elderly: the Atherosclerosis Risk In Communities Study. Circ Cardiovasc Imaging. 2015;8(6):e002846.

103. Kelbaek H, Gjørup T, Brynjolf I, Christensen NJ, Godtfredsen J. Acute effects of alcohol on left ventricular function in healthy subjects at rest and during upright exercise. Am J Cardiol. 1985;55(1):164–7.

104. Waszkiewicz N, Szulc A, Zwierz K. Binge drinking-induced subtle myocardial injury. Alcohol Clin Exp Res. 2013;37(8):1261–3.

105. Kupari M, Koskinen P, Suokas A, Ventilä M. Left ventricular filling impairment in asymptomatic chronic alcoholics. Am J Cardiol. 1990;66(20):1473–7.

106. Francone M. Role of cardiac magnetic resonance in the evaluation of dilated cardiomyopathy: diagnostic contribution and prognostic significance. ISRN Radiol. 2014;2014:365404.

107. Sudarikova YV, Bakeeva LE, Tsiplenkova VG. Ultrastructure of mitochondrial reticulum of human cardiomyocytes in alcohol cardiomyopathy. Biochemistry (Mosc). 1997;62(9):989–1002.

108. Chen DB, Wang L, Wang PH. Insulin-like growth factor I retards apoptotic signaling induced by ethanol in cardiomyocytes. Life Sci. 2000;67(14):1683–93.

109. Danziger RS, Sakai M, Capogrossi MC, Spurgeon HA, Hansford RG, Lakatta EG. Ethanol acutely and reversibly suppresses excitation-contraction coupling in cardiac myocytes. Circ Res. 1991;68(6): 1660–8.

110. Preedy VR, Patel VB, Why HJ, Corbett JM, Dunn MJ, Richardson PJ. Alcohol and the heart: biochemical alterations. Cardiovasc Res. 1996;31(1):139–47.

111. Guppy LJ, Littleton JM. Effect of calcium, Bay K 8644, and reduced perfusion on basic indices of myocardial function in isolated hearts from rats after prolonged exposure to ethanol. J Cardiovasc Pharmacol. 1999;34(4):480–7.

112. Adams MA, Hirst M. Metoprolol suppresses the development of ethanol-induced cardiac hypertrophy in the rat. Can J Physiol Pharmacol. 1990;68(5):562–7.

113. Ferrans VJ, Hibbs RG, Weilbaecher DG, Black WC, Walsh JJ, Burch GE. Alcoholic cardiomyopathy; a histochemical study. Am Heart J. 1965;69:748–65.

114. Hibbs RG, Ferrans VJ, Black WC, Weilbaecher DG, Burch GE. Alcoholic cardiomyopathy; an electron microscopic study. Am Heart J. 1965;69:766–79.

115. George A, Figueredo VM. Alcoholic cardiomyopathy: a review. J Card Fail. 2011;17(10):844–9.

116. La Vecchia LL, Bedogni F, Bozzola L, Bevilacqua P, Ometto R, Vincenzi M. Prediction of recovery after abstinence in alcoholic cardiomyopathy: role of hemodynamic and morphometric parameters. Clin Cardiol. 1996;19(1):45–50.

117. Teragaki M, Takeuchi K, Takeda T. Clinical and histologic features of alcohol drinkers with congestive heart failure. Am Heart J. 1993; 125(3):808–17.

118. Demakis JG, Proskey A, Rahimtoola SH, Jamil M, Sutton GC, Rosen KM, Gunnar RM, Tobin JR. The natural course of alcoholic cardiomyopathy. Ann Intern Med. 1974;80(3):293–7.

119. Nicolas JM, Fernández-Solà J, Estruch R, Paré JC, Sacanella E, Urbano-Márquez A, Rubin E. The effect of controlled drinking in alcoholic cardiomyopathy. Ann Intern Med. 2002;136(3):192–200.

120. Gavazzi A, De Maria R, Parolini M, Porcu M. Alcohol abuse and dilated cardiomyopathy in men. Am J Cardiol. 2000;85(9):1114–8.

121. Guzzo-Merello G, Segovia J, Dominguez F, Cobo-Marcos M, Gomez-Bueno M, Avellana P, Millan I, Alonso-Pulpon L, Garcia-Pavia P. Natural history and prognostic factors in alcoholic cardiomyopathy. JACC Heart Fail. 2015;3(1):78–86.

122. de Goede AL, Vulto AG, Osterhaus AD, Gruters RA. Understanding HIV infection for the design of a therapeutic vaccine. Part I: epidemiology and pathogenesis of HIV infection. Ann Pharm Fr. 2015; 73(2):87–99.

123. Escarcega RO, Franco JJ, Mani BC, Vyas A, Tedaldi EM, Bove AA. Car-

diovascular disease in patients with chronic human immunodeficiency virus infection. Int J Cardiol. 2014;175(1):1–7.

124. Pham TV, Torres M. Human immunodeficiency virus infection-related heart disease. Emerg Med Clin North Am. 2015;33(3):613–22.

125. Nordell AD, McKenna M, Borges ÁH, Duprez D, Neuhaus J, Neaton JD, INSIGHT SMART, ESPRIT Study Groups; SILCAAT Scientific Committee. Severity of cardiovascular disease outcomes among patients with HIV is related to markers of inflammation and coagulation. J Am Heart Assoc. 2014;3(3):e000844.

126. Boccara F. Acute coronary syndrome in HIV-infected patients. Does it differ from that in the general population? Arch Cardiovasc Dis. 2010;103(11-12):567–9.

127. Cerrato E, D'Ascenzo F, Biondi-Zoccai G, Calcagno A, Frea S, Grosso Marra W, Castagno D, Omedè P, Quadri G, Sciuto F, Presutti D, Frati G, Bonora S, Moretti C, Gaita F. Cardiac dysfunction in pauci symptomatic human immunodeficiency virus patients: a meta-analysis in the highly active antiretroviral therapy era. Eur Heart J. 2013;34(19):1432–6.

128. Sliwa K, Carrington MJ, Becker A, Thienemann F, Ntsekhe M, Stewart S. Contribution of the human immunodeficiency virus/acquired immunodeficiency syndrome epidemic to de novo presentations of heart disease in the Heart of Soweto Study cohort. Eur Heart J. 2012;33(7):866–74.

129. Holloway CJ, Ntusi N, Suttie J, Mahmod M, Wainwright E, Clutton G, Hancock G, Beak P, Tajar A, Piechnik SK, Schneider JE, Angus B, Clarke K, Dorrell L, Neubauer S. Comprehensive cardiac magnetic resonance imaging and spectroscopy reveal a high burden of myocardial disease in HIV patients. Circulation. 2013;128(8):814–22.

130. Lewis W. Cardiomyopathy in AIDS: a pathophysiological perspective. Prog Cardiovasc Dis. 2000;43(2):151–70.

131. Lewis W. AIDS cardiomyopathy: physiological, molecular, and biochemical studies in the transgenic mouse. Ann N Y Acad Sci. 2001;946:46–56.

132. Lipshultz SE, Fox CH, Perez-Atayde AR, Sanders SP, Colan SD, McIntosh K, Winter HS. Identification of human immunodeficiency virus-1 RNA and DNA in the heart of a child with cardiovascular abnormalities and congenital acquired immune deficiency syndrome. Am J Cardiol. 1990;66(2):246–50.

133. Barbaro G, Di Lorenzo G, Soldini M, Giancaspro G, Grisorio B, Pellicelli A, Barbarini G. Intensity of myocardial expression of inducible nitric oxide synthase influences the clinical course of human immunodeficiency virus-associated cardiomyopathy. Gruppo Italiano per lo Studio Cardiologico dei pazienti affetti da AIDS (GISCA). Circulation. 1999;100(9):933–9.

134. Hofmann U, Heuer S, Meder K, Boehler J, Lange V, Quaschning T, Ertl G, Bonz A. The proinflammatory cytokines TNF-alpha and IL-1 beta impair economy of contraction in human myocardium. Cytokine. 2007;39(3):157–62.

135. Brinkman K, ter Hofstede HJ, Burger DM, Smeitink JA, Koopmans PP. Adverse effects of reverse transcriptase inhibitors: mitochondrial toxicity as common pathway. AIDS. 1998;12(14):1735–44.

136. Lewis W, Copeland WC, Day BJ. Mitochondrial dna depletion, oxidative stress, and mutation: mechanisms of dysfunction from nucleoside reverse transcriptase inhibitors. Lab Invest. 2001;81(6):777–90.

137. Comereski CR, Kelly WA, Davidson TJ, Warner WA, Hopper LD, Oleson FB. Acute cardiotoxicity of nucleoside analogs FddA and FddI in rats. Fundam Appl Toxicol. 1993;20(3):360–4.

138. Chariot P, Perchet H, Monnet I. Dilated cardiomyopathy in HIV-infected patients. N Engl J Med. 1999;340(9):732. author reply 733-5.

139. Mavroudis CA, Majumder B, Loizides S, Christophides T, Johnson M, Rakhit RD. Coronary artery disease and HIV; getting to the HAART of the matter. Int J Cardiol. 2013;167(4):1147–53.

140. Triant VA, Lee H, Hadigan C, Grinspoon SK. Increased acute myocardial infarction rates and cardiovascular risk factors among patients with human immunodeficiency virus disease. J Clin Endocrinol Metab. 2007;92(7):2506–12.

141. D'Ascenzo F, Cerrato E, Biondi-Zoccai G, Moretti C, Omedè P, Sciuto F, Bollati M, Modena MG, Gaita F, Sheiban I. Acute coronary syndromes in human immunodeficiency virus patients: a meta-analysis investigating adverse event rates and the role of antiretroviral therapy. Eur Heart J. 2012;33(7):875–80.

142. Friis-Moller N, Sabin CA, Weber R, D'Arminio Monforte A, El-Sadr WM, Reiss P, Thiébaut R, Morfeldt L, De Wit S, Pradier C, Calvo G, Law MG, Kirk O, Phillips AN, Lundgren JD, Data Collection on Adverse Events of Anti-HIV Drugs (DAD) Study Group. Combination antiretroviral therapy and the risk of myocardial infarction. N Engl J Med. 2003;349(21):1993–2003.

143. Strategies for Management of Antiretroviral Therapy (SNART) Study Group, El-Sadr WM, Lundgren J, Neaton JD, Gordin F, Abrams D, Arduino RC, Babiker A, Burman W, Clumeck N, Cohen CJ, Cohn D, Cooper D, Darbyshire J, Emery S, Fätkenheuer G, Gazzard B, Grund B, Hoy J, Klingman K, Losso M, Markowitz N, Neuhaus J, Phillips A, Rappoport C. CD4+ count-guided interruption of antiretroviral treatment. N Engl J Med. 2006;355(22):2283–96.

144. Currie PF, Jacob AJ, Foreman AR, Elton RA, Brettle RP, Boon NA. Heart muscle disease related to HIV infection: prognostic implications. BMJ. 1994;309(6969):1605–7.

145. Felker GM, Thompson RE, Hare JM, Hruban RH, Clemetson DE, Howard DL, Baughman KL, Kasper EK. Underlying causes and long-term survival in patients with initially unexplained cardiomyopathy. N Engl J Med. 2000;342(15):1077–84.

146. Remick J, Georgiopoulou V, Marti C, Ofotokun I, Kalogeropoulos A, Lewis W, Butler J. Heart failure in patients with human immunodeficiency virus infection: epidemiology, pathophysiology, treatment, and future research. Circulation. 2014;129(17):1781–9.

147. Sims DB, Uriel N, González-Costello J, Deng MC, Restaino SW, Farr MA, Takayama H, Mancini DM, Naka Y, Jorde UP. Human immunodeficiency virus infection and left ventricular assist devices: a case series. J Heart Lung Transplant. 2011;30(9):1060–4.

148. Uriel N, Jorde UP, Cotarlan V, Colombo PC, Farr M, Restaino SW, Lietz K, Naka Y, Deng MC, Mancini D. Heart transplantation in human immunodeficiency virus-positive patients. J Heart Lung Transplant. 2009;28(7):667–9.

149. DeSantis CE, Lin CC, Mariotto AB, Siegel RL, Stein KD, Kramer JL, Alteri R, Robbins AS, Jemal A. Cancer treatment and survivorship statistics, 2014. CA Cancer J Clin. 2014;64(4):252–71.

150. Armenian SH, Hudson MM, Mulder RL, Chen MH, Constine LS, Dwyer M, Nathan PC, Tissing WJ, Shankar S, Sieswerda E, Skinner R, Steinberger J, van Dalen EC, van der Pal H, Wallace WH, Levitt G, Kremer LC, International Late Effects of Childhood Cancer Guideline Harmonization Group. Recommendations for cardiomyopathy surveillance for survivors of childhood cancer: a report from the International Late Effects of Childhood Cancer Guideline Harmonization Group. Lancet Oncol. 2015;16(3):e123–36.

151. Lipshultz SE, Adams MJ, Colan SD, Constine LS, Herman EH, Hsu DT, Hudson MM, Kremer LC, Landy DC, Miller TL, Oeffinger KC, Rosenthal DN, Sable CA, Sallan SE, Singh GK, Steinberger J, Cochran TR, Wilkinson JD, American Heart Association Congenital Heart Defects Committee of the Council on Cardiovascular Disease in the Young, Council on Basic Cardiovascular Sciences, Council on Cardiovascular and Stroke Nursing, Council on Cardiovascular Radiology. Long-term cardiovascular toxicity in children, adolescents, and young adults who receive cancer therapy: pathophysiology, course, monitoring, management, prevention, and research directions: a scientific statement from the American Heart Association. Circulation. 2013;128(17):1927–95.

152. Oeffinger KC, Mertens AC, Sklar CA, Kawashima T, Hudson MM, Meadows AT, Friedman DL, Marina N, Hobbie W, Kadan-Lottick NS, Schwartz CL, Leisenring W, Robison LL, Childhood Cancer Survivor Study. Chronic health conditions in adult survivors of childhood cancer. N Engl J Med. 2006;355(15):1572–82.

153. Mulrooney DA, Duprez D A. Caring for cancer survivors: more than just checking the blood pressure and measuring the ejection fraction. Future Cardiol. 2015;11(4):371–5.

154. Yancy CW, Jessup M, Bozkurt B, Butler J, Casey Jr DE, Drazner MH, Fonarow GC, Geraci SA, Horwich T, Januzzi JL, Johnson MR, Kasper

EK, Levy WC, Masoudi FA, McBride PE, McMurray JJ, Mitchell JE, Peterson PN, Riegel B, Sam F, Stevenson LW, Tang WH, Tsai EJ, Wilkoff BL. 2013 ACCF/AHA guideline for the management of heart failure: executive summary: a report of the American College of Cardiology Foundation/American Heart Association Task Force on practice guidelines. Circulation. 2013;128(16):1810–52.

155. Cardinale D, Colombo A, Lamantia G, Colombo N, Civelli M, De Giacomi G, Rubino M, Veglia F, Fiorentini C, Cipolla CM. Anthracycline-induced cardiomyopathy: clinical relevance and response to pharmacologic therapy. J Am Coll Cardiol. 2010;55(3):213–20.

156. Steinherz LJ, Steinherz PG, Tan CT, Heller G, Murphy ML. Cardiac toxicity 4 to 20 years after completing anthracycline therapy. JAMA. 1991;266(12):1672–7.

157. Giantris A, Abdurrahman L, Hinkle A, Asselin B, Lipshultz SE. Anthracycline-induced cardiotoxicity in children and young adults. Crit Rev Oncol Hematol. 1998;27(1):53–68.

158. Grenier MA, Lipshultz SE. Epidemiology of anthracycline cardiotoxicity in children and adults. Semin Oncol. 1998;25(4 Suppl 10): 72–85.

159. Yeh ET, Bickford CL. Cardiovascular complications of cancer therapy: incidence, pathogenesis, diagnosis, and management. J Am Coll Cardiol. 2009;53(24):2231–47.

160. Vejpongsa P, Yeh ET. Prevention of anthracycline-induced cardiotoxicity: challenges and opportunities. J Am Coll Cardiol. 2014;64(9): 938–45.

161. Von Hoff DD, Layard MW, Basa P, Davis Jr HL, Von Hoff AL, Rozencweig M, Muggia FM. Risk factors for doxorubicin-induced congestive heart failure. Ann Intern Med. 1979;91(5):710–7.

162. Carver JR, Shapiro CL, Ng A, Jacobs L, Schwartz C, Virgo KS, Hagerty KL, Somerfield MR, Vaughn DJ, ASCO Cancer Survivorship Expert Panel. American Society of Clinical Oncology clinical evidence review on the ongoing care of adult cancer survivors: cardiac and pulmonary late effects. J Clin Oncol. 2007;25(25):3991–4008.

163. Vaklavas C, Lenihan D, Kurzrock R, Tsimberidou AM. Anti-vascular endothelial growth factor therapies and cardiovascular toxicity: what are the important clinical markers to target? Oncologist. 2010;15(2):130–41.

164. American College of Cardiology Foundation Appropriate Use Criteria Task Force; American Society of Echocardiography; American Heart Association; American Society of Nuclear Cardiology; Heart Failure Society of America; Heart Rhythm Society; Society for Cardiovascular Angiography and Interventions; Society of Critical Care Medicine; Society of Cardiovascular Computed Tomography; Society for Cardiovascular Magnetic Resonance, Douglas PS, Garcia MJ, Haines DE, Lai WW, Manning WJ, Patel AR, Picard MH, Polk DM, Ragosta M, Ward RP, Weiner RB. ACCF/ASE/AHA/ASNC/HFSA/HRS/SCAI/SCCM/SCCT/SCMR 2011 Appropriate Use Criteria for Echocardiography. A Report of the American College of Cardiology Foundation Appropriate Use Criteria Task Force, American Society of Echocardiography, American Heart Association, American Society of Nuclear Cardiology, Heart Failure Society of America, Heart Rhythm Society, Society for Cardiovascular Angiography and Interventions, Society of Critical Care Medicine, Society of Cardiovascular Computed Tomography, and Society for Cardiovascular Magnetic Resonance Endorsed by the American College of Chest Physicians. J Am Coll Cardiol. 2011;57(9):1126–66.

165. Slamon DJ, Leyland-Jones B, Shak S, Fuchs H, Paton V, Bajamonde A, Fleming T, Eiermann W, Wolter J, Pegram M, Baselga J, Norton L. Use of chemotherapy plus a monoclonal antibody against HER2 for metastatic breast cancer that overexpresses HER2. N Engl J Med. 2001;344(11):783–92.

166. Rosa GM, Gigli L, Tagliasacchi MI, Di Iorio C, Carbone F, Nencioni A, Montecucco F, Brunelli C. Update on cardiotoxicity of anti-cancer treatments. Eur J Clin Invest. 2016;46(3):264–84.

167. Yu AF, Ky B. Roadmap for biomarkers of cancer therapy cardiotoxicity. Heart. 2016;102(6):425–30.

168. Thavendiranathan P, Grant AD, Negishi T, Plana JC, Popović ZB, Marwick TH. Reproducibility of echocardiographic techniques for sequential assessment of left ventricular ejection fraction and volumes: application to patients undergoing cancer chemotherapy. J Am Coll Cardiol. 2013;61(1):77–84.

169. Romond EH, Jeong JH, Rastogi P, Swain SM, Geyer Jr CE, Ewer MS, Rathi V, Fehrenbacher L, Brufsky A, Azar CA, Flynn PJ, Zapas JL, Polikoff J, Gross HM, Biggs DD, Atkins JN, Tan-Chiu E, Zheng P, Yothers G, Mamounas EP, Wolmark N. Seven-year follow-up assessment of cardiac function in NSABP B-31, a randomized trial comparing doxorubicin and cyclophosphamide followed by paclitaxel (ACP) with ACP plus trastuzumab as adjuvant therapy for patients with node-positive, human epidermal growth factor receptor 2-positive breast cancer. J Clin Oncol. 2012;30(31):3792–9.

170. de Azambuja E, Procter MJ, van Veldhuisen DJ, Agbor-Tarh D, Metzger-Filho O, Steinseifer J, Untch M, Smith IE, Gianni L, Baselga J, Jackisch C, Cameron DA, Bell R, Leyland-Jones B, Dowsett M, Gelber RD, Piccart-Gebhart MJ, Suter TM. Trastuzumab-associated cardiac events at 8 years of median follow-up in the Herceptin Adjuvant trial (BIG 1-01). J Clin Oncol. 2014;32(20):2159–65.

171. Thavendiranathan P, Poulin F, Lim KD, Plana JC, Woo A, Marwick TH. Use of myocardial strain imaging by echocardiography for the early detection of cardiotoxicity in patients during and after cancer chemotherapy: a systematic review. J Am Coll Cardiol. 2014;63(25 Pt A):2751–68.

172. Bernaba BN, Chan JB, Lai CK, Fishbein MC. Pathology of late-onset anthracycline cardiomyopathy. Cardiovasc Pathol. 2010;19(5):308–11.

173. Friedrich MG, Sechtem U, Schulz-Menger J, Holmvang G, Alakija P, Cooper LT, White JA, Abdel-Aty H, Gutberlet M, Prasad S, Aletras A, Laissy JP, Paterson I, Filipchuk NG, Kumar A, Pauschinger M, Liu P, International Consensus Group on Cardiovascular Magnetic Resonance in Myocarditis. Cardiovascular magnetic resonance in myocarditis: a JACC White Paper. J Am Coll Cardiol. 2009;53(17): 1475–87.

174. Armstrong GT, Plana JC, Zhang N, Srivastava D, Green DM, Ness KK, Daniel Donovan F, Metzger ML, Arevalo A, Durand JB, Joshi V, Hudson MM, Robison LL, Flamm SD. Screening adult survivors of childhood cancer for cardiomyopathy: comparison of echocardiography and cardiac magnetic resonance imaging. J Clin Oncol. 2012;30(23):2876–84.

175. Plana JC, Galderisi M, Barac A, Ewer MS, Ky B, Scherrer-Crosbie M, Ganame J, Sebag IA, Agler DA, Badano LP, Banchs J, Cardinale D, Carver J, Cerqueira M, DeCara JM, Edvardsen T, Flamm SD, Force T, Griffin BP, Jerusalem G, Liu JE, Magalhães A, Marwick T, Sanchez LY, Sicari R, Villarraga HR, Lancellotti P. Expert consensus for multimodality imaging evaluation of adult patients during and after cancer therapy: a report from the American Society of Echocardiography and the European Association of Cardiovascular Imaging. J Am Soc Echocardiogr. 2014;27(9):911–39.

176. Kalam K, Marwick TH. Role of cardioprotective therapy for prevention of cardiotoxicity with chemotherapy: a systematic review and meta-analysis. Eur J Cancer. 2013;49(13):2900–9.

177. Oliveira GH, Qattan MY, Al-Kindi S, Park SJ. Advanced heart failure therapies for patients with chemotherapy-induced cardiomyopathy. Circ Heart Fail. 2014;7(6):1050–8.

178. Oliveira GH, Hardaway BW, Kucheryavaya AY, Stehlik J, Edwards LB, Taylor DO. Characteristics and survival of patients with chemotherapy-induced cardiomyopathy undergoing heart transplantation. J Heart Lung Transplant. 2012;31(8):805–10.

心肌病性心律失常 第 **19** 章

Henri Roukoz，Wayne Adkisson，Baris Akdemir，Balaji Krishnan，
Scott Sakaguchi，David G. Benditt
（解 英 贾 政 字云峰 译 光雪峰 审校）

引言

心肌病的发病率和死亡率大多与失代偿性心力衰竭终末期或心律失常有关。心肌病的死亡率与发病率会因心律失常的发生而增加，而心肌病本身也可能加重或引起心律失常。量化心律失常对左心室功能或心排血量的影响或评估治疗心律失常后心功能的改善程度具有挑战性。通过以往对初发心肌病和心律失常性心肌病的诊治经验表明，处理这一恶性循环的两端对康复至关重要。因此，充分而及时地治疗心肌病患者的心律失常是多学科治疗的重要起始部分。

本章我们将回顾多种类型心肌病患者的心律失常及其治疗方法，并讨论最常见的心律失常性心肌病，不包括非器质性心脏病引起的心律失常。

心肌病合并房性快速性心律失常

房性心律失常会导致心肌病和心力衰竭的治疗更加复杂。临床上很难确定心律失常是心肌病的发病原因还是结果，好比经典的"鸡与鸡蛋"难题。在此，暂不考虑心律失常是否为心肌病的诱因，我们将首先讨论房性心律失常是否会加重心肌病，即心律失常性心肌病（AIC）。

房性心律失常可加重收缩性心力衰竭［或射血分数降低的心力衰竭（HFrEF）］及射血分数正常的心力衰竭（HFpEF）。我们将主要讨论心房颤动（AF）。虽然不如心房颤动常见，但心房扑动（AFL）、房性心动过速（AT）、折返性室上性心动过速（SVT）都可能导致心功能失代偿或心肌病。

房性心律失常合并心肌病的治疗

当患者同时出现房性心律失常和左心室（LV）

功能不全时，很难确定哪一个是主要因素。即使患者既往已诊断为心肌病，房性心律失常也可能导致左心室收缩功能的进一步恶化。此类患者必须同时治疗心律失常和心肌病。

ATRIA 研究发现，与年龄、心脏瓣膜疾病、高血压、糖尿病或心肌梗死病史相比，心力衰竭是 AF 更强有力的预测因子[1]。纽约心脏协会（NYHA）心功能分级与心房颤动风险直接相关[2]。AF 的发生不仅会使心力衰竭的治疗复杂化，还会增加因失代偿住院治疗的风险。Yamada 等发现[3]，20％～35％因失代偿性心力衰竭住院的患者伴有 AF，其中新发 AF 占 1/3。

心房颤动和心搏骤停（SCA）的风险

心房颤动与心搏骤停风险增加有关[4]。这种与 AF 相关的 SCA 风险是由室性心律失常的直接致心律失常作用导致还是由心力衰竭恶化的间接致心律失常作用引起至今仍未阐明。如果 AF 本身发生于心律失常前，那么预防 AF 的治疗方法（即节律控制策略）可能降低 SCA 的风险。有证据表明 AF 可能促进室性心律失常的发生，首先，与 AF 相关的心率加快可导致心室不应期缩短[5]。Somberg 等通过刺激 26 只伴有 AF 的犬发现，25 只发生室性心动过速，而在窦性心律下刺激则不能诱发室性心动过速[6]。最后，伴有 AF 的不规则心室激活可增加"短-长-短"节律风险，促进心律失常发生[7]。事实上，Gronefeld 等研究证实，与窦性心律患者相比，AF 患者在出现室性心律失常前发生"短-长-短"节律的概率更高（50％ vs. 16％；$P = 0.002$）[8]。

心房颤动合并心力衰竭的器械治疗

有相当数量的心肌病患者会植入埋藏式心脏复律除颤器（ICD）以进行心搏骤停的一级或二级预防。研究表明，植入 ICD 时存在 AF 的患者恰当或不恰当 ICD 治疗的概率较高，且死亡率也相应增加[9-10]。积极控制 AF 期间的心率可以降低不恰当电击的风险，但仍不清楚心率控制策略是否对死亡率及 ICD 治疗有影响。然而，尚缺乏数据表明节律控制策略比心率控制策略有效。

心脏再同步化治疗（CRT）对心力衰竭患者症状和死亡率的改善优于单纯植入 ICD，而关于 AF 对 CRT 治疗效果的影响尚存在争议。Khadjooi 等[11]通过对 295 例 NYHA 心功能分级 Ⅲ～Ⅳ 级、接受 CRT 并伴有 AF 的心力衰竭患者进行前瞻性研究发现，伴有 AF 的患者与窦性心律的心力衰竭患者在症状、预后及超声心动图评估等方面的改善是相似的。值得注意的是，尽管窦性心律患者双心室起搏率较高，但 AF 患者双心室起搏率也大于 87%。Linde 和 MUSTIC 的研究者发现[12]AF 患者与窦性心律患者对 CRT 的反应程度相似，两组患者的基线平均心率相似，窦性心律患者为（75±13）次/分，AF 患者为（74±5）次/分。Leclercq 等[13]发现永久性 AF 患者接受 CRT 后心室率较低，需要植入起搏器。

其他研究显示 AF 患者对 CRT 无应答。一项多中心前瞻性观察性研究——CERTIFY 试验对 7384 例接受 CRT 的患者进行中位随访 37 个月，其中 6046 例患者为窦性心律，895 例 AF 患者接受药物治疗以控制心率，443 例 AF 患者接受房室结消融，研究发现药物治疗组具有更高的死亡率[14]。由于缺乏对照组，研究人员未能评估每个小组中使用 CRT 的改善比例，也无法确定 CRT 组联合药物控制心率是否有益。

心力衰竭中的心房扑动和房性心动过速

尽管 AF 在心力衰竭患者中最为常见，但心房扑动（AFL）和房性心动过速（AT）也并不少见。抗心律失常药物难以控制 AFL。AFL 和 AT 的心率控制也很困难。消融是一种治疗 AFL 的非常有效且并发症风险低的方法。对伴有症状性 AFL 或怀疑 AFL 可进一步引起收缩功能减低的心力衰竭患者，消融可作为一线治疗。

能够指导心肌病患者 AT 的治疗决策的数据很少。部分患者应用抗心律失常药物治疗可能会获得成功，目前批准用于治疗这种情况的药物只有胺碘酮或多非利特[15]。消融被认为是 AT 以及药物治疗失败或不耐受的患者的一线治疗。

心律失常性心肌病（AIC）与治疗

房性心律失常可导致心肌病患者进展至失代偿期。房性心律失常可能是心肌病的诱因，即 AIC。室性心律失常和房性心律失常均可诱发 AIC[16]。

心房颤动引起的 AIC

AF 是成人 AIC 最常见的病因。在 HFrEF 患者中，AF 可能是导致 AIC 的原因之一。在其他患者中，AF 是导致心肌病的根本原因。这种鉴别并不总是一件简单的事。如果患者在出现 AF 前已存在心肌病，则 AF 很可能是一个促进因素。

然而，在表现为扩张型心肌病和新发 AF 的患者中，AF 很可能是心肌病的诱因。对于 AF 患者，心率控制与节律控制哪种更优尚存争议。由 AF 导致的 AIC 可能不仅仅是因心率增快而引起。其他因素如不规则心室激活、舒张性心力衰竭恶化、二尖瓣反流均发挥一定作用。

研究已经证明消融治疗心力衰竭中的 AF 是可行的。大量研究也表明成功消融可改善心功能[17-20]。在多个大型临床中心中，当严重并发症发生率可接受时，应考虑消融治疗 AF 相关性 AIC，尤其是节律不能通过抗心律失常药物治疗得到很好控制时。尚无数据表明这种方法优于房室交界区消融（AV-JA）和 CRT。治疗 AF 相关性 AIC 需高度个体化，应考虑患者的意愿及其整体功能状态和并发症。消融至少可作为这类患者的一种治疗选择。一般来说，除非患者拒绝或由于合并症不能使用抗心律失常药，否则仍应首选药物控制 AF。

心房扑动引起的 AIC

如上文所述，AFL 更难控制心率。消融对于 AFL 是一种高效、低风险的治疗方法。对于 AFL 引起的 AIC 患者，消融治疗心律失常是一个可选方案。

室上性心动过速（SVT）引起的 AIC

消融是症状性折返性 SVT（房室结折返性心动过速或旁路介导的心动过速）患者的首选治疗方法，尤其是怀疑为 SVT 引起的 AIC 患者。

房性心动过速引起的 AIC

对于 AF 患者，应采用个体化治疗。消融是否作为首选治疗在很大程度上取决于患者偏好。根据临床经验，年轻患者或未服用任何处方药的患者更倾向于采用消融治疗。

心肌病合并房性心律失常的管理

心肌病的心率与节律控制

2014 年，美国心脏协会、美国心脏病学会和美国心律协会联合发布了 AF 治疗指南[15]，基于 Roy 等的随机多中心实验研究[21]，他们认为对于心力衰竭进展为 AF 的患者，节律控制不优于心率控制。此外，研究者对 1376 例患者平均随访 37 个月，682 例患者采取节律控制策略，694 例患者采取心率控制策略，研究发现两组在心血管死亡、全因死亡、卒中或心力衰竭恶化方面没有统计学差异。由于心力衰竭恶化，10% 的心率控制患者转为节律控制。由于无法维持窦性心律，21% 节律控制的患者转为心率控制。节律控制主要采取药物治疗。正如比较心律与心率控制策略的研究，AF 控制的充分性仍存在争议。58% 进行节律控制的患者在随访期间至少出现 1 次 AF。随访 4 年时节律控制组患者患病率为 27%，而心率控制组为 59%~70%[21]。

然而，其他研究也证实了节律控制策略所带来的益处。CAFE-II 试验纳入 61 例症状性持续性 AF 和心力衰竭患者，并将其随机分为用胺碘酮进行节律控制策略或进行心率控制[22]。研究发现与心率控制策略相比，节律控制策略更有助于改善左心室功能、生活质量、N-末端脑钠肽前体（NT-proBNP）水平。

此外，研究比较了 AVJA 与药物控制心率、AVJA 与 AF 导管消融以及心力衰竭时 AF 导管消融与对照组的情况。2004 年，Hsu 等将 58 例进行导管消融的持续性 AF 伴心力衰竭的患者与 58 例持续性 AF 而无心力衰竭的患者进行比较[17]。研究表明，消融治疗心力衰竭患者的 AF 是可行的，相比于无心力衰竭的 AF 患者可能疗效更显著。同时心力衰竭患者在左心室功能、症状、运动能力及生活质量等方面也得到明显改善。

Khan 等[19]通过多中心随机试验比较导管消融、AVJA 及 CRT 发现，对于药物治疗无效的持续性 AF 患者，消融优于 AVJA 和 CRT。

CAMTAF 试验是一项单中心、随机、非盲研究[18]，该试验随机分组为 26 例持续性 AF 患者接受消融治疗，24 例持续性 AF 患者接受心率控制策略，并严格控制心率（静息时心率<80 次/分，适度运动时心率 < 110 次/分）。在 26 例患者中，10 例（38%）进行单次消融治疗后未发生 AF，21 例（81%）在消融治疗 6 个月后未发生 AF，19 例患者（73%）1 年内仍未发生 AF。但消融治疗存在两个严重的并发症（卒中和心脏压塞），消融组每例患者严重并发症风险为 7.7%，每例手术的风险为 4.7%。研究还发现在 6 个月时，消融组患者的射血分数、心功能及心力衰竭的症状均得到更好的改善。

Ganesan 等的综述[20]对左心室收缩功能不全患者行 AF 消融的疗效进行了回顾，他们纳入 19 项研究共 914 例接受消融治疗的伴左心室收缩功能不全的 AF 患者。单次消融的成功率为 57%，总体成功率（多次手术和使用抗心律失常药物）为 82%，射血分数平均提高 13%，有 7 项研究表明患者的运动能力及生活质量得到改善。

在 2014 年指南中，导管消融被认为是"伴有症状性 AF 的左心室功能不全的心力衰竭患者"的合理治疗。指南中列出了消融治疗 AF 的适应证，但未针对心力衰竭患者。

许多研究可能存在患者选择偏倚。AATAC-AF 试验的结果将在不久后发布，其可能有助于更好地解释患者选择偏倚这一问题（Clinical Trials. gov 注册登记号：NCT00729911）。

心肌病合并房性心律失常的治疗方案综述

以下治疗方法主要基于 2014 年的 AF 指南，其中也包括了根据临床实践进行的细微修改[15]。

心肌病/心力衰竭的治疗

● 所有心肌病患者的治疗都应遵循指南。

血栓栓塞性并发症的预防

● CHA_2DS_2-VASc 评分可用于评估血栓栓塞性并发症的风险，除了瓣膜性 AF 或肥厚型心肌病（HCM）患者。

● 在血栓栓塞风险方面，AFL 与 AF 患者的治疗方案相同。

● 在非瓣膜性 AF 患者中，可应用新型口服抗凝剂。

心肌病合并 AF 的心率控制

● β 受体阻滞剂可用于 HFrEF 的心率控制治疗。

● 地高辛联合 β 受体阻滞剂治疗是有益的，特别是对于失代偿性心力衰竭患者。同时应注意 AF 患者应用地高辛可能与死亡率升高有关。如果使用地高辛，应监测其血清水平≤0.9 ng/ml[23]。

- 在 HFpEF 或 HCM 患者中，使用非二氢吡啶类钙通道阻滞剂控制心率是合理的，但应避免长期应用于 HFrEF 患者。
- 当其他药物无效或禁忌时，静脉注射胺碘酮进行心率控制是合理的。
- 房室交界区消融可用于心率控制。然而，当前的指南声明消融仅用于药物控制心率无效时。我们建议在房室结消融之前采取节律控制。射血分数降低的患者可考虑 CRT 起搏（通过起搏系统或 ICD）控制心率，除心律失常诱导的心肌病。
- 需注意，在可行的情况下，节律控制策略（包括 AF 的消融治疗）可用于控制心率。

心肌病患者 AF 的节律控制

- 在无法确定心率控制和节律控制策略的优劣性时，需要考虑患者偏好、合并症和治疗目标。
- 在采取节律控制策略之前，任何诱发因素（包括心力衰竭）都应该得到治疗。
- 在 HFrEF 患者中，仅胺碘酮和多非利特被认为是可接受的抗心律失常药物。
- 在缺血性心肌病而未发生心力衰竭的患者中，应用决奈达隆和索他洛尔是合理的。
- 在 HCM 患者中，可使用胺碘酮或丙吡胺。
- 对于抗心律失常药物不耐受或药物治疗无效的症状性患者，可考虑消融治疗 AF。这一领域正在研究中，其临床实践模式仍在不断优化。

成人 AIC 的治疗方案综述

- 治疗 AIC 患者左心室收缩功能不全应该参照指南。AIC 治疗后是否应继续心力衰竭治疗仍未明确。
- AF 或 AFL 患者应根据 CHA_2DS_2-VASc 评分使用口服抗凝药。
- 对于继发于 AFL 或 SVT 的 AIC 患者，除了罕见情况，消融应作为首选。
- 继发于 AF 的 AIC 患者，心率控制与节律控制的优越性仍存争议，但明确的是 AIC 时采取较宽松的心率控制策略是不合适的。当前指南认为 AVJA 应该在药物进行心率控制无效后才能

采用[15]。越来越多的证据表明通过消融治疗的节律控制优于心率控制和药物节律控制，但仍然存在争议，临床实践仍在不断发展。

- 对于继发于 AT 的 AIC 患者，使用抗心律失常药物和消融进行节律控制都是合理的，这取决于患者本身和临床情况。

虽然上述内容已对治疗方案进行了说明，但对于 AIC 患者心律失常的控制，大多数治疗方案还应根据特定环境而制订。

心肌病合并室性快速性心律失常

室性期前收缩

室性期前收缩（室性早搏或室早，PVC）是心功能正常的患者中最常见的心律失常，通常被认为是无结构性心脏病的良性过程。然而，在存在心肌病的情况下，其预后取决于是否合并潜在的结构性心脏病及其程度[24-25]。虽然失代偿性心肌病会引起 PVC 的增加，而大多数频发室早的患者不会形成心肌病，但频发室早或特发性室性心动过速可诱发或加重心肌病[26]。PVC 会干扰心脏再同步化治疗而降低其治疗效果。

室早性心肌病

频发室早可导致无结构性心脏病患者发生心肌病或加重有基础结构性心脏病患者的心肌病[27-29]，这在抑制 PVC 可逆转心肌病的研究中被证实[30-31]。室早性心肌病的发病机制仍不清楚，可能机制包括心室失同步、PVC 后停搏导致的异常心室充盈以及短的或可变的联律间期导致的异常钙处理。

心肌病最显著的预测因子是频发室早，定义为 > 10 000 ~ 25 000 个 PVC/天且 > 总心跳 10% ~ 24%/天[26,32]。2014 年 EHRA/HRS/APHRS 专家共识中室性心律失常的临界值为 10 000 个 PVC/天[33]。降低 PVC 负荷至 < 5000 个/天可改善心室功能[30]，当出现多种 PVC 而无法消除所有 PVC 时，这一阈值可有所帮助。其他 PVC 的特征包括男性、体重指数增加、PVC 联律间期离散度高和插入性 PVC，但尚未在所有研究中重复。

治疗室早性心肌病应以抑制或消除 PVC 为目标，包括抗心律失常治疗和导管消融。β受体阻滞剂

因副作用小通常被作为一线治疗，但效果有限。多非利特、美西律、索他洛尔或胺碘酮可能更有效，但出现副作用和致心律失常作用的风险更大，药物治疗是导管消融失败或不愿意接受导管消融的患者的备选治疗措施。

导管消融已成为 PVC 介导的 AIC 的一线治疗措施，成功率高达 70%～90%[27]。最近的一项随机研究已证实消融治疗效果优于药物治疗[34]，即使存在结构性心脏病，消除 LVEF 降低患者的高 PVC 负荷（>10% 或 10 000 个 PVC/24 h）也可改善心功能[35]。

心脏再同步化治疗（CRT）干预 PVC

双心室起搏率在 95%～98% 以上与死亡率显著降低有关[36]。植入 CRT 起搏器和除颤器的患者频发室早会干扰双心室起搏，可将其起搏率降低至 95% 以下。成功消融 PVC 可以改善心脏再同步化治疗对无应答患者的治疗效果[37]。对于此类患者，预消融 >22% 的 PVC 负荷与左心室功能显著改善相关。

室性心动过速

缺血性心脏病是持续性室性心动过速最常见的

原因。特别是多形性室性心动过速（VT）导致的心室颤动（VF）或由于急性冠状动脉缺血导致的原发性 AF（图 19.1）是心脏性猝死（SCD）最常见的原因。大约 20% 一级预防植入 ICD 的患者和 45% 二级预防植入 ICD 的患者在植入 ICD 后的前 2 年内会接受恰当的 ICD 电击。另外，电风暴定义为 24 h 内发生 3 次及以上 VT，可见于 4% 的一级预防患者和 2% 的二级预防患者。此外，ICD 电击与该人群死亡率增加有关。

除了急性缺血，室性快速性心律失常也可能是由结构性心脏病干扰心肌或传导系统局部放电引起。在严重心脏疾病时，左心室功能明显受损可能导致缺血性心肌病发生。

导致快速性心律失常易感性最常见的结构紊乱是阻塞性冠状动脉疾病所致的陈旧性心肌梗死后生成的瘢痕。然而，心室瘢痕引起折返性 VT 也可发生于非缺血性心肌病，包括特发性扩张型心肌病、肥厚型心肌病、浸润性心脏病（如结节病）、右心室发育不良（也称右心室心肌病）以及先天性心脏病或心脏瓣膜疾病。

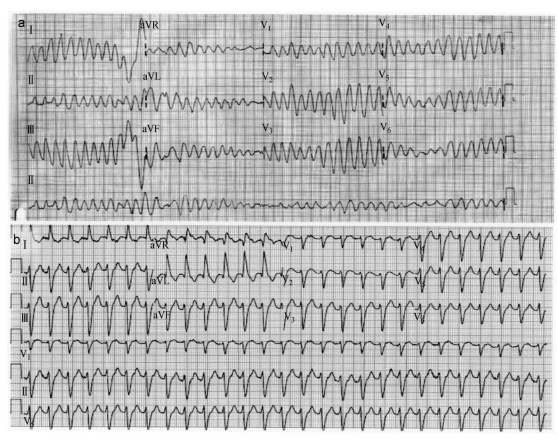

图 19.1 （**a**）ECG 表现出多形性 VT。（**b**）ECG 显示与瘢痕相关的持续性单形性 VT。ECG，心电图；VT，室性心动过速

涉及上述心肌瘢痕区的折返是结构性心脏病患者中大多数持续性单形性 VT 的基础。在这种情况下，瘢痕区富含纤维组织且传导缓慢是持续性折返的必要条件。这些缓慢传导区域和维持心律失常的传导通路可通过电解剖标测来识别，并可通过射频消融来降低 VT 易感性。

非缺血性扩张型心肌病中的束支折返并不常见但很重要，偶尔也会出现在缺血性心肌病中。通常，束支折返（图 19.2）发生于严重的心肌病，其一般会合并传导系统疾病和明显心室扩张。这些病例中是利用束支形成折返。大多数情况下，顺向心室激动发生于右束支，通常经异常左侧传导系统逆向传导返回。传导系统疾病伴心室扩张可形成必要的环路大小从而能够持续折返。识别这种心律失常非常重要，因为它可通过横切束支（通常为右束支，因为其更离散）来进行导管消融[38-39]。

VT 的处理包括抗心律失常治疗与消融治疗。在除颤器时代，VT 常引起 ICD 电击。出现 ICD 电击的患者首先应进行评估以排除明显的可逆性因素（电解质紊乱），检查装置以确保恰当电击，并进行缺血相关检查，尤其是缺血性心肌病和多形性 VT 患者。应注意缺血也可表现为单形性 VT，这挑战了旧时观念。此外，β 受体阻滞剂治疗需要优化。一旦可逆性原因被排除和（或）治疗，药物抗心律失常治疗通常作为一线治疗，但需要根据心肌病的类型进行调整。值得注意的是，若患者采用单次 ICD 电击后没有复发，可延迟治疗直到严重复发，因为 VT 有时会在未干预的情况下逐渐衰退。

消融治疗与心肌病相关的 VT 呈缓慢增长趋势，目前尝试对抗心律失常复发患者进行治疗[40]。虽然 VT 会增加结构性心脏病患者的死亡率，但是关于抑制 VT，尤其是消融治疗 VT 是否能够影响死亡率仍存在争议。

目前主要有两种 VT 消融方法。第一种方法是基于激动标测，包括诱导临床 VT 和使用 3D 技术与传统的标测技术来识别传导通路并消融产生持续性心动过速的区域。由于只有大约 10% 的 VT 在发作时血流动力学足够稳定以有时间进行标测，故该方法的应用受限。但随着血流动力学支持方法的出现，如主动脉内球囊反博、CARDIOHELP 系统（Maquet cardiopulmony AG，Hirrlingen，Germany）及 IMPELLA（Abiomed，Danvers，MA），这种方法的使用率也在增加。但同时该方法存在血流动力学支持引起血管并发症和消融时长时间 VT 发作导致心力衰竭严重失代偿的局限性。第二种方法包括基质修饰，其优点是在窦性心律下进行消融而不需要延长 VT 时间，目的是使瘢痕区域均质化，以消除导致持续性 VT 的潜在慢传导通路。有许多方法可进行基质修饰，但超出本章介绍范围。总的来说，大多数术者采用两种方法的混合方式，即靶向治疗临床 VT 和防止潜在的传导通路。

接下来我们将会回顾每种最常见的临床情况下进行 VT 消融的疗效。

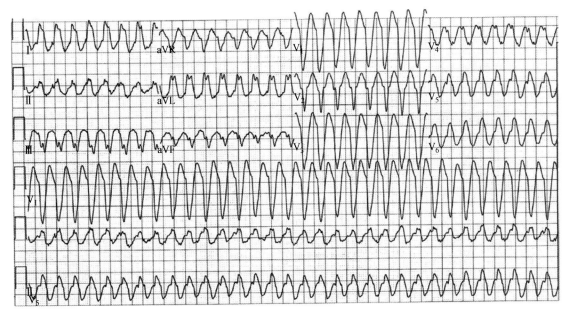

图 19.2　心电图显示传导系统疾病患者的 VT 束支传导阻滞。VT，室性心动过速

消融治疗缺血性心肌病（ICM）性 VT

目前主要有两项相对较大型的关于 ICM 患者进行 VT 消融治疗的前瞻性随机临床试验[41-42]。

SMASH-VT 试验纳入 128 例近期植入 ICD 用于二级预防的患者和接受过单一治疗的一级预防患者[41]。与对照组相比，经过 2 年随访，无复发性 VT/VF 导致恰当的 ICD 治疗在消融组中明显增高（88% *vs.* 67%；HR＝0.35；95% CI 0.15～0.78；P＝0.007）。

第二项里程碑式的试验是 VTACH 试验[42]。该研究纳入 110 例血流动力学稳定的 VT 合并陈旧性心肌梗死伴左心室射血分数（LVEF）降低的患者，将其随机分为导管消融与 ICD 联合治疗及单纯 ICD 治疗两组。研究发现，2 年后消融治疗组的 VT/VF 发生率较低（47% *vs.* 29%；HR＝0.61；95% CI 0.37～0.99；P＝0.045），且每一位患者年均 ICD 电击次数更少（3.4±9.2 *vs.* 0.6±2.1；P＝0.018）。

目前有许多关于成功率和死亡率的回顾性研究，这些研究的主要不足之处在于所采用的消融技术不同。目前有两项针对 ICM 患者 VT 消融及死亡率的研究正在进行中（即 VANISH 和 BERLIN 试验）[43-44]。另外两项试验（STAR-VT 和 PARTITA 试验）的研究对象为 ICM 和 NICM 患者[45-46]。

消融治疗非缺血性心肌病（NICM）性 VT

NICM 与 ICM 不同，ICM 基于病变冠状动脉边界相对清晰的基质，而 NICM 具有异质性基质，不同程度地累及中层心肌和心外膜，通常在瓣膜周围区域。

到目前为止，还没有前瞻性随机试验评估 NICM 患者进行 VT 消融的效果。一般而言，与 ICM 患者相比，NICM 患者在消融治疗后存在较高的急诊手术失败率和远期 VT 复发率。HELP-VT 研究是一项欧洲单中心前瞻性观察性研究[47]，此研究纳入 63 例 NICM 患者和 164 例 ICM 患者，采用 VT 消融治疗，

研究结果显示 NICM 患者 1 年随访时无 VT 生存率为 40.5%，ICM 患者为 57%。一项大型单中心回顾性研究[48]纳入 226 例接受 VT 消融的 NICM 患者，研究结果显示 1 年后（距最后一次消融）复合终点（死亡、心脏移植和因 VT 复发再住院）的发生率为 31%。

埋藏式心脏复律除颤器的作用

由于室性快速性心律失常，缺血性或非缺血性心肌病患者 SCD 的风险均会上升，SCD 已成为心力衰竭患者的主要死亡原因，其发生率比普通人群高 6～9 倍。

埋藏式心脏复律除颤器在治疗心肌病中的作用

一般来说，收缩功能不全越严重（即 LVEF 越低），心力衰竭程度也越高。在 NYHA 心功能分级为 I 级、II 级和中度 III 级左心室功能不全患者中，SCD 通常由 VF 引起，且 ICD 治疗已被证明非常有效。然而，随着左心室功能的进一步恶化（NYHA 心功能分级 III 级和 IV 级），缓慢性心律失常导致的死亡随之增加（特别是无脉性电活动）。由于大多数显著的缓慢性心律失常与无脉性电活动（PEA）有关，其不能采用 ICD 治疗。预防这种情况需要在早期治疗阶段以药物治疗（减缓左心室功能恶化）联合 ICD 治疗（终止 VF 事件）。

基于 LVEF 降低（特别是＜35%）和心力衰竭患者对 SCD 的易感性，ICD 已成为挽救生命的重要方法。随机试验结果显示，植入 ICD 不仅可降低左心室功能障碍的心力衰竭患者的死亡率，也可降低心脏停搏患者的死亡率[49-51]（表 19.1 和表 19.2）。进一步研究证实，ICD 治疗优于抗心律失常药物治疗。两大类患者是 ICD 治疗的候选者：①SCD 二级预防；②SCD 一级预防。

表 19.1	主要的 ICD 临床随机试验（二级预防）					
研究	年份	纳入标准	患者 (n)	ICD (n)	平均随访时间（月）	主要结果
AVID[5]	1997	①VF；②VT 伴晕厥；③VT 伴有严重的症状且 LVEF≤40%	1016	507	18	ICD 治疗导致死亡率降低 31% RR（95% CI 0.10～0.52），P＝0.002
CASH[7]	2000	继发于室性心律失常的心脏停搏	288	99	57	ICD 治疗导致死亡率降低 23% RR，但无统计学意义（95% CI 下限为－0.11），P＝0.08
CIDS[8]	2000	①VF；②院外心脏停搏需除颤或心脏复律；③VT 伴晕厥；④伴随症状的 VT≥150 次/分和 LVEF≤35%；⑤未监测的晕厥与继发性 VT	659	328	36	ICD 治疗导致死亡率降低 20% RR，但无统计学意义（95% CI 0.08～0.40），P＝0.142

表 19.2　主要的 ICD 临床随机试验

研究	年份	纳入标准	患者（n）	ICD（n）	平均随访时间（月）	主要结果
缺血性心肌病的一级预防						
MADIT[10]	1996	LVEF≤35%，入院前心肌梗死≥3周；非持续性 VT；电生理检查诱导的持续性 VT；NYHA 心功能分级 I～III 级	196	95	27	ICD 治疗导致死亡率降低 54%RR（95%CI 0.18～0.74），P=0.009
CABG[12]Patch	1997	LVEF≤35%，SAECG 异常，冠状动脉旁路移植术中植入心外膜 ICD	900	446	32	ICD 治疗未降低死亡率，P=0.64
MUSTT[11]	1999	LVEF≤40%，入院前心肌梗死 1 个月；无症状性非持续性 VT	704	161	39（中位随访时间）	ICD 治疗导致死亡率降低 55%RR（95%CI 0.37～0.68），P=0.001
MADIT-II[4]	2002	LVEF≤30%，入院前心肌梗死 1 个月；NYHA 心功能分级 I～III 级	1232	742	20	ICD 治疗导致死亡率降低 31%RR（95%CI 0.07～0.49），P=0.016
SCD-HeFT[3]	2005	LVEF≤35%；最佳药物治疗 3 个月；NYHA 心功能分级 II～III 级	总数 2521，缺血 1310	总数 829，缺血 431	45.5（中位随访时间）	总体来说，ICD 治疗致死亡率降低 23%RR（95%CI 0.04～0.38），P=0.007；在缺血性患者中，ICD 治疗致死亡率降低 21%的 RR 死亡率（95%CI-0.04～0.40），P=0.05。无病因改变疗效的证据
缺血性心肌病：心肌梗死早期						
DINAMIT[16]	2004	LVEF≤35%；心肌梗死后 6～40 天内，HRV 降低，平均 Holter 心率≥80 次/分，NYHA 心功能分级 I～III 级	674	332	33	ICD 组心律失常所致致死亡风险明显降低，P=0.009，但非心律失常导致的死亡风险显著增加，P=0.02。ICD 治疗不降低全因死亡率，P=0.66
IRIS[17]	2009	LVEF≤40%；心肌梗死后 5～31 天内；心率 90 次/分或非持续性 VT≥150 次/分；NYHA 心功能分级 I～III 级	898	445	37	ICD 组心脏性猝死显著减少，P=0.049，但非心脏性猝死风险显著增加，P=0.001。ICD 治疗不降低死亡率，P=0.78
非缺血性心肌病的一级预防						
CAT[13]	2002	LVEF≤30%；新发 DCM；NYHA 心功能分级 II～III 级	104	50	66	ICD 治疗不降低死亡率，P=0.55
AMIOVIRT[14]	2003	LVEF≤35%；DCM；无症状性非持续性 VT；NYHA 心功能分级 I～III 级	103	51	36	ICD 治疗不降低死亡率，P=0.80
DEFINITE[15]	2004	LVEF≤35%，非持续性 VT；NYHA 心功能分级 I～III 级	458	29	29	ICD 治疗导致死亡率降低 35%RR，但无统计学意义（95%CI 0.06～0.60），P=0.08
SCD-HeFT[3]	2005	LVEF≤35%；最佳药物治疗 3 个月；NYHA 心功能分级 II～III 级	总数 2521，缺血 1310	总数 829，缺血 431	45.5（中位随访时间）	总体来说，ICD 治疗致死亡率降低 23%RR（95%CI 0.04～0.38），P=0.007；在缺血性患者者，ICD 治疗导致死亡率降低 21%RR（95%CI 0.04～0.40），但无统计学意义。无病因改变疗效的证据

RR，相对风险率，95%CI，95%置信区间；LVEF，左心室射血分数；NYHA，纽约心脏协会；DCM，扩张型心肌病；SAECG，信号平均心电图；HRV，心率变异性

SCD 的二级预防

二级预防是指对既往出现心脏停搏和持续性 VT 的患者行 SCD 的预防治疗。如果最初的心律失常不是由可逆或暂时的原因（如电解质紊乱、呼吸衰竭所致的短暂缺氧、可解决的急性冠状动脉缺血发作）引起，则未来两年 VT 或 VF 复发的风险较高（>40%）[52]。对于这些患者，多项临床试验表明，与抗心律失常药物相比，应用 ICD 可提高生存率。对二级预防试验（AVID 试验、CASH 试验、CIDS 试验）[51,53-54] 进行的 meta 分析表明 ICD 的使用使心律失常所致死亡的相对风险降低 50%，全因死亡率的相对风险降低 25%[55]（表 19.1）。

SCD 的一级预防

SCD 的一级预防是指对还未发生过持续性 VT、VF 或心脏停搏复苏的患者使用 ICD。早期的一级预防试验主要关注缺血性心肌病患者（MADIT-Ⅰ 试验、MUSTT 试验、MADIT-Ⅱ 试验、CABG-Patch 试验）[49,56-58]，这些前瞻性随机多中心研究显示，ICD 用于 SCD 的一级预防是有益的，可改善缺血性心肌病患者的总生存率（表 19.2）。ICD 用于非缺血性心肌病患者的一级预防的初步试验（CAT 试验）和 AMIOVIRT 试验显示生存率并无改善，但存在样本量小的局限性[59-60]。然而，在此之后的大型试验（DEFINITE 试验和 SCD-HeFT 试验）已证实植入 ICD 有利于非缺血性心肌病患者，预防性植入 ICD 可降低患者死亡率[50,61]（表 19.2）。

由于心肌梗死后早期发生 SCD 的风险很高（如 VALIANT 试验表明，心肌梗死后的前 30 天猝死的风险最高），且 ICD 治疗有益于心肌梗死后心功能不全的患者，故心肌梗死早期植入 ICD 是有益的[52]。然而，两项独立的随机试验显示心肌梗死后 30~40 天植入 ICD 无获益（DINAMIT 试验和 IRIS 试验）[62-63]（表 19.2）。随后对 VALIANT 试验与 DINAMIT 试验的分析揭示了心肌梗死后早期植入 ICD 无获益的可能病理生理学机制[52,62]。在 DINAMIT 试验中，只有 50% 的猝死是由心律失常所致，然而，SCD 的机械因素（如左心室破裂、急性二尖瓣反流）在另一半患者中很常见。同样在 VALIANT 试验中，心肌梗死后第一个月 80% 的心脏性猝死是由于心肌梗死复发或心肌破裂，而心律失常导致的 SCD 仅占 20%。1 年后，非心律失常和心律失常导致的猝死比例大致相当，随着时间的延长，心律失常导致的猝死

比例逐渐上升（30 个月时约 60%）。因此，早期植入 ICD 对这类患者的死亡率无明显影响。事实上，美国医疗保险和医疗补助服务中心（CMS）规定在心肌梗死之后至少需要 40 天的等待时间才可植入 ICD。此外，由于血运重建可能使射血分数得到改善以及可逆性 NICM（心肌炎、产后心肌病等）等原因，CMS 要求在血运重建后和（或）新诊断和治疗非缺血性心肌病后至少需要 90 天的等待时间才可植入 ICD[64]。

等候时间的规定和必须暴露的风险引起患者及医生的极度不适并不少见。可穿戴式除颤器（WCD）（图 19.3）的广泛使用可显著降低 SCD 的风险。最近 Epstein 等[65] 报道了心肌梗死后前 3 个月使用 WCD 的 8453 例患者，其中 133 例患者（1.6%）接受了 WCD 的 309 次电击，在这些患者中，91% 的室性心律失常得到恢复。在心肌梗死后经历 40 天和 3 个月等待期的患者中，WCD 可成功治疗 1.4% 的 SCD 为 1.4%，使用 WCD 的第一个月内风险最高。

埋藏式心脏复律除颤器的临床推荐

由美国心脏病学会（ACC）、美国心脏协会（AHA）、心律协会（HRS）及欧洲心脏病学会（ESC）发布的 4 个重要指南为 ICD 在临床实践中的应用提供了建议[66-68]，目前的 ICD 指征和建议总结见表 19.3 和表 19.4[69]。

可穿戴式 ICD（WCD）的临床推荐

对于存在 ICD 植入适应证但也存在手术禁忌证（通常是暂时的）的患者推荐使用 WCD[65,70]。最常见的禁忌证即 CMS 里所提及的急性心肌梗死后或血运

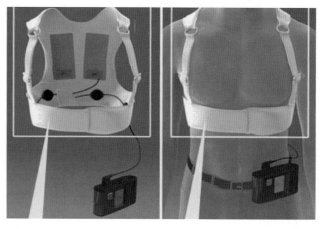

图 19.3 Life Vest 可穿戴式除颤器（WCD）（ZOLL Medical Corporation，Pittsburgh，PA，USA）

表 19.3 埋藏式心脏复律除颤器的推荐（2012 ACCF/AHA/HRS 指南重点更新纳入 2008 年 ACCF/AHA/HRS 指南中关于装置治疗心律失常的建议）[24]

推荐类别 I	证据等级
• ICD 治疗适用于经评估后由于 VF 或血流动力学不稳定的持续性 VT 导致心脏停搏的幸存者，以明确事件发生的原因并排除完全可逆性因素	A
• 结构性心脏病和自发性持续性 VT 的患者，无论血流动力学是否稳定，均建议植入 ICD	B
• 与临床相关的不明原因的晕厥，电生理检查可诱导出现血流动力学不稳定的持续性 VT 或 VF 的患者，建议植入 ICD	B
• 心肌梗死后≥40 天且 LVEF≤35%，NYHA 心功能分级 II 或 III 级的患者，建议植入 ICD	A
• 非缺血性扩张型心肌病，LVEF≤35%，NYHA 心功能分级 II 或 III 级的患者，建议植入 ICD	B
• 心肌梗死后≥40 天内出现左心室功能不全，LVEF≤30%，NYHA 心功能分级 I 级的患者，建议植入 ICD	A
• 既往心肌梗死导致的非持续性 VT，LVEF≤40%，电生理检查可诱导出现 VF 或持续性 VT 的患者，建议植入 ICD	B
推荐类别 IIa	**证据等级**
• 对于不明原因的晕厥、严重的左心室功能不全及非缺血性扩张型心肌病的患者，植入 ICD 是合理的	C
• 对于持续性 VT 且心室功能正常或接近正常的患者，植入 ICD 是合理的	C
• 对于存在≥1 个 SCD 主要危险因素的肥厚型心脏病患者，植入 ICD 是合理的	C
• 对于存在≥1 个 SCD 危险因素的致心律失常性右心室心肌病患者的 SCD 预防，植入 ICD 是合理的	C
• 长 QT 综合征患者在使用 β 受体阻滞剂时出现晕厥和（或）VT，则植入 ICD 以减少 SCD 是合理的	B
• 对于等待移植的门诊患者，植入 ICD 是合理的	C
• 对于伴有晕厥的 Brugada 综合征患者，植入 ICD 是合理的	C
• ICD 植入对于 Brugada 综合征患者是合理的，这些患者记录到 VT 且未导致心脏停搏	C
• ICD 植入对于接受 β 受体阻滞剂时具有晕厥和（或）记录到持续性 VT 的儿茶酚胺敏感性多形性 VT 是合理的	C
• 对于心脏结节病、巨细胞性心肌炎或 Chagas 病的患者，植入 ICD 是合理的	C
推荐类别 IIb	**证据等级**
• 非缺血性心脏病伴 LVEF≤35% 且 NYHA 心功能分级 I 级的患者可考虑采用 ICD 治疗	C
• 长 QT 综合征且有 SCD 危险因素的患者可考虑采用 ICD 治疗	B
• 全面有创性或无创性检查未明确病因的晕厥和晚期结构性心脏病患者可考虑采用 ICD 治疗	C
• 与猝死有关的家族性心肌病患者，可考虑采用 ICD 治疗	C
• 左心室心肌致密化不全心肌病患者中考虑	C
推荐类别 III	**证据等级**
• ICD 治疗不适用于无合理的生存期且具有可接受的功能状态至少 1 年的患者，即使他们符合 I、IIa 和 IIb 类推荐中规定的 ICD	C
• ICD 治疗不适用于持续性 VT 或 VF 患者	C
• ICD 治疗不适用于严重精神疾病的患者，并且其可能因装置植入而加重或影响系统随访	C
• ICD 治疗不适用于 NYHA 心功能分级 IV 级伴药物难治性充血性心力衰竭且不适宜进行心脏移植或心脏再同步化治疗-除颤器的患者	C
• 对于无诱发性快速性室性心律失常且无结构性心脏病的患者，ICD 治疗不适用于未明确病因的晕厥	C
• 当 VF 或 VT 适于外科手术或导管消融（如房性心律失常伴 Wolff-Parkinson-White 综合征、右心室或左心室流出道 VT、特发性 VT 或无结构性心脏病的分支型 VT）时，不建议采用 ICD 治疗	C
• ICD 治疗不适用于由完全可逆性因素（如电解质紊乱、药物或创伤）导致的不伴有结构性心脏病的室性快速性心律失常患者	B

表 19.4　2013 年 HRS/ACC/AHA 关于在临床试验中未包括或代表性不强的患者使用埋藏式心脏复律除颤器治疗的专家共识[25]

- 不是由心肌梗死引起心脏生物标志物异常的患者，进行一级预防或二级预防时，建议使用 ICD
- 既往存在心室收缩功能不全的患者（有植入 ICD 一级预防指征）在急性心肌梗死后的 40 天内不建议植入 ICD
- 在心肌梗死后 40 天内，发生持续性（或血流动力学不稳定性）室性快速性心律失常＞48 h 且无心肌缺血，推荐植入 ICD
- 在确诊为非缺血性心肌病的前 3 个月，不建议植入 ICD 进行一级预防
- 如果确诊为非缺血性心肌病且左心室功能不可能恢复，则 3～9 个月后植入 ICD 进行一级预防可能是有用的

重建后的"等待期"，其他暂时禁忌证包括需要长期抗生素治疗的 ICD 系统感染。第二种 WCD 候选者包括心律失常高风险或未确诊的患者［如正在等待确诊检查结果的遗传性心律失常患者或不明（可治疗或可逆）来源的心脏停搏幸存者］。第三种 WCD 候选者为等待心脏移植的严重心力衰竭患者，这些患者暂时处于心律失常高风险［如由潜在的可逆性疾病引起 LVEF 降低的患者，如新诊断的扩张型心肌病（可能由于短暂性心肌炎引起）或血运重建后早期或心肌梗死后早期的缺血性心肌病］。

抗心律失常药物治疗心肌病合并房性与室性快速性心律失常

抗心律失常药物的使用已有超过 250 年的历史，其疗效确切。强心苷和奎尼丁可能是最早使用的抗心律失常药物。大多数抗心律失常药物（AAD）是在最近 35～40 年中被引入。目前，AAD 仍然是终止和预防心房颤动（AF）及辅助治疗特定室性心动过速（VT）的有效方法。然而，很少有药物被证实对预防心室颤动有效（胺碘酮和溴苄铵可能除外）。

目前 AAD 治疗的主要目标是降低心律失常发作的频率、持续时间和严重程度。但不幸的是，大多数 AAD 所产生的心脏和非心脏不良反应限制了它们在重要患者人群中的临床应用，尤其是左心室功能不全和（或）心力衰竭患者。

抗心律失常药物概述

表 19.5 采用 Vaughan Williams 分类法总结了常用的抗心律失常药物，旨在了解每种药物的心脏作用机制。然而，人们认识到药物作用比 Vaughan Williams 法所介绍的更复杂，且分类不易预测药物对心律失常的实际作用。由于此局限性，有研究者试图提供一种更全面的方法对药物作用进行精确分类[71-72]。这一努力（西西里策略）虽然具有很强的科学性，但必然存在复杂性，因此近年来在很大程度上被弃用。

除了 β 受体阻滞剂、钙通道阻滞剂和强心苷类药物，大多数"膜活性"抗心律失常药物通过影响心脏钠离子或钾离子电流来发挥主导作用。第一种膜活性剂是奎尼丁及其类似物（衍生自奎宁），在治疗史上具有重要地位。普鲁卡因胺于 20 世纪 50 年代早期开始使用。此后，至少在美国，间隔了很长时间，于 20 世纪 70 年代才出现丙吡胺。氟卡尼、恩卡尼（已退出美国市场）、乙吗噻嗪、美西律、妥卡尼（已退出美国市场）、丙咪嗪、溴苄胺/倍他尼定（未被使用）和胺碘酮出现于 20 世纪 80 年代。随后普罗帕酮、索他洛尔、多非利特、决奈达隆和伊伐布雷定也相继出现。

恩卡尼与氟卡尼一样，是 Vaughan Williams 分类中的 I C 类药物（表 19.5），但 CAST 试验表明此类药物可增加患者死亡率，因此被禁用于许多国家（但不是全部）[73]。氟卡尼仍被用于治疗室上性心动过速，尤其是心房颤动。

妥卡尼可口服，其与利多卡因"外观相似"，但会产生大量不良反应（特别是血液学）。令人惊讶的是，丙咪嗪（一种长期使用的可延长 QT 间期的三环类抗抑郁药）被纳入 CAPS 研究，但其从未成为抗心律失常药物的有力竞争者，并且在 20 世纪 80 年代中期在心律失常治疗中被合理地放弃[74]。溴苄胺出现于 20 世纪 80 年代，并被证明是一种抗纤颤药物，其肠外制剂已在美国上市。溴苄胺主要用于急救时终止顽固性 VF 和预防 VF。然而，尽管溴苄胺具有很好的正性肌力作用，但它因可引起严重的体位性低血压而受到限制，而且它不能口服。倍他尼定（曾作为一种抗高血压药物在许多国家广泛应用且目前仍有部分国家在使用）与溴苄胺相似，具有抗纤颤作用[75]，虽然它具有可口服、价格低廉、购买方便等优点，但由于会引起直立性低血压故其使用受到限制。尽管研究者已

尽力从技术上减少直立性低血压，但自从胺碘酮的出现，倍他尼定便已逐渐被取代。

钠通道阻滞剂（表 19.5）因其可减少心脏组织的兴奋性而被称为膜稳定剂。通常，这类药物具有使用依赖性，这意味着在快速心率时可观察到对传导的主要影响（钠通道阻滞）。在心电图上通常可观察到由于传导速度减慢而导致的 QRS 波增宽。

阻断钾离子电流的药物可延长动作电位持续时间和不应期。奎尼丁、普鲁卡因胺、丙吡胺、索他洛尔、多非利特是主要的钾通道阻断药物，其具有逆向使用依赖性，在心率减慢时延长复极化，后一种效应使这些药物在心动过缓时易诱发 QT 间期显著延长，并增加触发尖端扭转型室性心动过速（TdP）的易感性。

除了它们的电生理效应，大多数抗心律失常药物还具有负性肌力作用，因而限制了其在左心室功能下降患者（即大多数伴有结构性心脏病）和（或）心力衰竭患者中的应用。丙吡胺和普鲁卡因胺可能是负性肌力最强的药物。另一方面，奎尼丁、多非利特、倍他尼定（未被使用）和胺碘酮可能是这方面最安全的药物。

由于负性肌力作用，ⅠC 类药物和决奈达隆一般不用于左心室功能不全或心力衰竭患者。另一方面，奎尼丁（目前应用较少）、多非利特、索他洛尔

表 19.5　抗心律失常药物的 Vaughan Williams 分类

分类	药物	阻断通道	机制
ⅠA	奎尼丁 普鲁卡因胺 丙吡胺	I_{Na}、I_{Kr}、乙酰胆碱	（Na^+）通道阻滞（中间状态结合/离解）与 K^+ 通道阻滞效应
ⅠB	利多卡因 苯妥英 美西律 妥卡尼	I_{Na}	（Na^+）通道阻滞剂（快速结合/离解）
ⅠC	恩卡尼 氟卡尼 普罗帕酮 莫雷西嗪	I_{Na}、β	（Na^+）通道阻滞剂（缓慢结合/离解）
Ⅱ	卡维地洛 普萘洛尔 艾司洛尔 噻吗洛尔 美托洛尔 阿替洛尔 比索洛尔		β 受体阻滞剂
Ⅲ	胺碘酮 索他洛尔 伊布利特 多非利特 决奈达隆	I_{Kr}、I_{Na}、I_{Ca}、β、α、乙酰胆碱 I_{Kr}、β I_{Kr}、I_{Na} 激动剂 I_{Kr}	钾通道阻滞剂 索他洛尔也是一种 β 受体阻滞剂 胺碘酮兼具Ⅰ类、Ⅱ类、Ⅲ类和Ⅳ类药物的作用
Ⅳ	维拉帕米 地尔硫䓬	I_{Kr}、I_{Na}、I_{Ca}、β、α、乙酰胆碱	钙通道阻滞剂
	伊伐布雷定	I_f	抑制起搏通道

钠电流（I_{Na}）：快速 Na^+，非起搏性心脏动作电位的 0 期去极化
瞬时外向钾电流（I_{to}）：参与非起搏性心脏动作电位的 1 期
延迟整流钾电流（I_{Kr}）：心脏动作电位的 3 期复极化
钙电流（I_{Ca}）：持续缓慢内流；参与非起搏性心脏动作电位的 2 期，以及窦房结和房室结细胞的 4 期和 0 期；在血管平滑肌收缩中十分重要
I_f：起搏电流

和胺碘酮可用于心力衰竭患者，但必须严密监测患者情况。其他限制 AAD 使用的因素包括药物代谢机制及其如何受到系统性疾病的影响（表 19.6）。例如，索他洛尔和多非利特经肾代谢，故其用量需根据肾功能进行调整。同样地，AAD 的血浆浓度可能会因其他 AAD 而改变。奎尼丁-地高辛间的相互作用是最早被发现的 AAD-AAD 相互作用，它可能引起奎尼丁晕厥（见下文）。

特定类型抗心律失常药物的作用

大多数阵发性室上性心动过速的治疗主要采用标测和消融，因为消融治本，而 AAD 仅能治标。目前，AAD 主要用于 AF，并且在一定程度上还可用于其他原发性房性心动过速（AT）。

在发达国家，奎尼丁、普鲁卡因胺和丙吡胺已不再广泛用于 AF 或 AT 的治疗或预防。虽然这些药物可能有用，但不良反应和耐受性更好的替代药物限制了其使用，因此在本节中没有进一步讨论。尽管胺碘酮有很多副作用且缺乏美国食品药品监督管理局的支持性使用说明，但仍广泛应用于心房颤动患者，使用期间必须密切监测其不良反应（表19.6）。下文将更详细地讨论胺碘酮。

表 19.6 抗心律失常药物剂量及副作用

抗心律失常药物	代谢途径/剂量	主要非心血管毒性	主要心血管毒性
奎尼丁	• 肝 CYP3A4（70%），肾（30%） • 硫酸盐，600 mg 每日 3 次 • 葡萄糖酸盐，每 8 h 324～648 mg	血小板减少症；金鸡纳反应；瘙痒；皮疹	中毒剂量可导致 QRS 波时限延长；尖端扭转型室性心动过速（与剂量无关）
普罗帕酮	• 肝 • 每 8 h 150～300 mg • 持续性释放 225～425 mg，每日 2 次	金属味觉；头晕	心房扑动 1∶1 传导；室性心动过速；Brugada 型 ST 段抬高；冠心病禁用
氟卡尼	• 肾/肝 CYP2D6 • 50～100 mg，每日 2 次	头晕；头痛；视物模糊	心房扑动 1∶1 传导；室性心动过速；Brugada 型 ST 段抬高；冠心病禁用
索他洛尔	• 肾：80～120 mg，每日 2 次 • 最大剂量为 240 mg，每日 2 次	支气管痉挛	心动过缓；尖端扭转型室性心动过速
多非利特	• 肾/肝 CYP3A4 • 500 μg，每日 2 次 • 根据肾功能调整剂量	无	尖端扭转型室性心动过速
胺碘酮	□ 肝；半衰期 50 d □ 口服负荷剂量 10 g，7～10 d，400 mg 服用 3 周，随后 200 mg/d □ 静脉注射：150～300 mg，然后 1 mg/min 注射 6 h 后改为 0.5 mg/min	肺（急性过敏性肺炎、慢性间质浸润）；肝炎；甲状腺（甲状腺功能减退或甲状腺功能亢进）；光过敏；长期高剂量使用可导致皮肤出现蓝灰色色素沉着；恶心；共济失调；震颤；脱发	窦性心动过缓
伊布利特（静脉）	• 肝 CYP3A4 • 1 mg 静脉注射 10 min；必要时 10 min 后重复给药	恶心	尖端扭转型室性心动过速
决奈达隆	肾、肝、胃肠道 400 mg，每日 2 次	厌食症；恶心；肝毒性	心动过缓
美西律	肝 200 mg，每日 3 次	头晕；胃灼热；恶心；神经质；震颤；稳定性差	心动过缓
丙吡胺	肝 125 mg，每日 4 次	口干；便秘；尿潴留；视物模糊	负性肌力作用 低血压

氟卡尼

氟卡尼的主要作用是阻滞钠通道而显著减慢房室传导（QRS 波增宽），还可阻滞 I_{Kr}（快速激活的延迟整流钾通道），但一般不会引起 QT 间期显著延长。

氟卡尼可增加室性心律失常的风险，因此既往心肌梗死、左心室功能不全患者禁用[15]，且由于它可加重房室传导阻滞或窦房结功能障碍，所以传导系统疾病患者的使用也具有潜在风险。因此，氟卡尼很少用于 VT，因为 VT 患者通常伴有左心室功能不全和（或）传导系统疾病。但氟卡尼对预防无结构性心脏病患者发生 AF 可能是有用的。在这种情况下，氟卡尼可能会减少正在进行的 AF 或 AT 的复发和（或）减慢其心房率。

值得注意的是，认识到 AF 患者应用氟卡尼诱发的传导减慢可能会产生非预期的不良反应很重要。氟卡尼（正如其他 AAD，如普罗帕酮）可以减缓和调整 AF 转为心房扑动（所谓的 ⅠC 型）[76]。与传统的心房扑动相比，典型的"ⅠC 型扑动"心房率更慢，由于房室结水平的阻滞较少故可能引起心室率增加。因此，当出现ⅠC 型扑动时氟卡尼必须联合 β 受体阻滞剂或钙通道阻滞剂来减慢房室结传导。

对于 AF，氟卡尼可作为无结构性心脏病患者的一线用药。口服氟卡尼（200～300 mg）被作为"口袋里的药丸"，用于治疗不常发生 AF 且能够识别发作以服用药物的患者（最好在发作 30 min 内服用）。

ⅠC 类抗心律失常药如氟卡尼已不再被推荐用于缺血性心脏病或左心室功能不全患者的 VT 发作。这一局限性是由于 CAST 的试验结果，其发现恩卡尼和氟卡尼可增加全因死亡率和心律失常死亡率。尽管未在 CAST 试验中进行评估，但氟卡尼在非缺血性心肌病患者中也已弃用。

通常情况下，氟卡尼具有良好的耐受性。其常见的非心血管副作用包括头晕、视觉障碍（5%～10% 的患者）[77]。

普罗帕酮

普罗帕酮除了具有ⅠC 类钠通道阻滞作用，还可阻滞 β 受体，同时还具有轻度的负性肌力作用。

普罗帕酮可作为一线药物治疗无结构性心脏病的 AF 和 AT 患者（通常为 150 mg，每日 2 次）。大剂量口服普罗帕酮（450～600 mg）也被视为"口袋里的药丸"治疗阵发性 AF 患者。与氟卡尼一样，普罗帕酮也应与房室结阻滞药物联合使用。普罗帕酮不推荐用于左心室功能不全的 VT 患者。

普罗帕酮的主要非心血管副作用包括金属味觉、头晕和视觉障碍。口服高剂量普罗帕酮（450～600 mg）被作为 AF 患者"口袋里的药丸"，最好在明确诊断心律失常后 30 min 内用药。

索他洛尔

索他洛尔是一种钾通道（I_{kr}）阻滞剂和 β 受体阻滞剂，其非心血管副作用最小且利用率较高。索他洛尔经肾清除，常为每日 2 次，除非单日剂量导致肌酐清除率降低（30～60 ml/min）。住院患者起始剂量为 80 mg，每日 2 次，在增加剂量时应注意 QT 间期延长。钾通道阻滞效应随剂量增加而增加，因此在较高剂量下尖端扭转型室性心动过速（TdP）的风险增加。

最初，索他洛尔被批准用于 AF 患者并建议在住院时开始治疗，但最近指南认为其可开始用于门诊患者[15]。SAFE-T 研究表明门诊患者 AF 发作期间开始使用索他洛尔或胺碘酮未发生不良反应，恢复窦性心律的疗效相当[76]。在 OPTIC 试验中研究了降低二级预防植入 ICD 的患者电击频率的可能性，结果显示胺碘酮联用 β 受体阻滞剂优于单用索他洛尔或 β 受体阻滞剂[78]。

索他洛尔可作为冠心病和左心室功能相对正常患者的一线用药。索他洛尔也可作为 VT 的一线治疗药物，特别是对 β 受体阻滞剂耐受的患者。索他洛尔和大多数 β 受体阻滞剂的主要副作用包括疲劳、支气管痉挛、呼吸困难。索他洛尔还可加重窦房结功能障碍（表 19.6）。

多非利特

多非利特主要为 I_{Kr} 阻滞剂，不具有其他临床上显著的电生理效应。其经肾代谢，给药剂量必须根据肌酐进行调整（表 19.1 和表 19.2）。多非利特于 2000 年在美国被批准使用，并且有为期 3 天的强制性住院观察期。图 19.4 显示在住院期间使用多非利特负荷剂量时发生的 TdP。多非利特在 AF 患者中维持窦性心律比转复窦性心律更有效[79]。

多非利特是伴有冠心病尤其合并左心室功能不全的 AF/AT 患者的一线用药。其已被证实在心力衰竭和心肌梗死后的患者中使用是相对安全的[80-81]。

多非利特不建议用于治疗 VT，但当使用其他更常规的药物存在禁忌证时，可超说明书使用。

使用多非利特出现不良反应（特别是 TdP）的主要危险因素包括女性、低钾血症、低镁血症、基线 QT 间期延长、先天性长 QT 综合征和联用其他导致 QT 间期延长的药物。多非利特对窦房结功能几乎没有影响，是为数不多的该类抗心律失常药物之一。

胺碘酮

胺碘酮是最常用的治疗 AF/AT 的抗心律失常药物，虽然该适应证尚未获得美国 FDA 批准。胺碘酮是一种复杂的碘化物，其可作用于多个通道，包括拮抗 α、β 受体（图 19.2），它是目前最有效的抗心律失常药物，但它的使用受到多种非心血管副作用的限制[82]。胺碘酮的主要心血管副作用为窦性心动过缓，女性患者需要植入起搏器的风险更高[83]。

使用胺碘酮常发生 QT 间期延长，但其很少与 TdP 相关（<0.5%）[84]。胺碘酮与 CYP3A4 的底物辛伐他汀联用可增加心肌炎的风险[85]。相反，当胺碘酮与普伐他汀联用时其风险较小，因为普伐他汀不通过细胞色素 P450 系统进行代谢。胺碘酮最重要的药物相互作用是通过抑制 CYP2C9 增强华法林的抗凝作用。此外，胺碘酮可降低地高辛清除率。

胺碘酮口服吸收良好且生物利用度高，同时它也可静脉注射。注射胺碘酮已被用于终止 AF，但实际疗效甚微[86]。另一方面，静脉注射胺碘酮可有效减慢 AF 心室率。

胺碘酮主要的缺点为半衰期很长，为 58 天（15～142 天）。因此，若已出现副作用，则需要机体长时间"负载"胺碘酮，并且需要很长时间才能将其清除。通常，胺碘酮可口服 3～4 周，给予 1～2 天的肠外负荷剂量（0.5～1 mg/min 静脉注射）可能有助于加速负载并且通常耐受良好。

EMIAT 试验和 CAMIAT 试验评估了心肌梗死康复患者使用胺碘酮的效果[87-88]。其中，EMIAT 试验是欧洲随机双盲安慰剂对照试验，其评估胺碘酮是否能降低 LVEF≤40% 的心肌梗死幸存者的全因死亡率（主要终点）、心脏死亡率和心律失常死亡率（次要终点）；CAMIAT 试验是加拿大随机双盲安慰剂对照试验，旨在评估胺碘酮对频发或反复 PVC 的心肌梗死幸存者复苏后心室颤动或心律失常死亡风险的影响。这两项研究均发现使用 β 受体阻滞剂和胺碘酮的患者心血管死亡率、心律失常死亡率或复苏后心脏停搏发生率明显低于未使用 β 受体阻滞剂者（无论是否使用胺碘酮）。在 EMIAT 和 CAMIAT 试验中出现 TdP 的患者不足 1%。

在 AF 的治疗中，由于胺碘酮会引起严重的不

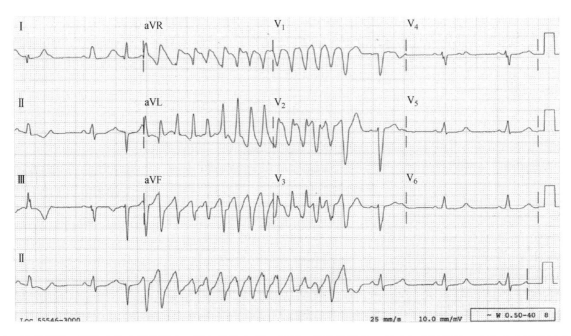

图 19.4 50 岁男性，有缺血性心肌病病史，射血分数 20%～25%，植入单腔 ICD 且 AF 难以控制，入院后尝试使用多非利特进行药物复律。第二次服用多非利特 2 h 后，患者出现尖端扭转型室性心动过速，并接受了 ICD 电击。图中可见心动过速前的长短周期序列

良反应，因此其作为冠心病伴有左心室功能不全患者的二线治疗药物。然而，尽管有这样的警告，但临床实践中，胺碘酮似乎已经成为预防 AF 的首选 AAD。口服胺碘酮可将 AF 转复为窦性心律，但其效果不可预测。

对于不耐受或不适用索他洛尔的 VT 患者，胺碘酮应作为二线治疗药物。然而，胺碘酮经常被用作一线药物，特别是对于 ICD 电击负荷过重的患者。但越来越多的人倾向于应用消融治疗这种情况。

决奈达隆

决奈达隆是第一种类似于胺碘酮的药物，非心血管副作用较少。它在结构上与胺碘酮相似，除了增加甲磺酰胺基团和无碘基（图 19.2）。早期的 ANDROMEDA 试验旨在评价决奈达隆对晚期充血性心力衰竭患者死亡率的影响，但结果显示决奈达隆治疗组的死亡率升高[89]。因此，该药物禁用于失代偿性充血性心力衰竭患者。后续的疗效研究以及针对无失代偿性心力衰竭患者和健康 AF 患者的安全性研究表明，决奈达隆未表现出明显的心血管外毒性，并且与该药相关的住院率和心血管死亡率降低[90]。然而，PALLAS 研究表明决奈达隆对永久性 AF 患者的疗效不太理想[91]。

将决奈达隆作为无结构性心脏病的间歇性 AF 患者的一线治疗用药是合理的。对于 VT，在动物实验和病例报告中，决奈达隆已被证明可有效抑制室性快速性心律失常和难治性 VT/VF 发作。然而，ANDROMEDA 和 PALLAS 研究的结果对决奈达隆治疗中重度结构性心脏病患者的安全性提出了质疑。

用于治疗 VT 的其他药物

β 受体阻滞剂常用于预防 VT，其是收缩性心力衰竭或新发急性心肌梗死患者的一线治疗[92]。此外，β 受体阻滞剂还可用于治疗部分离子通道疾病，如先天性长 QT 综合征和儿茶酚胺敏感性多形性室性心动过速（CPVT）[93]。

美西律

美西律是目前最常用的 Ⅰ 类抗心律失常药，但很少单独使用。在 AVID 试验中，ICD 组进行抗心律失常辅助治疗的患者中有 20％ 使用美西律[94]。作为 Ⅰ B 类抗心律失常药物（如利多卡因），它不会增加与 Ⅰ C 类药物相关的死亡风险。死亡率方面是基于 GUSTO-Ⅰ 和 GUSTO-Ⅱ b 研究针对 Ⅰ B 类药物利多卡因的观察性数据[95]。另一方面，美西律常由于胃肠道副作用导致其耐受性较差。

乙吗噻嗪（莫雷西嗪）

在 CAST 试验中，乙吗噻嗪使死亡率从 5.4％ 升至 7.2％，但无统计学意义[73]。目前乙吗噻嗪在美国很少用于临床实践。

较少使用或正在开发的药物

奎尼丁

奎尼丁最初是从金鸡纳植物的树皮中提取出来的，在一个多世纪前被认为是一种潜在的抗心律失常药物。在快速心率和较高浓度时，它具有重要的迷走神经阻滞作用、α 受体阻滞效应和中间钠通道阻滞作用。在较慢心率和正常浓度下，它具有显著的钾通道阻滞效应，可导致 QT 间期延长和 TdP 易感性增加（是"奎尼丁晕厥"的基础，尽管同时使用强心苷类也可能发挥一定作用）。

使用奎尼丁终止和预防 AF 有着悠久的历史，但由于耐受性更好的药物的出现，现在已很少使用。同样，由于存在诱发 TdP 的风险，其已不再用于治疗 VT。然而，奎尼丁可阻断 I_{to}（瞬时外向钾电流），对 Brugada 综合征和特发性心室颤动具有潜在疗效[96]，其非心血管不良反应包括腹泻、金鸡纳反应（耳鸣和头痛）和血小板减少症。

丙吡胺

丙吡胺是一种钠通道阻滞剂，具有抗胆碱能和负性肌力作用。尽管缺乏证据支持，但其因抗胆碱能效应已被推荐用于迷走神经性 AF 的患者[15]。然而，因其负性肌力作用会加重心力衰竭，故左心室功能不全患者应避免使用。此外，由于丙吡胺具有强大的抗胆碱能作用，故禁用于闭角型青光眼、前列腺肥大或重症肌无力患者。

由于结构性心脏病患者存在 TdP 风险，因此不建议使用丙吡胺。另一方面，它在肥厚型心肌病（HCM）中具有特定作用，其负性肌力作用可减轻流出道梗阻[97]。

伊布利特

伊布利特是一种静脉用 I_{Kr} 阻滞剂，并可增强晚期钠离子内流[98]。对于新发 AF 患者，伊布利特转复窦性心律的效用约 50％，它治疗心房扑动的有效性优于 AF，注射后应密切监测 QT 间期和 TdP 至少 2 h。

普鲁卡因胺

普鲁卡因胺（表 19.5）是Ⅰ A 类药物，可口服和肠外用药。虽然不常用于此目的，但静脉使用仍然是合理的替代选择来终止新发 AF。由于不良反应较多，已很少长期使用普鲁卡因胺，不良反应包括低血压、TdP 伴 QT 间期延长和狼疮样综合征。因此，近年来普鲁卡因胺的使用大幅减少。

伊伐布雷定

伊伐布雷定是一种"超极化激活的阳离子电流"（I_f）阻滞剂，可减缓心率。它已经被批准用于治疗心力衰竭，但也会在不恰当的窦性心动过速综合征中超说明书使用以降低心率，且可能有益于直立性心动过速综合征（POTS）[99]。

雷诺嗪

雷诺嗪是一种新型抗心绞痛药物，可通过阻滞多种离子通道而发挥抗心律失常作用。它是一种哌嗪衍生物，与利多卡因的化学结构相似，可有效阻滞晚期钠电流，并适当延长 QT 间期。

在 MERLIN-TIMI 36 试验中，尽管会导致 QT 间期轻度延长，但通过对急性冠脉综合征患者的心脏监护表明雷诺拉嗪可降低心律失常的发作，包括非持续性 VT[100]。基于有限但正面的雷诺嗪临床经验，正在使用Ⅲ类抗心律失常药物的复发性 VT 患者加用雷诺嗪是有益的。目前一项旨在检查雷诺拉嗪降低植入 ICD 患者的室性快速性心律失常和死亡风险的试验正在进行中。

阿齐利特

阿齐利特的临床研究已进行多年，目前仍是一种试验性的Ⅲ类抗心律失常药物，它可以阻断延迟整流钾电流的快激活成分（I_{Kr}）和慢激活成分（I_{Ks}）。在 SHIELD 试验中，接受阿齐利特的患者抗心律失常起搏终止症状性快速性心律失常和恰当的 ICD 治疗 VT/VF 发作均减少[101]。但是，ALIVE 试验未发现全因、心脏性、心律失常死亡率具有显著差异[102]。

上游治疗

上游治疗主要用于预防 AF。上游治疗的概念是防止心房电重构和机械重构，从而降低 AF 的易感性。研究数据支持使用 ACEI 或 ARB 用于 LVEF 降低的心力衰竭患者新发 AF 的一级预防[103]。然而，在没有明显禁忌证（如肾功能不全）的情况下，使用 ACEI/

ARB 治疗收缩功能不全已纳入Ⅰ类适应证[104]。

已有 ACEI 和 ARB 用于 AF 一级预防和二级预防的相关研究，特别是 ARB 已被证明可降低无明显结构性心脏病的高血压患者新发 AF 的发生率[105]。另一方面，目前还没有确凿的证据支持使用醛固酮抑制剂进行 AF 的一级预防或二级预防。

已有多项针对他汀类药物作为上游治疗的系统综述[106]，其用于 AF 一级或二级预防的结果仍存争议。他汀类药物可以减少冠状动脉旁路移植术患者术后的 AF[107]。

尚无证据证明使用 ACEI、ARB 或他汀类药物综合治疗对无心血管疾病患者的 AF 一级预防有益[108]。

特殊情况下的心律失常

瓣膜性心肌病

2014 AHA/ACC/HRS 指南将无以下任何一种情况的 AF 定义为非瓣膜性 AF：风湿性二尖瓣狭窄、机械或生物心脏瓣膜置换、二尖瓣修复[15]，这与 Lip 等制定的 CHA_2DS_2-VASc 评分中所使用的定义相一致。在此项调查中，欧洲心脏病调查 AF 人群中"无二尖瓣狭窄或既往心脏瓣膜手术"的患者被纳入[109]。

新型口服抗凝剂（NOAC）的试验排除了瓣膜性 AF 患者，因此 NOAC 仅被 FDA 批准用于非瓣膜性 AF 患者。不幸的是，关于这些药物的试验对"瓣膜性 AF"的定义不同，如严重主动脉瓣狭窄患者在达比加群试验中被排除，而在利伐沙班试验中，只有严重血流动力学障碍的二尖瓣狭窄或人工心脏瓣膜患者被排除在外。这些差异在 De Caterina 和 Camm 的综述中被详细讨论[110]。该综述还强调二尖瓣狭窄时 AF 血栓栓塞并发症和伴随心脏瓣膜疾病的风险最高。几乎没有证据表明其他类型的心脏瓣膜疾病会增加与 AF 相关的血栓栓塞并发症风险。事实上，有证据表明，二尖瓣反流在 AF 血栓栓塞并发症中可起到保护作用[110]。

从临床实践的角度来看，对于 AF 患者，心脏瓣膜疾病主要是指：①二尖瓣狭窄；②人工心脏瓣膜；③二尖瓣修复。值得注意的是，只有北美的指南将瓣膜修复定义为"瓣膜性 AF"。

与房室（AV）瓣膜疾病相关的心律失常

任何房室瓣膜的反流或狭窄都会增加心房张力和大小，从而增加房性心律失常的风险。AF 作为 1 个或 2 个房室瓣膜病变导致的原发性心律失常不足为奇。也可出现典型或非典型的心房扑动以及异位房性心动过速。值得注意的是，AF 本身可能导致房室瓣膜的反流[111]。

除了上文所提到的血栓栓塞的预防外，在房室瓣膜疾病的情况下对 AF 的管理与其他 AF 患者没有本质上的区别。房室瓣膜疾病患者室性心律失常的风险通常不会增加，除非心脏瓣膜疾病导致心肌病的发生。在现今的房室瓣膜手术中，心室切口较少见，但是在有房室瓣膜手术史的老年患者中，如果进行心室切开，由此产生的心室瘢痕会导致室性心律失常。

与 Ebstein 畸形相关的心律失常

三尖瓣的 Ebstein 畸形与房室旁路（AP）的风险增加相关。Ebstein 畸形的患者经常有多条旁路。它们可能通过旁路进行房室折返逆向传导引起窄 QRS 波室上性心动过速（SVT）或前向传导引起宽 QRS 波心动过速[112]。

治疗旁路介导的心动过速主要采用导管消融。在婴幼儿中，应尽量选择抗心律失常药物治疗以延迟导管消融，直至患儿长大。

瓣膜术中 AF 的外科治疗

40%～50% 接受二尖瓣手术的患者有 AF 病史，二尖瓣术后发生 AF 与预后不良有关。Cox 迷宫手术可以在二尖瓣或二尖瓣联合三尖瓣手术中进行，且不增加手术死亡率或并发症发病率[113]。

2014 年指南建议接受心脏手术（不仅仅是二尖瓣手术）的特定患者进行 AF 消融，其他原因为推荐类别 IIa[15]。

主动脉瓣置换/介入术后传导异常

主动脉瓣置换术与术后传导异常的风险显著增加有关，包括完全性心脏传导阻滞（CHB）。在一项单中心研究中，8.5% 主动脉瓣置换的患者需要植入永久心脏起搏器（PPM）[114]。研究发现，经导管主动脉瓣置换术（TAVR）也可显著增加术后传导系统疾病和 CHB 的风险，其受多种因素的影响，包括使用的瓣膜类型、植入的深度、钙化程度和术前传导系统疾病等。TAVR 后需要植入 PPM 的概率高于瓣膜置换术后[115]。

在 2008 年 AHA/ACC/HRS 基于设备的治疗指南中，CHB 或术后高度二度房室传导阻滞不可改善时被认为是 PPM 的 I 类适应证[66]。2008 AHA/ACC/HRS 指南中未明确提及 TAVR。2013 年欧洲心脏病学会发布的心脏起搏指南中包括 TAVR 在心脏手术后关于起搏的建议[116]。在心脏手术或 TAVR 后高度或完全性房室传导阻滞进行起搏为推荐类别 I。建议房室传导恢复的观察期为 7 天，存在节律脱落的患者缩短观察期被认为是可接受的。

TAVR 后新发左束支传导阻滞（LBBB）是否是植入 PPM 的指征仍存在争议。根据经验，在这种情况下决定是否植入起搏器往往取决于术者、医疗机构和患者的意愿。

肥厚型心肌病

肥厚型心肌病合并房性心律失常

肥厚型心肌病（HCM）已在本章的其他部分进行了介绍。在此强调几点，HCM 患者出现 AF（或 AFL）时无论 CHA_2DS_2-VASc 评分如何均应开始口服抗凝治疗（假设无禁忌证），2014 年指南将该建议列为推荐类别 I（证据等级 B）。使用胺碘酮、丙吡胺、β 受体阻滞剂或非二氢吡啶类钙通道阻滞剂进行抗心律失常药物治疗为推荐类别 IIa（证据等级 C）[15]。当药物治疗无效或不能耐受时，可采用导管消融治疗 HCM 的 AF。

肥厚型心肌病合并室性心律失常和心脏性猝死

HCM 中室性心律失常的基质在排列紊乱、结构混乱的心肌细胞和结缔组织中。VT 的治疗从避免 VT 和心脏性猝死（SCD）的潜在诱因开始。确诊或疑诊 HCM 的患者不应参加竞技性体育运动[117]。虽然 β 受体阻滞剂和非二氢吡啶类钙通道阻滞剂常用于改善心绞痛或呼吸困难等症状[118]，但目前无数据支持这些药物在预防 VT 或 SCD 中发挥作用[119]。埋藏式心脏复律除颤器（ICD）是目前预防 SCD 的主要治疗方法。可根据临床经验将抗心律失常药物（如索他洛尔和胺碘酮）作为辅助治疗来控制诱发 ICD 电击的 VT。

三级护理中心早期评估 HCM 的死亡率高达 6%[120]，但更大规模的社区研究表明，大多数患者为良性病程且年死亡率 ≤1%[120-121]。观察性研究和注册研究表明，HCM 患者发生 SCD 的危险因素是既往 SCD 或持续性室性快速性心律失常的幸存者[118]，这些患者可植入 ICD 进行二级预防[65]。

近 90% 的 HCM 患者会发生室性期前收缩（PVC），30% 的患者会发生非持续性室性心动过速（NSVT）[122]。对医生来说，心律失常的治疗是一个难题。NSVT 对 SCD 具有很高的阴性预测值（95%），但阳性预测值较低（10%～20%）[122-123]。室性心律失常的发作可能与年龄有关，年轻患者具有较高的发作风险。在一项纳入 531 例 HCM 患者的研究中，年龄 ≤30 岁的 NSVT 患者 SCD 的比值比为 4.35（95% CI 1.54～12.28；$P=0.006$），而年龄 >30 岁的患者为 2.16（95% CI 0.82～5.69；$P=0.1$）[124]。电生理检查（EPS）对 VT 的诱导作用在风险分层中几乎没有价值：多形性 VT 和 VF 常可被诱导，故被认为是非特异性终点[120,125-126]。

专家共识提出了 HCM 患者发生 SCD 的主要危险因素[65,118]。一般来说，这些因素在年轻患者中更明显，包括 NSVT、SCD 家族史、晕厥、大范围左心室肥大（室壁厚度 ≥30 mm）以及低血压或运动后无血压升高。其他因素包括：诊断时年龄小、心脏磁共振晚期钆增强程度以及左心室流出道梗阻程度[118]。基因检测对风险分层的价值有限，因为其中很多的突变可能是特定家庭的新突变[118]。

虽然上述主要危险因素已得到普遍共识，但它们的阳性预测值很低。虽然在社区 HCM 患者人群中，SCD 的年发生率 ≤1%，但将近 50% 的 HCM 患者至少有 1 个危险因素[119]。然而，即使只有 1 个主要危险因素也可能是重要的。在一项回顾性 ICD 研究中，35% 的 HCM 患者根据单一确定的危险因素进行一级预防并接受了恰当的 ICD 治疗[127]。

美国指南为植入 ICD 治疗 HCM 患者提供了较大的空间。有 ≥1 个 SCD 主要危险因素的 HCM 患者植入 ICD 被认为是合理的[65]。欧洲 SCD 工作小组保留了对有 ≥2 个危险因素的 HCM 患者植入 ICD 行一级预防的建议，仍然强烈推荐单个危险因素可能足以决定植入 ICD[126]。可访问 http://doc2do.com/hcm/webHCM.html 使用基于 2014 年欧洲 ICD 指南推荐的 HCM Risk-SCD 计算器。若年风险 >6%，则应考虑植入 ICD，若年风险 4%～6% 可以考虑植入 ICD，风险 <4% 时一般不建议植入 ICD[128-129]。尽管这种风险评分优于 2003 年和 2011 年的指南，但它仍然会遗漏部分高危患者，而高估了另一些患者的风险[130-131]。

目前没有针对 HCM 患者植入 ICD 治疗的随机试验。在一项纳入 506 例 HCM 患者的回顾性研究中，20% 的患者接受了适当的 ICD 治疗，二级和一级预防的干预率为每年 10.6% 和 3.6%[127]。虽然适当的 ICD 治疗并不等同于挽救生命，但有研究者认为，HCM 中死亡率的差异可能小于缺血性心脏病。由于心肌排列紊乱且增厚，VT 的耐受性差。此外，多形性 VT 或 VF 很难自发终止[119]。一项纳入 16 项研究共 2190 例植入 ICD 的 HCM 患者（平均年龄为 42 岁，83% 的患者为一级预防）的 meta 分析显示，患者心脏性和非心脏性死亡率较低（分别为 0.6% 和 0.4%），每年恰当和不恰当的 ICD 治疗率分别为 3.3% 和 4.8%[132]。

最后，植入 ICD 需要与每位患者讨论潜在的风险和益处。在 20 岁以下的 HCM 患者中，治疗决策的难度在国际注册研究中凸显。在 224 例植入 ICD 的患者（188 例为一级预防）中，恰当治疗的概率较高（43 例，19%），并发症也经常发生（91 例，41%）。单一的危险因素可确定一级预防患者的发作风险，但危险因素的数量（1、2 或 3 个）不能预测 ICD 治疗的可能性[133]。

目前 VT 导管消融在 HCM 患者中的作用非常有限。与单形性 VT 不同，多形性 VT 和 VF 频繁发作，并且不适用当前的标测技术。在电生理检查期间，多形性 VT 和 VF 的诱发频率比单形性 VT 的频率高 3 倍[134]。ICD 中存储的电描记图显示，大约一半的心室治疗用于 VF[127]。除了标测的难度外，肥厚心肌也限制了射频能量向潜在重要心肌部位的有效传递。尽管如此，心外膜和心内膜联合治疗可能为高度选择的患者提供控制单形性 VT 的选择[135]。

致心律失常性右心室心肌病

ARVC［又称致心律失常性右心室发育不良（ARVD）、ARVD/C 或 ARVC/D］是一种遗传性心肌病，其特征在于部分心肌纤维被脂肪组织置换，在右心室中最明显。患者可能出现 VT 和 SCD，尤其与运动密切相关。ARVC 患者可能有多种形态的 VT，典型形态为右心室起源的"左束支传导阻滞形态"[136-137]。ARVC 为编码桥粒的蛋白质基因突变引起的常染色体显性遗传疾病。鉴于桥粒对细胞间连接起重要作用，其缺陷可能在薄壁右心室中比左心室中更早具有临床相关性[138]。早期病理学研究表明心肌变薄、瘢痕形成以及动脉瘤好发于右心室漏斗部、心尖部和流入区域[136,139]。右心室电解剖标测可显示与瘢痕具有一致的低电压区域，并与心脏 MRI 识别的心肌瘢痕相关[137,139-140]。

虽然 ARVC 患者在静息状态下也可能出现 VT 和猝死，但其仍与运动密切相关。所以建议"明确"、"边缘"或"可能"诊断 ARVC 的运动员不要参加竞技类体育运动[117]。目前还没有证据表明 β 受体阻滞剂可以降低死亡率或减少室性心律失常，但其常用于减弱交感神经兴奋[141]。令人惊讶的是，在特定 ARVC 患者中，VT 的临床意义尚不明确。早期主要接受抗心律失常药物治疗和极少数 ICD 治疗的伴有 VT 的 ARVC 患者死亡率较低[142-143]。ARVC 患者左心室功能一般正常，因此 VT 耐受性更好，进展为 VF 的可能性小。但目前普遍认为伴有心脏停搏、持续性 VT 或 VF 的 ARVC 患者应植入 ICD[65,126]。抗心动过速起搏对于终止 ARVC 患者的 VT 非常有效，同时可减少 ICD 电击[144]。针对 ARVC 患者的小型研究数据支持该类患者植入 ICD 进行二级预防[144-147]。

指南支持被认为是 SCD 高危的 ARVC 患者植入 ICD 进行 SCD 的一级预防，但与 HCM 不同，目前对识别高危患者的特定因素尚未达成共识[65]。回顾性研究已经确定了后续 ICD 治疗的预测因子，包括晕厥史[148]、NSVT 以及诱导性持续性 VT 或 VF[149] 或自发性 VT[144]。有趣的是，虽然被认为是潜在的危险因素[126]，但在多项研究中，由 ARVC 引起的 SCD 家族史在多变量分析中并未被发现是 SCD 风险的预测因子[144,148-149]。

一项纳入 24 项研究共 610 例一级预防和二级预防患者的 meta 分析显示，恰当和不恰当的 ICD 治疗率分别为 9.5% 和 3.7%，ICD 相关并发症的发生率较高（20.3%），如电极导线置入困难和电极导线故障[150]。由于右心室低电压，电极导线放置可能很困难，所以在 ARVC 患者中植入 ICD 可能具有挑战性。右心室脂肪浸润和炎症改变可能增加穿孔的风险[145,148-150]。

虽然消融不是 VT 的主要治疗方法，但它是减少 ICD 电击的重要辅助治疗方法。与 HCM 相比，ARVC 患者的 VT 常为单形性、持续性、可被电生理检查诱导且血流动力学稳定。这些特点使 VT 更适用于导管消融。然而，大范围和（或）多个心室瘢痕区域易发生多种类型室性心动过速。在这些情况下，"底物修饰"可成功消融 VT。利用此治疗技术可在窦性心律期间进行标测以识别和定位"潜在"折返环路[151]。

随着传统的心内膜消融联合心外膜消融技术，VT 消融的急性成功率有所增加[152-153]。这种方法的潜在价值是由于 ARVC 的早期形态学研究表明其病理学过程是起始于心外膜或至少在心外膜更广泛，后向心内膜延伸[137,139]。尽管消融技术可能明显降低 ARVC 患者 VT 的发生率，但病理学过程的持续进展仍可能限制远期无 VT 生存率。

单用抗心律失常药物并未显示出可降低猝死风险，通常用作辅助治疗以减少 ICD 电击。来自北美 ARVC 注册报告显示，β 受体阻滞剂和索他洛尔均不能降低室性心律失常发作的风险，而胺碘酮（仅在 10 例患者中使用）预防室性心律失常的疗效更优[141]。

儿童心律失常性心肌病

儿童既不会出现与成人相同的心律失常，也不能采用与成人患者一样的管理方法。当遇到儿童心律失常时，应咨询儿科电生理学家。

扩张型心肌病患儿预后较差[154]。儿童室上性快速性心律失常比室性心律失常更常见。因此，在儿童中，AIC 更常由房性心律失常所致。

房性心动过速（AT）引起的儿童 AIC

异位房性心动过速在婴幼儿中较少见，但它与 AIC 有关。Koike 等在 1988 年对 9 例"房性自发性心动过速"患者进行了报道，超过一半的患者患有扩张型心肌病，33% 的患者的心律失常可自愈[155]。

最近对 249 例局灶性房性心动过速（FAT）患者进行的多中心回顾性研究显示，扩张型心肌病的发生率为 28%[156]，FAT 的总体治愈率为 89%。154 例患者使用抗心律失常药物治疗，最常用的药物是 β 受体阻滞剂，有效率为 42%。抗心律失常药物治疗 FAT 的有效率为 72%。导管消融对 80% 的 FAT 有效。与 Koike 的研究相似，这项研究还发现大约 1/3 的 FAT 患者可自愈[156]。

永久性交界区反复性心动过速（PJRT）引起的儿童 AIC

PJRT 是一种由异常旁路介导的折返性心动过速。这是一种发生于婴儿和儿童中的"长 RP"性心动过速。由于 PJRT 可发生于婴儿，所以首先表现为 AIC 和心力衰竭。最近的一项综述显示，7% 的新生儿病例表现为水肿，且节律极少自发恢复。幸运的是，它适合于导管消融，可在进行消融前先行抗心律失常治疗以等待儿童生长发育[157]。

异位交界性心动过速（JET）引起的儿童 AIC

JET 常见于先天性心脏病术后[158]。在未进行手术的情况下很少发生 JET。非手术导致的 JET 与发病率和死亡率增高有关[159]。JET 往往为持续性，并与 AIC 相关。虽然通常发生于房室交界区附近，但导管消融是有效的，且可在高度或完全房室传导阻滞处于可接受的低风险下进行[159]。与 PJRT 相似，可尝试药物治疗以延迟导管消融时机等待患儿成长。

儿童 AIC 的治疗总结

- 与 AIC 成人患者相同，儿童 AIC 患者也应该采用标准的治疗方法来治疗左心室收缩功能不全。
- 为了在导管消融之前使患儿成长，通常需要进行药物治疗。
- 在房性心动过速时，相当一部分患者可自愈，这使得药物治疗和延迟导管消融是合理的。
- TET 和 PJRT 很少自发缓解。通常需要导管消融。

心脏肉样瘤（CS）相关性心律失常

系统性结节病患者症状性心脏受累的发生率约 55%，但是基于尸检得出的无症状受累率为 25%，基于心脏成像的无症状受累率为 55%。主要心律失常为传导异常和室性心动过速。CS 很难与其他类型的非缺血性心肌病（如 ARVC）相鉴别。与 ARVC 不同，CS 通常表现为更广泛的左心室瘢痕并可累及间隔。最近关于 CS 患者心律失常管理的完整综述发表于 2014 年 HRS 关于心脏结节病相关心律失常诊断和管理的专家共识声明中[160]。

传导功能异常

CS 患者常可发生不同程度的房室结传导阻滞。2013 年基于设备的最新指南包括 3 项针对 CS 的建议，均为推荐类别Ⅱa：即使为短暂性房室传导阻滞也可植入起搏器、免疫抑制可用于莫氏Ⅱ型和完全性房室传导阻滞，以及 ICD 可用于具有永久起搏器适应证的患者[69]。使用皮质类固醇免疫抑制来逆转房室传导的患者约 47%。当植入起搏器时，应先植入装置，待切口愈合后再开始服用免疫抑制剂，以降低装置感染风险。

室性心律失常的治疗

一般来说，CS 患者发生 VT 有两种主要机制。第一种机制是 VT 在心肌损伤区域的固定瘢痕处发生折返，且通常为单形性。第二种机制是炎症引起单形性或多形性 VT。免疫抑制的作用仍存在争议，一些研究显示其可缓解心律失常，而另一些研究则显示未能获益。此外，有报道显示皮质类固醇可加重 VT，并可能与动脉瘤形成有关。从理论上讲，皮质类固醇在疾病初始炎症阶段对控制心律失常有益。VT 的初始治疗还包括抗心律失常药物，如胺碘酮和索他洛尔。

目前已发表的关于消融治疗 CS 患者 VT 的最大的研究纳入 21 例患者[161]。急性期手术成功率相对较低，单次消融后 1 年无 VT 的概率仅为 25%（多次消融后为 37%）。但是，消融对于急性终止 VT 电风暴的有效率为 78%。目前，VT 消融被认为是 VT 电风暴以及免疫抑制和抗心律失常药物无效的高 VT 负荷的有效治疗方法。

SCD 的风险和 ICD 的作用

目前尚缺乏数据和危险因素对 CS 患者进行风险分层。基于主要的一级预防和二级预防试验，LVEF <35% 或有 VT/VF 停搏史的患者需要植入 ICD。大量研究表明，右心室和左心室功能正常的患者事件发生率非常低。然而，轻度左心室功能不全似乎不是良性事件。在大型植入 ICD 的 CS 患者队列中，大多数接受恰当 ICD 电击的患者 LVEF>35%[162]。因此，即使进行了免疫抑制治疗，EF 为 35%~50% 的患者仍可以考虑植入 ICD（推荐类别Ⅱb）。无论 LVEF 如何，对于有起搏器植入指征的 CS 患者、不明原因的晕厥史或诱导性持续性 VT 患者，植入 ICD 是有效的（推荐类别Ⅱa）。电生理检查的作用仍存在争议（推荐类别Ⅱb），尽管可诱导性 VT 被纳入推荐类别Ⅱa 类[160]。

应用左心室辅助装置（LVAD）患者的心律失常

自从 REMATCH 试验显示 LVAD 治疗终末期心力衰竭患者的生存率获益后，LVAD 已越来越多地被用于治疗药物难治性终末期心力衰竭[163]。目前，LVAD 可作为暴发性心肌炎或大面积心肌梗死恢复的过渡治疗，或心脏移植的过渡治疗，或作为终点治疗。应用 LVAD 的患者在术后和康复后仍会存在严重的心律失常。由于大部分血流动力学负荷由 LVAD 承担，故有人认为心律失常对患者的影响较小。但房性和室性心律失常仍会继续影响患者的症状和生活质量。

应用 LVAD 患者的房性心律失常

应用 LVAD 的患者的房性心律失常包括 AFL 和 AF。AFL 可能是典型的下腔静脉-三尖瓣峡部依赖性扑动，也可能与 LVAD 植入或早期心脏手术中行心房切开导致的瘢痕有关。在一项纳入 106 例患者的研究中，约 50% 应用 LVAD 的患者存在 AF[164]。虽然阵发性 AF 未发现与增加死亡率、心力衰竭住院率、出血或血栓栓塞相关，但持续性 AF 是死亡和心力衰竭住院的独立预测因子[164]。由此表明 AF 对应用 LVAD 的患者的直接血流动力学影响可能很小，但 AF 长期存在可能影响右心室功能或对血流动力学产生慢性影响。持续性 AF 患者出血或血栓栓塞风险并未增加，但当 AF 患者国际标准化比率（INR）较高时易发生血栓栓塞事件[164]。另一项纳入 389 例应用 LVAD 的患者的研究显示，术前存在 AF 与 LVAD 术后血栓栓塞风险增加有关[165]。这两项研究都倾向于使 LVAD 患者达到更高的 INR 目标值（2~3），而不是 2~2.5。后一项研究未显示出 AF 对死亡率的影响，但未将患者分为阵发性或持续性 AF。

根据我们的经验，即使是阵发性 AF 也会影响少数患者的生活质量，应考虑采用药物治疗或消融治疗进行节律控制。消融治疗 AF 或 AFL 可改善患者生活质量和右心室功能[166-167]。

应用 LVAD 患者的室性心律失常

持续性室性心律失常（VA）在应用 LVAD 的人群中仍高达 52%，通常耐受性良好，但仍可引起血流动力学紊乱和血栓栓塞[168-169]。研究发现，既往存在 VA、有心肌病病因、装置类型、支持指征和随访持续时间与植入 LVAD 后 VA 风险有关[170-173]。VA 根据病因和管理方案的不同优先事项可分为两大类。

早期心律失常发生于植入 LVAD 后第 2~4 周。主要是由于早期复极化改变、LVAD 插管引起机械创伤和刺激、围术期肾上腺素能激活和使用肾上腺素能激动剂或 LVAD 植入前存在的室性心律失常复发。在恢复初期，心律失常的发生率往往会降低。越来越多的证据表明，LVAD 可通过减轻左心室负荷而逆转电生理重构并通过缩短 QRS 波时限和 QT

间期来降低 VA 的风险[174]。早期 VA 的治疗主要针对其发病机制：以右心室功能为重点的液体管理，一旦认为可耐受，则可重新开始并进一步使用 β 受体阻滞剂、抗心律失常治疗和自主调节如左侧星状神经节阻滞以过渡至术后恢复期[175]。在选择上述措施无效且患者不能耐受频发 VA 的情况下，可考虑消融治疗（图 19.5）。

LVAD 植入后 1 个月可发生晚期 VA。仅有少数患者（<15%）与插管有关。绝大多数 VA 与 LVAD 植入前存在的心肌瘢痕相关[176]。与植入 ICD 行一级预防的患者相比，植入 ICD 行二级预防的患者植入 LVAD 后 VA 的复发率更高[177]。治疗方法还包括通过检查 LVAD 排除不良事件，以及在考虑更多有创性方法之前先对容量状态和右心室功能进行管理。抗心律失常药物可作为一线治疗，但多数患者在植入 LVAD 前已使用部分抗心律失常药物，故消融应考虑用于治疗抗心律失常药物难治性患者，特别是血流动力学障碍、高 VA 负荷和 ICD 电击的患者。应考虑通过提高 VT 或 VF 检测区域的心率和增加检测次数来提高 ICD 治疗阈值。第一次 VT 消融的急性成功率为 86%，复发率为 33%，随访数据有限[176,178]（图 19.6）。

植入 LVAD 后发生 VA 与死亡率之间的关系尚存在争议，ICD 是否能够提高生存率也存在争议[179-181]。最近对包括 1179 例患者的多项观察性研究进行 meta 分析发现，植入 LVAD 后发生 VA 与

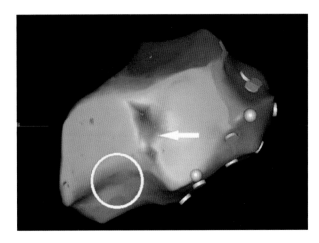

图 19.5　由左心室中远端侧壁套插管的机械刺激引起的多形性 VT 的激动标测。β 受体阻滞剂和抗心律失常药物治疗 VT 无效。该机制经心内超声心动图证实。套管的位置用白色圆圈表示。在该水平上（箭头）消融可抑制 VT，治疗后该患者未复发，由于插管引起的 VT 故避免重置套管

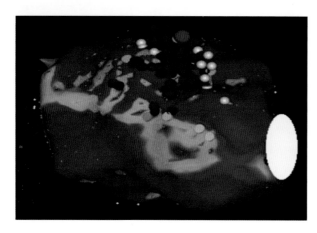

图 19.6 缺血性心肌病伴 VT 风暴患者，植入 LVAD 后＞1 个月，多种抗心律失常药物和 β 受体阻滞剂治疗无效。LVAD 套管由白色圆圈表示。VT 的位置（蓝点）远离套管，位于左心室前壁中部的瘢痕区域。在此位置进行消融终止了 VT 风暴并使恢复过程更加稳定

60、120 和 180 天全因死亡率增加相关，但只有 LVAD 植入前的 VA 是 LVAD 植入后全因死亡率的独立危险因素[182]。这表明虽然 LVAD 植入后发生 VA 是预后不良的指标，但其可能不是直接原因。评估 ICD 对应用 LVAD 的患者疗效的研究正在进行中。

认识到 LVAD 和 ICD 的相互作用十分重要。多项研究报道了 HeartMate Ⅱ LVAD 与 ICD 遥测的电磁干扰禁止 ICD 与其程序员进行通信[183]。ICD 电极导线的特性可能会因 R 波振幅减小、阻抗降低和捕获阈值增加而受到影响[183-184]，这可能导致无法感知捕获到 VA 或由于缺乏感测而引起不适当的起搏。植入 LVAD 后应进行 ICD 询问以检测这些改变。ICD 应进行测试以保证其能够检测到 VA 并提供治疗，必要时需对导线进行修正。但是，应权衡 ICD 患者的感染风险，尤其是双心室辅助装置的患者和准备移植的患者。

控制心律失常的自主调节

多项研究表明心脏自主系统与心肌周围交感神经的失衡对 VT/VF 的发生起着重要作用[185]。心脏外的交感神经过度激活与 VA 发生率增加有关[186]。目前旨在升高副交感神经张力或降低交感神经张力的神经调节治疗正逐渐成为难治性心律失常的有效治疗，包括脊髓刺激、胸腔硬膜外麻醉、肾去神经支配和心脏交感神经去神经支配。

脊髓刺激抑制 VA 的效果已经在动物模型和人类病例报告中得到证实[187-188]。随机可行性研究表明该治疗方法对心力衰竭的心肌重构无显著影响[189]。此研究目前还存在不确定性，所以尚不清楚这种方法是否会被进一步研究。

在持续性 AF 伴严重高血压的患者中，在 AF 消融的基础上进行肾去神经支配可有额外获益，但仅在病例研究中验证了肾去神经支配对 VT/VF 的获益[190-191]。目前正在进行的研究（RESCUE-VT RESET-VT）旨在评估肾交感神经去神经支配作为预防 VA 复发的辅助治疗的效果[192-193]。

心脏交感神经去神经支配可通过左侧或双侧星状神经节阻滞（酒精或射频消融神经节或注射麻醉剂）或切除术来实现。研究表明，左侧和双侧心脏交感神经去神经支配均可明显降低少数患者 ICD 电击负荷并控制 VT 风暴[194-195]。一项回顾性研究纳入 41 例患者对左侧和双侧星状神经节切除术进行了比较[196]，发现双侧切除组的 ICD 电击减少，且 VT 负荷更小。手术风险包括出汗模式改变（10%）、上睑下垂（2%）和皮肤过敏（12%）。PREVENT VT 随机研究正在进行中，其旨在评估双侧心脏交感神经切除术对难治性 VA 的治疗作用[197]。

参考文献

1. Go AS, et al. Prevalence of diagnosed atrial fibrillation in adults: the anticoagulation and risk factors in atrial fibrillation (ATRIA) study. JAMA. 2001;285(18):2370.
2. Dickinson O, Chen LY, Francis GS. Atrial fibrillation and heart failure: intersecting populations, morbidities, and mortality. Heart Fail Rev. 2013;19(3):285–93.
3. Yamada T, et al. Prediction of paroxysmal atrial fibrillation in patients with congestive heart failure: a prospective study. J Am Coll Cardiol. 2000;35(2):405–13.
4. Chen LY, et al. Atrial fibrillation and the risk of sudden cardiac death. JAMA Int Med. 2013;173(1):29.
5. Denes P, et al. The effects of cycle length on cardiac refractory periods in man. Circulation. 1974;49(1):32–41.
6. Somberg JC, et al. Enhancement of myocardial vulnerability by atrial fibrillation. Am J Ther. 2004;11(1):33–43.
7. Denker S, et al. Facilitation of ventricular tachycardia induction with abrupt changes in ventricular cycle length. Am J Cardiol. 1984;53(4):508–15.
8. Gronefeld GC, et al. Association between atrial fibrillation and appropriate implantable cardioverter defibrillator therapy: results from a prospective study. J Cardiovasc Electrophysiol. 2000;11(11):1208–14.
9. Chen LY, Benditt DG, Alonso A. Atrial fibrillation and its association with sudden cardiac death. Circ J. 2014;78(11):2588–93.

10. Borleffs CJW, et al. Prognostic importance of atrial fibrillation in implantable cardioverter-defibrillator patients. J Am Coll Cardiol. 2010;55(9):879–85.

11. Khadjooi K, et al. Long-term effects of cardiac resynchronisation therapy in patients with atrial fibrillation. Heart. 2008;94(7):879–83.

12. Linde C, et al. Long-term benefits of biventricular pacing in congestive heart failure: results from the MUltisite STimulation in cardiomyopathy (MUSTIC) study. J Am Coll Cardiol. 2002;40(1):111–8.

13. Leclercq C. Comparative effects of permanent biventricular and right-univentricular pacing in heart failure patients with chronic atrial fibrillation. Eur Heart J. 2002;23(22):1780–7.

14. Gasparini M, et al. Cardiac resynchronization therapy in patients with atrial fibrillation. JACC Heart Fail. 2013;1(6):500–7.

15. January CT, et al. 2014 AHA/ACC/HRS Guideline for the management of patients with atrial fibrillation: executive summary: a report of the American College of Cardiology/American Heart Association Task Force on Practice Guidelines and the Heart Rhythm Society. Circulation. 2014;130(23):2071–104.

16. Gopinathannair R, et al. Arrhythmia-induced cardiomyopathies. J Am Coll Cardiol. 2015;66(15):1714–28.

17. Hsu L-F, et al. Catheter ablation for atrial fibrillation in congestive heart failure. N Engl J Med. 2004;351(23):2373–83.

18. Hunter RJ, et al. A randomized controlled trial of catheter ablation versus medical treatment of atrial fibrillation in heart failure (The CAMTAF trial). Circ Arrhythm Electrophysiol. 2014;7(1):31–8.

19. Khan MN, et al. Pulmonary-vein isolation for atrial fibrillation in patients with heart failure. N Engl J Med. 2008;359(17):1778–85.

20. Ganesan AN, et al. Catheter ablation of atrial fibrillation in patients with concomitant left ventricular impairment: a systematic review of efficacy and effect on ejection fraction. Heart Lung Circ. 2015;24(3):270–80.

21. Roy D, et al. Rhythm control versus rate control for atrial fibrillation and heart failure. N Engl J Med. 2008;358(25):2667–77.

22. Shelton RJ, et al. A randomised, controlled study of rate versus rhythm control in patients with chronic atrial fibrillation and heart failure: (CAFE-II Study). Heart. 2009;95(11):924–30.

23. Group DI. The effect of digoxin on mortality and morbidity in patients with heart failure. N Engl J Med. 1997;336(8):525–33.

24. Kennedy HL, et al. Long-term follow-up of asymptomatic healthy subjects with frequent and complex ventricular ectopy. N Engl J Med. 1985;312(4):193–7.

25. Morshedi-Meibodi A, et al. Clinical correlates and prognostic significance of exercise-induced ventricular premature beats in the community: the Framingham Heart Study. Circulation. 2004;109(20):2417–22.

26. Niwano S, et al. Prognostic significance of frequent premature ventricular contractions originating from the ventricular outflow tract in patients with normal left ventricular function. Heart. 2009;95(15):1230–7.

27. Bogun F, et al. Radiofrequency ablation of frequent, idiopathic premature ventricular complexes: comparison with a control group without intervention. Heart Rhythm. 2007;4(7):863–7.

28. Del Carpio Munoz F, et al. Characteristics of premature ventricular complexes as correlates of reduced left ventricular systolic function: study of the burden, duration, coupling interval, morphology and site of origin of PVCs. J Cardiovasc Electrophysiol. 2011;22(7):791–8.

29. Taieb JM, et al. Reversal of dilated cardiomyopathy by the elimination of frequent left or right premature ventricular contractions. J Interv Card Electrophysiol. 2007;20(1-2):9–13.

30. Mountantonakis SE, et al. Reversal of outflow tract ventricular premature depolarization-induced cardiomyopathy with ablation: effect of residual arrhythmia burden and preexisting cardiomyopathy on outcome. Heart Rhythm. 2011;8(10):1608–14.

31. Sarrazin JF, et al. Impact of radiofrequency ablation of frequent post-infarction premature ventricular complexes on left ventricular ejection fraction. Heart Rhythm. 2009;6(11):1543–9.

32. Baman TS, et al. Relationship between burden of premature ventricular complexes and left ventricular function. Heart Rhythm. 2010;7(7):865–9.

33. Pedersen CT, et al. EHRA/HRS/APHRS expert consensus on ventricular arrhythmias. Heart Rhythm. 2014;11(10):e166–96.

34. Ling Z, et al. Radiofrequency ablation versus antiarrhythmic medication for treatment of ventricular premature beats from the right ventricular outflow tract: prospective randomized study. Circ Arrhythm Electrophysiol. 2014;7(2):237–43.

35. Penela D, et al. Neurohormonal, structural, and functional recovery pattern after premature ventricular complex ablation is independent of structural heart disease status in patients with depressed left ventricular ejection fraction: a prospective multicenter study. J Am Coll Cardiol. 2013;62(13):1195–202.

36. Hayes DL, et al. Cardiac resynchronization therapy and the relationship of percent biventricular pacing to symptoms and survival. Heart Rhythm. 2011;8(9):1469–75.

37. Lakkireddy D, et al. Radiofrequency ablation of premature ventricular ectopy improves the efficacy of cardiac resynchronization therapy in nonresponders. J Am Coll Cardiol. 2012;60(16):1531–9.

38. Cohen TJ, et al. Radiofrequency catheter ablation for treatment of bundle branch reentrant ventricular tachycardia: results and long-term follow-up. J Am Coll Cardiol. 1991;18(7):1767–73.

39. Tchou P, et al. Transcatheter electrical ablation of right bundle branch. A method of treating macroreentrant ventricular tachycardia attributed to bundle branch reentry. Circulation. 1988;78(2):246–57.

40. Aliot EM, et al. EHRA/HRS Expert Consensus on Catheter Ablation of Ventricular Arrhythmias: developed in a partnership with the European Heart Rhythm Association (EHRA), a Registered Branch of the European Society of Cardiology (ESC), and the Heart Rhythm Society (HRS); in collaboration with the American College of Cardiology (ACC) and the American Heart Association (AHA). Heart Rhythm. 2009;6(6):886–933.

41. Reddy VY, et al. Prophylactic catheter ablation for the prevention of defibrillator therapy. N Engl J Med. 2007;357(26):2657–65.

42. Kuck KH, et al. Catheter ablation of stable ventricular tachycardia before defibrillator implantation in patients with coronary heart disease (VTACH): a multicentre randomised controlled trial. Lancet. 2010;375(9708):31–40.

43. Insights into BERLIN study of catheter ablation for ventricular tachycardia treatment. Cardiac Rhythm News. Available at: http://www.cxvascular.com/crn-latest-news/cardiac-rhythm-news---latest-news/insights-into-berlin-study-of-catheter-ablation-for-ventricular-tachycardia-treatment. Accessed on 1 Dec 2015.

44. Ventricular Tachycardia (VT) Ablation Versus Enhanced Drug Therapy (VANISH). Available at: https://www.clinicaltrials.gov/ct2/show/NCT00905853. Accessed on 1 Dec 2015.

45. Does Timing of VT Ablation Affect Prognosis in Patients With an Implantable Cardioverter-defibrillator? (PARTITA). Available at: https://www.clinicaltrials.gov/ct2/show/NCT01547208. Accessed on 1 Dec 2015.

46. Substrate Targeted Ablation Using the FlexAbility™ Ablation Catheter System for the Reduction of Ventricular Tachycardia (STAR-VT). Available at: https://www.clinicaltrials.gov/ct2/show/NCT02130765. Accessed on 1 Dec 2015.

47. Dinov B, et al. Outcomes in catheter ablation of ventricular tachycardia in dilated nonischemic cardiomyopathy compared with ischemic cardiomyopathy: results from the Prospective Heart Centre of Leipzig VT (HELP-VT) Study. Circulation. 2014;129(7):728–36.

48. Tokuda M, et al. Catheter ablation of ventricular tachycardia in nonischemic heart disease. Circ Arrhythm Electrophysiol. 2012;5(5):992–1000.

49. Moss AJ, et al. Prophylactic implantation of a defibrillator in patients with myocardial infarction and reduced ejection fraction. N Engl J Med. 2002;346(12):877–83.

50. Bardy GH, et al. Amiodarone or an implantable cardioverter-defibrillator for congestive heart failure. N Engl J Med. 2005;352(3):225–37.

51. A comparison of antiarrhythmic-drug therapy with implantable

defibrillators in patients resuscitated from near-fatal ventricular arrhythmias. The Antiarrhythmics versus Implantable Defibrillators (AVID) Investigators. N Engl J Med. 1997; 337(22): 1576–83.

52. Solomon SD, et al. Sudden death in patients with myocardial infarction and left ventricular dysfunction, heart failure, or both. N Engl J Med. 2005;352(25):2581–8.

53. Siebels J, Kuck K-H, Investigators C. Implantable cardioverter defibrillator compared with antiarrhythmic drug treatment in cardiac arrest survivors (the Cardiac Arrest Study Hamburg). Am Heart J. 1994;127(4):1139–44.

54. Connolly SJ, et al. Canadian implantable defibrillator study (CIDS): a randomized trial of the implantable cardioverter defibrillator against amiodarone. Circulation. 2000;101(11):1297–302.

55. Connolly SJ, et al. Meta-analysis of the implantable cardioverter defibrillator secondary prevention trials. AVID, CASH and CIDS studies. Antiarrhythmics vs Implantable Defibrillator study. Cardiac Arrest Study Hamburg. Canadian Implantable Defibrillator Study. Eur Heart J. 2000;21(24):2071–8.

56. Moss AJ, et al. Improved survival with an implanted defibrillator in patients with coronary disease at high risk for ventricular arrhythmia. N Engl J Med. 1996;335(26):1933–40.

57. Buxton AE, et al. A randomized study of the prevention of sudden death in patients with coronary artery disease. N Engl J Med. 1999;341(25):1882–90.

58. Bigger JT. Prophylactic use of implanted cardiac defibrillators in patients at high risk for ventricular arrhythmias after coronary-artery bypass graft surgery. N Engl J Med. 1997;337(22):1569–75.

59. Bansch D. Primary prevention of sudden cardiac death in idiopathic dilated cardiomyopathy: the cardiomyopathy trial (CAT). Circulation. 2002;105(12):1453–8.

60. Strickberger SA, et al. Amiodarone versus implantable cardioverter-defibrillator: randomized trial in patients with nonischemic dilated cardiomyopathy and asymptomatic nonsustained ventricular tachycardia—AMIOVIRT. J Am Coll Cardiol. 2003;41(10):1707–12.

61. Kadish A, et al. Prophylactic defibrillator implantation in patients with nonischemic dilated cardiomyopathy. N Engl J Med. 2004;350(21):2151–8.

62. Hohnloser SH, et al. Prophylactic use of an implantable cardioverter–defibrillator after acute myocardial infarction. N Engl J Med. 2004;351(24):2481–8.

63. Steinbeck G, et al. Defibrillator implantation early after myocardial infarction. N Engl J Med. 2009;361(15):1427–36.

64. National Coverage Determination (NCD) for Implantable Automatic Defibrillators (20.4) (www.cms.org).

65. Epstein AE, et al. Wearable cardioverter-defibrillator use in patients perceived to be at high risk early post-myocardial infarction. J Am Coll Cardiol. 2013;62(21):2000–7.

66. Epstein AE, et al. ACC/AHA/HRS 2008 Guidelines for Device-Based Therapy of Cardiac Rhythm Abnormalities: a report of the American College of Cardiology/American Heart Association Task Force on Practice Guidelines (Writing Committee to Revise the ACC/AHA/NASPE 2002 Guideline Update for Implantation of Cardiac Pacemakers and Antiarrhythmia Devices): developed in collaboration with the American Association for Thoracic Surgery and Society of Thoracic Surgeons. Circulation. 2008;117(21):e350–408.

67. Zipes DP, et al. ACC/AHA/ESC 2006 guidelines for management of patients with ventricular arrhythmias and the prevention of sudden cardiac death: a report of the American College of Cardiology/American Heart Association Task Force and the European Society of Cardiology Committee for Practice Guidelines (Writing Committee to Develop Guidelines for Management of Patients With Ventricular Arrhythmias and the Prevention of Sudden Cardiac Death). J Am Coll Cardiol. 2006;48(5):e247–346.

68. O'Gara PT, et al. 2013 ACCF/AHA guideline for the management of ST-elevation myocardial infarction: a report of the American College of Cardiology Foundation/American Heart Association Task Force on Practice Guidelines. J Am Coll Cardiol. 2013;61(4):e78–140.

69. Epstein AE, et al. 2012 ACCF/AHA/HRS Focused Update Incorporated

Into the ACCF/AHA/HRS 2008 Guidelines for Device-Based Therapy of Cardiac Rhythm Abnormalities: a report of the American College of Cardiology Foundation/American Heart Association Task Force on Practice Guidelines and the Heart Rhythm Society. Circulation. 2012;127(3):e283–352.

70. Adler A, Halkin A, Viskin S. Wearable cardioverter-defibrillators. Circulation. 2013;127(7):854–60.

71. Members of the Sicilian G. New approaches to antiarrhythmic therapy, Part I: emerging therapeutic applications of the cell biology of cardiac arrhythmias. Circulation. 2001;104(23):2865–73.

72. Members of the Sicilian G. New approaches to antiarrhythmic therapy, Part II: emerging therapeutic applications of the cell biology of cardiac arrhythmias. Circulation. 2001;104(24):2990–4.

73. Echt DS, et al. Mortality and morbidity in patients receiving encainide, flecainide, or placebo. N Engl J Med. 1991;324(12):781–8.

74. The Cardiac Arrhythmia Pilot S. Effects of encainide, flecainide, imipramine and moricizine on ventricular arrhythmias during the year after acute myocardial infarction: the CAPS☆. Am J Cardiol. 1988;61(8):501–9.

75. Bacaner MB, Benditt DG. Antiarrhythmic, antifibrillatory, and hemodynamic actions of bethanidine sulfate: an orally effective analog of bretylium for suppression of ventricular tachyarrhythmias. Am J Cardiol. 1982;50(4):728–34.

76. Zimetbaum PJ, et al. Evaluation of outpatient initiation of antiarrhythmic drug therapy in patients reverting to sinus rhythm after an episode of atrial fibrillation. Am J Cardiol. 1999;83(3):450–2.

77. Gentzkow GD, Sullivan JY. Extracardiac adverse effects of flecainide. Am J Cardiol. 1984;53(5):B101–5.

78. Connolly SJ. Comparison of β-blockers, amiodarone plus β-blockers, or sotalol for prevention of shocks from implantable cardioverter defibrillators. The OPTIC study: a randomized trial. JAMA. 2006;295(2):165.

79. Køber L, et al. Effect of dofetilide in patients with recent myocardial infarction and left-ventricular dysfunction: a randomised trial. Lancet. 2000;356(9247):2052–8.

80. Singh S, et al. Efficacy and safety of oral dofetilide in converting to and maintaining sinus rhythm in patients with chronic atrial fibrillation or atrial flutter: the symptomatic atrial fibrillation investigative research on dofetilide (SAFIRE-D) study. Circulation. 2000;102(19):2385–90.

81. Torp-Pedersen C, et al. Dofetilide in patients with congestive heart failure and left ventricular dysfunction. N Engl J Med. 1999;341(12):857–65.

82. Zimetbaum P. Amiodarone for atrial fibrillation. N Engl J Med. 2007;356(9):935–41.

83. Essebag V. Sex differences in the relationship between amiodarone use and the need for permanent pacing in patients with atrial fibrillation. Arch Intern Med. 2007;167(15):1648.

84. Kaufman ES, et al. Risk of proarrhythmic events in the atrial fibrillation follow-up investigation of rhythm management (AFFIRM) study. J Am Coll Cardiol. 2004;44(6):1276–82.

85. Becquemont L, et al. Amiodarone interacts with simvastatin but not with pravastatin disposition kinetics. Clin Pharmacol Ther. 2007;81(5):679–84.

86. Galve E, et al. Intravenous amiodarone in treatment of recent-onset atrial fibrillation: results of a randomized, controlled study. J Am Coll Cardiol. 1996;27(5):1079–82.

87. Julian DG, et al. Randomised trial of effect of amiodarone on mortality in patients with left-ventricular dysfunction after recent myocardial infarction: EMIAT. Lancet. 1997;349(9053):667–74.

88. Cairns JA, et al. Randomised trial of outcome after myocardial infarction in patients with frequent or repetitive ventricular premature depolarisations: CAMIAT. Lancet. 1997;349(9053):675–82.

89. Køber L, et al. Increased mortality after dronedarone therapy for severe heart failure. N Engl J Med. 2008;358(25):2678–87.

90. Singh BN, et al. Dronedarone for maintenance of sinus rhythm in atrial fibrillation or flutter. N Engl J Med. 2007;357(10):987–99.

91. Connolly SJ, et al. Dronedarone in high-risk permanent atrial fibrilla-

tion. N Engl J Med. 2011;365(24):2268–76.

92. The cardiac insufficiency bisoprolol study II (CIBIS-II): a randomised trial. Lancet. 1999; 353(9146): 9–13.

93. Kaufman ES. Mechanisms and clinical management of inherited channelopathies: long QT syndrome, Brugada syndrome, catecholaminergic polymorphic ventricular tachycardia, and short QT syndrome. Heart Rhythm. 2009;6(8):S51–5.

94. Exner DV, et al. Electrical storm presages nonsudden death: the antiarrhythmics versus implantable defibrillators (AVID) trial. Circulation. 2001;103(16):2066–71.

95. Alexander JH, et al. Prophylactic lidocaine use in acute myocardial infarction: incidence and outcomes from two international trials. Am Heart J. 1999;137(5):799–805.

96. Belhassen B. Efficacy of quinidine in high-risk patients with Brugada syndrome. Circulation. 2004;110(13):1731–7.

97. Sherrid MV, et al. Multicenter study of the efficacy and safety of disopyramide in obstructive hypertrophic cardiomyopathy. J Am Coll Cardiol. 2005;45(8):1251–8.

98. Stambler BS, et al. Efficacy and safety of repeated intravenous doses of ibutilide for rapid conversion of atrial flutter or fibrillation. Circulation. 1996;94(7):1613–21.

99. Swedberg K, et al. Ivabradine and outcomes in chronic heart failure (SHIFT): a randomised placebo-controlled study. Lancet. 2010; 376(9744):875–85.

100. Scirica BM, et al. Effect of ranolazine, an antianginal agent with novel electrophysiological properties, on the incidence of arrhythmias in patients with non st-segment elevation acute coronary syndrome: results from the metabolic efficiency with ranolazine for less ischemia in non ST-elevation acute coronary syndrome thrombolysis in myocardial infarction 36 (MERLIN-TIMI 36) randomized controlled trial. Circulation. 2007;116(15):1647–52.

101. Dorian P, et al. Placebo-controlled, randomized clinical trial of azimilide for prevention of ventricular tachyarrhythmias in patients with an implantable cardioverter defibrillator. Circulation. 2004;110(24): 3646–54.

102. Camm AJ. Mortality in patients after a recent myocardial infarction: a randomized, placebo-controlled trial of azimilide using heart rate variability for risk stratification. Circulation. 2004;109(8):990–6.

103. Healey JS, et al. Prevention of atrial fibrillation with angiotensin-converting enzyme inhibitors and angiotensin receptor blockers. J Am Coll Cardiol. 2005;45(11):1832–9.

104. Yancy CW, et al. 2013 ACCF/AHA Guideline for the management of heart failure: executive summary: a report of the American College of Cardiology Foundation/American Heart Association Task Force on Practice Guidelines. Circulation. 2013;128(16):1810–52.

105. Goette A, et al. Angiotensin II-antagonist in paroxysmal atrial fibrillation (ANTIPAF) trial. Circ Arrhythm Electrophysiol. 2011;5(1):43–51.

106. Savelieva I, Kourliouros A, Camm J. Erratum to: primary and secondary prevention of atrial fibrillation with statins and polyunsaturated fatty acids: review of evidence and clinical relevance. Naunyn Schmiedebergs Arch Pharmacol. 2010;381(4):383.

107. Patti G, et al. Randomized trial of atorvastatin for reduction of postoperative atrial fibrillation in patients undergoing cardiac surgery: results of the ARMYDA-3 (Atorvastatin for Reduction of MYocardial Dysrhythmia After cardiac surgery) study. Circulation. 2006;114(14): 1455–61.

108. Wachtell K, et al. Angiotensin II receptor blockade reduces new-onset atrial fibrillation and subsequent stroke compared to atenolol. J Am Coll Cardiol. 2005;45(5):712–9.

109. Lip GYH, et al. Refining clinical risk stratification for predicting stroke and thromboembolism in atrial fibrillation using a novel risk factor-based approach. Chest. 2010;137(2):263–72.

110. De Caterina R, Camm AJ. What is 'valvular' atrial fibrillation? A reappraisal. Eur Heart J. 2014;35(47):3328–35.

111. Oren M, et al. Permanent lone atrial fibrillation and atrioventricular valve regurgitation: may the former lead to the latter? J Heart Valve Dis. 2014;23(6):759–64.

112. Geerdink LM, Kapusta L. Dealing with Ebstein's anomaly. Cardiol

Young. 2013;24(02):191–200.

113. Ad N, et al. The effect of the Cox-maze procedure for atrial fibrillation concomitant to mitral and tricuspid valve surgery. J Thorac Cardiovasc Surg. 2013;146(6):1426–35.

114. Dawkins S, et al. Permanent pacemaker implantation after isolated aortic valve replacement: incidence, indications, and predictors. Ann Thorac Surg. 2008;85(1):108–12.

115. Martinez-Selles M, et al. Clinical significance of conduction disturbances after aortic valve intervention: current evidence. Clin Res Cardiol. 2014;104(1):1–12.

116. Brignole M, et al. ESC Guidelines on cardiac pacing and cardiac resynchronization therapy: the Task Force on cardiac pacing and resynchronization therapy of the European Society of Cardiology (ESC). Developed in collaboration with the European Heart Rhythm Association (EHRA). Europace. 2013;15(8):1070–118.

117. Maron BJ, et al. Eligibility and disqualification recommendations for competitive athletes with cardiovascular abnormalities: task force 3: hypertrophic cardiomyopathy, arrhythmogenic right ventricular cardiomyopathy and other cardiomyopathies, and myocarditis. Circulation. 2015;132(22):e273–80.

118. Gersh BJ, et al. 2011 ACCF/AHA Guideline for the diagnosis and treatment of hypertrophic cardiomyopathy: executive summary: a report of the American College of Cardiology Foundation/American Heart Association Task Force on Practice Guidelines. Circulation. 2011;124(24):2761–96.

119. Adabag AS, Maron BJ. Implications of arrhythmias and prevention of sudden death in hypertrophic cardiomyopathy. Ann Noninvasive Electrocardiol. 2007;12(2):171–80.

120. Maron B. American College of Cardiology/European Society of Cardiology Clinical Expert Consensus Document on hypertrophic cardiomyopathy a report of the American College of Cardiology Foundation Task Force on Clinical Expert Consensus Documents and the European Society of Cardiology Committee for Practice Guidelines. Eur Heart J. 2003;24(21):1965–91.

121. Cecchi F, et al. Hypertrophic cardiomyopathy in tuscany: clinical course and outcome in an unselected regional population. J Am Coll Cardiol. 1995;26(6):1529–36.

122. Adabag AS, et al. Spectrum and prognostic significance of arrhythmias on ambulatory Holter electrocardiogram in hypertrophic cardiomyopathy. J Am Coll Cardiol. 2005;45(5):697–704.

123. McKenna WJ, et al. The prognostic significance of nonsustained ventricular tachycardia in hypertrophic cardiomyopathy. Circulation. 1994;90(6):3115–7.

124. Monserrat L, et al. Non-sustained ventricular tachycardia in hypertrophic cardiomyopathy: an independent marker of sudden death risk in young patients. ACC Curr J Rev. 2004;13(1):54–5.

125. Kuck K-H, et al. Programmed electrical stimulation in patients with hypertrophic cardiomyopathy. In: New aspects of hypertrophic cardiomyopathy. Berlin: Springer Science + Business Media; 1988. p. 220–9.

126. Priori SG, et al. Task force on sudden cardiac death. European Society of Cardiology. Europace. 2002;4(1):3–18.

127. Maron BJ, et al. Implantable cardioverter-defibrillators and prevention of sudden cardiac death in hypertrophic cardiomyopathy. JAMA. 2007;298(4):405.

128. O'Mahony C, et al. A novel clinical risk prediction model for sudden cardiac death in hypertrophic cardiomyopathy (HCM risk-SCD). Eur Heart J. 2014;35(30):2010–20.

129. Elliott PM, et al. 2014 ESC Guidelines on diagnosis and management of hypertrophic cardiomyopathy: the Task Force for the Diagnosis and Management of Hypertrophic Cardiomyopathy of the European Society of Cardiology (ESC). Eur Heart J. 2014;35(39):2733–79.

130. Vriesendorp PA, et al. Validation of the 2014 European Society of Cardiology guidelines risk prediction model for the primary prevention of sudden cardiac death in hypertrophic cardiomyopathy. Circ Arrhythm Electrophysiol. 2015;8(4):829–35.

131. Maron BJ, et al. Independent assessment of the European Society of Cardiology sudden death risk model for hypertrophic cardiomyopa-

thy. Am J Cardiol. 2015;116(5):757–64.

132. Schinkel AFL, et al. Outcome and complications after implantable cardioverter defibrillator therapy in hypertrophic cardiomyopathy: systematic review and meta-analysis. Circ Heart Fail. 2012;5(5): 552–9.

133. Maron BJ, et al. Prevention of sudden cardiac death with implantable cardioverter-defibrillators in children and adolescents with hypertrophic cardiomyopathy. J Am Coll Cardiol. 2013;61(14): 1527–35.

134. Fananapazir L, et al. Prognostic determinants in hypertrophic cardiomyopathy. Prospective evaluation of a therapeutic strategy based on clinical, Holter, hemodynamic, and electrophysiological findings. Circulation. 1992;86(3):730–40.

135. Dukkipati SR, et al. Long-term outcomes of combined epicardial and endocardial ablation of monomorphic ventricular tachycardia related to hypertrophic cardiomyopathy. Circ Arrhythm Electrophysiol. 2011;4(2):185–94.

136. Marcus FI, et al. Right ventricular dysplasia: a report of 24 adult cases. Circulation. 1982;65(2):384–98.

137. Thiene G, et al. Right ventricular cardiomyopathy and sudden death in young people. N Engl J Med. 1988;318(3):129–33.

138. Marcus F, Towbin JA. The mystery of arrhythmogenic right ventricular dysplasia/cardiomyopathy: from observation to mechanistic explanation. Circulation. 2006;114(17):1794–5.

139. Basso C, et al. Arrhythmogenic right ventricular cardiomyopathy: dysplasia, dystrophy, or myocarditis? Circulation. 1996;94(5):983–91.

140. Boulos M, et al. Electroanatomic mapping of arrhythmogenic right ventricular dysplasia. J Am Coll Cardiol. 2001;38(7):2020–7.

141. Marcus GM, et al. Efficacy of antiarrhythmic drugs in arrhythmogenic right ventricular cardiomyopathy. J Am Coll Cardiol. 2009;54(7):609–15.

142. Lemery R, et al. Nonischemic sustained ventricular tachycardia: clinical outcome in 12 patients with arrhythmogenic right ventricular dysplasia. J Am Coll Cardiol. 1989;14(1):96–105.

143. Nava A, et al. Clinical profile and long-term follow-up of 37 families with arrhythmogenic right ventricular cardiomyopathy. J Am Coll Cardiol. 2000;36(7):2226–33.

144. Link MS, et al. Ventricular arrhythmias in the north american multidisciplinary study of ARVC. J Am Coll Cardiol. 2014;64(2):119–25.

145. Corrado D. Implantable cardioverter-defibrillator therapy for prevention of sudden death in patients with arrhythmogenic right ventricular cardiomyopathy/dysplasia. Circulation. 2003;108(25): 3084–91.

146. Dalal D, et al. Arrhythmogenic right ventricular dysplasia: a United States experience. Circulation. 2005;112(25):3823–32.

147. Wichter T. Implantable cardioverter/defibrillator therapy in arrhythmogenic right ventricular cardiomyopathy: single-center experience of long-term follow-up and complications in 60 patients. Circulation. 2004;109(12):1503–8.

148. Corrado D, et al. Prophylactic implantable defibrillator in patients with arrhythmogenic right ventricular cardiomyopathy/dysplasia and no prior ventricular fibrillation or sustained ventricular tachycardia. Circulation. 2010;122(12):1144–52.

149. Bhonsale A, et al. Incidence and predictors of implantable cardioverter-defibrillator therapy in patients with arrhythmogenic right ventricular dysplasia/cardiomyopathy undergoing implantable cardioverter-defibrillator implantation for primary prevention. J Am Coll Cardiol. 2011;58(14):1485–96.

150. Schinkel AFL. Implantable cardioverter defibrillators in arrhythmogenic right ventricular dysplasia/cardiomyopathy: patient outcomes, incidence of appropriate and inappropriate interventions, and complications. Circ Arrhythm Electrophysiol. 2013;6(3):562–8.

151. Verma A. Short- and long-term success of substrate-based mapping and ablation of ventricular tachycardia in arrhythmogenic right ventricular dysplasia. Circulation. 2005;111(24):3209–16.

152. Bai R, et al. Ablation of ventricular arrhythmias in arrhythmogenic right ventricular dysplasia/cardiomyopathy: arrhythmia-free survival after endo-epicardial substrate based mapping and ablation.

153. Garcia FC, et al. Epicardial substrate and outcome with epicardial ablation of ventricular tachycardia in arrhythmogenic right ventricular cardiomyopathy/dysplasia. Circulation. 2009;120(5):366–75.

154. Lewis AB, Chabot M. Outcome of infants and children with dilated cardiomyopathy. Am J Cardiol. 1991;68(4):365–9.

155. Koike K, et al. Atrial automatic tachycardia in children. Am J Cardiol. 1988;61(13):1127–30.

156. Kang KT, et al. Current management of focal atrial tachycardia in children: a multicenter experience. Circ Arrhythm Electrophysiol. 2014;7(4):664–70.

157. Kang KT, et al. Permanent junctional reciprocating tachycardia in children: a multicenter experience. Heart Rhythm. 2014;11(8): 1426–32.

158. Garson A, Gillette PC. Junctional ectopic tachycardia in children: electrocardiography, electrophysiology and pharmacologic response. Am J Cardiol. 1979;44(2):298–302.

159. Collins KK, et al. Pediatric nonpost-operative junctional ectopic tachycardia. J Am Coll Cardiol. 2009;53(8):690–7.

160. Birnie DH, et al. HRS expert consensus statement on the diagnosis and management of arrhythmias associated with cardiac sarcoidosis. Heart Rhythm. 2014;11(7):1305–23.

161. Kumar S, et al. Ventricular tachycardia in cardiac sarcoidosis: characterization of ventricular substrate and outcomes of catheter ablation. Circ Arrhythm Electrophysiol. 2015;8(1):87–93.

162. Kron J, et al. Efficacy and safety of implantable cardiac defibrillators for treatment of ventricular arrhythmias in patients with cardiac sarcoidosis. Europace. 2013;15(3):347–54.

163. Rose EA, et al. Long-term use of a left ventricular assist device for end-stage heart failure. N Engl J Med. 2001;345(20):1435–43.

164. Enriquez AD, et al. Clinical impact of atrial fibrillation in patients with the HeartMate II left ventricular assist device. J Am Coll Cardiol. 2014;64(18):1883–90.

165. Stulak JM, et al. Preoperative atrial fibrillation increases risk of thromboembolic events after left ventricular assist device implantation. Ann Thorac Surg. 2013;96(6):2161–7.

166. Maury P, et al. First experience of percutaneous radio-frequency ablation for atrial flutter and atrial fibrillation in a patient with HeartMate II left ventricular assist device. J Interv Card Electrophysiol. 2010;29(1):63–7.

167. Hottigoudar RU, et al. Catheter ablation of atrial flutter in patients with left ventricular assist device improves symptoms of right heart failure. Congest Heart Fail. 2013;19(4):165–71.

168. Andersen M, et al. Incidence of ventricular arrhythmias in patients on long-term support with a continuous-flow assist device (HeartMate II). J Heart Lung Transplant. 2009;28(7):733–5.

169. Oz MC, et al. Malignant ventricular arrhythmias are well tolerated in patients receiving long-term left ventricular assist devices. J Am Coll Cardiol. 1994;24(7):1688–91.

170. Ziv O, et al. Effects of left ventricular assist device therapy on ventricular arrhythmias. J Am Coll Cardiol. 2005;45(9):1428–34.

171. Kuhne M, et al. Simultaneous use of implantable cardioverter-defibrillators and left ventricular assist devices in patients with severe heart failure. Am J Cardiol. 2010;105(3):378–82.

172. Nakahara S, et al. Ventricular arrhythmias after left ventricular assist device. Circ Arrhythm Electrophysiol. 2013;6(3):648–54.

173. Miller LW, et al. Use of a continuous-flow device in patients awaiting heart transplantation. N Engl J Med. 2007;357(9):885–96.

174. Drakos SG, et al. Reverse electrophysiologic remodeling after cardiac mechanical unloading for end-stage nonischemic cardiomyopathy. Ann Thorac Surg. 2011;91(3):764–9.

175. Refaat M, et al. Ventricular arrhythmias after left ventricular assist device implantation. Pacing Clin Electrophysiol. 2008;31(10): 1246–52.

176. Cantillon DJ, et al. Electrophysiologic characteristics and catheter ablation of ventricular tachyarrhythmias among patients with heart failure on ventricular assist device support. Heart Rhythm. 2012;9(6):859–64.

177. Oswald H, et al. Implantable defibrillator therapy for ventricular tachyarrhythmia in left ventricular assist device patients. Eur J Heart Fail. 2010;12(6):593–9.

178. Dandamudi G, et al. Endocardial catheter ablation of ventricular tachycardia in patients with ventricular assist devices. Heart Rhythm. 2007;4(9):1165–9.

179. Enriquez AD, et al. The role of implantable cardioverter-defibrillators in patients with continuous flow left ventricular assist devices. Circ Arrhythm Electrophysiol. 2013;6(4):668–74.

180. Cantillon DJ, et al. Improved survival among ventricular assist device recipients with a concomitant implantable cardioverter-defibrillator. Heart Rhythm. 2010;7(4):466–71.

181. Refaat MM, et al. Survival benefit of implantable cardioverter-defibrillators in left ventricular assist device-supported heart failure patients. J Card Fail. 2012;18(2):140–5.

182. Makki N, et al. Meta-analysis of the relation of ventricular arrhythmias to all-cause mortality after implantation of a left ventricular assist device. Am J Cardiol. 2015;116(9):1385–90.

183. Foo D, et al. Left ventricular mechanical assist devices and cardiac device interactions: an observational case series. Pacing Clin Electrophysiol. 2009;32(7):879–87.

184. Ambardekar AV, et al. Effect of left ventricular assist device placement on preexisting implantable cardioverter-defibrillator leads. J Card Fail. 2010;16(4):327–31.

185. Li CY, Li YG. Cardiac sympathetic nerve sprouting and susceptibility to ventricular arrhythmias after myocardial infarction. Cardiol Res Pract. 2015;2015:698368.

186. Huang B, et al. Left renal nerves stimulation facilitates ischemia-induced ventricular arrhythmia by increasing nerve activity of left stellate ganglion. J Cardiovasc Electrophysiol. 2014;25(11):1249–56.

187. Wang S, et al. Spinal cord stimulation protects against ventricular arrhythmias by suppressing left stellate ganglion neural activity in an acute myocardial infarction canine model. Heart Rhythm. 2015;12(7):1628–35.

188. Grimaldi R, et al. Can spinal cord stimulation reduce ventricular arrhythmias? Heart Rhythm. 2012;9(11):1884–7.

189. Zipes DP, et al. Ventricular function response to spinal cord stimulation for advanced heart failure: primary results of the randomized DEFEAT-HF trial [abstract]. Circulation. 2014;130:2114.

190. Ukena C, et al. Renal sympathetic denervation for treatment of electrical storm: first-in-man experience. Clin Res Cardiol. 2012;101(1):63–7.

191. Remo BF, et al. Safety and efficacy of renal denervation as a novel treatment of ventricular tachycardia storm in patients with cardiomyopathy. Heart Rhythm. 2014;11(4):541–6.

192. REnal SympathetiC Denervation to sUpprEss Ventricular Tachyarrhythmias (RESCUE-VT). Available at: https://www.clinicaltrials.gov/ct2/show/NCT01747837. Accessed on 30 Dec 2015.

193. REnal Sympathetic dEnervaTion as an a Adjunct to Catheter-based VT Ablation (RESET-VT). Available at: https://www.clinicaltrials.gov/ct2/show/NCT01858194. Accessed on 30 Dec 2015.

194. Ajijola OA, et al. Bilateral cardiac sympathetic denervation for the management of electrical storm. J Am Coll Cardiol. 2012;59(1):91–2.

195. Bourke T, et al. Neuraxial modulation for refractory ventricular arrhythmias: value of thoracic epidural anesthesia and surgical left cardiac sympathetic denervation. Circulation. 2010;121(21):2255–62.

196. Vaseghi M, et al. Cardiac sympathetic denervation in patients with refractory ventricular arrhythmias or electrical storm: intermediate and long-term follow-up. Heart Rhythm. 2014;11(3):360–6.

197. Cardiac Denervation Surgery for Prevention of Ventricular Tachyarrhythmias (PREVENT VT). Available at: https://www.clinicaltrials.gov/ct2/show/NCT01013714. Accessed Dec 30 2015.

围生期心肌病 第**20**章

Alan Berger，Daniel J. Garry

（贾 政 刘 茜 译 杨 莉 审校）

引言

累及心血管系统或许是妊娠期最重要和可逆的生理反应之一。大多数孕妇在不需要医疗干预的情况下会经历这些变化，并且在过去的几十年中，治疗方案的进展已减少了与妊娠相关的并发症。然而，围生期心肌病（PPCM）已经成为一种严重威胁生命的疾病。在本章中，我们将回顾与妊娠相关的生理适应性改变，并详细介绍 PPCM 的病因和治疗。大量基础和临床研究已经发现了可能对这种疾病发病率和死亡率产生重大影响的新疗法。

妊娠期母体生理适应性变化

有效地诊断和治疗 PPCM 需要了解母体对妊娠的适应性反应。这些生理学变化影响血液流变学、血流动力学、血管和凝血系统。血液流变学变化包括血浆容量和红细胞质量。在动物模型中，妊娠期间血浆肾素活性增加，心房钠尿肽水平降低[1]。这些激素的变化，早在妊娠第 4 周即可被检测出，且与全身血管舒张和血管容量的增加有关（图 20.1）。红细胞质量与血浆容量不成比例地增加会伴随血细胞比容的降低。总容量增加是由约23 g钠潴留和6～

8 L 水潴留引起的[2]。容量的增长分布在母体（细胞内和细胞外）、胎儿和羊水之间。血浆容量的增长始于妊娠第一个月，持续 30～34 周，之后保持相对稳定[3]。血浆容量的平均增长（1.1～1.6 L）对应于足月时血浆容量 4.7～5.2 L，与非妊娠状态相比增加了 30%～50%。

从妊娠第三个月起，红细胞生成素分泌增加会刺激红细胞质量的增长。在妊娠中期，血容量会有明显增加，而在妊娠晚期仅有轻度增加[4]。红细胞质量的变化程度取决于母体是否正在补充铁剂。补充铁剂后，红细胞质量可增加 20%～30%（250～450 ml）；而在没有补铁的情况下，红细胞质量仅增加 15%～20%[5]。这种妊娠期的生理性贫血是由红细胞数量与血浆容量不成比例地增加所致。血液黏度的降低是一种保护性反应，其可减小血流通过胎盘的阻力，从而降低母体的心脏负荷。将血容量增加至非妊娠状态的 50% 有助于在分娩出血的情况下保护母体。单胎阴道分娩失血约 500 ml，双胎时失血量超过 1000 ml[4]。在分娩后，应立即从子宫胎盘器官或单元向母体循环反向输注 500 ml 血液。在分娩后 2 个月内，母体红细胞质量和血浆容量逐渐恢复至正常水平。在分娩后 3 天内，血细胞比容开始增加。

妊娠会伴随很多血流动力学变化，包括心排血量增加、血管阻力降低、收缩压和舒张压降低（图 20.1）[6]。妊娠可导致心排血量增加 30%～50%，其中大部分发生在妊娠前 2 个月内[7]。血浆容量的增加可导致 Frank-Starling 曲线右移，同时伴有前负荷增加，每搏量增加。外周血管阻力下降会导致后负荷减小。前负荷增加、后负荷减小、基础心率增加 15～20 次/分均可导致心排血量增加[8]。

在妊娠早期，每搏量的增加对心排血量的作用很大，而在妊娠后期，心率增加则是心排血量增加的主要原因。重要的是，在妊娠期间左心室射血分数（LVEF）没有显著变化，因此射血量减少为病理性。外周血管阻力的降低是由于子宫胎盘阻力降低和正常血管舒张[9]。导致血管舒张的潜在机制包括：对升压物质（血管紧张素 II 和去甲肾上腺素）的反应性降低、内皮前列环素增加[10]、一氧化氮增加[11]和动脉顺应性增加（图 20.2）[12]。外周血管阻力降低与收缩压和舒张压降低有关[9]。在血压正常的女性中，收缩压和舒张压在妊娠第 21 周前会下降（低于基线约 5～10 mmHg），在妊娠晚期逐渐恢复到基线水平[13]。

在妊娠期间，中心静脉压不发生改变，因为血浆容量的增加可以通过低阻力血管循环来调节[14]。同样，由于肺血管阻力下降，肺动脉和肺毛细血管楔压没有受到明显的影响。母体的心排血量取决于姿势。左侧卧位时心排血量增加，而仰卧时可降低 25%～30%。心排血量的变化与前负荷的变化有关，这可能受子宫胎盘是否压迫下腔静脉的影响。仰卧位低血压综合征与脉压降低有关，并可引起生理反射性心动过速。心排血量在各器官中并不平均分布。子宫血流量在妊娠早期可从 50 ml 增加到 60 ml，并

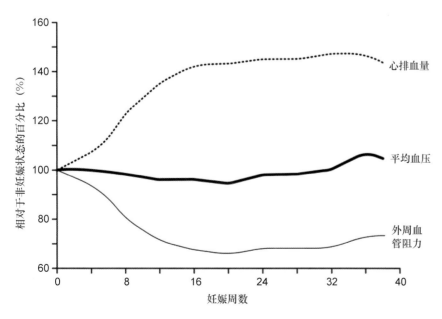

图 20.1 妊娠期间心排血量增加。图中强调整个妊娠过程中心排血量和外周血管阻力的变化情况

且在胎儿足月时增加到 450～750 ml。血流也会优先流向肾（清除母体和胎儿代谢产物）和皮肤（促进母体的体温调节）。

妊娠会伴有血管和凝血因子的变化。血管改变包括网状纤维断裂、酸性黏多糖减少、弹性纤维丧失正常皱缩功能以及平滑肌细胞的肥大和增生[15]。在妊娠期间，主动脉夹层和冠状动脉夹层的发生比非妊娠期更为普遍。虽然妊娠被认为是一种高凝状态，但它代表了竞争过程的有效效应。溶栓治疗可减少对活化蛋白 C 和 S 蛋白的抗性[16]。多种因子可促进凝血功能增加，如 I、II、VII、VIII、X 和 XII 的增加，以及纤维蛋白溶解抑制剂（PAI-1 和 PAI-2）的增加（图 20.2）[17-18]。虽然高凝状态是一种生理反应，且在母体出血的情况下具有保护作用，但可增加静脉血栓形成（下肢深静脉血栓形成和肺栓塞）的风险。

分娩可引起额外的生理适应性血流动力学变化[19-20]。子宫收缩导致血液从血窦进入母体循环系统中。母体心排血量的增加是由于每搏量和脉搏的增加[21]。在第一产程，心排血量可增加 15%，在第一产程活跃期，心排血量增加 25%。当产妇主动用力时，第二产程的心排血量可增加 50%。分娩后，子宫复旧，导致额外的自体血回输，心排血量较产前增加高达 80%。在分娩后的数小时内，心排血量和每搏量仍显著增加。心排血量和体循环血管阻力在分娩后 3 个月内可恢复至基线水平。

子宫收缩会导致收缩压增加 15%～25%，舒张压增加 10%～15%。在第二产程中，产妇用力时可发生血压和心率的变化，这类似于 Valsalva 动作期间发生的变化。在开始用力时，左心室输出量可短暂增加。随后的力排相可出现静脉回流减少、右心室和左心室容量降低、每搏量降低、平均动脉压和脉压下降，导致反应性心动过速。压力释放后，左心室容量进一步下降。压力释放结束可引起每搏量增加、动脉压上升以及心率降低。

与妊娠有关的心血管症状和体征值得注意。单纯的呼吸过度（呼吸困难）、运动耐力降低、瘀斑、咳嗽时明显的肺底啰音和水肿常出现但非病理性。从妊娠早期开始动脉搏动的特征是大起大落，类似于水冲脉。当颈静脉压保持正常时，x 波和 y 波的下降在妊娠中期更为显著。随着子宫逐渐扩大，心脏向前向外移动，心尖搏动转移到锁骨中线第 4 肋间。同时，心率增加、血压升高，并出现心音增强，S1 广泛分裂。同样，S2 在妊娠后期也出现广泛分裂（图 20.3）。S3 虽频繁出现，但 S4 为病理性。收缩期喷射性杂音为中等强度，可在三尖瓣区、肺动脉瓣区进行听诊。乳鸣是妊娠期所特有的，在孕晚期可以在乳房上听诊，可出现在收缩期，也可以是连续性的。

围生期心肌病的定义

自 20 世纪 30 年代以来，PPCM 已被公认为一种临床综合征。美国和欧洲的国家机构对此提出了多种定义[22-25]。2000 年，美国国家心、肺和血液研究所（NHLBI）研讨会提出的 PPCM 诊断标准如下：

● 妊娠最后 1 个月或产后 5 个月内发生心力衰竭（HF）。

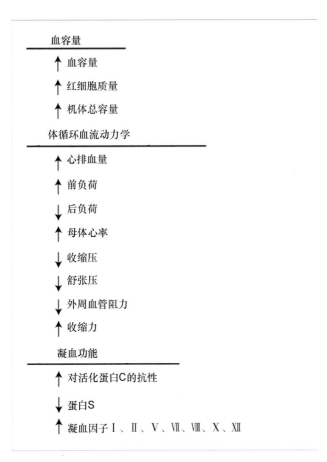

血容量

↑ 血容量

↑ 红细胞质量

↑ 机体总容量

体循环血流动力学

↑ 心排血量

↑ 前负荷

↓ 后负荷

↑ 母体心率

↓ 收缩压

↓ 舒张压

↓ 外周血管阻力

↑ 收缩力

凝血功能

↑ 对活化蛋白 C 的抗性

↓ 蛋白 S

↑ 凝血因子 I、II、V、VII、VIII、X、XII

图 20.2　妊娠期心血管系统的生理反应。表中列出了妊娠期间血容量、血流动力学和凝血功能的变化情况

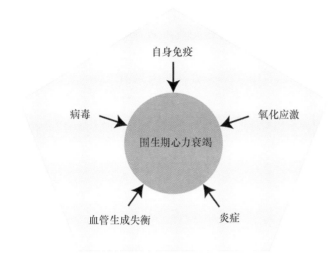

图 20.3　围生期心肌病的病因。该示意图显示了围生期心肌病最常见的原因，包括自身免疫、病毒感染、炎症、氧化应激和血管生成失衡

- 排除其他心力衰竭病因。
- 妊娠最后 1 个月前出现不明原因的心脏病。
- 常规超声心动图显示左心室收缩功能不全（LVEF<45%，短轴缩短率<30%，或两者兼有，伴或不伴左心室舒张末期内径>2.7 cm/m² 体表面积）。

2010 年，欧洲心脏病学会（ESC）围生期心脏病工作组扩展了 PPCM 的定义，将其定义为一种特发性心肌病，其特征如下：

- 妊娠末期或分娩后数月内发生心力衰竭。
- 排除其他心力衰竭病因。
- LVEF<45%，伴左心室扩张或正常。[25]

需注意，PPCM 的定义不包括妊娠早期发生的心力衰竭。妊娠早期发生的扩张型心肌病（DCM）被称为妊娠相关性心肌病（PACM）[26]。

围生期心肌病的发生率及危险因素

在全球范围内，PPCM 的发病率差异很大。据 2010 年以来发表的流行病学研究估计，美国活产产妇中 PPCM 的发病率为 1∶4350～1∶1141[27-32]。海地的发病率为 1∶300，南非为 1∶1000[33-34]。流行病学的差异归因于多种因素，包括高血压和膳食。尼日利亚人习惯在妊娠期间中的 40 天每天两次躺在加热的泥岩床上食用 kanwa（干湖盐），这一传统被认为是导致该国 PPCM 发病率惊人的原因。

全球约 45% 的病例在分娩后 1 周内被确诊，75% 的病例在 1 个月内被确诊。美国一项针对住院病例的回顾性调查（2004—2011 年）显示，PPCM 的总体发病率为 10.3/10 000（即 1/968）活产婴儿[35]。在此 8 年期间，发病率从每 10 000 名 8.5/10 000 活产婴儿增加到 11.8/10 000 活产婴儿（P<0.001）。主要不良事件发生率为 13.5%。研究人员观察到，心源性休克的发生率从 2004 年的 1.0% 增加到 2011 年的 4.0%（P<0.001），机械循环支持也有所增加（P<0.05）。住院死亡率平均每年为 1.3%，从 2004 年的 0.7% 上升到 2011 年的 1.8%，但无显著的统计学差异。

已明确的 PPCM 的危险因素如下：

- 产妇年龄>30 岁：报告显示，美国 PPCM 患者的平均年龄为 27～33 岁[26,28-29,31-32,36]。
- 非洲种族：在流行病学研究中，非洲人占 PPCM 患者的 19%～93%。在大多数研究中，很难将患者的地理来源和种族构成区分开来。在一项病例对照研究中，Gentry 等发现非洲裔美国女性患有 PPCM 的相对危险度比其他女性高 15.7 倍[26,28-29,31-32,36-37]。
- 高血压：绝大多数研究都认为高血压是 PPCM 的危险因素，其发病率为 15%～68%（平均 23%）[26,29,31-32,38-39]。与不存在 PPCM 的妊娠期高血压发生率为 8% 的情况相反[40]。故高血压的诊断可以掩盖 PPCM 的诊断，是由于心力衰竭的症状可以归因于高血压、先兆子痫或子痫。但是，在年轻女性中，高血压不会导致收缩功能不全。
- 经产：早期数据显示，经产是 PPCM 的危险因素[36]。近期研究发现，在大多数情况下，PPCM 与第一次或第二次妊娠有关[9,16,18,41]。多胎妊娠：美国多胞胎产妇的发病率为 3%[42]。PPCM 的流行病学研究显示，7%～14.5% 的患者为多胎妊娠[9,15,18-19,41]。
- 孕产妇使用可卡因：在一项小型病例报告中，妊娠期间使用可卡因与 PPCM 有关[43]。
- 口服宫缩抑制剂治疗：Mendelson 报道了长期

特布他林治疗与 PPCM 相关。在 15 例围生期心力衰竭的孕妇中，有 4 例患者接受了至少 4 周的特布他林宫缩抑制治疗。这 4 例患者随后均恢复了左心室功能[43]。

围生期心肌病的病因学

PPCM 的病因尚不明确。心血管危险因素（高血压、糖尿病和吸烟）以及妊娠相关因素（孕妇年龄、妊娠次数、胎儿数量、药物和营养不良）均与此有关。发病机制同样尚不明确。可能的机制包括氧化应激增加、催乳素被切割成抑制血管生成的 N-末端 16 kDa 催乳素片段，以及酪氨酸激酶 1（sFLT1）等可溶形式的表达上调导致血管内皮生长因子（VEGF）表达降低（图 20.3）。

氧化应激和催乳素：血清中氧化的低密度脂蛋白（LDL）水平升高所反映的氧化应激与 PPCM 的病理生理学机制有关。氧化应激可激活心肌细胞内的组织蛋白酶 D，并将催乳素切割成抑制血管生长的 16 kDa 促凋亡亚片段。在心肌组织特异性信号转导及转录激活蛋白 3（STAT3）基因敲除的小鼠中，切割催乳素的作用可增加并发展为 PPCM[44]。16 kDa 催乳素片段能够抑制内皮细胞增殖和迁移、诱导内皮细胞凋亡、破坏毛细血管结构、促进血管收缩和损害心肌细胞的功能（图 20.4）[45]。16 kDa 催乳素亚型还可促进内皮细胞中 microRNA-146a 的表达，并产生抗血管生成作用（图 20.4）。在 PPCM 患者中可见 microRNA-146a 水平升高[45]。在 PPCM 患者中，可溶性死亡受体 sFas/Apo-1 水平升高（一种促凋亡血清标志物）[46]。当溴隐亭（一种抑制泌乳的多巴胺 D2 受体激动剂）用于 STAT3 基因敲除小鼠时，可以预防 PPCM[44]。这一观察结果为溴隐亭的早期研究奠定了基础，并可能为 PPCM 患者提供一种治疗策略（图 20.4）[47-51]。

炎症：有证据表明，炎症在 PPCM 的进展中发挥着重要的作用。在 PPCM 患者的血清中，可溶性死亡受体 sFas/Apo-1、C 反应蛋白、干扰素 γ（IFN-γ）、肿瘤坏死因子（TNF）和白细胞介素 6（IL-6）的水平较高[44,46,52-53]。研究显示，血清 Fas/Apo-1 和 C 反应蛋白水平与 PPCM 的严重程度

相关[46]。在一项纳入 58 例 PPCM 患者的单中心非随机研究中，使用己酮可可碱（一种抗炎药物）与临床获益相关[54]。

血管生成失衡：心脏血管生成失衡与 PPCM 的发展有关。对缺乏心脏过氧化物酶体增殖物激活受体 γ 辅激活因子（PGC）-1α 小鼠的研究表明，缺乏这种强效血管生成调节因子会导致严重的 PPCM[55]。重要的是，PPCM 可被促血管生成治疗（即 VEGF）所治愈。在人类中，胎盘能够在妊娠晚期分泌 sFLT1（一种 VEGF 抑制剂），这与亚临床心功能不全有关。先兆子痫和既往多次妊娠与抗血管生成信号过表达和异常高水平的 sFLT1 有关，可见于 PPCM 患者的血清中。

自身免疫反应：自身免疫系统可能参与围生期综合征的病理生理学过程。母体外周血中可以发现胎儿细胞，在分娩过程中流入母体循环的胎儿细胞量增加[56-57]。这些细胞有可能迁移到母体心脏，并引发自身免疫反应，导致心功能不全。产后心肌病患者血清中心肌组织蛋白自身抗体的水平增加[58]。研究还发现了抗肌球蛋白重链、腺嘌呤核苷酸转运蛋白和支链 α-酮酸脱氢酶的自身抗体[59-60]。一项针对 39 例患有 PPCM 的尼日利亚患者进行的研究结果显示，与对照组相比，血清免疫球蛋白、心肌抗体和循环免疫复合物均无显著差异[61]。须进一步研究来确定胎儿抗原是否促进母体心脏的自身免疫应答。

病毒与心肌炎：病毒与心肌炎对 PPCM 的影响程度仍然存在争议。1982 年，Melvin 等进行了第一项关于 PPCM 患者心肌炎的病例报告（n = 3）[62]。对 11 例来自内罗毕的 PPCM 患者行心内膜心肌活检，发现其中有 5 例存在"治愈性心肌炎"——心肌内有少量炎症细胞浸润，伴有坏死灶和不同程度的肥厚和纤维化[63]。在一项纳入 26 例 PPCM 患者的研究中，心内膜心肌活检显示，8 例（30.7%）患者可检测到病毒基因组（人类细小病毒 B19、Epstein-Barr 病毒和人类巨细胞病毒），这与间质性炎症相关[64]。Midei 连续调查了 26 例 PPCM 患者，其中 14 例（78%）患有心肌炎。14 例中 10 例患者接受免疫抑制治疗，恢复率达 90%[65]。

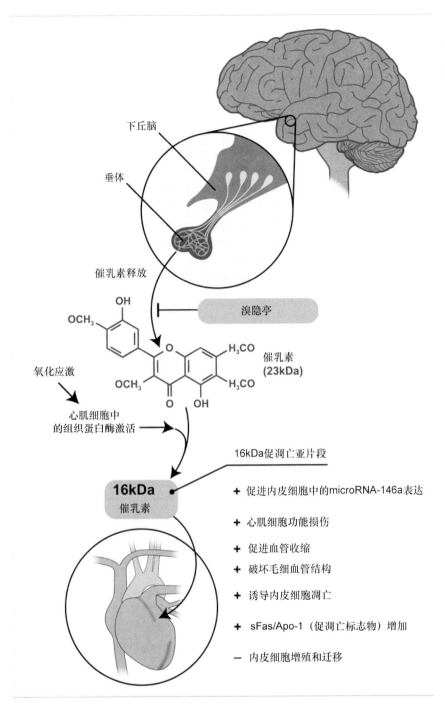

图 20.4　溴隐亭可用于治疗围生期心肌病。示意图强调了催乳素的释放和功能影响。研究已证实，给予多巴胺 D2 受体激动剂溴隐亭阻断催乳素可以预防小鼠以及小型临床队列中心肌病高危女性的发病风险。这些女性在既往妊娠时均有围生期心肌病病史。图中可见，血清中 16 kDa 催乳素水平的升高和组织蛋白酶 D 活性的增加均与围生期心肌病有关。溴隐亭可清除 16 kDa 催乳素，16 kDa 催乳素对内皮和心肌具有许多有害作用

图中标注：
下丘脑
垂体
催乳素释放
溴隐亭
OCH₃　OH
H₃CO
催乳素（23kDa）
H₃CO
OH
氧化应激
心肌细胞中的组织蛋白酶激活
16kDa促凋亡亚片段
16kDa 催乳素
＋ 促进内皮细胞中的microRNA-146a表达
＋ 心肌细胞功能损伤
＋ 促进血管收缩
＋ 破坏毛细血管结构
＋ 诱导内皮细胞凋亡
＋ sFas/Apo-1（促凋亡标志物）增加
－ 内皮细胞增殖和迁移

围生期心肌病的遗传相关性

　　由于 PPCM 的发病率较低，故阻碍了对其遗传易感性的研究。Pierce 等的第一份报告中，在 17 例确诊 PPCM 的患者中发现 3 例患有该病的家族史[66]。一些小型病例报告后续在 2 或 3 个一级亲属中确诊 PPCM[50,67-68]。其他男性亲属中存在扩张型

心肌病减少了对遗传易感性的争论。近期的家系研究表明，PPCM 的部分病例可能是家族性扩张型心肌病的一种形式[69-70]。van Spaendonck-Zwarts 等回顾了纳入 90 个扩张型心肌病家族的数据库，发现 6% 的家族成员患有 PPCM[70]。随后，他们对 3 例未恢复的 PPCM 患者的一级亲属进行了心血管检查，并在 3 个家族中均发现了扩张型心肌病。遗传分析显示的编码心肌肌钙蛋白 C（TNNC1）的基因突变

(c. 149A_G，p. Gln50Arg) 可区分扩张型心肌病家族成员与 PPCM 家族成员。在另一项家系遗传性研究中，Morales 等对在家族性扩张型心肌病研究项目数据库中 520 个谱系中的 4110 例女性进行了调查，并发现了 45 例 PPCM 或妊娠相关性心肌病。在 23 例不相关的病例中，有扩张型心肌病呈家族聚集的证据。在这些病例中，19 例针对已知的扩张型心肌病基因进行重新测序，并有 6 例携带突变。这些研究表明，PPCM 和扩张型心肌病之间存在遗传相关性。

围生期心肌病的临床表现

PPCM 的诊断标准为妊娠末期或分娩后的前 5 个月内出现不明原因的心力衰竭表现以及左心室收缩功能降低（LVEF＜45％）。在发病或急性期，PPCM 的临床表现可能是隐匿性的，且纽约心脏协会（NYHA）心功能分级会因 LVEF 的降低而有所改变。典型的症状包括呼吸困难、咳嗽和疲劳。其他常见的症状包括下肢水肿、端坐呼吸、阵发性夜间呼吸困难、心悸和眩晕。不常见的症状包括夜尿、右上腹疼痛、胸痛、体位性低血压和晕厥。PPCM 的症状经常与其他状况或疾病混淆，导致诊断延迟[71]。

体格检查结果与充血性心力衰竭类似。患者可表现为呼吸急促和心动过速。根据容量状态和心功能不全的严重程度，血压可能会有差异。可观察到颈静脉压升高、右心室触诊抬举感、心尖搏动向下外侧移位，并可闻及 S3 或重叠性奔马律。心音听诊可闻及三尖瓣和二尖瓣反流杂音。同时伴有肺部啰音、肝颈静脉回流征阳性、触诊四肢末梢凉、下肢严重水肿。

心电图改变无特异性。通常可见窦性心动过速、室上性心动过速（SVT，包括心房颤动或心房扑动）以及非特异性 ST-T 改变[33,72]。其他可能的病理学表现包括左心室肥大、左心房扩大和左束支传导阻滞。胸部 X 线表现包括心脏扩大、肺静脉充血、肺水肿、胸腔积液[32]。左心室舒张功能不全加重可引起 B 型利尿钠肽（又称脑钠肽，BNP）和 N-末端脑钠肽前体（NT-proBNP）升高[52]。Forster 等发现 36 例 PPCM 患者 NT-proBNP 平均水平明显高于 21 例对照组水平（1727 ng/L *vs.* 339 ng/L；$P<0.0001$）[52]。

心血管影像学检查对诊断 PPCM 至关重要。超声心动图已成为诊断心肌病的一线检查，并可经过系列随访以确定患者的预后[31,73-75]。1992 年，由 NHLBI 发起的研讨会提出，特发性扩张型心肌病的超声心动图诊断标准包括 LVEF＜45％和（或）M 型短轴缩短率＜30％，且左心室舒张末期内径＞2.7 cm/m^2[75]。美国超声心动图学会（ASE）支持用双平面圆盘法计算左心室容量和射血分数[76]。在心室舒张末期和收缩末期，可使用心尖四腔和双腔视图（以 90°为角度，定向于相似的长轴尺寸）追踪心内膜边界。这些超声心动图特征被纳入 PPCM 的后续定义中[22,74]。左心室收缩功能降低和扩张的程度从轻度到重度不等，并可能伴有右心室收缩功能不全和扩张。其他超声心动图表现包括：中重度二尖瓣反流和三尖瓣反流、肺动脉压增高、肺动脉瓣反流和左心室血栓。在基线评估后，即出院前、出院后 6 周、6 个月和每年进行连续超声心动图检查，可用于评估预后和对药物治疗的反应[25]。在一项对 32 例 PPCM 患者的研究中，诊断时短轴缩短率＜20％、左心室舒张末期内径≥6 cm，与持续性左心室功能不全风险增加 3 倍以上有关[31]。

心脏磁共振成像（MRI）已成为评估心肌病的重要工具。心脏 MRI 比超声心动图能够更准确评估腔室容量和心室功能，以及左心室血栓。虽然静脉注射钆剂有助于区分心肌炎和特发性扩张型心肌病，但钆剂可通过胎盘，且母乳中可有 0.04％的母体剂量。2013 年，美国放射学会（ACR）和欧洲放射学会（ESR）在关于磁共振成像安全实践的声明中指出，不鼓励在妊娠期间静脉注射钆剂，除非在绝对必要的情况时[77-78]。由于婴儿通过胃肠道吸收所摄取的造影剂不足 1％，故婴儿从母乳中吸收的预期全身剂量低于母体血管内剂量的 0.0004％[79]。虽然普遍认为风险较小，但可以通过指导母亲在给予钆剂后 24 h 停止母乳喂养来缓解这种担忧。

围生期心肌病的鉴别诊断

根据定义，PPCM 的诊断是一种排除性诊断，因此需要临床医生考虑其他诊断。PPCM 患者与特发性扩张型心肌病患者具有相同的症状，但其是在妊娠早期或中期出现。他们可有心电图非特异性改变，其他表现如胸部 X 线肺充血、BNP 升高、LVEF 降低等。家族性扩张型心肌病的患者在妊娠中期同样会出现心力衰竭，其家族成员中存在的心力衰竭表现为左心室明显扩张、射血分数降低。基因检测仍然是一种研究性工具，在临床实践中并未常规使用。人类免疫缺陷病毒（HIV）感染相关性心肌病通常表现为 LVEF 但左心室扩张不明显。既往存在高血压的女性可能会出现心力衰竭。心电图常显示左心室肥大。超声心动图也可显示左心室肥大、左心室收缩功能正常（射血分数正常或舒张功能不全的心力衰竭）或扩张型心肌病。获得性心脏瓣膜疾病如风湿性二尖瓣狭窄可能在妊娠早期或中期发病，可通过超声心动图明确诊断。继发于自发性冠状动脉夹层和急性肺栓塞的急性心肌梗死也可表现为心力衰竭和心源性休克。

世界卫生组织（WHO）将先天性心脏病分为 Ⅰ 级（低风险）到 Ⅳ 级（妊娠禁忌）[80]。患有基础发绀型心脏病、中重度左侧瓣膜狭窄、主动脉根部扩张和 LVEF 降低的孕妇风险最大。WHO Ⅰ 级病变包括轻度、不伴有并发症的瓣膜病变（肺动脉瓣狭窄、动脉导管未闭及二尖瓣脱垂），以及成功修复的简单病变（房间隔或室间隔缺损、动脉导管未闭及肺静脉畸形引流）。WHO Ⅱ 级病变包括未修复的房间隔或室间隔缺损以及修复后的法洛四联症。WHO Ⅱ～Ⅲ 级病变包括轻度左心室损伤、肥厚型心肌病、不考虑 WHO Ⅰ 或 Ⅳ 级的原发性或组织心脏瓣膜疾病、无主动脉扩张的马方综合征、二叶主动脉瓣相关的主动脉疾病中主动脉 <45 mm 以及修复后的主动脉缩窄。WHO Ⅲ 级病变包括机械瓣膜、系统性右心室、Fontan 循环、未修复的发绀型心脏病、其他复杂的先天性心脏病、主动脉扩张（40～45 mm）的马方综合征和主动脉扩张（45～50 mm）的二叶主动脉瓣相关性主动脉疾病。WHO Ⅳ 级病变（妊娠禁忌）包括任何原因的肺动脉高压、严重的系统性心室功能不全（LVEF<30%，NYHA 心功能分级 Ⅲ～Ⅳ 级）、伴有左心室功能残余损伤的既往 PPCM、重度二尖瓣狭窄、重度主动脉瓣狭窄、主动脉扩张 >45 mm 的马方综合征、主动脉扩张 >50 mm 的二叶主动脉瓣相关性主动脉疾病，以及重度主动脉缩窄。

围生期心肌病的治疗

急性期管理：PPCM 的初期管理以氧合和血流动力学支持为主，与妊娠期心力衰竭的管理相似[81]。应提供辅助供氧，以确保氧饱和度保持在 95% 以上。如果鼻导管和非再呼吸面罩供氧不足，则应采用无创通气，设置呼吸末正压为 5.0～7.5 cmH$_2$O。应在查体时给予高血容量患者静脉注射呋塞米（风险类别 C），初始剂量为 20～40 mg。收缩压（SBP）>110 mmHg 的患者可静脉注射硝酸甘油（起始剂量为 10～20 mg/min 至 200 mg/min），SBP 90～110 mmHg 的患者需谨慎使用。静脉注射硝酸甘油（风险类别 B）优于静脉注射硝普钠（风险类别 C），可能与硫氰酸盐的毒性有关。

心源性休克可表现为低心排血量和灌注不足{低血压、皮肤湿冷、尿量少 [<0.5 ml/（kg·h）]、精神状态改变、肝功能不全}，可能需要血管扩张剂和强心药联合治疗。多巴胺（风险类别 C）是一种对周围血管系统具有剂量依赖性作用的正性肌力药。多巴酚丁胺（风险类别 B）兼具变力性和血管扩张的特性。应避免使用苯肾上腺素和去甲肾上腺素等血管收缩药，因为它们的血管收缩作用会影响心排血量，并可能减少子宫血流量。

主动脉内球囊反搏（IABP）[82-83]、左心室辅助装置（LVAD）[84-88] 和体外膜肺氧合（ECMO）[89] 等机械支持装置在妊娠期的使用经验有限。主动脉内球囊反搏创伤性较小，不需要抗凝，但仅能够轻微增加心排血量。经皮手术植入的 LVAD 可显著增加心排血量（2.5～5.0 L/min），但创伤性较大，相关风险性更大，且需要抗凝。IABP 和经皮 LVAD（如 Impella）都会增加与 X 线透视相关的辐射暴露风险。LVAD 可作为心肌病未恢复的女性患者行心脏移植的过渡治疗，左心室功能恢复后可撤除。

PPCM 患者可成功进行心脏移植[90-92]。PPCM 的心脏移植率为 0%～11%[31-32,93]。Rasmusson 等报道了来自美国 29 家医院中 69 例女性接受心脏移植手术的情况[94]。既往无妊娠史的女性发生移植物排斥反应的风险较高，而有分娩史的女性风险类似。接受心脏移植的 PPCM 女性的死亡率和同种异体移植血管病的累积发病率较低。

慢性期管理：分娩后 PPCM 患者的药物治疗与特发性扩张型心肌病的治疗相同[81]。由于多种治疗特发性扩张型心肌病的常用药物均未经验证或禁用于妊娠期，故使用时应特别注意[80]。血管紧张素 Ⅱ 受体拮抗剂和血管紧张素转化酶抑制剂（ACEI）均禁用于妊娠期（风险类别 D），并且会引起肾或肾小管发育不良、羊水过少、发育迟缓、颅骨骨化障碍、肺发育不全、挛缩、关节增大、贫血和胎儿宫内死亡等风险。螺内酯（风险类别 D）具有抗雄激素的作用，并在妊娠初期可引起胎儿唇腭裂，因此是禁忌证。依普利酮由于用药经验有限而仍未分类。作为替代选择，肼屈嗪（风险类别 C）和硝酸异山梨酯（风险类别 B）联用可以用于治疗心肌病。β 受体阻滞剂（风险类别 B）尚未显示有致畸作用，但可能引起胎儿低血糖和心动过缓，导致宫内发育迟缓。首选选择性 β_1 受体阻滞剂，因为 β_2 受体阻滞剂具有抗宫缩作用。氢氯噻嗪（风险类别 B）和呋塞米（风险类别 C）都可在妊娠期使用。过度使用利尿剂可能导致羊水过少。在妊娠期间可以使用普通肝素（风险类别 B），而香豆素（风险类别 D）在妊娠早期具有胚胎病的风险，且可在整个妊娠期间导致胎儿出血的风险。对于 PPCM 的抗凝治疗，必须综合考虑孕产妇和胎儿的双重风险。

器械治疗：关于使用除颤器和心脏再同步化治疗 PPCM 的资料有限。Saltzerg 等对 107 例 PPCM 患者的预后进行了调查，这些患者均使用可穿戴式心脏复律除颤器约 120 天[95]。所有患者均未出现对室性心动过速/心室颤动的恰当电击情况。然而，有 3 例患者（2.8%）在摘除可穿戴式心脏复律除颤器后死亡。2013 年的 ACCF/AHA 心力衰竭治疗指南[81]和欧洲心脏病学会 PPCM 指南[25]均未对该类患者人群的器械治疗提出具体建议。与预后不明的扩张型心肌病相比，相当一部分 PPCM 患者可以恢复左心室功能。因此，植入装置会带来相应风险并增加费用，且临床获益未经验证。如果将扩张型心肌病患者的治疗指南扩展到 PPCM 患者，那么经过 6 个月的最佳药物治疗后仍无法恢复左心室功能者，应考虑埋藏式心脏复律除颤器。同样，对于持续性左心室功能不全（LVEF<35%）与 NYHA 心功能分级 Ⅲ 级或 Ⅳ 级心力衰竭，且 QRS 波时限>120 ms 的 PPCM 患者，应考虑心脏再同步化治疗。

实验性治疗：生物学可信的数据表明，溴隐亭可用于治疗 PPCM[44,47,49-50]。在动物模型中，氧化应激可激活心肌细胞中的组织蛋白酶 D，随后将催乳素切割成抑制血管生长的 16 kDa 促凋亡亚片段。该片段与 PPCM 的发病有关。溴隐亭通过抑制催乳素的分泌来促进机体恢复。Silwa 对 18 例 PPCM 患者进行了一项前瞻性、单中心随机研究，其中 10 例患者除接受标准治疗外，还接受了溴隐亭治疗。在 6 个月时，与接受标准治疗（27%～36%；P=NS）的患者相比，接受溴隐亭治疗患者的 LVEF 恢复更明显（27%～58%；P=0.012）。在 5 例死亡患者中，溴隐亭组只有 1 例。已有研究报道，产后心肌病患者服用溴隐亭后可发生心肌梗死，强调需要考虑抗凝治疗，尤其是当 LVEF 严重降低时[96]。

产妇分娩

关于 PPCM 患者的分娩时机和分娩方式的文献报道较少。患者护理团队应该包括产科医生、心力衰竭专家、麻醉医生、重症科医生和新生儿科医生。首先应决定继续妊娠或者终止妊娠。如果继续妊娠，可能需要密切监测和药物干预，以确保心力衰竭不会进展及左心室功能保持稳定。应考虑阴道分娩和剖宫产。剖宫产可引起血流动力学波动、失血、感染、呼吸和血栓栓塞并发症，以及对盆腔器官造成损害等风险。然而，使用有创性血流动力学和尿液监测提供了可控的环境。可采用连续脊髓麻醉或脊髓和硬膜外联合麻醉。阴道分娩避免了麻醉和手术相关风险，但可能由于卧位低血压、失血以及与第二产程推挤相关的心力衰竭恶化而变得复杂。一般来说，对于产后心肌病稳定的女性，阴道分娩是最好的选择，其胎儿风险最小，而对于失代偿性心力衰竭的患者则首选剖宫产。在阴道分娩时推荐左侧卧位，以避免压迫下腔静脉导致回心血量减少。在失代偿性心力衰竭的情况下，患者可能无法平卧，而需要采取端坐位。如果无法自然分娩，可以采用低位产钳或真空辅助分娩以缩短患者第二产程的分娩时间。在第三产程中，可给予催产素单次肌内注射。但是，麦角新碱禁用。分娩后，自体血回输可能加剧心力衰竭，需要静脉注射呋塞米。

围生期心肌病的并发症/预后

大量的流行病学研究评估了 PPCM 患者的预后。美国进行了两项基于人群的回顾性研究，其中较大的一项纳入 171 例患者[28-29]。此外，在美国[31-32,93,97]、南非[33,46,53,98]、海地[34,99]、巴西[100]和土耳其[101]也进行了单中心前瞻性和回顾性病例系列研究。但没有任何一项研究招募超过 100 例患者。其他数据来自于对美国 100 例 PPCM 患者的一项调查[102]。

在最早期的一项研究中，Demakis 等报道了 27 例 PPCM 患者的长期预后（平均 10.7 年）[36]。约 50% 的患者在确诊后 6 个月心脏大小恢复正常；2/3 的患者有 NYHA 心功能分级 Ⅰ 级症状，其余 1/3 的患者有 NYHA 心功能分级 Ⅱ 级症状。在持续心脏扩大的患者中，85% 死于充血性心力衰竭。其平均生存时间为 4.7 年。患者的临床过程包括反复入院治疗充血性心力衰竭及肺栓塞和体循环血栓。

Goland 等对 182 例 PPCM 患者进行了回顾性研究，25% 的患者出现至少一种主要不良事件，其中死亡 13 例，心脏移植 11 例，临时循环支持 4 例，心肺骤停 6 例，暴发性肺水肿 17 例，血栓栓塞并发症 4 例和除颤器或起搏器植入 10 例[103]。1/3 的患者在心肺骤停或脑血管事件后存在脑损伤。与主要不良事件相关的危险因素包括延迟诊断、LVEF<25% 和非高加索人种。

Amos 等对 55 例 PPCM 患者（1990—2003 年）进行了回顾性分析，平均初始 LVEF 为 25%，平均随访 43 个月[39]。其中 62% 患者的 LVEF 有所改善，25% 保持不变，4% 下降。75% 的患者在诊断后 2 个月时 LVEF 超过 45%。虽然没有观察到死亡率，但是 10% 的患者需要心脏移植。与初始评估恢复不良相关的因素是左心室舒张末期内径≥5.6 cm、左心室血栓形成和非洲裔美国人。基线 LVEF 无法预测左心室功能的恢复。

Safirstein 等根据左心室功能是否恢复（LVEF＞50%）将 55 例 PPCM 患者分为两组[38]。妊娠高血压（gHTN）、诊断时 EF≥35%、母乳喂养和产后诊断均与收缩功能恢复显著相关。

Chapa 等对 32 例 PPCM 患者（1988—2001 年）进行了一项病历回顾，以确定在诊断时超声心动图检查结果是否能够预测持续性心脏功能不全[31]。左心室功能不全定义为超声心动图短轴缩短率＜30%，左心室舒张末期内径≥4.8 cm。研究发现 41% 的患者左心室功能恢复。在诊断时，短轴缩短率＜20%、左心室舒张末期内径≥6 cm 与持续性左心室功能不全的风险增加超过 3 倍有关。基线超声心动图参数预测患者能够从 PPCM 中恢复的作用已经受到其他研究的质疑[34,39,41]。

综上所述，PPCM 患者的预后差异很大，且难以预测。虽然 PPCM 被认为比其他心肌病的预后更好，但它已逐渐成为公认的孕产妇死亡原因[104]。6 个月时恢复至 LVEF＞50% 的患者占 45%～78%[38-39,103]。在平均随访 30 个月的患者中，患者在诊断后的前 6 个月内恢复最佳[26]。未恢复左心室功能的患者预后不良，易因心脏性猝死或进行性心力衰竭而死亡。

未来妊娠

已有多项关于 PPCM 患者后续妊娠结局的回顾性观察性研究。虽然这些研究的规模都很小，但是它们确实强调了复发的可能性，以及发病率和死亡率显著增加的风险。Elkayam 等报道了 44 例 PPCM 患者再次妊娠的情况，其中 28 例患者左心室功能恢复，16 例患者在下一次妊娠时仍有左心室功能不全。在左心室功能恢复的患者中，LVEF 从（56%±7%）下降到（49%±10%）（P=0.002），在左心室功能没有恢复的患者中，LVEF 进一步下降［（36%±9%）至（32%±11%）；P=0.08］。21%

的左心室功能恢复的女性 LVEF 下降＞20％，而左心室功能未恢复的患者为 25％，减少了 20％以上。再次妊娠前，LVEF 未恢复的患者心力衰竭的发生率可增加超过两倍（44％ *vs.* 21％）。左心室功能恢复的患者死亡率为 0％，左心室功能未恢复的患者死亡率为 19％（*P*＝0.06）。左心室功能降低的患者再次妊娠时，早产率（37％ *vs.* 11％）和药物流产（25％ *vs.* 4％）均显著升高。

Habli 等对 70 例 PPCM 患者射血分数和后续妊娠对远期预后的预测价值进行了评估，无后续妊娠者 33 例，后续妊娠成功者 21 例，选择终止后续妊娠者 16 例[105]。患者以 LVEF 25％为临界值进行进一步分组。在无后续妊娠的患者中，LVEF＞25％的患者未出现进一步的症状，而 50％的 LVEF＜25％的患者被列入心脏移植名单。在终止后续妊娠的患者中，LVEF＞25％的患者未发生心脏事件；而 63％的 LVEF＜25％患者被列入心脏移植名单。在后续妊娠成功的患者中，19 例 LVEF＞25％的患者中有 4 例（21％）出现症状恶化，而 2 例 LVEF＜25％的患者需要心脏移植。

在另一项研究中，Mandal 等调查了 42 例 PPCM 患者，其中有 6 例再次妊娠[106]。这 6 例患者中有 1 例患有持续性心肌病的患者死于分娩死胎后。其余 5 例左心室功能正常的患者胎儿结局良好。然而，患者可出现诸如心力衰竭的症状（2 例），其中 1 例进展为持续性心肌病。

Fett 等在 2003—2009 年进行了一项纳入 61 例 PPCM 患者的前瞻性注册研究[107]。在妊娠前 LVEF＜55％的 26 例患者中，12 例（46.2％）出现复发。在妊娠前 LVEF≥55％的 35 例患者中，有 6 例（17.1％）出现复发（*P*＜0.01）。在 9 例运动负荷超声心动图显示具备足够收缩储备的患者中，均未出现心力衰竭复发。

总之，这些观察性研究对患有 PPCM 的女性后续妊娠的预后提出了见解。这些患者中有相当一部分会复发心力衰竭，并且初次损伤后左心室功能没有恢复的患者预后更差。在接受过药物流产的患者中，心血管并发症的发生率较低。应提前告知 PPCM 患者与再次妊娠有关的风险，并强烈禁止左心室功能不全的患者妊娠。对于左心室功能恢复的患者，应在妊娠前考虑试验性使用 ACEI 和 ARB。在妊娠期间，有必要利用 NT-proBNP 和超声心动图对心力衰竭进行连续评估。

小结

PPCM 是一种致命性疾病。基础科学和临床研究增强了我们对疾病的病程、常规治疗（包括药物治疗、辅助装置和原位心脏移植）及其疗效的了解。对疾病的早期诊断和早期治疗可对患者的发病率和死亡率产生积极的影响。资深心力衰竭亚专科医师的教育和参与有助于指导治疗和患者的决策。新兴疗法具有巨大的前景，但仍需要进行前瞻性、双盲对照研究来验证。

参考文献

1. Nadel AS, Ballermann BJ, Anderson S, Brenner BM. Interrelationships among atrial peptides, renin, and blood volume in pregnant rats. Am J Physiol. 1988;254(5 Pt 2):R793–800.
2. Holmberg SD, Osterholm MT, Senger KA, Cohen ML. Sodium and diuretics in pregnancy. N Engl J Med. 1984;311(10):617–22.
3. Lund CJ, Donovan JC. Blood volume during pregnancy: significance of plasma and red cell volumes. Am J Obstet Gynecol. 1967;98(3): 394–403.
4. Pritchard JA. Changes in the blood volume during pregnancy and delivery. Anesthesiology. 1965;26:393–9.
5. Milman N, Graudal N, Nielsen OJ, Agger AO. Serum erythropoietin during normal pregnancy: relationship to hemoglobin and iron status markers and impact of iron supplementation in a longitudinal, placebo-controlled study on 118 women. Int J Hematol. 1997; 66(2):159–68.
6. Bader RA, Bader ME, Rose DF, Braunwald E. Hemodynamics at rest and during exercise in normal pregnancy as studied by cardiac catheterization. J Clin Invest. 1955;34(10):1524–36.
7. Ueland K, Novy MJ, Peterson EN, Metcalfe J. Maternal cardiovascular dynamics. IV. The influence of gestational age on the maternal cardiovascular response to posture and exercise. Am J Obstet Gynecol. 1969;104(6):856–64.
8. Robson SC, Hunter S, Boys RJ, Dunlop W. Serial study of factors influencing changes in cardiac output during human pregnancy. Am J Physiol. 1989;256(4 Pt 2):H1060–5.
9. Burwell CS. The placenta as a modified arteriovenous fistula, considered in relation to the circulatory adjustments to pregnancy. Am J Med Sci. 1938;195:1–7. doi:10.1016/S0002-9378(38)91025-7.
10. Knock GA, Poston L. Bradykinin-mediated relaxation of isolated maternal resistance arteries in normal pregnancy and preeclampsia. Am J Obstet Gynecol. 1996;175(6):1668–74. doi:10.1016/S0002-9378(96)70123-0.
11. Weiner CP, Thompson LP. Nitric oxide and pregnancy. Semin Perinatol. 1997;21(5):367–80. doi:10.1016/S0146-0005(97)80003-1.
12. Edouard DA, Pannier BM, London GM, Cuche JL, Safar ME. Venous and arterial behavior during normal pregnancy. Am J Physiol. 1998;274(5 Pt 2):H1605–12.

13. Ayala DE, Hermida RC, Mojón A, Fernandez JR, Silva I, Ucieda R, Iglesias M. Blood pressure variability during gestation in healthy and complicated pregnancies. Hypertension. 1997;30(3 Pt 2):611–8.

14. Duvekot JJ, Cheriex EC, Pieters FA, Menheere PP, Peeters LH. Early pregnancy changes in hemodynamics and volume homeostasis are consecutive adjustments triggered by a primary fall in systemic vascular tone. Am J Obstet Gynecol. 1993;169(6):1382–92.

15. Manalo-Estrella P, Barker AE. Histopathologic findings in human aortic media associated with pregnancy. Arch Pathol. 1967;83(4):336–41.

16. Walker MC, Garner PR, Keely EJ, Rock GA, Reis MD. Changes in activated protein C resistance during normal pregnancy. Am J Obstet Gynecol. 1997;177(1):162–9. doi:10.1016/S0002-9378(97)70456-3.

17. Hellgren M, Blombäck M. Studies on blood coagulation and fibrinolysis in pregnancy, during delivery and in the puerperium. I. Normal condition. Gynecol Obstet Invest. 1981;12(3):141–54.

18. Prisco D, Ciuti G, Falciani M. Hemostatic changes in normal pregnancy. haematologica reports. 2005;1(10):1–5.

19. Kjeldsen J. Hemodynamic investigations during labour and delivery. Acta Obstet Gynecol Scand Suppl. 1979;89:1–252.

20. Ueland K, Hansen J. Maternal cardiovascular dynamics. II. Posture and uterine contractions. Am J Obstet Gynecol. 1969;103(1):1–7.

21. Robson SC, Dunlop W, Boys RJ, Hunter S. Cardiac output during labour. Br Med J (Clin Res Ed). 1987;295(6607):1169–72. doi:10.1136/bmj.295.6607.1169.

22. Pearson GD, Veille JC, Rahimtoola S, Hsia J, Oakley CM, Hosenpud JD, Ansari A, Baughman KL. Peripartum cardiomyopathy: National Heart, Lung, and Blood Institute and Office of Rare Diseases (National Institutes of Health) workshop recommendations and review. JAMA. 2000;283(9):1183–8. doi:10.1097/00132586-200012000-00016.

23. Elliott P, Andersson B, Arbustini E, Bilinska Z, Cecchi F, Charron P, Dubourg O, Kühl U, Maisch B, McKenna WJ, Monserrat L, Pankuweit S, Rapezzi C, Seferovic P, Tavazzi L, Keren A. Classification of the cardiomyopathies: a position statement from the European Society of Cardiology Working Group on Myocardial and Pericardial Diseases. Eur Heart J. 2008;29(2):270–6. doi:10.1093/eurheartj/ehm342.

24. Maron BJ, Towbin JA, Thiene G, Antzelevitch C, Corrado D, Arnett D, Moss AJ, Seidman CE, Young JB, American Heart Association; Council on Clinical Cardiology, Heart Failure and Transplantation Committee; Quality of Care and Outcomes Research and Functional Genomics and Translational Biology Interdisciplinary Working Groups; Council on Epidemiology and Prevention. Contemporary definitions and classification of the cardiomyopathies: an American Heart Association Scientific Statement from the Council on Clinical Cardiology, Heart Failure and Transplantation Committee; Quality of Care and Outcomes Research and Functional Genomics and Translational Biology Interdisciplinary Working Groups; and Council on Epidemiology and Prevention. Circulation. 2006;113(14):1807–16. doi:10.1161/circulationaha.106.174287.

25. Sliwa K, Hilfiker-Kleiner D, Petrie MC, Mebazaa A, Pieske B, Buchmann E, Regitz-Zagrosek V, Schaufelberger M, Tavazzi L, van Veldhuisen DJ, Watkins H, Shah AJ, Seferovic PM, Elkayam U, Pankuweit S, Papp Z, Mouquet F, McMurray JJ, Heart Failure Association of the European Society of Cardiology Working Group on Peripartum Cardiomyopathy. Current state of knowledge on aetiology, diagnosis, management, and therapy of peripartum cardiomyopathy: a position statement from the Heart Failure Association of the European Society of Cardiology Working Group on peripartum cardiomyopathy. Eur J Heart Fail. 2010;12(8):767–78. doi:10.1093/eurjhf/hfq120.

26. Elkayam U, Akhter MW, Singh H, Khan S, Bitar F, Hameed A, Shotan A. Pregnancy-associated cardiomyopathy: clinical characteristics and a comparison between early and late presentation. Circulation. 2005;111(16):2050–5. doi:10.1161/01.CIR.0000162478.36652.7E.

27. Gunderson EP, Croen LA, Chiang V, Yoshida CK, Walton D, Go AS. Epidemiology of peripartum cardiomyopathy: incidence, predictors, and outcomes. Obstet Gynecol. 2011;118(3):583–91. doi:10.1097/AOG.0b013e318229e6de.

28. Brar SS, Khan SS, Sandhu GK, Jorgensen MB, Parikh N, Hsu JW, Shen AY. Incidence, mortality, and racial differences in peripartum cardio-

myopathy. Am J Cardiol. 2007;100(2):302–4. http://ovidsp.ovid.com/ovidweb.cgi?T=JS&PAGE=reference&D=emed8&NEWS=N&AN=2007331974.

29. Mielniczuk LM, Williams K, Davis DR, Tang AS, Lemery R, Green MS, Gollob MH, Haddad H, Birnie DH. Frequency of peripartum cardiomyopathy. Am J Cardiol. 2006;97(12):1765–8. doi:10.1016/j.amjcard.2006.01.039.

30. Harper MA, Meyer RE, Berg CJ. Peripartum cardiomyopathy: population-based birth prevalence and 7-year mortality. Obstet Gynecol. 2012;120(5):1013–9. doi:10.1097/AOG.0b013e3182805f53.

31. Chapa JB, Heiberger HB, Weinert L, Decara J, Lang RM, Hibbard JU. Prognostic value of echocardiography in peripartum cardiomyopathy. Obstet Gynecol. 2005;105(6):1303–8. doi:10.1097/01.AOG.0000161382.30233.ba.

32. Witlin AG, Mabie WC, Sibai BM. Peripartum cardiomyopathy: an ominous diagnosis. Am J Obstet Gynecol. 1997;176(1 Pt 1):182–8. doi:10.1016/S0002-9378(97)80033-6.

33. Desai D, Moodley J, Naidoo D. Peripartum cardiomyopathy: experiences at King Edward VIII Hospital, Durban, South Africa and a review of the literature. Trop Doct. 1995;25(3):118–23. doi:10.1177/004947559502500310.

34. Fett JD, Christie LG, Carraway RD, Murphy JG. Five-year prospective study of the incidence and prognosis of peripartum cardiomyopathy at a single institution. Mayo Clin Proc. 2005;80(12):1602–6. doi:10.4065/80.12.1602.

35. Kolte D, Khera S, Aronow WS, Palaniswamy C, Mujib M, Ahn C, Jain D, Gass A, Ahmed A, Panza JA, Fonarow GC. Temporal trends in incidence and outcomes of peripartum cardiomyopathy in the United States: a nationwide population-based study. J Am Heart Assoc. 2014;3(3):e001056. doi:10.1161/JAHA.114.001056.

36. Demakis JG, Rahimtoola SH, Sutton GC, Meadows WR, Szanto PB, Tobin JR, Gunnar RM. Natural course of peripartum cardiomyopathy. Circulation. 1971;44(6):1053–61. doi:10.1161/01.CIR.44.6.1053.

37. Gentry MB, Dias JK, Luis A, Patel R, Thornton J, Reed GL. African-American women have a higher risk for developing peripartum cardiomyopathy. J Am Coll Cardiol. 2010;55(7):654–9. doi:10.1016/j.jacc.2009.09.043.

38. Safirstein JG, Ro AS, Grandhi S, Wang L, Fett JD, Staniloae C. Predictors of left ventricular recovery in a cohort of peripartum cardiomyopathy patients recruited via the internet. Int J Cardiol. 2012;154(1):27–31. doi:10.1016/j.ijcard.2010.08.065.

39. Amos AM, Jaber WA, Russell SD. Improved outcomes in peripartum cardiomyopathy with contemporary. Am Heart J. 2006;152(3):509–13. doi:10.1016/j.ahj.2006.02.008.

40. Roberts JM, Pearson G, Cutler J, Lindheimer M, NHLBI Working Group on Research on Hypertension During Pregnancy. Summary of the NHLBI Working Group on research on hypertension during pregnancy. Hypertension. 2003;41(3):437–45. doi:10.1161/01.HYP.0000054981.03589.E9.

41. Goland S, Bitar F, Modi K, Safirstein J, Ro A, Mirocha J, Khatri N, Elkayam U. Evaluation of the clinical relevance of baseline left ventricular ejection fraction as a predictor of recovery or persistence of severe dysfunction in women in the United States with peripartum cardiomyopathy. J Card Fail. 2011;17(5):426–30. doi:10.1016/j.cardfail.2011.01.007.

42. Russell RB, Petrini JR, Damus K, Mattison DR, Schwarz RH. The changing epidemiology of multiple births in the United States. Obstet Gynecol. 2003;101(1):129–35. doi:10.1016/S0029-7844(02)02316-5.

43. Mendelson MA, Chandler J. Postpartum cardiomyopathy associated with maternal cocaine abuse. Am J Cardiol. 1992;70(11):1092–4.

44. Hilfiker-Kleiner D, Kaminski K, Podewski E, Bonda T, Schaefer A, Sliwa K, Forster O, Quint A, Landmesser U, Doerries C, Luchtefeld M, Poli V, Schneider MD, Balligand JL, Desjardins F, Ansari A, Struman I, Nguyen NQ, Zschemisch NH, Klein G, Heusch G, Schulz R, Hilfiker A, Drexler H. A cathepsin D-cleaved 16 kDa form of prolactin mediates postpartum cardiomyopathy. Cell. 2007;128(3):589–600. doi:10.1016/j.cell.2006.12.036.

45. Halkein J, Tabruyn SP, Ricke-Hoch M, Haghikia A, Nguyen NQ, Scherr

M, Castermans K, Malvaux L, Lambert V, Thiry M, Sliwa K, Noel A, Martial JA, Hilfiker-Kleiner D, Struman I. MicroRNA-146a is a therapeutic target and biomarker for peripartum cardiomyopathy. J Clin Invest. 2013;123(5):2143–54. doi:10.1172/JCI64365.

46. Sliwa K, Förster O, Libhaber E, Fett JD, Sundstrom JB, Hilfiker-Kleiner D, Ansari AA. Peripartum cardiomyopathy: inflammatory markers as predictors of outcome in 100 prospectively studied patients. Eur Heart J. 2006;27(4):441–6. doi:10.1093/eurheartj/ehi481.

47. Habedank D, Kühnle Y, Elgeti T, Dudenhausen JW, Haverkamp W, Dietz R. Recovery from peripartum cardiomyopathy after treatment with bromocriptine. Eur J Heart Fail. 2008;10(11):1149–51. doi:10.1016/j.ejheart.2008.09.001.

48. Hilfiker-Kleiner D, Meyer GP, Schieffer E, Goldmann B, Podewski E, Struman I, Fischer P, Drexler H. Recovery From postpartum cardiomyopathy in 2 patients by blocking prolactin release with bromocriptine. J Am Coll Cardiol. 2007;50(24):2354–5. doi:10.1016/j.jacc.2007.10.006.

49. Jahns BG, Stein W, Hilfiker-Kleiner D, Pieske B, Emons G. Peripartum cardiomyopathy-a new treatment option by inhibition of prolactin secretion. Am J Obstet Gynecol. 2008;199(4):e5–6. doi:10.1016/j.ajog.2008.06.051.

50. Meyer GP, Labidi S, Podewski E, Sliwa K, Drexler H, Hilfiker-Kleiner D. Bromocriptine treatment associated with recovery from peripartum cardiomyopathy in siblings: two case reports. J Med Case Rep. 2010;4:80. doi:10.1186/1752-1947-4-80.

51. Sliwa K, Blauwet L, Tibazarwa K, Libhaber E, Smedema JP, Becker A, McMurray J, Yamac H, Labidi S, Struman I, Hilfiker-Kleiner D. Evaluation of bromocriptine in the treatment of acute severe peripartum cardiomyopathy: a proof-of-concept pilot study. Circulation. 2010;121(13):1465–73.doi:10.1161/CIRCULATIONAHA.109.901496.

52. Forster O, Hilfiker-Kleiner D, Ansari AA, Sundstrom JB, Libhaber E, Tshani W, Becker A, Yip A, Klein G, Sliwa K. Reversal of IFN-gamma, oxLDL and prolactin serum levels correlate with clinical improvement in patients with peripartum cardiomyopathy. Eur J Heart Fail. 2008;10(9):861–8. doi:10.1016/j.ejheart.2008.07.005.

53. Sliwa K, Skudicky D, Bergemann A, Candy G, Puren A, Sareli P. Peripartum cardiomyopathy: analysis of clinical outcome, left ventricular function, plasma levels of cytokines and Fas/APO-1. J Am Coll Cardiol. 2000;35(3):701–5. doi:10.1016/s0735-1097(99)00624-5.

54. Sliwa K, Skudicky D, Candy G, Bergemann A, Hopley M, Sareli P. The addition of pentoxifylline to conventional therapy improves outcome in patients with peripartum cardiomyopathy. Eur J Heart Fail. 2002;4(3):305–9.

55. Patten IS, Rana S, Shahul S, Rowe GC, Jang C, Liu L, Hacker MR, Rhee JS, Mitchell J, Mahmood F, Hess P, Farrell C, Koulisis N, Khankin EV, Burke SD, Tudorache I, Bauersachs J, del Monte F, Hilfiker-Kleiner D, Karumanchi SA, Arany Z. Cardiac angiogenic imbalance leads to peripartum cardiomyopathy. Nature. 2012;485(7398):333–8. doi:10.1038/nature11040.

56. Nelson JL. Pregnancy, persistent microchimerism, and autoimmune disease. J Am Med Womens Assoc. 1998;53(1):31–2. 47.

57. Sundstrom JB, Fett JD, Carraway RD, Ansari AA. Is peripartum cardiomyopathy an organ-specific autoimmune disease? Autoimmun Rev. 2002;1(1-2):73–7. doi:10.1016/S1568-9972(01)00009-X.

58. Lamparter S, Pankuweit S, Maisch B. Clinical and immunologic characteristics in peripartum cardiomyopathy. Int J Cardiol. 2007;118(1):14–20. doi:10.1016/j.ijcard.2006.04.090.

59. Warraich RS, Sliwa K, Damasceno A, Carraway R, Sundrom B, Arif G, Essop R, Ansari A, Fett J, Yacoub M. Impact of pregnancy-related heart failure on humoral immunity: clinical relevance of G3-subclass immunoglobulins in peripartum cardiomyopathy. Am Heart J. 2005; 150(2):263–9. doi:10.1016/j.ahj.2004.09.008.

60. Ansari AA, Fett JD, Carraway RE, Mayne AE, Onlamoon N, Sundstrom JB. Autoimmune mechanisms as the basis for human peripartum cardiomyopathy. Clin Rev Allergy Immunol. 2002;23(3):301–24. doi:10.1385/CRIAI:23:3:301.

61. Cénac A, Beaufils H, Soumana I, Vetter JM, Devillechabrolle A, Moulias R. Absence of humoral autoimmunity in peripartum cardiomyopathy. A comparative study in Niger. Int J Cardiol. 1990;26(1):49–52. doi:10.1016/0167-5273(90)90246-2.

62. Melvin K, Richardson P, Olsen E, Daly K, Jackson G. Peripartum cardiomyopathy due to myocarditis. N Engl J Med. 1982;307(12):731–4.

63. Sanderson JE, Olsen EG, Gatei D. Peripartum heart disease: an endomyocardial biopsy study. Br Heart J. 1986;56(3):285–91. doi:10.1136/hrt.56.3.285.

64. Bültmann BD, Klingel K, Näbauer M, Wallwiener D, Kandolf R. High prevalence of viral genomes and inflammation in peripartum cardiomyopathy. Am J Obstet Gynecol. 2005;193(2):363–5. doi:10.1016/j.ajog.2005.01.022.

65. Midei MG, DeMent SH, Feldman AM, Hutchins GM, Baughman KL. Peripartum myocarditis and cardiomyopathy. Circulation. 1990;81(3):922–8. doi:10.1161/01.CIR.81.3.922.

66. Pierce JA, Price BO, Joyce JW. Familial occurrence of postpartal heart failure. Arch Intern Med. 1963;111:651–5.

67. Fett JD, Sundstrom BJ, Etta King M, Ansari AA. Mother-daughter peripartum cardiomyopathy. Int J Cardiol. 2002;86(2-3):331–2.

68. Pearl W. Familial occurrence of peripartum cardiomyopathy. Am Heart J. 1995;129(2):421–2.

69. Morales A, Painter T, Li R, Siegfried JD, Li D, Norton N, Hershberger RE. Rare variant mutations in pregnancy-associated or peripartum cardiomyopathy. Circulation. 2010;121(20):2176–82. doi:10.1161/CIRCULATIONAHA.109.931220.

70. van Spaendonck-Zwarts KY, van Tintelen JP, van Veldhuisen DJ, van der Werf R, Jongbloed JD, Paulus WJ, Dooijes D, van den Berg MP. Peripartum cardiomyopathy as a part of familial dilated cardiomyopathy. Circulation. 2010;121(20):2169–75. doi:10.1161/CIRCULATIONAHA.109.929646.

71. Groesdonk HV, Dinse-Lambracht A, Doblanzki W, Doblanzki U, Galm C, Muth C-M. Unrecognized peripartum cardiomyopathy: case series and comprehensive review of the literature. Appl Cardiopulm Pathophysiol. 2009;13(3):237–42.

72. Diao M, Diop IB, Kane A, Camara S, Kane A, Sarr M, Ba SA, Diouf SM. Electrocardiographic recording of long duration (Holter) of 24 hours during idiopathic cardiomyopathy of the peripartum. [Article in French]. Arch Mal Coeur Vaiss. 2004;97(1):25–30.

73. Witlin AG, Mabie WC, Sibai BM. Peripartum cardiomyopathy: a longitudinal echocardiographic study. Am J Obstet Gynecol. 1997;177(5):1129–32. doi:10.1016/S0002-9378(97)80722-3.

74. Hibbard JU, Lindheimer M, Lang RM. A modified definition for peripartum cardiomyopathy and prognosis based on echocardiography. Obstet Gynecol. 1999;94(2):311–6. doi:10.1016/S0029-7844(99) 00293-8.

75. Manolio TA, Baughman KL, Rodeheffer R, Pearson TA, Bristow JD, Michels VV, Abelmann WH, Harlan WR. Prevalence and etiology of idiopathic dilated cardiomyopathy (summary of a National Heart, Lung, and Blood Institute workshop). Am J Cardiol. 1992;69(17): 1458–66.

76. Schiller N, Shah P, Crawford M, DeMaria A, Devereux R, Feigenbaum H, Gutgesell H, Reichek N, Sahn D, Schnittger I, et al. Recommendations for quantitation of the left ventricle by two-dimensional echocardiography. American Society of Echocardiography Committee on Standards, Subcommittee on Quantitation of Two-Dimensional Echocardiograms. J Am Soc Echocardiogr. 1989;2:358–67.

77. Webb JA, Thomsen HS, Morcos SK, Members of Contrast Media Safety Committee of European Society of Urogenital Radiology (ESUR). The use of iodinated and gadolinium contrast media during pregnancy and lactation. Eur Radiol. 2005;15(6):1234–40. doi:10.1007/s00330-004-2583-y.

78. Expert Panel on MR Safety, Kanal E, Barkovich AJ, Bell C, Borgstede JP, Bradley Jr WG, Froelich JW, Gimbel JR, Gosbee JW, Kuhni-Kaminski E, Larson PA, Lester Jr JW, Nyenhuis J, Schaefer DJ, Sebek EA, Weinreb J, Wilkoff BL, Woods TO, Lucey L, Hernandez D. ACR guidance document on MR safe practices: 2013. J Magn Reson Imaging. 2013;37(3):501–30. doi:10.1002/jmri.24011.

79. MRI Contrast Agents and Breast Feeding Mothers. MRISafety.com. [Internet]. Accessed on 2016 May 116. Available from: www.mrisafety.

com/SafetyInfov.asp?s_keyword=lactation&s_Anywords=&SafetyInf oID=246.

80. European Society of Gynecology (ESG). 2011. Association for European Paediatric Cardiology (AEPC); German Society for Gender Medicine (DGesGM), Regitz-Zagrosek V, Blomstrom Lundqvist C, Borghi C, Cifkova R, Ferreira R, Foidart JM, Gibbs JS, Gohlke-Baerwolf C, Gorenek B, Iung B, Kirby M, Maas AH, Morais J, Nihoyannopoulos P, Pieper PG, Presbitero P, Roos-Hesselink JW, Schaufelberger M, Seeland U, Torracca L, ESC Committee for Practice Guidelines. ESC Guidelines on the management of cardiovascular diseases during pregnancy: the Task Force on the Management of Cardiovascular Diseases during Pregnancy of the European Society of Cardiology (ESC). Eur Heart J. 2011;32(24):3147–97. doi:10.1093/eurheartj/ehr218.

81. Yancy CW, Jessup M, Bozkurt B, Butler J, Casey Jr DE, Drazner MH, Fonarow GC, Geraci SA, Horwich T, Januzzi JL, Johnson MR, Kasper EK, Levy WC, Masoudi FA, McBride PE, McMurray JJ, Mitchell JE, Peterson PN, Riegel B, Sam F, Stevenson LW, Tang WH, Tsai EJ, Wilkoff BL, American College of Cardiology Foundation; American Heart Association Task Force on Practice Guidelines. 2013 ACCF/AHA guideline for the management of heart failure: a report of the American College of Cardiology Foundation/American Heart Association Task Force on Practice Guidelines. J Am Coll Cardiol. 2013;62(16):e147–239. doi:10.1016/j.jacc.2013.05.019.

82. Brantigan CO, Grow JB, Schoonmaker FW. Extended use of intra-aortic balloon pumping in peripartum cardiomyopathy. Ann Surg. 1976;183(1):1–4. doi:10.1097/00000658-197601000-00001.

83. Gevaert S, Van Belleghem Y, Bouchez S, Herck I, De Somer F, De Block Y, Tromp F, Vandecasteele E, Martens F, De Pauw M. Acute and critically ill peripartum cardiomyopathy and 'bridge to' therapeutic options: a single center experience with intra-aortic balloon pump, extra corporeal membrane oxygenation and continuous-flow left ventricular assist devices. Crit Care. 2011;15(2):R93. doi:10.1186/cc10098.

84. Tandler R, Schmid C, Weyand M, Scheld HH. Novacor LVAD bridge to transplantation in peripartum cardiomyopathy. Eur J Cardiothoracic Surg. 1997;11(2):394–6. doi:10.1016/S1010-7940(96)01066-4.

85. Lewis R, Mabie W, Burlew B, Sibai B. Biventricular assist device as a bridge to cardiac transplantation in the treatment of peripartum cardiomyopathy. South Med J. 1997;90(9):955–8.

86. Oosterom L, de Jonge N, Kirkels J, Klöpping C, Lahpor J. Left ventricular assist device as a bridge to recovery in a young woman admitted with peripartum cardiomyopathy. Neth Heart J. 2008;16(12):426–8. doi:10.1007/BF03086192.

87. Zimmerman H, Bose R, Smith R, Copeland JG. Treatment of peripartum cardiomyopathy with mechanical assist devices and cardiac transplantation. Ann Thorac Surg. 2010;89(4):1211–7. doi:10.1016/j.athoracsur.2009.12.064.

88. Zimmerman H, Coelho-Anderson R, Smith R, Nolan P, Copeland J. Bridge to recovery with a Thoratec biventricular assist device for postpartum cardiomyopathy. ASAIO J. 2010;56(5):479–80.

89. Yang HS, Hong YS, Rim SJ, Yu SH. Extracorporeal membrane oxygenation in a patient with peripartum cardiomyopathy. Ann Thorac Surg. 2007;84(1):262–4. doi:10.1016/j.athoracsur.2007.02.050.

90. Aziz TM, Burgess MI, Acladious NN, Campbell CS, Rahman AN, Yonan N, Deiraniya AK. Heart transplantation for peripartum cardiomyopathy: a report of three cases and a literature review. Cardiovasc Surg. 1999;7(5):565–7.

91. Rickenbacher PR, Rizeq MN, Hunt SA, Billingham ME, Fowler MB. Long-term outcome after heart transplantation for peripartum cardiomyopathy. Am Heart J. 1994;127(5):1318–23.

92. Keogh A, Macdonald P, Spratt P, Marshman D, Larbalestier R, Kaan A. Outcome in peripartum cardiomyopathy after heart transplantation. J Heart Lung Transpl. 1994;13(2):202–7.

93. Felker GM, Thompson RE, Hare JM, Hruban RH, Clemetson DE, Howard DL, Baughman KL, Kasper EK. Underlying causes and long-term survival in patients with initially unexplained cardiomyopathy. N Engl J Med. 2000;342(15):1077–84. doi:10.1056/NEJM200004133421502.

94. Rasmusson KD, Stehlik J, Brown RN, Renlund DG, Wagoner LE, Torre-Amione G, Folsom JW, Silber DH, Kirklin JK, Cardiac Transplant Research Database Group. Long-term outcomes of cardiac transplantation for peri-partum cardiomyopathy: a multiinstitutional analysis. J Heart Lung Transplant. 2007;26(11):1097–104. doi:10.1016/j.healun.2007.08.002.

95. Saltzberg MT, Szymkiewicz S, Bianco NR. Characteristics and outcomes of peripartum versus nonperipartum cardiomyopathy in women using a wearable cardiac defibrillator. J Card Fail. 2012;18(1):21–7. doi:10.1016/j.cardfail.2011.09.004.

96. Hopp L, Haider B, Iffy L. Myocardial infarction postpartum in patients taking bromocriptine for the prevention of breast engorgement. Int J Cardiol. 1996;57(3):227–32. doi:10.1016/S0167-5273(96)02789-1.

97. Modi KA, Illum S, Jariatul K, Caldito G, Reddy PC. Poor outcome of indigent patients with peripartum cardiomyopathy in the United States. Am J Obstet Gynecol. 2009;201(2):171.e1–5. doi:10.1016/j.ajog.2009.04.037.

98. Sliwa K, Forster O, Tibazarwa K, Libhaber E, Becker A, Yip A, Hilfiker-Kleiner D. Long-term outcome of peripartum cardiomyopathy in a population with high seropositivity for human immunodeficiency virus. Int J Cardiol. 2011;147(2):202–8. doi:10.1016/j.ijcard.2009.08.022.

99. Fett JD, Carraway RD, Dowell DL, King ME, Pierre R. Peripartum cardiomyopathy in the Hospital Albert Schweitzer District of Haiti. Am J Obstet Gynecol. 2002;186(5):1005–10. doi:10.1067/mob.2002.122423.

100. Carvalho A, Brandao A, Martinez EE, et al. Prognosis in peripartum cardiomyopathy. Am J Cardiol. 1989;64(8):540–2. doi:10.1097/00006254-199003000-00010.

101. Duran N, Günes H, Duran I, Biteker M, Özkan M. Predictors of prognosis in patients with peripartum cardiomyopathy. Int J Gynaecol Obstet. 2008;101(2):137–40. doi:10.1016/j.ijgo.2007.11.007.

102. Elkayam U, Tummala PP, Rao K, Akhter MW, Karaalp IS, Wani OR, Hameed A, Gviazda I, Shotan A. Maternal and fetal outcomes of subsequent pregnancies in women with peripartum cardiomyopathy. N Engl J Med. 2001;344(21):1567–71 [Erratum in N Engl J Med. 2001;345(7):552].

103. Goland S, Modi K, Bitar F, Janmohamed M, Mirocha JM, Czer LS, Illum S, Hatamizadeh P, Elkayam U. Clinical profile and predictors of complications in peripartum cardiomyopathy. J Card Fail. 2009;15(8):645–50. doi:10.1016/j.cardfail.2009.03.008.

104. Whitehead SJ, Berg CJ, Chang J. Pregnancy-related mortality due to cardiomyopathy: United States, 1991-1997. Obstet Gynecol. 2003;102(6):1326–31. doi:10.1016/j.obstetgynecol.2003.08.009.

105. Habli M, O'Brien T, Nowack E, Khoury S, Barton JR, Sibai B. Peripartum cardiomyopathy: prognostic factors for long-term maternal outcome. Am J Obstet Gynecol. 2008;199(4):415.e1–5. doi:10.1016/j.ajog.2008.06.087.

106. Mandal D, Mandal S, Mukherjee D, Biswas SC, Maiti TK, Chattopadhaya N, Majumdar B, Panja M. Pregnancy and subsequent pregnancy outcomes in peripartum cardiomyopathy. J Obstet Gynaecol Res. 2011;37(3):222–7. doi:10.1111/j.1447-0756.2010.01378.x.

107. Fett JD, Fristoe KL, Welsh SN. Risk of heart failure relapse in subsequent pregnancy among peripartum cardiomyopathy mothers. Int J Gynaecol Obstet. 2010;109(1):34–6. doi:10.1016/j.ijgo.2009.10.011.

第四部分
心力衰竭的高级疗法

高级疗法：心脏再同步化治疗心力衰竭

Scott Sakaguchi，Henri Roukoz，David G. Benditt

（王晓军　李亚雄　陈文敏　译　光雪峰　审校）

心脏再同步化治疗（CRT）是指应用多点心室起搏使被心脏疾病扰乱的左心室和右心室收缩时间正常化（即再同步）。目前的 CRT 方法并不完善，但它们仍代表了收缩性心力衰竭（HF）诊疗的重大进展。作为一种"先进"的疗法，CRT 的优势是可广泛应用（相对于心室辅助装置或心脏移植等）并且具有大量的数据支持其临床效用（相对于当前的干细胞治疗等）。此外，就改善心肌收缩而言，CRT 的独特之处在于，与多巴酚丁胺[1]或米力农[2]等正性肌力药物不同，它不会增加甚至可能降低死亡率。

一些关于起搏的早期研究表明，虽然各项研究中的最佳起搏部位不同，但心室起搏部位的选择可影响血流动力学表现[3]。1970 年，Tyers 在犬中证明，与单点心室起搏相比，多点心室起搏（尤其是右心室（RV）心尖部、左心室（LV）心尖部和右心室流出道联合起搏）可改善心排血量。据推测，与单点心室起搏相比，其是通过减少完全心室激动时间来改善心功能[4]。Gibson 等[5]在主动脉瓣置换术后立即使用 Starr-Edwards 瓣膜的球运动速率表明，与单独左心室或右心室起搏相比，双心室起搏可持续增加左心室收缩力。随后的研究更详细地验证了双心室起搏的急性血流动力学效应[3,6]。

最后，Cazeau 等发现了使伴有左束支传导阻滞（LBBB）的心力衰竭患者左心室和右心室收缩"再同步"的临床价值。在一项具有里程碑意义的病例研究中，除了心内膜右心房（RA）和右心室电极导线外，研究者还使用了冠状窦（CS）电极导线以起搏左心房（LA），并通过心外膜电极导线起搏左心室[7]。

心室激动和收缩功能

左心室的正常激动和收缩取决于通过浦肯野系统的快速传导从而几乎同时激动左心室心内膜。这在心电图（ECG）上显示为正常的 QRS 波时限和形态。但是，在疾病中，心肌病过程和电活动之间存在复杂的相互作用。梗死、炎症或肥大都可能导致机械失同步，并可能累及浦肯野系统产生电活动失同步。此外，电活动失同步可能由原发性左心室电活动中断引起，如 LBBB 或由于单点右心室起搏引起

的医源性心肌收缩延迟。

不同步收缩可能会对既往存在疾病的心室产生即刻的不良血流动力学影响，而正常心室可耐受。然而，有时电活动失同步本身会诱发不良的心室重构，即使是先前正常的心室也会产生收缩功能不全。例如，基线 QRS 波时限正常的患者接受永久起搏器治疗窦房结功能障碍时，心室起搏百分比是心力衰竭住院的强预测因子[8]。同样，在进行房室交界区消融和因心房颤动植入起搏器的患者中，高达 50% 的患者会出现左心室不同步[9]。此外，即使是自发的 LBBB 本身也可能诱发扩张型心肌病，这种情况可通过 CRT 治疗 LBBB 而被逆转[10]。

根据目前的指南，CRT 适用于 5%～10% 的心力衰竭患者[11]。尽管如此，虽然 CRT 有潜在的益处，但由于定义反应的标准（如 LVEF 增加 10%），20%～40% 的患者是无反应者[12]。改善 CRT 反应率的方法包括优化患者选择、发展新的起搏导线传导技术、尽量减少膈刺激、确保双心室起搏率＞95%、优化起搏器程序（即房室间期、心室间期）。

CRT 通常需要通过至少两根导线（通常来自右心室的室间隔和通过冠状静脉的左心室后壁或侧壁基底的心外膜表面）来实现左心室心肌同时激动（图 21.1）。理想情况下，房室延迟的进程足够短，使完全双心室起搏的搏动百分比最大化（最佳为 95%～100%），同时保持充分房室延迟而使舒张期充盈不受影响。

本章主要关注 CRT 对心力衰竭患者血流动力学的影响，对 CRT 的电生理方面关注较少，如患者是

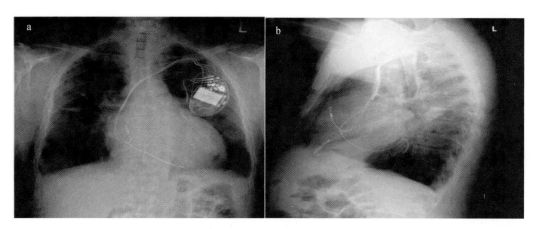

图 21.1 心脏再同步化治疗-除颤器（CRT-D）的后前位（**a**）和侧位（**b**）胸部 X 线。右心室导线有 2 个除颤线圈，一个在右心室内，一个在上腔静脉内。右心房导线呈 J 形弯曲。侧位视图显示冠状窦导线位于左心室后部，而右心室导线位于左心室前部

否应在仅有心脏起搏器系统时接受 CRT（CRT-P）或接受将左心室起搏导线连接于埋藏式心脏复律除颤器（ICD）的除颤系统（CRT-D）。

进行 CRT 的临床结果

功能性终点

在早期关于纽约心脏协会（NYHA）心功能分级 Ⅲ ～ Ⅳ 级患者（MUSTIC[13]；MIRACLE[14]；MIRACLE ICD[15]；Contak CD[16]）和 NYHA 心功能分级 Ⅱ 级患者的随机试验（MIRACLE ICD Ⅱ[17]）中，CRT 可改善 1 种或多种临床功能指标，如 6 分钟步行（6 MW）距离、最大耗氧量（VO_2）、生活质量（QOL）标准问卷和 NYHA 心功能分级。

近年来，人们更加关注"获益"的其他措施，特别是那些可降低护理成本的措施。因此，降低住院率是一种临床反应的衡量指标，并反映出治疗的经济获益。虽然一些早期试验（MUSTIC[13]、MIRACLE[14]）表明 CRT 可使住院率下降，但其他试验（MIRACLE ICD[15]、Contak CD[16]）并没有得出相同结论。最近，更大规模的试验采用了复合主要终点，使用全因死亡率作为心力衰竭或其他心血管发病的率的评估（表 21.1）。

在 CARE-HF 试验[21]中，813 例患者（94% 为 NYHA 心功能分级 Ⅲ 级，6% 为 NYHA 心功能分级 Ⅳ 级）的平均随访时间为 29.4 个月。患者被随机分配到单纯心力衰竭标准药物治疗或药物治疗联合 CRT-P 组。联合 CRT 显著降低了全因死亡的主要终点或"严重心血管事件的非计划住院治疗"的发生率（39% vs. 55%；HR＝0.63；95% CI 0.51 ～0.77；$P<0.001$）。亚组分析显示，CRT 可减少因严重心血管事件导致的非计划住院治疗（$P<0.001$）和因心力衰竭加重导致的非计划住院治疗（$P<0.001$）。

表 21.1　引用的临床试验（包括二次分析）

试验名称首字母缩写或简称	试验名称全称	参考文献
Adaptive CRT	Adaptive Cardiac Resynchronization Therapy	[18]
APAF	Ablate and Pace in Atrial Fibrillation	[19]
BLOCK-HF	Biventricular Versus Right Ventricular Pacing in Heart Failure Patients with Atrioventricular Block	[20]
CARE-HF	Cardiac Resynchronization-Heart Failure	[21-23]
CLEAR	Clinical Evaluation on Advanced Resynchronization	[24]
COMPANION	Comparison of Medical Therapy, Pacing, and Defibrillation in Heart Failure	[25]
Contak CD	Same (name of device used in trial)	[16]
DAVID	Dual Chamber and VVI Implantable Defibrillator Trial	[26]
EchoCRT	Echocardiography Guided Cardiac Resynchronization Therapy	[27]
FIRST	Flolan International Randomized Survival Trial	[1]
InSync Ⅲ	(Name of device used in trial)	[28]
LESSER-EARTH	Evaluation of Resynchronization Therapy for Heart Failure	[29]
MADIT Ⅱ	Multicenter Automatic Defibrillator Implantation Trial Ⅱ	[30]
MADIT-CRT	Multicenter Automatic Defibrillator Implantation Trial-Cardiac Resynchronization Therapy	[31-37]
MIRACLE	Multicenter InSync Randomized Clinical Evaluation	[14]
MIRACLE ICD（AKA InSync ICD）	Multicenter InSync ICD Randomized Clinical Evaluation	[15]
MIRACLE ICD Ⅱ（AKA InSync ICD Ⅱ）	Multicenter InSync ICD Randomized Clinical Evaluation Ⅱ	[17]
MOST	Mode Selection Trial	[8]（二次分析）

表 21.1　引用的临床试验（包括二次分析）（续）

试验名称首字母缩写或简称	试验名称全称	参考文献
MUSTIC	Multisite Simulation in Cardiomyopathies	[13]
MUSTIC-AF	Multisite Simulation in Cardiomyopathies-Atrial Fibrillation	[38]
PATH-CHF	Pacing Therapies in Congestive Heart Failure	[39]
PATH-CHF II	Pacing Therapy for Chronic Heart Failure II	[40]
PAVE	Post AV Nodal Ablation Evaluation	[41]
PROMISE	Prospective Randomized Milrinone Survival Evaluation	[2]
RAFT	Resynchronization-Defibrillation for Ambulatory Heart Failure Trial	[42]
RAFT-AF	Resynchronization-Defibrillation for Ambulatory Heart Failure Trial (AF subgroup)	[43]
RETHINQ	Cardiac Resynchronization Therapy in Patients with Heart Failure and Narrow QRS	[44]
REVERSE	Resynchronization Reverses Remodeling in Systolic Left Ventricular Dysfunction	[45-48]
RHYTHM II	Resynchronization for HemodYnamic Treatment or Heart Failure Management II	[49]
RHYTHM II ICD	Resynchronization for HemodYnamic Treatment or Heart Failure Management II Implantable Cardioverter Defibrillator	[50]
SCD-HeFT	Sudden Cardiac Death in Heart Failure Trial	[51]
SMART-AV	SmartDelay Determined AV Optimization：A Comparison to Other AV Delay Methods Used in Cardiac Resynchronization Therapy	[52-53]
STARTER	Speckle Tracking Assisted Resynchronization Therapy for Electrode Region	[54]
TARGET	Targeted Left Ventricular Lead Placement to Guide Cardiac Resynchronization Therapy	[55]
TRIP-HF	Triple Resynchronization in Paced Heart Failure Patients	[56]
Ventak CHF	(Name of device used in trial)	[57]

COMPANION 试验[25]将 1520 例患者以 1∶2∶2 随机分配进行单纯心力衰竭最佳药物治疗（OPT）、OPT 联合 CRT-P 或 OPT 联合 CRT-D。纳入标准包括左心室射血分数（LVEF）≤35%、NYHA 心功能分级Ⅲ或Ⅳ级、QRS 波时限（QRSd）≥120 ms。COMPANION 试验的主要结果是与单纯 OPT 相比，CRT-D（HR＝0.80；P＝0.01）与 CRT-P（HR＝0.81；P＝0.014）均可降低任何原因导致的死亡或住院的复合主要终点风险。

上述研究中的发现随后被扩展到心力衰竭较轻的患者。MADIT-CRT 实验[31]随访了 1820 例患者（85% 为 NYHA 心功能分级Ⅱ级，15% 为 NYHA 心功能分级Ⅰ级），平均随访 2.4 年。患者被随机分配到常规 ICD 或 CRT-D 组。研究结果显示 CRT 可显著降低任何原因导致的死亡或非致死性心力衰竭事件的复合终点发生率（17.2% $vs.$ 25.3%；HR＝0.66；95%CI 0.52～0.84；P＝0.001）。CRT 的优势是由于心力衰竭事件风险降低 41%（P＜0.001）。

RAFT 试验[42]对 1798 例患者（80% 为 NYHA 心功能分级Ⅱ级，20% 为 NYHA 心功能分级Ⅲ级）进行了平均 40 个月的随访，随机将患者分配至植入 CRT-D 组或不使用 CRT 的 ICD 组，研究结果表明 CRT 可降低由全因死亡或因心力衰竭住院构成的复合主要终点的发生率（33.2% $vs.$ 40.3%；HR＝0.75；95% CI 0.64～0.87；P＜0.001），同样降低因心力衰竭住院的次要终点的发生率（P＜0.001）。REVERSE 试验[45]中，610 例患者（82% 为 NYHA 心功能分级Ⅱ级，18% 为 NYHA 心功能分级Ⅰ级）被随访 12 个月。患者接受 CRT-P 或 CRT-D 治疗，并被随机分配至开启或关闭 CRT 组，平均随访时间为（40±20）个月。主要终点是综合心力衰竭评分（判断患者改善、不变或恶化）。在该方案中，CRT组恶化的患者比例无显著统计学差异（$P=0.1$）。另一方面，因心力衰竭首次住院治疗的时间是一个预期的次要终点，而CRT组显著延迟（HR＝0.47；$P=0.03$）。

一些试验已经证明CRT可改善左心室收缩功能和电重构。MIRACLE[14]、Contak CD[16]、MIRACLE ICD II [17]和MADIT-CRT[31]试验均显示CRT可显著改善LVEF。REVERSE试验[45]前瞻性地将左心室收缩末期容积指数（LVESVI）作为评价左心室重构的次要终点。与对照组相比，12个月时CRT组LVESVI明显降低 [（－18.4±29.5）ml/m² *vs.* （－1.3±23.4）ml/m²；$P<0.0001$]，LVEF也明显升高。

对死亡率的影响

CRT和植入式除颤系统对适当选择的患者的死亡率具有独立的有益影响。研究CRT对死亡率影响的试验会将药物治疗与CRT-P或CRT-D与ICD进行比较。一些试验将药物治疗与CRT-P或CRT-D进行比较。绝大多数试验将死亡率作为复合终点的一部分（一般由住院、心力衰竭加重或心力衰竭住院组成）或作为次要终点。

如前所述，COMPANION试验[25]将患者（LVEF≤35％、NYHA心功能分级III或IV级、QRS波时限≥120 ms）随机分配到单纯OPT组、OPT联合CRT-P组或OPT联合CRT-D组。全因死亡为次要终点，平均随访时间约为15个月。与药物治疗组（即OPT组）相比，CRT-P组总死亡率下降24％，但无统计学差异（$P=0.059$），而CRT-D组总死亡率显著降低36％（$P=0.003$）。后者的结果与同期试验的结果相一致。这些试验表明，LVEF降低和心力衰竭患者可以在植入ICD的一级预防[30,51]中获益。

CARE-HF试验[21]首次显示CRT对死亡率的改善。研究显示，作为主要的次要终点，与单纯使用药物治疗相比，药物治疗联合CRT-P组的全因死亡率显著降低（20％ *vs.* 30％；$P<0.002$）。在CARE-HF试验中，全因死亡率作为延长随访评估（平均37.4个月）的主要终点显示与药物治疗相比，CRT组死亡率显著降低（HR＝0.60；95％ CI 0.47～0.77；$P<0.0001$）[22]。

RAFT试验[42]研究了CRT联合ICD是否存在额外获益，因为已经证实收缩性心力衰竭患者植入ICD作为一级预防的死亡率获益。患者随机接受ICD或CRT-D。结果显示，联合CRT可降低25％的死亡率（HR＝0.75；95％ CI 0.62～0.91；$P=0.003$）。

多项小型研究以及至少一项大型研究（MADIT-CRT[31]）均未显示总死亡率的显著下降。最近对25项试验（9082例患者）进行了meta分析，其中COMPANION、CARE-HF、RAFT和MADIT-CRT试验占总例数的59％，结果显示CRT可降低心功能分级II～IV级充血性心力衰竭患者的全因死亡率[58]。

CRT 的患者选择

适当的患者选择能够使CRT产生良好反应的可能性最大化。最初的研究表明其对收缩功能不全和NYHA心功能分级III级和IV级伴心力衰竭症状的患者是有益的[13-15,21,25]。随后的研究将CRT的应用扩大到NYHA心功能分级II级的患者中[17,31,45]。这些研究也包括NYHA心功能分级I级的患者，但由于病例人数很少，因此支持CRT在这些患者中广泛使用的数据不足。同时，越来越多的证据使CRT的适应证不断细化，因此CRT的最高推荐水平所对应的患者亚组范围逐渐缩小。特别是QRS波时限最长（>150 ms）的窦性心律患者和LBBB合并非缺血性心肌病患者[32]对CRT反应良好的可能性最大。个别心房颤动的患者对CRT的反应性较差。

QRS 波时限

大多数CRT的临床试验将QRS波时限≥120 ms作为纳入标准，最初的指南在对CRT患者选择的建议中使用这一标准。由于QRS波时限延长的程度在很大程度上反映出电活动不同步的严重程度，因此认为QRS波时限最长的患者从CRT中获益的潜力最大是合理的。多项临床试验基于QRS波时限进行了亚组分析。其中许多研究表明CRT的益处仅限于QRS波时限≥150 ms的患者。使用相同的5项试验（COMPANION、CARE-HF、REVERSE、MADIT-CRT和RAFT）发表的两项meta分析显示，

QRS 波时限≥150 ms 的患者能从 CRT 中获益，但并没有发现 QRS 波时限＜150 ms 的患者从中获益[59-60]。

虽然 COMPANION 试验显示 CRT 降低了 QRS 波时限＞120 ms（LVEF≤35%，NYHA 心功能分级Ⅲ～Ⅳ级）患者因任何原因导致的死亡或任何原因导致的首次住院的复合终点的风险，但亚组分析显示，仅有 QRS 波时限最长的患者可从中获益，而 QRS 波时限为 120～147 ms 的患者并未从中获益[25]。REVERSE 试验显示，在 QRS 波时限≥120 ms（LVEF≤40%，NYHA 心功能分级Ⅰ～Ⅱ级）的患者中，CRT 在 1 年时可产生总体有利的结构重塑。然而，亚组分析显示 QRS 波时限＜140 ms 的患者 LVESVI 无明显改善，但对于 QRS 波时限为 140～160 ms 的患者有显著改善，对 QRS 波时限＞160 ms 的患者改善更大[46]。

在 MADIT-CRT 试验中，QRS 波时限≥130 ms（LVEF≤30%，NYHA 心功能分级Ⅰ或Ⅱ级）的患者进行 CRT 可显著降低任何原因导致的死亡或非致命性心力衰竭事件的主要终点发生率。然而，在预先设定的亚组分析中，CRT 对 QRS 波时限≥150 ms（约 65%）的患者有益，但对于 QRS 波时限＜150 ms 的患者无效[31]。在 RAFT 试验中，CRT 显著降低了 QRS 波时限≥120 ms（LVEF≤30%，NYHA 心功能分级Ⅱ或Ⅲ级）患者因任何原因导致的死亡或心力衰竭住院的主要终点发生率，但预先设定的亚组分析显示，仅限于 QRS 波时限≥150 ms 的患者获益[42]。

其他试验显示 QRS 波时限为 120～150 ms 的患者可在 CRT 中获益。在 CARE-HF 试验中的患者的长期随访中，预先设定的亚组分析显示，无论是 QRS 波时限为 120～159 ms 还是≥160 ms 的患者，CRT 均能显著降低其全因死亡率[22]。在 MIRACLE 试验中，QRS 波时限作为连续变量并未影响主要终点的显著改善：CRT 对 6 MW 距离、QOL 评分和 NYHA 心功能分级的改善[14]。在 REVERSE 试验[47]中，CRT 对 LVESVI 显著的有益作用与基线 QRS 波时限（起始时限约 120 ms）呈线性关系。在同一研究中，用"临床综合评分"（包括死亡率、心力衰竭住院率、患者因心力衰竭恶化而中止或停止双盲治疗、NYHA 心功能分级变化和患者整体评估）也显示了相似的关系。

鉴于这些试验分析结果，欧洲心脏病学会

（ESC）、美国心脏病学会基金会（ACCF）/美国心脏协会（AHA）/美国心律学会（HRS）和美国心力衰竭学会（HFSA）修订了他们的 CRT 指南，将推荐类别Ⅰ或"推荐"指征限制于 QRS 波时限＞150 ms 的患者[11,61-62]。QRS 波时限为 120～150 ms 的患者仍为 CRT 的适应证，但推荐类别较低（推荐类别Ⅱa 或"可能考虑"）和（或）证据等级较低。当然，QRS 波时限是一个连续变量，可作为对 CRT 的临床反应可能性和（或）量级的指标。指南修订反映了临床发现和支持这些发现的证据等级。然而，医务人员担心的是，医疗保险机构可能会使用这些结果来限制手术范围，最重要的是可能会限制患者获得治疗的机会。关于 QRS 波时限的数据在临床实践中应用的一些深刻讨论参见已发表的文章[63-64]。

一些单中心研究使用各种成像技术来识别 QRS 波时限＜120 ms 患者的机械不同步。尽管如此，至少有 3 项多中心研究不支持在这类患者中使用 CRT。RETHINQ 研究纳入 172 例 LVEF≤35%、NYHA 心功能分级Ⅲ级心力衰竭、QRS 波时限≤130 ms 且超声心动图有机械不同步证据的患者，观察 CRT 治疗这些患者的效果。结果显示 CRT 未改善患者的 VO₂ 峰值（主要终点）或生活质量[44]。EchoCRT 研究纳入 LVEF≤35%，NYHA 心功能分级Ⅲ或Ⅳ级和超声心动图证明不同步的患者。所有患者均接受 CRT 随机分为"开"或"关"的 CRT-D 治疗，在纳入 809 例患者后，该研究因为无效而中止。CRT 并没有减少死亡或因心力衰竭住院的复合终点，并可能增加死亡率[27]。

LESSER-EARTH 试验纳入 LVEF≤35%、QRS 波时限＜120 ms、因伴有心力衰竭而 6 MW 距离＜400 m 的患者，无左心室失同步，由于 CRT 与 6 MW 距离的显著缩短相关，因此提前中止了试验，并且无明显的心力衰竭住院率增加的趋势[29]。浦肯野纤维提供的产生窄 QRS 波的电同步性会受到不采用浦肯野纤维的双心室起搏的破坏。因此，CRT 治疗实际上可能延长 QRS 波时限。

在 LESSER-EARTH 试验中，CRT 在 6 个月时将患者的 QRS 波时限延长了 41.5 ms[29]。因此，CRT 在 QRS 波时限＜120 ms 的患者中可产生一定程度的电活动失同步。实质上，目前的技术无法复制完整传导系统提供的快速"同步"的心室激动，但是如果传导系统严重受损，CRT 仍然可能对患者有益。

QRS 波形态

在正常情况下，左心室最后被激动的部分是后基底部[65]。LBBB 可延长左心室激动，而孤立的 RBBB（即左心室中无分支延迟）延长 QRS 波持续时间而未延迟左心室激动。因此，左心室收缩功能不全患者若具有潜在的 LBBB 而非 RBBB，则可预测其更可能对 CRT 有反应。CRT 研究的数据与这一预期相一致，这是一个非常有帮助的结果，因为在左心室收缩功能不全的患者中 LBBB 比 RBBB 更常见[33]。

MADIT-CRT[34] 和 REVERSE[47] 研究的亚组分析显示，对 CRT 反应良好仅限于基线 LBBB 患者。在 RBBB 或非特异性室内传导延迟（IVCD）的患者中未见反应。RAFT 的亚组分析[42] 显示 CRT 和 QRS 波形态之间存在微弱的相互作用。事实上，LBBB 患者似乎比非特异性 IVCD 患者获益更大。

对 COMPANION、CARE-HF、MADIT-CRT 和 RAFT 试验共 5356 例患者进行的一项 meta 分析显示，LBBB 患者不良临床事件（任何原因导致的死亡或因心力衰竭或研究中其他因素导致的住院）显著减少。所有非 LBBB 传导异常患者或细分为 RBBB 和非特异性 IVCD 患者均无明显获益[66]。对来自 MIRACLE 和 Contak CD 试验的基线 RBBB 患者的研究发现，在 3 个月或 6 个月时，除 NYHA 心功能分级外，CRT 未带来任何主观或客观指标的获益。然而，对照组患者在 6 个月时 NYHA 心功能分级也有显著改善，这与安慰剂效应一致[67]。

心房颤动

CRT 主要用于以下两种情况下的心房颤动（AF）患者：①心力衰竭伴 AF 的患者血流动力学提示需要 CRT；②心室率较快的 AF 患者考虑进行房室交界区消融和永久起搏。虽然 AF 是一种心力衰竭患者常见的心律失常[33]，但参与 CRT 试验的绝大多数患者均为窦性心律。关于 CRT 治疗心力衰竭和永久性 AF 患者的数据非常有限，且结果令人失望。

MUSTIC 试验是一项早期的单盲交叉试验，其以 6 MW 距离为主要终点以评估 CRT 的临床疗效[13]。次要终点是 VO₂ 峰值、QOL、住院率、患者的首选研究阶段和死亡率。最初研究纳入的是窦性心律患者。

使用相同的方案，MUSTIC 试验随后招募了第一项也是迄今为止唯一一项针对仅合并 AF 的心力衰竭患者进行的 CRT 试验[38]。入组患者为 NYHA 心功能分级 Ⅱ 级心力衰竭、持续性 AF（＞3 个月）以及需要心室起搏的缓慢心室率。59 例患者开始试验，但由于脱失率高，只有 37 例患者完成了两个交叉期。在意向性治疗分析中，未达到任何临床终点。尽管如此，在研究结束时的随机提问显示，84.6% 的患者更喜欢接受 CRT 的过程（$P<0.001$）。治疗分析显示 CRT 可改善 6 MW 距离（$P=0.05$）和 VO₂ 摄取峰值（$P=0.04$）。

RAFT 试验[43] 纳入 229 例永久性 AF 患者，将患者随机分为 ICD 组或 CRT-D 组，这是迄今为止评估 CRT 的试验中 AF 患者最多的一项。研究发现死亡或心力衰竭住院的主要终点在两组间没有差异。同样，心血管死亡或 6 MW 距离也没有差异。但其显示 CRT 有降低心力衰竭住院率以及明尼苏达州心力衰竭生活质量评分改善更明显的趋势。最近对 23 项关于 AF 患者对 CRT 的反应性的观察性研究的 meta 分析结果显示，CRT 在 AF 患者中的疗效减弱，与窦性心律患者相比，其反应率更低（$RR=1.32$；95% CI $1.22\sim1.55$；$P=0.001$）[68]。

AF 可能会造成许多问题，导致 CRT 的治疗效果受限（表 21.2）。其中一个关键因素是需要保持非常高的双心室起搏比例，通常目标为 92% 或更高[69-70]。事实上，尽管符合 RAFT 试验条件的患者伴有需要起搏的心动过缓（静息心率≤60 次/分，6 MW 试验后≤90 次/分），但 2/3 的患者 CRT 起搏

表 21.2　影响 CRT 成功治疗 AF 的可能原因

患者相关原因
AF 患者一般年龄较大，病情较重，合并症较多
由长期 AF 导致的左心室功能差比由快速心室率引起的左心室功能不全对 CRT 的反应更差
电生理学原因
快速 VR 和短 RR 间期减少 CRT 百分比
由于融合，实际 CRT 百分比小于显示的 CRT 百分比
血流动力学原因
无法优化房室功能

CRT，心脏再同步化治疗；AF，心房颤动；VR，心室反应；RR，R 波至 R 波

＜95％，1/2 的患者 CRT 起搏＜90％[43]。实际上，这些数字可能高估了有效双心室起搏的数量，因为存在一些所谓的起搏心跳是融合或伪融合心跳。

有研究显示，当 CRT 与 AF 患者的房室结消融联合应用时具有更好的预后。该治疗方案可以部分改善心动过速介导的心肌病，并通过消除产生融合的传导节律来最大化双心室起搏。PAVE 研究[41]纳入正在接受房室结消融治疗难治性快速心室率的慢性 AF 患者，并将其随机分为两组，一组接受单心室起搏，其导线位于右心室心尖部（n＝81）；另一组接受由右心室和冠状窦起搏导线组成的 CRT 装置（n＝103）。这不是一项心力衰竭研究，因为两组的初始 LVEF 分别为（45±15）％和（47±16）％。植入后 6 个月，CRT 组患者的主要终点（6 MW 距离）得到显著改善（P＝0.04），次要终点（QOL 评分）无显著差异。6 个月后，由于右心室起搏组 LVEF 降低，故 CRT 组患者 LVEF 明显高于右心室起搏组（绝对值高 5％）（P＜0.05）。

APAF 试验[19]纳入永久性 AF 患者，这些患者具备以下条件之一：①先前计划行房室交界区消融以控制快心室率；②患有永久性 AF、药物难治性心力衰竭和左心室功能低下，拟行房室交界区消融和植入 CRT 装置。所有患者均接受 CRT 装置植入（CRT-P 或 CRT-D 由医生决定），但随机分为右心室起搏或 CRT 起搏。经过平均 20 个月的随访，CRT 组由心力衰竭死亡、心力衰竭住院或心力衰竭恶化构成的复合主要终点发生率显著降低（P＝0.005）。

两组的总死亡率相似。将患者分为两个亚组进行分析：25％符合同时期美国[71]和欧洲[72]的 CRT 指南（LVEF≤35％、QRS 波时限≥120 ms、NYHA 心功能分级≥Ⅲ级），75％未符合指南标准。当用 CRT 而不是右心室起搏治疗时，主要终点发生率在两个亚组中均显著较低（即改善临床结果）。

与纳入 AF 患者的心力衰竭试验相比，这些"消融和起搏试验"[19,41]显示出的对 CRT 的反应良好体现了几个重要因素。首先，房室交界区消融可以最大化双心室起搏百分比（仅受心室异位起搏数量的限制，起搏器功能正常）；其次，如前所述，即使选择心动过缓的 AF 患者，双心室起搏的时间也是有限的[43]；再次，AF 患者在接受 CRT 同时接受房室交界区消融治疗可在一定程度上通过减轻心动过速介导的左心室功能不全而获益；最后，消融和起搏试验比较右心室起搏和 CRT 起搏的电重构效应，这可能会导致结构重构。也就是说，由右心室起搏（或 LBBB、高负荷心室异位节律）引起的电活动失同步可能导致机械失同步。

根据其性质，消融和起搏试验可评估 CRT 能在多大程度上防止这种电活动失同步。另一方面，参加 CRT 试验的合并 AF 的心力衰竭患者主要为机械失同步（如缺血性心脏病、高血压性心脏病、心肌炎）而后继发电活动失同步。这类患者行 CRT 可能有血流动力学改善，但他们几乎不可能在机械重构方面获益。

房室传导阻滞和（或）频繁心室起搏

在起搏器和 ICD 研究中已经描述了单纯右心室起搏的潜在不利影响。双腔起搏模式旨在窦性心律范围内保持房室同步，以便在房室传导延长或房室传导阻滞时心室能以窦性频率起搏。

MOST 试验显示，在窦房结功能障碍、双腔起搏和左心室功能正常的患者中，与右心室起搏较少的患者相比，右心室起搏时间＞40％的患者心力衰竭住院风险增加 2.6 倍[8]。DAVID 试验显示，在 LVEF＜40％但没有抗心动过缓起搏指征的植入 ICD 的患者中，由双腔 ICD 系统引起的右心室起搏患者比植入 ICD 但仅在心室率＜40 次/分时起搏从而使右心室起搏最小化且不保持房室同步的患者更容易发生心力衰竭[26]。BLOCK-HF 试验表明，LVEF＜50％且因房室传导阻滞而需要心室起搏的患者，CRT 的患者死亡或者心力衰竭风险明显低于进行单纯右心室起搏的患者[20]。

适应证

表 21.3 总结了西方国家的心脏学会〔ACCF/AHA/HRS[73]、ESC[11]、HFSA[61]和加拿大心血管学会（CCS）〕针对窦性心律的心力衰竭患者的最新指南[74]。总之，各种指南的观点是一致的。

根据最新的数据，大多数学会都将 CRT 的最高推荐类别限定在 QRS 波时限≥150 ms 且为窦性心律的 LBBB 患者。一些证据表明，非缺血性心肌病患者对 CRT 有更好的反应[32]，而不是缺血性心肌病。但这种区别并未在当前的指南中体现。CCS 建议采用 QRS 波时限≥130 ms，HFSA 保留其对"非RBBB"形态的最高推荐类别。

表 21.3　CRT 的适应证：第一部分，窦性心律患者

	NYHA 心功能分级	2012 ACCF/AHA/HRS 指南 (SoR/LoE)	2013 ESC 指南 (SoR/LoE)	2011 HFSA 指南ᵃ (SoR/LoE)	2013 CCS 指南 (SoR/LoE)
EF≤35% LBBB QRS 波时限≥150 msᶜ QRS 波时限>150 msᵈ				"非 RBBB"	
	II	I，B	I，A	I，A	
	III	I，A	I，A	I，A	
	动态IV	I，A	I，A	IIb，Bᵇ	
EF≤35% LBBB QRS 波时限 120～149 msᶜ QRS 波时限 120～150 msᵈ					
	II	IIa，B	I，B	IIb，B	
	III	IIa，B	I，B	IIb，B	
	动态IV	IIa，B	I，B	IIb，B	
EF≤35% 非 LBBB QRS 波时限≥150 msᶜ QRS 波时限>150 msᵈ					
	II	IIb，B	IIa，B		弱，LQ
	III	IIa，A	IIa，B		弱，LQ
	非卧床性	IIa，A	IIa，B		弱，LQ
EF≤35% 非 LBBB QRS 波时限 120～149 msᶜ QRS 波时限 120～150 msᵈ					
	II	III，B	IIb，B	IIb，B	
	III	IIb，B	IIb，B	IIb，B	
	非卧床性	IIb，B	IIb，B	IIb，B	
EF≤35% LBBB QRS 波时限≥130 ms					强，HQ
					强，HQ
					强，HQ
EF≤30% LBBB QRS 波时限>150 缺血性病因	I	IIb，C			

由上述心血管学会确定的适应证以其"推荐强度"（SoR）和"证据等级"（LoE）列出。为了定性推荐强度，ACCF/AHA/HRS 和 ESC 采用的速记适用于 HFSA 的推荐，因为它们的系统实际上是相同的：

I："应该完成"，"有益"，HFSA 推荐类别为"推荐"

IIa："合理的"，HFSA 推荐类别为"应该考虑"

IIb："可以考虑"，HFSA 推荐类别为"可考虑"

III："无益"，"有害"，HFSA 推荐类别为"不推荐"

对于证据等级，ACCF/AHA/HRS、ESC 和 HFSA 也有类似的区分：

A：评估多个人群

B：评估人群有限

C：评估人群非常有限，专家意见

CCS 将推荐强度分为"强"或"弱（有条件的）"，证据质量为"高"（HQ）、"中"、"低"（LQ）或"非常低"。

ᵃ HFSA 指南并不总是在其表格中列出 QRS 波形态，而是在文中指出"LBBB 患者似乎从 CRT 中获益最大"，并且"RBBB 患者似乎从 CRT 中获益最小或没有获益"

ᵇ 在这种情况下，HFSA 没有规定对窦性心律的要求。根据上下文来看，这可能是无意的遗漏

ᶜ ACCF/AHA/HRS，HFSA

ᵈ ESC

对于心力衰竭合并心房颤动的患者，所有学会都支持 CRT 为推荐类别 Ⅱ（表 21.4）。ESC 指南包括 1 个 Ⅱa 类推荐，即进行 CRT 仍无法达到接近 100％的双心室起搏的 AF 患者应行房室交界区消

融[11]。当心力衰竭患者需要高比例心室起搏时，所有学会的指南都支持采用 CRT，但不同学会的推荐类别不同（表 21.4）。

表 21.4　CRT 的适应证：第二部分

	NYHA 心功能分级	2012 ACCF/AHA/HRS 指南（SoR/LoE）	2013 ESC 指南（SoR/LoE）	2011 HFSA 指南[a]（SoR/LoE）	2013 CCS 指南（SoR/LoE）
心房颤动 EF≤35％ 需要频繁心室起搏 且接近 100％的双心室起搏可通过药物或房室交界区消融来实现			Ⅱa，B 可能需要联合房室交界区消融和 CRT 以增加心室起搏	QRS 波时限≥120 ms	
	Ⅱ		—	Ⅱb，B	
	Ⅲ		Ⅱa，B （QRS≥120 ms）	Ⅱb，B	
	非卧床性		Ⅱa，B （QRS≥120 ms）	—	
	无区别	Ⅱa，B			弱，LQ "否则适合" CRT
长期起搏 EF≤35％ 频繁（如>40％）起搏	非卧床性	Ⅱa，C 新装置 升级非 CRT	Ⅰ，B 升级非 CRT	Ⅱb，C 频繁起搏伴 EF 降低	弱，LQ （"慢性" 右心室起搏）
			Ⅱa，B 当心室起搏百分比达到预期时，再次行 CRT 用于 EF 降低的心力衰竭		
其他					
QRS 波时限<120 ms			Ⅲ，B		
QRS 波时限<150 ms，非 LBBB	Ⅰ	Ⅲ，B			
	Ⅱ	Ⅲ，B			
低生存率		Ⅲ，C			

由上述心血管学会确定的适应证以其 "推荐强度"（SoR）和 "证据等级"（LoE）列出。为了定性推荐强度，ACCF/AHA/HRS 和 ESC 采用的速记适用于 HFSA 的推荐，因为它们的系统实际上是相同的：
Ⅰ： "应该完成"，"有益"，HFSA 推荐类别为 "推荐"
Ⅱa： "合理的"，HFSA 推荐类别为 "应被视为"
Ⅱb： "可以考虑"，HFSA 推荐类别为 "可考虑"
Ⅲ： "无益"，"伤害"，HFSA 推荐类别为 "不推荐"
对于证据等级，ACCF/AHA/HRS、ESC 和 HFSA 有类似的区分：
A：评估多个人群
B：评估人群有限
C：评估人群非常有限，专家意见
CCS 将推荐强度分为 "强" 或 "弱（有条件的）"，证据质量为 "高"（HQ）、"中"，"低"（LQ）或 "非常低"
[a] HFSA 指南并不总是在其表格中列出 QRS 波形态，而是在文中指出 "LBBB 患者似乎从 CRT 中获益最大"，并且 "RBBB 患者似乎从 CRT 中获益最小或没有获益"

植入

常用方法

通常先放置右心室起搏器（或除颤器）导线。大多数接受 CRT 的患者可能会伴有 LBBB，因此在探查冠状窦时碰撞右束支可能会使患者处于完全性心脏传导阻滞状态。如果使用，则可随后放置右心房起搏导线或在左心室电极导线之后放置。冠状窦插管可以使用任意一种软头鞘管。可以使用带球囊的导管来封堵或几乎阻塞冠状窦，通过注射造影剂来确定冠状静脉解剖结构（图 21.2），选择合适的静脉并将起搏导线推进到目标静脉。血管成形术导丝可以直接送入选定的静脉中，并且使用导丝输送技术将导线推进。

已设计出各种各样的电极导线来获得在冠状窦中稳定的导线位置，以及克服满足起搏特性的难题（图 21.3）。冠状窦导线可能有多个电极，为长期治疗提供多个潜在的起搏点。同样，现代 CRT 发生器允许多个起搏装置，因为在植入时和将来随访中

获得满意的起搏存在潜在困难。这些起搏装置包括左心室间电极或左心室电极与非左心室位点之间的电极（如右心室起搏电极）、除颤器线圈或发生器。

在大型临床试验中，植入成功率为 89% ～ 97%[14-15.17.45]。许多因素可能影响冠状窦导线的成功置入（表 21.5）。在这些情况下，可以手术放置左心室心外膜导线。一些外科医生能够利用机器人放置导线以追求切口最小化。放置心外膜起搏导线比心内膜导线的失败率高。在我们的机构中，外科医生会放置两根心外膜导线，如果其中一根导线失败，可以使用"备用"导线而不需要重复开胸。

左心室导线定位

左心室的后壁或侧壁通常是放置导线的目标位置，同时避开心尖部[11]。在 QRS 波正常的情况下，左心室后外侧壁通常是最后被激动的区域[65]。心内膜标测显示 LBBB 存在时晚期激活的区域异质性更大，这可能反映了 LBBB 的不同病因。大约 1/2 的患者最后激活的区域为后外侧基底部，如果包括后外侧壁中部，则比例将增加到 2/3[75]。

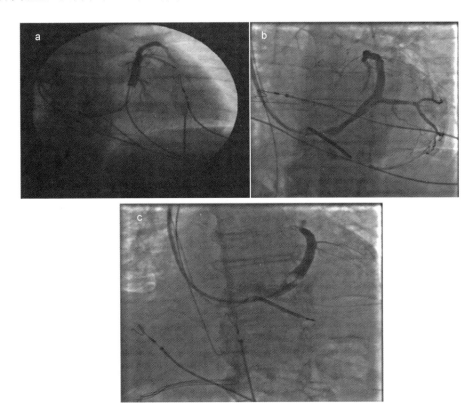

图 21.2　（a～c）来自 3 位患者的冠状窦的静脉造影显示，心脏静脉的数量、大小和位置存在实质性变异。把导线放置在最佳目标位置可能是简单的、中等难度到极端困难的，甚至在某些情况下是不可能的

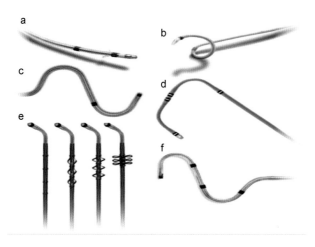

图 21.3 冠状窦增加了定位至满意的起搏位置并保持稳定的起搏导线位置的难度。为实现这些目标,导线的设计应用了多种策略,并且每个制造商都提供了多种设计选择,图中可见部分导线设计。(a)软尖头可以稳定相对较小血管中的导线。(b~d,f)各种柔软的预成形导线对血管壁施加轻微的压力,并可在大多数冠状静脉中保持稳定的导线位置。(e)具有柔软、可展开翼片的导线可作为"主动固定"机制用于大静脉,否则将无法保持稳定的导线位置。如果受感染的 CRT 系统需要外植体,则这种机制可能难以实现。(d,f)最近批准的具有多个(图中为 4 个)起搏电极的导线,可供植入后选择或更改。[资料:(a)EasyTrak® 2 左心导联;(b)Acuity® 螺旋左心导联,经波士顿科学公司许可生产;(c)QuickFlex™ μ 左心室导线采用 Optim™ 绝缘材料;(f)Quartet™ 左心导联,经圣犹达医疗许可生产;(d)Attain Starfix® 左心导联;(e)Attain® Performa 左心导联,经美敦力公司许可生产]

表 21.5　影响冠状窦导管成功置入的因素

- 无法定位或插管冠状窦
- 目标区域的静脉分支缺乏、太小或者静脉弯曲导致导线放置困难
- 无法捕获目标心肌,如梗死心肌
- 无法实现安全的导管放置;静脉分支太大
- 膈肌、膈神经或胸壁捕获

由于右心室导线常规置于心尖部,左心室基底后外侧导线位置符合直觉,即导线应该置于左心室"相对"位置以远。一些临床数据倾向于支持这一观点。计算出的右心室与左心室导线之间的复合距离(根据后前位和侧位胸片)与监测到的左心室导线传导延迟的程度及 CRT 对左心室重构的有利逆转程度相关[76]。

一项急性血流动力学研究显示,当 CRT 联合左心室游离壁而非左心室前壁起搏时,左心室收缩功能更好[40]。对两个医疗中心的 233 例 CRT 植入患者进行回顾性分析,结果显示左心室导线置于冠状窦外侧和后外侧分支而不是前分支时左心室功能和 LVEF 均有改善[77]。在 MADIT-CRT 研究中,与置于左心室心尖部相比,左心室导线位于基底或心室中部能得到更好的效果[35]。REVERSE 研究比较了左心室导线在侧壁与非侧壁以及心尖部与非心尖部的差异,当左心室导线置于侧壁非心尖部时,可获得更好的左心室重构和生存期和(或)因心力衰竭的首次住院治疗的临床结果[48]。另一方面,COMPANION 试验显示左心室导线位于前壁、侧壁和后壁在临床改善或生存率方面没有差异[78]。

相对于通过"经验性"解剖位置来定位左心室导线,一些研究试图利用各种技术来识别最后激动的区域,无论是电活动还是机械活动,从而为每位患者"定位"最佳位置。与之前提到的利用影像学技术未能鉴别可能对 CRT 有反应的 QRS 波时限正常的患者的研究不同,在 QRS 波时限延长的患者中识别不同步可能有助于患者选择和(或)左心室导线定位。

在左心室导线置入期间,最长的 Q-LV 间期[体表心电图 QRS 波起始至左心室(或冠状窦)导线局部激动的时间]可用于识别左心室晚期激活。在纳入 426 例患者的 SMART-AV 亚组研究中发现了一些有启发性的证据。在植入时测量 Q-LV 间期发现间期越长逆向重构越多[52]。当 Q-LV 间期针对 QRS 波时限进行校正时,这种关系持续存在,这是一项重要的观察结果,因为该研究没有使用 Q-LV 间期来选择最终的起搏部位。QRS 波时限长可识别对 CRT 有反应的患者,因此较长的 Q-LV 间期可能识别出更有可能对 CRT 有良好反应的患者。

另外,晚期机械激活可以用各种成像方式进行识别,包括超声心动图(最初使用组织多普勒成像,最近为斑点追踪)、核成像和磁共振成像(MRI)等[79]。TARGET 试验[55](一项纳入 220 例患者的双中心研究)和 STARTER 试验[54](一项纳入 187 例患者的单中心研究,随机分配患者通过斑点追踪应变成像确定左心室最后机械激动的区域进行左心室导线放置,或者进行标准的无引导左心室导线放置)中,引导下行导线放置可显著降低全因死亡率、

心力衰竭住院率以及左心室收缩末期容量减少的复合终点的发生率。

并发症

植入标准的永久起搏器或埋藏式除颤器存在出血、感染、气胸、穿孔、心包积液、心脏压塞、膈肌（膈神经）刺激等并发症以及存在需要再次手术（如导线脱出）的风险。增加左心室导线放置可增加植入术的复杂性。植入时间的增加和额外的硬件装置植入可增加感染风险。

与非 CRT 装置相比，CRT 装置在植入时和随访中的并发症发生率更高[42,80-81]。导线进入冠状窦时有穿孔的风险，并会增加心包积液和心脏压塞的可能性。报道的冠状窦夹层的发生率为 0.5% ～ 4%[14-15,17,45]。膈肌或胸壁刺激的风险高于标准装置植入，因为心外膜放置左心室导线可直接或通过膈神经捕获来刺激这些结构。

冠状静脉的直径差异很大。绝大多数用于冠状窦介入的导线在冠状静脉系统内没有固定装置，除了软尖头导线或预成形弯曲的能对血管壁施加反压的导线。因此，左心室导线脱出比右心室或右心房导线更常见，因右心室或右心房导线具有积极的固定方式。在专门报告需要进行左心室导线修正的试验中，左心室导线脱出的发生率为 4% ～ 7%[14,17,31,45]。

随着时间的推移，植入技术和工具均得到了改进。临床试验证实存在 CRT 植入的学习曲线。在 2002 年、2004 年和 2005 年由同一资助者进行的 3 项试验中，冠状窦插管的中位时间、首次可接受的左心室导线定位的中位时间以及透视的中位时间均随着经验增加而得到改善[80]。最后，因为接受 CRT 装置的患者收缩功能降低，并且可能是 NYHA 心功能分级 III 级或"动态" IV 级，因此他们的血流动力学状态可能很不稳定，并且他们可能会增加镇静和（或）全身麻醉的风险。

CRT 随访：优化

以下我们要讨论的不是植入心脏装置（如 CRT-D 或 CRT-P）后的标准随访，而是关注 CRT 装置植入后临床症状未得到改善的大约 1/3 的患者。为了便于讨论，我们假设患者均接受最佳药物治疗并且依从性良好。同时假设合并症已得到处理且 CRT 系统在起搏和感测阈值方面运行正常。

植入后的优化策略包括：①实现接近 100% 的双心室起搏；②优化左心室导线定位；③程控房室延迟以使心房充盈最大化（AV 优化）；④尝试通过改变右心室和左心室起搏的时机，包括仅左心室起搏的极端情况，以纠正左心室失同步。

CRT 成功的关键在于最大化双心室起搏的心室搏动率。临床研究表明，当双心室起搏率低于 92% 甚至 98% 时，CRT 的获益明显减少[69-70]。增加双心室起搏可以通过药物延长房室传导、房室交界区消融或缩短程控房室延迟（但不能缩短到舒张期充盈受损）来实现。根据经验程控房室延迟通常为 100 ～ 120 ms[11]。重要的是，植入的 CRT-P 或 CRT-D 报告的双心室起搏百分比包括具有融合和伪融合的心室搏动，其不提供有效的心室再同步。

所有可能的努力都是为了在最初植入时确定和使用左心室起搏的最佳部位。尽管如此，冠状窦导线迁移到解剖学上不理想的位置或起搏阈值不足的位置并不罕见。几乎所有可用的冠状窦导线都没有防止导线移动的有效固定装置。通常情况下，患者冠状静脉的解剖学结构不能在假设的最佳左心室导线位置提供可用的静脉。在这种情况下，冠状窦导线将被置于可能最佳的位置。如果患者对 CRT 的反应不良，可以进行手术放置左心室心外膜导线。目前已出现具有 4 个单独电极的左心室导线，使得可以选择不同的电极在冠状静脉的不同位置进行起搏，而不是在导线末端的单个单极或双极起搏点。

为了改善急性血流动力学并最终实现长期的临床反应，已经对心脏起搏器的定时编程进行了改进。目前有两种基本策略：①适当选择房室延迟可改善心室充盈（AV 优化）；②一些植入装置允许右心室和左心室非同步起搏以进一步克服心室收缩的不同步（VV 优化）。

目前已有多种方式可实现 AV 和 VV 优化。多普勒超声研究可以评估左心室充盈和（或）心室失同步[28,82]。内置于心脏起搏器中的算法可以利用固有 AV 间期和 QRS 波时限来预测最佳的程控房室延迟[53]。内置于心脏起搏器中的算法可以使用固有右心室与左心室激动之间的时间延迟来预测右心室与左心室起搏的最佳时机[83]。一些起搏器具有内置的血流动力学传感器来指导 AV 和 VV 优化[24,84]。

虽然在早期单中心和观察性研究中 AV 和（或）VV 优化看似很有前景，但大多数多中心研究表明其获益有限[28,49,82]或没有获益[50,53,83]。同样，最近的两项 meta 分析显示，优化没有获益[85]或获益有限[86]。2013 年 ESC 关于 CRT 的指南指出，"目前的证据并不能有力地支持对所有 CRT 患者进行常规 AV 和 VV 优化"[11]。尽管如此，在无反应者中尝试 AV 和 VV 优化是合理的[87]。最近对一项研究进行的非随机回顾性分析表明，频繁的队列优化可能对进行 CRT 的患者有益[24]。

其他问题

CRT 是抗心律失常还是致心律失常？

多项研究讨论了具有产生有利的左心室重构潜力的 CRT 是否会减少室性心律失常。同样，由正性左心室重构所带来的血流动力学益处可能会降低左心房压力并减少房性心律失常。但是关于这两方面的临床研究都得到了矛盾的结果。

在一项早期的盲法交叉试验中发现，与未进行 CRT 相比，CRT 可减少 ICD 治疗[57]。在一些研究[88-89]中发现，装置升级（即将左心室导线添加到标准除颤器）可减少室性心律失常，但在其他研究中并没有发现[90]。在 Contak CD 研究[16]（埋藏式除颤器与 CRT-"on" vs. CRT-"off" 的短期双盲交叉试验）及为期 6 个月的 MIRACLE ICD 试验[15]中患者的室性心律失常发生率无差异。随着 MADIT-CRT 试验随访时间的延长（2 年），根据超声心动图，心室重构最好的患者与 CRT 低反应者或未进行 CRT 的患者相比，室性心律失常的发生率显著降低[36]。

有研究者提出一个有趣的观点，即由左心室心外膜起搏引起的非生理性心室激动顺序可能增加跨壁复极异质性，从而延长 QT 间期并易发生尖端扭转型室性心动过速。心外膜起搏增加了动物模型复极离散度，也可增加患者的 QT 间期[91]。已有几例尖端扭转型室性心动过速的病例报告[91-92]，但其临床影响可能很小。一项对 Contak CD 和 MIRACLE ICD 研究中的联合数据的研究表明，CRT 并未减少单形性室性心动过速（VT），并且仅在少数患者中出现不成比例的多形性 VT 发作，但无显著增加[93]。

关于 CRT 和房性心律失常的研究数据较少。部分研究显示 CRT 可减少房性快速性心律失常包括心房颤动的发生[94-95]，而另一些研究则显示 CRT 并没有减少心房颤动的负担[23,96]。对 MADIT-CRT 试验数据的二次分析显示，仅植入 ICD 的患者与植入 CRT-D 的患者房性快速心律失常（包括心房颤动）3 年累积发生率无差异。另一方面，CRT 治疗后 2.5 年左心房容量显著减少（定义为 CRT 后 1 年左心房容量减少≥20%）的患者房性快速性心律失常的发生率显著低于 CRT 低反应患者（左心房容量减少＜20%）及仅接受 ICD 治疗的患者（P = 0.03）[37]。

单纯左心室起搏

在具有完整房室传导的患者中，多项研究已经证实单纯左心室起搏的实用性优于双心室起搏。左心室侧壁可起搏，而室间隔是由原生传导系统激动。早期关于急性血流动力学[6]和长期起搏[97]的研究显示双心室 CRT 和左心室单点起搏具有相同的获益。

PATH-CHF 试验是最早关于 CRT 的多中心临床试验之一，是一项旨在比较单点心室起搏（通过最有效的急性血流动力学反应选择了 36 例左心室起搏和 4 例右心室起搏）和双心室起搏的单盲交叉研究，其中间期无起搏。基于运动能力、NYHA 心功能分级和 QOL 评分[39]，两种方法均比无起搏有所改善[39]。

最近对 6 项研究进行的 2 项 meta 分析（共用 4 项研究）表明，就临床状态（6 MW 距离、VO$_2$峰值、NYHA 心功能分级）[98]以及全因死亡率和住院率[99]而言，单纯左心室起搏的效果不劣于双心室起搏。在这些研究中，患者为窦性心律，为在合适的时间提供左心室起搏刺激以配合间隔激动提供了机会。

这些研究中的绝大多数患者伴有基线 LBBB（3 项研究中要求伴有基线 LBBB，2 项研究中约 90%，其余研究中单纯左心室起搏组要求 100%）。最近的一些研究表明，对于 AV 间期正常的患者，采用单纯左心室起搏设定时间与右束支传导融合可能优于双心室起搏，但对于房室传导延长的患者，双心室起搏可能更好[18]。应用仅在冠状窦中使用心室导线的起搏系统可能存在问题，因为冠状窦导线脱出的风险较高，特别是有除颤导线的患者。尽管如此，对于需要植入起搏器和多起搏系统数十年的儿童和年轻人来说，单纯左心室起搏可能是一种不错的选择[11]。

未来发展方向

在满足 CRT 植入标准的患者中，冠状窦导线植入的失败率为 5%～10%。在成功植入 CRT 的患者中，约 1/3 的患者未能获得显著的临床疗效。

植入工具和技术的不断改进将继续提高植入的成功率。新的多极冠状窦导线将提供更大的程控灵活性，特别是在随访期间所选配置中的捕获阈值出现恶化的情况下。小型研究已经显示了从多个均匀分布的左心室部位起搏左心室的前景，类似的研究正在进行中[56]。左心室心内膜起搏的特殊意义在于它可以克服冠状静脉解剖及维持心内膜到心外膜激动对心外膜起搏的限制。需要克服的技术挑战是经间隔给药和此类导线的血栓形成风险。

简单的"无导线"起搏器早期被用于单腔起搏。这些均为小型装置，其中整个心脏起搏器可被送到右心室并固定到心内膜。无线技术为将多个设备传送到多个腔室提供了可能性，这些设备可独立运行、协调一致以产生心脏再同步。

迷走神经刺激是心力衰竭治疗中的热点领域。虽然这不涉及 CRT 甚至传统的心脏起搏，但它包含了起搏技术。将刺激电极放置于颈迷走神经并连接刺激装置。标准心内起搏导线用于感测心动过缓并提供闭环反馈以限制迷走神经刺激。动物模型[100-101]和早期临床试验[100]表明，迷走神经刺激可能改善心脏功能和临床状态。

参考文献

1. O'Connor CM, Gattis WA, Uretsky BF, Adams Jr KF, McNulty SE, Grossman SH, McKenna WJ, Zannad F, Swedberg K, Gheorghiade M, Califf RM. Continuous intravenous dobutamine is associated with an increased risk of death in patients with advanced heart failure: insights from the Flolan International Randomized Survival Trial (FIRST). Am Heart J. 1999;138:78–86.

2. Packer M, Carver JR, Rodeheffer RJ, Ivanhoe RJ, DiBianco R, Zeldis SM, Hendrix GH, Bommer WJ, Elkayam U, Kukin ML, et al. Effect of oral milrinone on mortality in severe chronic heart failure. The PROMISE Study Research Group. N Engl J Med. 1991;325:1468–75.

3. Foster AH, Gold MR, McLaughlin JS. Acute hemodynamic effects of atrio-biventricular pacing in humans. Ann Thorac Surg. 1995;59:294–300.

4. Tyers GF. Comparison of the effect on cardiac function of single-site and simultaneous multiple-site ventricular stimulation after A-V block. J Thorac Cardiovasc Surg. 1970;59:211–7.

5. Gibson DG, Chamberlain DA, Coltart DJ, Mercer J. Effect of changes in ventricular activation on cardiac haemodynamics in man. Comparison of right ventricular, left ventricular, and simultaneous pacing of both ventricles. Br Heart J. 1971;33:397–400.

6. Blanc JJ, Etienne Y, Gilard M, Mansourati J, Munier S, Boschat J, Benditt DG, Lurie KG. Evaluation of different ventricular pacing sites in patients with severe heart failure: results of an acute hemodynamic study. Circulation. 1997;96:3273–7.

7. Cazeau S, Ritter P, Bakdach S, Lazarus A, Limousin M, Henao L, Mundler O, Daubert JC, Mugica J. Four chamber pacing in dilated cardiomyopathy. Pacing Clin Electrophysiol. 1994;17:1974–9.

8. Sweeney MO, Hellkamp AS, Ellenbogen KA, Greenspon AJ, Freedman RA, Lee KL, Lamas GA, for the MOde Selection Trial (MOST) Investigators. Adverse effect of ventricular pacing on heart failure and atrial fibrillation among patients with normal baseline QRS duration in a clinical trial of pacemaker therapy for sinus node dysfunction. Circulation. 2003;107:2932–7.

9. Tops LF, Schalij MJ, Holman ER, van Erven L, van der Wall EE, Bax JJ. Right ventricular pacing can induce ventricular dyssynchrony in patients with atrial fibrillation after atrioventricular node ablation. J Am Coll Cardiol. 2006;48:1642–8.

10. Blanc JJ, Fatemi M, Bertault V, Baraket F, Etienne Y. Evaluation of left bundle branch block as a reversible cause of non-ischaemic dilated cardiomyopathy with severe heart failure. A new concept of left ventricular dyssynchrony-induced cardiomyopathy. Europace. 2005;7:604–10.

11. Brignole M, Auricchio A, Baron-Esquivias G, Bordachar P, Boriani G, Breithardt OA, Cleland J, Deharo JC, Delgado V, Elliott PM, Gorenek B, Israel CW, Leclercq C, Linde C, Mont L, Padeletti L, Sutton R, Vardas PE, ESC Committee for Practice Guidelines (CPG), Zamorano JL, Achenbach S, Baumgartner H, Bax JJ, Bueno H, Dean V, Deaton C, Erol C, Fagard R, Ferrari R, Hasdai D, Hoes AW, Kirchhof P, Knuuti J, Kolh P, Lancellotti P, Linhart A, Nihoyannopoulos P, Piepoli MF, Ponikowski P, Sirnes PA, Tamargo JL, Tendera M, Torbicki A, Wijns W, Windecker S, Document Reviewers, Kirchhof P, Blomstrom-Lundqvist C, Badano LP, Aliyev F, Bänsch D, Baumgartner H, Bsata W, Buser P, Charron P, Daubert JC, Dobreanu D, Faerestrand S, Hasdai D, Hoes AW, Le Heuzey JY, Mavrakis H, McDonagh T, Merino JL, Nawar MM, Nielsen JC, Pieske B, Poposka L, Ruschitzka F, Tendera M, Van Gelder IC, Wilson CM. 2013 ESC Guidelines on cardiac pacing and cardiac resynchronization therapy: the Task Force on cardiac pacing and resynchronization therapy of the European Society of Cardiology (ESC). Developed in collaboration with the European Heart Rhythm Association (EHRA). Eur Heart J. 2013;34:2281–329.

12. European Heart Rhythm Association (EHRA), European Society of Cardiology (ESC), Heart Rhythm Society, Heart Failure Society of America (HFSA), American Society of Echocardiography (ASE), American Heart Association (AHA), European Association of Echocardiography (EAE) of ESC, Heart Failure Association of ESC (HFA), Daubert JC, Saxon L, Adamson PB, Auricchio A, Berger RD, Beshai JF, Breithard O, Brignole M, Cleland J, DeLurgio DB, Dickstein K, Exner DV, Gold M, Grimm RA, Hayes DL, Israel C, Leclercq C, Linde C, Lindenfeld J, Merkely B, Mont L, Murgatroyd F, Prinzen F, Saba SF, Shinbane JS, Singh J, Tang AS, Vardas PE, Wilkoff BL, Zamorano JL, Anand I, Blomström-Lundqvist C, Boehmer JP, Calkins H, Cazeau S, Delgado V, Estes NAM, Haines D, Kusumoto F, Leyva P, Ruschitzka F, Stevenson LW, Torp-Pedersen CT. 2012 EHRA/HRS expert consensus statement on cardiac resynchronization therapy in heart failure: implant and follow-up recommendations and management. Europace. 2012;14(9):1236–86.

13. Cazeau S, Leclercq C, Lavergne T, Walker S, Varma C, Linde C, Garrigue S, Kappenberger L, Haywood GA, Santini M, Bailleul C, Daubert JC, Multisite Stimulation in Cardiomyopathies (MUSTIC) Study Investigators. Effects of multisite biventricular pacing in patients with heart failure and intraventricular conduction delay. N Engl J Med. 2001;344:873–80.

14. Abraham WT, Fisher WG, Smith AL, Delurgio DB, Leon AR, Loh E, Kocovic DZ, Packer M, Clavell AL, Hayes DL, Ellestad M, Trupp RJ, Underwood J, Pickering F, Truex C, McAtee P, Messenger J, MIRACLE Study Group, Multicenter InSync Randomized Clinical Evaluation. Cardiac resynchronization in chronic heart failure. N Engl J Med. 2002;346:1845–53.

15. Young JB, Abraham WT, Smith AL, Leon AR, Lieberman R, Wilkoff B, Canby RC, Schroeder JS, Liem LB, Hall S, Wheelan K, Multicenter InSync ICD Randomized Clinical Evaluation (MIRACLE ICD) Trial Investigators. Combined cardiac resynchronization and implantable cardioversion defibrillation in advanced chronic heart failure: the MIRACLE ICD Trial. JAMA. 2003;289:2685–94.

16. Higgins SL, Hummel JD, Niazi IK, Giudici MC, Worley SJ, Saxon LA, Boehmer JP, Higginbotham MB, De Marco T, Foster E, Yong PG. Cardiac resynchronization therapy for the treatment of heart failure in patients with intraventricular conduction delay and malignant ventricular tachyarrhythmias. J Am Coll Cardiol. 2003;42:1454–9.

17. Abraham WT, Young JB, Leon AR, Adler S, Bank AJ, Hall SA, Lieberman R, Liem LB, O'Connell JB, Schroeder JS, Wheelan KR, Multicenter InSync ICD II Study Group. Effects of cardiac resynchronization on disease progression in patients with left ventricular systolic dysfunction, an indication for an implantable cardioverter-defibrillator, and mildly symptomatic chronic heart failure. Circulation. 2004;110: 2864–8.

18. Birnie D, Lemke B, Aonuma K, Krum H, Lee KL, Gasparini M, Starling RC, Milasinovic G, Gorcsan 3rd J, Houmsse M, Abeyratne A, Sambelashvili A, Martin DO. Clinical outcomes with synchronized left ventricular pacing: analysis of the adaptive CRT trial. Heart Rhythm. 2013;10:1368–74.

19. Brignole M, Botto G, Mont L, Iacopino S, De Marchi G, Oddone D, Luzi M, Tolosana JM, Navazio A, Menozzi C. Cardiac resynchronization therapy in patients undergoing atrioventricular junction ablation for permanent atrial fibrillation: a randomized trial. Eur Heart J. 2011;32(19):2420–9.

20. Curtis AB, Worley SJ, Adamson PB, Chung ES, Niazi I, Sherfesee L, Shinn T, Sutton MS, Biventricular versus Right Ventricular Pacing in Heart Failure Patients with Atrioventricular Block (BLOCK HF) Trial Investigators. Biventricular pacing for atrioventricular block and systolic dysfunction. N Engl J Med. 2013;368(17):1585–93.

21. Cleland JG, Daubert JC, Erdmann E, Freemantle N, Gras D, Kappenberger L, Tavazzi L, Cardiac Resynchronization-Heart Failure (CARE-HF) Study Investigators. The effect of cardiac resynchronization on morbidity and mortality in heart failure. N Engl J Med. 2005;352(15):1539–49.

22. Cleland JG, Daubert JC, Erdmann E, Freemantle N, Gras D, Kappenberger L, Tavazzi L. Longer-term effects of cardiac resynchronization therapy on mortality in heart failure [the CArdiac REsynchronization-Heart Failure (CARE-HF) trial extension phase]. Eur Heart J. 2006;27:1928–32.

23. Hoppe UC, Casares JM, Eiskjaer H, Hagemann A, Cleland JG, Freemantle N, Erdmann E. Effect of cardiac resynchronization on the incidence of atrial fibrillation in patients with severe heart failure. Circulation. 2006;114:18–25.

24. Delnoy PP, Ritter P, Naegele H, Orazi S, Szwed H, Zupan I, Goscinska-Bis K, Anselme F, Martino M, Padeletti L. Association between frequent cardiac resynchronization therapy optimization and long-term clinical response: a post hoc analysis of the Clinical Evaluation on Advanced Resynchronization (CLEAR) pilot study. Europace. 2013;15:1174–81.

25. Bristow MR, Saxon LA, Boehmer J, Krueger S, Kass DA, De Marco T, Carson P, DiCarlo L, DeMets D, White BG, DeVries DW, Feldman AM, for the Comparison of Medical Therapy, Pacing, and Defibrillation in Heart Failure (COMPANION) Investigators. Cardiac-resynchronization therapy with or without an implantable defibrillator in advanced chronic heart failure. N Engl J Med. 2004;350(21):2140–50.

26. Wilkoff BL, Cook JR, Epstein AE, Greene HL, Hallstrom AP, Hsia H, Kutalek SP, Sharma A, Dual Chamber and VVI Implantable Defibrillator Trial Investigators. Dual-chamber pacing or ventricular backup pacing in patients with an implantable defibrillator: the Dual Chamber and VVI Implantable Defibrillator (DAVID) Trial. JAMA. 2002;288(24):3115–23.

27. Ruschitzka F, Abraham WT, Singh JP, Bax JJ, Borer JS, Brugada J, Dickstein K, Ford I, Gorcsan 3rd J, Gras D, Krum H, Sogaard P, Holzmeister J, EchoCRT Study Group. Cardiac-resynchronization therapy in heart failure with a narrow QRS complex. N Engl J Med. 2013;369(15):1395–405.

28. Leon AR, Abraham WT, Brozena S, Daubert JP, Fisher WG, Gurley JC, Liang CS, Wong G, InSync III Clinical Study Investigators. Cardiac resynchronization with sequential biventricular pacing for the treatment of moderate-to-severe heart failure. J Am Coll Cardiol. 2005;46:2298–304.

29. Thibault B, Harel F, Ducharme A, White M, Ellenbogen KA, Frasure-Smith N, Roy D, Philippon F, Dorian P, Talajic M, Dubuc M, Guerra PG, Macle L, Rivard L, Andrade J, Khairy P, LESSER-EARTH Investigators. Cardiac resynchronization therapy in patients with heart failure and a QRS complex <120 milliseconds: the Evaluation of Resynchronization Therapy for Heart Failure (LESSER-EARTH) trial. Circulation. 2013;127(8):873–81.

30. Moss AJ, Zareba W, Hall WJ, Klein H, Wilber DJ, Cannom DS, Daubert JP, Higgins SL, Brown MW, Andrews ML, Multicenter Automatic Defibrillator Implantation Trial II Investigators. Prophylactic implantation of a defibrillator in patients with myocardial infarction and reduced ejection fraction. N Engl J Med. 2002;346:877–83.

31. Moss AJ, Hall WJ, Cannom DS, Klein H, Brown MW, Daubert JP, Estes 3rd NA, Foster E, Greenberg H, Higgins SL, Pfeffer MA, Solomon SD, Wilber D, Zareba W, MADIT-CRT Trial Investigators. Cardiac-resynchronization therapy for the prevention of heart-failure events. N Engl J Med. 2009;361:1329–38.

32. Barsheshet A, Goldenberg I, Moss AJ, Eldar M, Huang DT, McNitt S, Klein HU, Hall WJ, Brown MW, Goldberger JJ, Goldstein RE, Schuger C, Zareba W, Daubert JP. Response to preventive cardiac resynchronization therapy in patients with ischaemic and nonischaemic cardiomyopathy in MADIT-CRT. Eur Heart J. 2011;32:1622–30.

33. Khan NK, Goode KM, Cleland JG, Hall WJ, McNitt S, Brown M, Cannom D, Daubert JP, Eldar M, Gold MR, Goldberger JJ, Goldenberg I, Lichstein E, Pitschner H, Rashtian M, Solomon S, Viskin S, Wang P, Moss AJ, MADIT-CRT Investigators. Prevalence of ECG abnormalities in an international survey of patients with suspected or confirmed heart failure at death or discharge. Eur J Heart Fail. 2007;9(5):491–501.

34. Zareba W, Klein H, Cygankiewicz I, Hall WJ, McNitt S, Brown M, Cannom D, Daubert JP, Eldar M, Gold MR, Goldberger JJ, Goldenberg I, Lichstein E, Pitschner H, Rashtian M, Solomon S, Viskin S, Wang P, Moss AJ, MADIT-CRT Investigators. Effectiveness of cardiac resynchronization therapy by QRS morphology in the multicenter automatic defibrillator implantation trial-cardiac resynchronization therapy (MADIT-CRT). Circulation. 2011;123(10):1061–72.

35. Singh JP, Klein HU, Huang DT, Reek S, Kuniss M, Quesada A, Barsheshet A, Cannom D, Goldenberg I, McNitt S, Daubert JP, Zareba W, Moss AJ. Left ventricular lead position and clinical outcome in the multicenter automatic defibrillator implantation trial-cardiac resynchronization therapy (MADIT-CRT) trial. Circulation. 2011;123(11):1159–66.

36. Barsheshet A, Wang PJ, Moss AJ, Solomon SD, Al-Ahmad A, McNitt S, Foster E, Huang DT, Klein HU, Zareba W, Eldar M, Goldenberg I. Reverse remodeling and the risk of ventricular tachyarrhythmias in the MADIT-CRT (Multicenter Automatic Defibrillator Implantation Trial-Cardiac Resynchronization Therapy). J Am Coll Cardiol. 2011;57:2416–23.

37. Brenyo A, Link MS, Barsheshet A, Moss AJ, Zareba W, Wang PJ, McNitt S, Huang D, Foster E, Estes 3rd M, Solomon SD, Goldenberg I. Cardiac

resynchronization therapy reduces left atrial volume and the risk of atrial tachyarrhythmias in MADIT-CRT (Multicenter Automatic Defibrillator Implantation Trial with Cardiac Resynchronization Therapy). J Am Coll Cardiol. 2011;58:1682–9.

38. Leclercq C, Walker S, Linde C, Clementy J, Marshall AJ, Ritter P, Djiane P, Mabo P, Levy T, Gadler F, Bailleul C, Daubert JC. Comparative effects of permanent biventricular and right-univentricular pacing in heart failure patients with chronic atrial fibrillation. Eur Heart J. 2002;23(22):1780–7.

39. Auricchio A, Stellbrink C, Sack S, Block M, Vogt J, Bakker P, Huth C, Schöndube F, Wolfhard U, Böcker D, Krahnefeld O, Kirkels H, Pacing Therapies in Congestive Heart Failure (PATH-CHF) Study Group. Long-term clinical effect of hemodynamically optimized cardiac resynchronization therapy in patients with heart failure and ventricular conduction delay. J Am Coll Cardiol. 2002;39:2026–33.

40. Butter C, Auricchio A, Stellbrink C, Fleck E, Ding J, Yu Y, Huvelle E, Spinelli J, Pacing Therapy for Chronic Heart Failure II Study Group. Effect of resynchronization therapy stimulation site on the systolic function of heart failure patients. Circulation. 2001;104(25):3026–9.

41. Doshi RN, Daoud EG, Fellows C, Turk K, Duran A, Hamdan MH, Pires LA, PAVE Study Group. Left ventricular-based cardiac stimulation post AV nodal ablation evaluation (the PAVE study). J Cardiovasc Electrophysiol. 2005;16(11):1160–5.

42. Tang AS, Wells GA, Talajic M, Arnold MO, Sheldon R, Connolly S, Hohnloser SH, Nichol G, Birnie DH, Sapp JL, Yee R, Healey JS, Rouleau JL, Resynchronization-Defibrillation for Ambulatory Heart Failure Trial Investigators. Cardiac-resynchronization therapy for mild-to-moderate heart failure. N Engl J Med. 2010;363:2385–95.

43. Healey JS, Hohnloser SH, Exner DV, Birnie DH, Parkash R, Connolly SJ, Krahn AD, Simpson CS, Thibault B, Basta M, Philippon F, Dorian P, Nair GM, Sivakumaran S, Yetisir E, Wells GA, Tang AS, RAFT Investigators. Cardiac resynchronization therapy in patients with permanent atrial fibrillation: results from the Resynchronization for Ambulatory Heart Failure Trial (RAFT). Circ Heart Fail. 2012;5(5):566–70.

44. Beshai JF, Grimm RA, Nagueh SF, Baker 2nd JH, Beau SL, Greenberg SM, Pires LA, Tchou PJ, RethinQ Study Investigators. Cardiac-resynchronization therapy in heart failure with narrow QRS complexes. N Engl J Med. 2007;357(24):2461–71.

45. Linde C, Abraham WT, Gold MR, St John Sutton M, Ghio S, Daubert C, REVERSE (REsynchronization reVErses Remodeling in Systolic left vEntricular dysfunction) Study Group. Randomized trial of cardiac resynchronization in mildly symptomatic heart failure patients and in asymptomatic patients with left ventricular dysfunction and previous heart failure symptoms. J Am Coll Cardiol. 2008;52:1834–43.

46. St John Sutton M, Ghio S, Plappert T, Tavazzi L, Scelsi L, Daubert C, Abraham WT, Gold MR, Hassager C, Herre JM, Linde C, REsynchronization reVErses Remodeling in Systolic left vEntricular dysfunction (REVERSE) Study Group. Cardiac resynchronization induces major structural and functional reverse remodeling in patients with New York Heart Association class I/II heart failure. Circulation. 2009;120:1858–65.

47. Gold MR, Thebault C, Linde C, Abraham WT, Gerritse B, Ghio S, St John Sutton M, Daubert JC. Effect of QRS duration and morphology on cardiac resynchronization therapy outcomes in mild heart failure: results from the Resynchronization Reverses Remodeling in Systolic Left Ventricular Dysfunction (REVERSE) study. Circulation. 2012;126:822–9.

48. Thebault C, Donal E, Meunier C, Gervais R, Gerritse B, Gold MR, Abraham WT, Linde C, Daubert JC, REVERSE study group. Sites of left and right ventricular lead implantation and response to cardiac resynchronization therapy observations from the REVERSE trial. Eur Heart J. 2012;33(21):2662–71.

49. Boriani G, Biffi M, Muller CP, Seidl KH, Grove R, Vogt J, Danschel W, Schuchert A, Deharo JC, Becker T, Boulogne E, Trappe HJ, Resynchronization for HemodYnamic Treatment for Heart Failure Management II (RHYTHM II) Investigators. A prospective randomized evaluation of VV delay optimization in CRT-D recipients: echo-cardiographic observations from the RHYTHM II ICD study. Pacing Clin Electrophysiol. 2009;32 Suppl 1:S120–5.

50. Boriani G, Muller CP, Seidl KH, Grove R, Vogt J, Danschel W, Schuchert A, Djiane P, Biffi M, Becker T, Bailleul C, Trappe HJ, Resynchronization for the HemodYnamic Treatment for Heart Failure Management II Investigators. Randomized comparison of simultaneous biventricular stimulation versus optimized interventricular delay in cardiac resynchronization therapy. The Resynchronization for the HemodYnamic Treatment for Heart Failure Management II implantable cardioverter defibrillator (RHYTHM II ICD) study. Am Heart J. 2006;151:1050–8.

51. Bardy GH, Lee KL, Mark DB, Poole JE, Packer DL, Boineau R, Domanski M, Troutman C, Anderson J, Johnson G, McNulty SE, Clapp-Channing N, Davidson-Ray LD, Fraulo ES, Fishbein DP, Luceri RM, Ip JH, Sudden Cardiac Death in Heart Failure Trial (SCD-HeFT) Investigators. Amiodarone or an implantable cardioverter-defibrillator for congestive heart failure. N Engl J Med. 2005;352:225–37.

52. Gold MR, Birgersdotter-Green U, Singh JP, Ellenbogen KA, Yu Y, Meyer TE, Seth M, Tchou PJ. The relationship between ventricular electrical delay and left ventricular remodelling with cardiac resynchronization therapy. Eur Heart J. 2011;32:2516–24.

53. Ellenbogen KA, Gold MR, Meyer TE, Fernandez Lozano I, Mittal S, Waggoner AD, Lemke B, Singh JP, Spinale FG, Van Eyk JE, Whitehill J, Weiner S, Bedi M, Rapkin J, Stein KM. Primary results from the SmartDelay determined AV optimization: a comparison to other AV delay methods used in cardiac resynchronization therapy (SMART-AV) trial: a randomized trial comparing empirical, echocardiography-guided, and algorithmic atrioventricular delay programming in cardiac resynchronization therapy. Circulation. 2010;122:2660–8.

54. Saba S, Marek J, Schwartzman D, Jain S, Adelstein E, White P, Oyenuga OA, Onishi T, Soman P, Gorcsan 3rd J. Echocardiography-guided left ventricular lead placement for cardiac resynchronization therapy: results of the Speckle Tracking Assisted Resynchronization Therapy for Electrode Region trial. Circ Heart Fail. 2013;6:427–34.

55. Khan FZ, Virdee MS, Palmer CR, Pugh PJ, O'Halloran D, Elsik M, Read PA, Begley D, Fynn SP, Dutka DP. Targeted left ventricular lead placement to guide cardiac resynchronization therapy: the TARGET study: a randomized, controlled trial. J Am Coll Cardiol. 2012;59(17):1509–18.

56. Leclercq C, Gadler F, Kranig W, Ellery S, Gras D, Lazarus A, Clémenty J, Boulogne E, Daubert JC, TRIP-HF (Triple Resynchronization In Paced Heart FailurePatients) Study Group. A randomized comparison of triple-site versus dual-site ventricular stimulation in patients with congestive heart failure. J Am Coll Cardiol. 2008;51:1455–62.

57. Higgins SL, Yong P, Sheck D, McDaniel M, Bollinger F, Vadecha M, Desai S, Meyer DB. Biventricular pacing diminishes the need for implantable cardioverter defibrillator therapy. Ventak CHF Investigators. J Am Coll Cardiol. 2000;36:824–7.

58. Al-Majed NS, McAlister FA, Bakal JA, Ezekowitz JA. Meta-analysis: cardiac resynchronization therapy for patients with less symptomatic heart failure. Ann Intern Med. 2011;154:401–12.

59. Sipahi I, Carrigan TP, Rowland DY, Stambler BS, Fang JC. Impact of QRS duration on clinical event reduction with cardiac resynchronization therapy: meta-analysis of randomized controlled trials. Arch Intern Med. 2011;171:1454–62.

60. Stavrakis S, Lazzara R, Thadani U. The benefit of cardiac resynchronization therapy and QRS duration: a meta-analysis. J Cardiovasc Electrophysiol. 2012;23:163–8.

61. Stevenson WG, Hernandez AF, Carson PE, Fang JC, Katz SD, Spertus JA, Sweitzer NK, Tang WH, Albert NM, Butler J, Westlake Canary CA, Collins SP, Colvin-Adams M, Ezekowitz JA, Givertz MM, Hershberger RE, Rogers JG, Teerlink JR, Walsh MN, Stough WG, Starling RC, Heart Failure Society of America Guideline Committee. Indications for cardiac resynchronization therapy: 2011 update from the Heart Failure Society of America Guideline Committee. J Card Fail. 2012;18:94–106.

62. Tracy CM, Epstein AE, Darbar D, DiMarco JP, Dunbar SB, Estes NAM, Ferguson TB, Hammill SC, Karasik PE, Link MS, Marine JE, Schoenfeld

MH, Shanker AJ, Silka MJ, Stevenson LW, Stevenson WG, Varosy PD. 2012 ACCF/AHA/HRS focused update of the 2008 guidelines for device-based therapy of cardiac rhythm abnormalities: a report of the American College of Cardiology Foundation/American Heart Association Task Force on Practice Guidelines. J Am Coll Cardiol. 2012;60:1297–313.

63. Guglin M, Curtis AB. Cardiac resynchronization therapy: 150 is not a magic number! Circ Arrhythm Electrophysiol. 2013;6:429–35.

64. Sipahi I, Fang JC. CRT should be reserved for a QRS duration >150 ms: pro. Circ Arrhythm Electrophysiol. 2013;6:436–42.

65. Durrer D. Electrical aspects of human cardiac activity: a clinical-physiological approach to excitation and stimulation. Cardiovasc Res. 1968;2(1):1–18.

66. Sipahi I, Chou JC, Hyden M, Rowland DY, Simon DI, Fang JC. Effect of QRS morphology on clinical event reduction with cardiac resynchronization therapy: meta-analysis of randomized controlled trials. Am Heart J. 2012;163(2):260–7.e3.

67. Egoavil CA, Ho RT, Greenspon AJ, Pavri BB. Cardiac resynchronization therapy in patients with right bundle branch block: analysis of pooled data from the MIRACLE and Contak CD trials. Heart Rhythm. 2005;2(6):611–5.

68. Wilton SB, Leung AA, Ghali WA, Faris P, Exner DV. Outcomes of cardiac resynchronization therapy in patients with versus those without atrial fibrillation: a systematic review and meta-analysis. Heart Rhythm. 2011;8(7):1088–94.

69. Hayes DL, Boehmer JP, Day JD, Gilliam 3rd FR, Heidenreich PA, Seth M, Jones PW, Saxon LA. Cardiac resynchronization therapy and the relationship of percent biventricular pacing to symptoms and survival. Heart Rhythm. 2011;8(9):1469–75.

70. Koplan BA, Kaplan AJ, Weiner S, Jones PW, Seth M, Christman SA. Heart failure decompensation and all-cause mortality in relation to percent biventricular pacing in patients with heart failure: is a goal of 100% biventricular pacing necessary? J Am Coll Cardiol. 2009;53(4):355–60.

71. Epstein AE, DiMarco JP, Ellenbogen KA, Estes 3rd NA, Freedman RA, Gettes LS, Gillinov AM, Gregoratos G, Hammill SC, Hayes DL, Hlatky MA, Newby LK, Page RL, Schoenfeld MH, Silka MJ, Stevenson LW, Sweeney MO, Smith Jr SC, Jacobs AK, Adams CD, Anderson JL, Buller CE, Creager MA, Ettinger SM, Faxon DP, Halperin JL, Hiratzka LF, Hunt SA, Krumholz HM, Kushner FG, Lytle BW, Nishimura RA, Ornato JP, Page RL, Riegel B, Tarkington LG, Yancy CW, American College of Cardiology/American Heart Association Task Force on Practice Guidelines, American Association for Thoracic Surgery, Society of Thoracic Surgeons. ACC/AHA/HRS 2008 Guidelines for Device-Based Therapy of Cardiac Rhythm Abnormalities: a report of the American College of Cardiology/American Heart Association Task Force on Practice Guidelines (Writing Committee to Revise the ACC/AHA/NASPE 2002 Guideline Update for Implantation of Cardiac Pacemakers and Antiarrhythmic Devices) developed in collaboration with the American Association for Thoracic Surgery and Society of Thoracic Surgeons. J Am Coll Cardiol. 2008;51(21):1–62.

72. Dickstein K, Vardas PE, Auricchio A, Daubert JC, Linde C, McMurray J, Ponikowski P, Priori SG, Sutton R, van Veldhuisen DJ, ESC Committee for PracticeGuidelines. 2010 Focused Update of ESC Guidelines on device therapy in heart failure: an update of the 2008 ESC Guidelines for the diagnosis and treatment of acute and chronic heart failure and the 2007 ESC Guidelines for cardiac and resynchronization therapy. Developed with the special contribution of the Heart Failure Association and the European Heart Rhythm Association. Europace. 2010;12(11):1526–36.

73. Epstein AE, DiMarco JP, Ellenbogen KA, Estes 3rd NA, Freedman RA, Gettes LS, Gillinov AM, Gregoratos G, Hammill SC, Hayes DL, Hlatky MA, Newby LK, Page RL, Schoenfeld MH, Silka MJ, Stevenson LW, Sweeney MO, Tracy CM, Epstein AE, Darbar D, DiMarco JP, Dunbar SB, Estes 3rd NA, Ferguson Jr TB, Hammill SC, Karasik PE, Link MS, Marine JE, Schoenfeld MH, Shanker AJ, Silka MJ, Stevenson LW, Stevenson WG, Varosy PD, American College of Cardiology Foundation, American Heart Association Task Force on Practice

Guidelines, Heart Rhythm Society. 2012 ACCF/AHA/HRS focused update incorporated into the ACCF/AHA/HRS 2008 guidelines for device-based therapy of cardiac rhythm abnormalities: a report of the American College of Cardiology Foundation/American Heart Association Task Force on Practice Guidelines and the Heart Rhythm Society. J Am Coll Cardiol. 2013;61(3):e6–75.

74. Exner DV, Birnie DH, Moe G, Thibault B, Philippon F, Healey JS, Tang AS, Larose É, Parkash R. Canadian Cardiovascular Society guidelines on the use of cardiac resynchronization therapy: evidence and patient selection. Can J Cardiol. 2013;29(2):182–95.

75. Vassallo JA, Cassidy DM, Marchlinski FE, Buxton AE, Waxman HL, Doherty JU, Josephson ME. Endocardial activation of left bundle branch block. Circulation. 1984;69(5):914–23.

76. Merchant FM, Heist EK, Nandigam KV, Mulligan LJ, Blendea D, Riedl L, McCarty D, Orencole M, Picard MH, Ruskin JN, Singh JP. Interlead distance and left ventricular lead electrical delay predict reverse remodeling during cardiac resynchronization therapy. Pacing Clin Electrophysiol. 2010;33(5):575–82.

77. Rossillo A, Verma A, Saad EB, Corrado A, Gasparini G, Marrouche NF, Golshayan AR, McCurdy R, Bhargava M, Khaykin Y, Burkhardt JD, Martin DO, Wilkoff BL, Schweikert RA, Raviele A, Natale A. Impact of coronary sinus lead position on biventricular pacing: mortality and echocardiographic evaluation during long-term follow-up. J Cardiovasc Electrophysiol. 2004;15(10):1120–5.

78. Saxon LA, Olshansky B, Volosin K, Steinberg JS, Lee BK, Tomassoni G, Guarnieri T, Rao A, Yong P, Galle E, Leigh J, Ecklund F, Bristow MR. Influence of left ventricular lead location on outcomes in the COMPANION study. J Cardiovasc Electrophysiol. 2009;20(7):764–8.

79. Liu J, Adelstein E, Saba S. Targeting left ventricular lead placement to improve cardiac resynchronization therapy outcomes. Curr Cardiol Rep. 2013;15(8):390.

80. Leon AR, Abraham WT, Curtis AB, Daubert JP, Fisher WG, Gurley J, Hayes DL, Lieberman R, Petersen-Stejskal S, Wheelan K, MIRACLE Study Program. Safety of transvenous cardiac resynchronization system implantation in patients with chronic heart failure: combined results of over 2,000 patients from a multicenter study program. J Am Coll Cardiol. 2005;46:2348–56.

81. Duray GZ, Schmitt J, Cicek-Hartvig S, Hohnloser SH, Israel CW. Complications leading to surgical revision in implantable cardioverter defibrillator patients: comparison of patients with single-chamber, dual-chamber, and biventricular devices. Europace. 2009;11:297–302.

82. Abraham WT, Leon AR, St John Sutton MG, Keteyian SJ, Fieberg AM, Chinchoy E, Haas G. Randomized controlled trial comparing simultaneous versus optimized sequential interventricular stimulation during cardiac resynchronization therapy. Am Heart J. 2012;164:735–41.

83. Rao RK, Kumar UN, Schafer J, Viloria E, De Lurgio D, Foster E. Reduced ventricular volumes and improved systolic function with cardiac resynchronization therapy: a randomized trial comparing simultaneous biventricular pacing, sequential biventricular pacing, and left ventricular pacing. Circulation. 2007;115:2136–44.

84. Ritter P, Delnoy PP, Padeletti L, Lunati M, Naegele H, Borri-Brunetto A, Silvestre J. A randomized pilot study of optimization of cardiac resynchronization therapy in sinus rhythm patients using a peak endocardial acceleration sensor vs. standard methods. Europace. 2012;14:1324–33.

85. Auger D, Hoke U, Bax JJ, Boersma E, Delgado V. Effect of atrioventricular and ventriculoventricular delay optimization on clinical and echocardiographic outcomes of patients treated with cardiac resynchronization therapy: a meta-analysis. Am Heart J. 2013;166:20–9.

86. Kosmala W, Marwick TH. Meta-analysis of effects of optimization of cardiac resynchronization therapy on left ventricular function, exercise capacity, and quality of life in patients with heart failure. Am J Cardiol. 2014;113:988–94.

87. Yu CM, Hayes DL. Cardiac resynchronization therapy: state of the art 2013. Eur Heart J. 2013;34:1396–403.

88. Ermis C, Seutter R, Zhu AX, Benditt LC, VanHeel L, Sakaguchi S, Lurie KG, Lu F, Benditt DG. Impact of upgrade to cardiac resynchro-

nization therapy on ventricular arrhythmia frequency in patients with implantable cardioverter-defibrillators. J Am Coll Cardiol. 2005;46:2258–63.

89. Voigt A, Barrington W, Ngwu O, Jain S, Saba S. Biventricular pacing reduces ventricular arrhythmic burden and defibrillator therapies in patients with heart failure. Clin Cardiol. 2006;29:74–7.

90. Lin G, Rea RF, Hammill SC, Hayes DL, Brady PA. Effect of cardiac resynchronisation therapy on occurrence of ventricular arrhythmia in patients with implantable cardioverter defibrillators undergoing upgrade to cardiac resynchronisation therapy devices. Heart. 2008;94:186–90.

91. Medina-Ravell VA, Lankipalli RS, Yan GX, Antzelevitch C, Medina-Malpica NA, Medina-Malpica OA, Droogan C, Kowey PR. Effect of epicardial or biventricular pacing to prolong QT interval and increase transmural dispersion of repolarization: does resynchronization therapy pose a risk for patients predisposed to long QT or torsade de pointes? Circulation. 2003;107:740–6.

92. Akerstrom F, Arias MA, Casares-Medrano J, Pachón M, Puchol A, Rodríguez-Picón B, Rodríguez-Padial L. Biventricular pacing-induced torsade de pointes. J Am Coll Cardiol. 2012;60:e23.

93. McSwain RL, Schwartz RA, DeLurgio DB, Mera FV, Langberg JJ, Leon AR. The impact of cardiac resynchronization therapy on ventricular tachycardia/fibrillation: an analysis from the combined Contak-CD and InSync-ICD studies. J Cardiovasc Electrophysiol. 2005;16:1168–71.

94. Fung JW, Yu CM, Chan JY, Chan HC, Yip GW, Zhang Q, Sanderson JE. Effects of cardiac resynchronization therapy on incidence of atrial fibrillation in patients with poor left ventricular systolic function. Am J Cardiol. 2005;96:728–31.

95. Yannopoulos D, Lurie KG, Sakaguchi S, Milstein S, Ermis C, VanHeel L, Benditt DG. Reduced atrial tachyarrhythmia susceptibility after upgrade of conventional implanted pulse generator to cardiac resynchronization therapy in patients with heart failure. J Am Coll Cardiol. 2007;50:1246–51.

96. Adelstein EC, Saba S. Burden of atrial fibrillation after cardiac resynchronization therapy. Am J Cardiol. 2007;100:268–72.

97. Touiza A, Etienne Y, Gilard M, Fatemi M, Mansourati J, Blanc JJ. Long-term left ventricular pacing: assessment and comparison with biventricular pacing in patients with severe congestive heart failure. J Am Coll Cardiol. 2001;38:1966–70.

98. Liang Y, Pan W, Su Y, Ge J. Meta-analysis of randomized controlled trials comparing isolated left ventricular and biventricular pacing in patients with chronic heart failure. Am J Cardiol. 2011;108:1160–5.

99. Boriani G, Gardini B, Diemberger I, Bacchi Reggiani ML, Biffi M, Martignani C, Ziacchi M, Valzania C, Gasparini M, Padeletti L, Branzi A. Meta-analysis of randomized controlled trials evaluating left ventricular vs. biventricular pacing in heart failure: effect on all-cause mortality and hospitalizations. Eur J Heart Fail. 2012;14:652–60.

100. De Ferrari GM. Vagal stimulation in heart failure. J Cardiovasc Transl Res. 2014;7:310–20.

101. Li M, Zheng C, Sato T, Kawada T, Sugimachi M, Sunagawa K. Vagal nerve stimulation markedly improves long-term survival after chronic heart failure in rats. Circulation. 2004;109:120–4.

晚期心力衰竭的心室 第**22**章
辅助装置治疗

Ziad Taimeh，Daniel J. Garry

（贾 政 张雅永 译 吴 剑 审校）

引言

尽管药物治疗取得了巨大的进展，但收缩性心力衰竭的 5 年死亡率仍高达 50%[1]，如果合并心源性休克，死亡率则超过 80%[2]。对于终末期或晚期心力衰竭患者（心力衰竭 D 期[3]），原位心脏移植成为唯一明确的治疗方法[4]。虽然原位心脏移植与较高的生存率相关，但这种治疗方式会受到供体器官缺乏的限制[5]。因此，研究者们对替代疗法产生了强烈的兴趣，包括机械循环支持［即心室辅助装置（VAD）］，并已经取得了优异的成果[6-9]。本章探讨了心室辅助装置在治疗晚期心力衰竭中的动态和扩展应用，包括与 VAD 相关的基本原理、患者选择和并发症。

心室辅助装置的生理学

VAD 最初是在 20 世纪 60 年代发展起来的，目的是"协助"心脏手术后不能脱离体外循环的患者[10]。它们并不意味着是一种心室的替代品。Michael DeBakey 博士在 1963 年治疗心脏术后心源性休克时植入了第一台装置[11]。从那时起，人们开始关注如何创造最佳的辅助装置，这种辅助装置能够持久耐用、完全可独立植入，并且在生理学上与受体相兼容（图 22.1）。

所有泵均可产生抵抗反向压力的流量。VAD 泵可分为两大类：连续轴流型（流体动力泵）和脉动型（正排量泵）。流体动力泵通过使用旋转机引发推

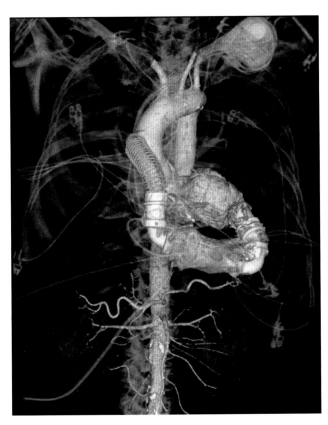

图 22.1　应用 VAD 来支持终末期心力衰竭患者。胸部三维计算机断层扫描显示 HeartMate Ⅱ及其流入套管、泵和流出套管

力，并径向推动流体，而正排量泵是通过减小腔体积来推动流体通过装置以输送流体。就像心脏固有的肌性正排量泵送机制一样，正排量泵的优势在于能够以脉动方式产生持续的血流阻力，以抵抗更高的血管阻力[12]。

最初，使用正排量泵的目的是保持搏动性，这是一种正常循环的生理现象。然而，HeartMate XVE（HM-XVE）等泵的体积大、耐用性低，推动了关于循环中搏动性需求的进一步研究。由于在正常循环中通过毛细血管的血流是非搏动性的，除了减少在主动脉瓣尖的停滞和血栓形成之外，其搏动功能被认为是可有可无的[13]。为了证明这一理论，人们对非搏动性血流如何影响内脏和大脑血液循环产生了极大的兴趣。在动物休克模型中，非搏动性血流可以改善肝和肾灌注。大脑自主调节功能也由非搏动性血流维持[14]。尽管研究其短期作用的临床结果相似[15]，但是非搏动性血流的长期效用尚不明确[16]。

从生理学上讲，在心室上装载 VAD 可诱导心肌出现多种改变。VAD 辅助治疗可导致正向重构并对

心肌收缩力具有改善作用[17]。在 VAD 植入后，心肌细胞大小、细胞外基质、钙调节和心肌能量的变化都有所改善[18-19]。实际上，很少有研究报道植入 VAD 数年后的情况[20-22]。在 Baldwin 等近期的一项研究中，在贝勒医学院对 27 例患者进行手术植入 VAD 约 500 天后预后良好[21]。

心室辅助装置的历史

1966 年，贝勒医学院首次成功植入 VAD 用于体外循环辅助下的心源性休克患者[11]。2001 年，HeartMate XVE 被美国食品药品监督管理局（FDA）批准用于临床，作为第一个用于移植过渡期（BTT）的脉冲式左心室辅助装置（LVAD）。RE-MATCH 试验是一项前瞻性随机多中心研究，比较了 HM-XVE LVAD 和最佳药物治疗对不适合心脏移植的患者的疗效[6]（图 22.2）。研究发现接受 LVAD 支持的患者 1 年生存率提高了 50%。因此，在 2003 年，LVAD 治疗被 FDA 批准作为 BTT 或终点治疗（DT）。但是，早期的泵故障限制了脉动泵的使用。连续轴流泵（CF-LVAD）的概念是 1988 年由贝勒医学院和美国国家航空航天局共同提出的[23]。经过 10 年的发展，第一个 CF-LVAD（MicroMed，DeBakey）被植入人体[24]。

随着技术的成熟，2008 年 HeartMate Ⅱ（HM Ⅱ）LVAD 是第一个被 FDA 批准用作 BTT 的 CF-LVAD，随后在 2010 年被批准用作 DT。这种进步对生存率和预后产生了重大影响；HM Ⅱ VAD 的 1 年生存率超过了 80%，使其成为心脏移植的可行替代方案[8]。2005 年开发的离心式 CF-LVAD Heart-Ware 泵（HVAD）于 2012 年被 FDA 批准作为 BTT，2014 年被批准作为 DT。2015 年推出了重新设计的 HM Ⅲ，并成为 MOMENTUM Ⅲ随机对照试验的组成部分[25]（图 22.3）。

患者的转诊与病情检查

符合移植条件的患者（或者不符合条件，但患有终末期疾病且不能等待移植的患者）可转诊进行 LVAD 植入。据国际心肺移植学会报道，1992—

图 22.2 REMATCH 试验显示了患者使用 VAD 的生存获益。VAD 支持（HeartMate XVE）与肠外强心药物治疗患者的 Kaplan-Meier 生存曲线显示 VAD 支持患者的生存获益[6]

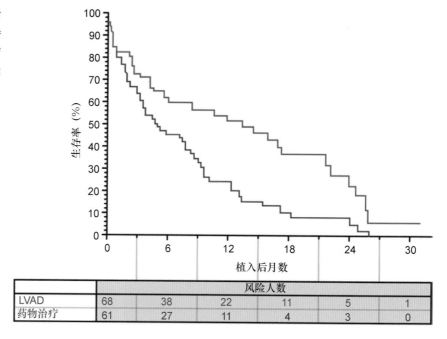

风险人数					
LVAD	68	38	22	11	5	1
药物治疗	61	27	11	4	3	0

图 22.3 VAD 发展历史中的里程碑事件。在过去 50 年的时间里，与器械开发相关的创新促进了 VAD 的改良，从而提高了晚期心力衰竭患者的生活质量

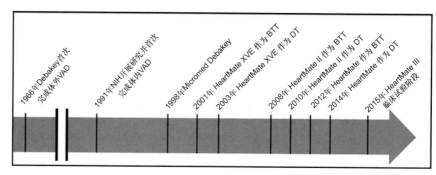

2000 年有 12% 的移植受体在移植前采用 LVAD 机械支持，而 2006—2012 年这一比例为 28%[26]。最大限度的药物治疗（包括正性肌力支持或依赖于正性肌力支持且预期的心脏移植等待时间长）后仍出现终末器官损伤是植入 CF-LVAD 的主要指征。

这些病例对应于机械辅助循环支持（INTERM-ACS）量表 1～3 级。INTERMACS 是美国针对接受机械循环支持（MCS）装置治疗（包括耐久型 LVAD）患者的一项注册研究[27]。根据血流动力学和心功能，INTERMACS 量表将 D 期心力衰竭患者分为 7 个等级（表 22.1）。急性心源性休克患者被列为 INTERMACS 量表 1 级（图 22.4）。

表 22.1 INTERMACS 量表

INTERMACS 量表等级	特点	详细情况
1	心源性休克（灾难急救期）	尽管有强心药物支持，血流动力学仍不稳定
2	血流动力学进行性衰退（使用强心药物）	尽管有强心药物支持，但血流动力学仍缓慢下降
3	使用强心药物后血流动力学稳定	血流动力学稳定但依赖于强心药物支持
4	口服药物治疗后血流动力学稳定但有症状	在静息或日常活动中即出现症状
5	血流动力学稳定但运动不耐受	轻微活动即出现症状
6	血流动力学稳定但活动受限	运动数分钟后出现症状
7	NYHA 心功能分级 Ⅲ 级症状	适度活动即出现症状

NYHA，纽约心脏协会

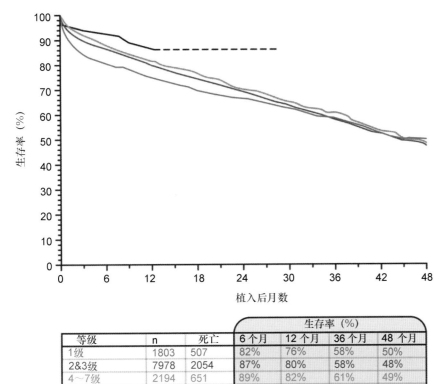

等级	n	死亡	生存率（%）			
			6 个月	12 个月	36 个月	48 个月
1级	1803	507	82%	76%	58%	50%
2&3级	7978	2054	87%	80%	58%	48%
4～7级	2194	651	89%	82%	61%	49%
未分级	55	6	94%	90%	---	---

图 22.4　患者的分级和 VAD 移植入后的生存率。Kaplan-Meier 生存曲线描绘了经 INTERMACS 分级后的患者植入心室辅助装置后的生存率。图中可见，与其他组相比，1～3 级与死亡率显著升高有关。引自 Kirklin JK，Naftel DC，Pagani FD，Kormos RL，Stevenson LW，Blume ED，Myers SL，Miller MA，Baldwin JT，Young JB. Seventh INTERMACS annual report：15 000 patients and counting. J Heart Lung Transplant. 2015；34（12）：1495-1504

这些患者主要接受短期 MCS 的支持，如体外膜肺氧合（ECMO）、经皮轴向 VAD（Impella）或主动脉内球囊反搏，然后在稳定后转为更长期的支持。如果这些患者立即植入耐久型 LVAD，通常效果不佳，但大多数患者在这种情况下过渡到 VAD 会变得相对更加稳定，从而降至 INTERMACS 量表 2 级和 3 级（图 22.4）。无论量表等级如何，植入可被分为四组：BTT、DT、移植待定期（BTD）或恢复期（BTR）。BTT 旨在对移植等待名单上的患者给予支持直到移植。另一方面，DT 旨在支持移植时不符合移植条件的患者。

将植入 LVAD 的患者分为 BTT 或 DT 具有很大的挑战性。在急性期，许多患者可能会进入灰色区域，随时间的推移，其临床状况会改善，并可能被列入移植列表。这些患者常被归类于 BTD。为了使终末器官的功能正常化以避免长期心脏替代治疗（如心脏移植或耐久型 LVAD），通常使用临时 MCS（如经皮临时 VAD 或 ECMO）来支持这些患者。死亡率增加的危险因素包括超重（体重指数＞30 kg/m²）、高龄（＞75 岁）、心源性休克，以及需要右心室辅助装置[28]。因此，需要多学科团队谨慎地为这些患者做出决定。

移植过渡期

耐久型 LVAD 主要作为 DT 用于不适合心脏移植的患者。然而，出于对长期性能和安全性的考虑，FDA 限制符合移植条件的患者初始应用此类装置（HM-XVE），导致了 BTT 这一概念的出现。这促使更耐用、更小巧、完全植入式装置的开发，以达到正常的生活质量。美国心脏协会（AHA）指南推荐将 CF-LVAD 作为 BTT 用于等待心脏移植的患者，而这些患者经药物治疗无效（推荐类别Ⅰ，证据等级 B）。难治性心力衰竭伴血流动力学不稳定且预期会随时间而改善的患者或者血流动力学恢复的患者，应考虑将紧急 MCS 作为 BTD（证据等级 C）[3,29]。欧洲心脏病学会（ESC）推荐将 CF-LVAD 作为 BTT 用于部分最佳药物治疗后出现终末期心力衰竭以及适合进行心脏移植，以期在等待移植时改善发病率和死亡率的患者（推荐类别Ⅰ，证据等级 B）[30]（表 22.2）。

建立植入的时间窗对于平衡风险和获益至关重要。INTERMACS 量表的预后意义为适应证和植入的最佳时机提供了指导。目前，BTT 是植入 CF-

表 22.2　美国心脏协会（AHA）、美国心力衰竭学会（HFSA）和欧洲心脏病学会（ESC）发布的机械循环支持指南

AHA 2012 指南[29]	**证据**
用于 BTT 适应证的 MCS 应考虑用于符合心脏移植条件的终末期 HF 患者，这些患者在接受心脏移植前，最佳药物治疗、手术和（或）器械治疗失败，且死亡风险高	推荐类别 Ⅰ，证据等级 B
在发展为晚期 HF 之前（即低钠血症、低血压、肾功能不全和反复住院），植入 MCS 与更好的预后有关。因此，晚期 HF 患者的早期转诊是合理的	推荐类别 Ⅱa，证据等级 B
MCS 联合耐久型埋藏式装置进行永久性治疗或 DT 对晚期 HF 患者有益，这些患者 1 年死亡率高，无其他威胁生命的器官功能不全，药物治疗、手术和（或）装置治疗失败，并且不符合心脏移植的条件	推荐类别 Ⅰ，证据等级 B
对于药物治疗、手术和（或）装置治疗失败的晚期 HF 患者，优化药物治疗之后进行择期 DT 而非紧急植入是有益的	推荐类别 Ⅱa，证据等级 C
对于合并血流动力学障碍和终末器官功能障碍的 HF 患者和（或）存在心脏移植/耐久型 MCS 相对禁忌证的患者，行急诊非耐久型 MCS 是合理的，这些患者有望随着时间的推移而改善，并能恢复改善的血流动力学特征	推荐类别 Ⅱa，证据等级 C
应将这些患者转诊至专门管理耐久型 MCS 和晚期 HF 患者的心脏中心	推荐类别 Ⅰ，证据等级 C
由于仅伴有 HF 的肺动脉高压而不适合进行心脏移植的患者，应考虑长期使用耐久型 MCS 过渡至符合移植条件	推荐类别 Ⅱa，证据等级 B
建议对 RV 功能进行仔细评估，并将其作为耐久型长期 MCS 患者选择评估的一部分	推荐类别 Ⅰ，证据等级 C
在晚期肾疾病患者中，不推荐使用长期 MCS，因其即使血流动力学改善，肾功能也不可能恢复，因此他们进展为需要肾替代治疗风险高	推荐类别 Ⅲ，证据等级 C
是基于门诊血液透析的可用性可考虑长期使用 MCS 作为心肾移植的过渡	推荐类别Ⅱb，证据等级 C[75]
建议对营养状况进行评估，并将其作为耐久型长期 MCS 患者选择评估的一部分	推荐类别 Ⅰ，证据等级 B
肥胖患者（BMI 30～40 kg/m²）可从 MCS 中获益，可考虑长期 MCS	推荐类别 Ⅱb，证据等级 B
对社会心理、行为和环境因素的评估是有益的，并将其作为耐久型长期 MCS 患者选择评估的一部分	推荐类别 Ⅰ，证据等级 C
MCS 患者选择时，建议由多学科团队对潜在候选者进行评估	推荐类别 Ⅰ，证据等级 C
HFSA 综合 HF 实践指南[75]	
在等待心脏移植的患者对所有支持循环治疗都无反应时，应考虑使用 MCS 作为 BTT	证据等级 B
在常规治疗无效且不适合心脏移植的严重 HF 患者中，尤其是那些无法在有经验的心力衰竭中心接受静脉正性肌力支持的患者，可考虑使用植入式 LVAD 进行永久性机械辅助	证据等级 B
AHA 2012 指南[29]	
对于难治性 HF 和血流动力学不稳定和（或）终末器官功能受损，且具有心脏移植或永久性 MCS 相对禁忌证的患者，如果预期会随着时间的推移而改善或恢复改善的血流动力学特征，应该考虑将急诊 MCS 作为移植过渡；应将这些患者转诊至管理晚期心力衰竭患者的专业中心	证据等级 C
ESC 2012 指南[30]	
推荐最佳药物和器械治疗后仍发展为终末期心力衰竭且适合进行心脏移植的患者使用 LVAD 或 BiVAD，以改善症状，并降低住院治疗 HF 恶化和过早死亡的风险	推荐类别 Ⅰ，证据等级 B
最佳药物和器械治疗后仍发展为终末期心力衰竭且不适合进行心脏移植，但预期生存时间＞1 年并具有良好的功能状态的患者应考虑使用 LVAD，以改善症状并降低 HF 住院和过早死亡的风险	推荐类别 Ⅱa，证据等级 B

MCS，机械循环支持；HF，心力衰竭；DT，目标疗法；RV，右心室；BMI，体重指数；HFSA，美国心力衰竭学会；BTT，移植过渡期；LVAD，左心室辅助装置；ESC，欧洲心脏病学会；BiVAD，双心室辅助装置

LVAD 的主要指征，具有与移植有关的诸多优点。在第七次 INTERMACS 注册研究年度报告指出，2014 年 53.5% 的主要 VAD 植入是用于 BTT[27]。植入 LVAD 用于 BTT 的主要优点之一是可以降低肺动脉压，可能改善移植后的结局，甚至将既往不符合移植条件的患者列入名单（BTD）[31]。植入

LVAD 也能恢复终末器官的灌注，使患者的营养和功能状态得到改善。然而，植入 LVAD 作为 BTT 的患者何时被重新列为心脏移植候选者仍然存在疑问。在肺动脉高压的情况下，推荐植入后约 6 个月[32]，而对由于其他原因接受 BTT LVAD 的患者还没有普遍的共识。虽然研究结果一致显示 LVAD 可降低移植等待期患者的死亡率[5,33]，但关于植入装置行 BTT 是否会影响移植后的结局仍存在争议[34-35]。中高危且预计移植等待时间较长的患者接受 BTT LVAD 可能更具成本效益。CF-LVAD 虽成果显著，但更宽松的供体标准导致心脏移植的死亡率增加，未植入支持装置的移植候选者死亡率相当高，这使得 LVAD 应被作为 D 期心力衰竭患者的主要治疗手段，随后再对符合条件的患者进行心脏移植[36-37]。

终点治疗

由于心脏同种异体移植资源极其有限，对于 D 期心力衰竭患者，CF-LVAD 已逐渐成为一种更受欢迎且容易获得的支持治疗。HM-XVE 开发之后，实践模式才开始向终点治疗（DT）发展。虽然其生存率有所提高，但与 LVAD 植入相关的发病率不容忽视。因此，仅在 FDA 批准 HM Ⅱ LVAD 之后才开始广泛使用 DT，且自 2012 年以来，DT 植入装置的数量已经超过 BTT 植入装置的数量。2014 年，45.7% 的植入装置被用于 DT[27]，有趣的是，其超过了心脏移植的数量。

虽然心力衰竭专家们在评估和治疗患者方面积累了大量的经验，但是在患者选择和装置植入时机方面仍在探索中。DT 的适应证包括依赖慢性正性肌力药物、最佳药物治疗不耐受、终末器官灌注不足、反复住院、衰弱，以及运动心肺负荷试验结果为 VO_2 14 ml/（kg·min）或<50% 的年龄预测最大值。决定将 CF-LVAD 作为 DT 具有挑战性，与 VAD 治疗相关的远期并发症应与单独使用药物治疗的持续性心力衰竭的体征和症状相对比[29]。同样，INTERMACS 量表可以指导决策过程。例如，CF-LVAD 治疗的获益超过了 INTERMACS 量表 1～3 级的风险。相比之下，在 INTERMACS 量表 4～6 级植入装置可预测 LVAD 移植后的生存率高于 INTERMACS 量表

1～3 级，但在患者死亡率较低的情况下，会伴随不良事件（图 22.4）。

针对行 DT 患者的 HeartMate Ⅱ 批准后研究结果显示，INTERMACS 量表 4～7 级的患者 1 年生存率为 82%，1～3 级为 72%[38]。上述生存率明显低于 BTT 患者的 1 年生存率（88%），但这种差异可能是由于 BTT 患者年龄较小以及合并症较少[39]。目前，80% 被批准用作 BTT 或 DT 的装置是用于 INTERMACS 1～3 级患者。更多补充性 INTERMACS 量表（4～7 级）中装置植入的获益仍不明确。这一问题正在 REVIVE-IT 试验中进行评估。该研究是美国国家心、肺和血液研究所（NHLBI）发起的前瞻性随机试验，用于评估 HM Ⅱ 作为 DT 治疗 NYHA 心功能分级 Ⅲ 级心力衰竭患者的效果。由于植入 LVAD 作为 DT 的决策具有挑战性，这项正在进行的研究的目标是在患者中确定植入 CF-LVAD 作为 DT 的临床疗效和成本。

一般来说，许多临床危险因素可预示患者生存率低，并可能将患者排除在 LVAD 候选名单之外。这些危险因素包括高龄、既往心脏手术、肾衰竭和右心室衰竭。老年患者（>65 岁）在急性失代偿期对 CF-LVAD 耐受不佳。尽管如此，长期来看，这些患者的预后在总体上是有利的。最重要的是，与进行持续的药物治疗不同，植入 DT CF-LVAD 的决定意味着患者有望成功地进行后期的康复，且患者正处于可逆性终末器官损伤的阶段，预计将从降低死亡率中获益，且生活质量也有所改善。

心室辅助装置的并发症

随着临床经验的不断积累，植入 VAD 的患者的寿命也有所延长，因此更多的并发症不断突显，治疗方法也在随之发展。VAD 治疗最常见的并发症包括消化道（GI）出血、泵血栓形成、卒中、主动脉瓣关闭不全和右心室衰竭。

消化道出血的发生率高达 40%[41]，其机制包括获得性血管性血友病因子缺乏症、黏膜层动静脉畸形（AVM）和慢性抗凝治疗[42]。随着剪切应力的增加，搏动减少或消失随后引起血管发育不良和 AVM。毛细血管的脆性增加可能导致出血，而抗凝治疗可加剧出血[43]。不幸的是，治疗方案仍然有

限，主要包括停止抗凝和抗血小板治疗、内镜下控制出血来源，以及包括皮下注射奥曲肽[44]和口服沙利度胺[45]在内的超说明书用药。一些小型回顾性研究提示了这些药物的有效性，相关的随机试验正在进行中。

另一个主要的并发症是泵血栓形成（图 22.5）。流入和流出套管的准确定位、抗凝治疗和抗血小板治疗可防止泵内形成血栓。延迟启动、剂量不足或停止抗凝治疗可能与泵内血栓形成有关，并可导致泵衰竭。最初的 HM Ⅱ 试验认为标准治疗是国际标准化比率（INR）达到 2～3，以及服用负荷量 325 mg 阿司匹林（ASA）。低血栓形成和高出血率促使该标准修改为：INR 为 1.8～2.2，ASA 剂量为 81 mg。然而，近期血栓形成发生率增加[46]促进了指南更新[47]。所有的风险因素仍不明确，但包括动力系统相关性感染、肥胖、低龄和女性[48]。增加流入套管的角度和泵囊的深度也被认为是血栓形成的危险因素[49]。相关检查包括测定血清生化标志物，如乳酸脱氢酶和血浆游离血红蛋白的水平。新型超声心动图 RAMP 技术研究认为，存在血栓形成的情况下，高速不会使左心室减压[50]。治疗包括静脉注射普通肝素或阿加曲班、溶栓治疗、强化慢性抗凝治疗，以及经肋下/胸骨下入路进行泵置换[51]。

硬件维护与自我控制仍然是装置寿命的基础。CF-LVAD 患者由前腹壁发出的传动系统连接，并连接到便携式控制器（图 22.6）。传动系统的保养对于避免可能造成破坏性后果的感染至关重要。每周或每两周更换无菌敷料是必需的[52]。若出现传动系统感染，应积极治疗以避免泵置换或紧急移植的可能性。最终可能需要口服或静脉输注抗生素、手术清创、泵置换或移植[53]。

CF-LVAD 在心尖部植入（流入套管），流出套管与升主动脉吻合。来自该套管的血流为顺行，其中部分向主动脉瓣逆行，导致主动脉窦压增加。这种增加的压力可能导致瓣叶融合和脱垂，最终导致晚期主动脉瓣关闭不全。这主要是由于当泵速足够高时，心室可完全休息，使得射入自身主动脉瓣的血液很少或没有。据估计，植入 HM Ⅱ 的患者晚期新发主动脉瓣关闭不全的发生率高达 43.1%，而植入 HW 则高达 65.7%[54]。主动脉瓣不开放与新发反流密切相关[55]。治疗方案包括减少通过装置的流量、降低后负荷和瓣膜置换。手术治疗包括完全瓣膜关闭、瓣膜修复或完全置换机械瓣膜[56-57]。

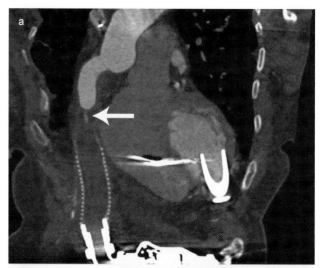
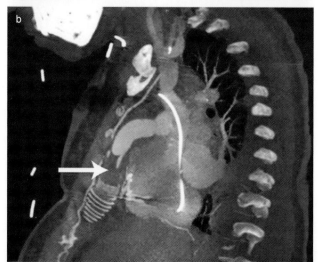
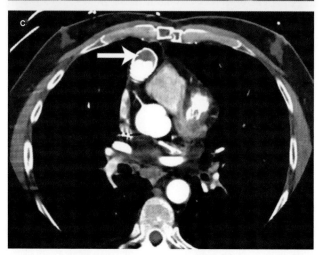

图 22.5 计算机断层扫描图像显示泵血栓形成。（**a**）冠状面显示流出套管血栓（箭头）。（**b**）矢状面显示泵与流出套管的血栓。（**c**）横断面显示层状流出套管血栓

植入 CF-LVAD 的常见并发症是早期右心室（RV）衰竭和进行性右心室功能下降。发生率高达

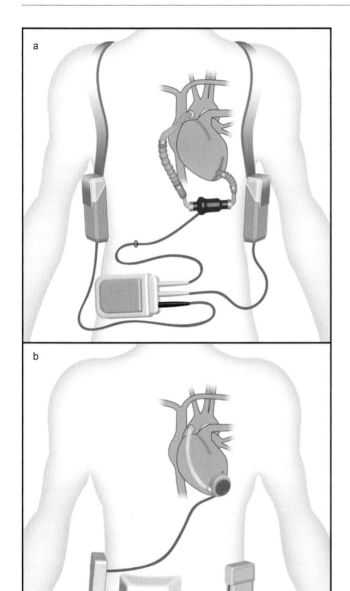

图 22.6 常用的心室辅助装置系统的结构示意图。（**a**）He-artMate Ⅱ。（**b**）HeartWare。这两种 VAD 系统均由植入的硬件、从前腹壁发出并连接到控制器的传动系统和电池组组成

44％[58]，右心室衰竭与死亡率和发病率的增加密切相关[59]。这可能导致 LVAD 流量不足、体外循环撤机困难、组织灌注减少，最终导致多器官衰竭和死亡。因此，识别术后存在右心室衰竭风险的 CF-LVAD 植入患者至关重要，但是通常并不明确。

了解右心室系统的生理学基础最终将指导治疗。右心室与具有高度顺应性的肺血管系统相连，所以它是一个高容量的低压泵而不是压力泵。右心室每

搏量（SV）等于左心室每搏量，但仅占总搏出能力的 25％。因此，右心室对后负荷［肺动脉压（PAP）增加］的变化非常敏感，但对高容量状态更加耐受。与左心室相比，右心室更能抵抗局部缺血，因为静息和氧摄取过程中冠状动脉血流量较小。然而，两个心室相互依赖，所以一个心室的顺应性、形状或大小的任何变化都会影响另一个心室[60]。术前，患者可能出现各种各样的右心室衰竭体征和症状，从相对无症状到高度失代偿。在这些患者中，右心室衰竭的定义为：右心室无法正常充盈和射血，或者在中心静脉压（CVP）正常的情况下右心室无法提供充足的血流进入肺循环。术后，右心室衰竭被定义为尽管给予最大剂量的药物治疗，但右心室仍无法为 CF-LVAD 提供足够的前负荷。

2012 年，INTERMACS 提出了一套用于 LVAD 植入后右心室衰竭的通用标准[61]。右心室衰竭也可以根据发生的时间分为术中、早期或晚期（发生于术后＞14 天）。当心脏指数＜2.0 L/(min·m²) 且 CVP＞20 mmHg 时，术中可发生右心室衰竭。术前危险因素包括 CF-LVAD 目标（DT＞BTT 或 BTR）、女性、终末器官功能不全、术前血流动力学不稳定、术前心脏停搏、机械通气、营养不良、严重的右心室收缩功能不全和术前影像学检查显示的右心室劳损，以及肺血管阻力（PVR）增加、血流动力学参数改变如 CVP 升高（≥15 mmHg）、右心室功能指数低（RVSWI）≥300（mmHg·ml）/m²、肺动脉压低、平均动脉压低、肺血管阻力高。其他危险因素包括非缺血性心肌病、再次手术、重度三尖瓣反流，以及肺栓塞[58,62]。围手术期优化容量状态、收缩力和右心室后负荷是预防右心室衰竭的基础[63]。可开始静脉注射正性肌力药如米力农、肾上腺素或多巴酚丁胺，以促进使肺血管扩张。吸入一氧化氮（NO）和磷酸二酯酶抑制剂也可用于降低肺血管阻力。

如果所有治疗都没有改善右心室功能，那么最终可能需要 MCS。临时 MCS 装置如 CentriMag、Abiomed 和 TandemHeart 已用于急性可逆性病例，更耐用的设备如 PVAD 和 HVAD 已用于"更不可能逆转"的病例（图 22.7）。肺动脉球囊泵和动静脉 ECMO 是用于右心室支持的短期替代疗法。然而，ECMO 并不像 RVAD 那样有效地减轻心室负担，且并发症发生率较高[64]。因此，术前应进行右心室衰竭的风险评估，以判断初始植入双心室辅助装置（BiVAD）或全人工心脏的需求。幸运的是，移植界

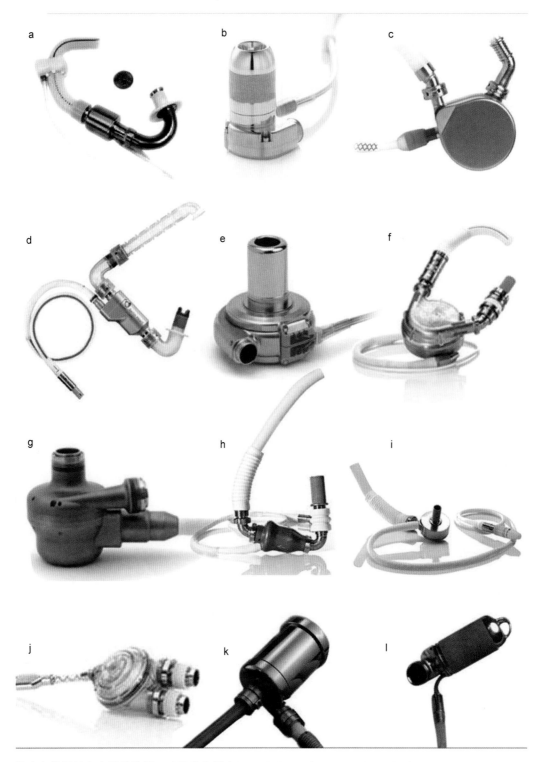

图 22.7 临床上使用的心室辅助装置（已批准和研究）。（**a**）HeartAssist 5。（**b**）MVAD。（**c**）DuraHeart。（**d**）Incor。（**e**）HVAD。（**f**）HeartMate XVE。（**g**）Evaheart。（**h**）HeartMate Ⅱ。（**i**）HeartMate Ⅲ。（**j**）PVAD。（**k**）MiTiHeart。（**l**）Jarvik 2000

越来越关注主要的危险因素，且在植入 LVAD 时需要植入 RVAD 的概率已经显著下降。从 2006 年到 2014 年，植入率下降到 5.2%，这代表对 LVAD 装置的患者选择的提高[27]。

最后，血栓性和出血性并发症（最常见卒中）是与植入 VAD 相关的发病率和死亡率的主要原因[65]。植入 CF-LVAD 的患者卒中发生率约为每年 17％。然而，风险因素仍然不明确，因为传统因素似乎并未影响这些风险[66-67]。在围术期，尽管早期出现的电涌与随后发生的卒中无关，但新泵内早期血栓形成则是卒中发生的风险因素[68]。其他危险因素包括全身感染，可将卒中的风险增加近两倍[69]。尽管如此，先前存在的临床情况（如心房颤动、血压升高）以及和装置本身相关的机械因素（包括纤维蛋白物质在转子上的沉积、主动脉瓣永久闭锁、流入和流出套管的定位），均可使卒中风险升高。

关于传统风险因素如何影响卒中风险仍知之甚少，如既往卒中、高脂血症、糖尿病和吸烟。目前尚不清楚植入 VAD 的患者是否对卒中更易感，主要是由于出血性转化的风险极高，并且由于装置硬件与磁共振不兼容而无法进行全脑成像。除全身感染、血小板计数和抗血栓治疗之外，植入 VAD 的患者出血性卒中的其他危险因素也尚未明确。临床评估应包括病史采集和体格检查、头颅计算机断层扫描成像（CT）以及其他血管成像。

急性出血性卒中患者的治疗方案取决于患者是否出现原发性出血性卒中或出血性转化。逆转凝血障碍可能极具挑战性，因为凝血功能的快速逆转可能导致严重泵血栓形成。然而，出血性转化的存在会改变治疗方法。如果神经影像学检查高度怀疑缺血性卒中的出血性转化，那么如果出血仍然活跃或已导致严重的脑水肿，则凝血障碍通常会逆转。对于 <60 岁大面积缺血性脑卒中的患者，早期去骨瓣减压术可明显降低死亡率。许多发生卒中的 CF-LVAD 患者将来需要进行心脏手术，包括装置置换或心脏移植。因此，需要仔细斟酌进行心脏移植或转换为 DT 的候选者[70]。

耐久型心室辅助装置的类型

图 22.7 和表 22.3 列出了之前或当前或正在研究中的各种耐久型 VAD。脉动型 LVAD（HM-XVE）是第一代正排量泵 VAD，它采用隔膜和单向阀通过装置在舒张期充盈和收缩期排空来模拟心动周期。HM-XVE 由于体积大、不良事件多，使用 2 年后的耐久性有限，现已停产。

表 22.3　耐久型心室辅助装置

装置名称	生产厂家	流量-设计	状态（美国）
HeartMate XVE	Thoratec	脉动—离心	停产
Excor Pediatric	Berlin Heart	脉动—外膜	研究中
PAVD	Thoratec	脉动—离心	已批准
IAVD	Thoratec	脉动—离心	已批准
HeartAssist5	RelianHeart	连续—轴流	研究中
HeartMate Ⅱ	Thoratec	连续—轴流	已批准
Incor	Berlin Heart	连续—轴流	研究中
JarviK 2000	JarviK Heart	连续—轴流	已批准
VentriAssist	Ventracor	连续—离心	停产
Novacor	World Heart	脉动—离心	停产
HeartMate Ⅲ	Thoratec	连续—离心	研究中
MiTiHeart	MiTiHeart Corporation	连续—离心	研究中
HVAD	HeartWare	连续—离心	已批准
DuraHeart	Terumo	连续—离心	研究中
Evaheart	Evaheart，InC.	脉动—离心	研究中
MVAD	HeartWare	连续—离心	研究中

连续-流动 LVAD 是第二代和第三代泵，带有使用永磁场的阀门，可以快速旋转由机械或磁性轴承支撑的单个叶轮。第二代轴流泵的叶轮流出方向平行于旋转轴线。转子在机械或无接触轴承上旋转。第三代离心泵的叶轮流出方向垂直于旋转轴线。在 CF-LVAD 中，泵血流量与转子速度成正比，与左心室和主动脉之间的压差成反比。

轴流泵在流量和前向压力之间呈现出陡峭的反向线性关系。相反，这种关系更平坦，更容易受到离心泵中前向压力变化的影响。在相同的压力变化下，离心泵产生较大的流量变化，范围为 $0 \sim 10$ L/min，而轴流泵的流量范围为 $3 \sim 7$ L/min。离心泵具有更多的脉动波形、更精确的流量估算、更低的抽吸风险，以及更加依赖于加载条件下的装置流量。于 2015 年开始启动的 MOMENTUM Ⅲ 试验，将 HeartMate Ⅱ 作为对照，用于评估新 LVAD 系统（HeartMate Ⅲ）的功效。这项前瞻性、多中心、非盲试验旨在招募进行 BTT 或 DT 的病例。HM Ⅲ 是第三代离心泵，脉动较小（表 22.3）。

右心室辅助装置（RVAD）

右心室衰竭是一种棘手的病理情况，预后不良。

右心室曾被医学界长期忽视，其部分原因是难以全面评估右心，以及认为右心的唯一功能作用是脱氧血液的管道[71]。正常情况下，肺血管系统是一个低压、高容量的系统，血管阻力低于全身血管系统。右心室心肌薄而且顺应性较高，使右心室能够适应静脉回流的巨大变化，而并不显著改变心排血量。右心室的收缩压约为 25 mmHg，大约是左心室所产生收缩压的 1/5。右心室纵切面呈三角形，横截面呈新月形，其收缩性主要为纵向蠕动形式[72-73]。

右心室衰竭的原发性病因包括右心室心肌梗死、致心律失常性右心室心肌病、先天性疾病、瓣膜疾病和浸润性心肌病等。继发性病因包括 LVAD 相关性肺动脉高压、肺栓塞和脓毒症。右心室衰竭是死亡率的强预测因子，无论是否存在左心室衰竭，死亡率约为 40%[74]。CF-LVAD 植入术后右心室衰竭尤其显著，使得其死亡率超过 40%，并可能需要右心室 MCS[63]。

不幸的是，治疗仍然有局限性，疗效并不理想。治疗选择包括药物治疗、MCS 和心脏移植。右心室复杂的几何结构及其与左心室的相互作用使 RVAD 植入极具挑战性。如果优化容量状态和正性肌力支持仍不能充分改善右心室功能，则需要更高水平的 MCS。右心室支持可临时使用（使用 ECMO 或 CentriMag）或者长期使用，尽管目前尚无获得 FDA 批准用于右心室支持的 CF-VAD。多个中心已经使用了体外 PVAD、超说明书使用 HVAD 或转换为全人工心脏。对于不适合移植的患者，应考虑永久性 RVAD，但其死亡率仍然居高不下[63]。在肺血管阻力明显升高的情况下应避免使用 RVAD，因为从 RVAD 到肺循环的血流量增加可能导致肺动脉压急剧升高和肺损伤，而不能有效增加心排血量。

小结

综上所述，MCS 装置的发展历史悠久，离不开具有创新精神的研究人员和勇敢的患者所做出的巨大贡献。这项创新已经转化为治疗终末期心力衰竭患者的方法。现如今，VAD 治疗为严格筛选出的患者提供了更大的生存获益，但仍然存在相关并发症。在不久的将来，会有越来越多的患者使用 VAD 进行 DT，并可能成为终末期心力衰竭的主要治疗方法。工程创新将侧重于开发内部电池供电的发电装置，

以及减少血栓和出血并发症的策略。MCS 的未来具有广阔的前景。

参考文献

1. Kemp CD, Conte JV. The pathophysiology of heart failure. Cardiovasc Pathol. 2012;21(5):365–71.
2. Thiele H, Ohman EM, Desch S, Eitel I, de Waha S. Management of cardiogenic shock. Eur Heart J. 2015;36(20):1223–30.
3. Fang JC, Ewald GA, Allen LA, Butler J, Westlake Canary CA, Colvin-Adams M, Dickinson MG, Levy P, Stough WG, Sweitzer NK, Teerlink JR, Whellan DJ, Albert NM, Krishnamani R, Rich MW, Walsh MN, Bonnell MR, Carson PE, Chan MC, Dries DL, Hernandez AF, Hershberger RE, Katz SD, Moore S, Rodgers JE, Rogers JG, Vest AR, Givertz MM, Heart Failure Society of America Guidelines Committee. Advanced (stage D) heart failure: a statement from the Heart Failure Society of America Guidelines Committee. J Card Fail. 2015;21(6):519–34.
4. Ashraf O, Sharif H. Cardiac failure, transplantation and donation: current perspectives. J Cardiovasc Surg (Torino). 2015;56(4):661–9.
5. Colvin-Adams M, Smith JM, Heubner BM, Skeans MA, Edwards LB, Waller CD, Callahan ER, Snyder JJ, Israni AK, Kasiske BL. OPTN/SRTR 2013 Annual Data Report: heart. Am J Transplant. 2015;15 Suppl 2:1–28.
6. Rose EA, Gelijns AC, Moskowitz AJ, Heitjan DF, Stevenson LW, Dembitsky W, Long JW, Ascheim DD, Tierney AR, Levitan RG, Watson JT, Meier P, Ronan NS, Shapiro PA, Lazar RM, Miller LW, Gupta L, Frazier OH, Desvigne-Nickens P, Oz MC, Poirier VL, Randomized Evaluation of Mechanical Assistance for the Treatment of Congestive Heart Failure (REMATCH) Study Group. Long-term use of a left ventricular assist device for end-stage heart failure. N Engl J Med. 2001;345(20):1435–43.
7. Aaronson KD, Slaughter MS, Miller LW, McGee EC, Cotts WG, Acker MA, Jessup ML, Gregoric ID, Loyalka P, Frazier OH, Jeevanandam V, Anderson AS, Kormos RL, Teuteberg JJ, Levy WC, Naftel DC, Bittman RM, Pagani FD, Hathaway DR, Boyce SW, HeartWare Ventricular Assist Device (HVAD) Bridge to Transplant ADVANCE Trial Investigators. Use of an intrapericardial, continuous-flow, centrifugal pump in patients awaiting heart transplantation. Circulation. 2012;125(25):3191–200.
8. Slaughter MS, Rogers JG, Milano CA, Russell SD, Conte JV, Feldman D, Sun B, Tatooles AJ, Delgado 3rd RM, Long JW, Wozniak TC, Ghumman W, Farrar DJ, Frazier OH, HeartMate II Investigators. Advanced heart failure treated with continuous-flow left ventricular assist device. N Engl J Med. 2009;361(23):2241–51.
9. Miller LW, Pagani FD, Russell SD, John R, Boyle AJ, Aaronson KD, Conte JV, Naka Y, Mancini D, Delgado RM, MacGillivray TE, Farrar DJ, Frazier OH, HeartMate II Clinical Investigators. Use of a continuous-flow device in patients awaiting heart transplantation. N Engl J Med. 2007;357(9):885–96.
10. Farber S, Lasker M. Citation-The 1963 Albert Lasker award for clinical research presented to Michael E. DeBakey. Bull N Y Acad Med. 1963;39(11):704–5.
11. Frazier OH. Left ventricular assist device as a bridge to partial left ventriculectomy. Eur J Cardiothorac Surg. 1999;15 Suppl 1:S20–5. discussion S39-43.
12. Loor G, Gonzalez-Stawinski G. Pulsatile vs. continuous flow in ventricular assist device therapy. Best Pract Res Clin Anaesthesiol. 2012;26(2):105–15.
13. Moazami N, Dembitsky WP, Adamson R, Steffen RJ, Soltesz EG, Starling RC, Fukamachi K. Does pulsatility matter in the era of continuous-flow blood pumps? J Heart Lung Transplant. 2015;34(8):999–1004.

14. Saito S, Nishinaka T. Chronic nonpulsatile blood flow is compatible with normal end-organ function: implications for LVAD development. J Artif Organs. 2005;8(3):143–8.

15. Feller ED, Sorensen EN, Haddad M, Pierson 3rd RN, Johnson FL, Brown JM, Griffith BP. Clinical outcomes are similar in pulsatile and nonpulsatile left ventricular assist device recipients. Ann Thorac Surg. 2007;83(3):1082–8.

16. Cheng A, Williamitis CA, Slaughter MS. Comparison of continuous-flow and pulsatile-flow left ventricular assist devices: is there an advantage to pulsatility? Ann Cardiothorac Surg. 2014;3(6):573–81.

17. Kato TS, Chokshi A, Singh P, Khawaja T, Cheema F, Akashi H, Shahzad K, Iwata S, Homma S, Takayama H, Naka Y, Jorde U, Farr M, Mancini DM, Schulze PC. Effects of continuous-flow versus pulsatile-flow left ventricular assist devices on myocardial unloading and remodeling. Circ Heart Fail. 2011;4(5):546–53.

18. Canseco DC, Kimura W, Garg S, Mukherjee S, Bhattacharya S, Abdisalaam S, Das S, Asaithamby A, Mammen PP, Sadek HA. Human ventricular unloading induces cardiomyocyte proliferation. J Am Coll Cardiol. 2015;65(9):892–900.

19. Felkin LE, Lara-Pezzi E, George R, Yacoub MH, Birks EJ, Barton PJ. Expression of extracellular matrix genes during myocardial recovery from heart failure after left ventricular assist device support. J Heart Lung Transplant. 2009;28(2):117–22.

20. Pan S, Aksut B, Wever-Pinzon OE, Rao SD, Levin AP, Garan AR, Fried JA, Takeda K, Hiroo T, Yuzefpolskaya M, Uriel N, Jorde UP, Mancini DM, Naka Y, Colombo PC, Topkara VK. Incidence and predictors of myocardial recovery on long-term left ventricular assist device support: results from the United Network for Organ Sharing database. J Heart Lung Transplant. 2015;34(12):1624–9.

21. Baldwin AC, Sandoval E, Letsou GV, Mallidi HR, Cohn WE, Frazier OH. Surgical approach to continuous-flow left ventricular assist device explantation: a comparison of outcomes. J Thorac Cardiovasc Surg. 2016;151(1):192–8.

22. Birks EJ, Tansley PD, Hardy J, George RS, Bowles CT, Burke M, Banner NR, Khaghani A, Yacoub MH. Left ventricular assist device and drug therapy for the reversal of heart failure. N Engl J Med. 2006;355(18):1873–84.

23. Damm G, Mizuguchi K, Bozeman R, Akkerman J, Aber G, Svejkovsky P, Takatani S, Nosé Y, Noon GP, DeBakey ME. In vitro performance of the Baylor/NASA axial flow pump. Artif Organs. 1993;17(7):609–13.

24. Noon GP, Morley DL, Irwin S, Abdelsayed SV, Benkowski RJ, Lynch BE. Clinical experience with the MicroMed DeBakey ventricular assist device. Ann Thorac Surg. 2001;71(3 Suppl):S133–8. discussion S144-6.

25. Schmitto JD, Hanke JS, Rojas SV, Avsar M, Haverich A. First implantation in man of a new magnetically levitated left ventricular assist device (HeartMate III). J Heart Lung Transplant. 2015;34(6):858–60.

26. Lund LH, Edwards LB, Kucheryavaya AY, Dipchand AI, Benden C, Christie JD, Dobbels F, Kirk R, Rahmel AO, Yusen RD, Stehlik J, International Society for Heart and Lung Transplantation. The Registry of the International Society for Heart and Lung Transplantation: Thirtieth official adult heart transplant report--2013; focus theme: age. J Heart Lung Transplant. 2013;32(10):951–64.

27. Kirklin JK, Naftel DC, Pagani FD, Kormos RL, Stevenson LW, Blume ED, Myers SL, Miller MA, Baldwin JT, Young JB. Seventh INTERMACS annual report: 15,000 patients and counting. J Heart Lung Transplant. 2015;34(12):1495–504.

28. Mancini D, Colombo PC. Left ventricular assist devices: a rapidly evolving alternative to transplant. J Am Coll Cardiol. 2015;65(23):2542–55.

29. Peura JL, Colvin-Adams M, Francis GS, Grady KL, Hoffman TM, Jessup M, John R, Kiernan MS, Mitchell JE, O'Connell JB, Pagani FD, Petty M, Ravichandran P, Rogers JG, Semigran MJ, Toole JM, American Heart Association Heart Failure and Transplantation Committee of the Council on Clinical Cardiology; Council on Cardiopulmonary, Critical Care, Perioperative and Resuscitation; Council on Cardiovascular Disease in the Young; Council on Cardiovascular Nursing; Council on Cardiovascular Radiology and Intervention, and Council on Cardiovascular Surgery and Anesthesia. Recommendations for the use of mechanical circulatory support: device strategies and patient selection: a scientific statement from the American Heart Association. Circulation. 2012;126(22):2648–67.

30. McMurray JJ, Adamopoulos S, Anker SD, Auricchio A, Böhm M, Dickstein K, Falk V, Filippatos G, Fonseca C, Gomez-Sanchez MA, Jaarsma T, Køber L, Lip GY, Maggioni AP, Parkhomenko A, Pieske BM, Popescu BA, Rønnevik PK, Rutten FH, Schwitter J, Seferovic P, Stepinska J, Trindade PT, Voors AA, Zannad F, Zeiher A, ESC Committee for Practice Guidelines. ESC Guidelines for the diagnosis and treatment of acute and chronic heart failure 2012: the Task Force for the Diagnosis and Treatment of Acute and Chronic Heart Failure 2012 of the European Society of Cardiology. Developed in collaboration with the Heart Failure Association (HFA) of the ESC. Eur Heart J. 2012;33(14):1787–847.

31. Martin J, Siegenthaler MP, Friesewinkel O, Fader T, van de Loo A, Trummer G, Berchtold-Herz M, Beyersdorf F. Implantable left ventricular assist device for treatment of pulmonary hypertension in candidates for orthotopic heart transplantation-a preliminary study. Eur J Cardiothorac Surg. 2004;25(6):971–7.

32. Salzberg SP, Lachat ML, von Harbou K, Zünd G, Turina MI. Normalization of high pulmonary vascular resistance with LVAD support in heart transplantation candidates. Eur J Cardiothorac Surg. 2005;27(2):222–5.

33. Trivedi JR, Cheng A, Singh R, Williams ML, Slaughter MS. Survival on the heart transplant waiting list: impact of continuous flow left ventricular assist device as bridge to transplant. Ann Thorac Surg. 2014;98(3):830–4.

34. Takeda K, Takayama H, Kalesan B, Uriel N, Colombo PC, Jorde UP, Yuzefpolskaya M, Mancini DM, Naka Y. Outcome of cardiac transplantation in patients requiring prolonged continuous-flow left ventricular assist device support. J Heart Lung Transplant. 2015;34(1):89–99.

35. Quader MA, Wolfe LG, Kasirajan V. Heart transplantation outcomes in patients with continuous-flow left ventricular assist device-related complications. J Heart Lung Transplant. 2015;34(1):75–81.

36. Bonacchi M, Harmelin G, Bugetti M, Sani G. Mechanical ventricular assistance as destination therapy for end-stage heart failure: has it become a first line therapy? Front Surg. 2015;2:35.

37. Schumer EM, Black MC, Monreal G, Slaughter MS. Left ventricular assist devices: current controversies and future directions. Eur Heart J. 2015; pii: ehv590.

38. Jorde UP, Kushwaha SS, Tatooles AJ, Naka Y, Bhat G, Long JW, Horstmanshof DA, Kormos RL, Teuteberg JJ, Slaughter MS, Birks EJ, Farrar DJ, Park SJ, HeartMate II Clinical Investigators. Results of the destination therapy post-food and drug administration approval study with a continuous flow left ventricular assist device: a prospective study using the INTERMACS registry (Interagency Registry for Mechanically Assisted Circulatory Support). J Am Coll Cardiol. 2014;63(17):1751–7.

39. Starling RC, Naka Y, Boyle AJ, Gonzalez-Stawinski G, John R, Jorde U, Russell SD, Conte JV, Aaronson KD, McGee Jr EC, Cotts WG, DeNofrio D, Pham DT, Farrar DJ, Pagani FD. Results of the post-U.S. Food and Drug Administration-approval study with a continuous flow left ventricular assist device as a bridge to heart transplantation: a prospective study using the INTERMACS (Interagency Registry for Mechanically Assisted Circulatory Support). J Am Coll Cardiol. 2011;57(19):1890–8.

40. Baldwin JT, Mann DL. NHLBI's program for VAD therapy for moderately advanced heart failure: the REVIVE-IT pilot trial. J Card Fail. 2010;16(11):855–8.

41. Jabbar HR, Abbas A, Ahmed M, Klodell Jr CT, Chang M, Dai Y, Draganov PV. The incidence, predictors and outcomes of gastrointestinal bleeding in patients with left ventricular assist device (LVAD). Dig Dis Sci. 2015;60(12):3697–706.

42. Harvey L, Holley CT, John R. Gastrointestinal bleed after left ventricular assist device implantation: incidence, management, and prevention. Ann Cardiothorac Surg. 2014;3(5):475–9.

43. Guha A, Eshelbrenner CL, Richards DM, Monsour Jr HP. Gastrointestinal bleeding after continuous-flow left ventricular device implantation: review of pathophysiology and management. Methodist Debakey Cardiovasc J. 2015;11(1):24–7.

44. Loyaga-Rendon RY, Hashim T, Tallaj JA, Acharya D, Holman W, Kirklin J, Pamboukian SV. Octreotide in the management of recurrent gastrointestinal bleed in patients supported by continuous flow left ventricular assist devices. ASAIO J. 2015;61(1):107–9.

45. Draper K, Kale P, Martin B, Cordero K, Ha R, Banerjee D. Thalidomide for treatment of gastrointestinal angiodysplasia in patients with left ventricular assist devices: case series and treatment protocol. J Heart Lung Transplant. 2015;34(1):132–4.

46. Starling RC, Moazami N, Silvestry SC, Ewald G, Rogers JG, Milano CA, Rame JE, Acker MA, Blackstone EH, Ehrlinger J, Thuita L, Mountis MM, Soltesz EG, Lytle BW, Smedira NG. Unexpected abrupt increase in left ventricular assist device thrombosis. N Engl J Med. 2014;370(1):33–40.

47. Goldstein DJ, John R, Salerno C, Silvestry S, Moazami N, Horstmanshof D, Adamson R, Boyle A, Zucker M, Rogers J, Russell S, Long J, Pagani F, Jorde U. Algorithm for the diagnosis and management of suspected pump thrombus. J Heart Lung Transplant. 2013;32(7):667–70.

48. Klodell CT, Massey HT, Adamson RM, Dean DA, Horstmanshof DA, Ransom JM, Salerno CT, Cowger JA, Aranda Jr JM, Chen L, Long JW, Dembitsky W. Factors related to pump thrombosis with the Heartmate II left ventricular assist device. J Card Surg. 2015;30(10):775–80.

49. Taghavi S, Ward C, Jayarajan SN, Gaughan J, Wilson LM, Mangi AA. Surgical technique influences HeartMate II left ventricular assist device thrombosis. Ann Thorac Surg. 2013;96(4):1259–65.

50. Uriel N, Morrison KA, Garan AR, Kato TS, Yuzefpolskaya M, Latif F, Restaino SW, Mancini DM, Flannery M, Takayama H, John R, Colombo PC, Naka Y, Jorde UP. Development of a novel echocardiography ramp test for speed optimization and diagnosis of device thrombosis in continuous-flow left ventricular assist devices: the Columbia ramp study. J Am Coll Cardiol. 2012;60(18):1764–75.

51. Jennings DL, Weeks PA. Thrombosis in continuous-flow left ventricular assist devices: pathophysiology, prevention, and pharmacologic management. Pharmacotherapy. 2015;35(1):79–98.

52. Cagliostro B, Levin AP, Fried J, Stewart S, Parkis G, Mody KP, Garan AR, Topkara V, Takayama H, Naka Y, Jorde UP, Uriel N. Continuous-flow left ventricular assist devices and usefulness of a standardized strategy to reduce drive-line infections. J Heart Lung Transplant. 2016;35(1):108–14.

53. Nienaber JJ, Kusne S, Riaz T, Walker RC, Baddour LM, Wright AJ, Park SJ, Vikram HR, Keating MR, Arabia FA, Lahr BD, Sohail MR, Mayo Cardiovascular Infections Study Group. Clinical manifestations and management of left ventricular assist device-associated infections. Clin Infect Dis. 2013;57(10):1438–48.

54. Patil NP, Sabashnikov A, Mohite PN, Garcia D, Weymann A, Zych B, Bowles CT, Hards R, Hedger M, Popov AF, De Robertis F, Moza A, Bahrami T, Amrani M, Rahman-Haley S, Banner NR, Simon AR. De novo aortic regurgitation after continuous-flow left ventricular assist device implantation. Ann Thorac Surg. 2014;98(3):850–7.

55. Jorde UP, Uriel N, Nahumi N, Bejar D, Gonzalez-Costello J, Thomas SS, Han J, Morrison KA, Jones S, Kodali S, Hahn RT, Shames S, Yuzefpolskaya M, Colombo P, Takayama H, Naka Y. Prevalence, significance, and management of aortic insufficiency in continuous flow left ventricular assist device recipients. Circ Heart Fail. 2014;7(2):310–9.

56. Schechter MA, Joseph JT, Krishnamoorthy A, Finet JE, Ganapathi AM, Lodge AJ, Milano CA, Patel CB. Efficacy and durability of central oversewing for treatment of aortic insufficiency in patients with continuous-flow left ventricular assist devices. J Heart Lung Transplant. 2014;33(9):937–42.

57. Krause R, Metz D, Bushnaq H. Direct aortic transcatheter aortic valve implantation for pure aortic valve regurgitation after implantation of a left ventricular assist device. J Thorac Cardiovasc Surg. 2014;147(4):e38–41.

58. Patlolla B, Beyqui R, Haddad F. Right-ventricular failure following left ventricle assist device implantation. Curr Opin Cardiol. 2013;28(2):223–33.

59. Takeda K, Takayama H, Colombo PC, Yuzefpolskaya M, Fukuhara S, Han J, Kurlansky P, Mancini DM, Naka Y. Incidence and clinical significance of late right heart failure during continuous-flow left ventricular assist device support. J Heart Lung Transplant. 2015;34(8):1024–32.

60. Naeije R, Manes A. The right ventricle in pulmonary arterial hypertension. Eur Respir Rev. 2014;23(134):476–87.

61. Holman WL. Interagency Registry for Mechanically Assisted Circulatory Support (INTERMACS): what have we learned and what will we learn? Circulation. 2012;126(11):1401–6.

62. Koprivanac M, Kelava M, Sirić F, Cruz VB, Moazami N, Mihaljević T. Predictors of right ventricular failure after left ventricular assist device implantation. Croat Med J. 2014;55(6):587–95.

63. Argiriou M, Kolokotron SM, Sakellaridis T, Argiriou O, Charitos C, Zarogoulidis P, Katsikogiannis N, Kougioumtzi I, Machairiotis N, Tsiouda T, Tsakiridis K, Zarogoulidis K. Right heart failure post left ventricular assist device implantation. J Thorac Dis. 2014;6 Suppl 1:S52–9.

64. Steffen RJ, Halbreiner MS, Zhang L, Fukamachi K, Soltesz EG, Starling RC, Moazami N. Mechanical circulatory support for the right ventricle in the setting of a left ventricular assist device. Expert Rev Med Devices. 2014;11(6):587–93.

65. Backes D, van den Bergh WM, van Duijn AL, Lahpor JR, van Dijk D, Slooter AJ. Cerebrovascular complications of left ventricular assist devices. Eur J Cardiothorac Surg. 2012;42(4):612–20.

66. Tsukui H, Abla A, Teuteberg JJ, McNamara DM, Mathier MA, Cadaret LM, Kormos RL. Cerebrovascular accidents in patients with a ventricular assist device. J Thorac Cardiovasc Surg. 2007;134(1):114–23.

67. Harvey L, Holley C, Roy SS, Eckman P, Cogswell R, Liao K, John R. Stroke after left ventricular assist device implantation: outcomes in the continuous-flow era. Ann Thorac Surg. 2015;100(2):535–41.

68. Salerno CT, Sundareswaran KS, Schleeter TP, Moanie SL, Farrar DJ, Walsh MN. Early elevations in pump power with the HeartMate II left ventricular assist device do not predict late adverse events. J Heart Lung Transplant. 2014;33(8):809–15.

69. Kato TS, Schulze PC, Yang J, Chan E, Shahzad K, Takayama H, Uriel N, Jorde U, Farr M, Naka Y, Mancini D. Pre-operative and post-operative risk factors associated with neurologic complications in patients with advanced heart failure supported by a left ventricular assist device. J Heart Lung Transplant. 2012;31(1):1–8.

70. Willey JZ, Demmer RT, Takayama H, Colombo PC, Lazar RM. Cerebrovascular disease in the era of left ventricular assist devices with continuous flow: risk factors, diagnosis, and treatment. J Heart Lung Transplant. 2014;33(9):878–87.

71. Haddad F, Hunt SA, Rosenthal DN, Murphy DJ. Right ventricular function in cardiovascular disease, part I: anatomy, physiology, aging, and functional assessment of the right ventricle. Circulation. 2008;117(11):1436–48.

72. Buckberg G, Hoffman JI. Right ventricular architecture responsible for mechanical performance: unifying role of ventricular septum. J Thorac Cardiovasc Surg. 2014;148(6):3166–71.

73. Naeije R, Brimioulle S, Dewachter L. Biomechanics of the right ventricle in health and disease (2013 Grover Conference series). Pulm Circ. 2014;4(3):395–406.

74. Haddad F, Doyle R, Murphy DJ, Hunt SA. Right ventricular function in cardiovascular disease, part II: pathophysiology, clinical importance, and management of right ventricular failure. Circulation. 2008;117(13):1717–31.

75. Heart Failure Society of America, Lindenfeld J, Albert NM, Boehmer JP, Collins SP, Ezekowitz JA, Givertz MM, Katz SD, Klapholz M, Moser DK, Rogers JG, Starling RC, Stevenson WG, Tang WH, Teerlink JR, Walsh MN. HFSA 2010 comprehensive heart failure practice guideline. J Card Fail. 2010;16(6):e1–194.

成人损伤和衰竭心脏的再生机制

第23章

Jop H. van Berlo，Mary G. Garry，and Daniel J. Garry

（贾　政　刘　茜　陈志鹏　译　汪　毅　审校）

引言

心血管疾病是全球和美国死亡的首要原因[1-3]。尽管心肌梗死和其他心肌损伤（心肌炎、毒素诱导性心肌病、遗传性疾病等）很常见，但由于心肌细胞进行性丢失，常常进展为心力衰竭[4]。既往研究已经证实，许多成年期哺乳动物的器官具有强大的再生能力（如皮肤、骨骼肌、骨髓、肝、肠），但心脏的再生能力较为有限[5-6]。近期的研究结果对该理论提出质疑。他们认为低等生物体具有心脏再生能力，并有助于确定支配修复和再生的关键调节机制[7]。因此，人们对明确再生的信号级联和可能最终被调节并增强成人心脏再生能力的因子产生了浓厚的兴趣。本章对该领域进行概述，并着重介绍促使再生治疗成为可能的机制、途径和因素。

低等生物体的再生能力：蝾螈

在各种无脊椎动物中经常可观察到成年心脏的再生[7]，但脊椎动物的再生能力较为有限[5]。研究低等生物体再生能力的优势之一是能够揭示进化过程中保守的再生途径和机制。该策略的基本原理是通过保守途径诱导低等生物体再生，这可能为哺乳动物的进化机制提供线索，这些机制是导致再生能力受限的原因，而上述努力可能为刺激再生提供机会。例如，众所周知，蝾螈和火蜥蜴具有截肢后重新长出尾巴或肢体的能力。这种能力很有可能作为逃避掠食者的机制而逐渐保守，但蝾螈和火蜥蜴的再生能力也可在其他器官中观察到，如视网膜、下颌骨和心脏[8]。

20 世纪 70 年代 Oberpriller 兄弟首次提出成年蝾螈心脏具有再生的能力[9-10]。虽然早期已有实验表明青蛙甚至新生啮齿类动物的心脏中存在细胞增殖和有丝分裂[11-12]，但 Oberpriller 兄弟使用电子显微镜首次明确证实蝾螈心脏损伤后心肌细胞的有丝分裂和增殖反应[9]。在这些研究中，Oberpriller 兄弟严密监测心尖部切除 10%～15% 后成年蝾螈的表现。他们记录到了损伤后发生的一系列事件，包括心尖部血栓形成，随后出现坏死和巨噬细胞活化，进而出现被切断的心脏完全再生。有趣的是，研究

人员指出，这种再生过程需要 1～2 周的时间才能使心肌细胞开始增殖。在初始阶段，被切断组织的边缘区域会经历去分化过程，导致已分化细胞逆向回归到祖细胞阶段[13-14]。在去分化后，这些祖细胞重新进入细胞周期，增殖并最终分化生成新的心肌细胞以恢复细胞结构。去分化过程可能涉及细胞外基质（ECM）组分的变化，这些变化可能部分驱动再生过程[15]。

蝾螈心肌细胞增殖的过程与哺乳动物心肌细胞并无显著差异。成年蝾螈和小鼠心肌细胞之间的主要差异之一是单核心肌细胞的比例，蝾螈的这一比例高于 95%，但在小鼠中低于 20%[16-17]。人类的分布更平均——约有 75% 的单核心肌细胞[18]。蝾螈和哺乳动物之间的另一个重要区别是在体外培养过程中可增殖的成年心肌细胞比例。当成年蝾螈心肌细胞被分离和培养时，大多数心肌细胞会重新进入细胞周期（S 期）并开始增殖[14,17]。然而，实际上只有 1/3 开始增殖的细胞通过胞质分裂完成细胞周期[14]。这一发现表明，蝾螈心脏中并非所有心肌细胞都具有相同的去分化能力并参与心脏修复过程。

尽管蝾螈长期以来一直是研究心脏再生的重要动物模型，但该模型的局限性包括无法使用遗传学技术（如转基因、基因敲除、遗传命运图谱等）、饲养条件不明确以及对水生与陆生生命周期的偏好等[19-20]。然而，随着基因编辑技术的引入（如 CRISPR/Cas9 介导的基因靶向技术），这些局限性能够得到解决。尽管如此，成年蝾螈心脏的强大再生能力促使众多研究者专注于成人心脏修复和再生机制。

低等生物体的再生能力：斑马鱼

斑马鱼已经在很大程度上取代了蝾螈作为再生模型（图 23.1）[21]。斑马鱼的第一个主要优势是能够在整个发育过程中监测透明胚胎[22]。第二个主要优势是斑马鱼很容易繁殖，在每个孵育器中都能产生数百个受精卵。第三个优势是斑马鱼基因组已经测序完毕[23]。第四个优势是可利用基因工具构建转基因斑马鱼模型，使用前向遗传学作为表型的筛选工具，根据反向遗传学使用吗啉代介导的基因敲除来抑制基因表达，或使用基因编辑技术来构建突变

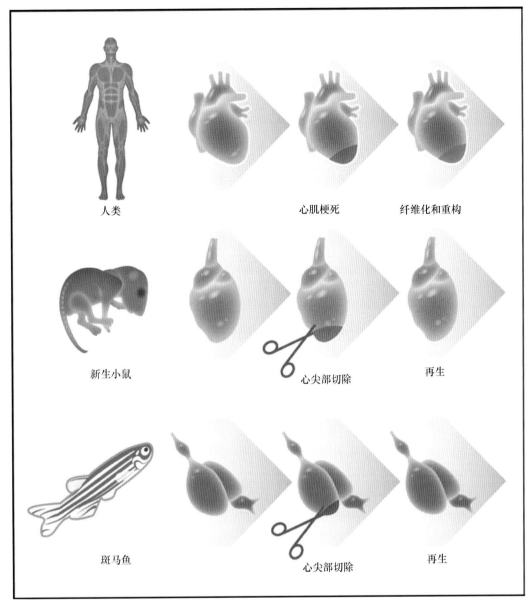

图 23.1　模型生物的分化再生能力。图中可见成人、新生小鼠和斑马鱼心脏的分化再生能力。第一排显示人类心脏对心肌梗死的典型反应，即导致瘢痕的产生。然而，新生小鼠和斑马鱼都具有修复受损心肌并完全恢复正常心肌结构的能力。新生小鼠和斑马鱼的这种再生能力主要是由于存活心肌细胞重新进入细胞周期并增殖

体模型，这些优势共同促使斑马鱼成为使用最广泛的脊椎动物模型之一。

　　Poss 等在 2002 年发表的一篇开创性文章表明，斑马鱼心尖部切除后的再生能力与成年蝾螈心脏的能力相同[24]。与蝾螈类似，斑马鱼保有刺激心肌细胞增殖以使丢失或受损心肌再生的能力。在这项研究之后，斑马鱼作为心脏再生研究的模型生物受到了广泛关注，因为事实证明，它能够相对容易地解决有关控制低等生物体心脏再生机制的主要问题。

　　使用斑马鱼模型解决的一个重要问题是心脏损伤后新形成的心肌细胞的来源[25]。尽管研究表明，成年蝾螈心肌细胞去分化导致的细胞增殖是心脏损伤后出现新的心肌细胞的主要机制，但是目前还不清楚这些机制是否也可用于斑马鱼。理论上，根据对斑马鱼和小鼠的研究，新形成的心肌细胞至少有 3 种不同的起源[26]。对小鼠的研究表明，心脏祖细胞（CPC）存在于成年小鼠心脏中，可分化出心脏中存在的所有主要谱系[27-28]。另外，心外膜细胞可以在发育过程中促进心肌细胞形成，并且可能是损伤后心肌细胞的来源[29-32]。最后，如在蝾螈模型中看到

的那样，现有心肌细胞增殖产生新的心肌细胞将成为可能。

遗传谱系追踪技术是识别这些可能性的一个重要方法。该技术使用遗传驱动因子来表达噬菌体蛋白 Cre 重组酶，其也能以诱导型的方式表达以便在加入他莫昔芬后进行时间控制。然后，这种（可诱导型）蛋白可识别被称为 loxP 位点的特定 DNA 回文序列，并将两个空间上分离的 loxP 位点重组为一个 loxP 位点，从而删除两个位点中间的 DNA 序列。这种方法可用于确定祖细胞、心外膜细胞和心肌细胞在斑马鱼心尖部切除后心脏再生中的作用[25]。

最初报道心尖部切除术后心脏再生的研究显示，心脏需要 60 天才能完全再生[24]。有趣的是，在第一周内无新的心肌细胞形成，并且在未成熟心肌细胞出现之前至少需要 1 周时间。通常，在损伤/再生区域中出现细胞增殖产生的成熟心肌细胞需要多达 2 周的时间。

这些新形成的心肌细胞的来源可使用谱系追踪技术来确定。第一次尝试是使用非诱导型心肌细胞驱动的双荧光报告基因，其表达绿色荧光蛋白（GFP）和红色荧光蛋白（RFP）[29,33]。该早期研究推断，与 RFP 相比，在 GFP 折叠的基线条件下，蛋白质折叠和降解动力学更快。基于这些动力学特点，损伤后 7 天（尚未表达 RFP）出现表达 GFP 的细胞可作为心肌细胞一定是未分化祖细胞的衍生物的证据，尽管这些祖细胞的确切来源尚未明确[29]。

虽然最初的数据表明新形成的细胞源自祖细胞，因为它们是 GFP+ 和 RFP−，但同一研究团队后续在获得双荧光报告基因的结果后重新解释了这些数据，并得出结论认为新产生的心肌细胞可能来源于现有心肌细胞[25]，其进一步通过使用 Gata4 增强子驱动的 Cre 重组酶所得到的一系列证据证实了这一结论[25]。该增强子仅在斑马鱼发育期间以及损伤时发挥作用，特别是在心肌细胞中。同样，结果显示新形成的心肌细胞来源于现有的心肌细胞。第三类证据使用仅在损伤前 5 天的心肌细胞中特异性激活的诱导型 Cre 重组酶。同样，所有新形成的心肌细胞均显示在诱导损伤前即具有被激活的报告基因的活性。

最后，一系列完全独立的证据应用心外膜激活的遗传驱动因子进行遗传谱系追踪。据推测，新形成的心肌细胞亚群来源于心外膜。在转录因子 21（Tcf21）的控制下可构建出表达诱导型 Cre 重组酶的转基因细胞系，Tcf21 是哺乳动物的心外膜标志物[34]。虽然心外膜细胞为新形成的心脏组织提供了许多细胞基础，但这些被标记的细胞未能分化成心肌细胞。大多数心外膜细胞在发育过程中经过上皮间质的转化过程而分化为血管周细胞。

目前已经证实成年斑马鱼进行心尖部切除后大多数（如果不是全部）新形成的心肌细胞来源于现有心肌细胞，重要的是需确定该过程是否涉及许多同时经历该过程的心肌细胞，或者它是否仅代表这些细胞的亚群。为了解决这个问题，产生了 Brainbow 转基因多色荧光报告基因系统[35]。该报告基因系针对 Cre 重组酶的激活表达 3 种不同分子量的荧光蛋白。该系统通过叠加 3 种颜色而产生许多不同的颜色。针对诱导型心肌细胞特异性 Cre 驱动因子使用该报告基因的转基因激活，结果显示，在发育过程中，斑马鱼心脏中数量有限的克隆细胞促进分化出不同的心肌细胞谱系，产生 3 种不同的心肌细胞谱系：原初层、小梁层和皮质层。重要的是，在心尖部切除术后，只有少数的克隆细胞是导致大部分再生心肌的原因[35]。

目前的研究主要集中在调控心尖部切除术后再生过程的潜在信号通路（图 23.2）。斑马鱼心尖部切除与哺乳动物心脏损伤之间的重要区别是是否存在瘢痕组织[15,36]。一般认为，瘢痕区域不利于再生，而是需要在损伤后保持心脏形态和结构的完整性。哺乳动物的修复过程以最先形成瘢痕为特征（可能是为了限制游离壁破裂），并且极有可能限制血管生成、营养输送和心肌细胞增殖[37]。因此，我们假设瘢痕形成限制细胞增殖。

为了进一步在斑马鱼中检验这一假设，研究者应用冷冻损伤技术在约 20% 的心室中造成坏死性心肌细胞死亡，导致产生与心尖部切除术后大小相当的损伤。然而，与心尖部切除不同，由于心脏组织的广泛坏死，冷冻损伤后引起瘢痕形成[38]。虽然潜在的机制尚未完全明确，但斑马鱼能够再生这种坏死性瘢痕，尽管修复过程需要 4 个月而不是 2 个月，并且小的纤维化瘢痕仍然存在。这种接近完全的再生依赖于 TGF-β 信号通路[39]。

这些研究进一步强调了检查哺乳动物和斑马鱼之间瘢痕形成与分解机制差异的价值，并可作为发现新疗法的平台，以促进哺乳动物心肌梗死后的再生[40]。

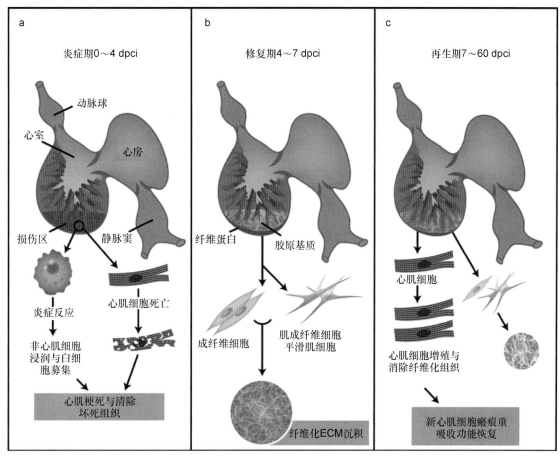

图 23.2　斑马鱼的心脏再生过程。示意图显示斑马鱼心脏再生的各个阶段。在心尖部切除术后，心脏再生共 3 个阶段。（**a**）第一阶段在心脏损伤后立即开始，此时形成血凝块，并开始出现炎症反应。同时，清除死亡的心肌细胞。（**b**）第二阶段开始修复过程，其中（肌）成纤维细胞迁移并沉积于细胞外基质。该阶段的特征还包括边缘区心肌细胞的激活和去分化。（**c**）第三阶段为细胞再生。心肌细胞开始增殖并取代丢失的心肌。此外，清除沉积的细胞外基质和纤维化，最终形成完全修复的心肌结构。Dpci 表示心脏损伤后的天数。经允许引自 Chablais F，Jazwinska A. The regenerative capacity of the zebrafish heart is dependent on TGFβ signaling. Development. 2012 Jun；139（11）：1921-1930. doi：10.1242/dev.078543. Epub 2012 Apr 18

低等生物体的再生能力：小鼠

　　最近，哺乳动物心脏在损伤后不能完全再生的观点受到了质疑[41]。研究者使用与蝾螈和斑马鱼类似的方法对小鼠心脏进行心尖部切除（图 23.1），但不是对成年小鼠进行手术，而是在出生后第一天对新生小鼠进行心尖部切除[41]。令人惊讶的是，这些新生小鼠在 15％～20％ 的心脏被切除后仍可存活，并且心脏可在没有瘢痕形成的情况下完全再生。同样，如在蝾螈和斑马鱼中所观察到的，新生小鼠许多新形成的心肌细胞来源于现有的心肌细胞。虽然在出生后最初的几天内可观察到强大的再生反应，但在出生 7 天，心脏无法完全再生，并且在心尖

部切除术后可见广泛的瘢痕形成。因此，新生小鼠的再生能力似乎完全取决于新生心肌细胞的增殖能力。在出生后第 7 天，由于现有心肌细胞持续成熟且不能重新进入细胞周期，故再生能力基本消失。

　　此外，这些研究还证实了新生小鼠相对较快的再生反应。成年蝾螈和斑马鱼在心尖部切除术后，需要至少 30～60 天的时间才能完成心脏再生，但新生小鼠在第 21 天时即可完成再生过程[41-42]。部分原因可能是心肌细胞增殖的加速刺激，由于切除后 7 天内大量心肌细胞对 BrdU（胸苷类似物）或磷酸组蛋白 H3 染色（G2/M 细胞周期阶段的标志物）呈阳性。

　　在出生后第 1 天与第 7 天进行心尖部切除的一个重要差异是相关的免疫反应[43]。这种反应包括心

肌炎症反应中免疫细胞的大小和类型，以及在心肌损伤后不久单核细胞和巨噬细胞浸润数量的显著增加。使用氯膦酸盐介导的巨噬细胞耗竭实验为证明这些免疫细胞的重要性提供了进一步的证据，即使是在新生小鼠心尖部切除后该实验也能导致心尖部瘢痕形成。先天免疫介导心肌梗死后再生的重要程度尚不清楚。然而，值得注意的是，在衰竭心脏中广泛存在表达半乳凝素-3（Galectin-3）的细胞（巨噬细胞的标志物），尤其是在纤维化的组织中[44-45]。

胚胎发育过程中的心脏干细胞和祖细胞

心脏是胚胎发育过程中最早形成的器官之一[46]。研究证明，转录因子和祖细胞的级联反应对心脏发育至关重要[47]。强调心脏的必要性是因为心脏尚未发育完全的胚胎无法存活到妊娠中期（小鼠）或妊娠早期（人类）[48]。心脏来源于中胚层，其接受相邻谱系（即内胚层来源）的调控（即生长因子）。在开始心脏特殊分化之前，许多因子被激活以启动从原位出现的细胞迁移并填充心脏区域（图

23.3)[47]。在此发育阶段调节迁移和特殊分化的因素尚未完全确定，但从斑马鱼来看，视黄酸信号通路、Wnt 信号通路、Notch 信号通路和其他途径共同参与指定细胞命运和器官发生[49-53]。调节中胚层特殊分化的其他因子包括 Nodal 和 BMP，因为其可激活 Brachyury 和 Flk1 信号通路[54]。在 Etv2 指定下，这些因子调节中胚层祖细胞迅速分化形成成血管细胞前体细胞[55-56]。

在 Wnt/β-catenin 信号减少的影响下，第二波中胚层祖细胞激活心脏祖细胞的最早标志物 Mesp1[57-58]。然而，Mesp1 是一种广泛表达的中胚层标志物，遗传谱系追踪研究中使用 Mesp1-Cre 转基因小鼠模型标记小鼠心脏中的所有中胚层衍生细胞，以及许多其他非心脏中胚层衍生物[57]。Mesp1 可在原肠胚形成期间表达，当祖细胞从原条迁移形成内脏中胚层时，最终在中线融合形成心脏新月体。

在此发育阶段，细胞命运依然坚韧，因为小鼠遗传缺失研究（即敲除 Etv2）表明心脏祖细胞数目增加。在形成心脏新月体期间，存在两种不同的心脏祖细胞群：即存在于第一心脏区域和第二心脏区域中的心脏祖细胞群（图 23.3）。两种细胞群的主要区别在于暴露不同生长因子的水平。第一心脏区域中的细胞暴露于更高水平的 BMP 和 FGF 信号通路，

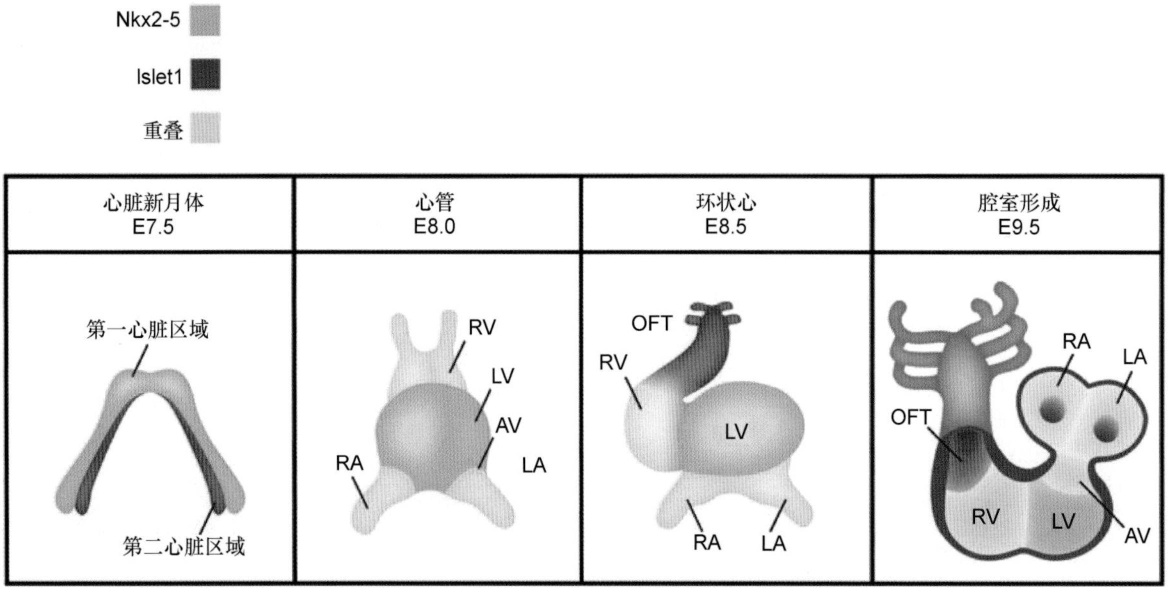

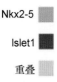

Nkx2-5 ▮

Islet1 ▮

重叠 ▮

心脏新月体 E7.5	心管 E8.0	环状心 E8.5	腔室形成 E9.5
第一心脏区域 第二心脏区域	RV LV AV RA LA	OFT RV LV RA LA	RA LA OFT RV LV AV

图 23.3 不同发育程度的心脏祖细胞群对完全发育的心脏发挥的作用。示意图显示小鼠心脏的不同发育阶段，其中通过 Nkx2-5 或 Isl1 在第一或第二心脏区域中的表达来鉴定心脏祖细胞群。在 2 天的过程中，这些祖细胞群将形成哺乳动物四腔心脏，Nkx2-5 祖细胞对 4 个腔室均发挥作用，而 Isl1 祖细胞主要作用于右心室和流出道。E，小鼠发育天数；RV，右心室；LV，左心室；LA，左心房；RA，右心房；AV，房室管；OFT，流出道

而 Wnt 信号通路受到抑制。当第一心脏区域中的心脏祖细胞开始表达心脏标志物（包括 Nkx2-5 和 Gata4）时，这些形态原的联合作用可导致祖细胞分化。鉴于上述形态原与位置有关，第二心脏区域中的祖细胞仍未分化，并开始表达第二心脏区域标志物 Isl1。

在开始表达 Isl1 后，第二心脏区域的心脏祖细胞开始分化并表达 Nkx2-5 和其他心脏标志物。作为第二心脏区域的一部分，第二心脏区域后部的一组特殊细胞将在 BMP 和 FGF 信号通路的调控下发展成为心外膜[59]。这些信号通路启动 Twist 表达，进而激活 Wt1、Tbx18、scleraxis 和 semaphorin 3D。这些前心外膜细胞将包裹心脏最终形成心外膜。心外膜来源的细胞将经历上皮间质转化（EMT）以侵入心脏并分化成平滑肌细胞、成纤维细胞和心肌细胞[60]。

另一种有助于心脏发育的祖细胞来源于心脏神经嵴[61]。这些外胚层细胞生成神经嵴，但是随后在信号素的影响下迁移到心脏流出道负责主动脉和肺动脉的分隔，并且将产生排列在大动脉上的血管平滑肌细胞[62-63]。此外，这些心脏神经嵴细胞可提供受心脏副交感神经支配的神经元[64]。虽然心脏神经嵴被证明能够为发育中的斑马鱼心脏提供心肌细胞，但这在哺乳动物心脏中可能不会被观察到[61,65-67]。尽管在发育期间这些共同形成心脏的祖细胞大量存在，但其是否也对损伤后成年哺乳动物心脏中新形成的心肌细胞有作用尚不明确。

心脏祖细胞的发育与再生

大多数成熟组织含有成体干细胞，有助于损伤后的持续恢复和再生[5]。部分成体干细胞具有发育起源，如造血干细胞，其源于胚胎肝造血干细胞，在小鼠发育的后期阶段侵入骨髓龛位[68]。到达骨髓生态位后，这些造血干细胞中的大多数会进入静息期，并在不同的诱因下被重新激活[69]。同样，形成骨骼肌成体干细胞的成熟卫星细胞来源于皮肤真皮细胞，与产生胚胎成肌细胞的发育性肌祖细胞相同[70]。近期的研究表明，心脏也可能含有一定数量的来源于发育过程中的祖细胞[6]。这些祖细胞是否是未完全分化但趋于分化为心肌细胞，或者是否是

未定型的祖细胞，其继续具有产生心脏中所有细胞类型的能力尚不明确[71]。

在发育过程中，Nkx2-5 是最具特异性和分布最广泛的祖细胞标志物，最终会产生心肌细胞[72-73]。使用 Nkx2-5-GFP 报告基因的转基因系小鼠表明，这些发育祖细胞是产生心肌细胞和平滑肌细胞未定型细胞的双潜能池[74]。令人惊讶的是，这些未定型的祖细胞大量存在于出生后的心脏中，数量从 1～2 周龄时的 5% 降至 8 周时的不足非心肌细胞的 0.3%[75]。近期的研究发现 TGF-β 信号通路可以在体外和体内调节这些祖细胞的增殖[76]。具体地说，抑制 TGF-β 家族受体 Alk4、Alk5 和 Alk7 可显著增加 Nkx2-5 祖细胞的数量和增强其分化成心肌细胞的能力。此外，抑制 TGF-β 受体 1 可增强心肌梗死后心肌细胞的在体增殖和分化，并改善心脏功能[76]。新细胞形成对心脏功能改善的作用程度尚不清楚。尽管如此，这些令人振奋的发现为将仍存在于成人心脏中的胚胎来源的祖细胞用于再生策略提供了可能。

第二类胚胎祖细胞可表达转录因子 Islet1（Isl1）[77]。在发育期间，表达 Isl1 的祖细胞在第二心脏区域中产生。虽然近期的数据表明 Isl1 的表达十分广泛，但其在第一心脏区域的作用却并不突出。无右心室和流出道的 *Isl1* 基因敲除小鼠强调了该因子在第二心脏区域中的重要性[78-79]。由于表达 Isl1 的细胞对于右心室和流出道的形成是必需的，因此它们是重要的发育性祖细胞。有趣的是，并非所有表达 Isl1 的祖细胞在发育过程中都能分化[80]。大多数祖细胞在心脏发育期间分化，并且在出生时不再能够通过 Isl1 的表达来鉴定，但少量细胞仍为 Isl1 表达阳性（每只大鼠心脏中阳性细胞约 500～600 个）。Isl1$^+$ 祖细胞具有在体内和体外分化成内皮细胞、平滑肌细胞以及心肌细胞的潜能。重要的是，在啮齿类动物和人类中，出生后的 Isl1$^+$ 心肌成骨细胞经鉴定具有与胚胎 Isl1$^+$ 祖细胞分化成不同心脏谱系的相同能力。此外，近期的一项研究发现了一种能够促进 Isl1$^+$ 祖细胞再生的小分子[81]。重要的是，这些研究确定了心肌细胞分化过程中 Wnt 信号转导的三相作用。也就是说，在指定心脏祖细胞之前，Wnt 信号通路被抑制可以使祖细胞数量的最大化。在祖细胞分化阶段，当这些细胞活跃增殖时，Wnt 被激活可以使祖细胞的数量最大化。但此后，Wnt 信号将再次被抑制，否则心肌细胞分化将受到抑制。

这种依赖于 Wnt 信号传导的时间敏感性已被用于胚胎干细胞和诱导多能干细胞分化产生心肌细胞[82-84]。尽管这些发现揭示了心脏祖细胞增殖过程中对 Wnt 信号传导的依赖性，并且虽然 Isl1+ 祖细胞显示出多谱系分化的潜能，但出生后存在于心脏的 Isl1+ 祖细胞总数太少而不足以出现显著的心脏再生，即使 Wnt 信号转导使其数量增加[80,85]。

可能用于心脏再生的第三类胚胎祖细胞来源于心外膜[30,86-87]。如上所述，在发育过程中，心外膜祖细胞为发育期心脏提供有限数量的心肌细胞。这一点已通过使用心外膜特异性标志物 Wt1 被证实[30]。遗传谱系追踪研究表明，Wt1 来源的细胞在发育过程中可产生心肌细胞。此外，Wt1 细胞具有在心肌梗死后心肌重构期间促进心肌细胞分化的能力[31]。虽然并未量化新的心肌细胞形成的水平，但结果显示 Wt1 谱系有助于心肌细胞形成。然而，这种作用仅在用胸腺素 β4 预处理心脏（心肌梗死开始前）时才可发生。试图重复这些发现的后续研究在无胸腺素 β4 预处理的情况下未发现新形成的心肌细胞[31-32]。

心脏发育过程中的遗传网络与信号通路

研究已发现大量在心脏发育过程中参与心脏形态发生的转录因子[88-89]。其中许多心脏转录因子在受到干扰或突变时会导致先天性心脏缺陷[90]。如转录因子 Gata4 和 Nkx2-5 的突变可导致间隔缺损（心房、心室或二者均有）甚至法洛氏四联症[91]。如前所述，Nkx2-5 是心脏发育过程中的关键转录因子，也是心脏祖细胞特有的转录因子之一[73]。在心肌细胞中，Gata4 表达于 Nkx2-5 后早期，并且也是心肌细胞的关键转录因子[92-93]。小鼠胚胎中 Nkx2-5 或 Gata4 的遗传缺失可导致心脏发育缺陷和心脏形成后早期致死[72,92-93]。在心脏发育过程中起关键作用的第三种转录因子是 Tbx5[94]。同样，在小鼠胚胎中敲除该基因会在心脏形成后迅速引起胚胎致死[95]。Tbx5 突变可导致 Holt-Oram 综合征，并与房间隔缺损和位点异常相关[96]。

虽然上述转录因子对心脏发育至关重要，但它们在心脏再生过程中的作用尚不明确[97]。利用这些转录因子进行再生的最突出策略旨在将成纤维细胞转分化为心肌细胞[98]。如本章后面所述，这需要过表达至少 3 种转录因子（包括 Gata4，Mef2c 和 Tbx5）来实现。

近年来，因其在再生中的潜在作用而受到广泛关注的遗传网络是 Hippo 信号通路[99]。该通路最初在果蝇中被发现，并被证实在发育期间确定器官大小中发挥重要作用[100]。虽然这种激酶信号级联反应的上游激活物尚未确定，但已明确的是 Hippo（哺乳动物中为 Mst1/2）的激活可磷酸化和激活下游激酶 Warts（哺乳动物中为 Lats1/2），进而使 Yorkie（哺乳动物中为 Yap/Taz）磷酸化和失活[99]。在发育过程中，干扰该信号级联会导致心脏大小增加，这是由于心肌细胞的持续增殖[101]。这些发现与既往在果蝇中以及在其他器官系统中的结果一致，表明 Hippo 信号转导途径参与调节器官大小。虽然具体的调节机制尚不完全明确，但已证明 Hippo 信号转导可影响分化细胞以及祖细胞[99]。因此，不受抑制的 Hippo 介导的基因表达的整体效应可能是累积的，从而导致更多的祖细胞和更多的分化细胞。

重要的是，这两种机制均参与调节发育期心脏的大小。然而，在某种程度上，Hippo 信号转导是否也可能在成人心脏中发挥作用尚不完全明确。

哺乳动物中 Hippo 信号通路的下游效应分子是 Yap 和 Taz。为了确定 Yap 在发育期和出生后心脏中的重要性，构建其条件性敲除的心脏突变体后可导致出生后早期致死，表明 Yap 在心脏中发挥重要作用[102]。另外，转基因策略用于在成人心脏中表达组成型活性形式的 Yap[103-104]。有趣的是，在心肌梗死造模后，Yap 的激活可刺激心肌细胞增殖并增强心脏再生。这可能是由于对心肌细胞增殖的直接作用，因为新生小鼠可以从心肌梗死模型中完全恢复，正是由于新生心肌细胞的增殖能力[41,105]。

出生后 1 周，当新生心肌细胞不再增殖时，实验性心肌梗死不再导致完全再生，而是形成瘢痕[41-42]。重要的是，激活 Yap 能够在出生后 1 周和 4 周诱导心脏再生，从而避开了大多数出生后心肌细胞的增殖阻滞。在成年小鼠中使用腺相关病毒（AAV）介导 Yap 激活进一步证实了这些结果[103]。最后，这些结果已被重复验证并扩展到 Hippo 通路的其他调节因子，包括作为心肌细胞增殖和心脏再生关键调节因子的 miR302-367 簇[106]。

成年哺乳动物心脏中的细胞周期

心脏由多种细胞类型组成，并且处于稳态时这些细胞群的细胞周转率均较低[107]。心脏中细胞周期的调节机制尚不清楚。是否存在能够根据需求调节细胞增殖的干细胞群，或者是否由专门的祖细胞独立调节，这是一个受到广泛关注的领域[6,71,108-109]。有丝分裂象的组织学检查已经确定了正常细胞周转率的差异，不仅是某些细胞类型（如心肌细胞与内皮细胞），还涉及心脏中解剖学上的不同区域[11-12]。例如，与心室相比，心房似乎更适合增殖性刺激。对于大多数细胞类型，对有丝分裂指数的评估或甚至 DNA 核苷的结合如 BrdU 或 EdU 足以评估其细胞周转率。然而，心肌细胞具有独特性，允许进行核内复制，可通过 DNA 合成而无需通过有丝分裂来增加每个细胞核的倍性，或通过完成有丝分裂产生两个细胞核而不发生胞质分裂[6,110]。这种特征的潜在机制尚不清楚，双核与单核心肌细胞的丰度存在物种差异[110-111]。为了评估新的心肌细胞形成，最近的一些的技术进步使我们能够评估心肌细胞的细胞周转率。

定居于心肌细胞中的碳元素

2009 年开展了一项创新的实验方法来评估成人心脏中的细胞增殖和周期[112]（图 23.4）。放射性碳测年是一种众所周知的技术，用于确定生物体的年龄[113]。^{14}C 在大气中产生，通过光合作用结合到植物中，并在动物、植物或食用动物或植物的人类的生命中不断交换。在植物或动物死亡后，^{14}C 的量会随时间以恒定速率缓慢衰减。该恒定速率可通过将大气中 ^{14}C 的水平与测试样品中的水平进行比较来确定年龄。

该技术已可靠地用于确定化石的年龄。最近，这种方法被用来确定人类个体心肌细胞的年龄。在冷战期间，地面核试验向大气释放了 ^{14}C 脉冲。由于 1963 年"核禁试条约"之后所有的地上核试验都被消除，所以这种脉冲是有限的。因此，这种 ^{14}C 大气脉冲使研究人员能够确定人体细胞的年龄[114]。最初，研究人员基于肌钙蛋白表达建立了区分心肌细胞核和非心肌细胞核的方案[115]。此外，进行分析以解释核倍性的增加。

使用这种策略，通过 ^{14}C 测年检测到的总体更新率相对较低，但可以测出[112]（图 23.4）。每年约有 1% 的新心肌细胞形成，这导致超过一半的心脏在人类平均寿命期内被替换。尽管年更新率可能较低，但一生中更新的心肌总量可能对心脏功能十分重要。因此，这些研究强调，任何对心脏再生能力的干扰都可能导致心脏功能下降。重要的是，这些研究结果提供了令人信服的证据，即证明了心肌细胞更新和心脏持续更新，尽管其水平较低[116]。

最近，通过在小鼠中采用分离策略再现了人类单个心肌细胞核 ^{14}C 年代测定的速率。在此，作为一种新型方法被用于培养小鼠胸腺嘧啶核苷，即一种在 DNA 合成和细胞增殖期间结合 DNA 的核苷[117]。然而，研究作者并不是喂食常规的胸腺嘧啶，而是使用 ^{15}N 胸腺嘧啶核苷，一种在自然界中相对稀少的同位素（0.3%）。使用先进的成像技术（多同位素成像质谱）来量化 ^{15}N 和 ^{14}N 的比值。使用这种方法，任何超过自然比率的信号都清晰可见[117]。该方法首先通过连续循环产生新细胞的肠隐窝干细胞的动力学进行验证。此外，该方法被用于伪造永生链假说，这表明新的 DNA 链优先在 1 个子细胞中分离[117]。研究人员指出，当应用这种新型成像技术来定量在基线时和损伤后进行增殖的心肌细胞数量时，总增殖率非常低，在正常衰老期间计算的更新率仅低于 1%[109]。

遗传模型

由于心脏组织的复杂性，量化心肌细胞更新的能力极其困难[6,118-119]。心肌细胞大小不等，非心肌细胞核与心肌细胞核非常接近。此外，与心肌细胞相比，非心肌细胞具有更大的增殖倾向[107]。这些特征使得在组织切片中很难根据给定的细胞核判断心肌细胞。为了正确识别心肌细胞核，有研究利用在心肌细胞核中特异性表达 β-半乳糖苷酶蛋白的遗传小鼠模型来精确定量基线和损伤后的心肌细胞更新率[119-120]。将这种遗传小鼠模型与注射氚标记胸腺嘧啶核苷结合可精确监测心肌细胞中的 DNA 合成[120]。

利用该小鼠遗传模型测得的更新率非常低，这反映了其是通过单次胸腺嘧啶核苷注射获得的。但是，当用这些更新率推及年更新率时，估计约为1％。然而，存在的一个重要不足是观察到心肌细胞可以进行核内再复制，由此产生的阳性细胞核并不表示心肌细胞更新。进一步认识到，在诸如高血压或心肌梗死的病理刺激下，心肌细胞的肥大反应会伴随低水平的增殖刺激引起倍性增加[110-111,121]。

心肌细胞大小和DNA含量之间存在明显的正相关。然而，DNA合成的增加并不一定意味着心肌细胞数量的增加。由于进入心脏的免疫细胞数量增加，通常对结合的DNA核苷如BrdU或[3]H-胸苷具有正相关清除作用，因此损伤后再生反应的定量更加困难。上述因素均使新心肌细胞形成的精确定量复杂化[6,121]。

随着小鼠遗传调控技术的进步，一种新的策略被用来更为准确地评估新的心肌细胞是由现有心肌细胞形成还是由非心肌细胞形成。为此，心肌细胞特异性诱导型 Cre 系列与双重报告基因组合配对，于基线时在所有细胞中表达β-半乳糖苷酶，但在重组时表达GFP[108]。在成年小鼠中诱导重组后，最多85％的心肌细胞经重组表达GFP。

正在进行的假设性实验表明，如果心脏祖细胞是新心肌细胞的主要提供者，那么表达非 GFP 的心肌细胞会随着时间的推移而增加，因为 Cre 重组酶仅在已经存在的心肌细胞中被诱导。因此，来源于祖细胞的新心肌细胞都不会表达 GFP。然而，在标记后1年内未发现其数量的显著增加，表明在小鼠正常衰老期间祖细胞对新心肌细胞形成没有作用[108]。然而，损伤后中，可观察到 GFP[-] 心肌细胞数量的显著增加，非心肌细胞产生的新心肌细胞多达15％。

虽然这些数据最初被认为是祖细胞形成新心肌细胞的明确证据，但该实验的研究者根据以下事实重新解释了他们的数据：产生新心肌细胞的大多数增殖事件实际上并未发生在 GFP[-] 心肌细胞中，而在 GFP[+] 心肌细胞中[109]。因此，观察到的 GFP[-] 心肌细胞增加目前还没有很好的解释。如果它们来源于祖细胞池，鉴于 GFP[-] 心肌细胞中无 DNA 复制，由

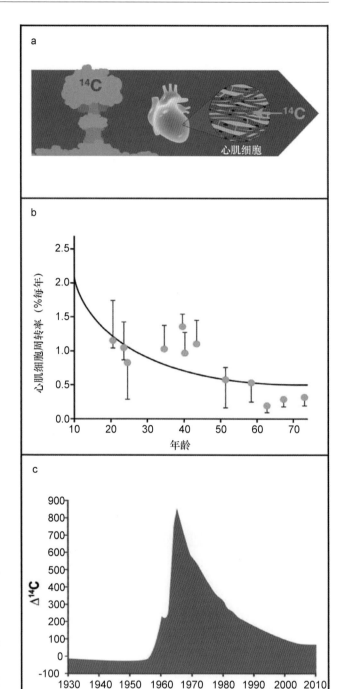

生物圈的[14]C 将被吸收到我们的食物中，随后将[14]C 整合到细胞中。特别是长寿命的细胞如心肌细胞，可以根据测得的[14]C 水平与大气水平进行比较从而精确地测出其出生年龄。（c）基于测得的心肌细胞核中的[14]C 含量，结合获得这些心肌细胞的个体日历年龄和使用数学模型，估计每年的心肌细胞更新率为0.5％～1％。经允许引自 Bergmann O, Bhardwaj RD, Bernard S, Zdunek S, Barnabé-Heider F, Walsh S, Zupicich J, Alkass K, Buchholz BA, Druid H, Jovinge S, Frisén J. Evidence for cardiomyocyte renewal in humans. Science. 2009 Apr 3；324（5923）：98-102

图 23.4 心肌细胞的放射性碳测年。（**a**）基于因20世纪地面核试验引起大气[14]C 水平的大幅增加，心肌细胞核中的[14]C 水平可用于确定心肌细胞的出生日期。（**b**）由于生物圈吸收碳，通过大气中[14]C 的大量增加以及随后1963年"核禁试条约"导致的[14]C 急剧下降，可测定心肌细胞的出生年。整合入

于缺乏持续更新，该祖细胞池极有可能被耗尽。其他证据表明，心肌细胞和非心肌细胞都能为成人心脏提供新的心肌细胞。例如近期的证据表明，心脏细胞治疗中在心肌梗死后注射细胞（静脉注射或心内注射）可激活内源性祖细胞，从而产生新的心肌细胞[122-123]。

其他证据可直接证明心肌细胞能够在成年小鼠心脏中产生新的心肌细胞[124]。在这些研究中，研究者使用在有丝分裂过程中姐妹染色体之间交换报告基因盒的小鼠模型。利用该方法能够直接观察已经完成胞质分裂的新心肌细胞，尽管标记效率难以评估。结果表明，新心肌细胞由现有心肌细胞形成。与既往研究结果的主要差异是其发现心肌梗死后未增加新心肌细胞的形成。

这些研究数据为现有心肌细胞在正常衰老期间可以产生新的心肌细胞提供了令人信服的证据。大多数数据表明，心肌梗死等损伤也可诱导新的心肌细胞形成，尽管存在一些相互矛盾的数据。重要的是，各研究中报道的现有心肌细胞形成新心肌细胞的速率大多相一致，并表明在小鼠和人类中心肌细胞的年更新率约为 1%[109,112]。虽然在生理学上，这种低水平的持续更新可能与小鼠（寿命为 2～3 年）的心脏功能无关，但其会对人类（平均寿命超过 70年）产生重大影响。这种持续的更新可能对维持正常的心脏功能至关重要。

内源性心脏祖细胞

除了心肌细胞可作为新心肌细胞的来源之外，如上文所述，有证据表明，成人心脏中含有一定数量的未定型祖细胞[27-28,71,125]（图 23.5）。基于标记基因的表达，这些祖细胞可以从心脏中被提取出来，并在细胞培养中保持其未分化状态[27-28]。当被激活后，这些细胞可在体外和体内进行分化，产生新的心肌细胞、内皮细胞和平滑肌细胞。这些祖细胞的发育起源尚不清楚，已使用许多不同的标志物来鉴定祖细胞，这些细胞群之间的相互重叠有限[71]。

表达 c-kit 的祖细胞群

研究最广泛的心脏祖细胞标志物是酪氨酸激酶

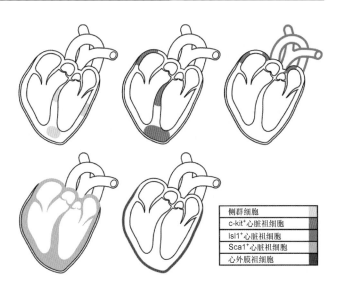

图 23.5 成人心脏中的内源性心脏祖细胞。在成年哺乳动物心脏中已鉴定出多达 5 种不同的祖细胞群。示意图中显示研究报道的 5 种祖细胞群的解剖学分布和丰度。这些祖细胞群对内源性心脏修复的作用仍有待确定（RA，右心房；LA，左心房；RV，右心室；LV，左心室）

受体 c-kit[126]（图 23.5）。该受体是公认的小鼠和人类造血祖细胞的标志物[127-129]。c-kit 还可在睾丸中的 Leydig 细胞、皮肤中的黑色素母细胞和黑色素细胞、肠内的 Cajal 间质细胞等中表达，其中表达 c-kit 的细胞的确切功能尚未完全明确[130-132]。基于一个组织中的祖细胞标志物也标记另一组织中祖细胞的假设，c-kit 心脏祖细胞于 2003 年被鉴定出来[27]。基于不表达全血细胞谱系标志物 CD45 和表达 c-kit（lin⁻ c-kit⁺），可分离出这些心脏祖细胞。在培养过程中，这些 lin⁻ c-kit⁺ 心脏祖细胞可以维持在增殖性未分化状态，它们是克隆形成的，重要的是，它们可以分化成所有三种主要的心脏细胞系：心肌细胞、内皮细胞和平滑肌细胞。此外，将未分化的心脏祖细胞注入啮齿类动物梗死的心脏时可迅速分化并改善心脏功能且修复约 70% 的梗死心肌。

大鼠中存在的未定型 c-kit⁺ 心脏祖细胞已被证实存在于其他物种中，包括小鼠、狗、猪和人[133-135]。其分离流程有所不同，包括使用磁性分选珠直接分离获得 lin⁻ c-kit⁺ 细胞，在选择 lin⁻ c-kit⁺ 之前，将分离的非心肌细胞铺板过夜[27,136-137]。关于 c-kit 心脏祖细胞状态的一个有力论据是它们可以在未分化状态下克隆性生长（或扩增），然后分化为三种主要的心脏细胞系：心肌细胞、内皮细胞和平滑肌细胞[27,133,137]。

许多研究已经确定了在心脏中形成 c-kit 祖细胞

龛位中发挥作用的因子[138-140]。由于这些祖细胞能够增殖和分化，因此它们的控制应受内源性和外源性因素的支配来指导细胞命运。在骨髓中，与造血干细胞相互作用的支持细胞可提供这些因素并使其维持在静止状态[141-142]。虽然对造血龛位的精确要求也未完全确定，但最近的证据表明，与单个间充质细胞的紧密相互作用以及支持内皮细胞对于形成龛位并对细胞周期折返和细胞分裂提供诱因至关重要，最终导致自我更新和（或）分化[141,143]。

造血系统的主要好处是可以采用耗竭策略，然后移植并将干细胞归巢至造血龛位[144]。但是，这在心脏中是不可能实现的。因此，确定调节心脏干细胞龛位的因素难度更大[145]。虽然心脏中的干细胞龛位仍不明确，但已知许多因素在其中发挥重要作用。首先，许多研究描述了心脏祖细胞的龛位，并一致发现纤维连接蛋白存在于祖细胞周围的细胞外基质中[27,146]。其次，正如造血干细胞龛位所描述的那样，其与支持细胞间存在相互作用，心脏祖细胞龛位中的细胞间相互作用尚不清楚。一些报道显示心脏祖细胞上表达的 connexin43 与周围心肌和其他细胞存在相互作用，但这些相互作用如何调节心脏祖细胞尚不明确[139,147]。一种可能的机制是通过间隙连接交换遗传物质，如 miRNA。研究证实，心肌细胞和心脏祖细胞之间主动交换 miRNA 可指导分化决策[148]。然而，这些实验是在细胞培养中进行的，并无体内的证据证明这种交换机制。

除了可能促进心脏祖细胞增殖或分化的龛位因素之外，研究人员还假设多种信号通路可能在心脏祖细胞分化中发挥作用[53,149-151]。其中最重要的通路之一是 Notch 信号通路。Notch 信号通路在其他器官系统中被认为是增殖和分化的重要受体[152-153]。如在造血干细胞中，激活 Notch 信号通路可启动红细胞分化。在其他器官中，Notch 信号通路已被证明对调节细胞命运和细胞增殖有重要作用[153]。在心脏中，Notch 信号通路可以启动心肌细胞分化，同时抑制血管分化[150]。

这些过程的潜在分子机制涉及将内部切割的活性 Notch 受体结构域直接结合至 RBP-Jk，进而与 Nkx2-5 启动子结合以启动心肌细胞分化。此外，由于心肌细胞数量减少，抑制新生小鼠中 Notch 信号通路足以引起扩张型心肌病，提示 Notch 信号通路在出生后早期心脏成熟中发挥关键作用。

可启动血管的心脏祖细胞分化的第二个标志是血管内皮生长因子（VEGF）受体 Kdr 的表达[154]。在人和小鼠心脏祖细胞中，Kdr 的表达与向血管内皮分化的心脏祖细胞相一致，而 Kdr 阴性的心脏祖细胞具有更明显的向心肌细胞分化的趋势。

虽然这些初步研究揭示了一些潜在的重要信号转导过程，但缺乏用于评估影响特定于心脏祖细胞信号网络的遗传模型限制了我们对控制心脏祖细胞谱系特殊途径的理解。但是最近研究者构建了一种小鼠模型，其中 Cre 重组酶被敲入小鼠 Kit 基因组。该遗传小鼠模型最初用于遗传谱系追踪来确定心脏祖细胞在发育期心脏和成年心脏中产生分化细胞的程度[155]。令人惊讶的是，即使在心肌损伤后，心脏祖细胞对形成心肌细胞产生的作用最小，而由 c-kit 心脏祖细胞产生的主要细胞类型是内皮细胞。这些遗传小鼠模型将推动更多的机制研究，重点关注心脏祖细胞中促进细胞命运决定的细胞自主性因素。然而迄今为止，调节心脏祖细胞增殖和分化的确切机制在很大程度上仍然是未知的。

Sca1 心脏祖细胞和侧群细胞

除了表达 c-kit 的心脏祖细胞之外，其他标志物也可被用来分离心脏祖细胞。Sca1 的表达已被用于鉴别小鼠心脏中的其他祖细胞群[28]。Sca1 和 c-kit 的表达类似于这两种标志物在造血干细胞上的表达，尽管它们在心脏祖细胞上的表达很少重叠。表达 Sca1 的细胞比表达 c-kit 的细胞更多，并且大多数是血管或血管周围细胞。根据已发表的文献，小鼠表达 Sca1 的心脏祖细胞分化为心肌细胞的能力不及 c-kit+ 心脏祖细胞[27-28]。

Sca1 在心脏中广泛表达，但并非所有表达 Sca1 的细胞都是祖细胞。表达 Sca1 但不表达内皮标志物 Pecam1（CD31）的细胞通常被认为是心脏祖细胞。这些 Sca1+ CD31- 的心脏祖细胞可被分离出来，在未分化的条件下进行培养，并且在注射到小鼠梗死心脏中后具有分化成心肌细胞的能力。此外，Sca1 的缺失可对心脏功能产生负面影响，并与 Wnt 信号转导增加有关，提示内源性 Sca1 祖细胞在正常心脏功能中具有重要作用[156]。

近期，对 Sca1 心脏祖细胞进行遗传谱系追踪的试验显示了 Sca1 心脏祖细胞中的心肌细胞分化[157]。

然而，所使用的基因策略可能高估了心肌细胞分化的丰度，这是由于遗传驱动因子比内源性 Sca1 的表达更广泛[6]。人类是否表达 Sca1 受到广泛争论，但我们知道 Sca1 抗体可用于分离人类心脏细胞[158-159]。分离后，这些人类心脏细胞似乎就是能够增殖和分化成心肌细胞的祖细胞。更重要的是，这些人类心脏祖细胞被移植到小鼠梗死的心脏后可促进心脏修复并分化成心肌细胞[159]。迄今为止，尚未使用 Sca1+ 心脏祖细胞进行过临床试验。

内源性心脏祖细胞的第三种来源不是基于单个标志物的表达，而是基于 DNA 染料 Hoechst 33342 自心脏细胞亚群中的逸出（图 23.5）。这些细胞可以使用流式细胞术（荧光激活细胞分选，FACS）来分离[160]。部分细胞位于主群细胞以外，因此被称为侧群（SP）细胞。许多 ABC（ATP 结合盒）转运蛋白（也称为多药耐药蛋白）已被证实具有逸出 DNA 染料的能力，最明显的是 Abcg2 和 Mdr1[161]。

心脏中 SP 细胞的丰度相对较低，并且通常需要合并多个心脏以分离出心脏 SP 细胞。SP 细胞可表达其他标志物（如 Sca1 和 CD31），这支持了 SP 细胞是 Sca1 心脏祖细胞特殊亚群的观点[162-163]。当分离心脏 SP 细胞时，其维持在未分化状态，并且可以通过加入催产素或组蛋白去乙酰酶抑制剂曲古抑菌素 A，或通过与成年大鼠心室肌细胞共培养而向心肌细胞分化[67,125,162,164-165]。移植的 SP 细胞可以归巢于梗死的心脏并分化成多种心脏细胞谱系，如心肌细胞、内皮细胞和平滑肌细胞[166]。鉴于 SP 细胞缺乏明确的分子标志物，目前尚无证据证明 SP 细胞在体内促进内源性心脏修复[6,161]。

心外膜祖细胞

近年来，心外膜因作为祖细胞的重要来源而受到广泛关注（图 23.5）。研究显示，特别是在发育过程中，心外膜为发育中的心脏提供多种细胞类型，包括心肌细胞、成纤维细胞和平滑肌细胞[30,167]。这些不同细胞类型的来源可以通过不同的心外膜标志物来追踪，包括 Wt1 和 Tbx18[30,86-87]。在发育期间，这些心外膜祖细胞为心脏提供各种细胞类型，但这种情况发生在成人损伤心脏中的程度尚不明确。

近期的一项研究发现，Wt1 衍生细胞是心肌梗死后心外膜细胞产生的心肌细胞[31]。但是，另一项使用相同小鼠模型进行遗传谱系追踪的研究未能证实上述结果[32]。这两项研究的唯一区别是在心肌梗死发作前给予胸腺素 β4，可以检测到 Wt1 衍生的心肌细胞。胸腺素 β4 在其中的确切作用尚不清楚，但既往研究证明胸腺素 β4 可通过激活整合素连接激酶和 Akt 来改善心脏重构，并有利于处于培养中的心肌细胞的存活[168]。

虽然负责心脏修复的细胞可能不会在成人体内表达心外膜标志的基因，但仍可以想象心外膜在发育期间募集了许多祖细胞，其在损伤时可以被激活而启动心脏修复程序。支持这一概念的证据使用了类似于分析造血细胞的策略。据报道，心脏含有间充质细胞，可形成与骨髓间充质干细胞相似的集落[169]。这些集落由未分化细胞构成，可分化为多种心肌细胞类型，包括心肌细胞、内皮细胞和平滑肌细胞。如何确定这些促进心外膜衍生、集落形成的间充质细胞在成人心脏中促进心脏修复的程度仍然是一个悬而未决的问题。

重编程策略

虽然心脏祖细胞存在于成人心脏中，但其再生能力不足以在严重损伤如心肌梗死后修复受损心脏[170]。用心肌细胞和血管支持系统再生可作为优选，但是损伤后的心脏通常以瘢痕组织和成纤维细胞为特征[171-172]。一种明智的策略是利用这些大面积的纤维化并尝试将成纤维细胞转化成心肌细胞（图 23.6）。

成纤维细胞向心肌细胞的转分化

1940 年，Waddington 对未分化干细胞如何分化为完全定型和终末分化细胞的表观遗传景观进行了描述（组织者与核心成员），其中包括脊和谷的斜坡[173]。未定型的细胞只能通过谷地沿着斜坡下降，并被推定为缺乏克服散布脊的能力。然而近年来，这一观点受到了质疑。一个典型的细胞命运转化的例子是当小鼠胚胎成纤维细胞中表达 MyoD 时其可向骨骼肌细胞分化[174]。这些实验将 MyoD 作为骨骼

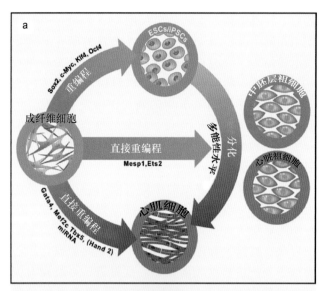

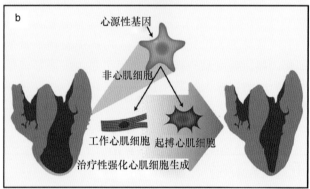

图 23.6　应用重编程策略来产生心肌细胞。（a）目前在基础研究中使用了多种产生更多心肌细胞的策略。成纤维细胞可以转化为多能细胞，然后分化成心肌细胞。或者，为避免未分化多能细胞在分化后可能保留的潜在致癌作用，可以将成纤维细胞直接转化为心脏祖细胞。最后，成纤维细胞可以一对一的方式转化为心肌细胞，这消除了对增殖的需求，从而可能降低癌症风险。这种最终策略是否具有实现影响功能的作用仍有待确定。（b）将成纤维细胞直接重编程为各种特定心肌细胞，包括浦肯野细胞和起搏细胞，可能有助于规避直接重编程的潜在致心律失常作用

肌细胞命运的主要调节因子[175]。尽管 MyoD 确实是细胞命运的一种强调节因子，但大多数其他细胞类型（或谱系）并不是由单个基因的表达来调节。

然而，这些结果提出了谱系特异性转录因子足以驱动转分化的观点。最值得注意的是，Yamanaka 等发现了促进成纤维细胞向干细胞状态转化的 4 种因子[176]。由于通过强制表达一组基因能够成功将成纤维细胞转化为未分化状态，其他研究者也开始通过强制表达一组基因来探索将成纤维细胞直接转化为终末谱系的意图。在 Doug Melton 实验室进行的

研究表明，外分泌胰腺细胞可以通过强制表达 3 种转录因子：Pdx1、Ngn3 和 Mafa 而直接转化为可分泌胰岛素的 β 细胞[177]，并不需要中间祖细胞。随后，有研究通过直接转化而产生其他的分化细胞，如神经元和心肌细胞[98,178]。

为了将成纤维细胞转化成心肌细胞，最初使用小鼠成纤维细胞鉴定出 3 种转录因子[98]。强制表达 Gata4、Mef2c 和 Tbx5 能够将成纤维细胞转化为心肌样细胞。其中许多细胞开始表达心肌细胞标志物，如肌球蛋白重链和肌钙蛋白，但这些重编程细胞中仅有小部分可表现出自主性收缩。

使用过量 Cre 重组酶驱动因子的谱系追踪研究表明，在成纤维细胞向心肌细胞转化的过程中不存在过渡祖细胞，这表明此为直接转化。在最初的研究结果之后，其他研究小组也验证了这些发现，并且能够通过强制表达一组转录因子将成纤维细胞转化为心肌细胞[179]。有趣的是，尽管 Gata4、Mef2c、Tbx5 和（或）Hand2 在小鼠成纤维细胞转化为心肌细胞的过程中最有效，但所使用的转录因子组合在不同的研究中有所不同。还有一项研究使用 microR-NA 诱导细胞命运转化[180]。

然而，使用直接转化策略的主要缺点和潜在局限性是成纤维细胞转化为搏动性心肌细胞的概率极低。与诱导多能性相似，并非所有接受转化因子的细胞都会发生转化。据报道，转化为表达肌球蛋白重链和肌钙蛋白的心肌细胞的概率为 1% ~ 2%。而可自主性收缩的心肌细胞数量更低。尽管这些早期研究存在诸多缺点，但涉及重编程的领域已经引起学者们的强烈兴趣，他们试图通过其他策略来提高向搏动性心肌细胞的转化率。例如，研究显示在诱导多能性的情况下，利用逆转录病毒载体转导可激活固有免疫应答，并且这种细胞内信号转导反应可促进成纤维细胞成功转化为诱导多能细胞[181]。

在将成纤维细胞成功转化为心肌细胞的过程中，其他途径的重要性尚不明确。然而，用于直接转换不同因子之间的化学计量比非常重要[182]。当多顺反子逆转录病毒载体被用于驱动 Gata4、Mef2c 和 Tbx5 的同时表达时，其会导致 Mef2c 的表达水平高于 Gata4 和 Tbx5，这对于成纤维细胞向心肌细胞的转化比其他组合更加有效。

有趣的是，这种较高的 Mef2c 化学计量比与逆转录病毒表达的选择相结合可增加搏动性心肌细胞的产量。可能需要定义其他因子来调节心肌细胞转化的效

率。实际上，近期的一项研究概述了在不使用转录因子的情况下将鼠成纤维细胞转化为心肌样细胞，其通过表达一组 microRNA 来诱导转化。类似地，miRNA1、miRNA133、miRNA208 和 miRNA499 的转导可诱导鼠成纤维细胞转化为心肌样细胞[180]。此外，加入 JAK（Janus 活化激酶）抑制剂可使转化率提高10 倍。与转录因子介导的转化相比，这种使用 miRNA 转化策略的相关机制尚不清楚。

成纤维细胞向心肌细胞表型的转化策略首先出现在鼠成纤维细胞中，并且似乎成功转化为心脏和尾尖成纤维细胞。然而，最近的研究表明，人成纤维细胞需要额外的因子转化为心肌细胞[183-185]。近年来，许多已发表的研究发现了多种将人成纤维细胞转化为搏动性心肌细胞所需的因子。尽管核心因子 Gata4 和 Tbx5 始终存在，但在重编程混合物将人成纤维细胞转化为心肌细胞的研究中，精确的因子组合不同。一项研究用 Hand2 取代了 Mef2c，并认为 Hand2 在推动转化中的作用更强。另一个共性是心肌蛋白可增强人体细胞重编程的能力。重要的是，在任何研究中都没有观察到人成纤维细胞所衍生的心肌细胞的自主性搏动，尽管可以通过阈刺激诱发其收缩，并且可以检测到类似于人心肌细胞的钙循环。

体内重编程因子的转运

将成纤维细胞重编程为心肌细胞的最终目标是利用人心脏中高含量的成纤维细胞来增加心肌细胞的总数，尤其是在心肌梗死后。随着心脏中心肌细胞数量的增加，每个心肌细胞的工作负荷将降低，从而改善心脏功能。进一步的目标是增加心肌细胞含量（特别是在瘢痕丰富的区域），这将增强血管再生（即心肌细胞促进微血管内皮网络提供氧气和营养）。

由于重编程不需要中间祖细胞，并且研究显示重编程过程与增殖无关。因此，与细胞移植治疗相关的潜在风险不同，通常认为重编程策略导致肿瘤形成的风险非常低。由于在体外将成纤维细胞重编程为心肌细胞的效率相对较低，因此认为体内的转化率可能也很有限。然而，体内转导 Gata4、Mef2c 和 Tbx5（GMT）或加入 Hand2 或注射 4 种不同的 miRNA 均被证明在成纤维细胞转化为心肌细胞方面相对有效[179,186-187]。这 3 种策略均能够显示成纤维细胞重编程在心肌梗死后可改善心

脏功能。此外，迄今为止成功将成纤维细胞在体内转化为心肌细胞的 3 项研究均证实新形成的心肌细胞具有良好的收缩性，而这在体外极难实现。这些结果表明，梗死心脏的局部环境或心肌细胞和内皮细胞中存在的周围网络促进了向更成熟心肌细胞的转化，从而提高了心脏的整体收缩力。

由于缺乏良好和可靠的成纤维细胞标志物，故很难证明新形成的心肌细胞来自成纤维细胞。然而，逆转录病毒载体需要细胞周期性激活进行整合降低了在心肌细胞中活化的可能性。目前，驱动 Cre 重组酶可表达成纤维细胞标志物 Postn、Fsp1 或 Tcf21 通过使用遗传谱系示踪可证实成纤维细胞向心肌细胞的转化。

这些数据提供了令人信服的证据，即将成纤维细胞在体内转化为心肌细胞具有优点，并且可能很有价值，可以显著提高心肌梗死后的心脏再生水平。目前尚未确定在人体中实现转化的策略，但推测多种策略可能有效，包括在经皮冠状动脉介入治疗期间冠状动脉再灌注时使用腺相关病毒载体进行转导。

促进心脏修复的工程策略

除了上述策略（如成纤维细胞向心肌细胞的转化和内源性祖细胞的活化），具有转化潜能的方法还包括促进心脏修复的工程策略。目前许多旨在刺激心脏再生或替换丢失心肌的工程策略正在进行中[188-190]。下面将讨论最有效的几种策略。

组织工程支架

使用支架转运细胞、因子或生物材料（即聚合物）的研究已受到广泛的关注。研究者长期致力于确定组织工程策略的理想底物，包括心肌细胞和为心肌细胞提供氧气与营养供应所需的支持内皮细胞和平滑肌细胞。Thomas Eschenhagen 实验室是最早尝试开发工程心脏组织的机构之一[191]。他的团队设计了一种策略，将心肌细胞与胶原纤维混合在模具中形成一个组织工程环，其连接在一种循环拉伸装置上，可刺激该心脏组织环收缩。这些结果展示了第一个可重复的组织工程心脏构建体，其可以很容易地从分离的新生儿或成人心肌细胞中产生。

有趣的是，收缩环的 3D 结构可促进新生心肌细胞的进一步分化，并通过间隙连接诱导心肌细胞之间的高阶连接，引发协同的电激活和收缩力。由于构建体的 3D 组织结构，这些收缩环是在更自然的环境中测试心肌细胞多种信号通路的理想平台。而且心肌细胞以相似的纵向组织模式排列，就像在正常心脏中一样。此外，工程化组织目前被用作药物测试平台，以及揭示心肌病遗传形式的病理生理学机制或明确不同信号通路的影响[192]。

尽管这些工程心脏组织具有测试和鉴定产生收缩组织要求的优势，但是单个构建体不易用于移植以替代心肌梗死后损耗的心肌。虽然单个收缩环可能作用有限，但有研究在大鼠心肌梗死后的心脏中采用将 5 个单独的环组合成 1 个贴片的策略[193]。5 个环彼此堆叠后可同步收缩并且在体外可刺激其收缩。培养出堆叠的环后，将它们缝在大鼠梗死的心脏上，让大鼠自然恢复 4 周。结果显示移植组织与宿主心肌可进行电耦合。此外，移植后的心脏显示出逆向重构、收缩力的增加和整体心脏功能的改善。

以移植目的生成贴片的另一个重要策略是在 2D 片材中生长心肌细胞，分离片材，并将其彼此层叠[194]。这种方法可以生成大约四层厚的贴片。超过两层都可能不能存活，因为其需要血管网络来提供氧气和营养来维持生存。但是，如果没有预先设计的血管床，最多可以存活四层心肌细胞片。移植时，即使是植入皮下，这些薄片仍然保持完整并以全厚度薄片存活。此外，将双层片移植到心脏上会导致宿主心脏和移植片之间的电和机械偶联[195]。这些证明细胞片潜在再生能力的结果非常鼓舞人心。

另一种策略是使用脱细胞心脏制剂[196]（图 23.7）。使用洗涤剂分离后的心脏（小鼠、大鼠、猪和人）

可以完全脱细胞化。然后可以将剩余的支架再细胞化以产生可收缩的完整心脏[197]。该模型可能具有修复损伤心脏的优点，或者其可以作为研究细胞-细胞的相互作用、细胞外基质的作用、分化线索和（或）小分子治疗的重要模型为临床前研究提供平台。此外，脱细胞贴片、脱细胞/再细胞化血管导管和脱细胞支架/ECM 作为心肌细胞分化的启动子效用等相关研究已开展。未来的研究将继续探索细胞外基质的作用和心血管病理生理学的机制。

小结

再生医学是一个充满活力的领域，具有广阔的研究前景。研究已经证实成年小鼠和人类心脏具有心肌细胞更新和转化的能力。此外，研究还显示信号转导通路和转录因子可调节心肌细胞的增殖能力。虽然心脏祖细胞存在于成人心脏中，但其在衰老过程中和损伤后的作用仍不清楚，但这是一个受到广泛关注的研究领域。在体外和体内能将成纤维细胞重编程为心肌细胞也许是该领域最伟大的发现之一。总的来说，这些发现以及生物工程支架为启动心血管再生项目的临床前和临床应用提供了平台，这些项目将彻底改变晚期心力衰竭领域，并可能使数百万患者获益[198]。

参考文献

1. Heidenreich PA, Trogdon JG, Khavjou OA, Butler J, Dracup K, Ezekowitz MD, Finkelstein EA, Hong Y, Johnston SC, Khera A, Lloyd-Jones DM, Nelson SA, Nichol G, Orenstein D, Wilson PW, Woo YJ, American Heart Association Advocacy Coordinating Committee; Stroke Council; Council on Cardiovascular Radiology and Intervention; Council on Clinical Cardiology; Council on Epidemiology and Prevention; Council on Arteriosclerosis; Thrombosis and Vascular Biology; Council on Cardiopulmonary; Critical Care; Perioperative and Resuscitation; Council on Cardiovascular Nursing; Council on the Kidney in Cardiovascular Disease; Council on Cardiovascular Surgery and Anesthesia, and Interdisciplinary Council on Quality of Care and Outcomes Research. Forecasting the future of cardiovascular disease in the United States: a policy statement from the American Heart Association. Circulation. 2011;123(8):933–44.
2. GBD 2013 Mortality and Causes of Death Collaborators. Global, regional, and national age-sex specific all-cause and cause-specific mortality for 240 causes of death, 1990-2013: a systematic analysis for the Global Burden of Disease Study 2013. Lancet. 2015; 385(9963):117–71.
3. Shepard D, VanderZanden A, Moran A, Naghavi M, Murray C, Roth G. Ischemic heart disease worldwide, 1990 to 2013: estimates from the global burden of disease study 2013. Circ Cardiovasc Qual Out-

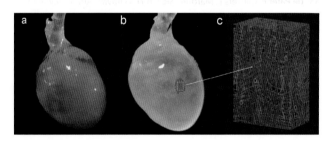

图 23.7 脱细胞心脏作为新工程心脏组织的平台。可以使用含有洗涤剂的溶液对正常心脏（**a**）进行脱细胞化（**b**）。然后，这种脱细胞基质可用于培育新细胞以进行增殖，最终产生功能性 3D 心脏组织（**c**）

comes. 2015;8(4):455–6.

4. Whelan RS, Kaplinskiy V, Kitsis RN. Cell death in the pathogenesis of heart disease: mechanisms and significance. Annu Rev Physiol. 2010;72:19–44.

5. Forbes SJ, Rosenthal N. Preparing the ground for tissue regeneration: from mechanism to therapy. Nat Med. 2014;20(8):857–69.

6. van Berlo JH, Molkentin JD. An emerging consensus on cardiac regeneration. Nat Med. 2014;20(12):1386–93.

7. Tornini VA, Poss KD. Keeping at arm's length during regeneration. Dev Cell. 2014;29(2):139–45.

8. Singh BN, Koyano-Nakagawa N, Garry JP, Weaver CV. Heart of newt: a recipe for regeneration. J Cardiovasc Transl Res. 2010;3(4):397–409.

9. Oberpriller JO, Oberpriller JC. Response of the adult newt ventricle to injury. J Exp Zool. 1974;187(2):249–53.

10. Oberpriller J, Oberpriller JC. Mitosis in adult newt ventricle. J Cell Biol. 1971;49(2):560–3.

11. Rumyantsev PP. Growth and hyperplasia of cardiac muscle cells. London: Harwood Academic Publishers; 1991.

12. Soonpaa MH, Field LJ. Survey of studies examining mammalian cardiomyocyte DNA synthesis. Circ Res. 1998;83(1):15–26.

13. Laube F, Heister M, Scholz C, Borchardt T, Braun T. Re-programming of newt cardiomyocytes is induced by tissue regeneration. J Cell Sci. 2006;119(Pt 22):4719–29.

14. Bettencourt-Dias M, Mittnacht S, Brockes JP. Heterogeneous proliferative potential in regenerative adult newt cardiomyocytes. J Cell Sci. 2003;116(Pt 19):4001–9.

15. Piatkowski T, Mühlfeld C, Borchardt T, Braun T. Reconstitution of the myocardium in regenerating newt hearts is preceded by transient deposition of extracellular matrix components. Stem Cells Dev. 2013;22(13):1921–31.

16. Matz DG, Oberpriller JO, Oberpriller JC. Comparison of mitosis in binucleated and mononucleated newt cardiac myocytes. Anat Rec. 1998;251(2):245–55.

17. Oberpriller JO, Oberpriller JC, Arefyeva AM, Mitashov VI, Carlson BM. Nuclear characteristics of cardiac myocytes following the proliferative response to mincing of the myocardium in the adult newt. Notophthalmus viridescens. Cell Tissue Res. 1988;253(3): 619–24.

18. Olivetti G, Cigola E, Maestri R, Corradi D, Lagrasta C, Gambert SR, Anversa P. Aging, cardiac hypertrophy and ischemic cardiomyopathy do not affect the proportion of mononucleated and multinucleated myocytes in the human heart. J Mol Cell Cardiol. 1996; 28(7):1463–77.

19. Hayashi T, Yokotani N, Tane S, Matsumoto A, Myouga A, Okamoto M, Takeuchi T. Molecular genetic system for regenerative studies using newts. Dev Growth Differ. 2013;55(2):229–36.

20. Looso M, Preussner J, Sousounis K, Bruckskotten M, Michel CS, Lignelli E, Reinhardt R, Höffner S, Krüger M, Tsonis PA, Borchardt T, Braun T. A de novo assembly of the newt transcriptome combined with proteomic validation identifies new protein families expressed during tissue regeneration. Genome Biol. 2013;14(2):R16.

21. Metscher BD, Ahlberg PE. Zebrafish in context: uses of a laboratory model in comparative studies. Dev Biol. 1999;210(1):1–14.

22. Vacaru AM, Unlu G, Spitzner M, Mione M, Knapik EW, Sadler KC. In vivo cell biology in zebrafish – providing insights into vertebrate development and disease. J Cell Sci. 2014;127(Pt 3):485–95.

23. Howe K, Clark MD, Torroja CF, Torrance J, Berthelot C, Muffato M, Collins JE, Humphray S, McLaren K, Matthews L, McLaren S, Sealy I, Caccamo M, Churcher C, Scott C, Barrett JC, Koch R, Rauch GJ, White S, Chow W, Kilian B, Quintais LT, Guerra-Assunção JA, Zhou Y, Gu Y, Yen J, Vogel JH, Eyre T, Redmond S, Banerjee R, Chi J, Fu B, Langley E, Maguire SF, Laird GK, Lloyd D, Kenyon E, Donaldson S, Sehra H, Almeida-King J, Loveland J, Trevanion S, Jones M, Quail M, Willey D, Hunt A, Burton J, Sims S, McLay K, Plumb B, Davis J, Clee C, Oliver K, Clark R, Riddle C, Elliot D, Threadgold G, Harden G, Ware D, Begum S, Mortimore B, Kerry G, Heath P, Phillimore B, Tracey A, Corby N, Dunn M, Johnson C, Wood J, Clark S, Pelan S, Griffiths G, Smith M, Glithero R, Howden P, Barker N, Lloyd C, Stevens C, Harley J, Holt K, Panagi-

otidis G, Lovell J, Beasley H, Henderson C, Gordon D, Auger K, Wright D, Collins J, Raisen C, Dyer L, Leung K, Robertson L, Ambridge K, Leongamornlert D, McGuire S, Gilderthorp R, Griffiths C, Manthravadi D, Nichol S, Barker G, Whitehead S, Kay M, Brown J, Murnane C, Gray E, Humphries M, Sycamore N, Barker D, Saunders D, Wallis J, Babbage A, Hammond S, Mashreghi-Mohammadi M, Barr L, Martin S, Wray P, Ellington A, Matthews N, Ellwood M, Woodmansey R, Clark G, Cooper J, Tromans A, Grafham D, Skuce C, Pandian R, Andrews R, Harrison E, Kimberley A, Garnett J, Fosker N, Hall R, Garner P, Kelly D, Bird C, Palmer S, Gehring I, Berger A, Dooley CM, Ersan-Ürün Z, Eser C, Geiger H, Geisler M, Karotki L, Kirn A, Konantz J, Konantz M, Oberländer M, Rudolph-Geiger S, Teucke M, Lanz C, Raddatz G, Osoegawa K, Zhu B, Rapp A, Widaa S, Langford C, Yang F, Schuster SC, Carter NP, Harrow J, Ning Z, Herrero J, Searle SM, Enright A, Geisler R, Plasterk RH, Lee C, Westerfield M, de Jong PJ, Zon LI, Postlethwait JH, Nüsslein-Volhard C, Hubbard TJ, Roest Crollius H, Rogers J, Stemple DL. The zebrafish reference genome sequence and its relationship to the human genome. Nature. 2013;496(7446):498–503.

24. Poss KD, Wilson LG, Keating MT. Heart regeneration in zebrafish. Science. 2002;298(5601):2188–90.

25. Kikuchi K, Holdway JE, Werdich AA, Anderson RM, Fang Y, Egnaczyk GF, Evans T, Macrae CA, Stainier DY, Poss KD. Primary contribution to zebrafish heart regeneration by gata4(+) cardiomyocytes. Nature. 2010;464(7288):601–5.

26. Leri A, Rota M, Pasqualini FS, Goichberg P, Anversa P. Origin of cardiomyocytes in the adult heart. Circ Res. 2015;116(1):150–66.

27. Beltrami AP, Barlucchi L, Torella D, Baker M, Limana F, Chimenti S, Kasahara H, Rota M, Musso E, Urbanek K, Leri A, Kajstura J, Nadal-Ginard B, Anversa P. Adult cardiac stem cells are multipotent and support myocardial regeneration. Cell. 2003;114(6):763–76.

28. Oh H, Bradfute SB, Gallardo TD, Nakamura T, Gaussin V, Mishina Y, Pocius J, Michael LH, Behringer RR, Garry DJ, Entman ML, Schneider MD. Cardiac progenitor cells from adult myocardium: homing, differentiation, and fusion after infarction. Proc Natl Acad Sci U S A. 2003;100(21):12313–8.

29. Lepilina A, Coon AN, Kikuchi K, Holdway JE, Roberts RW, Burns CG, Poss KD. A dynamic epicardial injury response supports progenitor cell activity during zebrafish heart regeneration. Cell. 2006;127(3): 607–19.

30. Zhou B, Ma Q, Rajagopal S, Wu SM, Domian I, Rivera-Feliciano J, Jiang D, von Gise A, Ikeda S, Chien KR, Pu WT. Epicardial progenitors contribute to the cardiomyocyte lineage in the developing heart. Nature. 2008;454(7200):109–13.

31. Smart N. De novo cardiomyocytes from within the activated adult heart after injury. Nature. 2011;474(7353):640–4.

32. Zhou B, Honor LB, He H, Ma Q, Oh JH, Butterfield C, Lin RZ, Melero-Martin JM, Dolmatova E, Duffy HS, Gise AV, Zhou P, Hu YW, Wang G, Zhang B, Wang L, Hall JL, Moses MA, McGowan FX, Pu WT. Adult mouse epicardium modulates myocardial injury by secreting paracrine factors. J Clin Invest. 2011;121(5):1894–904.

33. de Pater E, Clijsters L, Marques SR, Lin YF, Garavito-Aguilar ZV, Yelon D, Bakkers J. Distinct phases of cardiomyocyte differentiation regulate growth of the zebrafish heart. Development. 2009;136(10): 1633–41.

34. Kikuchi K, Gupta V, Wang J, Holdway JE, Wills AA, Fang Y, Poss KD. tcf21+ epicardial cells adopt non-myocardial fates during zebrafish heart development and regeneration. Development. 2011;138(14): 2895–902.

35. Gupta V, Poss KD. Clonally dominant cardiomyocytes direct heart morphogenesis. Nature. 2012;484(7395):479–84.

36. Xin M, Olson EN, Bassel-Duby R. Mending broken hearts: cardiac development as a basis for adult heart regeneration and repair. Nat Rev Mol Cell Biol. 2013;14(8):529–41.

37. Frangogiannis NG. The inflammatory response in myocardial injury, repair, and remodelling. Nat Rev Cardiol. 2014;11(5):255–65.

38. González-Rosa JM, Martín V, Peralta M, Torres M, Mercader N. Extensive scar formation and regression during heart regeneration after cryoinjury in zebrafish. Development. 2011;138(9):1663–74.

39. Chablais F, Jazwinska A. The regenerative capacity of the zebrafish heart is dependent on TGFβ signaling. Development. 2012;139(11): 1921–30.

40. Aurora AB, Olson EN. Immune modulation of stem cells and regeneration. Cell Stem Cell. 2014;15(1):14–25.

41. Porrello ER, Mahmoud AI, Simpson E, Hill JA, Richardson JA, Olson EN, Sadek HA. Transient regenerative potential of the neonatal mouse heart. Science. 2011;331(6020):1078–80.

42. Porrello ER, Mahmoud AI, Simpson E, Johnson BA, Grinsfelder D, Canseco D, Mammen PP, Rothermel BA, Olson EN, Sadek HA. Regulation of neonatal and adult mammalian heart regeneration by the miR-15 family. Proc Natl Acad Sci U S A. 2013;110(1):187–92.

43. Aurora AB, Porrello ER, Tan W, Mahmoud AI, Hill JA, Bassel-Duby R, Sadek HA, Olson EN. Macrophages are required for neonatal heart regeneration. J Clin Invest. 2014;124(3):1382–92.

44. Sharma UC, Pokharel S, van Brakel TJ, van Berlo JH, Cleutjens JP, Schroen B, André S, Crijns HJ, Gabius HJ, Maessen J, Pinto YM. Galectin-3 marks activated macrophages in failure-prone hypertrophied hearts and contributes to cardiac dysfunction. Circulation. 2004;110(19):3121–8.

45. van Kimmenade RR, Januzzi Jr JL, Ellinor PT, Sharma UC, Bakker JA, Low AF, Martinez A, Crijns HJ, MacRae CA, Menheere PP, Pinto YM. Utility of amino-terminal pro-brain natriuretic peptide, galectin-3, and apelin for the evaluation of patients with acute heart failure. J Am Coll Cardiol. 2006;48(6):1217–24.

46. Sizarov A, Ya J, de Boer BA, Lamers WH, Christoffels VM, Moorman AF. Formation of the building plan of the human heart: morphogenesis, growth, and differentiation. Circulation. 2011;123(10): 1125–35.

47. Srivastava D. Making or breaking the heart: from lineage determination to morphogenesis. Cell. 2006;126(6):1037–48.

48. Zhao R, Watt AJ, Battle MA, Li J, Bondow BJ, Duncan SA. Loss of both GATA4 and GATA6 blocks cardiac myocyte differentiation and results in acardia in mice. Dev Biol. 2008;317(2):614–9.

49. Lee RK, Stainier DY, Weinstein BM, Fishman MC. Cardiovascular development in the zebrafish. II. Endocardial progenitors are sequestered within the heart field. Development. 1994;120(12): 3361–6.

50. Zaffran S, Frasch M. Early signals in cardiac development. Circ Res. 2002;91(6):457–69.

51. Kathiriya IS, Nora EP, Bruneau BG. Investigating the transcriptional control of cardiovascular development. Circ Res. 2015;116(4): 700–14.

52. Bruneau BG. Signaling and transcriptional networks in heart development and regeneration. Cold Spring Harb Perspect Biol. 2013;5(3):a008292.

53. Niessen K, Karsan A. Notch signaling in cardiac development. Circ Res. 2008;102(10):1169–81.

54. Duboc V, Lapraz F, Saudemont A, Bessodes N, Mekpoh F, Haillot E, Quirin M, Lepage T. Nodal and BMP2/4 pattern the mesoderm and endoderm during development of the sea urchin embryo. Development. 2010;137(2):223–35.

55. Palencia-Desai S, Kohli V, Kang J, Chi NC, Black BL, Sumanas S. Vascular endothelial and endocardial progenitors differentiate as cardiomyocytes in the absence of Etsrp/Etv2 function. Development. 2011;138(21):4721–32.

56. Rasmussen TL, Kweon J, Diekmann MA, Belema-Bedada F, Song Q, Bowlin K, Shi X, Ferdous A, Li T, Kyba M, Metzger JM, Koyano-Nakagawa N, Garry DJ. ER71 directs mesodermal fate decisions during embryogenesis. Development. 2011;138(21):4801–12.

57. Saga Y, Miyagawa-Tomita S, Takagi A, Kitajima S, Miyazaki JI, Inoue T. MesP1 is expressed in the heart precursor cells and required for the formation of a single heart tube. Development. 1999;126(15): 3437–47.

58. Bondue A, Lapouge G, Paulissen C, Semeraro C, Iacovino M, Kyba M, Blanpain C. Mesp1 acts as a master regulator of multipotent cardiovascular progenitor specification. Cell Stem Cell. 2008;3(1): 69–84.

59. Kruithof BP, van Wijk B, Somi S, Kruithof-de Julio M, Pérez Pomares JM, Weesie F, Wessels A, Moorman AF, van den Hoff MJ. BMP and FGF regulate the differentiation of multipotential pericardial mesoderm into the myocardial or epicardial lineage. Dev Biol. 2006;295(2): 507–22.

60. von Gise A, Pu WT. Endocardial and epicardial epithelial to mesenchymal transitions in heart development and disease. Circ Res. 2012;110(12):1628–45.

61. Jiang X, Rowitch DH, Soriano P, McMahon AP, Sucov HM. Fate of the mammalian cardiac neural crest. Development. 2000;127(8): 1607–16.

62. Brown CB, Feiner L, Lu MM, Li J, Ma X, Webber AL, Jia L, Raper JA, Epstein JA. PlexinA2 and semaphorin signaling during cardiac neural crest development. Development. 2001;128(16):3071–80.

63. Epstein JA, Aghajanian H, Singh MK. Semaphorin signaling in cardiovascular development. Cell Metab. 2015;21(2):163–73.

64. Kimura K, Ieda M, Fukuda K. Development, maturation, and transdifferentiation of cardiac sympathetic nerves. Circ Res. 2012;110(2): 325–36.

65. Sato M, Yost HJ. Cardiac neural crest contributes to cardiomyogenesis in zebrafish. Dev Biol. 2003;257(1):127–39.

66. Danielian PS, Muccino D, Rowitch DH, Michael SK, McMahon AP. Modification of gene activity in mouse embryos in utero by a tamoxifen-inducible form of Cre recombinase. Curr Biol. 1998; 8(24):1323–6.

67. Tomita Y, Matsumura K, Wakamatsu Y, Matsuzaki Y, Shibuya I, Kawaguchi H, Ieda M, Kanakubo S, Shimazaki T, Ogawa S, Osumi N, Okano H, Fukuda K. Cardiac neural crest cells contribute to the dormant multipotent stem cell in the mammalian heart. J Cell Biol. 2005;170(7):1135–46.

68. Mikkola HK, Orkin SH. The journey of developing hematopoietic stem cells. Development. 2006;133(19):3733–44.

69. Wilson A, Trumpp A. Bone-marrow haematopoietic-stem-cell niches. Nat Rev Immunol. 2006;6(2):93–106.

70. Gros J, Manceau M, Thomé V, Marcelle C. A common somitic origin for embryonic muscle progenitors and satellite cells. Nature. 2005;435(7044):954–8.

71. Wu SM, Chien KR, Mummery C. Origins and fates of cardiovascular progenitor cells. Cell. 2008;132(4):537–43.

72. Lyons I, Parsons LM, Hartley L, Li R, Andrews JE, Robb L, Harvey RP. Myogenic and morphogenetic defects in the heart tubes of murine embryos lacking the homeo box gene Nkx2-5. Genes Dev. 1995;9(13):1654–66.

73. Prall OW, Menon MK, Solloway MJ, Watanabe Y, Zaffran S, Bajolle F, Biben C, McBride JJ, Robertson BR, Chaulet H, Stennard FA, Wise N, Schaft D, Wolstein O, Furtado MB, Shiratori H, Chien KR, Hamada H, Black BL, Saga Y, Robertson EJ, Buckingham ME, Harvey RP. An Nkx2-5/Bmp2/Smad1 negative feedback loop controls heart progenitor specification and proliferation. Cell. 2007;128(5):947–59.

74. Wu SM, Fujiwara Y, Cibulsky SM, Clapham DE, Lien CL, Schultheiss TM, Orkin SH. Developmental origin of a bipotential myocardial and smooth muscle cell precursor in the mammalian heart. Cell. 2006;127(6):1137–50.

75. Chen WP, Wu SM. Small molecule regulators of postnatal Nkx2.5 cardiomyoblast proliferation and differentiation. J Cell Mol Med. 2012;16(5):961–5.

76. Chen WP, Liu YH, Ho YJ, Wu SM. Pharmacological inhibition of TGFβ receptor improves Nkx2.5 cardiomyoblast-mediated regeneration. Cardiovasc Res. 2015;105(1):44–54.

77. Cai CL, Liang X, Shi Y, Chu PH, Pfaff SL, Chen J, Evans S. Isl1 identifies a cardiac progenitor population that proliferates prior to differentiation and contributes a majority of cells to the heart. Dev Cell. 2003;5(6):877–89.

78. Engleka KA, Manderfield LJ, Brust RD, Li L, Cohen A, Dymecki SM, Epstein JA. Islet1 derivatives in the heart are of both neural crest and second heart field origin. Circ Res. 2012;110(7):922–6.

79. Weinberger F, Mehrkens D, Friedrich FW, Stubbendorff M, Hua X, Müller JC, Schrepfer S, Evans SM, Carrier L, Eschenhagen T. Localiza-

tion of Islet-1-positive cells in the healthy and infarcted adult murine heart. Circ Res. 2012;110(10):1303–10.

80. Laugwitz KL, Moretti A, Lam J, Gruber P, Chen Y, Woodard S, Lin LZ, Cai CL, Lu MM, Reth M, Platoshyn O, Yuan JX, Evans S, Chien KR. Postnatal isl1+ cardioblasts enter fully differentiated cardiomyocyte lineages. Nature. 2005;433(7026):647–53.

81. Qyang Y, Martin-Puig S, Chiravuri M, Chen S, Xu H, Bu L, Jiang X, Lin L, Granger A, Moretti A, Caron L, Wu X, Clarke J, Taketo MM, Laugwitz KL, Moon RT, Gruber P, Evans SM, Ding S, Chien KR. The renewal and differentiation of Isl1+ cardiovascular progenitors are controlled by a Wnt/beta-catenin pathway. Cell Stem Cell. 2007;1(2):165–79.

82. Lian X, Hsiao C, Wilson G, Zhu K, Hazeltine LB, Azarin SM, Raval KK, Zhang J, Kamp TJ, Palecek SP. Robust cardiomyocyte differentiation from human pluripotent stem cells via temporal modulation of canonical Wnt signaling. Proc Natl Acad Sci U S A. 2012;109(27): E1848–57.

83. Lian X, Zhang J, Azarin SM, Zhu K, Hazeltine LB, Bao X, Hsiao C, Kamp TJ, Palecek SP. Directed cardiomyocyte differentiation from human pluripotent stem cells by modulating Wnt/β-catenin signaling under fully defined conditions. Nat Protoc. 2013;8(1):162–75.

84. Yang L, Soonpaa MH, Adler ED, Roepke TK, Kattman SJ, Kennedy M, Henckaerts E, Bonham K, Abbott GW, Linden RM, Field LJ, Keller GM. Human cardiovascular progenitor cells develop from a KDR+ embryonic-stem-cell-derived population. Nature. 2008;453(7194): 524–8.

85. Moretti A, Caron L, Nakano A, Lam JT, Bernshausen A, Chen Y, Qyang Y, Bu L, Sasaki M, Martin-Puig S, Sun Y, Evans SM, Laugwitz KL, Chien KR. Multipotent embryonic isl1+ progenitor cells lead to cardiac, smooth muscle, and endothelial cell diversification. Cell. 2006; 127(6):1151–65.

86. Cai CL, Martin JC, Sun Y, Cui L, Wang L, Ouyang K, Yang L, Bu L, Liang X, Zhang X, Stallcup WB, Denton CP, McCulloch A, Chen J, Evans SM. A myocardial lineage derives from Tbx18 epicardial cells. Nature. 2008;454(7200):104–8.

87. Christoffels VM, Grieskamp T, Norden J, Mommersteeg MT, Rudat C, Kispert A. Tbx18 and the fate of epicardial progenitors. Nature. 2009;458(7240):E8–9. discussion E9-10.

88. Pierpont ME, Basson CT, Benson Jr DW, Gelb BD, Giglia TM, Goldmuntz E, McGee G, Sable CA, Srivastava D, Webb CL, American Heart Association Congenital Cardiac Defects Committee, Council on Cardiovascular Disease in the Young. Genetic basis for congenital heart defects: current knowledge: a scientific statement from the American Heart Association Congenital Cardiac Defects Committee, Council on Cardiovascular Disease in the Young: endorsed by the American Academy of Pediatrics. Circulation. 2007;115(23): 3015–38.

89. Fahed AC, Gelb BD, Seidman JG, Seidman CE. Genetics of congenital heart disease: the glass half empty. Circ Res. 2013;112(4):707–20.

90. Garg V, Muth AN, Ransom JF, Schluterman MK, Barnes R, King IN, Grossfeld PD, Srivastava D. Mutations in NOTCH1 cause aortic valve disease. Nature. 2005;437(7056):270–4.

91. Nemer G, Fadlalah F, Usta J, Nemer M, Dbaibo G, Obeid M, Bitar F. A novel mutation in the GATA4 gene in patients with Tetralogy of Fallot. Hum Mutat. 2006;27(3):293–4.

92. Molkentin JD, Lin Q, Duncan SA, Olson EN. Requirement of the transcription factor GATA4 for heart tube formation and ventral morphogenesis. Genes Dev. 1997;11(8):1061–72.

93. Kuo CT, Morrisey EE, Anandappa R, Sigrist K, Lu MM, Parmacek MS, Soudais C, Leiden JM. GATA4 transcription factor is required for ventral morphogenesis and heart tube formation. Genes Dev. 1997; 11(8):1048–60.

94. Horb ME, Thomsen GH. Tbx5 is essential for heart development. Development. 1999;126(8):1739–51.

95. Bruneau BG, Nemer G, Schmitt JP, Charron F, Robitaille L, Caron S, Conner DA, Gessler M, Nemer M, Seidman CE, Seidman JG. A murine model of Holt-Oram syndrome defines roles of the T-box transcription factor Tbx5 in cardiogenesis and disease. Cell. 2001;106(6): 709–21.

96. Basson CT, Bachinsky DR, Lin RC, Levi T, Elkins JA, Soults J, Grayzel D, Kroumpouzou E, Traill TA, Leblanc-Straceski J, Renault B, Kucherlapati R, Seidman JG, Seidman CE. Mutations in human TBX5 [corrected] cause limb and cardiac malformation in Holt-Oram syndrome. Nat Genet. 1997;15(1):30–5.

97. O'Meara CC, Wamstad JA, Gladstone RA, Fomovsky GM, Butty VL, Shrikumar A, Gannon JB, Boyer LA, Lee RT. Transcriptional reversion of cardiac myocyte fate during mammalian cardiac regeneration. Circ Res. 2015;116(5):804–15.

98. Ieda M, Fu JD, Delgado-Olguin P, Vedantham V, Hayashi Y, Bruneau BG, Srivastava D. Direct reprogramming of fibroblasts into functional cardiomyocytes by defined factors. Cell. 2010;142(3):375–86.

99. Zhao B, Tumaneng K, Guan KL. The Hippo pathway in organ size control, tissue regeneration and stem cell self-renewal. Nat Cell Biol. 2011;13(8):877–83.

100. Zhao B, Li L, Lei Q, Guan KL. The Hippo-YAP pathway in organ size control and tumorigenesis: an updated version. Genes Dev. 2010;24(9):862–74.

101. Heallen T, Zhang M, Wang J, Bonilla-Claudio M, Klysik E, Johnson RL, Martin JF. Hippo pathway inhibits Wnt signaling to restrain cardiomyocyte proliferation and heart size. Science. 2011;332(6028): 458–61.

102. Xin M, Kim Y, Sutherland LB, Qi X, McAnally J, Schwartz RJ, Richardson JA, Bassel-Duby R, Olson EN. Regulation of insulin-like growth factor signaling by Yap governs cardiomyocyte proliferation and embryonic heart size. Sci Signal. 2011;4(196):ra70.

103. Lin Z, von Gise A, Zhou P, Gu F, Ma Q, Jiang J, Yau AL, Buck JN, Gouin KA, van Gorp PR, Zhou B, Chen J, Seidman JG, Wang DZ, Pu WT. Cardiac-specific YAP activation improves cardiac function and survival in an experimental murine MI model. Circ Res. 2014;115(3):354–63.

104. von Gise A, Lin Z, Schlegelmilch K, Honor LB, Pan GM, Buck JN, Ma Q, Ishiwata T, Zhou B, Camargo FD, Pu WT. YAP1, the nuclear target of Hippo signaling, stimulates heart growth through cardiomyocyte proliferation but not hypertrophy. Proc Natl Acad Sci U S A. 2012;109(7):2394–9.

105. Li J, Gao E, Vite A, Yi R, Gomez L, Goossens S, van Roy F, Radice GL. Alpha-catenins control cardiomyocyte proliferation by regulating Yap activity. Circ Res. 2015;116(1):70–9.

106. Tian Y, Liu Y, Wang T, Zhou N, Kong J, Chen L, Snitow M, Morley M, Li D, Petrenko N, Zhou S, Lu M, Gao E, Koch WJ, Stewart KM, Morrisey EE. A microRNA-Hippo pathway that promotes cardiomyocyte proliferation and cardiac regeneration in mice. Sci Transl Med. 2015;7(279):279ra38.

107. Bergmann O, Zdunek S, Felker A, Salehpour M, Alkass K, Bernard S, Sjostrom SL, Szewczykowska M, Jackowska T, Dos Remedios C, Malm T, Andrä M, Jashari R, Nyengaard JR, Possnert G, Jovinge S, Druid H, Frisén J. Dynamics of cell generation and turnover in the human heart. Cell. 2015;161(7):1566–75.

108. Hsieh PC, Segers VF, Davis ME, MacGillivray C, Gannon J, Molkentin JD, Robbins J, Lee RT. Evidence from a genetic fate-mapping study that stem cells refresh adult mammalian cardiomyocytes after injury. Nat Med. 2007;13(8):970–4.

109. Senyo SE, Steinhauser ML, Pizzimenti CL, Yang VK, Cai L, Wang M, Wu TD, Guerquin-Kern JL, Lechene CP, Lee RT. Mammalian heart renewal by pre-existing cardiomyocytes. Nature. 2013;493(7432):433–6.

110. Herget GW, Neuburger M, Plagwitz R, Adler CP. DNA content, ploidy level and number of nuclei in the human heart after myocardial infarction. Cardiovasc Res. 1997;36(1):45–51.

111. Adler CP, Friedburg H, Herget GW, Neuburger M, Schwalb H. Variability of cardiomyocyte DNA content, ploidy level and nuclear number in mammalian hearts. Virchows Arch. 1996;429(2-3):159–64.

112. Bergmann O, Bhardwaj RD, Bernard S, Zdunek S, Barnabé-Heider F, Walsh S, Zupicich J, Alkass K, Buchholz BA, Druid H, Jovinge S, Frisén J. Evidence for cardiomyocyte renewal in humans. Science. 2009;324(5923):98–102.

113. Anderson EC, Libby WF, Weinhouse S, Reid AF, Kirshenbaum AD, Grosse AV. Radiocarbon from cosmic radiation. Science.

1947;105(2735):576–7.

114. Spalding KL, Bhardwaj RD, Buchholz BA, Druid H, Frisén J. Retrospective birth dating of cells in humans. Cell. 2005;122(1):133–43.

115. Bergmann O, Zdunek S, Alkass K, Druid H, Bernard S, Frisén J. Identification of cardiomyocyte nuclei and assessment of ploidy for the analysis of cell turnover. Exp Cell Res. 2011;317(2):188–94.

116. Murry CE, Lee RT. Development biology. Turnover after the fallout. Science. 2009;324(5923):47–8.

117. Steinhauser ML, Bailey AP, Senyo SE, Guillermier C, Perlstein TS, Gould AP, Lee RT, Lechene CP. Multi-isotope imaging mass spectrometry quantifies stem cell division and metabolism. Nature. 2012;481(7382):516–9.

118. Ang KL, Shenje LT, Reuter S, Soonpaa MH, Rubart M, Field LJ, Galiñanes M. Limitations of conventional approaches to identify myocyte nuclei in histologic sections of the heart. Am J Physiol Cell Physiol. 2010;298(6):C1603–9.

119. Soonpaa MH, Field LJ. Assessment of cardiomyocyte DNA synthesis in normal and injured adult mouse hearts. Am J Physiol. 1997;272(1 Pt 2):H220–6.

120. Soonpaa MH, Kim KK, Pajak L, Franklin M, Field LJ. Cardiomyocyte DNA synthesis and binucleation during murine development. Am J Physiol. 1996;271(5 Pt 2):H2183–9.

121. Beltrami AP, Urbanek K, Kajstura J, Yan SM, Finato N, Bussani R, Nadal-Ginard B, Silvestri F, Leri A, Beltrami CA, Anversa P. Evidence that human cardiac myocytes divide after myocardial infarction. N Engl J Med. 2001;344(23):1750–7.

122. Loffredo FS, Steinhauser ML, Gannon J, Lee RT. Bone marrow-derived cell therapy stimulates endogenous cardiomyocyte progenitors and promotes cardiac repair. Cell Stem Cell. 2011;8(4):389–98.

123. Hatzistergos KE, Quevedo H, Oskouei BN, Hu Q, Feigenbaum GS, Margitich IS, Mazhari R, Boyle AJ, Zambrano JP, Rodriguez JE, Dulce R, Pattany PM, Valdes D, Revilla C, Heldman AW, McNiece I, Hare JM. Bone marrow mesenchymal stem cells stimulate cardiac stem cell proliferation and differentiation. Circ Res. 2010;107(7):913–22.

124. Ali SR, Hippenmeyer S, Saadat LV, Luo L, Weissman IL, Ardehali R. Existing cardiomyocytes generate cardiomyocytes at a low rate after birth in mice. Proc Natl Acad Sci U S A. 2014;111(24):8850–5.

125. Martin CM, Meeson AP, Robertson SM, Hawke TJ, Richardson JA, Bates S, Goetsch SC, Gallardo TD, Garry DJ. Persistent expression of the ATP-binding cassette transporter, Abcg2, identifies cardiac SP cells in the developing and adult heart. Dev Biol. 2004;265(1):262–75.

126. Chabot B, Stephenson DA, Chapman VM, Besmer P, Bernstein A. The proto-oncogene c-kit encoding a transmembrane tyrosine kinase receptor maps to the mouse W locus. Nature. 1988;335(6185):88–9.

127. Ikuta K, Weissman IL. Evidence that hematopoietic stem cells express mouse c-kit but do not depend on steel factor for their generation. Proc Natl Acad Sci U S A. 1992;89(4):1502–6.

128. Briddell RA. Further phenotypic characterization and isolation of human hematopoietic progenitor cells using a monoclonal antibody to the c-kit receptor. Blood. 1992;79(12):3159–67.

129. Simmons PJ, Aylett GW, Niutta S, To LB, Juttner CA, Ashman LK. c-kit is expressed by primitive human hematopoietic cells that give rise to colony-forming cells in stroma-dependent or cytokine-supplemented culture. Exp Hematol. 1994;22(2):157–65.

130. Sandlow JI, Feng HL, Cohen MB, Sandra A. Expression of c-KIT and its ligand, stem cell factor, in normal and subfertile human testicular tissue. J Androl. 1996;17(4):403–8.

131. Wehrle-Haller B, Weston JA. Soluble and cell-bound forms of steel factor activity play distinct roles in melanocyte precursor dispersal and survival on the lateral neural crest migration pathway. Development. 1995;121(3):731–42.

132. Thomsen L, Robinson TL, Lee JC, Farraway LA, Hughes MJ, Andrews DW, Huizinga JD. Interstitial cells of Cajal generate a rhythmic pacemaker current. Nat Med. 1998;4(7):848–51.

133. Hosoda T, D'Amario D, Cabral-Da-Silva MC, Zheng H, Padin-Iruegas ME, Ogorek B, Ferreira-Martins J, Yasuzawa-Amano S, Amano K, Ide-Iwata N, Cheng W, Rota M, Urbanek K, Kajstura J, Anversa P, Leri A. Clonality of mouse and human cardiomyogenesis in vivo. Proc Natl Acad Sci U S A. 2009;106(40):17169–74.

134. Ellison GM, Torella D, Dellegrottaglie S, Perez-Martinez C, Perez de Prado A, Vicinanza C, Purushothaman S, Galuppo V, Iaconetti C, Waring CD, Smith A, Torella M, Cuellas Ramon C, Gonzalo-Orden JM, Agosti V, Indolfi C, Galiñanes M, Fernandez-Vazquez F, Nadal-Ginard B. Endogenous cardiac stem cell activation by insulin-like growth factor-1/hepatocyte growth factor intracoronary injection fosters survival and regeneration of the infarcted pig heart. J Am Coll Cardiol. 2011;58(9):977–86.

135. Linke A, Müller P, Nurzynska D, Casarsa C, Torella D, Nascimbene A, Castaldo C, Cascapera S, Böhm M, Quaini F, Urbanek K, Leri A, Hintze TH, Kajstura J, Anversa P. Stem cells in the dog heart are self-renewing, clonogenic, and multipotent and regenerate infarcted myocardium, improving cardiac function. Proc Natl Acad Sci U S A. 2005;102(25):8966–71.

136. Fransioli J, Bailey B, Gude NA, Cottage CT, Muraski JA, Emmanuel G, Wu W, Alvarez R, Rubio M, Ottolenghi S, Schaefer E, Sussman MA. Evolution of the c-kit-positive cell response to pathological challenge in the myocardium. Stem Cells. 2008;26(5):1315–24.

137. Smith AJ, Lewis FC, Aquila I, Waring CD, Nocera A, Agosti V, Nadal-Ginard B, Torella D, Ellison GM. Isolation and characterization of resident endogenous c-Kit+ cardiac stem cells from the adult mouse and rat heart. Nat Protoc. 2014;9(7):1662–81.

138. Sanada F, Kim J, Czarna A, Chan NY, Signore S, Ogórek B, Isobe K, Wybieralska E, Borghetti G, Pesapane A, Sorrentino A, Mangano E, Cappetta D, Mangiaracina C, Ricciardi M, Cimini M, Ifedigbo E, Perrella MA, Goichberg P, Choi AM, Kajstura J, Hosoda T, Rota M, Anversa P, Leri A. c-Kit-positive cardiac stem cells nested in hypoxic niches are activated by stem cell factor reversing the aging myopathy. Circ Res. 2014;114(1):41–55.

139. Urbanek K, Cesselli D, Rota M, Nascimbene A, De Angelis A, Hosoda T, Bearzi C, Boni A, Bolli R, Kajstura J, Anversa P, Leri A. Stem cell niches in the adult mouse heart. Proc Natl Acad Sci U S A. 2006;103(24):9226–31.

140. Mazhari R, Hare JM. Mechanisms of action of mesenchymal stem cells in cardiac repair: potential influences on the cardiac stem cell niche. Nat Clin Pract Cardiovasc Med. 2007;4 Suppl 1:S21–6.

141. Tamplin OJ, Durand EM, Carr LA, Childs SJ, Hagedorn EJ, Li P, Yzaguirre AD, Speck NA, Zon LI. Hematopoietic stem cell arrival triggers dynamic remodeling of the perivascular niche. Cell. 2015;160(1-2):241–52.

142. Morrison SJ, Scadden DT. The bone marrow niche for haematopoietic stem cells. Nature. 2014;505(7483):327–34.

143. Boulais PE, Frenette PS. Making sense of hematopoietic stem cell niches. Blood. 2015;125(17):2621–9.

144. Lapidot T, Dar A, Kollet O. How do stem cells find their way home? Blood. 2005;106(6):1901–10.

145. Taghavi S, George JC. Homing of stem cells to ischemic myocardium. Am J Transl Res. 2013;5(4):404–11.

146. Konstandin MH, Toko H, Gastelum GM, Quijada P, De La Torre A, Quintana M, Collins B, Din S, Avitabile D, Völkers M, Gude N, Fässler R, Sussman MA. Fibronectin is essential for reparative cardiac progenitor cell response after myocardial infarction. Circ Res. 2013;113(2):115–25.

147. Sturzu AC, Wu SM. Developmental and regenerative biology of multipotent cardiovascular progenitor cells. Circ Res. 2011;108(3):353–64.

148. Hosoda T, Zheng H, Cabral-da-Silva M, Sanada F, Ide-Iwata N, Ogórek B, Ferreira-Martins J, Arranto C, D'Amario D, del Monte F, Urbanek K, D'Alessandro DA, Michler RE, Anversa P, Rota M, Kajstura J, Leri A. Human cardiac stem cell differentiation is regulated by a mircrine mechanism. Circulation. 2011;123(12):1287–96.

149. Fischer KM, Cottage CT, Wu W, Din S, Gude NA, Avitabile D, Quijada P, Collins BL, Fransioli J, Sussman MA. Enhancement of myocardial regeneration through genetic engineering of cardiac progenitor

cells expressing Pim-1 kinase. Circulation. 2009;120(21):2077–87.

150. Boni A, Urbanek K, Nascimbene A, Hosoda T, Zheng H, Delucchi F, Amano K, Gonzalez A, Vitale S, Ojaimi C, Rizzi R, Bolli R, Yutzey KE, Rota M, Kajstura J, Anversa P, Leri A. Notch1 regulates the fate of cardiac progenitor cells. Proc Natl Acad Sci U S A. 2008;105(40): 15529–34.

151. Kwon C, Cheng P, King IN, Andersen P, Shenje L, Nigam V, Srivastava D. Notch post-translationally regulates β-catenin protein in stem and progenitor cells. Nat Cell Biol. 2011;13(10):1244–51.

152. Artavanis-Tsakonas S, Rand MD, Lake RJ. Notch signaling: cell fate control and signal integration in development. Science. 1999; 284(5415):770–6.

153. Wilson A, Radtke F. Multiple functions of Notch signaling in self-renewing organs and cancer. FEBS Lett. 2006;580(12):2860–8.

154. Bearzi C, Leri A, Lo Monaco F, Rota M, Gonzalez A, Hosoda T, Pepe M, Qanud K, Ojaimi C, Bardelli S, D'Amario D, D'Alessandro DA, Michler RE, Dimmeler S, Zeiher AM, Urbanek K, Hintze TH, Kajstura J, Anversa P. Identification of a coronary vascular progenitor cell in the human heart. Proc Natl Acad Sci U S A. 2009;106(37):15885–90.

155. van Berlo JH, Kanisicak O, Maillet M, Vagnozzi RJ, Karch J, Lin SC, Middleton RC, Marbán E, Molkentin JD. c-kit + cells minimally contribute cardiomyocytes to the heart. Nature. 2014;509(7500):337–41.

156. Bailey B, Fransioli J, Gude NA, Alvarez Jr R, Zhang X, Gustafsson ÅB, Sussman MA. Sca-1 knockout impairs myocardial and cardiac progenitor cell function. Circ Res. 2012;111(6):750–60.

157. Uchida S, De Gaspari P, Kostin S, Jenniches K, Kilic A, Izumiya Y, Shiojima I, Grosse Kreymborg K, Renz H, Walsh K, Braun T. Sca1-derived cells are a source of myocardial renewal in the murine adult heart. Stem Cell Rep. 2013;1(5):397–410.

158. Smits AM, van Vliet P, Metz CH, Korfage T, Sluijter JP, Doevendans PA, Goumans MJ. Human cardiomyocyte progenitor cells differentiate into functional mature cardiomyocytes: an in vitro model for studying human cardiac physiology and pathophysiology. Nat Protoc. 2009;4(2):232–43.

159. Smits AM, van Laake LW, den Ouden K, Schreurs C, Szuhai K, van Echteld CJ, Mummery CL, Doevendans PA, Goumans MJ. Human cardiomyocyte progenitor cell transplantation preserves long-term function of the infarcted mouse myocardium. Cardiovasc Res. 2009;83(3):527–35.

160. Goodell MA, Brose K, Paradis G, Conner AS, Mulligan RC. Isolation and functional properties of murine hematopoietic stem cells that are replicating in vivo. J Exp Med. 1996;183(4):1797–806.

161. Pfister O, Oikonomopoulos A, Sereti KI, Sohn RL, Cullen D, Fine GC, Mouquet F, Westerman K, Liao R. Role of the ATP-binding cassette transporter Abcg2 in the phenotype and function of cardiac side population cells. Circ Res. 2008;103(8):825–35.

162. Pfister O, Mouquet F, Jain M, Summer R, Helmes M, Fine A, Colucci WS, Liao R. CD31- but Not CD31+ cardiac side population cells exhibit functional cardiomyogenic differentiation. Circ Res. 2005;97(1):52–61.

163. Noseda M, Harada M, McSweeney S, Leja T, Belian E, Stuckey DJ, Abreu Paiva MS, Habib J, Macaulay I, de Smith AJ, al-Beidh F, Sampson R, Lumbers RT, Rao P, Harding SE, Blakemore AI, Jacobsen SE, Barahona M, Schneider MD. PDGFRα demarcates the cardiogenic clonogenic Sca1+ stem/progenitor cell in adult murine myocardium. Nat Commun. 2015;6:6930.

164. Hierlihy AM, Seale P, Lobe CG, Rudnicki MA, Megeney LA. The postnatal heart contains a myocardial stem cell population. FEBS Lett. 2002;530(1-3):239–43.

165. Oyama T, Nagai T, Wada H, Naito AT, Matsuura K, Iwanaga K, Takahashi T, Goto M, Mikami Y, Yasuda N, Akazawa H, Uezumi A, Takeda S, Komuro I. Cardiac side population cells have a potential to migrate and differentiate into cardiomyocytes in vitro and in vivo. J Cell Biol. 2007;176(3):329–41.

166. Jackson KA, Majka SM, Wang H, Pocius J, Hartley CJ, Majesky MW, Entman ML, Michael LH, Hirschi KK, Goodell MA. Regeneration of ischemic cardiac muscle and vascular endothelium by adult stem cells. J Clin Invest. 2001;107(11):1395–402.

167. Acharya A, Baek ST, Huang G, Eskiocak B, Goetsch S, Sung CY, Banfi S, Sauer MF, Olsen GS, Duffield JS, Olson EN, Tallquist MD. The bHLH transcription factor Tcf21 is required for lineage-specific EMT of cardiac fibroblast progenitors. Development. 2012;139(12):2139–49.

168. Bock-Marquette I, Saxena A, White MD, Dimaio JM, Srivastava D. Thymosin beta4 activates integrin-linked kinase and promotes cardiac cell migration, survival and cardiac repair. Nature. 2004;432(7016):466–72.

169. Chong JJ, Chandrakanthan V, Xaymardan M, Asli NS, Li J, Ahmed I, Heffernan C, Menon MK, Scarlett CJ, Rashidianfar A, Biben C, Zoellner H, Colvin EK, Pimanda JE, Biankin AV, Zhou B, Pu WT, Prall OW, Harvey RP. Adult cardiac-resident MSC-like stem cells with a proepicardial origin. Cell Stem Cell. 2011;9(6):527–40.

170. Ellison GM, Nadal-Ginard B, Torella D. Optimizing cardiac repair and regeneration through activation of the endogenous cardiac stem cell compartment. J Cardiovasc Transl Res. 2012;5(5):667–77.

171. Frangogiannis NG. Regulation of the inflammatory response in cardiac repair. Circ Res. 2012;110(1):159–73.

172. Rienks M, Papageorgiou AP, Frangogiannis NG, Heymans S. Myocardial extracellular matrix: an ever-changing and diverse entity. Circ Res. 2014;114(5):872–88.

173. Waddington CH. Canalization of development, and the inheritance of acquired characters. Nature. 1942;150:563–5.

174. Davis RL, Cheng PF, Lassar AB, Weintraub H. The MyoD DNA binding domain contains a recognition code for muscle-specific gene activation. Cell. 1990;60(5):733–46.

175. Black BL, Molkentin JD, Olson EN. Multiple roles for the MyoD basic region in transmission of transcriptional activation signals and interaction with MEF2. Mol Cell Biol. 1998;18(1):69–77.

176. Takahashi K, Yamanaka S. Induction of pluripotent stem cells from mouse embryonic and adult fibroblast cultures by defined factors. Cell. 2006;126(4):663–76.

177. Zhou Q, Brown J, Kanarek A, Rajagopal J, Melton DA. In vivo reprogramming of adult pancreatic exocrine cells to beta-cells. Nature. 2008;455(7213):627–32.

178. Vierbuchen T, Ostermeier A, Pang ZP, Kokubu Y, Südhof TC, Wernig M. Direct conversion of fibroblasts to functional neurons by defined factors. Nature. 2010;463(7284):1035–41.

179. Song K, Nam YJ, Luo X, Qi X, Tan W, Huang GN, Acharya A, Smith CL, Tallquist MD, Neilson EG, Hill JA, Bassel-Duby R, Olson EN. Heart repair by reprogramming non-myocytes with cardiac transcription factors. Nature. 2012;485(7400):599–604.

180. Jayawardena TM, Egemnazarov B, Finch EA, Zhang L, Payne JA, Pandya K, Zhang Z, Rosenberg P, Mirotsou M, Dzau VJ. MicroRNA-mediated in vitro and in vivo direct reprogramming of cardiac fibroblasts to cardiomyocytes. Circ Res. 2012;110(11):1465–73.

181. Lee J, Sayed N, Hunter A, Au KF, Wong WH, Mocarski ES, Pera RR, Yakubov E, Cooke JP. Activation of innate immunity is required for efficient nuclear reprogramming. Cell. 2012;151(3):547–58.

182. Wang L, Liu Z, Yin C, Asfour H, Chen O, Li Y, Bursac N, Liu J, Qian L. Stoichiometry of Gata4, Mef2c, and Tbx5 influences the efficiency and quality of induced cardiac myocyte reprogramming. Circ Res. 2015;116(2):237–44.

183. Fu JD, Stone NR, Liu L, Spencer CI, Qian L, Hayashi Y, Delgado-Olguin P, Ding S, Bruneau BG, Srivastava D. Direct reprogramming of human fibroblasts toward a cardiomyocyte-like state. Stem Cell Rep. 2013;1(3):235–47.

184. Wada R, Muraoka N, Inagawa K, Yamakawa H, Miyamoto K, Sadahiro T, Umei T, Kaneda R, Suzuki T, Kamiya K, Tohyama S, Yuasa S, Kokaji K, Aeba R, Yozu R, Yamagishi H, Kitamura T, Fukuda K, Ieda M. Induction of human cardiomyocyte-like cells from fibroblasts by defined factors. Proc Natl Acad Sci U S A. 2013;110(31):12667–72.

185. Nam YJ, Song K, Luo X, Daniel E, Lambeth K, West K, Hill JA, DiMaio JM, Baker LA, Bassel-Duby R, Olson EN. Reprogramming of human fibroblasts toward a cardiac fate. Proc Natl Acad Sci U S A. 2013;110(14):5588–93.

186. Qian L, Huang Y, Spencer CI, Foley A, Vedantham V, Liu L, Conway SJ, Fu JD, Srivastava D. In vivo reprogramming of murine cardiac

fibroblasts into induced cardiomyocytes. Nature. 2012;485(7400): 593–8.

187. Jayawardena TM, Finch EA, Zhang L, Zhang H, Hodgkinson CP, Pratt RE, Rosenberg PB, Mirotsou M, Dzau VJ. MicroRNA induced cardiac reprogramming in vivo: evidence for mature cardiac myocytes and improved cardiac function. Circ Res. 2015;116(3):418–24.

188. Chong JJ, Yang X, Don CW, Minami E, Liu YW, Weyers JJ, Mahoney WM, Van Biber B, Cook SM, Palpant NJ, Gantz JA, Fugate JA, Muskheli V, Gough GM, Vogel KW, Astley CA, Hotchkiss CE, Baldessari A, Pabon L, Reinecke H, Gill EA, Nelson V, Kiem HP, Laflamme MA, Murry CE. Human embryonic-stem-cell-derived cardiomyocytes regenerate non-human primate hearts. Nature. 2014;510(7504):273–7.

189. Shiba Y, Fernandes S, Zhu WZ, Filice D, Muskheli V, Kim J, Palpant NJ, Gantz J, Moyes KW, Reinecke H, Van Biber B, Dardas T, Mignone JL, Izawa A, Hanna R, Viswanathan M, Gold JD, Kotlikoff MI, Sarvazyan N, Kay MW, Murry CE, Laflamme MA. Human ES-cell-derived cardiomyocytes electrically couple and suppress arrhythmias in injured hearts. Nature. 2012;489(7415):322–5.

190. Ye L, Chang YH, Xiong Q, Zhang P, Zhang L, Somasundaram P, Lepley M, Swingen C, Su L, Wendel JS, Guo J, Jang A, Rosenbush D, Greder L, Dutton JR, Zhang J, Kamp TJ, Kaufman DS, Ge Y, Zhang J. Cardiac repair in a porcine model of acute myocardial infarction with human induced pluripotent stem cell-derived cardiovascular cells. Cell Stem Cell. 2014;15(6):750–61.

191. Zimmermann WH, Schneiderbanger K, Schubert P, Didié M, Münzel F, Heubach JF, Kostin S, Neuhuber WL, Eschenhagen T. Tissue engineering of a differentiated cardiac muscle construct. Circ Res. 2002;90(2):223–30.

192. Hansen A, Eder A, Bönstrup M, Flato M, Mewe M, Schaaf S, Aksehirlioglu B, Schwoerer AP, Uebeler J, Eschenhagen T. Development of a drug screening platform based on engineered heart tissue. Circ Res. 2010;107(1):35–44.

193. Zimmermann WH, Melnychenko I, Wasmeier G, Didié M, Naito H, Nixdorff U, Hess A, Budinsky L, Brune K, Michaelis B, Dhein S, Schwoerer A, Ehmke H, Eschenhagen T. Engineered heart tissue grafts improve systolic and diastolic function in infarcted rat hearts. Nat Med. 2006;12(4):452–8.

194. Shimizu T, Yamato M, Isoi Y, Akutsu T, Setomaru T, Abe K, Kikuchi A, Umezu M, Okano T. Fabrication of pulsatile cardiac tissue grafts using a novel 3-dimensional cell sheet manipulation technique and temperature-responsive cell culture surfaces. Circ Res. 2002;90(3):e40.

195. Furuta A, Miyoshi S, Itabashi Y, Shimizu T, Kira S, Hayakawa K, Nishiyama N, Tanimoto K, Hagiwara Y, Satoh T, Fukuda K, Okano T, Ogawa S. Pulsatile cardiac tissue grafts using a novel three-dimensional cell sheet manipulation technique functionally integrates with the host heart, in vivo. Circ Res. 2006;98(5):705–12.

196. Ott HC, Matthiesen TS, Goh SK, Black LD, Kren SM, Netoff TI, Taylor DA. Perfusion-decellularized matrix: using nature's platform to engineer a bioartificial heart. Nat Med. 2008;14(2):213–21.

197. Robertson MJ, Dries-Devlin JL, Kren SM, Burchfield JS, Taylor DA. Optimizing recellularization of whole decellularized heart extracellular matrix. PLoS One. 2014;9(2):e90406.

198. Ye L, Zimmermann WH, Garry DJ, Zhang J. Patching the heart: cardiac repair from within and outside. Circ Res. 2013;113(7):922–32.

细胞治疗与心力衰竭 第**24**章

Glynnis A. Garry，Daniel J. Garry

（戴　辉　陈崛飞　译　杨　莉　审校）

引言

　　终末期心力衰竭唯一明确有效的治疗方法是原位心脏移植。心脏移植的开展受供体短缺所限（在美国，每年大约有 2200 个可供移植的心脏供体）。由于供体器官来源短缺，人们正在尝试一些新的治疗手段，包括细胞替代治疗。对于许多慢性疾病来说，体细胞治疗（SCT）已被证明是一种有效的治疗方法。这些治疗包括血液制品的输注、植皮、胰岛移植和骨髓移植。细胞替代治疗的成功为其他慢性疾病如心力衰竭的治疗提供了可能。在过去的 15 年中，多种细胞来源被用于治疗缺血性心脏损伤和晚期心脏衰竭，并取得了不同的疗效。在本章中，我们将介绍细胞来源、导入方法和临床研究结果，并探讨进一步研究的方向。总而言之，这是一个全新的领域，其前景广阔同时也面临诸多挑战。

　　下面的引言可恰当描述 SCT 的特点：

> 我从未许诺过除了血、泪、劳苦和汗水以外的任何东西。现在……它甚至不是结束的开始，而是开始的结束。
>
> 温斯顿·丘吉尔
> 1942 年 11 月 10 日

细胞治疗的雏形——骨髓移植

骨髓移植可能是过去 50 年中最具革命性的创举之一。自从 1967 年 Robert Good 博士和他的同事们在明尼苏达大学开展了首次成功的骨髓移植后，这项治疗已经被成功地用于血细胞病、血液系统恶性肿瘤、实体瘤、代谢性疾病（即 Hurler 综合征）、自身免疫病（如先天性角化不良）以及其他退行性疾病的治疗[1]。1967 年，Good 及其同事在一名患有性连锁淋巴细胞减少免疫缺陷的 5 月龄婴儿身上进行的骨髓异基因移植成就了这一创举[2]。这些和其他诸多发现成就了每年超过 50 000 人的骨髓移植治疗量[3]。虽然这一能够挽救生命的疗法可提高生存率，但也存在诸多问题，如免疫抑制剂副作用和治疗相关的并发症（即移植物抗宿主病、移植失败、疾病复发以及器官毒性等）[4]。此外，用于骨髓移植的细胞来源包括骨髓抽吸物、外周血动员干细胞和人脐血干细胞（1988 年首次使用）[5-6]。总而言之，儿童和成人患者接受骨髓移植治疗相关疾病的无病期和（或）治愈率正在不断提高。因此，这种已经被认可的治疗为采用 SCT 治疗其他慢性疾病提供了理论基础和可行性（图 24.1）。

胰岛异基因移植

糖尿病是一种异质性疾病，对于该患者亚群中发生过危及生命的事件（如癫痫发作、低血糖事件和昏迷等）的患者来说，仅仅依靠胰岛素替代治疗是不够的。由于可用于移植的胰腺数量有限，离体胰岛被用于移植并取得了成功。最初的研究在加拿大埃德蒙顿的阿尔伯塔大学进行，并在 20 世纪 70 年代取得了一定成功[7]。最近，Edmonton 方案的采用带来了更多成功的案例。Edmonton 方案采用一种

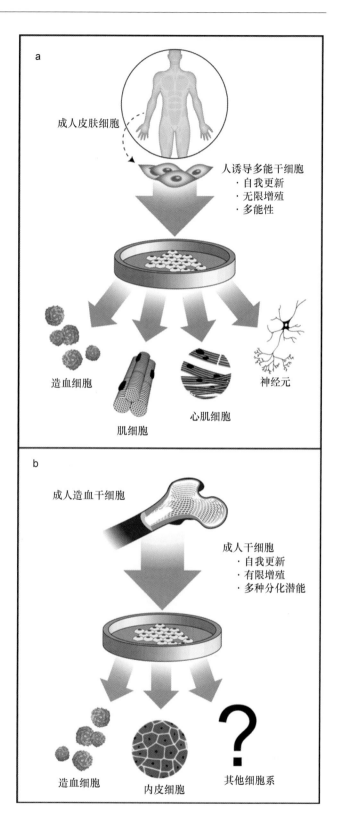

图 24.1 多能干细胞（**a**）和多种分化潜能干细胞（**b**）的鉴别。示意图显示多能干细胞（即 ESC 和 hiPSC）相对多种分化潜能干细胞（即肌源性干细胞、c-kit 干细胞、MSC、SP 细胞等）的主要差异

胰消化复合酶，这种复合酶能更好地保护从尸体器官中获得的易碎胰岛[8]。通常在超声引导下可将 100 万个胰岛输送入糖尿病受者的门静脉。随后，这些同种异体胰岛栓塞于受体肝内。Edmonton 方案使异体胰岛移植中胰岛素独立性的比例从 15％增长到 80％[8-9]。未来的研究将进一步验证 Edmonton 方案和其他来源的胰岛组织，包括人诱导多能干细胞（hiPSC）衍生胰岛或猪胰岛在糖尿病治疗中的作用[10]。总而言之，这种以骨髓移植和胰岛异基因移植为主的 SCT 方案能够为实验室研究心血管疾病 SCT 的安全性和有效性提供可能（图 24.1）。

心血管疾病 SCT 的细胞来源

胚胎干细胞（ESC）

1981 年，胚胎干细胞首次从小鼠胚泡的内细胞团中被分离出来[11]。胚胎干细胞具有无限增殖能力，其核型正常，具有高端粒酶活性。这些细胞具有多能性，它们能分化为 3 个胚层的衍生物，并且能够产生除胚外细胞以外的所有细胞系[11-12]。在小鼠模型系统中，它们是产生基因干扰模型的宝贵工具。1998 年，Jamie Thomson 博士和他的同事们首次分离出人胚胎干细胞（hESC）[13]。由于从人类胚胎中分离胚胎干细胞涉及伦理问题，美国国立卫生研究院（NIH）制定了指南（2009）以指导其资助的研究，此外还建立 NIH hESC 注册机制。研究证实，小鼠和人类 ESC 能够高效和定向分化心肌细胞（图 24.1）[15-16]。此前，研究证实了在小型动物模型中用 hESC 衍生的心肌细胞作为细胞治疗来源可在心肌再生中发挥积极作用[17]。最近，临床前研究采用了非人灵长类动物模型，在心肌损伤并存在再肌化的情况下，导入了 10 亿个 hESC 衍生的心肌细胞[18]。虽然结果令人鼓舞，但由于需要导入大量细胞、移植后心律失常、供者细胞群成熟和需要免疫抑制剂治疗，这些研究仍存在很多限制。

人诱导多能干细胞（hiPSC）

最近的研究证实，采用特定的转录因子可使体细胞（如皮肤细胞）重新转化为多能干细胞，即人诱导多能干细胞[19-21]。在 2006 年，Yamanaka 实验室鉴定了 24 种在小鼠胚胎干细胞中差异富集的转录因子[22]。Yamanaka 的研究团队证实，通过病毒将 Oct4、Sox2、Klf 和 c-myc 共同转导入小鼠成纤维细胞后，小鼠成纤维细胞可转化为胚胎样干细胞。因此，这些细胞被称为诱导多能干细胞[22]。2007 年，这项技术被 Yamanaka 和 Thomson 实验室各自用于人诱导多能干细胞的开发[20-21]。重要的是，hiPSC 保留了患者的遗传蓝图，并能够分化为多种细胞类型。这项技术创新为体外研究人类疾病以及开发和试验新型细胞治疗提供了前所未有的机会。

能够产生高纯度、具有功能的心肌细胞在心脏病模型的发展中是一个革命性进步。对胚胎心脏发育以及对胚胎干细胞分化的现有认知已经应用于多项分化方案的开发，这些方案可将 hiPSC 可靠地诱导为心肌细胞系（图 24.1）[23-25]。这些分化方案包括 BMP、TGF-β/activin/nodal、WNT/β-catenin 和 FGF 通路的时间调节，通过上皮向间质转化及向中胚层和心肌分化的多步骤过程，hiPSC 被指定向心肌方向分化，由此形成了功能性心肌样细胞。虽然心肌细胞可以由 hiPSC 分化而来，但基因表达谱和生理学特征表明它们并不成熟（即胎儿心肌细胞）。与成人心肌细胞相比，hiPSC 衍生的心肌细胞更小，呈圆形而不是棒状，肌节结构较无序，因此产生的收缩力更弱[25-27]。在分化过程中，hiPSC 衍生的心肌细胞可发展出更为有序的肌节结构，但是在形态学上仍与胎儿心肌细胞较为相似，与杆状的成人心肌细胞差异较大。此外，hiPSC 衍生的心肌细胞可表达平滑肌肌动蛋白基因 connexin 45 和 MLC2a 等常在未成熟心肌细胞中表达的基因。和未成熟或胎儿的心肌细胞一样，hiPSC 衍生的心肌细胞缺乏发育良好的 T 管，它们的代谢主要依赖葡萄糖，而且钙调控尚不成熟[26-27]。如何使 hiPSC 衍生的心肌细胞更为成熟是研究的重点，这对未来该领域的发展至关重要。

虽然大量小型动物实验已经评估了 hiPSC 衍生心肌细胞在心脏损伤再肌化中的作用，但近期的临床前研究采用了猪模型。在这些研究中，猪模型发生心脏损伤后，采用纤维蛋白贴片导入 hiPSC 衍生心肌细胞、内皮细胞和平滑肌细胞[28]。这些 hiPSC 衍生细胞能够存活并改善心功能，且没有引起任何室性心律失常。总的来说，这些结果说明 hiPSC 衍生的细胞群作为心脏修复和再生的细胞来源潜力巨大。

骨髓单核细胞和 CD34⁺ 细胞

在全球范围内开展的骨髓移植被证明是治疗晚期疾病的有效方法。最初，骨髓供体细胞可采用骨髓抽吸的方法获得并根据 CD34⁺ 细胞数量进行筛选。CD34 是一种跨膜唾液黏蛋白，在细胞间黏附和细胞迁移中发挥作用[29]。它表达于人类长效造血干细胞中。大量的研究表明骨髓单核细胞参与心脏损伤后修复[30-31]，但同样数量的研究表明该细胞群不参与心脏损伤后再生（图 24.1）[32-34]。这些争议仍在进行，但目前达成的共识是骨髓单核细胞在心脏转归和受损心肌再生过程中的作用不大。

间充质干细胞（MSC）

MSC 具有多种独特的功能，这些功能使它们成为细胞移植中极具吸引力的细胞来源。首先，它们易于获取和扩增，因此它们能够作为现成的异基因产品，在紧急干预时具有成本效益和可用性。重要的是，这些细胞似乎是免疫豁免的，因为它们缺乏 MHC Ⅱ 和 B-7 共刺激分子表达，所以 T 细胞反应很小[35-39]。而且，它们被认为可以通过旁分泌机制（包括产生转化生长因子 β1 和肝细胞生长因子）直接抑制炎症反应[40-41]。先前使用小型动物（如啮齿类动物）和大型动物模型（如猪）的研究显示，MSC 导入受损心脏后可产生短期获益。这些 MSC 介导的效应包括血管生成增加、瘢痕负担减轻、逆向重构、心功能改善[42-44]。但 Robert Kloner 实验室的研究也产生了不同的结果，他们采用梗死后左心室重构的大鼠模型发现其对左心室功能的有益作用是短期的，并且会在 MSC 导入 6 个月后消失[45]。

表达 c-Kit 的细胞

Beltrami 等从成年大鼠心脏间质中分离出表达干细胞因子酪氨酸激酶受体（也被称为干细胞因子或 c-kit 或 CD117）的细胞[46]。在心房和心室心尖部，这些谱系阴性（lin⁻）和 c-kit⁺ 细胞密度最高。这些细胞能够自我更新，且具有克隆性和多种分化潜能。此外，他们可分化为多种细胞系，包括心肌细胞、内皮细胞和平滑肌细胞。此外，在心肌损伤后，导入表达 c-kit 的克隆干细胞使左心室功能得到了改善，这一结果支持它们参与心肌再生的观点。最近，该实验室扩大了分析范围，在临床前研究中

采用大型动物作为模型。他们证明在犬模型中，成年心脏也存在具有克隆性、多功能性，并能在损伤后激活的 c-kit 表达干细胞。作为对心肌损伤的反应，表达 c-kit 干细胞能够被细胞因子激活并在损伤部位聚集，参与修复和再生[47]。这些临床前研究的范围已经扩展到人类心脏。从成人心脏中可分离出类似的干细胞群，这些细胞群表达 c-kit（c-kit 阳性但造血细胞和内皮细胞抗原 CD45、CD31、和 CD34 等阴性），它们在体内和体外都具有多功能性（能够形成肌细胞、平滑肌细胞和内皮细胞系）[48]。此外，研究已经证实，这些表达 c-kit 的人类心脏干细胞经历了对称性和非对称性细胞分裂[48]。重要的是，这些结果已经引发极大关注并且正在被其他心脏干细胞实验室验证。例如，van Berlo 等利用基因标记技术证明表达 c-kit 的干细胞能够生成心肌细胞，然而这是一种罕见的事件[49]。这些研究者证实，在成年小鼠心脏中，表达 c-kit 的干细胞/祖细胞主要生成内皮细胞群（而不是心肌细胞系）。这些研究强调了干细胞/祖细胞研究领域一直存在的争议。

肌源性干细胞

成人骨骼肌中存在常驻的干细胞群，此干细胞群能够在骨骼肌损伤 90% 的情况下完成肌源性结构的再生和修复[50]。这种常驻的干细胞群也被称为卫星细胞池，位于多核肌纤维附近。这些卫星细胞被夹在基板和质膜下面（表达肌萎缩蛋白）并且占所有细胞核的 2%～5%（骨骼肌中）[50]。卫星细胞可表达转录因子 Pax7 和其他标志物，包括 c-met、CD34、VCAM、α7-integrin、syndecan 3/4，以及其他蛋白质。卫星细胞具有超强的增殖和自我更新能力，既能呈现静止状态，也能呈现激活状态。这些卫星细胞的激活由 Fgf-CK2-mSds3-Foxk1-Foxo/Sox/Tgfb-p21 通路介导[50-51]。研究表明，导入只含有 7 个肌源性干细胞的单根肌纤维就可进行肌再生，并产生 100 个包含数千个细胞核的新的肌纤维[52]。这些动物实验为采用人类成肌细胞的心血管疾病临床研究提供了平台（图 24.1）。

心肌球

2004 年，Messina 等从出生后的人类心房或心室活检标本传代培养基和鼠类心脏中分离出未分化的细胞，作为自身黏附簇（被称为心肌球）[53]。这

些心肌球大小不等（20～150 µm）并且可在培养基中自发跳动。形成心肌球的细胞具有成人心脏干细胞的性质，它们具有克隆性，可表达干细胞和内皮祖细胞抗原/标志物（c-kit、Sca-1、CD31、Flk-1），能够长期自我更新并且能够在体外和体内分化成肌细胞和内皮细胞[53]。重要的是，这些心肌球代表了体外扩增的异质性细胞群。在几个月的时间内，心肌球形成细胞扩增可形成超过 100 万个人类心肌球。这些实验为 Marban 实验室的进一步研究提供了平台[54]。心肌球和心肌球衍生的细胞在分化过程中的每个阶段都可表现出干细胞的抗原特性，并表达对心脏收缩和电生理功能至关重要的蛋白质[54]。同新生大鼠心室肌细胞共同培养的人类和猪心肌球衍生细胞可表现出肌细胞的生物物理学特征，包括与邻近肌细胞同步的钙瞬变[54]。此外，与各自的对照相比，在心肌损伤后导入心肌球衍生细胞可改善心功能。

Sca-1 和侧群（SP）细胞

　　基于干细胞抗原-1（Sca-1）的表达，鼠常驻心脏祖细胞也被分离出来[55]。这些表达 Sca-1 的心脏祖细胞是一种小的间质细胞，缺少 CD45、B220、TER119 或 Flk-1 等造血谱系标志物，并且缺乏 c-kit 表达，这支持它们与 c-kit 干细胞群不同的观点。研究证实，表达 Sca-1 的心脏祖细胞群也表达血管标志物 CD31 和心源性转录因子，包括 GATA4、MEF2C 和 TEF-1（但不表达 NKX2-5）。表达 Sca-1 的心脏祖细胞亚群可激活心脏基因，但在 5-氮杂胞苷的 DNA 去甲基化作用的影响下并没有表现出自发的收缩性[55]。进一步研究采用细胞标记技术，利用遗传小鼠模型（Cre/Lox 和 R26R 遗传小鼠模型）检验表达 Sca-1 的心脏祖细胞是否具有不与已分化的宿主心肌细胞融合，而独立分化为心肌细胞的能力。将从 αMHC-Cre 转基因小鼠模型中分离出的基因标记的 Sca-1 心脏祖细胞导入心脏损伤的 R26R（使 LacZ 标记所有宿主细胞）小鼠。损伤 2 周后，处死动物并检测心脏 Cre 和 LacZ 表达。有趣的是，大约有一半表达 αMHC-Cre 的细胞没有表达 LacZ，提示表达 Sca-1 的细胞能够独立进行心肌分化，不需要与宿主心肌细胞融合[55]。来自其他实验室（Matsura 等）的研究也从成年鼠的心脏中分离出了 Sca-1⁺ 细胞，并证明在催产素但不是 5-氮杂胞苷存在的情况

下，它们能够分化为跳动的心肌细胞[56]。这些 Sca-1 心脏祖细胞是异质性的，但其亚群细胞能够外排 Hoechst 33342 染料。由于能够外排 Hoechst 33342 染料，利用流式细胞学技术，这些细胞被描述为侧群，并被称为 SP 细胞。随后，这些 SP 细胞从包括成人骨髓、骨骼肌、肺和小鼠胚胎干细胞等一系列细胞系中被分离出来。在适当的环境下，这些相应的 SP 细胞是多能的。SP 细胞外排 Hoechst 染料的能力是由于多药耐药（MDR）蛋白的存在。研究表明，Abcg2 是 ATP 结合盒转运体家族（又称多药耐药蛋白）的成员，而且是 SP 细胞表型的分子决定簇[57]。特异性（FTC）和非特异性 Abcg2 阻滞剂（钙通道阻滞剂如维拉帕米）可阻止 Hoechst 33342 染料外排。表达 Abcg2 的 SP 细胞可参与心脏发育并常驻于成年小鼠心脏[57]。损伤后，这些表达 Abcg2 的心脏 SP 细胞数量增加，形成胎儿心脏样细胞。除了作为 SP 细胞群的标志物外，Abcg2 还具有抗氧化应激的细胞保护功能。此外，先前的研究表明，HIF2α 是 Abcg2 基因直接的上游调节因子[58]。这些结果表明，成人心脏中的心脏祖细胞可能存在一种细胞保护机制，有助于受损后的存活。到目前为止，使用微阵列平台全基因组分析已检测到成人心脏 SP 细胞、成人骨髓 SP 细胞、成人骨骼肌 SP 细胞，以及从胚胎干细胞中分离出来的 SP 细胞的分子特征[59]。如预期所料，心脏 SP 细胞可表达 Abcg2、Sca-1 和 c-kit。它们也具有信号通路，包括 Notch 信号通路和 Wnt 信号通路，这是其他许多干细胞群的特征[59]。然而，心脏 SP 细胞普遍缺乏造血系统标志物（CD45 和 TER119）的表达。基于外排 Hoechst 33342 染料的能力，其他实验室也从小鼠心脏中分离出了 SP 细胞，这些 SP 细胞在与大鼠心肌细胞共同培养后展现出分化为心肌细胞的能力[57,60]。

用于心血管疾病治疗的干细胞和祖细胞联盟

　　为建立一个加快研究进展的互动和协作网络，美国国立卫生研究院国家心、肺和血液研究所（NHLBI）成立了 NHLBI 祖细胞生物学联盟[61]。这个联盟的目标之一是了解指导干细胞和祖细胞向心

脏转化的机制。重要的是，该网络为该领域提供了基础设施，并且解决包括但不限于以下问题：

①存在于成人心脏的体干细胞和祖细胞的层次结构的定义。

②定向干细胞和祖细胞向心脏转归的转录网络、表观遗传学网络和微小 RNA 网络的定义。

③提供干细胞/祖细胞特征描述和心肌细胞分化通路的方案。

④制定体细胞（即成纤维细胞）转化为心肌细胞的策略。

⑤建立命运图谱分析，确定被选择的干细胞/祖细胞群在心脏发育过程中和心肌损伤后的作用。

⑥使用 FACS、转录、微小 RNA、机能或表观遗传学分析来比较特定的心脏系和造血系干/祖细胞。

SCT 研究结果各异。纳入 2000 多例接受 SCT 的心血管疾病患者的研究支持 SCT 的安全性。然而，在十多年前首次使用 SCT 进行心血管疾病治疗时，其疗效不稳定，且获益有限。这些早期的研究在血运重建术中导入骨骼肌成肌细胞[62]。这些骨骼肌成肌细胞被输送到受损心脏并存活，在心脏环境中分化形成骨骼肌。遗憾的是，新形成的骨骼肌与宿主心肌细胞电活动不同步，因此常发生心律不齐，需要植入埋藏式心脏复律除颤器（ICD）。因此，由于缺乏整合能力，并且骨骼肌细胞无法转化成心肌细胞，所以对采用骨骼肌成肌细胞的 SCT 的关注较少。

由于骨髓移植在血液系统疾病治疗中取得了显著的成功，一些研究开始验证未分级的骨髓单核细胞转化为心肌细胞的安全性和有效性。一项早期开展的随机临床研究比较了经皮冠状动脉介入治疗 5 天后分别导入动员干细胞和骨髓单核细胞的效果[63]。在 SCT 后 1 年，接受两种细胞群治疗的患者梗死面积均有一定程度减小。在 REPAIR-AMI 研究中，204 例患者在经皮冠状动脉介入治疗后接受骨髓单核细胞 SCT，在 1 年的随访中，心功能较对照组有一定程度的改善[64]。在 BOOST 试验中，经皮冠状动脉介入治疗 5 天后导入（冠状动脉内注射）骨髓单核细胞，实验组和对照组的左心室功能没有显著差异[65]。同样，在 ASTAMI 研究中（n = 100），经皮冠状动脉介入治疗 6 天后冠状动脉内导入骨髓单核细胞，在 3 年的随访过程中，心功能没有显著改善[66]。此外，NHLBI 支持的 CCTRN 研究（TIME、LATE TIME 和 FOCUS）观察 SCT（骨髓单核细胞）在缺血性心血管疾病中的作用，研究

未证实有益的功能性改善[32-34]。与这些使用骨髓单核细胞的 SCT 研究相比，Haddad 等证明，在肥厚型心肌病患者中，冠状动脉内输注 CD34+ 细胞后在 5 年随访期内 LVEF 平均增加 5%[67]。总的来说，虽然部分研究证实了有限的心功能改善，但普遍认为许多骨髓源性细胞群对心肌再生没有益处。这些数据进一步强调了体细胞群有限的可塑性。

另一种骨髓源性干细胞群是间充质干细胞群（MSC）（CD73+、CD90+、CD105+、CD34−、CD45−、HLA-DR−、CD14−、CD11b−、CD79a−、CD19−）。虽然 MSC 被认为是免疫豁免的，并且具有很强的可塑性（能够分化为内皮细胞、成骨细胞、软骨细胞、脂肪细胞等），但仍仅有个别临床研究利用此细胞群治疗急性缺血性心肌病[68-69]。在一项小型 I 期研究（n=53）中，患者在急性损伤（即心肌梗死）后随机接受安慰剂或异基因 MSC 治疗，在 6 个月随访时心功能有一定程度的改善[70]。此外，脂肪来源的 MSC 被输入 14 例 ST 段抬高型心肌梗死（APOLLO 研究）患者后，瘢痕负荷减轻，心功能得到了改善[71]。与使用 MSC 治疗急性缺血的初步研究不同，目前超过 6 项使用该细胞群治疗慢性缺血性扩张型心肌病的研究正在进行或已经发表。Hare 实验室的几项研究（PROMETHEUS 和 POSEIDON 研究）已经证明了有益的效果[72-73]。在 POSEIDON 研究中，利用自体和异基因 MSC 后结果显示两组的瘢痕负担和心室容量均减小[72]。在 PROMETHEUS 研究中，自体 MSC 在血运重建术中（即 CABG）导入，在 18 个月的随访时，患者瘢痕组织减少，灌注增加，室壁增厚，收缩应变增加[73]。目前，III 期临床研究正在进行中，此研究将招募超过 1500 例慢性心力衰竭的患者接受心肌内 MSC 导入。

同样，在 CADUCEUS 研究中，SCT（冠状动脉内自体心肌球导入）用于缺血性慢性心力衰竭时也未观察到显著的功能改善[74]。虽然仅观察到损伤心脏轻微的功能改善，瘢痕负担减轻和逆向重构较为明显。此外，最近的研究关注心肌球介导的外泌体释放。这些外泌体（直径大约为 50 nm 的细胞囊泡）被认为包含生长因子、mRNA、miR、双链 DNA 以及可能促进受损心脏结构改变的抗纤维化因子（图 24.2）[53]。另外，这些外泌体也可能包含刺激内源性心脏祖细胞参与心肌球植入后血管和心肌再生的因子（图 24.2）。同样，SCIPIO 研究 [33 例患者导入 c-kit+（lin−）心脏干细胞] 和 CELL-

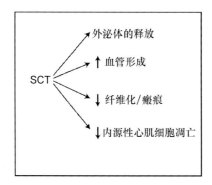

图 24. 2 导入靶器官后，SCT 的潜在作用。示意图显示 SCT 除心肌再生以外的潜在影响

WAVE 研究（骨髓单核细胞；$n=103$）均显示缺血性心脏病患者的 LVEF 得到改善[31,74-77]。

其他细胞来源还包括 hESC 和 hiPSC（图 24.1）。既往研究表明，hESC 衍生的视网膜支持细胞导入黄斑变性患者的眼球中可能是安全的，并且产生了令人鼓舞的结果[78]。虽然 hESC 或 hiPSC 衍生的心肌细胞尚未用于心力衰竭患者的临床研究，但非人灵长类研究表明，导入大量 hESC 衍生的心肌细胞会引起损伤心脏心肌再生，但存在相关的心律失常事件[18,79]。这些 hESC 和 hiPSC 来源细胞仍然不如其他细胞系，但与其他细胞来源相比，可能具有更大的心脏损伤后再肌化潜力。

总的来说，心血管疾病 SCT 的治疗效果可能受多种因素影响。这些因素可能包括细胞来源的选择（CD34$^+$ 细胞、骨髓单核细胞、间充质干细胞、c-kit$^-$/lin$^-$ 表达细胞、心肌球、脐血干细胞，骨骼肌成肌细胞等）；细胞处理和储存；导入方式〔即冠状动脉内、心肌内（心内膜与心外膜导入）、静脉（冠状窦）、动脉等〕；终点选择（3 个月至 5 年）；导入时机及病因（急性心肌梗死后、慢性缺血性冠心病、非缺血性肥厚型心肌病时导入）；患者选择（年龄、性别、合并症如糖尿病或烟草使用以及生物标志物状态）；细胞来源（自体与异基因来源）（图 24.3）。上述因素中的一个或几个发生变化都可以使这些样本量有限的初步研究结果不一致。为了进一步强调 SCT 面临的挑战，我们将进一步突出目前提出的机制、细胞导入方式以及用于 SCT 和心血管疾病的理想细胞群的有关问题。

目前提出的 SCT 作用机制。 有限的心血管功能反应也可以反映 SCT 的作用机制。例如，SCT 可以

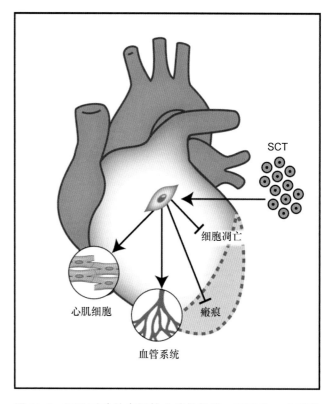

图 24. 3 SCT 可动员内源性心脏祖细胞。SCT 的一个可能的作用机制是：外源性细胞可能动员内源性心脏祖细胞迁移到心脏受损区域并抑制纤维化/瘢痕和凋亡（梗死面积扩大）或促进新生血管形成和再肌化

直接提供细胞替代治疗（即心肌再生），促进新生血管形成，减少瘢痕形成或促进自分泌/旁分泌信号以促进内源性心内或心外祖细胞的募集（图 24.4）。虽然对 SCT 是否有直接的心源性潜能仍有争议，但研究结果支持自分泌和（或）旁分泌因子介导 SCT 的有益作用的假设[80-81]。这些自分泌/旁分泌因子最初可由导入的供体细胞提供，随后由宿主心肌细胞本身提供。另外，SCT 可以动员心肌因子，它们有可能调节病变心脏的结构改变（图 24.2 至图 24.4）。之所以存在对 SCT 机制及其轻微的心血管效应的争议，在某种程度上是因为发现心肌导入后细胞滞留和植入数量很少（图 24.5）。宿主器官（即心脏）中的细胞滞留缺乏提示心肌环境在干细胞的活力方面起着重要作用，心脏微环境可促进细胞保留（即心脏保护功能伴随着抗凋亡因子、干细胞募集因子和促血管新生因子的释放）（图 24.2），同时促进炎症和纤维化减少，这可能对 SCT 以及其他药物疗法有益（图 24.3 和图 24.4）。

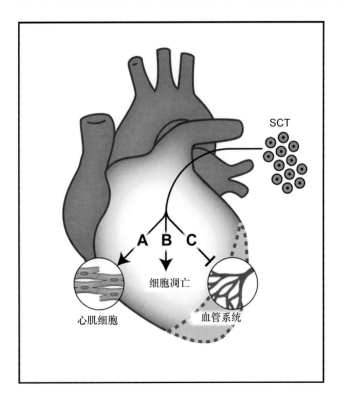

图 24.4　在心肌损伤后，SCT 除心肌再生以外的作用。（**A**）SCT 可能促进心肌再生。（**B**）SCT 可能抑制在损伤边缘区域的内源性心肌细胞凋亡。（**C**）SCT 可能促进损伤边缘区域的血管再生

导入方式

心血管疾病进行 SCT 的导入方式涉及多种策略。初始策略包括在心脏直视手术时肌内导入（即心内细胞注射）[82]。一般来说，这些细胞在冠状动脉血运重建术或植入装置（即机械循环辅助设备，如左心室辅助装置）时导入（图 24.6）。该策略需要重点干预（外科手术）并使 SCT 评估复杂化，因为重点干预可能会带来心脏功能的显著改善（与 SCT

的任何效果分开）。另一种可选策略是利用导管传送系统进行冠状动脉内细胞导入（图 24.6）。虽然有许多研究使用这种冠状动脉内细胞导入方式，但是细胞的淤积、缺血、无法将细胞导入受损区域（由于受损心肌缺乏血管化）是潜在的实验障碍[83-84]。虽然如此，这种导入方式（即冠状动脉内）似乎是安全的。其他的导入方式包括周围静脉或动脉内导入、通过冠状窦逆行导入或使用 NOGA 导管系统的心内膜导入（图 24.6）[70,85-87]。虽然以上诸多方法都被证明是相对安全的，但是目前还不清楚哪一种方法更优越。理想的导入方式应该是创伤最小，并能够将细胞导入到病灶（即心脏损伤边缘区域），不良反应少，并易于操作。

用于 SCT 的理想细胞群

既往研究已经利用一系列细胞群进行心血管疾病 SCT。这些研究利用了自体和异基因细胞群，包括骨骼肌成肌细胞、骨髓单核细胞、CD34+ 细胞（从骨髓和外周血中分离出来）、受细胞因子刺激的外周干细胞群、间充质干细胞、心肌球和 c-kit 表达的心脏祖细胞。理想的细胞群应该是容易获得、免疫豁免、异基因、抵抗促炎环境、不需要体外扩增，并具有干细胞特性（较强的增殖能力并能分化为多种细胞系）。其他的细胞来源可能包括 hiPSC 衍生的心脏祖细胞、hiPSC 衍生的心肌细胞和由 hiPSC 衍生的心脏祖细胞、内皮祖细胞、平滑肌祖细胞和人脐血干细胞混合体。重要的是，如同骨髓移植技术的不断改进，细胞来源也将不断被筛选和优化。

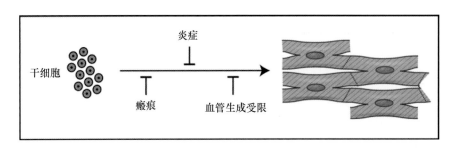

图 24.5　心肌损伤进行 SCT 时导入细胞后细胞存活受限。示意图说明了受损心肌导入外源性细胞（SCT）后细胞存活受限的几种可能原因。包括持续存在炎症（心肌损伤后）、血供不足和损伤后纤维化和瘢痕的增加

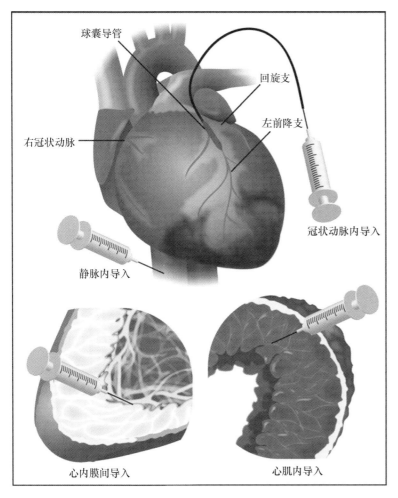

图 24.6　SCT 可以通过多种方式导入受损心肌。示意图显示导入外源性细胞（SCT）的方式

图中标注：球囊导管、回旋支、左前降支、右冠状动脉、冠状动脉内导入、静脉内导入、心内膜间导入、心肌内导入

认识的不足和未来的挑战

　　为进一步验证作用机制并加快心血管疾病细胞治疗的发展，NHLBI 资助了 CCTRN 研究网络，其包括来自 7 所研究机构（美国明尼阿波利斯心脏研究所/明尼苏达大学、斯坦福大学、德州心脏研究所、路易斯维尔大学、印第安纳大学、佛罗里达大学医学院、迈阿密大学）的工作人员[88]。该研究网络和其他正在进行的临床试验的研究人员合作，共同确定能够从细胞治疗中获益的患者群体（即缺血性 vs. 非缺血性扩张型心肌病）、最佳细胞群（自体、异基因、EPC、骨骼肌卫星细胞、骨髓单核细胞、MSC、心球等）、导入方式（冠状动脉内、静脉内、心肌内等）、细胞准备（经过培养和再分化的细胞 vs. 新鲜分离的细胞）、细胞导入的数量、导入区域（梗死相关动脉、心肌受损的边缘区域、远端心室导入、心房导入等）、细胞治疗的作用机制（旁分泌作用限制细胞凋亡、促进新生血管形成、促进心肌再生、限制纤维增殖反应）、伴随细胞导入的多种或连续干预的作用。这些研究将进一步得益于 FDA 批准的细胞标记技术，该技术能够通过影像学手段检测单个细胞。此外，与贴片或支架以及心室辅助装置相结合的细胞治疗研究可作为桥接移植，并可在移植过程中进行组织学分析。这些技术将为细胞治疗用于心力衰竭的新机制提出见解。

小结

　　综上所述，心血管疾病 SCT 的结果各异。为了推进这一领域的发展，提高治疗方案的标准化、进行双盲研究、加深对外源性或内源性心脏祖细胞控制心肌替代或修复机制的理解是必不可少的。未来需要大量大型、双盲、有明确主要和次要终点的临床研究，以最终明确 SCT 是否能降低心肌病发病率并提高患者的生存率。

参考文献

1. Sureda A, Bader P, Cesaro S, Dreger P, Duarte RF, Dufour C, Falkenburg JH, Farge-Bancel D, Gennery A, Kroger N, Lanza F, Nagler A, Peters C, Velardi A, Mohty M, Madrigal A. Indications for allo- and auto-SCT for haematological diseases, solid tumours and immune disorders: current practice in Europe, 2015. Bone Marrow Transplant. 2015;50(8):1037–56.

2. Gatti RA, Meuwissen HJ, Allen HD, Hong R, Good RA. Immunological reconstitution of sex-linked lymphopenic immunological deficiency. Lancet. 1968;2:1366–9.

3. Goldman JM, Horowitz MM. The international bone marrow transplant registry. Int J Hematol. 2002;76:393–7.

4. Przepiorka D, Weisdorf D, Martin P, Klingemann HG, Beatty P, Hows J, Thomas ED. 1994 Consensus Conference on Acute GVHD grading. Bone Marrow Transplant. 1995;15(6):825–8.

5. Hénon PR. Peripheral blood stem cell transplantations: past, present, and future. Stem Cells. 1993;11(3):154–72.

6. Gluckman E. Current status of umbilical cord blood hematopoietic stem cell transplantation. Exp Hematol. 2000;28(11):1197–205.

7. Langer RM. Islet transplantation: lessons learned since the Edmonton breakthrough. Transplant Proc. 2010;42(5):1421–4.

8. Shapiro AM, Lakey JR, Ryan EA, Korbutt GS, Toth E, Warnock GL, Kneteman NM, Rajotte RV. Islet transplantation in seven patients with type 1 diabetes mellitus using a glucocorticoid-free immunosuppressive regimen. N Engl J Med. 2000;343(4):230–8.

9. Ryan EA, Lakey JR, Rajotte RV, Korbutt GS, Imes S, Rabinovitch A, Elliott JF, Bigam D, Kneteman NM, Warnock GL, Larsen I, Shapiro AM. Clinical outcomes and insulin secretion after islet transplantation with the Edmonton protocol. Diabetes. 2001;50(4):710–9.

10. Tudurí E, Bruin JE, Kieffer TJ. Restoring insulin production for type 1 diabetes. J Diabetes. 2012;4(4):319–31.

11. Evans MJ, Kaufman MH. Establishment in culture of pluripotent cells from mouse embryos. Nature. 1981;292(5819):154–6.

12. Martin G. Isolation of a pluripotent cell line from early mouse embryos cultured in medium conditioned by teratocarcinoma stem cells. Proc Natl Acad Sci U S A. 1981;78(12):7634–8.

13. Thomson JA, Itskovitz-Eldor J, Shapiro SS, Waknitz MA, Swiergiel JJ, Marshall VS, Jones JM. Embryonic stem cell lines derived from human blastocysts. Science. 1998;282(5391):1145–7.

14. National Institutes of Health. Guidelines for human embryonic stem cell research. 2009. Washington. Available at: http://stemcells.nih.gov/policy/2009guidelines.htm.

15. Kehat I, Kenyagin-Karsenti D, Snir M, Segev H, Amit M, Gepstein A, Livne E, Binah O, Itskovitz-Eldor J, Gepstein L. Human embryonic stem cells can differentiate into myocytes with structural and functional properties of cardiomyocytes. J Clin Invest. 2001;108(3):407–14.

16. Kehat I, Khimovich L, Caspi O, Gepstein A, Shofti R, Arbel G, Huber I, Satin J, Itskovitz-Eldor J, Gepstein L. Electromechanical integration of cardiomyocytes derived from human embryonic stem cells. Nat Biotechnol. 2004;22(10):1282–9.

17. Laflamme MA, Chen KY, Naumova V, Muskheli V, Fugate JA, Dupras SK, Reinecke H, Xu C, Hassanipour M, Police S, O'Sullivan C, Collins L, Chen Y, Minami E, Gill EA, Ueno S, Yuan C, Gold J, Murry CE. Cardiomyocytes derived from human embryonic stem cells in pro-survival factors enhance function of infarcted rat hearts. Nat Biotechnol. 2007;25(9):1015–24.

18. Chong JJ, Yang X, Don CW, Minami E, Liu YW, Weyers JJ, Mahoney WM, Van Biber B, Cook SM, Palpant NJ, Gantz JA, Fugante JA, Muskheli V, Gough GM, Vogel KW, Astley CA, Hotchkiss CE, Baldessari A, Pabon L, Reinecke H, Gill EA, Nelson V, Kiem HP, Laflamme MA, Murry CE. Human embryonic-stem-cell-derived cardiomyocytes regenerate non-human primate hearts. Nature. 2014;510(7504): 273–7.

19. Takahashi K, Okita K, Nakagawa M, Yamanaka S. Induction of pluripotent stem cells from fibroblast cultures. Nat Protoc. 2007;2: 3081–9.

20. Takahashi K, Tanabe K, Ohnuki M, Narita M, Ichisaka T, Tomoda K, Yamanaka S. Induction of pluripotent stem cells from adult human fibroblasts by defined factors. Cell. 2007;131(5):861–72.

21. Yu J, Voyanik MA, Smuga-Otto K, Antosiewicz-Bourget J, Frane JL, Tian S, Nie J, Jonsdottir GA, Ruotti V, Steward R, Slukvin II, Thomson JA. Induced pluripotent stem cell lines derived from human somatic cells. Science. 2007;318(5858):1917–20.

22. Takahashi K, Yamanaka S. Induction of pluripotent stem cells from mouse embryonic and adult fibroblast cultures by defined factors. Cell. 2006;126(4):663–76.

23. Burridge PW, Keller G, Gold JD, Wu JC. Production of de novo cardiomyocytes: human pluripotent stem cell differentiation and direct reprogramming. Cell Stem Cell. 2012;10(1):16–28.

24. Lian X, Zhang J, Azarin SM, Zhu K, Hazeltine LB, Bao X, Hsiao C, Kamp TJ, Palecek SP. Directed cardiomyocyte differentiation from human pluripotent stem cells by modulating Wnt/beta-catenin signaling under fully defined conditions. Nat Protoc. 2013;8(1):162–75.

25. Zhang J, Wilson GP, Soerens AG, Koonce CH, Yu J, Palecek SP, Thomson JA, Kamp TJ. Functional cardiomyocytes derived from human induced pluripotent stem cells. Circ Res. 2009;104(4): e30–41.

26. Lieu DK, Liu J, Siu CW, McNerney GP, Tse HF, Abu-Khalil A, Huser T, Li RA. Absence of transverse tubules contributes to non-uniform Ca(2+) wavefronts in mouse and human embryonic stem-cell derived cardiomyocytes. Stem Cells Dev. 2009;18(10):1493–500.

27. Satin J, Itzhaki I, Rapoport S, Schroder EA, Izu L, Arbel G, Beyar R, Balke CW, Schiller J, Gepstein L. Calcium handling in human embryonic stem cell-derived cardiomyocytes. Stem Cells. 2008;26(8): 1961–72.

28. Ye L, Chang YH, Xiong Q, Zhang P, Zhang L, Somasundaram P, Lepley M, Swingen C, Su L, Wendel JS, Guo J, Jang A, Rosenbush D, Greder L, Dutton JR, Zhang J, Kamp TJ, Kaufman DS, Ge Y, Zhang J. Cardiac repair in a porcine model of acute myocardial infarction with human induced pluripotent stem cell-derived cardiovascular cells. Cell Stem Cell. 2014;15(6):750–61.

29. Nielsen JS, McNagny KM. Novel functions of the CD34 family. J Cell Sci. 2008;121(22):3682–92.

30. Vrtovec B, Poglajen G, Lezaic L, Sever M, Domanovic D, Cernelc P, Socan A, Schrepfer S, Torre-Amione G, Haddad F, Wu JC. Effects of intracoronary CD34+ stem cell transplantation in nonischemic dilated cardiomyopathy patients: 5-year follow-up. Circ Res. 2013;112(1):165–73.

31. Assmus B, Walter DH, Seeger FH, Leistner DM, Steiner J, Ziegler I, Lutz A, Khaled W, Klotsche J, Tonn T, Dimmeler S, Zeiher AM. Effect of shock wave-facilitated intracoronary cell therapy on LVEF in patients with chronic heart failure: the CELLWAVE randomized clinical trial. JAMA. 2013;309(15):1622–31.

32. Perin EC, Willerson JT, Pepine CJ, Henry TD, Ellis SG, Zhao DX, Silva GV, Lai D, Thomas JD, Kronenberg MW, Martin AD, Anderson RD, Traverse JH, Penn MS, Anwaruddin S, Hatzopoulos AK, Gee AP, Taylor DA, Cogle CR, Smith D, Westbrook L, Chen J, Handberg E, Olson RE, Geither C, Bowman S, Francescon J, Baraniuk S, Piller LB, Simpson LM, Loghin C, Aguilar D, Richman S, Zierold C, Bettencourt J, Sayre SL, Vojvodic RW, Skarlatos SI, Gordon DJ, Ebert RF, Kwak M, Moye LA, Simari RD, Cardiovascular Cell Therapy Research Network (CCTRN). Effect of transendocardial delivery of autologous bone marrow mononuclear cells on functional capacity, left ventricular function, and perfusion in chronic heart failure: the FOCUS-CCTRN trial. JAMA. 2012;307:1717–26.

33. Traverse JH, Henry TD, Ellis SG, Pepine CJ, Willerson JT, Zhao DX, et al. Cardiovascular Cell Therapy Research Network (CCTRN). Effect of intracoronary delivery of autologous bone marrow mononuclear cells 2 to 3 weeks following acute myocardial infarction on left ventricular function: the LateTIME randomized trial. JAMA. 2011;

306:2110–9.

34. Traverse JH, Henry TD, Pepine CJ, Willerson JT, Zhao DX, Ellis SG, et al. Cardiovascular Cell Therapy Research Network (CCTRN). Effect of the use and timing of bone marrow mononuclear cell delivery on left ventricular function after acute myocardial infarction: the TIME randomized trial. JAMA 2012;308:2380–9.

35. Bartholomex A, Sturgeon C, Siatskas M, Ferrer K, McIntosh K, Patil S, Hardy W, Devine S, Ucker D, Deans R, Moseley A, Hoffman R. Mesenchymal stem cells suppress lymphocyte proliferation in vitro and prolong skin graft survival in vivo. Exp Hematol. 2002;30(1): 42–8.

36. Le Blanc K, Tammik L, Sundberg B, Haynesworth SE, Ringden O. Mesenchymal stem cells inhibit and stimulate mixed lymphocyte cultures and mitogenic responses independently of the major histocompatibility complex. Scand J Immunol. 2003;57(1):11–20.

37. Tse WT, Pendleton JD, Beyer WM, Egalka MC, Guinan EC. Suppression of allogeneic T-cell proliferation by human marrow stromal cells: implications in transplantation. Transplantation. 2003;75(3):389–97.

38. Zimmet JM, Hare JM. Emerging role for bone marrow derived mesenchymal stem cells in myocardial regenerative therapy. Basic Res Cardiol. 2005;100(6):471–81.

39. Ryan JM, Barry FP, Murphy JM, Mahon BP. Mesenchymal stem cells avoid allogeneic rejection. J Inflamm (London). 2005;2:8.

40. Le Blanc K, Tammik C, Rosendahl K, Zetterberg E, Ringden O. HLA expression and immunologic properties of differentiated and undifferentiated mesenchymal stem cells. Exp Hematol. 2003;31(10): 890–6.

41. Di Nicola M, Carlo-Stella C, Magni M, Milanesi M, Longoni PD, Matteucci P, Grisanti S, Gianni AM. Human bone marrow stromal cells suppress T-lymphocyte proliferation induced by cellular or nonspecific mitogenic stimuli. Blood. 2002;99(10):3838–43.

42. Tomita S, Li RK, Weisel RD, Mickle DA, Kim EJ, Sakai T, Jia ZQ. Autologous transplantation of bone marrow cells improves damaged heart function. Circulation. 1999;100(19 Suppl):II247–56.

43. Barbash IM, Chouraqui P, Baron J, Geinberg MS, Etzion S, Tessone A, Miller L, Guetta E, Zipori D, Kedes LH, Kloner RA, Leor J. Systemic delivery of bone marrow-derived mesenchymal stem cells to the infarcted myocardium: feasibility, cell migration, and body distribution. Circulation. 2003;108(7):863–8.

44. Silva GV, Litovsky S, Assad JA, Sousa AL, Martin BJ, Vela D, Coulter SC, Lin J, Ober J, Vaughn WK, Branco RV, Oliveira EM, He R, Geng YJ, Willerson JT, Perin EC. Mesenchymal stem cells differentiate into an endothelial phenotype, enhance vascular density, and improve heart function in a canine chronic ischemia model. Circulation. 2005;111(2):150–6.

45. Dai W, Hale SL, Martin BJ, Kuang JQ, Dow JS, Wold LE, Kloner RA. Allogeneic mesenchymal stem cell transplantation in post-infarcted rat myocardium: short- and long-term effects. Circulation. 2005;112(2):214–23.

46. Beltrami AP, Barlucchi L, Torella D, Baker M, Limana F, Chimenti S, Kasahara H, Rota M, Musso E, Urbanek K, Leri A, Kajstura J, Nadal-Ginard B, Anversa P. Adult cardiac stem cells are multipotent and support myocardial regeneration. Cell. 2003;114(6):763–76.

47. Welt FG, Gallegos R, Connell J, Kajstura J, D'Amario D, Kwong RY, Coelho-Filho O, Shah R, Mitchell R, Leri A, Foley L, Anversa P, Pfeffer MA. Effect of cardiac stem cells on left-ventricular remodeling in a canine model of chronic myocardial infarction. Circ Heart Fail. 2013;6(1):99–106.

48. Bearzi C, Rota M, Hosoda T, Tillmanns J, Nascimbene A, De Angelis A, Yasuzawa-Amano S, Trofimova I, Siggins RW, Lecapitaine N, Cascapera S, Beltrami AP, D'Alessandro DA, Zias E, Quaini F, Urbanek K, Michler RE, Bolli R, Kajstura J, Leri A, Anversa P. Human cardiac stem cells. Proc Natl Acad Sci U S A. 2007;104(35):14068–73.

49. van Berlo JH, Kanisacak O, Maillet M, Vagnozzi RJ, Karch J, Lin SC, Middleton RC, Marbán E, Molkentin JD. C-Kit+ cells minimally contribute cardiomyocytes to the heart. Nature. 2014;509(7500):337–41.

50. Hawke TJ, Garry DJ. Myogenic satellite cells: physiology to molecular biology. J Appl Physiol. 2001;91(2):534–51.

51. Shi X, Garry DJ. Muscle stem cells in development, regeneration, and disease. Genes Dev. 2006;20(13):1692–708.

52. Collins CA, Olsen I, Zammit PS, Heslop L, Petrie A, Partridge TA, Morgan JE. Stem cell function, self-renewal, and behavioral heterogeneity of cells from the adult muscle satellite cell niche. Cell. 2005;122(2):289–301.

53. Messina E, De Angelis L, Frati G, Morrone S, Chimenti S, Fiordaliso F, Salio M, Battaglia M, Latronico MVG, Coletta M, Vivarelli E, Frati L, Cossu G, Giacomello A. Isolation and expansion of adult cardiac stem cells from human and murine heart. Circ Res. 2004;95:911–21.

54. Smith RR, Barile L, Cho HC, Leppo MK, Hare JM, Messina E, Giacomello A, Abraham MR, Marbán E. Regenerative potential of cardiosphere-derived cells expanded from percutaneous endomyocardial biopsy specimens. Circulation. 2007;115(7):896–908.

55. Oh H, Bradfute SB, Gallardo TD, Nakamura T, Gaussin V, Mishina Y, Pocius J, Michael LH, Behringer RR, Garry DJ, Entman ML, Schneider MD. Cardiac progenitor cells from adult myocardium: homing, differentiation, and fusion after infarction. Proc Natl Acad Sci U S A. 2003;100(21):12313–8.

56. Matsuura K, Nagai T, Nishigaki N, Oyama T, Nishi J, Wada H, Sano M, Toko H, Akazawa H, Sato T, Nakaya H, Kasanuki H, Komuro I. Adult cardiac Sca-1-positive cells differentiate into beating cardiomyocytes. J Biol Chem. 2004;279(12):11384–91.

57. Martin CM, Meeson AP, Robertson SM, Hawke TJ, Richardson JA, Bates S, Goetsch SC, Gallardo TD, Garry DJ. Persistent expression of the ATP-binding cassette transporter, Abcg2, identifies cardiac SP cells in the developing and adult heart. Dev Biol. 2004;265(1): 262–75.

58. Martin CM, Ferdous A, Gallarto T, Humphries C, Sadek H, Caprioli A, Garcia JA, Szweda LI, Garry MG, Garry DJ. Hypoxia-inducible factor-2alpha transactivates Abcg2 and promotes cytoprotection in cardiac side population cells. Circ Res. 2008;102(9):1075–81.

59. Dey D, Han L, Bauer M, Sanada F, Oikonomopoulos A, Hosoda T, Unno K, De Almeida P, Leri A, Wu JC. Circ Res. 2013;112(9):1253–62.

60. Pfister O, Mouquet F, Jain M, Summer R, Helmes M, Fine A, Colucci WS, Liao R. CD31- but not CD31+ cardiac side population cells exhibit functional cardiomyogenic differentiation. Circ Res. 2005; 97(1):52–61.

61. NHLBI awards $170 million to fund stem cell research [news release]. Bethesda, MD: NIH News; 2009. Available at: http://public.nhlbi.nih.gov/newsroom/home/GetPressRelease.aspx?id2664.

62. Tamaki T, Akatsuka A, Okada Y, Uchiyama Y, Tono K, Wada M, Hoshi A, Iwaguro H, Iwasaki H, Oyamada A, Ashahara T. Cardiomyocyte formation by skeletal muscle-derived multi-myogenic stem cells after transplantation into infarcted myocardium. PLoS One. 2008; 3(3):e1789.

63. Schachinger V, Assmus B, Britten MB, Honold J, Lehmann R, Teupe C, Abolmaali ND, Vogl TJ, Hofmann WK, Martin H, Dimmeler S, Zeiher AM. Transplantation of progenitor cells and regeneration enhancement in acute myocardial infarction: final one-year results of the TOPCARE-AMI Trial. J Am Coll Cardiol. 2004;44:1690–9.

64. Schachinger V, Assmus B, Erbs S, Elsasser A, Haberbosch W, Hambrecht R, Yu J, Corti R, Mathey DG, Hamm CW, Tonn T, Dimmeler S, Zeiher AM. Intracoronary infusion of bone marrow-derived mononuclear cells abrogates adverse left ventricular remodeling post-acute myocardial infarction: insights from the reinfusion of enriched progenitor cells and infarct remodeling in acute myocardial infarction (REPAIR-AMI) trial. Eur J Heart Fail. 2009;11:973–9.

65. Meyer GP, Wollert KC, Lotz J, Steffens J, Lippolt P, Fichtner S, Hecker H, Schaefer A, Arsinev L, Hertenstein B, Ganser A, Drexler H. Intracoronary bone marrow cell transfer after myocardial infarction: eighteen months' follow-up data from the randomized, controlled BOOST (Bone marrow transfer to enhance ST-elevation infarct regeneration) trial. Circulation. 2006;113:1287–94.

66. Beitnes JO, Hopp E, Lunde K, Solheim S, Arnesen H, Brinchmann JE, Forfang K, Aakhus S. Long-term results after intracoronary injection

of autologous mononuclear bone marrow cells in acute myocardial infarction: the ASTAMI randomised, controlled study. Heart. 2009;95:1983–9.

67. Haddad F, Sever M, Poglajen G, Lezaic L, Yang P, Maecker H, Davis M, Kuznetsova T, Wu JC, Vrtovec B. Immunologic network and response to intramyocardial CD34+ stem cell therapy in patients with dilated cardiomyopathy. J Card Fail. 2015;21(7):572–82.

68. Williams AR, Hare JM. Mesenchymal stem cells: biology, pathophysiology, translational findings, and therapeutic implications for cardiac disease. Circ Res. 2011;109:923–40.

69. Telukuntla BS, Suncion VY, Schulman IH, Hare JM. The advancing field of cell-based therapy: insights and lessons from clinical trials. J Am Heart Assoc. 2013;2(5):e000338.

70. Hare JM, Traverse JH, Henry TD, Dib N, Strumpf RK, Schulman SP, Gerstenblith G, DeMaria AN, Denktas AE, Gammon RS, Hermiller Jr JB, Reisman MA, Schaer GL, Sherman W. A randomized, double-blind, placebo-controlled, dose-escalation study of intravenous adult human mesenchymal stem cells (prochymal) after acute myocardial infarction. J Am Coll Cardiol. 2009;54:227–2286.

71. Duckers E. Freshly adipose-derived stem cell in acute myocardial infarction. The APOLLO trial. 7th International Symposium on Stem Cell Therapy and Cardiovascular Innovation. Madrid, Spain, 2010.

72. Hare JM, Fishman JE, Gerstenblith G, Difede Velazquez DL, Zambrano JP, Suncion VY, Tracy M, Ghersin E, Johnston PV, Brinker JA, Breton E, Davis-Sproul J, Byrnes J, George R, Lardo A, Schulman IH, Mendizabal AM, Lowery MH, Rouy D, Altman P, Wong Po Foo C, Ruiz P, Amador A, Da Silva J, McNiece IK, Heldman AW. Comparison of allogeneic vs autologous bone marrow-derived mesenchymal stem cells delivered by transendocardial injection in patients with ischemic cardiomyopathy: the POSEIDON randomized trial. JAMA. 2012;308:1–11.

73. Karantalis V, DiFede DL, Gerstenblith G, Pham S, Symes J, Zambrano JP, Fishman J, Pattany P, McNiece I, Conte J, Schulman S, Wu K, Shah A, Breton E, Davis-Sproul J, Schwarz R, Feigenbaum G, Mushtaq M, Suncion VY, Lardo AC, Borrello I, Mendizabal A, Karas TZ, Byrnes J, Lowery M, Heldman AW, Hare HM. Autologous mesenchymal stem cell produce concordant improvements in regional function, tissue perfusion, and fibrotic burden when administered to patients undergoing coronary artery bypass grafting: the Prospective Randomized Study of Mesenchymal Stem Cell Therapy in Patients Undergoing Cardiac Surgery (PROMETHEUS) trial. Circ Res. 2014;114(8):1302–10.

74. Makkar RR, Smith RR, Cheng K, Malliaras K, Thomson LE, Berman D, Czer LS, Marban L, Mendizabal A, Johnston PV, Russell SD, Schuleri KH, Lardo AC, Gerstenblith G, Marban E. Intracoronary cardiosphere-derived cells for heart regeneration after myocardial infarction (CADUCEUS): a prospective, randomised phase 1 trial. Lancet. 2012;379:895–904.

75. Bolli R, Chugh AR, D'Amario D, Loughran JH, Stoddard MF, Ikram S, Beache GM, Wagner SG, Leri A, Hosoda T, Sanada F, Elmore JB, Goichberg P, Cappetta D, Solankhi NK, Fahsah I, Rokosh DG, Slaughter MS, Kajstura J, Anversa P. Cardiac stem cells in patients with ischaemic cardiomyopathy (SCIPIO): initial results of a randomised phase 1 trial. Lancet. 2011;378:1847–57.

76. Bolli R, Chugh AR, D'Amario D, Loughran JH, Stoddard MF, Ikram S, Wagner SG, Leri A, Beache GM, Hosoda T, Goichberg P, Fiorini C, Solankhi N, Fahsah I, Elmore JB, Rokosh DG, Slaughter MS, Kajstura J, Anversa P. Effect of cardiac stem cells in patients with ischemic cardiomyopathy: interim results of the SCIPIO trial up to 2 years after therapy. Circulation. 2012;126:2776–99.

77. Chugh AR, Beache GM, Loughran JH, Mewton N, Elmore JB, Kajstura J, Pappas P, Tatooles A, Stoddard MF, Lima JA, Slaughter MS, Anversa P, Bolli R. Administration of cardiac stem cells in patients with ischemic cardiomyopathy: the SCIPIO trial: surgical aspects and interim analysis of myocardial function and viability by magnetic resonance. Circulation. 2012;26:S54–64.

78. Song WK, Park KM, Kim HJ, Lee JH, Choi J, Chong SY, Shim SH, Del Priore LV, Lanza R. Treatment of macular degeneration using embryonic stem cell-derived retinal pigment epithelium: preliminary results in Asian patients. Stem Cell Rep. 2015;5:860–72.

79. Barad L, Schick R, Zeevi-Levin N, Itskovitz-Eldor J, Binah O. Human embryonic stem cells vs human induced pluripotent stem cells for cardiac repair. Can J Cardiol. 2014;30:1279–87.

80. Chimenti I, Smith RR, Li TS, Gerstenblith G, Messina E, Giacomello A, Marban E. Relative roles of direct regeneration versus paracrine effects of human cardiosphere-derived cells transplanted into infarcted mice. Circ Res. 2010;106:971–80.

81. Maxeiner H, Krehbiehl N, Muller A, Woitasky N, Akinturk H, Muller M, Weigand MA, Abdallah Y, Kasseckert S, Schreckenberg R, Schluter KD, Wenzel S. New insights into paracrine mechanisms of human cardiac progenitor cells. Eur J Heart Fail. 2010;12:730–7.

82. Patel AN, Geffner L, Vina RF, Saslavsky J, Urschel Jr HC, Kormos R, Benetti F. Surgical treatment for congestive heart failure with autologous adult stem cell transplantation: a prospective randomized study. J Thorac Cardiovasc Surg. 2005;130(6):1631–8.

83. Suzuki K, Brand NJ, Smolenski RT, Jayakumar J, Murtuza B, Yacoub MH. Development of a novel method for cell transplantation through the coronary artery. Circulation. 2000;102(19 Suppl 3): III359–64.

84. Assmus B, Rolf A, Erbs S, Elsasser A, Haberbosch W, Hambrecht R, Tillmanns H, Yu J, Corti R, MAthey DG, Hamm CW, Suselbeck T, Tonn T, Dimmeler S, Dill T, Zeiher AM, Schachinger V, REPAIR-AMI Investigators. Clinical outcome 2 years after intracoronary administration of bone marrow-derived progenitor cells in acute myocardial infarction. Circ Heart Fail. 2010;3(1):89–96.

85. Gepstein L, Hayam G, Ben-Haim SA. A novel method for nonfluoroscopic catheter-based electroanatomical mapping of the heart: in vitro and in vivo accuracy results. Circulation. 1997;95(6):1611–22.

86. Halkos ME, Zhao ZQ, Kerendi F, Wang NP, Jiang R, Schmarkey LS, Martin BJ, Quyyumi AA, Few WL, Kin H, Guyton RA, Vinten-Johansen J. Intravenous infusion of mesenchymal stem cells enhances regional perfusion and improves ventricular function in a porcine model of myocardial infarction. Basic Res Cardiol. 2008;103(6): 525–36.

87. Vicario J, Piva J, Pierini A, Ortega HH, Canal A, Gerardo L, Pfeiffer H, Campos C, Fendrich I, Novero R, Monti A. Transcoronary sinus delivery of autologous bone marrow and angiogenesis in pig models with myocardial injury. Cardiovasc Radiat Med. 2002;3(2):91–4.

88. Traverse JH, Henry TD, Vaughan DE, Ellis SG, Pepine CJ, Willerson JT, Zhao DX, Piller LB, Penn MS, Byrne BJ, Perin EC, Gee AP, Hatzopoulos AK, McKenna DH, Forder JR, Taylor DA, Cogle CR, Olson RE, Jorgenson BC, Sayre SL, Vojvodic RW, Gordon DJ, Skarlatos SI, Moye LA, Simari RD. Rationale and design for TIME: a phase II, randomized, double-blind, placebo-controlled pilot trial evaluating the safety and effect of timing of administration of bone marrow mononuclear cells after acute myocardial infarction. Am Heart J. 2009; 158:356–63.

第五部分
心脏移植

心脏移植历史：研究、发现、先驱

Sara J. Shumway，Daniel J. Garry

（戴　辉　陈崛飞　译　吴　剑　审校）

引言

　　疾病和早逝催生了医学创新。除了 1918 年流行性感冒夺走更多生命外，自 1900 年以来，心血管疾病一直是美国每年死亡的头号病因[1-3]。此外，先天性心脏病（congenital heart disease，CHD）是存活

儿童最普遍的遗传性疾病[3-4]（图 25.1 和图 25.2）。心血管系统疾病和先天性心脏病可以进展为终末期心脏病，心脏移植是晚期心力衰竭唯一有效的治疗手段。

　　通过许多外科医生和科学家的努力，心脏移植已经并不鲜见[5-7]。关键的发明，如心肺旁路以及吻合技术的精炼使得心脏移植技术成为可能。保存液

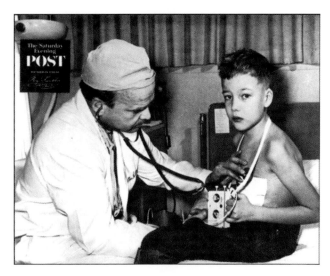

图 25.1　先天性心脏病是最常见的遗传缺陷。C. Walton Lillehei 医生检查一名患有先天性心脏病的儿童，这名患儿需要矫正手术治疗和临时起搏器的支持。照片由 Curtis Licensing，Indianapolis 授权，保留所有权利

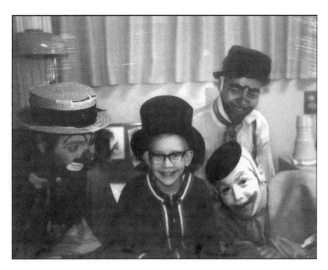

图 25.2　先天性心脏病是最常见的遗传缺陷。患有先天性心脏病的儿童长期住院治疗，图为演员探访长期住院的患儿

的发展和有效的免疫抑制方案让心脏移植取得成功[7]。本章回顾了有关现代心脏移植手术的研究、实验和技术的历史。

早期的创新者与心血管医学

在 20 世纪早期，许多人认为血管的修复是不可能的。Alexis Carrel（1873 年 6 月 28 日—1944 年 11 月 5 日）引领了小血管外科手术，该手术促进了器官移植[6]。作为一名医学生，自法国总统死于门静脉撕裂后，Carrel 开始关注血管吻合术。当时，总统的去世被认为是不可避免的，因为修复血管的技术是未知的[6]。Carrel 回顾了 Mathieu Jaboulay 的实验，该实验使用一种外翻褥式技术修复断裂的颈动脉。这种技术不能在小血管上复制，所以 Carrel 开始进行血管吻合的实验，并在 1902 年发表了一篇关于他技术的手稿[5-6]。

在医疗事业经历了一个小挫折后，Carrel 于 1904 年搬到芝加哥，开始在芝加哥大学与 Charles Guthrie（1880 年 9 月 26 日—1963 年 4 月）一起工作[5-7]。在那里，他用凡士林油处理细针及缝合线，改善了血管吻合的三角剖分方法。在芝加哥大学期间，通过部分颈静脉置换颈动脉，Carrel 和 Guthrie 证明静脉可以被用来置换动脉[5-6]。他们还证明，静脉补片可以耐受动脉压。利用这些技术，他们在 1905 年出版了一份手稿详细描述了一次移植，即用这些改良手术技术将一只狗的肾成功移植到了另一只受者狗中[5-6]。移植后肾功能正常；然而，后来这只狗死于感染。Guthrie 和 Carrel 随后利用狗进行了甲状腺、肾和卵巢移植，同时将一只小狗的心脏移植到一只大狗中，心脏植入后存在收缩现象。

1906 年，Carrel 转到纽约洛克菲勒研究所开展研究[6]。在那里他证实血管可以在冰冷的盐水中保存数天至数周，再植入并具有功能。这是他研究组织保存的开始——在器官移植中非常重要。Carrel 采用了不同的组织和器官保存方法，如加热、脱水以及用甘油、甲醛溶液或凡士林来储存组织。到 1909 年，Carrel 在动物身上成功地进行了各种器官移植，如肾上腺、脾、肠、心脏、心肺联合和四肢[5-6]。他专注于移植的开创性研究，并在 1912 年获得了诺贝尔奖。

1929 年，他改进了器官灌注的方案。这些早期实验由于灌注器官的感染而失败。在著名飞行员 Charles Lindbergh（1902 年 2 月 4 日—1974 年 8 月 26 日）的帮助下（后来 Lindbergh 成为 Carrel 的密友和同事），5 年之后，Carrel 研制出了第一台具有功能的泵氧合器[5-7]。Carrel 和 Lindbergh 合著了一本书《器官的培养》（*Culture of Organs*），他们出现在《时代》（*Time*）杂志的封面上（1938）（图 25.3）。

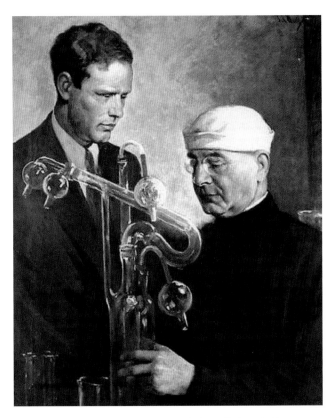

图 25.3　早期研究的重点是泵氧合器。著名飞行员 Charles Lindbergh 在实验室与诺贝尔奖得主 Alexis Carrel 一起工作

对移植排斥反应的早期描述

20 世纪 30 年代，Frank Mann（1887 年 9 月 11 日—1962 年 9 月 30 日）通过检查失败的动物心脏移植，发现了同种异体排斥反应[8]。他对犬科动物去神经支配的心脏移植进行了开创性的研究。他发现移植的心脏在冠状动脉血流建立后开始跳动。供体心脏平均存活 4 天[8]。最长的存活时间是 8 天。他注意到每一次移植失败都是由于心脏扩张引起的，并且都发生在心脏节律建立之前。因此，移植物保护包括避免空气栓塞和心室扩张。在供体心脏存活失败的情况下，Mann 医生检查了移除的心脏，并发现[5,8]：

> 》 心脏的表面覆盖着斑驳的瘀斑区域；心脏在断面上是易碎的。组织学检查心脏完全被淋巴细胞浸润，大单核和多形核的……同种心脏移植的失败显然不是由技术上的缺陷造成的，而是由某些生物因素造成，这些生物因素同时是其

他同种组织和器官移植失败的原因。

这一现象有助于日后对移植排斥和免疫抑制治疗的理解。

联体灌注

20 年后，在芝加哥医学院又开始着手另一个难题：移植物保存[5,9-10]。Marcus、Wong 和 Luisada 尝试用第三只狗来支持供体心脏，直到移植[5]：

> 》 这种方法我们称之为临时性联体灌注法，它是一种同源体外泵。

不幸的是，供体心脏只存活了 48 h。1953 年，来自 Hahnemann 医学院的 Wilford Neptune、Charles Bailey 和 Brian Cookson 同样在移植物保存方面取得了长足的进步[5,7]。他们在供体心脏采用低体温法，但在心肺联合移植入狗体内后，只存活了 6 h。

世界首例动物原位心脏移植手术

尽管直到 20 世纪 60 年代初，Vladimir Demikhov 的工作才有英文文献可以查阅，Demikhov（1916 年 7 月 18 日—1998 年 11 月 22 日）在 20 世纪 30 年代后期就开始在心脏移植方面取得进展[5,7,10]。1937 年，作为一名学生，他研制了第一个机械辅助装置，该装置能够在心脏切除后支持动物的血液循环达 5.5 h。在第二次世界大战中，Demikhov 的研究出现停滞，但是到 1946 年 6 月，他在动物胸腔进行了异位心肺移植手术。这只动物存活了 9.4 h。1951 年，他首次在动物身上进行了原位心脏移植手术。在 20 世纪 50 年代中期，他完成了 22 次无心肺旁路的原位心脏移植，在这些手术过程中采用序贯吻合来维持灌注[5]。

在 1955 年 1 月的一次实验中，他结扎了受体的大血管，闭合了二尖瓣，因此受体完全依赖被移植的心脏。这只狗存活 15.5 h，随后死于上腔静脉血栓症。在 1946—1958 年，Vladimir Demikhov 在动物模型中进行了 250 次心脏移植，最长存活 30 天[5]。在他去世之前，Demikhov 因他在该领域的创

新而被国际心肺移植协会授予先锋奖。

心肺旁路

由于 John Gibbon（1903 年 9 月 29 日—1973 年 2 月 5 日）取得的进步，这种被称为心肺旁路（cardio-pulmonary bypass，CPB）的装置（心肺旁路机）得以成为现实[5,7,9]。在他的职业生涯早期，Gibbon 见证了一名死于严重肺栓塞的患者。在麻省总医院时，他开始着手设计一种器械，他希望该器械可以在手术过程中接管心脏和肺的工作[5,7]。20 世纪 30 年代，他搬到宾夕法尼亚大学后继续工作。他与 IBM 的工程师合作，包括 IBM 董事长 Thomas Watson。在动物模型中进行了许多成功的实验之后，用于人类的第一台机器被研制了出来[5]。此装置并不成功。Gibbon 实验室又研发了第二台机器。这种改良的装置将溶血和气泡形成减小到最小程度，并且便于操作（图 25.4）。

一名 18 岁的房间隔缺损患者第一次成功使用了心肺旁路机（1953 年 5 月 6 日）[5]。该患者在分流进行中存活了 26 min，并且没有并发症。不幸的是，该患者死于随后的 CPB 机器操作。Gibbon 之后暂停了 CPB 机的使用。Gibbon 的发明为他赢得了 1968 年的 Lasker 奖。梅奥诊所的 John Kirklin（1917 年 4 月 5 日—2004 年 4 月 21 日）和明尼苏达大学的 Richard A. DeWall 以及 C. Walton Lillehei（1918 年 10 月 23 日—1999 年 7 月 5 日）重启了 Gibbon 的工作并改进了 CPB 机（图 25.5）[11]。在他们的工作之后，心脏手术在 20 世纪 50 年代末至 60 年代逐渐趋于成熟。

1959 年，Henry Cass 和 Sir Russell Brock 进行的一些临床试验都集中于犬心脏移植。这项技术是用心房袖口代替吻合腔静脉和肺静脉。这些实验伴随出血并发症，获得了有限的成功[5]。

斯坦福大学的先驱

Norman E. Shumway（1923 年 2 月 9 日—2006 年 2 月 10 日）在 Vanderbilt 医学院完成医学学业，在美国明尼苏达大学完成了住院医师培训，并于

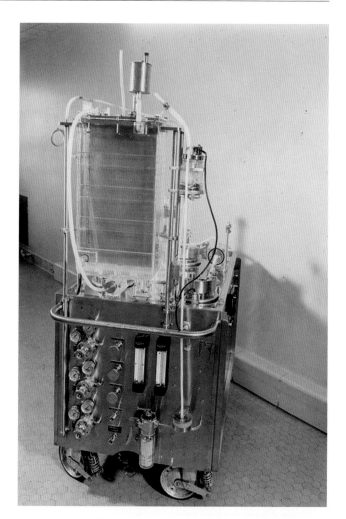

图 25.4 世界首次成功使用心肺旁路机。1953 年 5 月 6 日，John H. Gibbon Jr. 在一名成年女性患者身上使用心肺旁路机，持续 26 min，关闭了房间隔大的缺损。图为 Gibbon 心肺旁路机（Ⅱ型），它包括一个垂屏式氧合器

1956 年在 Owen Wangenstein 的指导下获得心血管外科博士学位（图 25.6）[5,11]。在 F. John Lewis（图 25.7）和 Lillehei 的指导下，Shumway 在研究期间专注于全身低温、泵氧合器、心血管移植修复和心律失常发生[11]。1958 年，Shumway 离开明尼苏达州前往加州，在那里他最终在斯坦福医学中心接受了一份工作。

在斯坦福，Shumway 和 Richard R. Lower（1929 年 8 月 15 日—2008 年 5 月 17 日）能够优化手术技术和器官保存，并在 1959 年完成了首次完全意义上成功的动物模型原位心脏移植[5]。Shumway 和 Lower 使用保存技术，包括用盐水保存移植物，局部体温降至 4℃，使用心肺旁路和系统性冷却至 30°C 对受体进行保护。以前由 Demikhov、

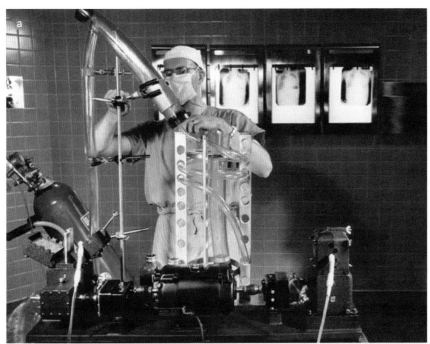

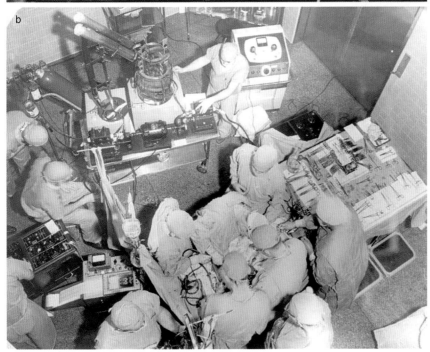

图 25.5　DeWall-Lillehei 气泡氧合器。（**a**）Richard A. DeWall 与 C. Walton Lillehei 一起研制出的一种便宜的（15 美元）能消除气泡的气泡氧合器。（**b**）使用 DeWall-Lillehei 气泡氧合器，Lillehei 和他的团队进行了心脏直视手术以修复患者的室间隔缺损（1955 年 5 月 13 日）

Cass 和 Brock 使用的心房袖口的外科技术有助于将缺血时间降到 1 h 内[5]。在 8 只动物中，有 5 只存活了 6～21 天，但它们由于缺乏免疫抑制，出现了细胞浸润和间质出血，导致心肌衰竭而迅速死亡[12]。

　　》对这些动物的观察表明，如果能阻止宿主对移植物破坏的这种免疫机制，移植物很可能会继续发挥正常功能，使动物们达到正常寿命。

　　1961 年，Lower 在犬模型中进行了心肺联合移植。6 例受体接受移植后具有自主呼吸，并且 2 例能够走动[5]。受体犬 5 天后死亡，死亡原因被认为是排斥反应。随着研究的不断进行，免疫反应被证实是显而易见的限制因素[12]。1965 年，Eugene Dong、Lower 和 Shumway 发现了心电图（EKG）变化与

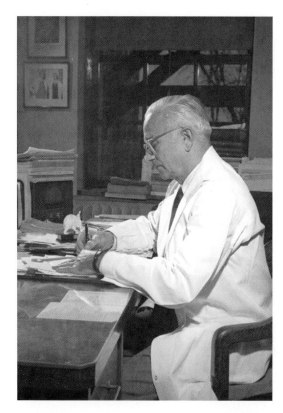

图 25.6 改变临床实践的先锋。作为"主任"的 Owen H. Wangensteen 在手术部（1930—1967）任期最长，变革了明尼苏达大学的外科手术项目，强调了研究的重要性以及对患者临床护理的影响

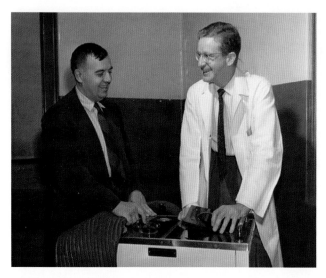

图 25.7 外科先驱和他们对临床护理和未来一代心血管外科医生的影响。F. John Lewis（右）与 Richard Varco（左）在开胸心脏外科手术中利用低温方法

排斥反应之间的关系[5,12]。他们发现，用甲泼尼龙和硫唑嘌呤进行改善后 EKG 发生了很大改善，一只受体犬生存达到 250 天[12]。

世界首例非人类心脏作为供体的人类心脏移植

James D. Hardy（1918 年 5 月 14 日—2003 年 2 月 19 日）试图以其他动物为供体为人类进行心脏移植。在这段时期内，脑死亡被认为不是生命的结束，因此脑死亡者不能作为供体；只有心搏呼吸停止才能被认作死亡[5,11]。这在移植中称为一个难题[5,7]。

》……供体心脏被假定是来自于相对年轻的脑死亡患者，接受者则是一个趋于死亡的晚期心力衰竭患者……但是供体死亡后需要多快移除心脏呢？

既然我们不愿意停止呼吸机，我们得出的结论是，其他灵长类动物是作为心脏供体的唯一来源。

1964 年，首次使用非人类灵长类动物的心脏进行人类心脏移植。这名患者是一位 68 岁男性，患有多种疾病，导致膝下截肢、机械通气、血管加压和气管造口术。当时，没有任何预期人类捐献者，但脑死亡的困境再次成为一个问题[5]。

》为了同种移植获得成功，供体和受体必须在几乎同一时间"死亡"；虽然这有可能发生，但同时发生的可能性非常小……与此同时，可能捐赠者的状况似乎并不是马上就要死亡。

因此，研究小组使用了保存在逆行低体温含氧血液中的黑猩猩的心脏。虽然心脏移植成功，但心脏排血量不足以维持患者的血流需求。患者在心脏移植 90 min 后在手术室死亡。Lower 做了与 Hardy 实验相类似的实验。他在一只狒狒身上移植一颗尸体的心脏，这只动物是由于选择性终止实验而死亡。

世界首例成功的心脏移植手术

1967 年 12 月 3 日在南非开普敦 Groote Schuur 医院，Christiaan N. Barnard（1922 年 11 月 8 日—2001 年 9 月 2 日）进行了第一例人对人心脏移植

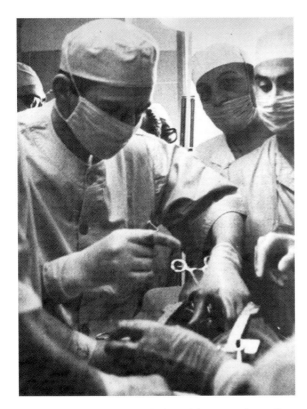

图 25.8　世界首例成功的心脏移植手术。1967 年 12 月 3 日，在南非开普敦 Groote Schuur 医院 Christiaan N. Barnard 进行了第一例人对人的心脏移植手术。经允许引自 Central Press，Gretty Images

（图 25.8）[5-11]。Barnard 最初在 David Hume 和 Lower 的指导下开展肾移植训练，最终 Barnard 想要开展心脏移植（表 25.1）。

开展心脏移植的愿望主要是受到他在明尼苏达大学 2 年研究项目的影响，他在那里与 Shumway 博士进行了广泛的交流[11]。1958 年回到南非开普敦后，Barnard 继续他的研究。他使用在肾移植中学到的技术对狗进行了 48 次移植手术。Barnard 博士被认为是 1967 年南非第二位成功实施肾移植的医生（世界首例肾移植手术是在 1953 年）。

这一研究经验——由 Shumway 和 Lower 博士（在斯坦福大学）引领的新外科技术的出现以及肾移植的经验，都为首例成功的人类心脏移植提供了平台[5]。53 岁的 Louis Washkansky 是当地的一名杂货商，他是第一个接受人类心脏移植的受体，他患有缺血性心脏病。供体是一位一天前因机动车事故而遭到脑死亡的遇难者（1967 年 12 月 2 日），在证明没有 EKG 活动和自主呼吸的情况下，供体被实施了心肺旁路而处于体外循环中。缺血时间为

21 min[5]。

移植团队包括 30 多名医疗工作者，移植取得了成功（图 25.8，表 25.1）。当时的免疫抑制治疗包括硫唑嘌呤、局部照射和泼尼松龙[12]。不幸的是，受者在移植时患有假单胞菌蜂窝织炎。尽管他得到了适当的抗生素，由于假单胞菌感染和克雷伯肺炎，18 天以后他还是死了[5]。Barnard 博士在心脏移植手术的第二次尝试中（1968 年 1 月 2 日）获得了更多成功，受体为 Philip Blaiberg 医生，存活了 19 个月。Blaiberg 的书《看看我的心》（Looking at My heart）推动了对心脏移植的进一步热情。从 1967—1973 年，Barnard 进行了另外 8 次原位心脏移植手术，其中最长的幸存者在移植后存活 23 年[5,7]。

人类心脏移植的早期临床结果

在 Barnard 博士实施的世界首例成功的心脏移植手术后 3 天，Adrian Kantrowitz 医生（纽约 Brooklyn Maimonides 医学中心）将一个无脑新生儿的心脏移植到一个患有先天性心脏病的 18 天大的婴儿身上[5,7]。受体术后仅存活 6.5 h。

到 20 世纪 60 年代末，实施了 100 多次心脏移植。由于结果惨淡（平均生存期 29 天），心脏移植被暂停而且只有少数机构继续向前发展。其中一个机构是在 Shumway 博士指导下的斯坦福大学[5]。1968 年 1 月 6 日，他和他的团队完成了第 4 次心脏移植手术，受体存活 14 天（图 25.9）。

到 1978 年，Philip Caves 医生让心脏受体的 1 年生存率提高到 65%。Philip Caves 研发了一个活组织检查刀，能够活检心内膜有无早期器官排斥反应[5]。在此期间，兔抗胸腺细胞球蛋白的研究也在治疗排斥反应中发挥了作用[12]。

斯坦福大学的研究和持续的手术成功显示了心脏移植的前景。关于供体的条件仍然存在争议[5]。Per Dr. Shumway[5]：

> 应该强调的是，没有人可以移植一颗死亡的心脏……供体的死亡诊断必须由神经学和神经外科团队来确定。

"哈佛医学院专门委员会对脑死亡的界定报告"

表 25.1 移植医学史

时间	手术	医师	机构/地点
1818	第一次成功输血	James Blundell	英国伦敦
1954 年 12 月 23 日	第一次成功活体肾移植（供体为同卵双胞胎）	Joseph E. Murray 和 David Hume	伯明翰女子医院
1962 年 4 月 5 日	尸体肾为供体的首次成功肾移植	Joseph E. Murray 和 David Hume	伯明翰女子医院
1963 年 3 月 1 日	第一次成功人类肝移植	Thomas Starzl	科罗拉多大学卫生科学中心
1963 年 6 月 11 日	第一次成功肺移植	James Hardy	密西西比大学医学中心
1966 年 12 月 17 日	第一次成功胰腺/肾移植	Richard C. Lillehei 和 William Kelly	明尼苏达大学
1967 年 4 月 5 日	第一次成功小肠移植	Richard C. Lillehei	明尼苏达大学
1967 年 12 月 3 日	第一次成功人类心脏移植	Christiaan Barnard	南非开普敦 Groote Schuur 医院
1968 年 3 月 4 日	首次成功的离体胰腺移植	Richard C. Lillehei	明尼苏达大学
1968 年 8 月 24 日	第一次成功的非双胞胎（异基因）骨髓移植	Robert A. Good	明尼苏达大学
1968 年 8 月 7 日	建立《统一解剖捐赠法案》（捐赠者卡）		
1972 年 10 月 30 日	美国国会授权的终末期肾疾病计划，促进肾透析和肾移植的医疗保险覆盖		
1979 年 6 月 20 日	首次成功的亲属活体胰腺移植	David E. R. Sutherland	明尼苏达大学
1981 年 3 月 9 日	首次成功的心肺移植	Bruce Reitz 和 Norman E. Shumway	斯坦福医学中心
1983 年 11 月	FDA 批准环孢素 A		
1984 年 10 月 19 日	国家器官移植法案（NOTA）建立了 UNOS 运作的全国性注册中心，授权对于器官获取组织（OPO）给予金融支持，禁止美国境内的器官买卖		
1998 年 9 月 23 日	首次成功的手部移植	Earl Owen 和 Jean-Michel Dubernard	法国里昂
2005 年 11 月 27 日	首次成功的部分面部移植	Bernard Devauchelle 和 Jean-Michel Dubernard	法国 Amiens
2010 年 3 月 20 日	首次成功的全脸移植	Joan Pere Barret	西班牙巴塞罗那 Vall d'Hebron 医院

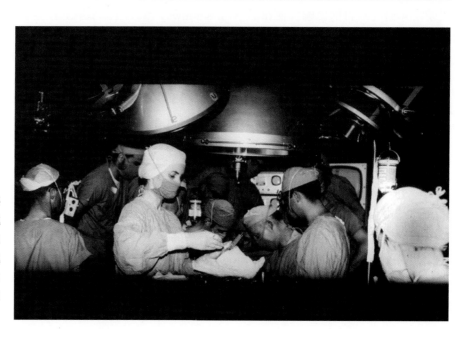

图 25.9 在美国，首批成功的心脏移植手术是由 Norman Shumway 完成的。1968 年 1 月 6 日在美国斯坦福医学中心，他采用开创性的外科技术成功进行了美国首批心脏移植手术中的一例。Shumway 博士被认为是 "心脏移植之父"

一经发布，供体来源便得到扩展。这使得更多的人接受了脑死亡标准，并且在促进器官捐赠方面起了关键作用[5]。

FDA 在 1983 年批准使用环孢素，重新点燃国家层面对心脏移植的兴趣[12]。这种"神奇药物"将 5 年存活率提高到了 60%。环孢素是从一种真菌 *Tolypocladium inflatum* 研制出来的，这种真菌最初是由 Jean-Francois Borel 医生（1933—）在挪威度假时从土壤样品中提取出来的[7,12]。Borel 最初研究这种真菌是为了研究抗生素性质。在 20 世纪 70 年代早期，从 *Tolypocladium inflatum* 提取物中发现了 24-556 的免疫抑制特性。与其他免疫抑制剂抑制整个免疫系统不同的是，24-556 在抑制淋巴细胞方面更有选择性[7,12]。对 24-556 的活性代谢物进行纯化后发现复合 CyA，这最终被称为环孢素 A。

最初，由于人们对移植的兴趣不大，Sandoz 的药理学部门想要停止对 CyA 的研究，除非 Borel 博士能提供更多有关他发现的临床证据[12]。1976 年，Borel 博士在英国免疫学学会发表了他的研究结果。两名外科医生，Roy Calne 和 David White 为了获得 CyA 样本和 Borel 博士接触。他们在心脏移植的小鼠身上使用了这些样本，给予高剂量后出现了肝毒性和肾毒性。在狗身上也开展了该试验但失败了，失败后来被认为是由吸收过少造成的。

当发现药物不能被吸收的时候，已经开始的人体试验随即停止。在这段时间，纯环孢素由明胶片形式给予。1977 年，三位研究者——Borel 博士、Hartmann Stähelin 医生和 B. von Graffen 医生在确定了能够准确测量血清药物浓度的实验室测试后，在自己身上测试了新的药物给予方式[12]。研究发现，含有乙醇和清洁剂的口服溶液最有效。

第二年，由 Roy Calne 领导的在肾移植患者中进行的人体试验被恢复。最初的结果令人不安，因为许多患者出现肝毒性、肾毒性和淋巴瘤。通过采用减少剂量和增加类固醇方案的多个人体试验，环孢素 A 的发病率降低到可接受的水平。5 年后，该药物被批准在美国使用。

环孢素 A 的应用使得由 Bruce Reitz 和 Shumway 所进行的第一例心肺联合移植手术获得了成功（图 25.10 和表 25.1）。这种非同寻常的坚持、远见和研究深度使得 Shumway 博士和他的团队从移植临床医生的领域中脱颖而出。Shumway 在 1968—1993 年期间对大约 800 例心脏移植进行了密切观察，合著发表了 500 多篇论文，并培训了数十名外科医生，这些外科医生后来成为全世界的心血管外科手术项目领导者。今天，Shumway 博士被广泛认为是"心脏移植之父"[11]。

三联药物免疫疗法

免疫抑制的目的是：①充分抑制受体的免疫系统，以避免对移植器官的损伤；②不完全抑制受体免疫系统，以使其对感染有足够的反应；③提供一种互补的药物组合，优化免疫抑制，同时降低毒性[12]。早期免疫抑制治疗包括辐射（20 世纪 50 年代）、硫唑嘌呤和（或）皮质类固醇（20 世纪 60 年代），以及抗淋巴细胞球蛋白/抗胸腺细胞球蛋白（20 世纪 60 至 70 年代）。

下面的部分描述了免疫抑制治疗第三个目标的开发过程。

如前所述，环孢素在器官移植中具有革命性的免疫抑制作用。针对其毒性，开发了不同的药物组合。一开始，环孢素 A 被单独使用；然而由于肾毒性，糖皮质激素被添加到治疗方案中。这可以降低环孢素 A 的剂量，降低肾毒性，提高移植存活率。该方案进一步被微调，添加了硫唑嘌呤[12]。

在引进环孢素 A 之前，硫唑嘌呤和糖皮质激素在免疫抑制疗法中起着支柱作用。硫唑嘌呤选择性下调 T 细胞的活性，并且抑制细胞介导的排斥反应。1959 年，6-巯基嘌呤（6-MP）被证明抑制体液免疫。在这一发现之后不久，Roy Calne 决定在狗身上用 6-MP 来延长肾移植的存活时间[12-13]。硫唑嘌呤是具有附加侧链的 6-MP，为 6-MP 毒性较小的形式。

1963 年皮质类固醇被引入到肾移植中[12]。类固醇的主要作用机制是淋巴细胞消耗，主要是 T 细胞。B 细胞活性不受类固醇的影响。类固醇显然有许多副作用，包括高血压、肥胖、高血糖和骨质疏松症。从理论上讲，三联药物治疗可以降低每种药物的剂量，从而保持药效的同时减少毒性作用。20 世纪 90 年代又引入了另一种代谢物吗替麦考酚酯和钙调磷酸酶抑制剂他克莫司，现在它们也被用于三联药物疗法[13]。

图 25.10 世界上第一例成功的心肺联合移植手术。（a，b）由于实施了新的免疫疗法，1981 年在斯坦福大学医学中心，Reitz 和 Shumway 实施了世界上第一例心肺联合移植手术

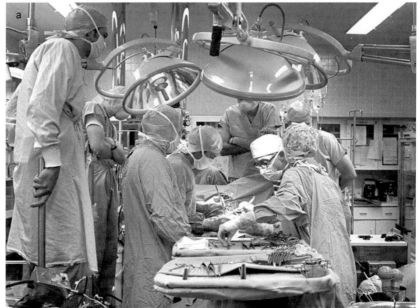

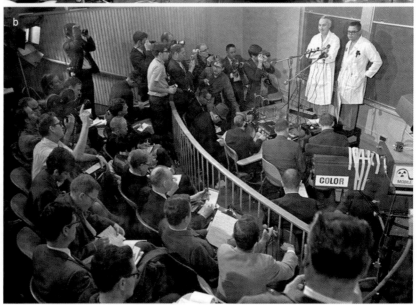

创新与发现的秘诀：明尼苏达大学

心脏移植、免疫疗法和设备支持领域的创新和发现只有通过大量研究才能实现。"每一次失败都会让成功更进一步"这句格言，强调了从每一次失败的实验中进行学习的重要性。这种哲学需要一种文化，即强调研究在临床医学中的重要作用。虽然心脏移植的成功受到了全世界关注，但这项成就只有经过几十年的研究才有可能实现。

成功不是凭空产生的，而是建立在许多开拓性创始人的肩膀之上。从历史上看，人们可能会问，为什么在某一机构的某一项目中会产生这么多的心血管手术。简短的回答是领导机构，一个能理解和重视研究和创新的领导机构。领导力吸引了教职员工，激发了他们的灵感，他们用自己的研究大胆地预测风险，以此鼓励他们解决领域的重大问题（表 25.1）。

其中一位领导者是 Owen H. Wangensteen MD，PhD[11,14]。Wangensteen 博士改革明尼苏达大学外科部，并且强调了基础科学研究和临床医学的关键作用（图 25.6）。作为系主任，Wangensteen 博士

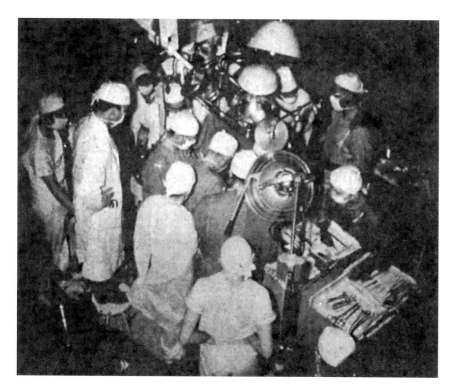

图 25.11 世界上第一例成功的开胸心脏外科手术。1952 年 9 月 2 日，采用低体温技术，明尼苏达大学医学中心成功地进行了世界上第一例开胸心脏外科手术。F. John Lewis 医生，由 Richard Varco 博士和 C. Walton Lillehei 博士协助，使用降低体温的方法使 5 岁儿童的体温降至 28℃，并关闭房间隔缺损。来源：未知

要求每个员工都要有一个实验室，并且与基础科学学者进行合作交流[11]。他建立了一种知识冒险、创新和发现的文化。例如，这种文化产生了许多"第一"，包括 Lewis 博士用降低体温方法在 1952 年 9 月 2 日成功进行了世界上第一例开胸外科手术（图 25.11）[11]。

这些创新和大胆的举措不仅受到鼓励，而且也被要求这样做。员工的自律和创造力像磁铁一样吸引着新的员工和学员。Wangensteen 博士进一步要求所有的外科实习生都要进行博士研究训练。总体而言，这种文化和项目造就了一批前所未有的培训学员，他们将成为学术带头人、发现者和行业领袖，将对临床医学具有深远的影响[11]。这些创新和发现开阔了视野，提高了声誉，而且对该领域产生影响，最终对患者的生存带来希望。

明尼苏达大学的一位新兴领导者是 Lillehei 博士，他是"开放心脏手术之父"（图 25.1）[11,15]。如果没有他的开创性研究，心脏手术是不可能的，更不用说心脏移植（图 25.12）[11,15]。1954 年，Lillehei 博士和他的同事们使用交叉循环对一位年幼的男孩进行了室间隔缺损的修复，男孩的父亲在修复过程中作为生物氧合器（图 25.13 和图 25.14）[11]。血液从患者的腔静脉流到父亲的股静脉，氧合后通过

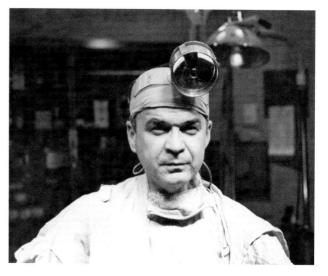

图 25.12 手术先驱对心血管医学的革新。被认为是"开放心脏手术之父"的 C. Walton Lillehei 博士进行手术革新，并训练了全世界数百名外科医生，影响了这一领域

颈动脉返回到患者。这被证明是心脏手术的一个重要进展，但是考虑到对父母的风险，这种方法没有被广泛应用。Lillehei 和 Richard DeWall 博士对这一领域继续开展研究，设计和开发了第一个有效的气泡氧合器（图 25.5）[11]。20 年来，他们的发明成为体外循环的标准。

1978 年，Demetre Nicoloff 医生（2003 年 8 月），

图 25.13 交叉循环为开展心脏外科手术提供了一个平台。1954 年 3 月 26 日，C. Walton Lillehei 医生使用交叉循环手术修复了一例室间隔缺损。由于使用了交叉循环以及在心脏手术方面取得的进步，C. Walton Lillehei、Richard Varco、Herbert Warden 和 Morley Cohen 在 1955 年获得 Lasker 奖

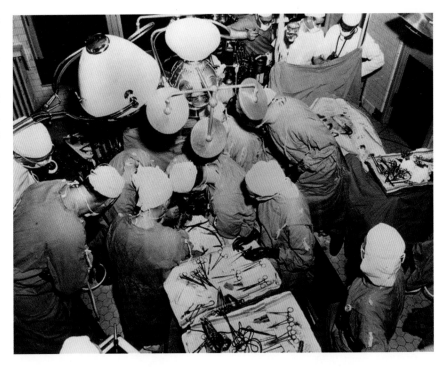

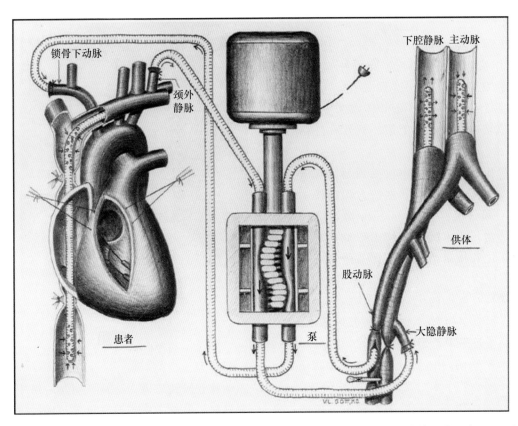

图 25.14 交叉循环过程的示意图。通常情况下，会把患有先天性心脏病儿童（患者）的血液输送给一个 ABO 血型系统相符的亲属（通常是父母），他们将作为患者的生物氧合器。在 1954—1955 年期间，有 45 名患者在明尼苏达大学医学中心接受了交叉循环手术。当不能找到 ABO 血型系统相符的亲属时，在明尼苏达大学医学中心，狗的肺成功地作为 5 名患者的生物氧合器

和 William Lindsay 医生实施了明尼苏达大学医学中心的第一例心脏移植手术[14]。尽管世界上第一例心脏移植手术是 1967 年在南非进行的，但 Barnard 博士是在 Wangensteen 博士（1898 年 9 月 21 日—1981 年 1 月）、Lewis 博士和 Lillehei 博士的指导下进行的[11]。在此期间，新型的免疫抑制药物正变得越来越普及，在 1986 年，该大学第一次成功进行心肺移植手术[14]。1987 年，明尼苏达州的第一例心肾联合移植手术在明尼苏达大学开展。受体存活时间最长的一例心脏移植手术，也是明尼苏达大学的医生们实施的。这篇文章出版的同时，她在心脏移植后的 35 年多的时间里继续存活并过着富有成效的生活。

机械循环支持

在心肺旁路机首次使用后不久，随着对心脏切开术后心源性休克患者的支持，这项技术的其他用途变得显而易见。20 世纪 60 年出现了一种基本的心脏辅助装置，用于术后休克患者。由 Liotta 在 1963 年开始初次使用一种植入式心脏辅助装置[16]，这种辅助装置最初是由气动驱动的管状排量泵组成。该装置连接左心房和胸降主动脉。左心室辅助装置可支持患者 4 天，在这之后患者死于多器官系统衰竭。虽然患者没能存活，但最初的结果却令人鼓舞，并且在 1964 年，国立卫生研究院制订了人工心脏计划[16]。

1966 年，Michael Debakey 医生在心脏手术切开后休克的患者身上使用了一个气动的左心室装置。患者经过 10 天的支持存活了下来。伴随着 1967 年进行的第一例心脏移植手术，这项新技术被视为一种为患者进行心脏移植前的过渡技术。1969 年，Cooley 博士使用了第一颗人造心脏作为移植的过渡[16]。在 20 世纪 70 年代早期，由于不良的结果和免疫抑制不足的原因，移植手术遇阻，这可以作为一种激励来改进机械支持设备。在那个时候，这种可用的气动装置只能支持患者几天，并且造成明显的溶血和血栓形成，且费用高昂。

在此期间，Novacor 正在改进心室辅助装置以使其更加可靠和简洁，并提高其效率[17]。Barney Clark 医生在 1982 年成为 Jarvik-7（一种全人工心脏）的接受者。他存活了 112 天，但最终还是因感染而死亡。由于并发症的发生率很高：感染、卒中和血栓形成，全人工心脏的研发被停滞了几年。

在 1982 年，凭借坚持和独创性，Novacor 研发了一种脉动的左心室辅助装置用来作为移植过渡。首次植入是在 1984 年[17]。患者的病情在植入后得到改善，9 天后，患者成功接受了心脏移植。在 20 世纪 90 年代中期，美国食品和药品管理局（FDA）批准了多个脉动装置；由于可得到的供体心脏数量不足 4000 个，所以这些设备是非常需要的。

2003 年，FDA 批准 Heartmate XVE 作为心脏病患者终期治疗，这为不能做移植的患者提供了支持治疗策略。从那以后，患者可获得许多其他辅助设备，如 Heartmate Ⅱ（Thoratec）、Heartmate Ⅲ（Thoratec）、CardioWest TAH-1（Syncardia）以及 Heartware。目前 FDA 批准的设备和技术在持续改善，患者的 1 年生存率已＞80％。

小结

许多有天赋的人在通往心脏移植的道路上得到了耐力和毅力的锻炼。从血管吻合术的基本组成部分到体外循环的出现以及环孢素 A 的重大发现，所有这些突破都引导了现代心脏移植。对于心力衰竭和随后的心脏移植治疗来说，未来的改进方法将依靠改进机械循环装置、免疫抑制方案和尽可能增加供体等措施。

参考文献

1. Garry DJ, Martin CM. Cardiac regeneration: self-service at the pump. Circ Res. 2004;95(9):852–4.
2. Rasmussen TL, Raveendran G, Zhang J, Garry DJ. Getting to the heart of myocardial stem cells and cell therapy. Circulation. 2011;123(16):1771–9.
3. Garry GA, Garry DJ. Somatic cell therapy for chronic heart failure: in search of mechanistic insights. J Card Fail. 2015;21(7):583–5.
4. Hoffman JI. Incidence of congenital heart disease: I. Postnatal incidence. Pediatr Cardiol. 1995;16(3):103–13.
5. Lansman SL, Ergin MA, Griepp RB. The history of heart and heart-lung transplantation. In: Shumway SJ, Shumway NE, editors. Thoracic transplantation. Cambridge: Blackwell Science, Inc.; 1995. p. 3–12.
6. Sade RM. Transplantation at 100 years: Alexis Carrel, pioneer surgeon. Ann Thorac Surg. 2005;80(6):2415–8.
7. Hunt SA, Haddad F. The changing face of heart transplantation. J Am Coll Cardiol. 2008;52(8):587–98.

8. Sterioff S, Rucker-Johnson N, Frank C. Mann and transplantation at the Mayo Clinic. Mayo Clin Proc. 1987;62(11):1051–5.

9. Fricke TA, Konstantinov IE. The history of experimental heterotopic and orthotopic heart transplantation before cardiopulmonary bypass. In: Picichè M, editor. Dawn and evolution of cardiac procedures. Milan: Springer; 2012. p. 79–83.

10. Benjamin SM, Barnes NC. Cardiac transplantation: since the first case report. Grand Rounds [Internet]. 2004;4:L1–L3. Available from: www.grandroundsjournal.com/articles/gr049002/gr049002.pdf.

11. Miller GW. King of hearts. New York, NY: Crown Publishers; 2000.

12. Shumway SJ, Frist WH. Immunosuppressants. In: Shumway SJ, Shumway NE, editors. Thoracic transplantation. Cambridge: Blackwell Science, Inc.; 1995. p. 55–62.

13. Smith SL. Immunosuppressive therapies in organ transplantation. Medscape [Internet]. 2002 June 25 [2013 Aug 16]. Available from: www.medscape.com/viewarticle/437182.

14. Endres N. "U's heart transplant program celebrates 30 years." Umn. edu. University of Minnesota, 1 Oct. 2008. Web. 16 Aug. 2013 http://blog.lib.umn.edu/mmf/news/heart/2008/universitys-heart-transplant-program-celebrates-30-years.html.

15. Cooley DA. In memoriam: C. Walton Lillehei, the "father of open heart surgery". Circulation. 1999;100(13):1364–5.

16. Stewart GC, Givertz MM. Mechanical circulatory support for advanced heart failure: patients and technology in evolution. Circulation. 2012;125(10):1304–15.

17. Smith JA, Oyer PE. Development of the Novacor left ventricular assist device. In: Shumway SJ, Shumway NE, editors. Thoracic transplantation. Cambridge: Blackwell Science, Inc.; 1995. p. 134–40.

原位心脏移植 第**26**章

Kenneth K. Liao，Ranjit John，and Sara J. Shumway

（李亚雄　贾　政　刘菲菲　译　金醒昉　审校）

引言

心脏移植是治疗终末期心脏病的一种挽救生命的治疗方法。在过去的 50 年中，心脏移植已经从动物实验发展成为治疗终末期充血性心力衰竭的最有效疗法。Lower 和 Shumway 在 1960 年首次报道了犬原位心脏移植成功的实验[1]。Barnard 于 1967 年 12 月 3 日进行了第一例人体同种心脏移植手术[2]。随后，世界各地的临床医生在 1967 年至 20 世纪 70 年代早期陆续开展了心脏移植手术，预后相对较差，5 年生存率徘徊在 40% 左右。20 世纪 70 年代末，斯坦福大学和弗吉尼亚医学院是仅有的两个仍然积极进行心脏移植项目的中心。

1980 年 12 月，免疫抑制剂环孢素首次应用于心脏移植。1984 年，Bolman 将环孢素、皮质类固醇和硫唑嘌呤联合使用作为心脏移植免疫抑制的"三联药物疗法"，并证明它比单独使用环孢素更有效，副作用更小[3]。自此，三联药物疗法被广泛采用。到 20 世纪 90 年代，明确了可以将诱导疗法添加到三联药物疗法中，以延缓早期排斥反应[4]。在过去的 15 年中，心室辅助装置（ventricular assist devices，VAD）已经发展成为移植的有效过渡，或用于治疗终末期心力衰竭的"终极疗法"。

如今，心脏移植已在全球范围内进行，并已证明是安全且具有可重复性。截至 2012 年 6 月，根据国际心肺移植学会（International Society for Heart and Lung Transplantation，ISHLT）注册中心统计，全球心脏移植的总数为 111 068 例，平均存活时间超过 11 年[5]。

受体的选择

终末期充血性心力衰竭患者的心功能分级一般为纽约心脏协会（NYHA）分级 Ⅲ 级或 Ⅳ 级。大约 45% 的患者诊断是特发性和缺血性心肌病，其余患者诊断是瓣膜疾病和先天性心脏病。当这些患者在应用极限的药物治疗仍然难以奏效时，他们将会接受心脏移植治疗评估。

潜在的心脏移植受体必须接受一系列的检测，以确定他们是否是合适的移植候选者。首先，需要进行全面的病史询问和体格检查、标准的实验室检查、胸部 X 线片和肺功能检查。心脏相关的检查包括心电图、超声心动图、左心导管和右心导管检查、心内膜心肌组织活检，以及峰值运动耗氧量测定。筛查试验包括：粪便常规、乳腺钼靶检查、男性前列腺特异性抗原检查、女性宫颈脱落细胞涂片、结肠镜检查、骨密度测定、双侧颈动脉检查。需完善乙型肝炎和丙型肝炎、人类免疫缺陷病毒（human immunodeficiency virus，HIV）、人类嗜 T 淋巴细胞病毒 1（human T-cell lymphotropic virus 1，HTLV1）和 HTLV2、巨细胞病毒、弓形虫、EB 病毒、梅毒和肺结核等血清学检测以排除隐匿性传染病。受体/供体匹配相关试验包括血型和抗体筛选、人白细胞抗原-抗原 D 相关（HLA-DR）分型和群体反应性抗体（panel-reactive antibody，PRA）筛查。

心脏移植存在绝对和相对禁忌证（表 26.1 和表 26.2）。一旦患者被列入心脏移植候选名单，他们就会在移植中心接受心脏病专家的随访。如果心脏功能进一步恶化，患者可能需要静脉内应用正性肌力药物（如多巴酚丁胺或米力农）。如果患者在接受最大限度的药物治疗后仍会出现心源性休克，可能需要更高级的支持治疗，如主动脉内球囊反搏泵（intra-aortic balloon pumps，IABP），或者经皮、体外甚至可植入式左心室和（或）右心室辅助装置。由于供体可用性有限，心室辅助装置作为移植的过渡使用逐渐增多。

表 26.1　心脏移植绝对禁忌证

1. 移植前交叉配型预期阳性
2. 不可逆性肺动脉高压（PVR≥5 Wood 单位）
3. 恶性肿瘤
4. 难以控制的全身活动性感染
5. 严重阻塞性或限制性肺疾病
6. 共存的全身性疾病
7. 严重的脑血管疾病和外周血管疾病
8. 严重的恶病质
9. 伴有终末器官损害的长期糖尿病
10. 不服从药物治疗
11. 长期吸烟、酗酒或吸毒
12. 无法理解移植全程并参与随访治疗

注：PVR，肺血管阻力

表 26.2　心脏移植相对禁忌证

1. 70 岁或以上
2. 活动性心肌炎
3. 由急性排斥反应引起的移植物衰竭
4. 近期发生全身或其他器官系统感染
5. 近期发生肺/脑栓塞
6. 活动性胃肠道疾病
7. 肥胖（BMI 大于 35）
8. 不可逆的肾功能损伤（可能联合心 - 肾移植）
9. 不可逆的肝功能损伤（可能联合心 - 肝移植）

注：BMI，体重指数

器官的分配

在美国，根据美国器官共享网络（United Network for Organ Sharing，UNOS）来管理器官的分配。心脏的分配需要考虑医疗紧急程度、候选名单上的时间和受体的血型。医疗紧急分类包括状态 1A、1B、2 和 7（表 26.3）。分配算法也需根据年龄进行修改，以便青少年供体心脏优先被儿科受体使用。

供体的选择与管理

与任何器官供体评估一样，心脏供体评估有两

个最重要的目标：一个是防止疾病从供体传播到受体，另一个是获得能够充分支持受体功能的移植物。在对供体心脏充分评估移植前，应评估下列供体条件，如表所示（表 26.4）。

理想情况下，供体年龄应小于 55 岁，无胸部创伤或心脏病史，无长期低血压或低氧血症。在血流动力学方面，平均动脉压应保持在 60 mmHg 以上，中心静脉压（central venous pressure，CVP）小于 15 mmHg。正性肌力药物支持要求多巴胺或多巴酚丁胺应小于 10 μg/（kg·min）。并需确证心电图和超声心动图检查结果正常。

对于伴有心脏危险因素的供体，应进行冠状动脉造影检查以排除冠状动脉疾病。如果怀疑供体存在心肌损伤，则应检测肌钙蛋白，并间断测量左心室末舒张压（left ventricular end diastolic pressure，LVEDP），以评估任何潜在的心肌收缩或舒张功能障碍，尽管在超声心动图上收缩功能正常。

大多数患有急性颅脑损伤的供体会因神经性休

表 26.3　心脏的 UNOS 医疗紧急状态分类

1A. 患者具有以下装置或情况之一：

（a）左和（或）右心室辅助装置

（b）全人工心脏

（c）主动脉内球囊反搏泵

（d）体外膜肺氧合

（e）机械循环支持，有明显的装置相关并发症依据

（f）机械通气

（g）静脉内连续输注单种高剂量的正性肌力药物

（h）预期寿命＜7 天

1B. 使用以下装置或情况之一：

（a）左或右心室辅助装置

（b）持续静脉内应用正性肌力药物

2. 所有候选名单内列出的其他患者

7. 患者暂时从候选名单中移除

注：UNOS，美国器官共享网络

表 26.4　供体心脏排除标准

1. 具有颅外转移潜能的恶性肿瘤
2. 全身性脓毒症或心内膜炎
3. 显著的冠状动脉疾病
4. 可能缩短受体预期寿命的结构性心脏病
5. 心室功能差

克而出现一些血流动力学不稳定现象，可能导致过
多的液体损失和心动过缓，甚至是心脏功能短暂性
下降。供体可能需要静脉内注射血管加压素以防止
由尿崩症引起的多尿，导致尿液过多损失。激素疗
法包括使用甲状腺素、皮质醇和抗利尿激素，也可
能需要胰岛素。有时，如果初始超声心动图显示心
室功能下降，则可能需要连续超声心动图检查来监
测心脏功能的恢复。

　　由于供体器官的短缺，某些供体选择标准的自由
化一直备受青睐。已成功使用所谓的"边缘性供心"，
例如老年供体的心脏，具有较长缺血时间的供体心
脏，或有轻度左心室肥厚、轻度瓣膜异常或轻度冠状
动脉疾病供体的心脏。在心脏移植手术期间，还可对
供体心脏施行冠状动脉旁路移植术和瓣膜修复术。

　　一些最能满足受体功能需求的供体选择策略已
被采用。典型的可接受的供体体重范围在受体体重
的 70%～130%[6]。但对于肺血管阻力（pulmonary
vascular resistance，PVR）增加的受体，以及既往
做过心脏手术的患者，使用更大的供体则比较谨慎，
优选男性供体用于女性受体。在器官提取过程中，
最大限度地保护供体心脏至关重要。这包括使用低
温、心脏停搏液和各种可能含有抗氧化剂的保存液，
有助于预防再灌注损伤。最近，在心脏转运过程中
使用了一种器官保护装置，该装置能持续用温暖的
供体血灌注心肌。经使用该系统，供体心脏在转运
过程中仍保持跳动。多中心完成的临床试验表明该
系统安全有效[7]。

受体的准备

　　应尽早开始受体的准备工作，与需要进行高危
冠状动脉旁路移植术（coronary artery bypass graft-
ing，CABG）、瓣膜修复或瓣膜置换手术的患者准备
时间近似。手术的每个步骤都应深思熟虑，并为即
将进行的心脏移植手术方案策划周全（图 26.1）。准
备工作甚至比心室辅助装置植入过程更加重要。

　　初始主动脉插管部位应尽可能地远，在主动脉
插管部位与近端静脉吻合口或主动脉切口之间留有
足够的空间。在心脏移植施行吻合术期间，为主动
脉交叉阻断与正常的主动脉组织间提供了空间。如
果可能的话，应该避免在主动脉上使用脱脂棉缝线，

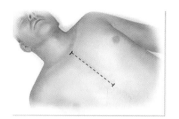

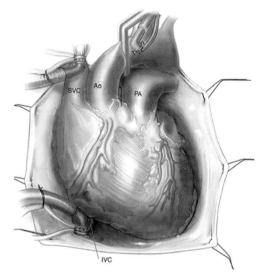

图 26.1 受体手术方案。整个移植手术期间需要一套与其
他开放式心脏手术的整体装置相似的仪器设备。围术期的
用药包括抗生素（通常为第一代头孢菌素）和免疫抑制剂。
在确认适合移植的供体心脏后，对受体进行插管操作，即
置入 Foley 尿导管及 Swan-Ganz 导管。尽管等待名单上的所
有心脏移植患者在初次评估期间都应进行右心导管检查，
但插管后的肺动脉（PA）压力可能会影响围术期及术后肺
血管扩张剂治疗（如一氧化氮）的需求。AO，主动脉；
SVC，上腔静脉；IVC，下腔静脉。经允许引自 John R，Li-
ao K. Orthotopic heart transplantation. Operative Techniques
in Thoracic and Cardiovascular Surgery. 2010，15：138-146.

因为这样会在其周围发生致密的组织粘连或瘢痕形
成。而且，应尽量避免单级上腔静脉（superior vena
cava，SVC）和下腔静脉（inferior vena cava，IVC）
的插管，以保持腔静脉周围的解剖结构，最大限度
地减少 SVC 的瘢痕形成和狭窄，尤其是当自动植入
式心脏复律除颤仪（automatic implantable cardio-
verter-defibrillator，AICD）或起搏器导线存在时。
在一些多次反复手术的患者中，可将一种彩色的弹
性血管环放置在升主动脉周围，留置在纵隔内，作
为移植期间容易区分升主动脉的界标。随着越来越
多的心脏移植患者在手术前使用左心室辅助装置
（LVAD），我们中心所使用的策略对于再次开胸和
LVAD 取出更安全、迅速：LVAD 流出道移植物的

保存期相对较长，置于右胸膜腔以避免再开胸时损伤移植物。在胸骨后放置一个 Gore-Tex 网，覆盖右心室和 LVAD 流出道移植物，避免右心室和（或）LVAD 流出道移植物的再次开胸损伤。进行胸部 CT 扫描有助于评估心脏或其他胸骨面以下的关键结构（如 LVAD 流出道移植物）。

一旦确认供体可用，则立即将受体收入院。临床医生则会采集相关病史，进行体格检查，并进行常规血液学检查。特别注意仔细检查供体和受体血型与交叉配型结果。如果时间允许，应评估患者目前存在的感染和抗凝状态，并适当使用抗生素和输血治疗。如果患者近期植入了用于急性心肌梗死的心室辅助机械装置，则心脏可能无舒张期，并且由于该装置的减压过程而导致心包腔变小。对患者当前状态进行胸部 X 线或 CT 检查非常重要，可以对受体的心包腔进行准确估计，从而避免供体和受体的心脏大小不匹配。除了供体和受体的身高比较，心脏轮廓尺寸与胸壁尺寸的比值进行比较，可作为非常有用的客观测量依据。

术中监测

受体需接受经桡动脉置管与 Swan-Ganz 导管置入，Swan-Ganz 导管通常经左颈内静脉置入。这种方法用于保留右颈内静脉通路，可在术后进行经静脉心内膜心肌活检。然而，对于具有 AICD 和起搏器导线的患者，使用右颈内静脉通路可避免阻力。首先测量肺动脉压，然后在施行受体心脏切除术前将导管尖端撤回至上腔静脉。随后使用经食管超声心动图（transesophageal echocardiography，TEE）检测，通常仅用于评估供体心脏收缩性及其容积状态，并辅助排空心腔内的气体。

当患者需再次行胸骨切开术时，应在纵隔切开早期放置心室除颤仪垫以防止心室颤动，若在纵隔手术期间发生心脏损伤，则应放置股动脉插管以快速建立股-股体外循环支持。

供体及受体的手术时间

众多研究数据表明，供体心脏可耐受 4～6 h 的离体冷藏。通常的做法是采取任何可能的措施将供体心脏缺血时间限制在 6 h 以内。特别是当受体肺动脉压升高，或供体心脏源自边缘性供体，或者供体与受体存在体重差异时，在尽可能短的时间内实现再灌注，对于右心室功能的保留将处于最佳状态。另外，供体及受体操作协调也是缩短供体体内缺血时间的关键。

影响供体心脏体外缺血时间的因素如下：① 在供体心脏交叉阻断前，其他器官采集团队完成解剖所需时间，尤其在多器官采集时；② 器官转运时间；③ 监测管路置入和麻醉诱导时潜在的困难程度；④ 既往接受过心脏外科手术的受体预期心脏解剖难易程度，尤其是体内存在 LVAD 时。在上述情况中，有关人员应充分协调每一步骤，以最大程度缩短受体在手术室的等待时间，并尽可能缩短体外循环支持时间。当供体心脏安全抵达受体所在医院的区域时，便开始进行体外循环。仅在供体心脏到达手术室，并由移植外科医生检查后才开始执行受体心脏切除术。近年来，在我们的实践中发现，具有多次心脏手术史及心室辅助装置植入的受体数量不断增加，更重要的是，我们宁愿让受体准备好来等待供体心脏到达，而不是相反。

值得注意的是，当外科医生认为供体心脏符合手术要求之前，不对受体施行手术，且在供体心脏抵达受体手术室前，不执行心脏切除术。

供体心脏的采集

从胸骨正中切开入路采集供体心脏，广泛切开心包。检查心脏是否有创伤、感染，或是否有先天性结构异常，还应评估左心室及右心室的整体收缩能力。需触诊心脏的四个腔室来检测任何与瓣膜或血管病理性收缩有关的现象。此外，应触诊冠状动脉以除外供体心脏患有冠状动脉疾病。分离升主动脉与肺动脉，上腔静脉沿圆周方向移动至奇静脉及以上水平，并用 0 号丝线双重结扎。同理，下腔静脉沿圆周方向移动至奇静脉及以上水平，并用环状血管包裹。

向供体静脉注射至少 300 U/kg 的肝素达到肝素化，然后将心脏停搏液注入升主动脉。采用两根丝线对 SVC 进行区段结扎来阻断静脉血液回心。IVC

与隔膜齐平分离，随后切除左心耳尖端。将升主动脉交叉阻断，并向升主动脉内注射 2 L 左右的冷却心脏停搏液。立即将"细碎冰"倒入心包腔和心脏表面，便于快速局部冷却。一旦实现心脏停搏，就以最有利的方式切除心脏。首先，分离肺静脉与心包，主动脉尽可能地分离到远端，通常以无名动脉起始部为基准，令主肺动脉在其分叉处分离。若需对受体重建两条肺动脉，则分支肺动脉应在肺门处分离。对于患有左心发育不良综合征或大血管 L 型转位的受体，可能需额外延长其升主动脉长度。

受体心脏切除术[8-9]

切口与体外循环的建立

对所有受体都应施行胸骨正中切开入路。对于既往做过心脏手术的受体，尤其是多次心脏手术史，或其血流动力学状态不稳定或心脏严重扩张，明智的做法是分离股动脉和股静脉，在发生循环失代偿时或无法控制出血的情况下，便于立即建立股-股血管旁路体外循环支持。切开皮肤及皮下组织后，切断胸骨钢丝但无法拉动。此时，应使用医用摆锯切割胸骨前板，当锯齿碰到胸骨钢丝时即停止。然后将胸骨钢丝拉出，用一对直形 Mayo 剪刀剪开胸骨后部，同时用撑开器拉开胸骨，呼吸机待机。

对于既往无心脏手术史的受体，则直接打开其心包并用缝合线将其固定到胸骨切口边缘，将主动脉与肺动脉用电刀分离。经全身肝素化达标后，将荷包缝合线置于升主动脉和右心房或腔静脉中。以常规方式在无名动脉近端进行升主动脉插管。根据受体体重，插管尺寸通常选择 20～24 French 之间。静脉插管的位置取决于患者是否曾使用过 AICD/起搏导线，或是否有瘢痕形成，以及外科医生是否使用双房（Biatrial）/双腔（Bicaval）吻合技术。若患者无 AICD/心脏起搏导线使用史，或伴有上腔静脉扩张，或行双腔吻合技术，则应尽可能将直角 32 French 插管直接插入 SVC。另外，在靠近 SVC 右心房口放置一根直形静脉插管，并使其进入 SVC。下腔静脉插管的尺寸通常为 36 French，并于 IVC 口附近的右心房中向后插入。然后用 Rommel 止血带包裹腔体周围与旁路区分开。腔静脉插管位置的选择，需在双房吻合术中建立近似心房的宽大袖口，

双腔吻合术也需使 SVC 及 IVC 具有宽大的心房口（图 26.2）。

对于再次开胸的患者，应首先分离其主动脉和右心房，以便在心脏解剖过程中出现血流动力学不

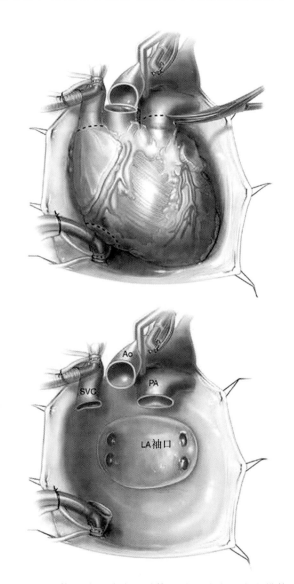

图 26.2 受体心脏切除术。受体心脏切除术通常在供体心脏到达手术室时同时完成。随后，受体接受体外循环；主动脉交叉阻断，腔静脉的留置缝线套紧。分离主动脉与肺动脉并显露房间沟。大血管分别位于各自瓣膜的远端。在腔房交界处切断上腔静脉。通过横切邻近 IVC 的右心房制备成一宽大的 IVC 袖口（该袖口可理想地内侧通过冠状窦口，外侧通过卵圆窝底部）。穿入左心房顶部可形成一个左心房袖口（心房间沟的发展可形成这一部位）；该袖口经延伸，即可形成左心房后组织的宽大袖口，同时观察四个肺静脉孔，通常一并切除左心耳。经允许引自 John R，Liao K. Orthotopic heart transplantation. Operative Techniques in Thoracic and Cardiovascular Surgery. 2010，15：138-146.

稳定的情况下比较容易地建立体外循环支持。有时患者需要体外循环支持，以便于安全而快速地解剖，尤其是既往有 CABG 史及移植物通畅的患者。在合理的情况下，应尽可能延迟全身肝素化及体外循环支持，以缩短体外循环时间及出血等并发症的发生时间。再次主动脉插管应使用金属尖端主动脉插管，便于穿透瘢痕组织。

对于植入左心室辅助装置（LVAD）或双心室辅助装置（Bi-VAD）的患者（如果此类患者不是很多），进行纵隔操作时应与其他再次胸骨切开术一样保持谨慎。LVAD 流出道移植物的损伤可在短时间内导致大量失血，且由于其腔内高压而加速血流动力学的损害。采用 LVAD 流出道移植物植入左胸膜腔的技术后，再次行纵隔内操作则可避免对移植物的损伤。通过 HeartMate LVAD，Thoratec 公司开发了一种 Gore-Tex 外植体，以保护内部 Dacron 移植物免受损害，且可减少 Dacron 移植物周围组织的粘连，更易于移除。应用 Gore-Tex 外植体也是一种追踪升主动脉近端的有效体表标志。患者接受体外循环支持一开始，就可关闭 LVAD 及右心室辅助装置（RVAD）。当供体心脏到达医院，就可去除 LVAD 流出道移植物，并且 RVAD 流入道插管及流出道移植物也分别被移除及分离。

当供体心脏离体后，通过救护车到达受体所在医院时，立即开始进行体外循环，并将体温冷却至 28 ℃。

受体心脏的切除（图 26.2）

使受体远端主动脉处于交叉阻断状态。从右心房壁一侧开始切除病变心脏。距离插管前 2～3 cm 处进入右心房中点，向下切除扩展至冠状窦。该切口应首选环绕右心房的上方和非冠状窦水平，并向主动脉根部延伸。主动脉及肺动脉在其各自的半月瓣处分离。随后在卵圆窝前部靠近三尖瓣处的房间隔做切口。切口向上延伸至左心房顶部，并向下延展至靠近房室沟。然后，将心脏向上拉至右侧。左心房的其余附件被分离至房室沟附近，在肺静脉前部左心房后部留下宽大袖口。用电切术将主动脉和肺动脉分离，在此操作过程中必须小心避免损伤右肺动脉。可根据供体左心房的大小适当地修剪受体

左心房套囊以减小其尺寸差异。

若采用双腔吻合技术，则 SVC 和 IVC 尽可能向远端插管。心脏首先以标准方式切除，留下左心房的后侧部分及右心房的后外侧部分。然后切除右心房，以便在腔体周围留下 2～3 cm 的心房袖口。

将持续二氧化碳（CO_2）充气型小气管抽吸导管固定在心包囊上。CO_2 的重力作用比空气重，因此它可以促使开放的心腔内排空空气。血液容易吸收 CO_2，因此该过程中不会形成气泡。体外循环应密切关注血液 pH 和 CO_2 水平，以随时调整 CO_2 流量，防止受体出现酸中毒。

供体心脏的植入 [8-10]

供体心脏的准备

供体心脏如下制备：用电切术分离主动脉和肺动脉，并分离左心房的后肺动脉附着。通过连接四个肺静脉间的切口及心房壁后部的切除可形成左心房套囊，检查卵圆窝。若存在卵圆孔未闭或间隔缺损，则用 4-0 Prolene 缝线连续缝合。若计划施行双房吻合术，则应将下腔静脉向右心耳处卷折，以避免损伤窦房结。SVC 沿周向闭合（图 26.3）。

将逆向心脏停搏液导管插入冠状窦中，并注入 400 cm^3 冷却心脏停搏液。植入供体心脏前输注逆向心脏停搏液具有以下潜在优点：①可在心脏缺血前额外维持 30～60 min，提供营养物质；②可以促进排出在采集和转运过程中供体心脏冠状动脉内的残留物和空气；③可以促进移植心脏的早期恢复。

左心房吻合术

使用 3-0 Prolene 长缝线在左上肺静脉附近的左心耳基部开始左心房吻合术。将最初的一对缝合线留置在供体心脏左侧胸骨边缘，然后将心脏放低至受体心包内。将干燥的 4×4 海绵置于左心房腔内，以防止吻合期间碎屑落入肺静脉。缝线的两端分别向下和向上延伸，最后于房间隔中部汇合。随后移除海绵，令左心房充满冷盐水，且在缝线打结前进行肺部通气促使气体排空。为尽量减少左心房血栓形成的机会，我们使用外翻缝合技术使供体及受体左心房的平滑心内膜表面更加接近，以避免粗糙

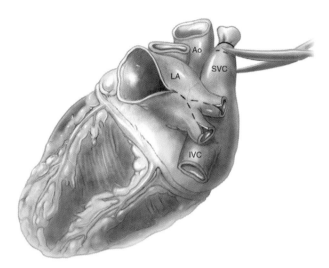

图 26.3 供体心脏的制备。分离主动脉和肺动脉，分离左心房的后肺动脉附着。通过连接四条肺静脉间的切口并修剪多余组织以形成光滑连续的边缘，以建立左心房套口。探查卵圆窝来确定是否存在卵圆孔未闭，可在右心房侧以 4-0 Prolene 缝线连续缝合卵圆孔。对于双腔吻合技术往往存在受体袖口。对于双房吻合技术，对 SVC 双重结扎，右心房从 IVC 侧向右心耳开放，以避免损伤窦房结。AO，主动脉；IVC，下腔静脉；LA，左心房；SVC，上腔静脉。经允许引自 John R，Liao K. Orthotopic heart transplantation. Operative Techniques in Thoracic and Cardiovascular Surgery. 2010，15：138-146.

组织表面接触血液。

腔静脉吻合术

将供体及受体的 IVC 长度适度修剪以减少张力。用 4-0 Prolene 长缝线从后壁至前壁进行端-端吻合。供体和受体 SVC 末端的长度应适当，并将其保持相对平直状态以防止 SVC 扭结。使用两根独立的 4-0 Prolene 缝线端-端吻合，防止在吻合时出现"荷包效应"（图 26.4）。

肺动脉吻合术

将供体及受体的肺动脉整齐排列并适当修剪。供体肺动脉横切至肺动脉瓣远端 2～3 cm 处。应避免肺动脉留置过长，防止右心充盈后肺动脉扭转。从后壁处开始用 4-0 Prolene 缝线进行吻合，至前壁完成。尽可能地使用外翻缝合技术。

主动脉吻合术

供体和受体主动脉通常排列较为整齐，仅略微修剪。使主动脉长度略长可以避免吻合口张力过大，也便于观察左心房和肺动脉吻合口缝线状态，以防主动脉交叉阻断后出血。采用双层技术完成吻合术——内层行水平褥式缝合，外层缝线加固。用 Teflon 毡片加强的双头 4-0 Prolene 缝线从后壁中间开始褥式缝合，并内层褥式缝合及外层行连续缝合固定，吻合至前壁中部。水平褥式缝合内层可实现平滑的血管内皮顺利接合。若主动脉组织质量较差，也可用一条牛心包或 Teflon 毡片加强主动脉的吻合。

右心房吻合术

右心房的吻合始于心房切口上端，采用 3-0 Prolene 长缝线进行连续缝合。首先，将缝线末端向上和向下进行以完成间隔吻合，然后将其连接至心房侧壁处。在该吻合期间，开始逐渐复温心脏（图 26.5）。

移植物的吻合顺序

需首先进行左心房的吻合，但随后的吻合顺序取决于供体心脏的缺血时间及受体的并发症，如肺血管阻力等。从技术角度来看，在释放主动脉夹钳之前，需完成肺动脉吻合以及右心房吻合的内部和下部。当患者肺血管阻力正常，且供体缺血时间在安全范围内时，推荐顺序如下：①左心房，肺动脉，右心房，主动脉，并释放交叉阻断钳，或者②左心房，肺动脉，右下心房内部，主动脉，释放交叉阻断钳，右心房的其余部分。后者允许供体心脏再灌注约 30 min，同时完成右心房的吻合，必要时应对缝合线进行检查及加强。当供体心脏缺血时间是关键因素时，推荐采用以下顺序：①左心房，后肺动脉，右下心房内部，主动脉，释放交叉阻断钳，肺动脉其余部分及右心房，或者②左心房，主动脉，释放交叉阻断钳，肺动脉和右心房（图 26.4）。

手术结束阶段（图 26.6）

释放交叉阻断钳前，逐渐恢复受体的体温，给予患者注射甲泼尼龙 500 mg 及利多卡因 100 mg。将受体置于头低脚高位（Trendelenburg 体位），并在升主动脉的最前部留置一根 16 French 的血管导管，便于气体逸出。随后静脉回流减少，受体的双肺通气均匀。心脏会受到震动及挤压。停止体外循环，移除交叉阻断钳。随后，移除腔静脉止血带，将

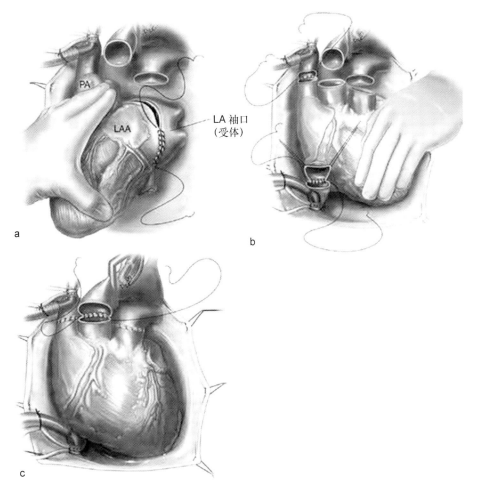

图 26.4 原位心脏移植：双腔吻合术。(a) 左心房吻合术。首先用 3-0 Prolene 长缝线进行缝合，从与左上肺静脉相邻的左心房袖口处开始，并通过与左上肺静脉相邻的供体左心房套囊，随后穿过供体左心耳附近并与左心耳相邻。最初的几根缝线止于供体心脏胸骨边缘水平，心脏随后放低至心包腔内。首先完成左心房后部线性缝合，再完成前部线性缝合（如图所示，助手通过收缩供体主动脉及肺动脉可促进左心房充分暴露）。为最大限度降低左心房血栓形成的风险，应采用外翻缝合技术使供体和受体左心房组织的心内膜表面更加接近。左心室通气孔可以穿过左心房缝线间未缝合的切口以辅助排气。在所有的吻合术中，可在心脏上放置冷盐水浸润的剖腹术用垫巾。此外，二氧化碳气流也会持续充入心包腔。(b) SVC 与 IVC 吻合术。接下来，用 3-0 和 4-0 Prolene 缝合线进行 IVC 吻合术及 SVC 吻合术。在进行 IVC 吻合时，应避免将深缝线置于供体冠状窦口的区域以免造成潜在的损伤。供体右心耳向内侧适度定位以辅助 SVC 吻合正确定位，这一过程对于避免 SVC 的扭曲或错位非常重要。此外，还应密切注意避免出现"捆绑式"SVC 吻合术，以防止在吻合口水平缩窄。(c) 肺动脉（PA）与主动脉吻合术。重要的是应避免 PA 长度留置过长，以避免吻合口扭折。用 4-0 Prolene 缝线吻合 PA 中位缝线可辅助正确定位吻合口。最后用 4-0 Prolene 缝线完成主动脉吻合的操作。若受体主动脉组织质量不理想，还可采用双层技术，将内层为水平褥式缝合，外层以缝线加强，并确保充分止血。LA，左心房；LAA，左心耳；PA，肺动脉。经允许引自 John R, Liao K. Orthotopic heart transplantation. Operative Techniques in Thoracic and Cardiovascular Surgery. 2010, 15：138-146.

SVC 套管拉回并置于右心房以防止右心扩张。关闭 CO_2 充气。使用 TEE 指导进一步的排气工作。自心脏移植过程中引入 CO_2 充气技术以来，我们注意到心腔内的残余气体显著减少。

允许至少 30 min 的彻底复温和心脏再灌注，以冲洗心脏停搏液。检查缝线是否止血恰当。有时，为显露某些隐藏性出血，特别是在左心房及后肺动脉缝线中，应暂时关闭体外循环便于在"生理压力"下找到出血部位。当体外循环停止后，这些区域的出血就难以控制了。

当受体体温恢复至常温，且止血充分时，给予异丙肾上腺素 0.02 μg/(kg·min) 使其心率维持在 100～120 次/分。放置一对心房及心室起搏导线，以保证心率不低于 90 次/分。随后泵入 1 g 钙，使受体

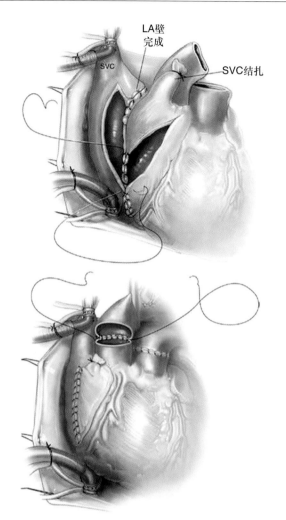

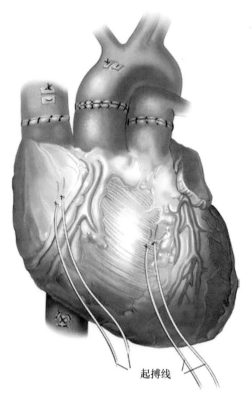

图 26.6 原位心脏移植术完成。完成所有吻合术后，给予静脉注射甲泼尼龙，将受体置于 Trendelenburg 体位，并进行标准的排气操作。在主动脉根部及左心室通气插管上抽吸并去除主动脉交叉阻断钳。留有足够的再灌注时间。在此期间，应仔细检查所有缝线的止血情况，尤其关注体外循环停止后左心房缝线等极难检查的部位。在右心房及右心室留置临时起搏线。再灌注期间也应进行适当的正性肌力支持。还应对某些受体采取包括 NO 在内的积极扩张肺血管治疗。经食管超声心动图（TEE）检查可对标准排气流程进行再次验证。随后以常规方式脱离受体的体外循环。术中 TEE 检查也可用于确认植入心脏功能、记录心室舒缩情况、查看瓣膜等功能。放置标准胸腔引流管，包括心包后腔引流管等，由于供体心脏与相对较大的心包腔之间尺寸相对不匹配，受体发生术后心包积液的风险将会增加。经允许引自 John R，Liao K. Orthotopic heart transplantation. Operative Techniques in Thoracic and Cardiovascular Surgery. 2010，15：138-146.

图 26.5 原位心脏移植：双房吻合术。如前所述，用 3-0 Prolene 长缝线在左上肺静脉附近的左心耳基部开始行左心房吻合术。缝线的两端分别向下、向上延伸，最终在房间隔中部汇合。右心房吻合术始于心房切口上端。使用 3-0 Prolene 长缝线，缝线末端分别向下及向上进行第一次完全吻合及隔膜吻合，然后将其连接在隔膜侧壁。PA 及主动脉的吻合如前文所述。LA，左心房；SVC，上腔静脉。经允许引自 John R，Liao K. Orthotopic heart transplantation. Operative Techniques in Thoracic and Cardiovascular Surgery. 2010，15：138-146.

与体外循环机慢慢脱离。

　　若受体通过术前右心导管测压或在诱导期间通过 Swan-Ganz 导管测量的肺动脉压增加了，则应采取积极措施以降低肺动脉压力，必要时可尝试从体外循环撤机，从而最小化后负荷，避免右心室负荷过重。可通过以下步骤降低肺动脉压并支持右心功能：①肺过度通气以保持受体 $CO_2 < 30$，$pH > 7.4$；②以 0.5 μg/（kg·min）的剂量泵入米力农；③以 0.01～0.04 μg/（kg·min）的剂量泵入肾上腺素；④通

过呼吸机以 20 ppm 的浓度连续吸入一氧化氮（NO）。

双腔吻合技术[11-12]

　　除了标准供体心脏切除术之外，双腔吻合术还需完全解剖 IVC 和 SVC，并完全切除受体右心房。

首先开始左心房吻合术，然后开始肺动脉和主动脉吻合术。这三种吻合操作过程如前文所述。将吸引管置于冠状窦吸除血液，并用 4-0 Prolene 缝线以端-端吻合方式完成 IVC 吻合术。将心脏内气体排空，并释放主动脉交叉阻断钳。SVC 吻合术应在心脏跳动时进行，并使用 4-0 Prolene 缝线。有时，为最大限度减少供体缺血时间，可在双腔吻合术开始前移除主动脉交叉阻断钳（图 26.4）。

双房和双腔吻合技术的比较[13-16]

双房吻合术长期以来享有便捷、安全、可重复性高的声誉。它由四部分吻合组成：左心房、右心房、肺动脉和主动脉。早在 20 世纪 90 年代中期之前，大多数心脏移植手术就已采用这种技术，其远期存活率非常高。

双腔吻合术于 20 世纪 90 年代初期引入，旨在减少右心房尺寸，减少受体心脏扭曲，并保留心房传导通路。该技术在过去的十年中已获得了更广泛的认可，大量的实践证明，该技术是安全且可重复的，并证明其比双房吻合术具有某些解剖优势及生理学优势。但是，该技术由五个吻合口组成：左心房、肺动脉、主动脉、IVC 和 SVC，因此耗费的时间较长。

本文采用了一系列前瞻性及回顾性研究，比较术后心房几何构型、心律失常、房室瓣膜功能、血流动力学、心肌运动能力和峰值耗氧量，以及双房吻合术及双腔吻合术的存活率等。这些研究产生了一些相互矛盾的结果，但某些差异在统计学上并不显著。然而，大多数研究显示心房几何构型及功能得到了改善，房室瓣功能障碍发生率及房性心律失常发生率均降低。这些改善是否能为受体带来更好的运动能力，对于生存率或发病率是否具有优势仍有待证实，也需要进行多中心随机临床试验来更好地解答这些问题。

术后监护[17]

ICU 监护治疗

移植后的监护原则与常规心脏手术患者的术后监护类似。进行血流动力学监测，包括连续监测动脉压、肺动脉压、中心静脉压、心排血量和心指数、尿量、混合静脉血氧饱和度（SVO_2）。保持足够的氧合以及正常的酸碱值。其中，保持二氧化碳分压（PCO_2）相对较低，避免碱缺失，这一点需要我们特别关注，尤其是在患者的肺动脉压升高时。密切监测胸管引流量、凝血功能指标，以及连续血红蛋白水平，在纠正凝血功能异常后，需要输注浓缩红细胞以补充失血。为了确保向组织输送充足的氧气，需将血红蛋白维持在 9 g/dl 以上。如果中心静脉压升高且尿量减少，则需使用利尿剂并密切监测尿量。保持尿量在 30 ml/h 以上。

我们认为以下血流动力学参数最符合生理学特征：体循环血压大于 90 mmHg，平均动脉压大于 60 mmHg，中心静脉压维持在 5～18 mmHg，肺动脉压为体循环血压的 1/3 或更低，以及心脏指数大于 2 L/(min·m²)，SVO_2 要大于 65。对许多心脏移植患者来说，术后恢复通常都较容易。一旦患者清醒，且血流动力学稳定，未出现纵隔大量出血，即可脱离机械通气。

在术后早期，需要考虑移植心脏的一些独特生理特征[18]。一种显著的特征就是心脏完全去神经支配，这可能导致心率降低。移植的心脏可能会受心率变化的影响，以维持泵功能及心排血量。通常使用变时儿茶酚胺制剂，异丙肾上腺素以 0.01～0.03 μg/(kg·min) 的速度泵入。设定目标心率为 90 次/分以上。如果使用异丙肾上腺素后心率无明显反应，则需心外膜起搏，优选心房起搏，起搏频率为 90 次/分。移植心脏的节律紊乱通常在术后 48 h 之内自行消失，可逐渐停止泵入异丙肾上腺素。除了其变时作用外，异丙肾上腺素还具有改善心排血量以及降低肺血管阻力的作用。在停用异丙肾上腺素期间，应密切监测心排血量以及 SVO_2，因为尽管有足够的心脏固有心率，这两个参数都会下降。当患者可以口服药物时，则需添加特布他林以保持心率高于 60 次/分，如果心率仍低于 60 次/分，则可能需要安装永久性起搏器[19]。

如果患者的心排血量不足，或心率对异丙肾上腺素的反应过快，或导致心律失常，则需加入第二种 β-肾上腺素能药物，如肾上腺素注射液。如果患者的体循环血压和外周血管阻力比较低，则需加入血管活性药物如血管加压素。由于其对肺血管阻力作用有限，所以相对于其他种类的血管收缩剂，我们优先使用血管加压素。如果患者有肺动脉高压史，在移植后肺动脉压和中心静脉压升高，或有右心力衰竭竭迹象，则开始使用米力农。

移植后导致心排血量降低的因素很多。年龄较大的边缘性供体心脏使用增加，可导致供体心脏缺血时间延长，以及供体和受体体重不匹配都可能导致术后血流动力学不稳定。低心排血量的治疗与常规心脏手术患者类似。对于移植后的心脏，使用异丙肾上腺素或心房起搏保持足够的心率至关重要，随后，需要进行扩容来维持中心静脉压在 10～18 mmHg 之间。通常需要使用另一种 β-肾上腺素能药物。如果怀疑并发右心功能障碍，则开始使用米力农，并控制输注液体容量将中心静脉压降低至20 mmHg 以下。尽管采取以上干预措施，但如果低心排血量仍无法纠正，则需要使用超声心动图来排除心脏压塞情况，并评估左心室和右心室功能。

早期移植失败并不常见的，但可能继发于心肌保护不当或早期急性排斥反应时。早期急性排斥反应可出现于术前 0% 活性抗体滴度。可能需要早期行心内膜心肌活检去查找细胞排斥反应，或进行免疫荧光染色鉴别体液排斥反应。在如今的移植时代，真正的超急性心脏排斥反应极为罕见。由于原发性移植物功能衰竭引起的左心室功能障碍，则需要使用 IABP。如果通过药物治疗并不能逆转多器官功能衰竭以及严重酸中毒，则可能需要使用左心室或双心室辅助装置。短期使用体外心室辅助装置可用于支持衰竭的心脏长达 2 周，以使心肌从缺血状态中恢复，或让抗排斥治疗发挥作用。体外心室辅助装置以标准方式置入，流入道插管置入心房，流出道插管置入到合适的大动脉中[20]。

对于肺血管阻力超过 3.0 Wood 单位的受体来说，在心脏移植后，发生 PVR 升高的风险增加，并导致急性右心衰竭。可以采取多种措施预防右心衰竭，包括从更大尺寸的供体获取心脏，或将男性供体心脏移植到女性受体，最小化供体心脏缺血时间，可输注重组活化凝血因子Ⅶ（rFⅦa）用于纠正凝血功能障碍，避免输注过量血液及血液制品，可早期使用米力农甚至是 NO 来纠正缺氧和高碳酸血症，并选择性延迟关胸减轻张力。在高 PVR 情况下置入右心室辅助装置的效果非常有限，而且临床结局通常不理想[21]。

免疫抑制的管理

免疫抑制的目标是预防或治疗心脏同种异体移植排斥反应，同时最小化药物毒性和免疫抑制的主要并发症，即感染和恶性肿瘤。临床大多数使用的免疫抑制疗法由三联疗法免疫抑制组成：皮质类固醇、钙调磷酸酶抑制剂和抗增殖剂[3, 22-23]。

皮质类固醇是非特异性抗炎剂，淋巴细胞耗竭是类固醇主要的抗淋巴细胞作用。它们可逆性阻断 T 细胞及抗原提呈细胞（antigen presenting cell, APC）衍生的细胞因子及细胞因子受体的表达，否则将由 T 细胞活化作用而产生。类固醇的非特异性作用可导致多种副作用，例如体重增加、葡萄糖耐受不良、胃痛、高脂血症及高血压等。

钙调磷酸酶抑制剂——环孢素，是一种小的真菌环肽，以及他克莫司，是一种大环内酯类抗生素，已成为实体器官移植免疫抑制治疗的基础。他克莫司曾称 FK506，是 Prograf（他克莫司的商品名）中的活性成分。环孢素与被称为亲环蛋白的一组免疫原蛋白结合，亲环蛋白是存在于所有组织中的重要生物分子。他克莫司与 FK506 结合蛋白（FKBP）形成复合物，该复合物会与钙调磷酸酶结合，而钙调磷酸酶是 T 细胞产生 IL-2 的关键酶，因此会抑制 CD4 细胞的细胞因子转录。阻断细胞因子产生和细胞因子受体表达可抑制 T 细胞的增殖与分化，使得免疫应答的各种效应不被激活。与环孢素相比，Prograf 较少引起肾毒性[24]。

抗增殖剂吗替麦考酚酯（MMF，CellCept）是嘌呤生物合成从头途径的选择性抑制剂，对 T 细胞及 B 细胞增殖提供更具特异性和有效的抑制作用。与同类药物相比，MMF 较少引起骨髓抑制。

达克珠单抗（Zenapax）是一种单克隆抗体，是一种 IL-2 受体拮抗剂，通常用于预防肾功能不全或有长期胃肠功能障碍的受体排斥反应[25]。

免疫抑制药物的剂量

术前给予静脉注射甲泼尼龙 1000 mg。心脏植入后，在释放主动脉交叉阻断钳时再另外静脉注射500 mg。受体返回重症监护室后，每 8 h 给予一次额外的甲泼尼龙 125 mg，共使用 3 次。泼尼松以 1 mg/(kg·d) 起始，分 2 次给药，并在 4 周内以 5 mg/d 的量逐渐递减至 20 mg 2 次/日。患者必须在 3 个月内未出现排斥反应，才可完全停用类固醇。泼尼松减量计划如表 26.5 所示。

若患者肾功能正常，则术后开始 Prograf 治疗 1～3 天。Prograf 起始剂量为 0.5 mg，2 次/日，根据血药浓度，增加至 2 mg，2 次/日。当使用 Prograf 治疗时，应密切监测患者的肾功能或肌酐。在心脏移植后的 12 h 内，将 Prograf 浓度维持在 10～15 mg/L，随后逐渐减量（表 26.6）。

术前口服吗替麦考酚酯（MMF）1500 mg；移植后，每天 2～3 g 静脉注射/口服，分 2 次给药。MMF 的目标水平维持在 2～4，并保持白细胞计数 >4000/dl。

表 26.5　泼尼松减量计划	
第 1 个月	泼尼松 0.3 mg/(kg·d)
第 2 个月	泼尼松 0.2 mg/(kg·d)
第 3 个月	泼尼松 0.1 mg/(kg·d)
第 4 个月	泼尼松 0.05 mg/(kg·d) 或 2.5 mg/d
第 5 个月	停止使用泼尼松

表 26.6　Prograf 血药水平减量计划	
0～3 个月	10～15 mg/L
3～6 个月	8～12 mg/L
6～9 个月	6～12 mg/L
9～12 个月	6～12 mg/L
1 年后	6～10 mg/L
停用泼尼松	6～10 mg/L

排斥反应

在心脏移植后的第一年，移植物排斥反应是发病率及死亡率增高的主要原因。排斥反应分为超急性排斥反应、急性细胞性排斥反应、急性体液排斥反应（抗体介导的）或慢性排斥反应（同种异体移植血管病变）[26]。

超急性排斥反应，通常发生于血液重建的数分钟至数小时内，且由抗 ABO 血型抗原、HLA 或内皮抗原预先形成的抗体引起。随着受体与供体 ABO 的匹配度逐渐升高，以及既往对 HLA 敏感的患者进行了前瞻性或虚拟性的交叉配型，超急性排斥反应现已很罕见。当超急性排斥反应发生时往往是灾难性后果，因为预先形成的抗体与移植心脏上的内皮抗原结合，激活补体，进而导致移植心脏血管内血栓形成，甚至使心脏功能完全丧失。因此在超急性排斥反应的情况下，移植心脏的功能会严重下降。

急性细胞排斥反应，可能在移植后的任何时段发生，最常见于术后最初的 3～6 个月内。T 细胞介导应答，发生淋巴细胞和巨噬细胞浸润导致肌细胞溶解。通过心内膜心肌活检进行诊断，制订标准化分级方案包括轻度、中度、重度急性排斥反应[26]。心内膜心肌活检显示中度排斥反应通常与单核细胞浸润和肌细胞溶解有关。中度排斥反应的诊断通常会根据组织学严重程度（排斥等级）及血流动力学功能的变化进行抗排斥治疗。急性细胞性排斥反应的患者可能无特定体征或症状，但通常会存在轻微的疲劳或气促症状。右心室功能障碍常出现颈静脉压升高等。更严重的排斥反应可能与左心衰竭和左心室功能障碍的症状有关。治疗方案可包括静脉注射或口服类固醇、单克隆或多克隆抗淋巴细胞制剂，或口服药物治疗的增加或改变。治疗类型通常取决于移植后的时机、排斥反应的严重程度（特别是血流动力学损害的严重程度），以及各中心的治疗方案。

常规心内膜心肌活检仍然是监测排斥反应及分级的金标准。有关学者于 1990 年发表了第一个关于移植心内膜心肌活检标本中排斥反应分级的共识声明[27]，其中描述了活检标本中炎症的各种组织学类型，总结如表 26.7 所示。

表 26.7　1990 年国际心肺移植学会（ISHLT）关于移植心内膜心肌活检标本中急性细胞排斥反应的分类
1A 级：局灶性、轻度急性排斥反应
1B 级：弥漫性、轻度急性排斥反应
2 级：局灶性、中度急性排斥反应
3A 级：多病灶性、中度排斥反应
3B 级：弥漫性、边缘性严重急性排斥反应
4 级：严重急性排斥反应

抗体介导的排斥反应（antibody-mediated rejection，AMR），发生于受体形成针对供体心脏的抗体时。与急性细胞性排斥反应不同，其是主要针对同种异体移植物组织的受体 T 淋巴细胞介导的反应，AMR 则是指由补体系统激活后引起的同种异体移植物损伤，通常由受体产生针对同种异体移植物的抗体。虽然 AMR 常发生于移植后的数月至数年，但罕见的亚型（如超急性排斥反应）可在移植后数分钟至数小时内发生。引起 AMR 的危险因素包括妊娠、既往移植史、输血、OKT3 诱导治疗致敏以及使用心室辅助装置[28-29]。

诊断 AMR 往往比较困难。通常诊断标准包括毛细血管中的补体沉积，尤其是 CD4；毛细血管内皮肿胀和毛细血管炎症，最常见的是巨噬细胞浸润血管壁及管腔[28]。

排斥反应的治疗

在移植后的第 1 个月内每周进行一次心内膜心肌活检，随后的活检频率逐渐减少。心脏移植排斥反应的临床表现往往是可变的，可能与排斥反应的严重程度相关或不相关。在排斥反应出现期间，临床表现可从无症状到重度心力衰竭。也有研究报道心脏移植后出现心律失常和猝死。继发于心脏同种异体移植血管病变（cardiac allograft vasculopathy，CAV）可能会导致受体的缺血症状。然而，由于供体心脏可能不受宿主支配，故典型的心绞痛症状通常不存在。

若患者心内膜心肌活检结果为 3A 或更差，则应给予泼尼松 1000 mg/d，连续 3 天。若患者在移植的第 1 个月内或尚未出院，则给予静脉注射甲泼尼龙 10 mg/(kg·d)，连续 3 天。同时将其他维持性免疫抑制剂调整到最佳水平。具有任何阳性活检结果和血流动力学受损的患者应再次住院，并接受静脉注射胸腺球蛋白（一种多克隆抗体）或 T3 单克隆抗体（OKT3）治疗。如果血流动力学受损的患者经心内膜心肌活检未表现出细胞排斥反应，则应进行免疫荧光检查；有时也可能表现出体液介导的排斥反应。如果怀疑存在体液排斥反应，则应考虑血浆置换。有时，对于无明确活检结果或诊断的血流动力学受损患者，可以开始经验性抗排斥反应治疗。若患者对供体敏感（具有阳性供体特异性交叉配型）或出现早期急性排斥反应的临床症状，则使用早期免疫抑制来降低体液抗体负荷及 B 淋巴细胞的增殖。此外，还可以进行血浆置换来降低抗体负荷[30-32]。

临床预后[5, 33-34]

目前，对于整个成人受体群体，原位心脏移植术后的中位生存期为 10 年，存活至 1 年的儿童群体中位生存期为 13 年。中位生存期已从 20 世纪 80 年代的 8.3 年稳步提高到 90 年代的 10.4 年，自 2000 年以来，生存率还在不断提高。受体移植后的前 6 个月死亡风险最高，而近年来相关生存率不断提高，主要由于移植后早期死亡率下降。移植 1 年后，死亡率变得相对稳定，每年为 3%～4%，高于一般人群死亡率。在过去的 20 年中，那些在第 1 年存活患者的远期存活率并未得到显著改善，或许，降低远期死亡率是进一步提高生存率的可能性方法。

移植失败是移植后前 30 天内死亡的主要原因（死亡率为 39%），且在整个移植后期仍居高不下。在最初 30 天内，大多数病例属于原发性移植失败；在移植后，更可能是由于抗体介导的排斥反应或心脏同种异体移植血管病变（CAV）引起的慢性移植物损伤。当今，急性排斥反应是一种相当罕见的死因，导致的死亡率不超过 11%。

与 CAV 相关的死亡在移植后 1～3 年内会更高，随后会导致 10%～15% 的死亡。在此期间，恶性肿瘤所致的死亡率也增加，在移植后 3 年内的死亡率约为 20%。移植后第 1 年出现感染相关死亡的风险最高，其在 2～12 个月内导致的死亡率约为 29%。1 年后，该风险降低，但比例仍不低于 10%。随着移植后时间的延续，肾衰竭作为死亡的主要原因，变得更加突出。

在心脏移植后的第 1 年，与未使用机械循环支持装置进行心脏移植的患者相比，使用机械循环支持装置进行心脏移植的患者似乎具有更高的死亡风险。移植前患有先天性心脏病也会导致死亡风险增加，缺血性心肌病患者的症状比非缺血性心肌病患者的症状更为严重。作为重要危险因素的并发症包括：需要血液透析、机械通气、既往输血史及近期感染。受体与供体的年龄差异、同种异体移植缺血时间，以及肝肾功能障碍的血清标志物也会影响存活率。

5 年死亡率在很大程度上受 1 年死亡率的危险因素的影响。其他危险因素包括受体妊娠史、女性同种异体移植物分配给男性受体以及受体卒中史。影响 10 年死亡率的危险因素与影响 1 年和 5 年死亡率的危险因素相似。移植后 10 年的其他危险预测因素为性别——接受女性同种异体移植的女性受体及男性受体，似乎比接受男性同种异体移植的男性受体具有更高的死亡风险。PRA 水平超过 10％也是一种重要的死亡危险因素，尽管其增加的风险程度不高。

只有少数因素与 20 年死亡率相关。年龄较小的移植患者常有 20 年的生存率。供体年龄与同种异体移植缺血时间，虽然与移植后 1 年、5 年、10 年及 15 年的死亡率预测因素有关，但与 20 年时的死亡率无关。可能的解释是，在 20 世纪 80 年代，移植手术中不常规使用老龄供体心脏进行同种异体心脏移植，避免了同种异体移植的缺血时间延长。接受非缺血性心肌病移植手术的受体比缺血性心肌病受体恢复更理想，而先天性心脏病受体甚至优于非缺血性心肌病受体。

展望

过去 30 年来，心脏移植领域的情况稳步改善，包括更好地管理等待名单上的心力衰竭患者、引入新型免疫抑制药物、增加使用左心室辅助装置作为过渡支持措施、改善供体器官保存方式，并最终提高患者的生存率等方面。尽管如此，这一领域的发展仍存在许多障碍。数十年来，供体器官的供应一直有限。解决供体器官短缺的可能性办法在于扩大替代受体的替代供体库，这些受体被传统标准排除在外，并通过加大努力研究异种移植技术，可能会缓解供体短缺问题。一种用于连续灌注供体心脏的便携式器官灌注装置，可突破目前保存时间仅为 6 h 的时间限制，将增加可用供体器官的数量，并使供体与理想受体更好地匹配。用于治疗性的小型、耐

用、植入式心室辅助装置的发展，将会缓解对供体心脏日益增长的需求，并最终延迟或避免多数终末期心力衰竭患者进行心脏移植，可能成为未来心脏移植领域的重点研究方向。

由于感染、恶性肿瘤和肾衰竭所致的死亡可部分归因于过度免疫抑制治疗，因排斥反应、CAV 及移植物后期衰竭所致的死亡常与免疫抑制不足有关。因此需要更准确地评估个体患者的免疫状态，来合理定制免疫抑制疗法。使用非侵入性免疫监测技术可帮助临床医生及早发现排斥反应，并能更有效地治疗。最后，仍需继续寻找新型或改进的免疫抑制药物，以减少目前免疫抑制方案的副作用。

参考文献

1. Lower RR, Shumway NE. Studies on orthotopic homotransplantation of the +canine heart. Surg Forum. 1960;11:18–9.
2. Barnard CN. What we have learned about heart transplants. J Thorac Cardiovasc Surg. 1968;56(4):457–68.
3. Bolman 3rd RM, Elick B, Olivari MT, Ring WS, Arentzen CE. Improved immunosuppression for heart transplantation. J Heart Transplant. 1985;4(3):315–8.
4. Baran DA, Galin ID, Gass AL. Current practices: immunosuppression induction, maintenance, and rejection regimens in contemporary post-heart transplant patient treatment. Curr Opin Cardiol. 2002; 17(2):165–70.
5. Stehlik J, Edwards LB, Kucheryavaya AY, Benden C, Christie JD, Dipchand AI, Dobbels F, Kirk R, Rahmel AO, Hertz MI, International Society of Heart and Lung Transplantation. The Registry of the International Society for Heart and Lung Transplantation: 29th official adult heart transplant report–2012. J Heart Lung Transplant. 2012;31(10):1052–64.
6. Young JB, Naftel DC, Bourge RC, Kirklin JK, Clemson BS, Porter CB, Rodeheffer RJ, Kenzora JL. Matching the heart donor and heart transplant recipient. Clues for successful expansion of the donor pool: a multivariable, multiinstitutional report. The Cardiac Transplant Research Database Group. J Heart Lung Transplant. 1994;13(3):353–64.
7. Ardehali A, Esmailian F, Deng M, Soltesz E, Hsich E, Naka Y, Mancini D, Camacho M, Zucker M, Leprince P, Padera R, Kobashigawa J, PROCEED II trial investigators. Ex-vivo perfusion of donor hearts for human heart transplantation (PROCEED II): a prospective, open-label, multicentre, randomised non-inferiority trial. Lancet. 2015; 27:2577–84.
8. Bolman 3rd RM. Cardiac transplantation: the operative technique. Cardiovasc Clin. 1990;20(2):133–45.
9. Liao KK, Bolman 3rd RM. Operative techniques in orthotopic heart transplantation. Semin Thorac Cardiovasc Surg. 2004;16(4):370–7.
10. John R, Liao K. Orthotopic heart transplantation. Oper Tech Thorac Cardiovasc Surg. 2010;15(2):138–46.
11. Sievers HH, Weyand M, Kraatz EG, Bernhard A. An alternative technique for orthotopic cardiac transplantation, with preservation of the normal anatomy of the right atrium. Thorac Cardiovasc Surg. 1991;39(2):70–2.

12. Sarsam MA, Campbell CS, Yonan NA, Deiraniya AK, Rahman AN. An alternative surgical technique in orthotopic cardiac transplantation. J Card Surg. 1993;8(3):344–9.

13. Grande AM, Rinaldi M, D'Armini CC, Traversi E, Pederzolli C, Abbiate N, Klersy C, Viganò M. Orthotopic heart transplantation: standard versus bicaval technique. Am J Cardiol. 2000;85(11):1329–33.

14. Leyh RG, Jahnke AW, Kraatz EG, Sievers HH. Cardiovascular dynamics and dimensions after bicaval and standard cardiac transplantation. Ann Thorac Surg. 1995;59(6):1495–500.

15. el-Gamel A, Deiraniya AK, Rahman AN, Campbell CS, Yonan NA. Orthotopic heart transplantation hemodynamics: does atrial preservation improve cardiac output after transplantation? J Heart Lung Transplant. 1996;15(6):564–71.

16. Beniaminovitz A, Savoia MT, Oz M, Galantowicz M, Di Tullio MR, Homma S, Mancini D. Improved atrial function in bicaval versus standard orthotopic techniques in cardiac transplantation. Am J Cardiol. 1997;80(12):1631–5.

17. Liao K, Shumway S. Cardiac transplantation. In: Yuh D, Vricella LA, Yang S, Doty JR, editors. Johns Hopkins textbook of cardiothoracic surgery. 2nd ed. New York: McGraw-Hill Medical; 2014. p. 783–95.

18. Stinson EB, Caves PK, Griepp RB, Oyer PE, Rider AK, Shumway NE. Hemodynamic observations in the early period after human heart transplantation. J Thorac Cardiovasc Surg. 1975; 69(2):264–70.

19. Cooper MM, Smith CR, Rose EA, Schneller SJ, Spotnitz HM. Permanent pacing following cardiac transplantation. J Thorac Cardiovasc Surg. 1992;104(3):812–6.

20. Liao K, Shumway S, Colvin-Adams M, Missov E, Ranjit J. Abstract 296: intermediate clinical performance of the levitronix centrimag ventricular assist device in supporting cardiogenic shock patients. Circulation. 2010;122:A296.

21. Ardehali A, Hughes K, Sadeghi A, Esmailian F, Marelli D, Moriguchi J, Hamilton MA, Kobashigawa J, Laks H. Inhaled nitric oxide for pulmonary hypertension after heart transplantation. Transplantation. 2001;72(4):638–41.

22. Denton MD, Magee CC, Sayegh MH. Immunosuppressive strategies in transplantation. Lancet. 1999;353(9158):1083–91.

23. Halloran PF, Gourishankar S. Principles and overview of immunosuppression. In: Norman DJ, Turka LA, editors. Primer on transplantation. Mt Laurel, NJ: American Society of Transplantation; 2001. p. 87–98.

24. Kobashigawa J, Miller L, Russell S, et al. Randomized, prospective, multi-center comparison of tacrolimus, mycophenolate mofetil (MMF) and steroids vs tacrolimus, sirolimus and steroids vs cyclosporine, MMF and steroids in de novo cardiac transplant recipients 6-month report. J Heart Lung Transplant. 2004;23(suppl):S106.

25. Beniaminovitz A, Itescu S, Lietz K, Donovan M, Burke EM, Groff BD, Edwards N, Mancini DM. Prevention of rejection in cardiac transplantation by blockade of the interleukin-2 receptor with a monoclonal antibody. N Engl J Med. 2000;342(9):613–9.

26. Tan CD, Baldwin 3rd WM, Rodriguez ER. Update on cardiac transplantation pathology. Arch Pathol Lab Med. 2007;131(8):1169–91.

27. Billingham ME, Cary NR, Hammond ME, Kemnitz J, Marboe C, McCallister HA, Snovar DC, Winters GL, Zerbe A. A working formulation for the standardization of nomenclature in the diagnosis of heart and lung rejection: Heart Rejection Study Group. The International Society for Heart Transplantation. J Heart Transplant. 1990;9(6):587–93.

28. Michaels PJ, Espejo ML, Kobashigawa J, Alejos JC, Burch C, Takemoto S, Reed EF, Fishbein MC. Humoral rejection in cardiac transplantation: risk factors, hemodynamic consequences and relationship to transplant coronary artery disease. J Heart Lung Transplant. 2003;22(1):58–69.

29. Hammond EH, Yowell RL, Nunoda S, Menlove RL, Renlund DG, Bristow MR, Gay Jr WA, Jones KW, O'Connell JB. Vascular (humoral) rejection in heart transplantation: pathologic observations and clinical implications. J Heart Transplant. 1989;8(6):430–43.

30. Park MH, Starling RC, Ratliff NB, McCarthy PM, Smedira NS, Pelegrin D, Young JB. Oral steroid pulse without taper for the treatment of asymptomatic moderate cardiac allograft rejection. J Heart Lung Transplant. 1999;18(12):1224–7.

31. Krasinskas AM, Kreisel D, Acker MA, Bavaria JE, Pochettino A, Kotloff RM, Arcasoy S, Blumenthal N, Kamoun M, Moore JS, Rosengard BR. CD3 monitoring of antithymocyte globulin therapy in thoracic organ transplantation. Transplantation. 2002;73(8):1339–41.

32. Adamson R, Obispo E, Dychter S, Dembitsky W, Moreno-Cabral R, Jaski B, Gordon J, Hoagland P, Moore K, King J, Andrews J, Rich M, Daily PO. Long-term outcome with the use of OKT3 induction therapy in heart transplant patients: a single-center experience. Transplant Proc. 1998;30(4):1107–9.

33. Taylor DO, Stehlik J, Edwards LB, Aurora P, Christie JD, Dobbels F, Kirk R, Kucheryavaya AY, Rahmel AO, Hertz MI. Registry of the International Society for Heart and Lung Transplantation: Twenty-sixth official adult heart transplant report–2009. J Heart Lung Transplant. 2009;28(10):1007–22.

34. Stehlik J, Edwards LB, Kucheryavaya AY, Aurora P, Christie JD, Kirk R, Dobbels F, Rahmel AO, Hertz MI. The Registry of the International Society for Heart and Lung Transplantation: Twenty-seventh official adult heart transplant report–2010. J Heart Lung Transplant. 2010;29(10):1089–103.

心脏移植：免疫生物学 与免疫治疗

第27章

Ziad Taimeh，Daniel J. Garry

（李春城　李亚雄　译　杨应南　审校）

引言

20 世纪早期，Paul Ehrlich，MD 发表了关于"恐怖的自体毒性（horror autotoxicus）"概念和建立自身免疫应答模型的论文[1]。"恐怖的自体毒性"概念主要指机体"不情愿"使自身处于危险中，作为防御，从而产生有害的自身抗体。该模型源于 Ehrlich 的研究成果，他用同种动物的血液使动物产生免疫反应[1]。这些相关研究推进了免疫生物学领域的进展。

早期的研究是围绕免疫系统开展。1967 年 Christiaan Barnard，MD 完成了世界上第一例心脏移植手术[2]。随着首例移植的成功，世界各地的一些中心也开展了心脏移植手术的计划。人们对于这种新兴疗法投入了极大的热情，但是心脏移植术后的存活率却极其低下，主要原因是发生了急性排斥反应[3]或者免疫抑制治疗的并发症[4]。由于存活率较低，美国只有为数不多的心脏中心开展心脏移植计划，且致力于研究新型免疫抑制剂。历史回顾强调了临床研究的重要性；晚期心力衰竭患者生存时间受限，这为创新提供了动力；科学发现的协作精神，促使了新型小分子免疫抑制剂被发现。

接下来的 20 年（1967—1987），组织配型和免疫抑制剂的重大进步促进了心脏移植领域的发展，使得越来越多的中心重新开展对终末期心脏病患者的心脏移植治疗。免疫疗法的进步改善了预后和生存率，使人们重新对心脏移植燃起了希望。"器官获取和移植网络"最新报告表明，心脏移植术后 5 年生存率为 75.3%。心脏移植存活的患者人数不断增加，截至 2013 年 6 月，27 120 名心脏移植受体存活，心功能正常[5]。接受心脏移植的人数和术后生存率取决于供体和受体的匹配程度及受体体内免疫系统的调控。本章着重介绍移植免疫生物学相关的重要特征和心脏移植术后常用的免疫抑制剂。

免疫系统概述

一个有机体是由一个细胞群组成，它们保持着"本我"同一性。免疫系统的存在本质上是为了识别"非我"进入到"本我"机体，有目的地进行保护性防御，并消除"非我"。心脏移植术后，同种异体基因移植物构成了"非我"，它产生免疫应答反应。首先产生快速的、非特异性先天性免疫反应，其次产生特异性免疫应答（图 27.1）。

先天性免疫系统包括不依赖于抗原识别的更快速、非特异性的应答反应。它通过炎症、体液增加和吞噬作用完成快速的破坏性应答，没有淋巴细胞活化和抗体产生所需要的潜伏期。当移植心脏恢复血液循环，再灌注诱导先天性免疫系统产生炎症反应，如果不及时处理会导致超急性排斥反应。同时，一段时间后，T 淋巴细胞和 B 淋巴细胞介导的适应性免疫系统首次识别了"非我"，就会对机体产生破坏性的影响（图 27.2）。淋巴细胞产生抗体，识别"非我"抗原，最终导致细胞的活化和抗体的产生。

再灌注的几分钟内，血液将供体抗原输送到脾和淋巴结。脾中的抗原提呈细胞（APC）识别大量的抗原，经处理呈递给 T 淋巴细胞（图 27.3）。骨髓释放 T 淋巴细胞，经外周循环至淋巴结和脾，到达皮质区域，结合抗原提呈细胞上的主要组织相容性复合体（MHC），启动适应性免疫反

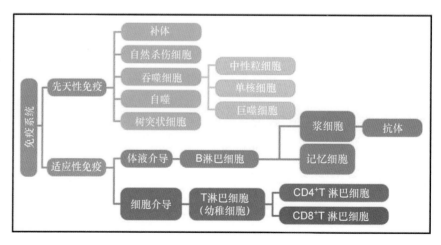

图 27.1 人体免疫系统概述。先天免疫和适应性免疫系统的示意图。二者在同种异体移植物存活和排斥中起主要作用。先天性免疫是对"非我"抗原非特异性防御的第一线。它的激活导致超急性排斥反应，一般 ABO 组织相容性匹配不出现该反应。适应性免疫是对"非我"抗原的特异性防御。它的激活导致细胞和抗体介导的排斥反应，通常通过慢性免疫抑制剂来预防或治疗

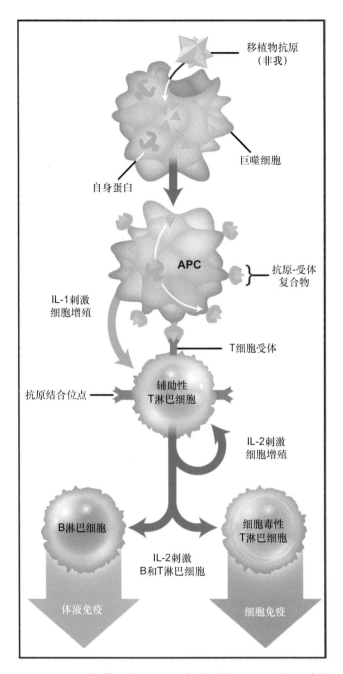

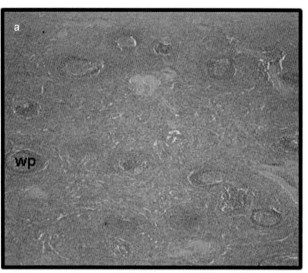

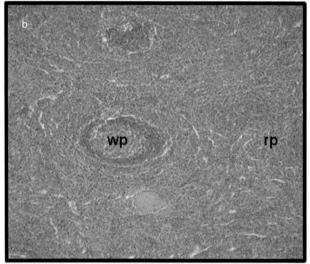

图 27.2　抗原的体液免疫和细胞免疫应答。巨噬细胞识别并吞噬"非我"抗原，形成自我-非我复合物，并表达于抗原提呈细胞（APC）表面。APC 通过受体介导的复杂过程将抗原提呈给辅助性 T 淋巴细胞。趋化因子刺激辅助性 T 淋巴细胞的增殖，活化 B 淋巴细胞和 T 淋巴细胞

图 27.3　人体脾的组织学。低倍视野（**a**）和高倍视野（**b**）下的脾组织切片。脾是重要的淋巴器官之一，分为红髓（rp）和白髓（wp）。红髓主要储存血液，白髓主要由淋巴细胞、巨噬细胞和浆细胞等构成。需要注意的是白髓的结节（主要含有 B 淋巴细胞）由一个中央生发中心、一个外周的外套区和一个相邻的动脉周围淋巴鞘（T 淋巴细胞的主要部位）组成

应和细胞介导的排斥反应（cellular-mediated rejection，CMR）。在此过程中，T 淋巴细胞和 B 淋巴细胞相互作用，这种相互作用诱导 B 淋巴细胞活化为浆细胞，产生抗体（图 27.5）。B 淋巴细胞和 T 淋巴细胞的相互作用是抗体介导排斥反应（AMR）的基础（图 27.1、图 27.2 和图 27.5）。

先天性免疫

在机体接触异物的瞬间，非特异性先天性免疫被触发（图 27.2）。它主要包括巨噬细胞、自然杀伤（NK）细胞、粒细胞和补体级联反应[6]。从形态学上看，NK 细胞非常类似 B 或 T 淋巴细胞；但是，它们不具有抗原特异性，不表达 T 细胞受体和免疫

球蛋白。NK 细胞的主要功能就是裂解靶细胞和抗原，不受 MHC 限制。因此，NK 细胞直接参与供体移植最初的非特异性炎症反应。

另一方面，细胞因子是一种分泌性蛋白，通过自分泌和旁分泌的方式参与邻近细胞的免疫反应，在先天性免疫和体液免疫过程中均存在。心脏移植相关的主要细胞因子包括白介素-2（IL-2）、白介素-6（IL-6）、干扰素-γ 和肿瘤坏死因子（TNF）。IL-2 是 T 淋巴细胞介导的免疫反应中 T 淋巴细胞增殖的关键因素（图 27.2）。细胞受到刺激产生 IL-2，同时以自分泌的方式通过 IL-2 受体对 IL-2 产生应答反应。IL-6 主要诱导 B 淋巴细胞分化为浆细胞。TNF 主要由粒细胞分泌，有致炎性和细胞毒性。干扰素-γ 主要影响 T 淋巴细胞分化为辅助性 CD4$^+$ T 细胞，它也能活化 NK 细胞和 CD8$^+$ T 细胞。

免疫应答途径中的一个关键步骤是免疫反应区域的白细胞聚集和转运。黏附分子在维持结构完整性和促进白细胞对周围结构的黏附方面起关键作用，包括整合素、选择素、免疫球蛋白超家族黏附分子。黏附分子参与 T 淋巴细胞和抗原的结合以及它们的转运，并且存在于移植器官中。同样，淋巴结和脾中 T 淋巴细胞的活化和转运也取决于黏附分子。

一般说来，整合素作为细胞黏附分子，将细胞固定于细胞外基质中。选择素和免疫球蛋白超家族分子的作用是将细胞与细胞黏附在一起。器官移植后再灌注引起宿主白细胞进入移植体，同时供体器

官的白细胞和其他细胞也进入到宿主体内，这些细胞通过血液循环至外周淋巴器官，包括胸腺（图 27.6）、淋巴结和脾（图 27.3），这是特异性 T 淋巴细胞介导的免疫反应的原发部位（图 27.4）。

先天性免疫的另一个重要环节是补体系统[7-8]，如图 27.7 所示，补体级联反应通过三种不同途径激活：经典途径、凝集素途径、旁路激活途径。补体激活的三个途径汇聚在补体 3（C3）的激活。

经典补体激活途径由人类第一补体（C1）启动，它可以结合抗体。经典补体激活途径通过抗体介导。C1 有多个球状头部，能同时与两个或两个以上的 IgM 或 IgG 的 Fc 片段结合（图 27.8）。一旦 C1 被结合，它的蛋白酶功能被激活，裂解第 4 补体（C4），使 C4 产生两个片段——C4a 和 C4b。C4 还可以被甘露糖结合凝集素（MBL）激活，结合后的凝集素通过三个相关的丝氨酸蛋白酶（MASP-1、2 和 3）裂解 C4。C2 在 C1 或 MASP 的作用下裂解为 C2b 和 C2a，C2b 被分解，剩下的 C2a 与 C4b 结合，继续补体级联反应。C4b 和 C2a 结合构成经典途径的 C3 转化酶（图 27.7），C3 转化酶是一种蛋白酶复合物，可以裂解补体系统的核心成分 C3。

C3 也可以通过补体的旁路途径直接激活。如同 C4，C3 内部含有硫酯键。在旁路途径中，少量的 C3 分子发生自发性的构象变化，这些 C3 分子中的一些与附近的蛋白质共价结合。C3 结合的物质决定级联反应是否继续，结合 B 因子则激活级联反应，

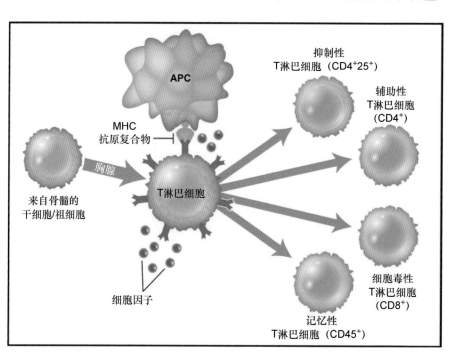

图 27.4　T 淋巴细胞的分化。示意图显示 T 淋巴细胞的成熟、活化和克隆增殖。造血干细胞和祖细胞从骨髓中释放，分布到胸腺。随后成熟的胸腺细胞最终产生细胞毒性、记忆性、抑制性和辅助性 T 淋巴细胞

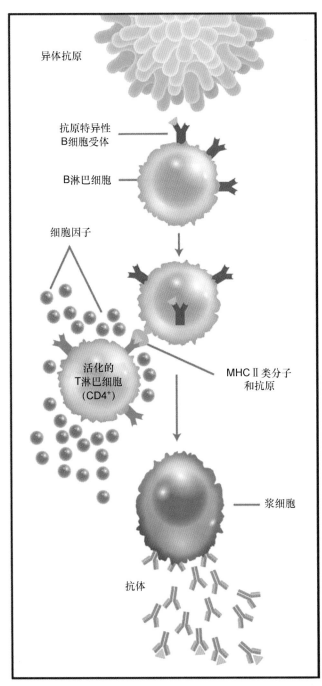

图 27.5 B 淋巴细胞介导的抗体产生。通过 B 淋巴细胞识别异体抗原，激活辅助性 T 淋巴细胞（通过 MHC Ⅱ 类结合机制）或产生浆细胞，生成或释放特异性抗体

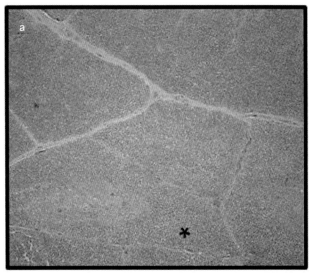

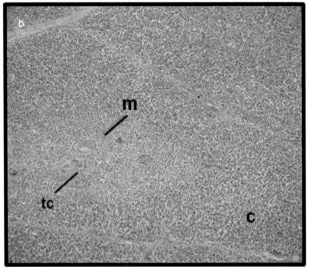

图 27.6 新生儿胸腺的组织学图片。新生儿胸腺组织低倍视野（**a**）和高倍视野（**b**）。胸腺被隔膜分隔成裂片和小叶（*）。每个小叶分为富含 T 淋巴细胞的皮质（c）和中央髓质（m），其中包含上皮细胞和胸腺小体（tc）。胸腺在出生时发育成熟，在青春期开始萎缩

结合 H 因子则使 C3b 失去活性而终止级联反应。

当 B 因子与 C3 结合，形成了血清蛋白酶 D 因子的底物，把 B 因子裂解为可溶解的片段 Ba 和大的片段 Bb，Bb 仍与 C3 结合。C3Bb 复合物在血清中稳定存在，形成旁路途径的 C3 转化酶。

经典途径和旁路途径均在补体 C3 汇合，两种转化酶均可以将 C3 裂解为两个片段，C3a 和 C3b。相对较小的片段 C3a 能与附近的组织肥大细胞、嗜碱性粒细胞、嗜酸性粒细胞的 C3a 受体结合。较大的片段 C3b 聚集在一起，与经典途径或旁路途径的 C3 转化酶结合形成复合物——C5 转化酶，C5 转化酶可以裂解 C5。小片段 C5a 的趋化性比 C3a 更强，作用于许多细胞，包括中性粒细胞、单核细胞、嗜碱性粒细胞、嗜酸性粒细胞。大片段 C5b 结合 C9 组装为最终的补体成分（C5b-C9），形成一个孔状结构——膜攻击复合物（membrane-attack complex，MAC）。MAC 使异体移植物细胞膜穿孔，破坏细胞膜的完整性，导致细胞裂解。超急性排斥反应是机

图 27.7 人补体系统概览。凝集素途径、经典途径、旁路途径补体激活示意图。膜攻击复合物（MAC）在非特异性先天性免疫应答和超急性排斥反应中起细胞裂解作用

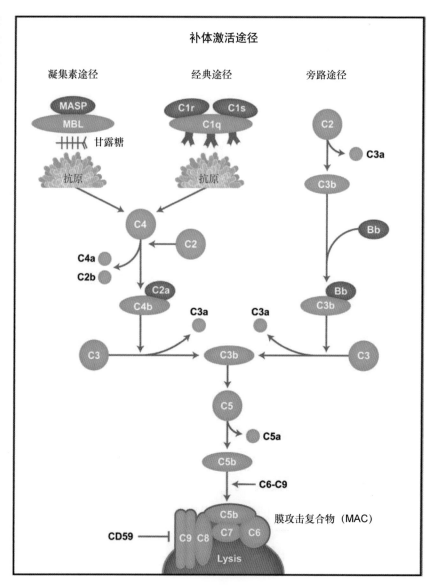

体对异体移植物产生抗体的一种快速炎症反应和补体系统激活的表现[9]。

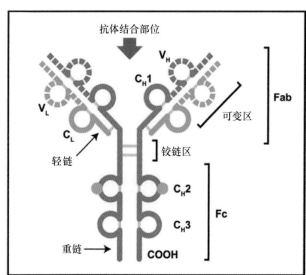

图 27.8 人抗体示意图。抗体包括识别抗原的 Fab 段（轻链）和 Fc 段（重链）

适应性免疫

特异性的适应性免疫应答主要由 T 淋巴细胞、B 淋巴细胞和 APC 介导[10]。心脏移植中细胞表面产生免疫反应的蛋白质被称为 MHC 或人类白细胞抗原（HLA）。T 淋巴细胞仅识别 APC 表面 MHC 结合域内所包含的抗原肽。MHC 具有多态性，是移植排斥反应的基础。MHC 分子的功能与它们的三维立体结构密切相关，它由两个 α 螺旋和一个 β-折叠组成。

MHC 复合蛋白分为Ⅰ类、Ⅱ类和Ⅲ类。Ⅰ类和

Ⅱ类与器官移植密切相关，但它们的多肽链构成成分不同，在不同细胞和组织中分布也有所差异。

Ⅰ类分子在所有有核细胞中表达，包括 A、B、C 三种亚型。*HLA-A* 基因包含 50 种以上等位基因，*HLA-B* 基因包含 75 种以上等位基因，*HLA-C* 基因包含 30 种以上等位基因。这些基因由两条链组成，一条是较长、高度多态性的重 *a* 链，位于 6 号染色体，一条是较小、非多态性的 β 链，位于 15 号染色体，编码 β2 微球蛋白。源于细胞内的抗原通过内源性途径得以处理，它们和 MHC Ⅰ类分子结合，呈递给 T 淋巴细胞（图 27.2）。

Ⅱ类分子在少部分细胞中表达，如巨噬细胞、树突状细胞和 B 淋巴细胞。与移植相关的 MHC 复合物类别是 HLA-DR、HLA-DP 和 HLA-DQ。这些分子是由 *a* 链和 β 链构成。不同于Ⅰ类分子作用于 CD8⁺ T 细胞，Ⅱ类分子主要与 CD4⁺ T 细胞相互作用。源于细胞外的抗原通过外源性途径处理，与 MHC Ⅱ类分子一起提呈，这是心脏移植后处理和提呈抗原的主要机制[11]。图 27.9 演示了Ⅰ类和Ⅱ类分子的三维结构。

T 淋巴细胞是免疫系统介导的对移植心脏同种异体抗原产生排斥反应的基石。CD4⁺辅助性 T 淋巴细胞的主要功能是检测异体抗原，一旦被激活，

CD4⁺辅助性 T 淋巴细胞促使其他细胞类型如 CD8⁺细胞毒性 T 淋巴细胞、B 淋巴细胞和中性粒细胞参与到免疫应答中（图 27.1）。CD8⁺细胞毒性 T 细胞的主要功能是作为效应细胞，杀伤表达外源性抗原的细胞。在 T 细胞的发育过程中，原始 T 淋巴细胞来自骨髓（图 27.10），然后迁移至胸腺（图 27.6），最先出现在胸腺的包膜下皮质。随后它们开始表达 CD3、CD4 和 CD8 分子，从而产生不同功能的 T 淋巴细胞，获得识别外源性抗原所需的特异性 T 细胞受体。在识别抗原的过程中，细胞从胸腺皮质转移到髓质，然后到达外周循环（图 27.6）。

在免疫应答的环境中，T 淋巴细胞表面的 T 细胞抗原受体必须首先与 MHC 分子提呈的抗原结合，然后通过特定的传导途径向细胞内传递信号。尽管存在多种不同抗原，但是识别抗原的过程都是特定的，而且仅在自身表达 MHC 分子的细胞才能识别抗原。

一旦 CD4⁺ T 淋巴细胞启动了一系列对移植抗原的免疫应答，抗原必须首先由 APC 通过抗原提呈过程与 MHC 结合表达于细胞表面（图 27.4）。抗原在 APC 内被分解成小的多肽，然后与 MHC 分子结合形成复合体被输出到细胞表面。APC 多为树突状细胞、巨噬细胞和 B 淋巴细胞。树突状细胞是高效提

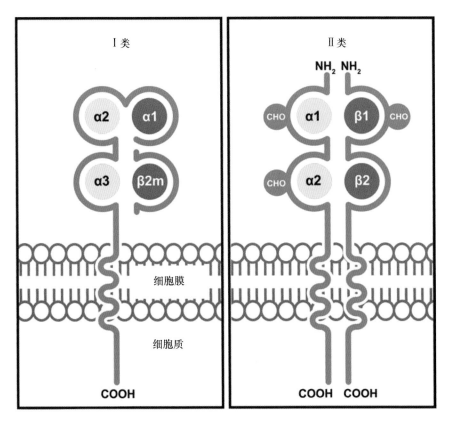

图 27.9　MHC Ⅰ类和 MHC Ⅱ类蛋白的结构

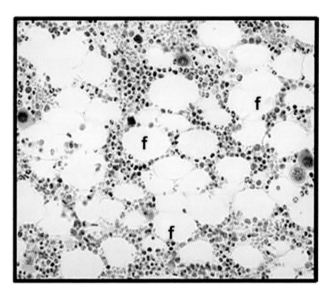

图 27.10 人骨髓的组织学涂片。低倍视野显示脂肪细胞（f）及红系和髓系成分

呈细胞，散在于淋巴组织和非淋巴组织中。经过了识别阶段，CD4$^+$ T 淋巴细胞通过一系列的激活最终诱导了排斥反应。具体到细胞排斥反应，CD8$^+$ 细胞毒性 T 细胞被激活，通过胞吐作用介导的细胞溶解和配体介导的细胞凋亡触发机制破坏异体细胞。图 27.11 显示了不同转导途径（包括钙调磷酸酶和 mTOR 途径），为免疫抑制剂的应用提供了基础。

与 T 淋巴细胞相似，B 淋巴细胞起源于骨髓或产生于骨髓中（图 27.10）。然而，B 淋巴细胞通过免疫球蛋白产生作用，最终分化为浆细胞和记忆 B 细胞。B 淋巴细胞依赖于表面的免疫球蛋白与抗原结合。浆细胞产生免疫球蛋白（抗体）（图 27.5），其由成对的四条多肽链组成（图 27.8）。两对肽链相同，都是由一个重链和一个较短的轻链组成。图 27.8 描述了抗体分子的基本构型。

为了使免疫系统对抗不同的抗原，抗体的抗原结合部分必须多样化（图 27.8）。重链区形成的免疫球蛋白亚型主要为：IgG、IgA、IgM、IgD 和 IgE[12]。在同种异体移植排斥反应中，IgM 和 IgG 先后被生成。体液相关（或由抗体介导）的排斥反应是由 B 淋巴细胞活化产生的抗体对抗异体抗原的过程。体液免疫应答的主要效应机制包括中和机制、调理机制和补体激活机制。

这些免疫应答及其生物学靶点的发现，以及新兴免疫抑制剂的研究，有助于同种异体移植物在机体的保存。使用类固醇激素、抗代谢药物、钙调磷酸酶抑制剂、mTOR 抑制剂及其他药物改变了机体生物学机制，这在移植领域具有革命性的意义。

图 27.11 免疫抑制剂对 T 淋巴细胞功能影响的概览。注意皮质类固醇对 APC 的影响。钙调磷酸酶抑制剂降低 IL-2 的生成，MMF 减少嘌呤合成，西罗莫司抑制 mTOR 信号通路。ATGAM，抗胸腺细胞球蛋白；OKT3，抗人 CD3 抗体；MHC，主要组织相容性复合体；TCR，T 细胞受体；IL-2，白介素 2；IL-2R，白介素 2 受体；NFAT，活化 T 细胞核因子；AP-1，活化蛋白 1；TOR/mTOR，哺乳动物雷帕霉素靶蛋白；AZA，硫唑嘌呤；MMF，吗替麦考酚酯

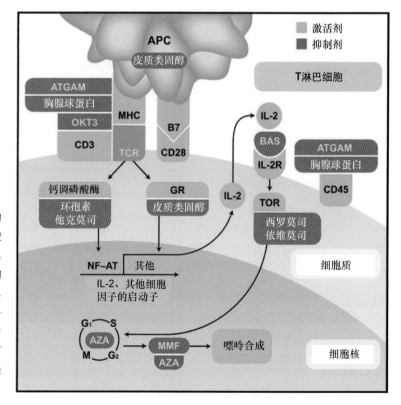

免疫抑制剂的发展

在应用免疫抑制剂维持移植术后存活和移植器官的保存之前，人体移植术的成功有着相对较长的历史。经历了几十年的实体器官移植失败，直到 1951 年，英国国家医学研究所 Medawar 的研究表明，免疫抑制剂可以减轻移植术后的排斥反应[13]。皮质类固醇作为传统免疫抑制剂最开始被应用，1959 年，更有效的硫唑嘌呤（AZA）被发现，1970 年，人们又发现了环孢素 A（CsA）——移植手术的又一强效免疫抑制剂。

1968 年，移植手术先驱者 Denton Cooley，MD 开展了 15 例以上手术。其中 14 例受体存活时间小于 6 个月[14-15]。到 1984 年，2/3 的心脏移植受体存活超过 5 年。1981 年，第一例心肺移植成功的手术在斯坦福大学医院进行。首席外科医师 Bruce Reitz，MD 将患者的恢复归功于 CsA[16]。从那时起，许多药物被开发出来，如各种钙调磷酸酶抑制剂、哺乳动物雷帕霉素靶蛋白（mTOR）抑制剂和吗替麦考酚酯类（图 27.11 和图 27.12）。

新兴的再生医学领域承诺可以通过使用同种异体干细胞使器官再生来解决器官移植的排斥反应问题。但在此之前，依靠现有的药物和开发新的药物对于移植医学仍然至关重要。

免疫抑制剂

钙调磷酸酶抑制剂：环孢素 A（CsA）

CsA 是一种广泛用于器官移植排斥反应的免疫抑制剂。它干扰 T 淋巴细胞的活化和增殖（图 27.11 和图 27.12）。1969 年 CsA 最初在真菌 *Tolypocladium inflatum* 中被分离出来[17]。它是由 11 个氨基酸组成的环状非核糖体多肽，包含一种罕见的 D-氨基酸。

CsA 最早被成功地应用在剑桥大学 Calne 的肾移植术[18]和匹兹堡大学 Starzl 的肝移植术后[19]，用来抑制器官排斥反应。随后，美国食品和药品管理局（FDA）批准 CsA 用来治疗肾、心脏和肝的器官移植排斥反应。

具体来说，CsA 可以与 T 淋巴细胞的胞质蛋白亲环素（环孢素 A 受体）结合，这种环孢素-亲环素复合物抑制钙调磷酸酶。在正常情况下，钙调磷酸酶通过使转录因子——活化 T 细胞核因子（NFAT）去磷酸化激活 IL-2 的转录（图 27.12）。

T 淋巴细胞中，T 细胞受体的激活通常增加细胞内钙离子，并通过钙调蛋白激活钙调磷酸酶。钙调磷酸酶使转录因子 NFAT 去磷酸化，进入细胞核，增加了编码 IL-2 和其他相关细胞因子的基因活性（图 27.12）。钙调磷酸酶抑制剂能抑制淋巴因子

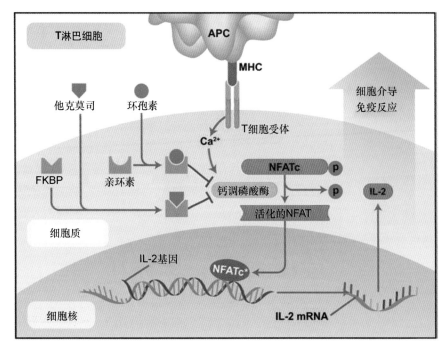

图 27.12 环孢素和他克莫司抑制钙调磷酸酶。环孢素和他克莫司抑制钙调磷酸酶活性，阻止 NFAT 转运到细胞核内，抑制 T 淋巴细胞中 IL-2 和其他细胞因子的活化。MHC，主要组织相容性复合体；FKBP，FK 结合蛋白；IL-2，白介素 2；NFAT，活化 T 细胞核因子

的产生和白介素的释放，因此抑制了 T 淋巴细胞的功能[20-21]。

CsA 在 1980 年首次应用于人心脏移植，成为心脏移植的标准免疫抑制剂。与传统的免疫抑制剂相比，尚没有关于 CsA 效用的前瞻性随机试验报道，它的应用原则来自临床前动物模型和肾移植试验。然而，一些回顾性比较结果显示，使用 CsA 治疗的患者预后有明显改善。斯坦福大学单中心研究表明，1 年和 2 年生存率分别为 80％ 和 70％，之前有研究表明硫唑嘌呤（AZA）的 1 年和 2 年生存率分别为 60％ 和 55％，相比而言，CsA 有着更高的存活率。匹兹堡大学和英国试验结果表明，CsA 的 1 年和 2 年生存率分别为 79％ 和 76％，与斯坦福大学研究结果相当[22]。

近年来，由于 CsA 的副作用，且出现了更有效的免疫抑制剂如他克莫司和西罗莫司，CsA 的使用越来越少（图 27.11 和图 27.12）。肾毒性是最常见的临床并发症，从而限制了 CsA 的临床应用范围，并且不能长期使用。CsA 主要由肝代谢并经胆道系统排泄（表 27.1），它的半衰期是 8.4 h（表 27.1）[22]。

他克莫司（Tac）

Tac（FK506）是 1984 年从链霉菌属发酵产物中分离出的含有亲脂性 23 元环的大环内酯类免疫抑制剂。1994 年美国食品和药品管理局首次批准 Tac 用于肝移植，自此，它的应用扩展到肾、心脏、小肠、胰腺、肺、皮肤、角膜、骨髓和肢体的移植。Tac 是钙调磷酸酶抑制剂（通过结合 FK 506 结合蛋白），和 CsA 的作用机制相似，抑制 T 细胞信号转导和 IL-2 转录（图 27.12）[23]。三个前瞻性试验研究表明 Tac 与 CsA 相比，1 年存活率和明显的排斥反应发生率无明显差异[24-26]。

尽管 Tac 和 CsA 在短期内患者生存率和移植器官保存上无明显差异，但是由于 Tac 有亲脂性，增加了它的作用效能，因此与 CsA 相比，急性排斥反应的发生率非常低[27]。这种特征是 Tac 特有的，因为众所周知，CsA 不能逆转已发生的排斥反应。Tac 是移植术后常规应用的三种免疫抑制剂方案中的一种（表 27.1），另外两种分别为类固醇和吗替麦考酚酯。它在肝由 CYP450 复合酶代谢，主要通过粪便（92％）和尿液（2％）排出（表 27.1）。Tac 的半衰期为 4～40 h，取决于肝的代谢能力（表 27.1）。

表 27.1 现有的心脏移植术后免疫抑制剂

药物	治疗血药浓度	主要副作用
激素类/泼尼松	没有临床数据	高血压、糖尿病、肥胖、高脂血症、骨质疏松症、缺血性坏死、伤口愈合能力差、库欣样特征
硫唑嘌呤	没有临床数据	贫血、血小板减少症、中性粒细胞减少症、胃肠道毒性、肝毒性
吗替麦考酚酯	尚有争议，2.5～5.0 g/ml	胃肠不适、贫血、血小板减少症、中性粒细胞减少症
环孢素 A	移植术后早期 300～350 ng/ml，1 年后逐渐减量至约 200 ng/ml	高血压、高脂血症、肾功能不全、震颤、多毛症、牙龈增生、胃肠不适、低镁血症、高尿酸血症、贫血
他克莫司	移植术后早期 10～15 ng/ml，逐渐减量至 5～10 ng/ml	高血压、糖尿病、高脂血症、肾功能不全、骨质疏松症、胃肠不适、肝毒性、低镁血症、高尿酸血症、血小板减少症
西罗莫司	5～15 ng/ml	高脂血症、伤口愈合能力差、胃肠不适、震颤、高尿酸血症、贫血、血小板减少症、中性粒细胞减少症

1992 年匹兹堡大学首次对他克莫司在心脏移植中的疗效进行了临床试验。当时，他克莫司联合低剂量激素、硫唑嘌呤作为基本免疫治疗方案。患者 1 年生存率为 92％，移植术后 90 天内心脏排斥反应（Ⅲ级）的发生率极低（0.95/患者）。免疫抑制疗效同 CsA 三联治疗方法相当。在此试验中，多数患者出现了肾功能不全并发症，然而高血压的发生率为 54％，CsA 三联治疗的高血压发生率为 70％。10 例患者发生了排斥反应，用传统的免疫抑制治疗无效，使用他克莫司均治疗成功[28]。他克莫司现在被认为是接受心脏移植患者的免疫抑制初始和维持治疗的标准药物。

硫唑嘌呤（AZA）

AZA 是一种人工合成嘌呤类似物，在 1957 年最初作为抗癌药物和 6 巯基嘌呤（6-MP）前体药物被使用。此后，它作为免疫抑制剂被广泛应用[29]。

Medawar 和 Elion 研究发现了移植组织发生排斥反应的免疫学基础，英国移植领域开拓者 Calne 对 6-MP 在肾和心脏移植的免疫抑制作用进行了研究[30]。多年来，AZA 与激素类被认为是免疫抑制的标准方案，直到 1978 年 CsA 进入了临床研究。

AZA 在体内分解为 6-巯基嘌呤，抑制 DNA 合成必需的酶。其活性代谢产物甲基磷酸硫肌苷（meTIMP），是一种抑制酰胺磷酸核糖转移酶的嘌呤合成抑制剂。硫鸟苷三磷酸（TGTP）参与 RNA 合成，影响 RNA 的功能。AZA 也与鸟苷三磷酸（GTP）结合蛋白 Rac1 相互作用，阻断蛋白 Bcl-xL 的诱导，从而促进活化 T 淋巴细胞的凋亡。脱氧硫鸟苷三磷酸参与 DNA 合成。

硫代肌苷酸通过腺苷酸琥珀酸合成酶和次黄嘌呤核苷酸脱氢酶阻止 DNA 的后期合成。此外，它阻断 CD28 共刺激信号的下游效应，而这是 T 淋巴细胞活化的必需途径[31]。AZA 在胃肠道吸收，生物利用度为 88%，个体间差异较大（30%～90%），部分在肝灭活（表 27.1）。AZA 广泛在肝和红细胞中代谢，平均血浆半衰期为 25～80 min，药物代谢产物的平均血浆半衰期为 3～5 h（表 27.1）。从第一例心脏移植开始，类固醇和 AZA 作为标准免疫抑制方案联合应用，直到 CsA 的加入（图 27.11）。由于它们的副作用不断增加，加之更有效的药物被发现，这种治疗方案逐渐被摒弃。

吗替麦考酚酯（MMF）

MMF 来源于真菌 *Penicillium stoloniferum*[32]。MMF 在肝代谢成有活性的麦考酚酸。通过抑制嘌呤核苷酸从头合成途径的关键酶——肌苷-磷酸脱氢酶，使鸟嘌呤核苷酸的合成减少，因而能可逆性地抑制 T 淋巴细胞和 B 淋巴细胞的增殖[33]。MMF 和钙调磷酸酶抑制剂（环孢素或 Tac）及泼尼松作为经典的三联免疫抑制剂方案应用在心脏移植中。近年来，麦考酚酸钠盐逐渐被关注，它主要在肝代谢，转化为有活性的麦考酚酸。MMF 的半衰期为 18 h，主要在尿液中排出（表 27.1）。

自从在临床实践中使用 MMF 以来，多个前瞻性临床试验以 MMF 作为心脏移植受体的基础用药。临床试验表明，MMF 与 AZA 在心脏移植受体的疗效相当[34]。随后一个大型、前瞻性、多中心、随机性的试验比较 AZA 和 MMF 的疗效，它们分别与 CsA/激素随机结合。分析显示，在生存率和排斥反应发生率上没有明显差异，但通过对接受治疗患者的数据分析，在 MMF 治疗患者中，1 年死亡率（6.2% *vs.* 11.4%；$P=0.031$）和需要治疗的排斥反应发生率（65.7% *vs.* 73.7%；$P=0.026$）均有所降低[35]。国际心肺移植学会注册研究对 CsA 联合 MMF 或 CsA 联合 AZA 的治疗方案疗效进行分析，MMF 治疗组获益更明显（1 年，96% *vs.* 93%；3 年，91% *vs.* 86%；$P=0.0012$）[36]。逆转反复发生的排斥反应时 MMF 比 AZA 更为有效[37]。

mTOR 抑制剂

西罗莫司

西罗莫司（雷帕霉素）是放线菌 streptomyces hygroscopicus 的天然产物，发现于复活节岛[38]。1999 年美国 FDA 批准它作为一种抗真菌药物在临床中应用。然而，当人们发现它有强大的免疫抑制和抗增殖特性后，其抗真菌作用被摒弃了（图 27.13）。与他克莫司（Tac）不同，西罗莫司不是钙调磷酸酶抑制剂，但它同样起到免疫系统抑制作用（图 27.11 和图 27.13）。西罗莫司通过作用于 mTOR 抑制 IL-2 和其他细胞因子受体依赖的信号转导途径，从而阻断 T 淋巴细胞和 B 淋巴细胞的活化。西罗莫司和 Tac 相似，均与胞质蛋白 FK 结合蛋白 12（FKBP12）结合，但是与 Tac-FKBP12 复合物不同，Tac-FKBP12 复合物抑制钙调磷酸酶，而西罗莫司-FKBP12 复合物通过结合 mTOR 复合物 1（mTORC1）抑制 mTOR 信号通路（图 27.13）[39]。临床上，西罗莫司可以单独使用，也可以联合钙调磷酸酶抑制剂，如 Tac 和（或）MMF，提供了不含激素的免疫抑制方案。

西罗莫司的主要不良反应是伤口愈合能力受损和血小板减少。因此，一些移植中心在移植术后早期不应用西罗莫司，而在移植术后的晚期（几个月后）使用。它在免疫抑制中的最佳作用尚不明确，是目前许多正在进行的临床试验的主题。然而它被广泛用于治疗心脏同种异体移植血管病变（CAV），这是一种移植物排斥反应。这种作用原理来自西罗莫司能够抑制 mTOR 信号通路，抑制平滑肌细胞、内皮细胞对生长因子的增殖反应。后者可以解释西

图 27.13 西罗莫司抑制 T 淋巴细胞的 mTOR 信号通路。图示西罗莫司和依维莫司作为 T 淋巴细胞 mTOR 通路抑制剂的作用机制。IL-2 与 IL-2 受体结合使 mTOR 蛋白活化，通过 S6K 导致核糖体合成与组装，通过 elf4 导致蛋白质合成。mTOR 通路在平滑肌细胞增生和冠状动脉同种异体移植物血管病变中起至关重要的作用

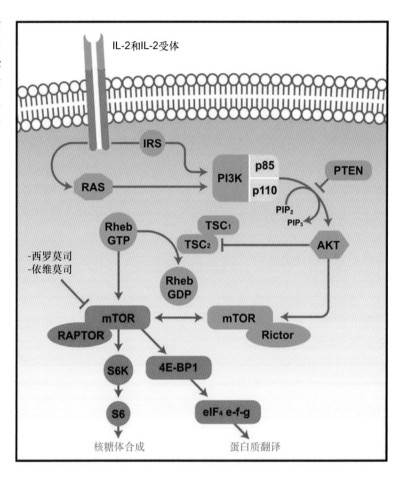

罗莫司为什么抑制动脉平滑肌细胞和内皮细胞的增殖，从而抑制大鼠心脏同种移植物的动脉粥样硬化[40]。西罗莫司在肝和胃肠道代谢，主要通过粪便排泄（表 27.1）。它的半衰期是 62 h（表 27.1）。

两项大型随机性、开放性临床试验评估了西罗莫司作为接受心脏移植手术受体免疫抑制治疗的一部分。Keogh 及其同事将 136 例接受心脏移植的患者随机分为接受西罗莫司或 AZA 组，同时 CsA/泼尼松作为辅助治疗。6 个月后，使用西罗莫司治疗的患者中发生显著排斥反应的主要终点事件为 33%，而 AZA 组为 57%[41]。Kobashigawa 等将 343 名接受心脏移植的受体随机分为接受类固醇和以下三组联合治疗中的一组：Tac/西罗莫司、Tac/MMF 或 CsA/MMF。经过 1 年的随访，Tac/西罗莫司组和 Tac/MMF 组之间无差异，但 Tac/西罗莫司组与 CsA/MMF 组相比，治疗后的排斥反应发生率更低[42]。

依维莫司

依维莫司是西罗莫司的 40-O-（2-羟乙基）衍生物，为 mTOR 通路抑制剂，主要影响 mTORC1 蛋白复合物。通过抑制 mTORC1 的负反馈环路导致 AKT 激酶的过度活化，而不抑制 mTORC2 对 AKT 的正反馈作用。AKT 增加可以延长某些细胞类型的存活时间。因此，依维莫司对细胞的生长、增殖和存活起着至关重要的作用[43]。由于上述功能，依维莫司在心脏移植特别是 CAV 的预防和治疗中发挥了重要作用。

依维莫司在肝代谢，主要通过粪便排出（表 27.1）。虽然依维莫司尚未被批准用于临床，但有研究表明了依维莫司在心脏移植受体中的疗效。此研究将 634 例患者随机分为依维莫司组或 AZA/CsA/激素组。主要终点为死亡、移植失败或显著排斥反应。6 个月后依维莫司组的主要终点事件发生率明显比 AZA 组偏低（依维莫司组 27% ~ 36% vs. AZA 组 47%）[44]。依维莫司主要通过 CYP450 3A4 酶作用在肝代谢，80% 经由粪便排出体外，半衰期为 30 h。

总的来说，mTOR 抑制剂能抑制血管平滑肌细胞增生，在防治冠状动脉支架置入术后再狭窄方面疗效显著[45]。因此，mTOR 抑制剂可以用来防治心

脏移植术后 CAV。最近，一项前瞻性研究将 46 例发生 CAV 的患者随机分为加用西罗莫司治疗组和继续现有免疫抑制剂治疗（不加用西罗莫司）组。经过 2 年的随访，西罗莫司组有 3 例患者发生了临床不良事件（包括死亡、需要血管成形术或旁路手术、心肌梗死或心导管评分减少 25%），而没有加用西罗莫司组有 14 例发生了临床不良事件，因此西罗莫司在 CAV 的防治中至关重要[46]。Keogh 等对移植术后患者进行血管造影和血管内超声，AZA 治疗组患者的血管内膜和中膜显著增厚，而西罗莫司治疗组患者 CAV 的发生率明显降低[41]。同样，Eisen 等研究表明接受依维莫司治疗的心脏移植患者 12 个月后 CAV 的发生率明显降低[47]。

糖皮质激素

泼尼松

泼尼松是一种人工合成的皮质类固醇类药物，在 1950 年被鉴定出来[48]。它和其他皮质类固醇类药物如甲泼尼龙作用相似。这些人工合成的皮质类固醇作用与肾上腺分泌产生的皮质醇作用相当。皮质类固醇对人体影响较大，但大多数时候，它们被用来抑制体内炎症反应，特别对心脏移植术后的免疫系统反应有明显作用（图 27.11）。

激素类药物至今仍然是免疫抑制治疗方案的重要组成部分（图 27.11），它们最开始与 AZA 联合，后来又与 CsA 联合用于维持治疗，但是由于副作用明显，已经被其他新型药物所取代。

诱导免疫抑制剂

静脉注射用免疫球蛋白

静脉注射用免疫球蛋白（intravenous immunoglobulin，IVIG）是静脉注射用的血液制品，含有从血浆提取的多价 IgG 抗体。IVIG 中含有多种免疫球蛋白，因此具有免疫调节和抗炎症反应作用。IVIG 可以中和细胞因子，维持细胞因子稳定，并减少其他细胞因子合成。它能抑制细胞凋亡，抑制趋化因子生成，抑制白细胞聚集。IVIG 抑制细胞凋亡的机

制尚不明确，部分原因可能是损害了 Fas 介导的细胞凋亡[49]。

IVIG 对补体系统的作用尚有争议。关于激活或抑制补体（膜攻击复合物、C3b 和 C4b）均有报道[50]。IVIG 中的抗体可以减少 B 淋巴细胞和 T 淋巴细胞介导的抗体生成。部分通过拮抗 Th1 和 Th2 的活性及其产生的细胞因子达到上述作用。IVIG 含有大量 IgG 转运受体，因此可以缩短致病抗体的半衰期[51]。IVIG 的其他免疫调节机制还包括中和巨噬细胞的 Fcγ 受体，减轻细胞介导的细胞毒性作用。树突细胞分化的下调减低了免疫反应中抗原呈递作用，使 T 淋巴细胞激活受限。

IVIG 最开始用来治疗心脏移植术后 AMR，在致敏受体中使用尤其重要。针对 HLA-1 的高群体反应性抗体（panel-reactive antibody，PRA）的存在，增加了早期移植排斥反应的风险及死亡率，这可通过选择交叉配型合适的供体来避免。

IVIG 可以降低致敏性，使得肾移植患者的手术顺利进行。左心室辅助装置可以作为接受心脏移植的过渡治疗，但同时也可使患者致敏、B 淋巴细胞活化。因此，IVIG 可能通过其特有的抗独特型效应而减少患者的致敏性[52]。一项对 16 名接受 IVIG 治疗 1～3 个月的致敏患者的研究显示，治疗一周内患者抗体就减少了 33%，增加剂量后抗体又减少了 20%[52]。一些病例报道中群体反应性抗体（PRA）甚至可以减少 100%。小剂量 IVIG 防治心脏移植术后反应性抗体增加的作用并不明显。

血浆置换是降低 PRA 的另一种方法，但是要达到治疗目的所需的时间较长，并且感染风险和并发症的风险增加。血浆置换联合 IVIG 治疗比单用 IVIG 治疗在交叉配型阳性患者中疗效更明显[53]。10 例心脏移植术后发生急性 AMR 的患者接受 IVIG 治疗后排斥反应得到控制，经过 5 年随访，发现 IVIG 延长了排斥反应复发时间[54]。IVIG 的半衰期为 30～40 天（表 27.1）。IVIG 作用时间可维持 2～10 周。

利妥昔单抗

利妥昔单抗是一种嵌合单克隆抗体，识别 B 淋巴细胞表面的 CD20 蛋白。利妥昔单抗可以溶解 B 淋巴细胞，因此用于治疗 B 淋巴细胞过量或功能不正常的相关疾病，包括淋巴细胞增殖性肿瘤、自身

免疫性疾病和移植排斥反应。

CD20 广泛表达于 B 淋巴细胞，包括 B 细胞前体细胞和分化 B 淋巴细胞，但是不存在于终末分化的浆细胞。利妥昔单抗和 CD20 结合促进了 NK 细胞介导的细胞杀伤作用[55]。由于利妥昔单抗不作用于成熟的浆细胞，小部分研究表明利妥昔单抗可以用于致敏性不强的移植术前患者[56]，或心脏移植术后发生 AMR 的患者[57-58]。例如一个单中心试验，Ravichandran 等报道心脏移植术后使用利妥昔单抗治疗 AMR 组比没有使用利妥昔单抗治疗组患者的存活率显著提高（$P = 0.0089$）。次要终点，如感染、射血分数改变或再住院方面没有差别[59]。

首次相关临床试验于 2015 年开始招募接受心脏移植术的患者，移植术后最初几周，在标准移植术后免疫抑制治疗基础上，随机加用 4 种剂量的利妥昔单抗治疗或安慰剂治疗，来明确利妥昔单抗是否可以减少 CAV 的发生和发展。利妥昔单抗通过 CYP450 系统在肝代谢，半衰期为 18～32 天。

抗胸腺细胞球蛋白

抗胸腺细胞球蛋白（antithymocyte globulin，ATG）是马或兔体内提取的抗 T 淋巴细胞的抗体注射液，用来防治心脏移植术后急性排斥反应。1873 年，Metchnikoff 首次用异种动物的免疫细胞对动物进行免疫[60]。他将小鼠淋巴结提取的细胞注射到豚鼠体内，豚鼠血液内产生了抗小鼠抗体，引起免疫反应。然后他将豚鼠体内的抗体提取出来注射到小鼠体内，发现小鼠体内的淋巴细胞数显著降低。因此，ATG 通过一系列作用可以大大降低人正常免疫系统反应。

兔抗胸腺细胞球蛋白（rATG）对免疫系统和血管内皮细胞表面抗原均有作用。其免疫抑制效应的详细机制尚不明确，T 细胞减少可能是关键作用。其他机制包括淋巴细胞表面抗原调节、转录因子激活和干扰免疫细胞作用的各个环节，如细胞因子的产生、趋化、内吞、刺激和增殖。rATG 可以诱导细胞凋亡，诱导抗体依赖或补体介导的免疫系统相关细胞的溶解，抑制白细胞聚集[61]。目前，rATG 主要用于免疫抑制诱导治疗和急性 CMR 治疗[62]。然而，医学界对于它在减少 T 淋巴细胞获益的同时增加感染和恶性肿瘤的风险方面仍然有分歧。

白介素-2 受体拮抗剂

巴利昔单抗

巴利昔单抗是一种鼠/人嵌合的单克隆抗体，识别 T 淋巴细胞表面白介素-2（IL-2）受体 α 链（CD25）。它与 IL-2 竞争性结合 T 淋巴细胞表面的 IL-2 受体，阻止其信号通路（图 27.11）。这种单克隆抗体阻断 T 淋巴细胞增殖和 B 淋巴细胞活化，用于免疫抑制诱导期和治疗急性排斥反应[63]。Rosenberg 等研究表明心脏移植术后早期应用巴利昔单抗，作为延迟使用 CsA 而保留肾功能方案，可以延迟到术后第 4 天开始应用 CsA。这种情况不会增加排斥反应，而且降低了术后肾功能不全的风险[64]。巴利昔单抗的半衰期为 7 天。

阿仑珠单抗

阿仑珠单抗是一种单克隆抗体，识别发育 B 淋巴细胞表面的 CD52，但淋巴细胞干细胞表面不存在 CD52。使用阿仑珠单抗治疗，这些 CD52+ 淋巴细胞被破坏[65]。这种单克隆抗体目前用于免疫抑制诱导治疗。回顾性研究及随机试验表明，阿仑珠单抗在心脏移植术后应用的效果较为明显，生存率同其他药物相当，排斥反应较少发生[66]。在阿仑珠单抗常规应用于临床之前仍需进一步的试验研究。

研发初期的新型药物

硼替佐米（Bortezomib）是首次用于人类的蛋白酶体抑制剂[67]。它通常用于治疗血液系统恶性肿瘤如多发性骨髓瘤。新的证据表明致敏的移植前患者使用硼替佐米收益明显，同时也可以治疗难治性 AMR[68-69]。一个新的随机临床试验于 2015 年开始，高致敏性等待心脏移植的患者随机接受硼替佐米或安慰剂治疗，以明确硼替佐米是否适用于心脏移植术后人群。

托法替布（Tofacitinib）是 JAK 激酶抑制剂。JAK-STAT 跨膜信号转导通路参与免疫活化基因表达的调控。JAK 抑制剂托法替布抑制了 T 淋巴细胞和 NK 细胞作用[70]。托法替布在肾移植患者中已经被研究过，并且认为同 Tac 疗效相当[71]。

贝拉西普（Belatacept）是 T 细胞抑制剂，由细胞毒性 T 淋巴细胞相关抗原-4（CTLA4）的胞外结构区与人免疫球蛋白 IgG-1 的 Fc 结构区融合构成，参与 T 细胞活化共刺激过程。在一项开放性随机临床研究中，贝拉西普与 CsA 在肾移植患者的临床应用中相比较，贝拉西普疗效显著[72]。它被批准用于无钙调磷酸酶抑制剂方案中，与巴利昔单抗和 MMF 联合治疗。但是贝拉西普尚未批准用于心脏移植术后，而且在心脏移植术后患者没有被使用过的先例。但是，它仍然可能是心脏移植术后的重要药物。

依库珠单抗（Eculizumab）是 IgG2/4 单克隆抗体，是补体 C5 抑制剂。它阻止膜攻击复合物的形成，从而阻止细胞坏死，但保留补体级联反应的其他功能。有研究表明依库珠单抗可以预防肾移植术后 AMR。同时也可以逆转肺和肾移植术后严重的 AMR[73-74]。依库珠单抗非常昂贵，尚未用于心脏移植受体研究。

Sotrastaurin 是一种蛋白 C 激酶抑制剂，有 T 淋巴细胞抑制作用。Sotrastaurin 已在临床研究中表明可以延长移植术后生存率[75]。然而，在不使用钙调磷酸酶抑制剂时应用 Sotrastaurin 可以增加 AMR 的风险[76-77]。

小结

免疫生物学和免疫抑制治疗领域的迅速发展已经使心脏移植术后患者的生存率有所提高。尽管生存率提高，但是药物副作用（如器官衰竭、感染、移植物血管病变、恶性肿瘤等）的发生限制了器官移植术后患者的存活率。接下来应该把研究重点放在将传统三联药物治疗方案（激素、吗替麦考酚酯、钙调磷酸酶抑制剂）减少为两种药物联合治疗方案，重点研究其在高致敏患者中的疗效，为每一位器官移植术后患者制订个体化的免疫抑制治疗方案。

此外，新的疗法旨在诱导调节性 T 细胞表达，减少免疫反应，抑制反应性氧自由基损伤，减少抗原提呈细胞介导的活化 T 细胞引发的移植术后排斥反应。另外，通过减少移植器官早期的缺血再灌注损伤的方法，可以减轻移植器官受体的炎症反应和

免疫应答反应。同时，应该有针对性地研究如何保持移植器官功能完整，使抗原反应细胞无法识别 MHC，或者减少抗原反应细胞。若要达到减少供体的抗原反应细胞的目的，供体需要在移植术前接受免疫抑制剂治疗，从而进一步提高移植器官的存活率。

总之，心脏移植的未来仍然基于研究患者的免疫调节反应，随着新兴疗法和策略的出现，将会对心脏移植领域产生巨大的影响。

参考文献

1. Silverstein AM. Autoimmunity versus horror autotoxicus: the struggle for recognition. Nat Immunol. 2001;2(4):279–81.
2. Barnard CN. The operation. A human cardiac transplant: an interim report of a successful operation performed at Groote Schuur Hospital, Cape Town. S Afr Med J. 1967;41(48):1271–4.
3. Stinson EB, Dong Jr E, Bieber CP, Schroeder JS, Shumway NE. Cardiac transplantation in man. I. Early rejection. JAMA. 1969;207(12):2233–47.
4. Stinson EB, Dong Jr E, Bieber CP, Popp RL, Shumway NE. Cardiac transplantation in man. II. Immunosuppressive therapy. J Thorac Cardiovasc Surg. 1969;58(3):326–37.
5. Colvin-Adams M, Smith JM, Heubner BM, Skeans MA, Edwards LB, Waller CD, Callahan ER, Snyder JJ, Israni AK, Kasiske BL. OPTN/SRTR 2013 Annual data report: heart. Am J Transplant. 2015;15 Suppl 2:1–28.
6. Vivier E, Malissen B. Innate and adaptive immunity: specificities and signaling hierarchies revisited. Nat Immunol. 2005;6(1):17–21.
7. Merle NS, Church SE, Fremeaux-Bacchi V, Roumenina LT. Complement system. Part I - Molecular mechanisms of activation and regulation. Front Immunol. 2015;6:262.
8. Merle NS, Noe R, Halbwachs-Mecarelli L, Fremeaux-Bacchi V, Roumenina LT. Complement system. Part II: role in immunity. Front Immunol. 2015;6:257.
9. Baldwin WM, Ota H, Rodriguez ER. Complement in transplant rejection: diagnostic and mechanistic considerations. Springer Semin Immunopathol. 2003;25(2):181–97.
10. Epelman S, Liu PP, Mann DL. Role of innate and adaptive immune mechanisms in cardiac injury and repair. Nat Rev Immunol. 2015;15(2):117–29.
11. Chinen J, Buckley RH. Transplantation immunology: solid organ and bone marrow. J Allergy Clin Immunol. 2010;125(2 Suppl 2):S324–35.
12. Woof JM, Burton DR. Human antibody-Fc receptor interactions illuminated by crystal structures. Nat Rev Immunol. 2004;4(2):89–99.
13. Ono SJ. The birth of transplantation immunology: the Billingham-Medawar experiments at Birmingham University and University College London. 1951. J Exp Biol. 2004;207(Pt 23):4013–4.
14. Cooley DA, Hallman GL, Bloodwell RD, Nora JJ, Leachman RD. Human heart transplantation. Experience with twelve cases. Am J Cardiol. 1968;22(6):804–10.
15. Cooley DA, Bloodwell RD, Hallman GL, Nora JJ. Transplantation of the human heart. Report of four cases. JAMA. 1968;205(7):479–86.
16. Reitz BA, Beiber CP, Raney AA, Pennock JL, Jamieson SW, Oyer PE, Stinson EB. Orthotopic heart and combined heart and lung transplantation with cyclosporin-A immune suppression. Transplant Proc. 1981;13(1 Pt 1):393–6.
17. Borel JF. History of the discovery of cyclosporin and of its early pharmacological development. Wien Klin Wochenschr. 2002;114(12):

433–7.

18. Calne RY, White DJ, Thiru S, Evans DB, McMaster P, Dunn DC, Craddock GN, Pentlow BD, Rolles K. Cyclosporin A in patients receiving renal allografts from cadaver donors. Lancet. 1978;2(8104-5):1323–7.

19. Starzl TE, Klintmalm GB, Porter KA, Iwatsuki S, Schröter GP. Liver transplantation with use of cyclosporin a and prednisone. N Engl J Med. 1981;305(5):266–9.

20. Kahan BD. Cyclosporine. N Engl J Med. 1989;321(25):1725–38.

21. Clipstone NA, Crabtree GR. Identification of calcineurin as a key signalling enzyme in T-lymphocyte activation. Nature. 1992;357(6380): 695–7.

22. Cohen DJ, Loertscher R, Rubin MF, Tilney NL, Carpenter CB, Strom TB. Cyclosporine: a new immunosuppressive agent for organ transplantation. Ann Intern Med. 1984;101(5):667–82.

23. Crespo-Leiro MG. Tacrolimus in heart transplantation. Transplant Proc. 2003;35(5):1981–3.

24. Taylor DO, Barr ML, Radovancevic B, Renlund DG, Mentzer Jr RM, Smart FW, Tolman DE, Frazier OH, Young JB, VanVeldhuisen P. A randomized, multicenter comparison of tacrolimus and cyclosporine immunosuppressive regimens in cardiac transplantation: decreased hyperlipidemia and hypertension with tacrolimus. J Heart Lung Transplant. 1999;18(4):336–45.

25. Reichart B, Meiser B, Viganò M, Rinaldi M, Martinelli L, Yacoub M, Banner NR, Gandjbakhch I, Dorent R, Hetzer R, Hummel M. European Multicenter Tacrolimus (FK506) Heart Pilot Study: one-year results–European Tacrolimus Multicenter Heart Study Group. J Heart Lung Transplant. 1998;17(8):775–81.

26. Meiser BM, Uberfuhr P, Fuchs A, Schmidt D, Pfeiffer M, Paulus D, Schulze C, Wildhirt S, Scheidt WV, Angermann C, Klauss V, Martin S, Reichenspurner H, Kreuzer E, Reichart B. Single-center randomized trial comparing tacrolimus (FK506) and cyclosporine in the prevention of acute myocardial rejection. J Heart Lung Transplant. 1998;17(8):782–8.

27. Fung JJ, Abu-Elmagd K, Todo S, Shapiro R, Tzakis A, Jordan M, Armitage J, Jain A, Alessiani M, Martin M, et al. Overview of FK506 in transplantation. Clin Transpl. 1990;115–21.

28. Armitage JM, Kormos RL, Morita S, Fung J, Marrone GC, Hardesty RL, Griffith BP, Starzl TE. Clinical trial of FK 506 immunosuppression in adult cardiac transplantation. Ann Thorac Surg. 1992;54(2):205–10. discussion 210-1.

29. Elion GB. The purine path to chemotherapy. Science. 1989; 244(4900):41–7.

30. Calne RY. The rejection of renal homografts. Inhibition in dogs by 6-mercaptopurine. Lancet. 1960;1(7121):417–8.

31. Cara CJ, Pena AS, Sans M, Rodrigo L, Guerrero-Esteo M, Hinojosa J, García-Paredes J, Guijarro LG. Reviewing the mechanism of action of thiopurine drugs: towards a new paradigm in clinical practice. Med Sci Monit. 2004;10(11):RA247–54.

32. Frisvad JC, Filtenborg O. Classification of terverticillate penicillia based on profiles of mycotoxins and other secondary metabolites. Appl Environ Microbiol. 1983;46(6):1301–10.

33. Ransom JT. Mechanism of action of mycophenolate mofetil. Ther Drug Monit. 1995;17(6):681–4.

34. Ensley RD, Bristow MR, Olsen SL, Taylor DO, Hammond EH, O'Connell JB, Dunn D, Osburn L, Jones KW, Kauffman RS, et al. The use of mycophenolate mofetil (RS-61443) in human heart transplant recipients. Transplantation. 1993;56(1):75–82.

35. Kobashigawa J, Miller L, Renlund D, Mentzer R, Alderman E, Bourge R, Costanzo M, Eisen H, Dureau G, Ratkovec R, Hummel M, Ipe D, Johnson J, Keogh A, Mamelok R, Mancini D, Smart F, Valantine H. A randomized active-controlled trial of mycophenolate mofetil in heart transplant recipients. Mycophenolate Mofetil Investigators. Transplantation. 1998;66(4):507–15.

36. Hosenpud JD, Bennett LE. Mycophenolate mofetil versus azathioprine in patients surviving the initial cardiac transplant hospitalization: an analysis of the Joint UNOS/ISHLT Thoracic Registry. Transplantation. 2001;72(10):1662–5.

37. Kirklin JK, Bourge RC, Naftel DC, Morrow WR, Deierhoi MH, Kauffman RS, White-Williams C, Nomberg RI, Holman WL, Smith Jr DC. Treatment of recurrent heart rejection with mycophenolate mofetil (RS-61443): initial clinical experience. J Heart Lung Transplant. 1994;13(3):444–50.

38. Vezina C, Kudelski A, Sehgal SN. Rapamycin (AY-22,989), a new antifungal antibiotic. I. Taxonomy of the producing streptomycete and isolation of the active principle. J Antibiot (Tokyo). 1975;28(10): 721–6.

39. Guba M, von Breitenbuch P, Steinbauer M, Koehl G, Flegel S, Hornung M, Bruns CJ, Zuelke C, Farkas S, Anthuber M, Jauch KW, Geissler EK. Rapamycin inhibits primary and metastatic tumor growth by antiangiogenesis: involvement of vascular endothelial growth factor. Nat Med. 2002;8(2):128–35.

40. Poston RS, Billingham M, Hoyt EG, Pollard J, Shorthouse R, Morris RE, Robbins RC. Rapamycin reverses chronic graft vascular disease in a novel cardiac allograft model. Circulation. 1999;100(1):67–74.

41. Keogh A, Richardson M, Ruygrok P, Spratt P, Galbraith A, O'Driscoll G, Macdonald P, Esmore D, Muller D, Faddy S. Sirolimus in de novo heart transplant recipients reduces acute rejection and prevents coronary artery disease at 2 years: a randomized clinical trial. Circulation. 2004;110(17):2694–700.

42. Kobashigawa JA, Miller LW, Russell SD, Ewald GA, Zucker MJ, Goldberg LR, Eisen HJ, Salm K, Tolzman D, Gao J, Fitzsimmons W, First R, Study Investigators. Tacrolimus with mycophenolate mofetil (MMF) or sirolimus vs. cyclosporine with MMF in cardiac transplant patients: 1-year report. Am J Transplant. 2006;6(6):1377–86.

43. Gurk-Turner C, Manitpisitkul W, Cooper M. A comprehensive review of everolimus clinical reports: a new mammalian target of rapamycin inhibitor. Transplantation. 2012;94(7):659–68.

44. Eisen HJ, Tuzcu EM, Dorent R, Kobashigawa J, Mancini D, Valantine-von Kaeppler HA, Starling RC, Sørensen K, Hummel M, Lind JM, Abeywickrama KH, Bernhardt P, RAD B253 Study Group. Everolimus for the prevention of allograft rejection and vasculopathy in cardiac-transplant recipients. N Engl J Med. 2003;349(9):847–58.

45. Gogas BD, McDaniel M, Samady H, King 3rd SB. Novel drug-eluting stents for coronary revascularization. Trends Cardiovasc Med. 2014;24(7):305–13.

46. Mancini D, Pinney S, Burkhoff D, LaManca J, Itescu S, Burke E, Edwards N, Oz M, Marks AR. Use of rapamycin slows progression of cardiac transplantation vasculopathy. Circulation. 2003;108(1):48–53.

47. Eisen HJ, Kobashigawa J, Starling RC, Pauly DF, Kfoury A, Ross H, Wang SS, Cantin B, Van Bakel A, Ewald G, Hirt S, Lehmkuhl H, Keogh A, Rinaldi M, Potena L, Zuckermann A, Dong G, Cornu-Artis C, Lopez P. Everolimus versus mycophenolate mofetil in heart transplantation: a randomized, multicenter trial. Am J Transplant. 2013;13(5): 1203–16.

48. Nobile A. The discovery of the delta 1,4-steroids, prednisone, and prednisolone at the Schering Corporation (USA). Steroids. 1994;59(3):227–30.

49. Aukrust P, Yndestad A, Ueland T, Damås JK, Frøland SS, Gullestad L. The role of intravenous immunoglobulin in the treatment of chronic heart failure. Int J Cardiol. 2006;112(1):40–5.

50. Kazatchkine MD, Kaveri SV. Immunomodulation of autoimmune and inflammatory diseases with intravenous immune globulin. N Engl J Med. 2001;345(10):747–55.

51. Bayry J, Lacroix-Desmazes S, Kazatchkine MD, Kaveri SV. Monoclonal antibody and intravenous immunoglobulin therapy for rheumatic diseases: rationale and mechanisms of action. Nat Clin Pract Rheumatol. 2007;3(5):262–72.

52. John R, Lietz K, Burke E, Ankersmit J, Mancini D, Suciu-Foca N, Edwards N, Rose E, Oz M, Itescu S. Intravenous immunoglobulin reduces anti-HLA alloreactivity and shortens waiting time to cardiac transplantation in highly sensitized left ventricular assist device recipients. Circulation. 1999;100(19 Suppl):II229–35.

53. Leech SH, Lopez-Cepero M, LeFor WM, DiChiara L, Weston M, Furukawa S, Macha M, Singhal A, Wald JW, Nikolaidis LA, McClurken JB, Bove AA. Management of the sensitized cardiac recipient: the

use of plasmapheresis and intravenous immunoglobulin. Clin Transplant. 2006;20(4):476–84.

54. Nussinovitch U, Shoenfeld Y. Intravenous immunoglobulin – indications and mechanisms in cardiovascular diseases. Autoimmun Rev. 2008;7(6):445–52.

55. Pescovitz MD. B cells: a rational target in alloantibody-mediated solid organ transplantation rejection. Clin Transplant. 2006;20(1):48–54.

56. Shaddy RE, Fuller TC. The sensitized pediatric heart transplant candidate: causes, consequences, and treatment options. Pediatr Transplant. 2005;9(2):208–14.

57. Kaczmarek I, Deutsch MA, Sadoni S, Brenner P, Schmauss D, Daebritz SH, Weiss M, Meiser BM, Reichart B. Successful management of antibody-mediated cardiac allograft rejection with combined immunoadsorption and anti-CD20 monoclonal antibody treatment: case report and literature review. J Heart Lung Transplant. 2007;26(5):511–5.

58. Pollock-BarZiv SM, den Hollander N, Ngan B-Y, Kantor P, McCrindle B, West LJ, Dipchand AI. Pediatric heart transplantation in human leukocyte antigen-sensitized patients: evolving management and assessment of intermediate-term outcomes in a high-risk population. Circulation. 2007;116(11 Suppl):I172–8.

59. Ravichandran AK, Schilling JD, Novak E, Pfeifer J, Ewald GA, Joseph SM. Rituximab is associated with improved survival in cardiac allograft patients with antibody-mediated rejection: a single center review. Clin Transplant. 2013;27(6):961–7.

60. Li J, van der Wal DE, Zhu L, Vadasz B, Simpson EK, Li C, Webster ML, Zhu G, Lang S, Chen P, Zeng Q, Ni H. Fc-independent phagocytosis: implications for IVIG and other therapies in immune-mediated thrombocytopenia. Cardiovasc Hematol Disord Drug Targets. 2013;13(1):50–8.

61. Deeks ED, Keating GM. Rabbit antithymocyte globulin (thymoglobulin): a review of its use in the prevention and treatment of acute renal allograft rejection. Drugs. 2009;69(11):1483–512.

62. Zuckermann A, Schulz U, Deuse T, Ruhpawar A, Schmitto JD, Beiras-Fernandez A, Hirt S, Schweiger M, Kopp-Fernandes L, Barten MJ. Thymoglobulin induction in heart transplantation: patient selection and implications for maintenance immunosuppression. Transpl Int. 2015;28(3):259–69.

63. Martin ST, Kato TS, Farr M, McKeen JT, Cheema F, Ji M, Ross A, Yerebakan H, Naka Y, Takayama H, Restaino S, Mancini D, Schulze PC. Similar survival in patients following heart transplantation receiving induction therapy using daclizumab vs. basiliximab. Circ J. 2015;79(2):368–74.

64. Rosenberg PB, Vriesendorp AE, Drazner MH, Dries DL, Kaiser PA, Hynan LS, Dimaio JM, Meyer D, Ring WS, Yancy CW. Induction therapy with basiliximab allows delayed initiation of cyclosporine and preserves renal function after cardiac transplantation. J Heart Lung Transplant. 2005;24(9):1327–31.

65. Hale G, Bright S, Chumbley G, Hoang T, Metcalf D, Munro AJ, Waldmann H. Removal of T cells from bone marrow for transplantation: a monoclonal antilymphocyte antibody that fixes human complement. Blood. 1983;62(4):873–82.

66. Soderlund C, Radegran G. Immunosuppressive therapies after heart transplantation – the balance between under- and over-immunosuppression. Transplant Rev (Orlando). 2015;29(3):181–9.

67. Bonvini P, Zorzi E, Basso G, Rosolen A. Bortezomib-mediated 26S proteasome inhibition causes cell-cycle arrest and induces apoptosis in CD-30+ anaplastic large cell lymphoma. Leukemia. 2007;21(4):838–42.

68. Morrow WR, Frazier EA, Mahle WT, Harville TO, Pye SE, Knecht KR, Howard EL, Smith RN, Saylors RL, Garcia X, Jaquiss RD, Woodle ES. Rapid reduction in donor-specific anti-human leukocyte antigen antibodies and reversal of antibody-mediated rejection with bortezomib in pediatric heart transplant patients. Transplantation. 2012;93(3):319–24.

69. Patel J, Everly M, Chang D, Kittleson M, Reed E, Kobashigawa J. Reduction of alloantibodies via proteasome inhibition in cardiac transplantation. J Heart Lung Transplant. 2011;30(12):1320–6.

70. Aaronson DS, Horvath CM. A road map for those who don't know JAK-STAT. Science. 2002;296(5573):1653–5.

71. Busque S, Leventhal J, Brennan DC, Steinberg S, Klintmalm G, Shah T, Mulgaonkar S, Bromberg JS, Vincenti F, Hariharan S, Slakey D, Peddi VR, Fisher RA, Lawendy N, Wang C, Chan G. Calcineurin-inhibitor-free immunosuppression based on the JAK inhibitor CP-690,550: a pilot study in de novo kidney allograft recipients. Am J Transplant. 2009;9(8):1936–45.

72. Vincenti F, Larsen C, Durrbach A, Wekerle T, Nashan B, Blancho G, Lang P, Grinyo J, Halloran PF, Solez K, Hagerty D, Levy E, Zhou W, Natarajan K, Charpentier B, Belatacept Study Group. Costimulation blockade with belatacept in renal transplantation. N Engl J Med. 2005;353(8):770–81.

73. Locke JE, Magro CM, Singer AL, Segev DL, Haas M, Hillel AT, King KE, Kraus E, Lees LM, Melancon JK, Stewart ZA, Warren DS, Zachary AA, Montgomery RA. The use of antibody to complement protein C5 for salvage treatment of severe antibody-mediated rejection. Am J Transplant. 2009;9(1):231–5.

74. Dawson KL, Parulekar A, Seethamraju H. Treatment of hyperacute antibody-mediated lung allograft rejection with eculizumab. J Heart Lung Transplant. 2012;31(12):1325–6.

75. Getts DR, Shankar S, Chastain EM, Martin A, Getts MT, Wood K, Miller SD. Current landscape for T-cell targeting in autoimmunity and transplantation. Immunotherapy. 2011;3(7):853–70.

76. Fang YH, Joo DJ, Lim BJ, Kim JY, Kim MS, Jeong HJ, Kim YS. AEB-071 versus tacrolimus monotherapy to prevent acute cardiac allograft rejection in the rat: a preliminary report. Transplant Proc. 2010;42(3):976–9.

77. Russ GR, Tedesco-Silva H, Kuypers DR, Cohney S, Langer RM, Witzke O, Eris J, Sommerer C, von Zur-Mühlen B, Woodle ES, Gill J, Ng J, Klupp J, Chodoff L, Budde K. Efficacy of sotrastaurin plus tacrolimus after de novo kidney transplantation: randomized, phase II trial results. Am J Transplant. 2013;13(7):1746–56.

心脏移植病理学 第**28**章

Priti Lal

（刘菲菲 赵 义 译 王戈楠 审校）

引言

对于终末期心力衰竭，唯一的终极疗法是心脏移植。美国每年进行心脏移植手术大约 2000 例。然而，由于缺乏供体，这一数字已经达到了平台期。

心脏移植的主要适应证是冠状动脉疾病和扩张型心肌病。生存率的提高不仅得益于免疫抑制疗法的进步，还得益于我们识别移植排斥反应能力的提高。来自移植受体科学注册研究的数据显示，1 年生存率为 88％，5 年生存率为 75％，10 年生存率为 56％。虽然免疫抑制治疗的进展降低了急性细胞排斥反应（acute cellular rejection，ACR）的发生率，但抗体介导的排斥反应（AMR）的发生率相对未受影响[1-2]。AMR 持续出现在 10％～20％的心脏移植患者中，与血流动力学不稳定和心脏同种异体移植血管病变（CAV）的进展等不良预后相关。心脏活检仍然是诊断 ACR 和 AMR 的主要依据。基因表达检测可以测量特定分子和细胞通路的上调或下调，可作为基于标准活检的排斥反应诊断的替代方案。然而，目前心脏活检仍然是监测排斥反应的金标准。

心内膜心肌活检

心内膜心肌活检（endomyocardial biopsies，EMB）仍是监测和管理心脏移植患者排斥反应的首选方法[3]。目前，由于 EMB 具有高灵敏度和特异度的特点[4-5]，尚无其他用于诊断急性细胞排斥反应的放射学或血清学方法。

移植后进行 EMB 的频率因机构而异。理想的情况下，供体心脏的"零时间活检"应在移植的同时进行。这种活检方式提供了供体心脏的基线状态，包括心肌细胞肥大、缺血或其他病理过程，如心肌炎。第一次移植后活检通常是在移植后 1 周或 10 天进行。随后的活检应在第 1 个月每周进行 1 次，第 2 个月每 2 周进行 1 次，从第 3 个月至第 12 个月每 6～8 周进行 1 次。在第 1 年之后，活检的频率可降至每季度、每半年或每年进行 1 次。如果患者在 1 年后仍保持稳定，则仅当临床怀疑存在排斥反应时才需要 EMB。如果诊断出排斥反应，则患者就可以从更严密的监测中获益，并在 1～2 周后进行重复活检。

经由颈静脉或股静脉插入活检钳，从右心室获得 EMB。在室温下，立即固定于 10％甲醛溶液中是预防伪影的重要手段。用于免疫荧光研究的片段应被快速冷冻于 OCT 化合物包埋培养基（Miles Inc，Diagnostic Division，Elkhart，IN）中。所有的片段都应提交给病理科，而不需要在心导管室进行分诊，因为可能会出现出血或显著发白的碎片，这表明心内膜心肌活检样本可能含有有价值的心肌组织。

为了充分评估排斥反应，目前的指南要求至少有 3 个活检切片，每个切片至少包含 50％的心肌，且不包括既往活检部位的变化区域[6]。未达到此标准的标本应标记为"活检不充分"。如果在活检中发现有排斥反应，但充分达标的标本少于三份，那么可提示排斥反应等级，但需强调不排除更高级别的排斥反应。

急性细胞和抗体介导的排斥反应的病理生理学

同种异体移植物置入能引起受体免疫系统几个部分的激活。移植细胞中过多的非自身主要组织相容性复合体（major histocompatibility complex，MHC）分子被受体 T 细胞、B 细胞和自然杀伤细胞识别。

活化的 B 细胞产生与同种异体抗原结合的特异性抗体，包括 MHC 抗原。在经典补体途径中，补体与抗体结合后被激活，导致血管损伤。活化的巨噬细胞也可与抗体结合，导致抗体介导的靶细胞裂解。因此，移植物中补体的检测和巨噬细胞的存在，为抗体介导的排斥反应提供了依据，并成为 EMB 诊断 AMR 的基础。

T 细胞通过直接或间接途径识别同种异体抗原。在直接途径中，T 辅助细胞识别移植物细胞的抗原，其通常与供体抗原提呈细胞（APC）的 MHC 结合。在间接途径中，外来抗原首先被受体自身的 APC（如树突状细胞）分解成小肽。这些抗原与受体的 MHC 形成复合体被提呈给初始 T 细胞。作为应答，活化的 T 辅助细胞（CD4$^+$）增殖并产生细胞因子，刺激细胞毒性 T 细胞（CD8$^+$）、B 细胞和巨噬细胞的产生，进而导致靶细胞直接裂解，从而破坏移植物。

心脏同种异体移植排斥反应的形态学

超急性排斥反应

超急性排斥反应源于预先形成的抗体，并且在同种异体移植物置入的数分钟至数小时内发生。与超急性排斥反应相关的因素包括：ABO 血型和 HLA 遗传系统的抗原表位预先形成的抗体、妊娠史、伴有输血的多次手术史以及其他器官移植。

预先形成的抗体激活补体级联反应，对内皮细胞产成严重损伤，并激活血小板，导致凝血和血栓形成，使得心脏看起来显著水肿。弥漫性组织病理学改变包括显著的间质水肿、内皮细胞肿胀、红细胞外渗、血管血栓形成、坏死以及多形核细胞的炎性浸润。

急性细胞排斥反应（ACR）

虽然急性细胞排斥反应（ACR）主要是 T 细胞介导的过程，但在中度排斥反应中可见大量活化的 B 淋巴细胞和自然杀伤细胞[7]。在更高级的排斥反应中，也可以看到越来越多的抗原提呈细胞，包括巨噬细胞和树突状细胞[7-10]。

纵观历史，ACR曾采用多种不同的模式进行分级。1990年，国际心肺移植学会（ISHLT）提出了一种标准化的分级系统以有效沟通多中心药物试验的结果。该分级系统主要基于炎性浸润的量和是否存在肌细胞损伤[11]（表28.1和图28.1），并迅速成为报告排斥反应的标准。

尽管尝试将ACR的报告标准化，但病理学家对组织学分级的解释却发生了变化。2001年，Banff同种异体移植病理学组邀请病理学家、心脏病学家和心脏外科医生讨论他们自1990年来10年间使用ISHLT系统的经验。2004年，在ISHLT的指导下，由国际多学科心脏移植专家团队组成的工作组召开会议，对ISHLT 1990年的定义进行了回顾。

1990年方案的一项主要争论是2级排斥反应的诊断和治疗[12-13]。虽然许多移植中心将2级排斥反应作为治疗的临界点，但也有一些人观察到，在大多数情况下，2级病变未经治疗就能缓解。这一点和其他考虑因素促使工作组提出由后缀为"R"指定的修订方案（表28.2、图28.1、图28.2和图28.3）。在修订后的分类系统中，1990年的2级排斥反应被归类为轻度排斥反应（ISHLT 2004年1R级）。此外，1990年3A级和3B级被合并为2R级，代表中等/中级ACR。

尽管修订了分级系统，但ACR的诊断仍存在若干缺陷。其中的一个挑战是准确识别心肌细胞损伤。心肌细胞损伤的形态学范围很广，这些病变可能是细微的，表现为心肌细胞空泡化、核周光晕、细胞质膜皱褶和心肌细胞边界不规则。其他变化更容易识别，例如心肌和心肌细胞的直接分裂或分支、部分被炎症浸润破坏[4,14]。在修订的ISHLT方案中，

心肌细胞损伤被描述为"肌质和细胞核澄清，核增大，偶尔核仁显著"[6]。细胞结构变形和肌细胞脱落通常也表明了心肌细胞损伤。这些变化是微妙的，有待解释，并且也可以解释ACR分级中主要的观察者间变异性。

表28.1 1990年国际心肺移植学会（ISHLT）对急性细胞排斥反应的分级系统

0级	无急性排斥反应
1A级	局灶性，轻度急性排斥反应
1B级	弥漫性，轻度急性排斥反应
2级	局灶性，中度急性排斥反应
3A级	多灶性，中度排斥反应
3B级	弥漫性、边缘性严重急性排斥反应
4级	严重急性排斥反应

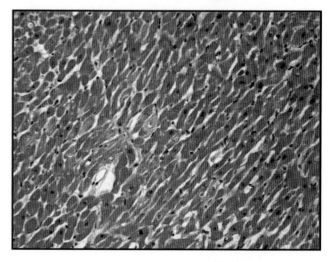

图28.1 心脏移植活检，放大20倍的H&E切片。活检结果显示心肌没有发现间质淋巴细胞，未出现急性细胞排斥反应（归类为ISHLT 0R）

表28.2 1990年和2004年急性细胞排斥反应（ACR）ISHLT分级系统的比较

1998 ISHLT		**2004 ISHLT**	
0级	无急性排斥反应	0R级	无急性排斥反应
1A级	局灶性，轻度急性排斥反应	1R级	轻度低级别ACR间质和（或）血管周围浸润，可伴有心肌损伤的单个病灶
1B级	弥漫性，轻度急性排斥反应		
2级	局灶性，中度急性排斥反应		
3A级	多灶性，中度排斥反应	2R级	中度中级别ACR；2个或2个以上的心肌细胞损伤病灶
3B级	弥漫性、边缘性严重急性排斥反应		
4级	严重急性排斥反应	3R级	严重高级别ACR；弥漫性浸润并伴多灶性心肌细胞损伤，伴或不伴水肿、出血和血管炎

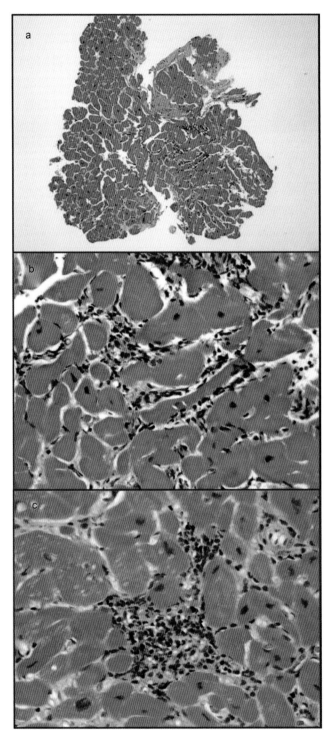

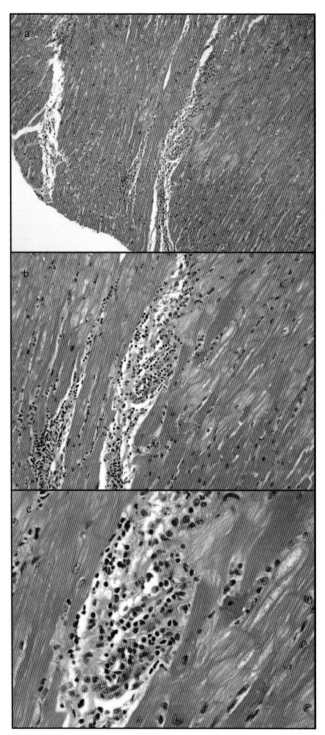

图 28.2 （a）具有间质浸润的心肌活检的低倍镜视图（10×）H&E 切片。（b）中倍镜视图（20×）具有间质浸润的 H&E 切片，没有心肌损伤的证据。轻度急性细胞排斥反应，按照目前的分类系统归类为 1R 级，按照 1990 年 ISHLT 系统归类为 1A 级。（c）高倍镜视图（40×）心肌的 H&E 切片，心肌细胞损伤的单个病灶。在目前的分类系统中，这将被归类为轻度急性细胞排斥反应 1R 级。根据 1990 年 ISHLT 分类系统，这一病灶将表明为中度排斥反应

图 28.3 （a）具有中度片状浸润的心肌活检的低倍镜视图。（b，c）心肌细胞损伤灶的中等和高倍镜视图。这种情况下有两个独立的心肌损伤病灶，按当前 ISHLT 分类系统可归为 2R 级：中度急性细胞排斥反应。按照 1990 年 ISHLT 分类标准，该病例将代表严重的急性细胞排斥反应

准确诊断 ACR 的另一个缺陷是难以将 Quilty 病变的组织学特征与真正的 ACR 病变区分开来。Quilty 病变是密集的心内膜淋巴细胞浸润，主要是 T 淋巴细胞和混合的 B 细胞，偶尔也有巨噬细胞和浆细胞，这些细胞也可以在移植心脏的心内膜中看到。Quilty 浸润可以局限于心内膜下的区域（以前称为 Quilty A），或深入到心肌（以前称为 Quilty B）。浸润性 Quilty 病变的可能很大。Quilty 病变在活检时若没有覆盖心内膜下组织，则很容易被误认为是中度排斥反应。在这种情况下，检查多个水平并仔细评估活检结果以确定病变从心肌到心内膜下组织的连续性是有帮助的。调解活化正常 T 细胞表达和分泌的（regulated on activation，normal T cell expressed and secreted，RANTES）阳性细胞在急性细胞排斥反应中大量存在[15]，而 RANTES 的免疫组化染色有助于区分真正的排斥反应病灶与 Quilty 浸润。

缺血性病变可能与严重排斥反应有关，或者可能继发于缺血时间延长[16]。在修订后的分级系统中，缺血分为发生于移植后 6 周内的早期缺血和晚期缺血性损伤。晚期缺血性损伤可能解释了继发于同种异体移植物动脉粥样硬化的心脏移植物严重功能障碍，应予以报道。移植后早期缺血是心内膜下伴有或不伴有巨噬细胞和多形核白细胞的心肌细胞坏死病灶。区分缺血性损伤的愈合阶段与中度排斥反应可能非常困难。在这种情况下，心脏病学家之间的临床相关性与沟通有助于患者的管理，以及确定患者的状态和最佳的治疗方案。

在移植监测活检期间很容易见到以前的活检部位[17]。由于同种异体移植物的固有解剖学构造，活检钳被引导至室间隔的同一区域内，导致在以前的活检部位取样。活检部位的愈合，尤其是横切面时，可能会取到伴有炎症的心肌细胞，有时难以与 ACR 区分开来。

由于免疫抑制方案的改善，移植后淋巴组织增殖性疾病（posttransplant lymphoproliferative disease，PTLD）在当代移植中心很少见。在极少数确实发生 PTLD 的情况下，可以在常规监测 EMB 中看到。区分 PTLD 和 ACR 非常重要，因为前者是通过降低免疫抑制剂来控制，而后者是通过增加免疫抑制剂来控制。降低免疫抑制可能导致 PTLD 完全消退[18-19]。如今所看到的大多数 PTLD 病例都是大 B 细胞淋巴瘤。采用 T 细胞和 B 细胞的免疫组化染色以及用于检测 Epstein-Barr 病毒（EBV）的原位杂交进行诊断。T 细胞淋巴瘤也可发生，但通常存在于结外部位[20]。

对于 EMB 的其他罕见发现应该仔细评估，包括腱索、瓣膜组织、脂肪组织、营养不良性钙化和小动脉套叠。腱索断裂可能会或不会导致临床上显著的三尖瓣反流[21-23]。应在报道中描述腱索的存在，并与临床发现相关联。脂肪组织主要见于心外膜区域。然而，在所有四个腔室中，脂肪的微观病灶可能存在于心肌内，尤其是在肥胖患者、老年患者和服用类固醇激素的患者中。在极少数情况下，活检钳实际上可以在右心室游离壁进行取样，发现脂肪组织可能提示穿孔。与脂肪组织相关的间皮细胞的存在表明为心外膜取样。由于组织心包炎通常在心肌周围形成致密、纤维状保护层，所以在此类事件之后很少出现心脏压塞，但应将结果报告给临床团队。

抗体介导的排斥反应（AMR）

Herskowitz 等[24]首先将 AMR 描述为一种以小动脉血管炎为生理特征的排斥反应，并且临床上与心脏移植受体的不良预后相关。两年后，在 1989 年，Hammond 等[25]提供了初步免疫组化证据，表明 AMR 涉及抗体沉积，然后是补体激活，导致组织损伤和凝血。

补体级联反应的激活产生具有生物活性的补体裂解产物，如 C3a、C4a 和 C5a，除了介导中性粒细胞、单核细胞和巨噬细胞的趋化性之外，还能启动血管活性反应[26]。对 C5a 和膜攻击复合物的血管反应包括从血小板中存在的 Weibel-Palade 贮存颗粒中释放的 von Willebrand 因子、P-选择素和 CD63[26]。血小板上的 P-选择素受体与活化内皮细胞表达的血管细胞黏附分子之间的相互作用导致炎性分子的释放，从而进一步增强白细胞的定位和活化[27]。

现已知，许多风险因素与 AMR 发病率的增加有关，其中包括女性、移植前群体反应性抗体（PRA）升高、新型供体特异性抗体的发生、供体特异性交叉配型阳性、巨细胞病毒（CMV）血清阳性、再次移植以及既往植入心室辅助装置[28-32]。因此，AMR 可以由于早期预先形成的抗体而发生，或者由同种异体移植物在晚期出现供体特异性抗体（donor-specific antibody，DSA）而发生。因此，在同种异体移植物的寿命期间准确识别 AMR，对于降低发病率并增加同种异体移植物的存活率至关重要。

尽管 AMR 被认为是一种独特的现象，但其准确的病理和临床诊断标准以及特定治疗标准仍然滞后。大多数可用的治疗方案主要用于干预 T 细胞信号通路[33]；结果，ACR 的发病率急剧下降，而 AMR 的发病率则保持不变。

2010 年，ISHLT 组织了一次评估 AMR 状况的共识会议。一项会议前的调查显示，大多数（56%）中心将心脏功能障碍伴有心内膜心肌活检标本阴性诊断为 AMR。另一部分人使用多种因素组合，包括心功能不全、心内膜心肌活检标本的病理结果和循环抗体[34]。第 10 届 Banff 同种异体移植病理学会议（2009）暨"心脏会议"试图将诊断 AMR 的病理学和免疫学标准标准化。与会者一致认为 AMR 的诊断需要加入活检结果、即时血清学状况和移植物功能的临床参数。也就是说，应该采用联合的方法来评估疑似患有 AMR 的患者。

AMR 心脏活检的评估

EMB 的免疫学评估

评估心脏活检 C4d 的沉积情况，及是否存在 C3d 额外染色。可以在新鲜冰冻活检组织上使用免疫荧光（immunofluorescence，IF）技术或在甲醛固定的石蜡包埋组织上使用免疫组织化学（immuno-histochemical，IHC）测定法研究 C4d 和 C3d 的存在。

仅间质毛细血管可评估这些补体分解产物的存在。在评估 AMR 时，不应考虑 Quilty 病变中的小动脉、静脉、动脉、心内膜和血管。ISHLT 共识会议的总结表明，免疫荧光检测与免疫组化检测对 C4d 和 C3d 这两种标志物具有良好的等效性。此外，ISHLT 共识报告称，北美和欧洲的中心在评估这些标志物时，具有非常好的重现性结果，即认为通过对免疫组化进行微小的技术调整，病理学家可以实现几乎 100% 的重现性。

EMB 的组织病理学参数

内皮细胞活化和血管内巨噬细胞、毛细血管破坏、间质水肿和出血、中性粒细胞浸润、毛细血管破裂、内皮细胞核固缩等都与 AMR 有关。AMR 的

病理诊断方案结合了组织病理学和免疫病理学结果，这些发现被归于 AMR 的病理诊断依据，表示为 pAMR，总结如表 28.3 和图 28.4 所示。

表 28.3　ISHLT-WF 2004 AMR 分级系统的建议

pAMR 0	AMR 病理学阴性；组织学和免疫学检测均为阴性
pAMR 1	可疑的病理性 AMR，分为以下两个子类：
	pAMR 1-h：组织学结果阳性，免疫学结果阴性
	pAMR 1-I：组织学结果阴性，免疫学结果阳性
pAMR 2	AMR 病理学阳性；组织学和免疫学检测均为阳性
pAMR 3	严重的病理性 AMR；间质出血、毛细血管破裂和炎性浸润性内皮细胞核固缩和（或）核碎裂、明显水肿

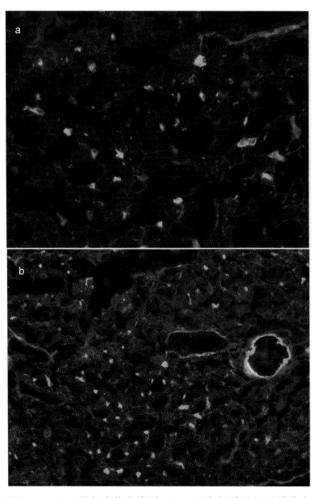

图 28.4　C4d 的免疫荧光检测。（a）只有间质毛细血管染色被认为是阳性。（b）显示较大的毛细血管内膜 C4d 染色，不被纳入评估

当前关于 AMR 的监测与随访建议

当临床怀疑 AMR 时，建议在活检时抽血以同时评估供体特异性 HLA Ⅰ 类和 Ⅱ 类抗体。临床医生应将这些检测结果与 DSA 联合以协助诊断 AMR 的发生及其特定治疗。当未检测到抗 HLA 抗体时，可提示进行非 HLA 抗体的评估。

目前用于检测循环抗体的建议是，使用固相分析和（或）基于细胞的测定来评估 DSA。在过去，心功能不全或 DSA 存在或两者都存在已纳入 AMR 诊断的标准。这些标准仅用于症状性 AMR，而亚临床、无症状、活检证实的 AMR 同样重要，因其与心脏同种异体移植血管病变（CAV）[35] 的较高发病率和较高死亡率有关[36]。

每个 EMB 标本应定期复查 AMR 的组织学特征和 C4d 的免疫病理学染色。AMR 的评估应在移植后 2 周和移植后 1、3、6 和 12 个月进行。同样，抗体的 DSA 定量（如果存在）应在移植后 2 周和移植后 1、3、6 和 12 个月时进行，然后每年一次或每当临床怀疑有 AMR 时进行。在 12 个月后的任何时间出现 C4d 的阳性结果都应引发该患者后续标本的常规染色。

C4d 和（或）C3d 阳性并不总是伴随移植物的功能障碍。除了对这种现象的生理学解释外，人工染色也起着重要作用。自体荧光脂褐素沉积、间质和动脉内弹性膜与胶原的非特异性结合，可能导致假阳性结果出现。坏死的心肌细胞也与补体结合。

心脏同种异体移植血管病变（CAV）

ISHLT 注册研究报告称，在移植后 9.5 年，只有 47% 的成人未发生 CAV。大多数患者早在 3 年时可发病。由于供体心脏去神经支配，这些患者中的大多数通常首次出现心律失常、充血性心力衰竭或心脏骤停时均无明显的临床表现。因此，CAV 对于同种异体移植物的长期存活具有很大的挑战性。

同种异体移植血管病变涉及冠状动脉的整个长度[37]。虽然血管造影或血管内超声检查可以发现较大的血管病变，但早期诊断受到无法评估远端壁内病变的限制。

与早期 CAV[38-40] 发展相关的一些常见危险因素是供体高血压、移植第 1 年内排斥反应史或需要静脉注射抗生素的 2 周内感染。

免疫原性和非免疫原性因素都与 CAV 的发展有关。细胞和抗体介导的应答主要目标是针对位于内皮细胞上的 MHC Ⅰ 类和 Ⅱ 类抗原。活化的 T 淋巴细胞分泌的细胞因子促进同种异体反应性 T 细胞的增殖，激活单核细胞和巨噬细胞，并刺激内皮细胞表达黏附分子[41]。然后巨噬细胞被汇集到内膜，在此会产生细胞因子和生长因子，从而导致平滑肌增殖和细胞外基质的合成[42]。文献［43］至［46］提供了许多关于血管病变病理学的优秀综述。

与 CAV 相关的非免疫因素包括免疫抑制治疗[47-49]、供体传播的冠状动脉粥样硬化[50-51]、CMV 感染[52-55] 和心肌缺血[56-60]。

CAV 的组织学随着小动脉脉管系统的直径而变化。较大的心外膜血管表现为由平滑肌和肌内膜细胞组成的同心性内膜增生。同种异体移植血管病变表现出大量蛋白多糖沉积，与动脉粥样硬化的沉积形式不同，但与血管成形术相关的再狭窄病变相似[61]。早期病变显示广泛增殖，因此出现更多细胞。与早期 CAV 相关的炎性浸润是 T 细胞、巨噬细胞和泡沫细胞的混合成分。外膜周围区域和中膜外半部可表现出与淋巴细胞介导的滋养血管损伤相关的纤维化。晚期病变显示平滑肌细胞和纤维化内膜减少。当存在 CAV 时，动脉粥样硬化斑块与常规动脉粥样硬化无法区分，但仅涉及较大心外膜动脉的近段至中段。

小的壁内分支表现为内膜同心性增厚，但泡沫细胞并不明显。在尸检组织中经常观察到小分支的内皮炎症。心肌常表现为慢性缺血性改变，包括双侧、斑片状、显微镜下急性和愈合性缺血性病变[62]。

移植后的发病率

免疫抑制是维持同种异体移植物健康的主要因素，但矛盾的是，在移植后的第 1 年，它也是增加发病率和死亡率的重要原因。慢性免疫抑制的并发症包括药物毒性、感染风险增加及恶性肿瘤和移植后淋巴增殖性疾病的出现。大多数患者最终会出现高脂血症、高血压、糖尿病和肾功能不全。在移植后 2 个月感染最为常见。排斥反应、CAV 和恶性肿瘤是前 4 年最常见的疾病，随后，CAV 和恶性肿瘤仍然是发病的主要原因。ISHLT 注册研究根据 8 年累积数据报告了恶性肿瘤的发病率为 26%（2005 年

ISHLT 成人移植报告）。最常见的报道包括淋巴组织增殖性疾病、皮肤鳞状细胞癌、肉瘤（包括卡波西肉瘤）、肾细胞癌、外阴癌和会阴癌、肝胆肿瘤[63]。移植后出现恶性肿瘤的发生机制很多，包括致癌病毒感染、免疫监测缺陷，以及从供体到受体的肿瘤传播。猝死最常见的原因包括心律失常和 CAV 弥漫性冠状动脉受累。

展望

在过去的几十年中，同种异体心脏移植物的细胞排斥反应得到了很好的研究，并且在其准确识别和管理方面取得了长足进展。AMR 和 CAV 仍然是心脏同种异体移植发病率和死亡率的主要来源。EMB 仍然是诊断的金标准，但与并发症的特定风险有关。在需要密切监测的患者出现并发症的概率尤其高。

迫切需要更好的工具来识别和治疗 CAV 的早期症状及 AMR 事件。目前，正在研究用于预测心脏移植排斥反应和移植物衰竭风险的蛋白质组学和基因组学标志物。已对外周血标本中单核细胞基因表达的定量评估作为监测心脏同种异体移植的方法进行了探索[64-65]。在这些研究的基础上，开发了一种商业上可行的检测方法并于临床验证，证明与 EMB 的结果有良好的相关性[65]。

在斯坦福大学医学中心[66]进行的 IMAGE（In-vasive Monitoring Attenuation through Gene Expression）试验将 602 例患者随机分组至基因表达谱分析组或 EMB 组，两组均接受额外的临床和超声心动图评估移植物功能。在 19 个月的中位随访期间，两组患者的 2 年累积结果相似。然而，与 EMB 组相比，基因表达谱分析组无症状性排斥反应的发生率明显较低，具有显著的统计学意义。这是因为基因表达方法未监测到无症状性排斥反应。尽管两组患者在 2 年时的移植物功能障碍、死亡或再次移植的累积风险相似，但远期并发症的差异尚不清楚。基因表达谱分析组中未检测到的排斥反应，可能通过进行性心肌纤维化或 CAV 等机制导致移植物的远期功能障碍。虽然目前外周血标本的基因表达谱分析可能成为常规活检的合理替代方案，但其存在局限性。综上所述，心脏同种异体移植的最终远期成功可能涉及病理学家和心脏移植团队在移植前后的模式选择和密切的工作关系。

参考文献

1. Eisen H, Ross H. Optimizing the immunosuppressive regimen in heart transplantation. J Heart Lung Transplant. 2004;23(5 Suppl):S207–13.
2. Subherwal S, Kobashigawa JA, Cogert G, Patel J, Espejo M, Oeser B. Incidence of acute cellular rejection and non-cellular rejection in cardiac transplantation. Transplant Proc. 2004;36(10):3171–2.
3. Mehra MR, Uber PA, Uber WE, Park MH, Scott RL. Anything but a biopsy: noninvasive monitoring for cardiac allograft rejection. Curr Opin Cardiol. 2002;17(2):131–6.
4. Zerbe TR, Arena V. Diagnostic reliability of endomyocardial biopsy for assessment of cardiac allograft rejection. Hum Pathol. 1988;19(11):1307–14.
5. Wagner K, Oliver MC, Boyle GJ, Miller SA, Law YM, Pigula F, Webber SA. Endomyocardial biopsy in pediatric heart transplant recipients: a useful exercise? (Analysis of 1,169 biopsies). Pediatr Transplant. 2000;4(3):186–92.
6. Stewart S, Winters GL, Fishbein MC, Tazelaar HD, Kobashigawa J, Abrams J, Andersen CB, Angelini A, Berry GJ, Burke MM, Demetris AJ, Hammond E, Itescu S, Marboe CC, McManus B, Reed EF, Reinsmoen NL, Rodriguez ER, Rose AG, Rose M, Suciu-Focia N, Zeevi A, Billingham ME. Revision of the 1990 working formulation for the standardization of nomenclature in the diagnosis of heart rejection. J Heart Lung Transplant. 2005;24(11):1710–20.
7. Sorrentino C, Scarinci A, D'Antuono T, Piccirilli M, Di Nicola M, Pasquale M, Di Iorio C, Di Carlo E. Endomyocardial infiltration by B and NK cells foreshadows the recurrence of cardiac allograft rejection. J Pathol. 2006;209(3):400–10.
8. Mues B, Brisse B, Steinhoff G, Lynn T, Hewett T, Sorg C, Zuhdi N, Robbins G. Diagnostic assessment of macrophage phenotypes in cardiac transplant biopsies. Eur Heart J. 1991;12(Suppl D):32–5.
9. Hoshinaga K, Mohanakumar T, Goldman MH, Wolfgang TC, Szentpetery S, Lee HM, Lower RR. Clinical significance of in situ detection of T lymphocyte subsets and monocyte/macrophage lineages in heart allografts. Transplantation. 1984;38(6):634–7.
10. Gassel AM, Hansmann ML, Radzun HJ, Weyand M. Human cardiac allograft rejection. Correlation of grading with expression of different monocyte/macrophage markers. Am J Clin Pathol. 1990;94(3):274–9.
11. Billingham ME, Cary NR, Hammond ME, Kemnitz J, Marboe C, McCallister HA, Snovar DC, Winters GL, Zerbe A. A working formulation for the standardization of nomenclature in the diagnosis of heart and lung rejection: Heart Rejection Study Group. The International Society for Heart Transplantation. J Heart Transplant. 1990;9(6):587–93.
12. Winters GL, Loh E, Schoen FJ. Natural history of focal moderate cardiac allograft rejection. Is treatment warranted? Circulation. 1995;91(7):1975–80.
13. Milano A, Caforio AL, Livi U, Bauce B, Angelini A, Casarotto D, Thiene G. Evolution of focal moderate (International Society for Heart and Lung Transplantation grade 2) rejection of the cardiac allograft. J Heart Lung Transplant. 1996;15(5):456–60.
14. Kemnitz J, Cohnert T, Schafers HJ, Helmke M, Wahlers T, Herrmann G, Schmidt RM, Haverich A. A classification of cardiac allograft rejection. A modification of the classification by Billingham. Am J Surg Pathol. 1987;11(7):503–15.
15. Michaels PJ, Kobashigawa J, Laks H, Azarbal A, Espejo ML, Chen L, Fishbein MC. Differential expression of RANTES chemokine, TGF-beta, and leukocyte phenotype in acute cellular rejection and quilty B lesions. J Heart Lung Transplant. 2001;20(4):407–16.
16. Fyfe B, Loh E, Winters GL, Couper GS, Kartashov AI, Schoen FJ. Heart transplantation-associated perioperative ischemic myocardial injury. Morphological features and clinical significance. Circulation. 1996;93(6):1133–40.

17. Sibley RK, Olivari MT, Ring WS, Bolman RM. Endomyocardial biopsy in the cardiac allograft recipient. A review of 570 biopsies. Ann Surg. 1986;203(2):177–87.

18. Eisen HJ, Hicks D, Kant JA, Montone KT, Mull R, Pigott J, Tomaszewski JE. Diagnosis of posttransplantation lymphoproliferative disorder by endomyocardial biopsy in a cardiac allograft recipient. J Heart Lung Transplant. 1994;13(2):241–5.

19. Porcu P, Eisenbeis CF, Pelletier RP, Davies EA, Baiocchi RA, Roychowdhury S, Vourganti S, Nuovo GJ, Marsh WL, Ferketich AK, Henry ML, Ferguson RM, Caligiuri MA. Successful treatment of post-transplantation lymphoproliferative disorder (PTLD) following renal allografting is associated with sustained CD8(+) T-cell restoration. Blood. 2002;100(7):2341–8.

20. Kemnitz J, Cremer J, Gebel M, Uysal A, Haverich A, Georgii A. T-cell lymphoma after heart transplantation. Am J Clin Pathol. 1990;94(1):95–101.

21. Stahl RD, Karwande SV, Olsen SL, Taylor DO, Hawkins JA, Renlund DG. Tricuspid valve dysfunction in the transplanted heart. Ann Thorac Surg. 1995;59(2):477–80.

22. Tucker 2nd PA, Jin BS, Gaos CM, Radovancevic B, Frazier OH, Wilansky S. Flail tricuspid leaflet after multiple biopsies following orthotopic heart transplantation: echocardiographic and hemodynamic correlation. J Heart Lung Transplant. 1994;13(3):466–72.

23. Braverman AC, Coplen SE, Mudge GH, Lee RT. Ruptured chordae tendineae of the tricuspid valve as a complication of endomyocardial biopsy in heart transplant patients. Am J Cardiol. 1990;66(1): 111–3.

24. Herskowitz A, Soule LM, Ueda K, Tamura F, Baumgartner WA, Borkon AM, Reitz BA, Achuff SC, Traill TA, Baughman KL. Arteriolar vasculitis on endomyocardial biopsy: a histologic predictor of poor outcome in cyclosporine-treated heart transplant recipients. J Heart Transplant. 1987;6(3):127–36.

25. Hammond EH, Yowell RL, Nunoda S, Menlove RL, Renlund DG, Bristow MR, Gay Jr WA, Jones KW, O'Connell JB. Vascular (humoral) rejection in heart transplantation: pathologic observations and clinical implications. J Heart Transplant. 1989;8(6):430–43.

26. Baldwin 3rd WM, Kasper EK, Zachary AA, Wasowska BA, Rodriguez ER. Beyond C4d: other complement-related diagnostic approaches to antibody-mediated rejection. Am J Transplant. 2004;4(3):311–8.

27. Morrell CN, Murata K, Swaim AM, Mason E, Martin TV, Thompson LE, Ballard M, Fox-Talbot K, Wasowska B, Baldwin 3rd WM. In vivo platelet-endothelial cell interactions in response to major histocompatibility complex alloantibody. Circ Res. 2008;102(7): 777–85.

28. Michaels PJ, Espejo ML, Kobashigawa J, Alejos JC, Burch C, Takemoto S, Reed EF, Fishbein MC. Humoral rejection in cardiac transplantation: risk factors, hemodynamic consequences and relationship to transplant coronary artery disease. J Heart Lung Transplant. 2003;22(1):58–69.

29. Reed EF, Demetris AJ, Hammond E, Itescu S, Kobashigawa JA, Reinsmoen NL, Rodriguez ER, Rose M, Stewart S, Suciu-Foca N, Zeevi A, Fishbein MC, International Society for Heart and Lung Transplantation. Acute antibody-mediated rejection of cardiac transplants. J Heart Lung Transplant. 2006;25(2):153–9.

30. Leech SH, Rubin S, Eisen HJ, Mather PJ, Goldman BI, McClurken JB, Furukawa S. Cardiac transplantation across a positive prospective lymphocyte cross-match in sensitized recipients. Clin Transplant. 2003;17 Suppl 9:17–26.

31. Hammond EH, Wittwer CT, Greenwood J, Knape WA, Yowell RL, Menlove RL, Craven C, Renlund DG, Bristow MR, DeWitt CW, et al. Relationship of OKT3 sensitization and vascular rejection in cardiac transplant patients receiving OKT3 rejection prophylaxis. Transplantation. 1990;50(5):776–82.

32. Toyoda M, Petrosian A, Jordan SC. Immunological characterization of anti-endothelial cell antibodies induced by cytomegalovirus infection. Transplantation. 1999;68(9):1311–8.

33. Colvin RB, Smith RN. Antibody-mediated organ-allograft rejection. Nat Rev Immunol. 2005;5(10):807–17.

34. Kobashigawa J, Crespo-Leiro MG, Ensminger SM, Reichenspurner H, Angelini A, Berry G, Burke M, Czer L, Hiemann N, Kfoury AG, Mancini D, Mohacsi P, Patel J, Pereira N, Platt JL, Reed EF, Reinsmoen N, Rodriguez ER, Rose ML, Russell SD, Starling R, Suciu-Foca N, Tallaj J, Taylor DO, Van Bakel A, West L, Zeevi A, Zuckermann A, Consensus Conference Participants. Report from a consensus conference on antibody-mediated rejection in heart transplantation. J Heart Lung Transplant. 2011;30(3):252–69.

35. Kfoury AG, Hammond ME, Snow GL, Drakos SG, Stehlik J, Fisher PW, Reid BB, Everitt MD, Bader FM, Renlund DG. Cardiovascular mortality among heart transplant recipients with asymptomatic antibody-mediated or stable mixed cellular and antibody-mediated rejection. J Heart Lung Transplant. 2009;28(8):781–4.

36. Wu GW, Kobashigawa JA, Fishbein MC, Patel JK, Kittleson MM, Reed EF, Kiyosaki KK, Ardehali A. Asymptomatic antibody-mediated rejection after heart transplantation predicts poor outcomes. J Heart Lung Transplant. 2009;28(5):417–22.

37. Palmer DC, Tsai CC, Roodman ST, Codd JE, Miller LW, Sarafian JE, Williams GA. Heart graft arteriosclerosis. An ominous finding on endomyocardial biopsy. Transplantation. 1985;39(4):385–8.

38. Taylor DO, Edwards LB, Boucek MM, Trulock EP, Waltz DA, Keck BM, Hertz MI, International Society for Heart and Lung Transplantation. Registry of the International Society for Heart and Lung Transplantation: twenty-third official adult heart transplantation report--2006. J Heart Lung Transplant. 2006;25(8):869–79.

39. Boucek MM, Waltz DA, Edwards LB, Taylor DO, Keck BM, Trulock EP, Hertz MI, International Society for Heart and Lung Transplantation. Registry of the International Society for Heart and Lung Transplantation: ninth official pediatric heart transplantation report--2006. J Heart Lung Transplant. 2006;25(8):893–903.

40. Hathout E, Beeson WL, Kuhn M, Johnston J, Fitts J, Razzouk A, Bailey L, Chinnock RE. Cardiac allograft vasculopathy in pediatric heart transplant recipients. Transpl Int. 2006;19(3):184–9.

41. Briscoe DM, Yeung AC, Schoen FJ, Allred EN, Stavrakis G, Ganz P, Cotran RS, Pober JS, Schoen EL. Predictive value of inducible endothelial cell adhesion molecule expression for acute rejection of human cardiac allografts. Transplantation. 1995;59(2):204–11.

42. Libby P, Tanaka H. The pathogenesis of coronary arteriosclerosis ("chronic rejection") in transplanted hearts. Clin Transplant. 1994;8(3 Pt 2):313–8.

43. Mollnes TE. Complement and biocompatibility. Vox Sang. 1998;74 Suppl 2:303–7.

44. Behrendt D, Ganz P, Fang JC. Cardiac allograft vasculopathy. Curr Opin Cardiol. 2000;15(6):422–9.

45. Dong C, Redenbach D, Wood S, Battistini B, Wilson JE, McManus BM. The pathogenesis of cardiac allograft vasculopathy. Curr Opin Cardiol. 1996;11(2):183–90.

46. Pinney SP, Mancini D. Cardiac allograft vasculopathy: advances in understanding its pathophysiology, prevention, and treatment. Curr Opin Cardiol. 2004;19(2):170–6.

47. Becker DM, Chamberlain B, Swank R, Hegewald MG, Girardet R, Baughman KL, Kwiterovich PO, Pearson TA, Ettinger WH, Renlund D. Relationship between corticosteroid exposure and plasma lipid levels in heart transplant recipients. Am J Med. 1988;85(5):632–8.

48. Valantine H, Rickenbacker P, Kemna M, Hunt S, Chen YD, Reaven G, Stinson EB. Metabolic abnormalities characteristic of dysmetabolic syndrome predict the development of transplant coronary artery disease: a prospective study. Circulation. 2001;103(17):2144–52.

49. Mehra MR. Crossing the vasculopathy bridge from morphology to therapy: a single center experience. J Heart Lung Transplant. 2000;19(6):522–8.

50. Tuzcu EM, Hobbs RE, Rincon G, Bott-Silverman C, De Franco AC, Robinson K, McCarthy PM, Stewart RW, Guyer S, Nissen SE. Occult and frequent transmission of atherosclerotic coronary disease with cardiac transplantation. Insights from intravascular ultrasound. Circulation. 1995;91(6):1706–13.

51. Grauhan O, Patzurek J, Hummel M, Lehmkuhl H, Dandel M, Pasic M, Weng Y, Hetzer R. Donor-transmitted coronary atherosclerosis.

J Heart Lung Transplant. 2003;22(5):568–73.

52. Grattan MT, Moreno-Cabral CE, Starnes VA, Oyer PE, Stinson EB, Shumway NE. Cytomegalovirus infection is associated with cardiac allograft rejection and atherosclerosis. JAMA. 1989;261(24):3561–6.

53. Koskinen PK. The association of the induction of vascular cell adhesion molecule-1 with cytomegalovirus antigenemia in human heart allografts. Transplantation. 1993;56(5):1103–8.

54. Koskinen PK, Nieminen MS, Krogerus LA, Lemström KB, Mattila SP, Häyry PJ, Lautenschlager IT. Cytomegalovirus infection and accelerated cardiac allograft vasculopathy in human cardiac allografts. J Heart Lung Transplant. 1993;12:724–9.

55. Koskinen PK, Nieminen MS, Krogerus LA, Lemström KB, Mattila SP, Häyry PJ, Lautenschlager IT. Cytomegalovirus infection accelerates cardiac allograft vasculopathy: correlation between angiographic and endomyocardial biopsy findings in heart transplant patients. Transpl Int. 1993;6(6):341–7.

56. Gaudin PB, Rayburn BK, Hutchins GM, Kasper EK, Baughman KL, Goodman SN, Lecks LE, Baumgartner WA, Hruban RH. Peritransplant injury to the myocardium associated with the development of accelerated arteriosclerosis in heart transplant recipients. Am J Surg Pathol. 1994;18(4):338–46.

57. Yamani MH, Masri CS, Ratliff NB, Bond M, Starling RC, Tuzcu EM, McCarthy PM, Young JB. The role of vitronectin receptor (alphavbeta3) and tissue factor in the pathogenesis of transplant coronary vasculopathy. J Am Coll Cardiol. 2002;39(5):804–10.

58. Yamani MH, Starling RC, Young JB, Cook D, Yu Y, Vince DG, McCarthy P, Ratliff NB. Acute vascular rejection is associated with up-regulation of vitronectin receptor (alphavbeta3), increased expression of tissue factor, and activation of the extracellular matrix metalloproteinase induction system. J Heart Lung Transplant. 2002;21(9):983–9.

59. Yamani MH, Tuzcu EM, Starling RC, Ratliff NB, Yu Y, Vince DG, Powell K, Cook D, McCarthy P, Young JB. Myocardial ischemic injury after heart transplantation is associated with upregulation of vitronectin receptor (alpha(v)beta3), activation of the matrix metalloproteinase induction system, and subsequent development of coronary vasculopathy. Circulation. 2002;105(16):1955–61.

60. Yamani MH, Yang J, Masri CS, Ratliff NB, Bond M, Starling RC, McCarthy P, Plow E, Young JB. Acute cellular rejection following human heart transplantation is associated with increased expression of vitronectin receptor (integrin alphavbeta3). Am J Transplant. 2002;2(2):129–33.

61. Lin H, Wilson JE, Roberts CR, Horley KJ, Winters GL, Costanzo MR, McManus BM. Biglycan, decorin, and versican protein expression patterns in coronary arteriopathy of human cardiac allograft: distinctness as compared to native atherosclerosis. J Heart Lung Transplant. 1996;15(12):1233–47.

62. Neish AS, Loh E, Schoen FJ. Myocardial changes in cardiac transplant-associated coronary arteriosclerosis: potential for timely diagnosis. J Am Coll Cardiol. 1992;19(3):586–92.

63. Penn I. Posttransplant malignancies. Transplant Proc. 1999;31(1-2):1260–2.

64. Horwitz PA, Tsai EJ, Putt ME, Gilmore JM, Lepore JJ, Parmacek MS, Kao AC, Desai SS, Goldberg LR, Brozena SC, Jessup ML, Epstein JA, Cappola TP. Detection of cardiac allograft rejection and response to immunosuppressive therapy with peripheral blood gene expression. Circulation. 2004;110(25):3815–21.

65. Deng MC, Eisen HJ, Mehra MR, Billingham M, Marboe CC, Berry G, Kobashigawa J, Johnson FL, Starling RC, Murali S, Pauly DF, Baron H, Wohlgemuth JG, Woodward RN, Klingler TM, Walther D, Lal PG, Rosenberg S, Hunt S, CARGO Investigators. Noninvasive discrimination of rejection in cardiac allograft recipients using gene expression profiling. Am J Transplant. 2006;6(1):150–60.

66. Pham MX, Teuteberg JJ, Kfoury AG, Starling RC, Deng MC, Cappola TP, Kao A, Anderson AS, Cotts WG, Ewald GA, Baran DA, Bogaev RC, Elashoff B, Baron H, Yee J, Valantine HA, IMAGE Study Group. Gene-expression profiling for rejection surveillance after cardiac transplantation. N Engl J Med. 2010;362(20):1890–900.

心脏移植后患者的管理

第 29 章

Sirtaz Adatya，Monica M. Colvin，Daniel J. Garry

（孟凡棣　孙小林　译　汪　毅　审校）

引言

　　心力衰竭的发病率和患病率在不断增加。晚期心力衰竭的唯一治疗方法是原位心脏移植（orthotopic heart transplantation，OHT）。每年，超过 2000 名美国人接受心脏移植，而且这种疗法受到捐赠器官供应的限制。由于器官的数量有限，供体和受体都需被仔细地匹配，并且在移植后的时期内，应注意控制任何并发症，以保持移植物的功能。

　　本章主要讨论早期移植功能、围术期免疫抑制、感染预防以及与同种异体移植物相关的右心室功能障碍。移植后早期发生的这些问题是由一个训练有素、协作紧密的多学科医疗移植团队来管理的。成功的关键是慎重地对待心脏移植过程中的所有细节。

多学科医疗团队

　　每一个成功的心脏移植项目都有着一个高度协调的医疗工作者团队，他们都集中在一个共同的目标上。这个团队包括心脏移植外科医生、移植心脏病专家、护士、移植协调员、社会工作者、药剂师、心理学家、其他专家（肺病专家、神经科专家、传染病专家、胃肠病专家等）、财务协调员、营养师、牧师和理疗师（图 29.1）。所有的临床医师和医疗团队的成员在移植患者和免疫抑制患者的治疗方面都有丰富的专业知识。每个参与的人都有重要的职责，包括移植前阶段、移植手术过程和移植后阶段。总的来说，这个医疗团队提供了高质量的优质护理，这是优化结果所必需的。

供体器官可用性

　　每年，大约有 2200 个心脏移植手术在成年美国患者中进行。这种数量有限的移植是由于捐献器官数量有限。尽管有组织活动试图增加捐献数量，但供应仍然持平。最近的一项研究表明，可能有更多的器官可用于移植。来自美国"器官获取和移植网络"的所有潜在心脏捐献者的数据从 1995—2010 年显示了超过 82 000 个潜在的供体心脏[1-2]。大约

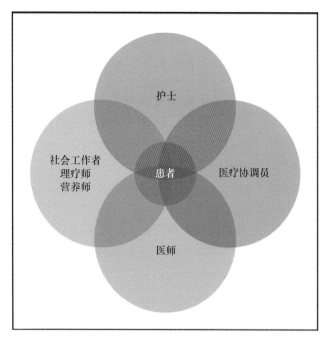

图 29.1　一项成功的心脏移植计划需要一个综合的专家团队。Venn 图强调多学科团队之间的相互作用，为移植后患者提供护理保障

34% 的捐献心脏被接受，48% 被拒绝，18% 被用于研究目的[3]。

　　大量被拒绝的"边缘"心脏促进了新技术的发展以提高器官的可用性。例如，新的器官保存技术，如"盒子里的心脏"（TransMedics，Inc.）最近成为可能增加捐献器官数量的选择。TransMedics 器官护理系统是一种温暖的保护装置，它为离体的人类心脏灌注提供了一个临床平台，可以帮助维持功能，减少缺血时间，从而导致更多的器官得以使用[4]。PROCEED II 试验（心脏器官保护系统用于保存捐献心脏以供最终移植的随机研究）证明了体外保存对冷缺血的非劣效性。此外，澳大利亚医院的 3 个心脏移植病例由于器官保护系统提供的益处而得以使用心脏死亡后的器官[5]。开发新技术最终将促进每个可行的供体器官的使用。

影响术后早期管理的受体问题

　　移植受体可能会出现影响心脏移植手术成功的因素。这些因素包括糖尿病、周围血管疾病、慢性肾疾病、肺功能不全、肺动脉高压、肥胖症和恶病质。其他问题包括移植的紧迫性，例如血流动力学

不稳定需要一个主动脉内球囊反搏泵辅助或需要静脉正性肌力治疗，或存在室性心律失常或需要通气支持，以及既往的心胸外科手术和患者在移植时的整体营养状态、情绪和身体状况（如虚弱）[6-7]。

近年来，有越来越多的晚期心力衰竭（等待心脏移植的）患者得到了机械循环设备的支持。国际心肺移植学会报告说，在 2000 年，有 19.1％ 的心脏移植受者在机械循环支持下被桥接治疗。2012 年这个数字上升到 41.2％[8]。虽然随着新一代设备的引入，这一领域正在迅速发展，但移植候选患者的等待期也在增加。此外，由机械循环设备支持的患者在心脏移植过程中通常具有更长的缺血期，并且由于输血史而具有更高的群体反应性抗体（PRA），尤其是在左心室辅助装置（LVAD）植入时[9-10]。

影响术后早期管理的供体问题

供体生物学因素对移植受体术后即刻的护理也有显著影响。在心脏移植中，供体与受体的匹配是一个多方面的过程。诸如年龄、供体-受体大小匹配、心功能、既往存在的心脏异常、感染、组织相容性、缺血时间等因素都可能影响手术结果。在一个供体稀缺的时代，随着等待时间的增加，等待"完美"的供体并不是一个可行的策略。供体与受体的匹配需要在具体问题具体分析的基础上进行个体化考虑。

供体与受体的尺寸匹配

供体与受体的尺寸匹配对移植后存活率产生了不一致的影响[11-14]。对器官分配的尺寸考虑目前主要集中在体重上，假设体重与心脏尺寸有直接关系[15-18]。在迄今为止最大的一项分析中，Patel 和他的同事们评估了超过 1.5 万名患者的心脏尺寸匹配，并没有从体重大小匹配中证明其对于 5 年死亡率有益处[16]。

尽管有这些结果，指南还是进行了以下内容的推荐：

（1）供体的体重低于受体的 30％，该心脏可以接受。

（2）平均体重为 70 kg 的男性供体可以考虑用于任何大小的受体而不考虑体重[19]。

（3）心脏大小因性别而异。供体器官性别不匹配降低了生存率，尤其是对于移植了女性器官的男性受体[15,18,20-21]。因此，女性供体的体重比男性受体低 20％ 时建议需谨慎。

（4）小尺寸的供体心脏与充盈压的增加有关[22]。

数据表明，小尺寸心脏的心排血量是通过增加充盈压和心动过速来维持的[22]。尽管在移植后，小尺寸心脏似乎会适应，但在术后早期，它们通常会伴有明显的充盈压增加，这增加了右心室和肾衰竭的风险[23]。使用小尺寸供体器官时需要通过对容量的管理以及使用正性肌力药和血管扩张剂来维持最佳的充盈压。根据血流动力学的变化，米力农、硝普钠和肾上腺素可能有助于缓解充血和改善心排血量。

重度肺动脉高压（pulmonary artery hypertension，PAH）是原位心脏移植的禁忌证。PAH 被定义为不可逆转的肺血管阻力（PVR）＞5 mmHg 或跨肺压力梯度（transpulmonary gradient，TPG）超过 15 mmHg[24-26]。PAH 与 OHT 患者术后右心室衰竭有关，术后发病率高，死亡率高。在轻-中度术前 PAH 的情况中，大尺寸心脏被认为对受体是有益的，但这个概念是有争议的，并不被普遍支持[26-27]。Patel 等报告了在术后环境中，在高 PVR（＞4 Wood）的背景下，小尺寸心脏和大尺寸心脏相比较与高死亡率的关联[16]。Costanzo-Nordin 和他的同事们观察到，无论跨肺压力梯度（TPG）如何，大尺寸心脏与生存呈负相关[27]。大尺寸心脏可延迟胸部愈合，并可导致充盈压增加和右心室衰竭。不像小尺寸心脏，它可能适应，大尺寸心脏有解剖学上的限制，在最坏的情况下，只能通过再移植或机械循环支持来缓解。

目前匹配大小的方法经常被争论，因为体重并不能代表对合适的心脏大小的精确和通用的评估[20]。超声心动图测量的尺寸、体积和质量可以提供更准确的供体与受体匹配评估。

供体年龄

没有固定的标准来定义供体心脏选择的年龄范

围，然而，高龄的供体被认为是导致全因死亡率和早期移植物衰竭的危险因素[19]。高龄供体可能与心肌储备下降和耐受原发性移植物衰竭或急性排斥反应的能力下降有关。指南建议小于 45 岁的供体是理想的。45～55 岁的供体心脏可在缺血时间低于 4 h 的情况下使用，而 55 岁以上的供体心脏是预留给那些心脏移植的存活获益超过早期死亡率增加的受体（供体扩展标准）[19]。

死亡原因

供体死亡的原因可能会增加受体的死亡风险。例如，脑死亡的供体通常有左心室（LV）功能障碍，这在移植后时期可能会改善，也可能没有改善。这种与脑死亡相关的左心室功能障碍类似于应激介导的心肌病。此外，在移植期间和移植后，左心室肥厚（特别是在同种异体移植物缺血期较长的情况下）和供体心脏的阻塞性冠状动脉疾病（CAD）可能会导致更糟糕的结果。此外，供体的糖尿病史与更差的受体结果相关。

供体感染

虽然诸如人类免疫缺陷病毒（HIV）和丙型肝炎病毒等慢性感染导致了更差的受体结果，但总的来说，供体导致受体感染传播的风险很低。然而，潜在的内毒素介质和感染的传播导致供体败血症时，可能导致心肌功能障碍。供体心脏被认为感染传播的风险较低是基于以下因素：①供体感染是社区获得的；②在获取前重复血液培养是阴性的；③供体接受了针对病原体的抗菌治疗；④供体的心肌功能正常；⑤没有任何关于心内膜炎的直接检查证据[19,29]。

供体心脏中的药物毒性

可卡因：可卡因的心脏毒性作用包括内皮功能障碍、血管收缩和直接毒性导致心肌病[30]。静脉注射可卡因的心脏毒性增加，在这种情况下使用心脏是不可取的。根据美国器官共享网络（UNOS）的数据，远期可卡因的使用（少于 6 个月）似乎对心脏的毒性有限，而供体器官在移植后早期心脏功能方面相对安全。供体心脏无论是否存在过去或现在的非静脉可卡因滥用，都是可以用于心脏移植的，只要心脏功能正常，同时不存左心室肥厚的问题[30]。

乙醇（酒精）滥用：供体酒精滥用对移植后移植物功能的影响是有争议的。直接的毒性作用可能导致能量储存的改变——降低肌质网摄取钙的能力，损害钠钾 ATP 酶的活性，干扰钙与肌钙蛋白结合[19,31]。因此，供体的酗酒史可能揭示了移植心脏心肌生化学异常的原因，并表现为早期的移植物衰竭。移植团队应该对一个有酗酒史的供体心脏来权衡受体的潜在利益。

一氧化碳中毒：一氧化碳中毒导致氧-血红蛋白解离曲线向左偏移，组织的氧气输送减少，以及线粒体的细胞呼吸功能紊乱[32]。心肌尤其易受缺氧的影响，并可能在术后出现原发性移植物衰竭[32]。与一氧化碳中毒供体有关的报告是变化无常的，结论很混乱[33-34]。临床医生应该意识到，尽管一氧化碳中毒的供体根据射血分数有正常的心脏功能，但原发性移植物衰竭的发生率可能更高[35-36]。在一氧化碳中毒的情况下，供体心脏的可接受性应基于以下几点：正常的心电图和超声心动图，心脏酶极小的升高，最小的正性肌力支持，短暂的缺血时间，有利的供体-受体重量比，以及肺血管阻力正常的受体。

供体心脏的扩展标准

正在进行的争论是关于为一个可能是边缘心脏移植候选人的患者提供一个"边缘供体"的心脏，如一位老年患者或一位患有严重并发症的年轻患者[37]。表 29.1 列出了扩展的供体标准。关于使用边缘供体心脏的存活结果是混杂的，一些报告有相似的结果，另一些报告的结果很糟——比非边缘心脏受体 5 年生存情况差 20%[38-41]。在一项回顾性分析中，Schumer 和他的同事研究了接受恒流左心室辅助装置（CF-LVAD）患者的等待列表存活率与接受边缘供体心脏的患者移植后存活率之间的差异。在两组患者的 2 年随访中，没有明显的差异[42]。然而，当将接受边缘供体器官的受体与接受理想供体器官的受体进行比较时，其存活率更低[42]。

表 29.1 建议扩展供体标准的边缘性心脏移植受者

供体的扩展标准

- 供体年龄＞55 岁
- 丙型肝炎病毒阳性
- 射血分数＜45%
- 需要高剂量正性肌力药物支持
- 器官尺寸不匹配＞30%
- 单支冠状动脉病变
- 物质滥用（长期酗酒或滥用可卡因）
- 中毒死亡（一氧化碳、氰化物）
- 恶性脑肿瘤
- 长期患有糖尿病
- 缺血时间延长

围术期的免疫抑制

围术期免疫抑制方案因机构而异。术前的治疗方案通常包括糖皮质激素和细胞周期抑制剂。来自器官获取和移植网络/移植受体科学注册研究（OPTN/SRTR）的数据表明，在术后早期最常见的治疗方案包括糖皮质激素、他克莫司和吗替麦考酚酯[43]。诱导疗法的益处仍然存在争议，但大约一半的美国心脏移植中心仍在使用它[19,43]。明尼苏达大学心脏移植的方案概述如下。术前类固醇用于心脏移植是围术期免疫抑制方案的标准部分。明尼苏达大学的方案是术前静脉注射甲泼尼龙 1000 mg，然后在术中阻断期间静脉注射 500 mg，然后从术后 12 h 开始静脉注射 125 mg/8 h（3 剂）。泼尼松治疗（1 mg/kg，剂量分 2 次给予）是在完成了甲泼尼龙给药之后开始的，甲泼尼龙逐渐减量（每天总量 5 mg），直到口服 20 mg 一日 2 次，然后在每一次正常的活组织检查后逐渐减少 5 mg，直至每天 5 mg。

在预先存在肾功能不全的情况下，用巴利昔单抗诱导治疗可延迟启动钙调磷酸酶抑制剂（CNI）。在明尼苏达大学，我们在移植和（或）移植后肾功能不全时［即肌酐≥1.6 或肾小球滤过率（GFR）＜30］使用 CNI 延迟方案来治疗肾功能受损的患者。常用的药物包括抗胸腺细胞球蛋白和巴利昔单抗。

兔抗胸腺细胞球蛋白是一种多克隆的免疫球蛋白混合物，从兔的抗 T 淋巴细胞中提取（每日剂量为 0.5～1.5 mg/kg 静脉注射）。剂量调整是基于 CD3 计数、血小板计数和绝对淋巴细胞数量。兔抗胸腺细胞球蛋白可作为诱导疗法，特别是在致敏患者和 B 细胞交叉配型阳性的患者中，或在移植后发生肾功能不全时。兔抗胸腺细胞球蛋白可以每天使用，直到肾功能有所改善。巴利昔单抗嵌合了抗白介素-2（IL-2）受体单克隆抗体，初始剂量为静脉注射 20 mg，术后当天给予，然后在术后第 4 天静脉注射第二剂 20 mg[44]。

目前，他克莫司是移植后第一年最常用的钙调磷酸酶抑制剂[43,45]。在明尼苏达大学，他克莫司是最常用的 CNI，它通常在术后第 1 天开始，直到肾功能正常。如果肾功能正常且没有感染并发症，那么移植后尽快将 12 h 目标维持在 10～15 mg/L。环孢素，另一种可选的 CNI，其目标药物谷浓度约为 250 ng/ml[43]。吗替麦考酚酯（MMF）是首选的细胞周期抑制剂，在降低死亡率和排斥反应方面，过去已被证明优于硫唑嘌呤，尽管感染并发症更为常见[46]。MMF 在明尼苏达大学是在术前给予（1500 mg 口服作为单次剂量），随后在术后即刻给予每日 2～3 g 静脉注射或口服，剂量分 2 次给药[43]。

预防细菌感染

在心脏移植后的最初 2 个月内，细菌感染仍然是发病和死亡的主要原因，在移植后的第 1 周风险最高[19]。预防感染对于改善预后和提高患者生存率至关重要。在对患者进行检查前后，严格的洗手是必要的，是预防的基础。

围术期预防性使用抗生素，包括静脉注射头孢唑林（患者体重小于 120 kg，切皮前 1 h 静脉注射 2 g，然后手术时每 2 h 静脉注射 1 g）或万古霉素（术前 8 h 给予首次剂量，切皮前 1 h 注射 1 g，然后术中静脉注射 1 g/8 h；如果肌酐清除率＜50 ml/min，则不应给予万古霉素）。如果患者对头孢菌素过敏，有 MRSA 病史，或有青霉素过敏史，万古霉素用于代替头孢唑林。术后，头孢唑林（静脉注射 1 g/6 h）给药 48 h。对于那些无法接受头孢唑林的患者，使用万古霉素（静脉注射 1 g/12 h）给药 48 h。

预防病毒、真菌感染

巨细胞病毒（CMV）感染，即使临床症状不显，仍然与心脏移植物血管病变和不良预后有关。预防（巨细胞病毒感染）与降低血管病变的风险有关[47-48]。因此，巨细胞病毒的监测和预防是移植后管理的重要组成部分。巨细胞病毒预防应在移植后 24～48 h 内启动。供体阳性和受体阴性的巨细胞病毒血清学结果是巨细胞病毒相关感染的最高风险，需要预防。此外，在明尼苏达大学，为血清学阳性的供体或受体提供预防（表 29.2 和表 29.3）。

巨细胞病毒血清学阴性供体和巨细胞病毒血清学阴性受体的管理尚不明确，一些中心选择给予阿昔洛韦。ISHLT 指南建议静脉注射更昔洛韦治疗高危患者[19]。缬更昔洛韦是一种可接受的替代品，因为它的生物利用度与静脉注射更昔洛韦相当，并且比口服更昔洛韦高 10 倍，尽管它与白细胞减少症的发病率有更大的关系[49]。它可以与口服更昔洛韦在预防巨细胞病毒感染方面相媲美[50]。低风险患者可以考虑预防性治疗，可以对他们监测核酸或进行 CMV 抗原检测，并且仅接受阿昔洛韦治疗，以预防单纯疱疹病毒[19]。

对于皮肤黏膜念珠菌病的抗真菌预防应从拔管后开始使用制霉菌素或克霉唑含片。还应启动肺孢子菌肺炎和弓形虫病预防。甲氧苄啶（TMP）/磺胺甲噁唑（800～1600 mg，每周 2 次）是标准的预防疗法。在磺胺过敏或葡萄糖-6-磷酸脱氢酶缺乏症的情况中，替代方案包括雾化的喷他脒、氨苯砜伴或不伴 TMP 或乙胺嘧啶、阿托伐醌或克林霉素和乙胺嘧啶。

表 29.2　在心脏移植受者中预防巨细胞病毒（CMV）的建议

供体血清型（CMV IgG）	受体血清型（CMV IgG）	CMV 风险类别	预防病毒感染
阴性	阴性	低风险	阿昔洛韦 400 mg 口服 2 次/日×3 个月
阴性	阳性	中风险	缬更昔洛韦每日 900 mg 口服×3 个月
阳性	阳性		
阳性	阴性	高风险	缬更昔洛韦每日 900 mg 口服×6 个月

表 29.3　基于肌酐清除率预防巨细胞病毒感染应用缬更昔洛韦治疗推荐剂量的调整

肌酐清除率（ml/min）	缬更昔洛韦维持剂量
≥60	900 mg，1 次/日
40～59	450 mg，1 次/日
25～39	450 mg，1 次/2 日
10～24	450 mg，每周 2 次
透析	考虑更昔洛韦静脉滴注

早期凝血功能障碍的评估与治疗

胸骨切开术、充血性肝病和华法林治疗的患者出血并发症的风险增加。根据手术组的指示，血小板和新鲜冷冻血浆按需要给药。高危患者术前应考虑给予维生素 K（静脉注射）——与高剂量相比，继发性过敏风险增加，因此优先使用较低剂量[19,51]。抑肽酶，一种抗纤溶和抗炎的牛血清蛋白酶抑制剂，可以减少心脏移植期间的出血[52-53]。然而，一项观察性研究显示，终末器官功能障碍的发生率增加，包括心肌梗死、卒中和肾衰竭，导致了反对其常规使用的建议[54]。

氨甲环酸和 6-氨基己酸也具有抗纤溶活性，可在高危患者中考虑，可以减少体外循环前出血的风险。两种药物均未发现与终末器官功能障碍有关[19,52,55]。重组因子Ⅶa 与组织因子相互作用，激活凝血级联反应。在危及生命的出血情况下，也可以考虑重组因子Ⅶa[19,56-57]。总体而言，术中血液制品用量增加与移植后 1 年和 5 年的受体存活率降低有关。

心脏移植后右心室功能不全及肺动脉高压

尽管心脏移植的结果显著改善，右心室（RV）衰竭或功能障碍在术后仍然是一个挑战。通常情况下，移植后的右心室衰竭发生在术前存在肺动脉高压的情况中。增加的跨肺压力梯度（>15 mmHg）或固定的肺血管阻力>5 Wood 与心脏移植后的 30 天死亡率增加有关。此外，肺血管阻力（PVR）与死亡率之间存在线性关系[58]。早期识别和预防性使用肺血管扩张剂可能是有益的。

在肺动脉高压导致 RV 衰竭的情况下，肺血管扩张剂如西地那非、一氧化氮和依前列醇可改善 RV 后负荷[59-63]。正性肌力药物也可用作前负荷优化、维持窦性心律、房室同步和呼吸机支持的优化[19,64]。促进右心室功能的正性肌力药物包括异丙肾上腺素、米力农、多巴酚丁胺和肾上腺素[65]。心房和心室临时心外膜起搏应被用于术后维持心率大于 90 次/分钟[19,64]。如果对正性肌力药物和肺血管扩张剂治疗没有反应，或发生渐进性终末器官功能障碍，应考虑机械循环支持。

免疫排斥反应监测

在移植后，在排斥和感染之间寻找微妙平衡的挑战就开始了。在心脏移植后的第一年，细胞排斥反应的风险最高（表 29.4）。心脏移植受体术前存在抗体是特别有挑战性的，因为它们增加了排斥反应风险和移植后死亡率[66]。此外，新生抗体可以产生，在移植后的早期阶段使患者面临被排斥的风险增加。

排斥反应的监测应包括供体特异性抗体的测定、早期的细胞活检和抗体介导的排斥反应（AMR）（即心脏移植后 10 天内）。最近定义了病理性 AMR 的标准，并提出了监测间隔的建议[19,67-68]。AMR 应采用 C4D 免疫组化检测和 C3d 免疫荧光法进行评估。

由于缺乏标准化，供体特异性抗体的测量和解释受到限制。此外，在没有移植物功能障碍或活检排斥反应的证据的情况下，供体特异性抗体（donor-specific antibody，DSA）的管理也不清楚。然而，DSA 与低存活率和心脏移植物血管病有关[68-70]。大多数新的 DSA 表现为抗 HLA-DR 和抗 HLA-DQ[68-70]。

表 29.4 心脏移植受体细胞排斥反应的分级标准

分级 2004	分级 1990	组织病理学表现
0R	0	无排斥反应
1R	1A	无心肌细胞损伤的局灶性血管周围和（或）间质浸润
	1B	伴有肌细胞损伤单个病灶的多灶性浸润
	2	无坏死的弥漫性浸润
2R	3A	伴有 2 个或 2 个以上肌细胞损伤病灶的局灶性浸润
	3B	伴有 2 个或 2 个以上肌细胞损伤病灶的弥漫性浸润
3R	4	伴有广泛肌细胞损伤的弥漫性、多形性浸润，±水肿，±出血，±血管炎

固相分析的使用实现了 HLA 抗体的识别及其强度的测定。新的技术，如 C1q 测定提供补体结合的评估，这将进一步定义与临床相关的抗体，至少就目前来说是这样。图 29.2 和图 29.3 说明了死亡的主要原因，由年代和死亡时间分层。

致敏与阳性交叉配型的管理

正如之前所强调的，致敏与心脏移植后的不良结果有关[66]。在移植之前，可以进行脱敏治疗以减少 HLA 抗体的数量。心脏移植的脱敏策略通常是根据肾移植的管理数据得出的。一些小型、单中心的研究已经对心脏移植的受体进行了研究，由于缺乏标准化和对照，结果很难解释。

包括 IVIG 和血浆置换的策略在减少抗体方面是成功的[71]。有数据表明利妥昔单抗和硼替佐米是可行的策略[72-73]。根据我们在明尼苏达大学的经验，很少有患者会实际对这些疗法做出应答，并且决定是否在这个环境中进行移植。图 29.4 概述了我们最初的脱敏方法。在这种情况下，可以采取几种策略。术前、术中、术后的血浆置换可用于清除循环抗体，加入 IVIG、兔抗胸腺细胞球蛋白和（或）利妥昔单抗可降低抗体的产生。Campath 已被用于接受移植的高敏患者，但它与高排斥率有关[74]，需要密切监测移植后排斥反应。

阳性交叉配型会增加死亡率和超急性排斥反应的风险[75-76]。在对那些阳性交叉配型受体的回顾性分析

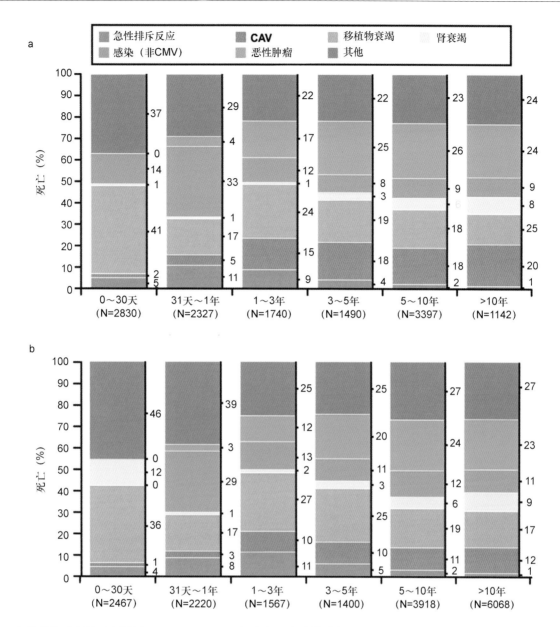

图 29.2　心脏移植受者的死亡原因。（**a**）1994—2001 年成人心脏移植受者的死亡原因。（**b**）2002—2012 年成人心脏移植受者死亡的主要原因［数据引自 J Heart Lung Transplant. 2014；32（10）. Thirtieth Official Adult Heart Transplant Report—2013］

中，与未接受血浆置换的患者相比，接受血浆置换的患者存活率有所提高[77]。在这种情况下可以考虑 IVIG，它可能取消阳性的交叉配型，通常可以与血浆置换相结合[78]。

小结与展望

　　在过去的几十年里，心脏移植后的存活率有了很大提高。同种异体移植物的功能维持是多因素的。协作的医疗团队、预防感染、肾保留免疫抑制方案和配对策略来配对最佳供体和受体，共同影响了心脏移植受体的生命质量和存活率。未来的措施将进一步影响心脏移植后存活率和移植物功能，其中包括个性化免疫抑制修饰、供体风险评分的开发和使用、具有有限器官毒副作用的新型免疫抑制剂的开发，以及改进的器官保存系统（例如 heart-in-a-box 技术）。使用所有可用的供体器官进行心脏移植的能力，将对该领域产生巨大的影响并挽救生命。

图 29.3 移植物衰竭是心脏移植后导致死亡的主要原因。数据突出显示了1994—2012 年心脏移植后导致死亡的主要原因［数据引自 J Heart Lung Transplant. 2014；33（10）］

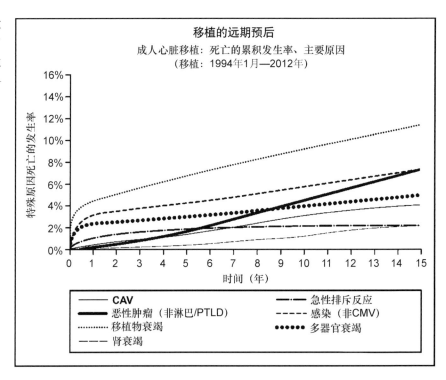

移植的远期预后

成人心脏移植：死亡的累积发生率、主要原因
（移植：1994年1月—2012年）

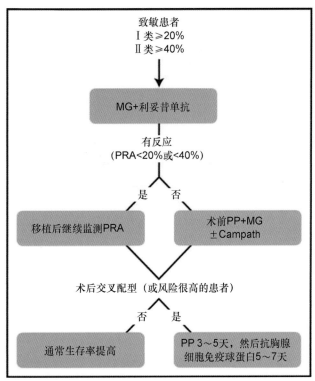

图 29.4 脱敏治疗推荐流程。注意脱敏治疗包括静脉注射用免疫球蛋白（IVIG）输注、利妥昔单抗、血浆置换（PP）、Campath（阿仑珠单抗）和抗胸腺细胞免疫球蛋白［术后和交叉配型（XM）］。MG，兔抗人胸腺细胞免疫球蛋白（即复宁）；PRA，群体反应性抗体

参考文献

1. U.S. Department of Health and Human Services. Chapter VI: Heart transplantation in the UnitedStates, 1999-2008. In: 2009 Organ Procurement and Transplantation Network [OPTN] and the Scientific Registry of Transplant Recipients [SRTR] Annual Report: Transplant Data 1999-2008. Rockville, MD: U.S. Department of Health and Human Services, Health Resources and Services Administration, Healthcare Systems Bureau, Division of Transplantation. Available from: www.srtr.org/annual_reports/archives/2009/2009_Annual_Report/Chapter_VI_AR_CD.htm?cp=7. Accessed on Feb 2016.
2. Organ Procurement and Transplantation Network (OPTN) and Scientific Registry of Transplant Recipients (SRTR). Chapter V: Heart. In: OPTN/SRTR 2010 Annual Data Report Rockville, MD: Department of Health and Human Resources and Services Administration, Healthcare Systems Bureau, Division of Transplantation, 2011: 89-116. Available from: http://srtr.transplant.hrsa.gov/annual_reports/2010/flash/05_heart/index.html#/1/zoomed. Accessed on Feb 2016.
3. Khush KK, Menza R, Nguyen J, Zaroff JG, Goldstein BA. Donor predictors of allograft use and recipient outcomes after heart transplantation. Circ Heart Fail. 2013;6(2):300–9.
4. Ardehali A, Esmailian F, Deng M, Soltesz E, Hsich E, Naka Y, Mancini D, Camacho M, Zucker M, Leprince P, Padera R, Kobashigawa J, PROCEED II trial investigators. Ex-vivo perfusion of donor hearts for human heart transplantation (PROCEED II): a prospective, open-label, multicentre, randomised non-inferiority trial. Lancet. 2015;385(9987):2577–84.
5. Dhital KK, Iyer A, Connellan M, Chew HC, Gao L, Doyle A, Hicks M, Kumarasinghe G, Soto C, Dinale A, Cartwright B, Nair P, Granger E, Jansz P, Jabbour A, Kotlyar E, Keogh A, Hayward C, Graham R, Spratt P, Macdonald P. Adult heart transplantation with distant procurement and ex-vivo preservation of donor hearts after circulatory death: a case series. Lancet. 2015;385(9987):2585–91.
6. Bourge RC, Naftel DC, Costanzo-Nordin MR, Kirklin JK, Young JB, Kubo SH, Olivari MT, Kasper EK. Pretransplantation risk factors for death after heart transplantation: a multiinstitutional study. The Transplant Cardiologists Research Database Group. J Heart Lung

Transplant. 1993;12(4):549–62.

7. Grady KL, White-Williams C, Naftel D, Costanzo MR, Pitts D, Rayburn B, VanBakel A, Jaski B, Bourge R, Kirklin J. Are preoperative obesity and cachexia risk factors for post heart transplant morbidity and mortality: a multi-institutional study of preoperative weight-height indices. Cardiac Transplant Research Database (CTRD) Group. J Heart Lung Transplant. 1999;18(8):750–63.

8. Stehlik J, Edwards LB, Kucheryavaya AY, Benden C, Christie JD, Dobbels F, Kirk R, Rahmel AO, Hertz MI. The Registry of the International Society for Heart and Lung Transplantation: Twenty-eighth Adult Heart Transplant Report--2011. J Heart Lung Transplant. 2011;30(10):1078–94.

9. Drakos SG, Kfoury AG, Kotter JR, Reid BB, Clayson SE, Selzman CH, Stehlik J, Fisher PW, Merida 3rd M, Eckels DD, Brunisholz K, Horne BD, Stoker S, Li DY, Renlund DG. Prior human leukocyte antigen-allosensitization and left ventricular assist device type affect degree of post-implantation human leukocyte antigen-allosensitization. J Heart Lung Transplant. 2009;28(8):838–42.

10. Joyce DL, Southard RE, Torre-Amione G, Noon GP, Land GA, Loebe M. Impact of left ventricular assist device (LVAD)-mediated humoral sensitization on post-transplant outcomes. J Heart Lung Transplant. 2005;24(12):2054–9.

11. Jeevanandam V, Mather P, Furukawa S, Todd B, Regillo T, Bove AA, McClurken J, Addonizio VP. Adult orthotopic heart transplantation using undersized pediatric donor hearts. Technique and postoperative management. Circulation. 1994;90(5 Pt 2):II74–7.

12. Morley D, Boigon M, Fesniak H, Brubaker P, Walter J, Fitzpatrick J, Chojnowski D, Smith A, Alpern J, Brozena S. Posttransplantation hemodynamics and exercise function are not affected by body-size matching of donor and recipient. J Heart Lung Transplant. 1993;12(5):770–8.

13. Fullerton DA, Gundry SR, Alonso de Begona J, Kawauchi M, Razzouk AJ, Bailey LL. The effects of donor-recipient size disparity in infant and pediatric heart transplantation. J Thorac Cardiovasc Surg. 1992;104(5):1314–9.

14. Sethi GK, Lanauze P, Rosado LJ, Huston C, McCarthy MS, Butman S, Copeland JG. Clinical significance of weight difference between donor and recipient in heart transplantation. J Thorac Cardiovasc Surg. 1993;106(3):444–8.

15. Khush KK, Kubo JT, Desai M. Influence of donor and recipient sex mismatch on heart transplant outcomes: analysis of the International Society for Heart and Lung Transplantation Registry. J Heart Lung Transplant. 2012;31(5):459–66.

16. Patel ND, Weiss ES, Nwakanma LU, Russell SD, Baumgartner WA, Shah AS, Conte JV. Impact of donor-to-recipient weight ratio on survival after heart transplantation: analysis of the United Network for Organ Sharing Database. Circulation. 2008;118(14 Suppl):S83–8.

17. Al-Khaldi A, Oyer PE, Robbins RC. Outcome analysis of donor gender in heart transplantation. J Heart Lung Transplant. 2006;25(4):461–8.

18. Eifert S, Kofler S, Nickel T, Horster S, Bigdeli AK, Beiras-Fernandez A, Meiser B, Kaczmarek I. Gender-based analysis of outcome after heart transplantation. Exp Clin Transplant. 2012;10(4):368–74.

19. Costanzo MR, Dipchand A, Starling R, Anderson A, Chan M, Desai S, Fedson S, Fisher P, Gonzales-Stawinski G, Martinelli L, McGiffin D, Smith J, Taylor D, Meiser B, Webber S, Baran D, Carboni M, Dengler T, Feldman D, Frigerio M, Kfoury A, Kim D, Kobashigawa J, Shullo M, Stehlik J, Teuteberg J, Uber P, Zuckermann A, Hunt S, Burch M, Bhat G, Canter C, Chinnock R, Crespo-Leiro M, Delgado R, Dobbels F, Grady K, Kao W, Lamour J, Parry G, Patel J, Pini D, Towbin J, Wolfel G, Delgado D, Eisen H, Goldberg L, Hosenpud J, Johnson M, Keogh A, Lewis C, O'Connell J, Rogers J, Ross H, Russell S, Vanhaecke J, International Society of Heart and Lung Transplantation Guidelines. The International Society of Heart and Lung Transplantation Guidelines for the care of heart transplant recipients. J Heart Lung Transplant. 2010;29(8):914–56.

20. Reed RM, Netzer G, Hunsicker L, Mitchell BD, Rajagopal K, Scharf S, Eberlein M. Cardiac size and sex-matching in heart transplantation: size matters in matters of sex and the heart. JACC Heart Fail. 2014;2(1):73–83.

21. Kittleson MM, Shemin R, Patel JK, Ardehali A, Kawano M, Davis S, Moriguchi JD, Kobashigawa JA. Donor-recipient sex mismatch portends poor 10-year outcomes in a single-center experience. J Heart Lung Transplant. 2011;30(9):1018–22.

22. Hosenpud JD, Pantely GA, Morton MJ, Norman DJ, Cobanoglu AM, Starr A. Relation between recipient: donor body size match and hemodynamics three months after heart transplantation. J Heart Transplant. 1989;8(3):241–3.

23. Mather PJ, Jeevanandam V, Eisen HJ, Piña IL, Margulies KB, McClurken J, Furakawa S, Bove AA. Functional and morphologic adaptation of undersized donor hearts after heart transplantation. J Am Coll Cardiol. 1995;26(3):737–42.

24. Goland S, Czer LS, Kass RM, De Robertis MA, Mirocha J, Coleman B, Capelli C, Raissi S, Cheng W, Fontana G, Trento A. Pre-existing pulmonary hypertension in patients with end-stage heart failure: impact on clinical outcome and hemodynamic follow-up after orthotopic heart transplantation. J Heart Lung Transplant. 2007;26(4):312–8.

25. Mehra MR, Kobashigawa J, Starling R, Russell S, Uber PA, Parameshwar J, Mohacsi P, Augustine S, Aaronson K, Barr M. Listing criteria for heart transplantation: International Society for Heart and Lung Transplantation guidelines for the care of cardiac transplant candidates--2006. J Heart Lung Transplant. 2006;25(9):1024–42.

26. Kwon MH, Wong S, Kittleson M, Ardehali A, Laks H, Shemin RJ, Kobashigawa J. Selecting oversized donor cardiac allografts for patients with pulmonary hypertension may be unnecessary. Transplant Proc. 2014;46(5):1497–501.

27. Costanzo-Nordin MR, Liao YL, Grusk BB, O'Sullivan EJ, Cooper RS, Johnson MR, Siebold KM, Sullivan HJ, Heroux AH, Robinson JA, et al. Oversizing of donor hearts: beneficial or detrimental? J Heart Lung Transplant. 1991;10(5 Pt 1):717–30.

28. Kubak BM, Gregson AL, Pegues DA, Leibowitz MR, Carlson M, Marelli D, Patel J, Laks H, Kobashigawa JA. Use of hearts transplanted from donors with severe sepsis and infectious deaths. J Heart Lung Transplant. 2009;28(3):260–5.

29. Mattner F, Kola A, Fischer S, Becker T, Haverich A, Simon A, Suerbaum S, Gastmeier P, Weissbrodt H, Strüber M. Impact of bacterial and fungal donor organ contamination in lung, heart-lung, heart and liver transplantation. Infection. 2008;36(3):207–12.

30. Brieke A, Krishnamani R, Rocha MJ, Li W, Patten RD, Konstam MA, Patel AR, Udelson JE, Denofrio D. Influence of donor cocaine use on outcome after cardiac transplantation: analysis of the United Network for Organ Sharing Thoracic Registry. J Heart Lung Transplant. 2008;27(12):1350–2.

31. De La Zerda DJ, Cohen O, Beygui RE, Kobashigawa J, Hekmat D, Laks H. Alcohol use in donors is a protective factor on recipients' outcome after heart transplantation. Transplantation. 2007;83(9):1214–8.

32. Rubin E. Alcoholic myopathy in heart and skeletal muscle. N Engl J Med. 1979;301(1):28–33.

33. Karwande SV, Hopfenbeck JA, Renlund DG, Burton NA, Gay Jr WA. An avoidable pitfall in donor selection for heart transplantation. Utah Heart Transplant Program. J Heart Transplant. 1989;8(5):422–4.

34. Rodrigus IE, Conraads V, Amsel BJ, Moulijn AC. Primary cardiac allograft failure after donor carbon monoxide poisoning treated with biventricular assist device. J Heart Lung Transplant. 2001;20(12):1345–8.

35. Spodick DH, Pigott VM, Chirife R. Preclinical cardiac malfunction in chronic alcoholism. Comparison with matched normal controls and with alcoholic cardiomyopathy. N Engl J Med. 1972;287(14):677–80.

36. Kupari M, Koskinen P, Suokas A, Ventila M. Left ventricular filling impairment in asymptomatic chronic alcoholics. Am J Cardiol. 1990;66(20):1473–7.

37. Mancini D, Lietz K. Selection of cardiac transplantation candidates in 2010. Circulation. 2010;122(2):173–83.

38. Russo MJ, Davies RR, Hong KN, Chen JM, Argenziano M, Moskowitz A, Ascheim DD, George I, Stewart AS, Williams M, Gelijns A, Naka Y. Matching high-risk recipients with marginal donor hearts is a clinically effective strategy. Ann Thorac Surg. 2009;87(4):1066–70. discussion 1071.

39. Chen JM, Russo MJ, Hammond KM, Mancini DM, Kherani AR, Fal JM, Mazzeo PA, Pinney SP, Edwards NM, Naka Y. Alternate waiting list strategies for heart transplantation maximize donor organ utilization. Ann Thorac Surg. 2005;80(1):224–8.

40. Felker GM, Milano CA, Yager JE, Hernandez AF, Blue L, Higginbotham MB, Lodge AJ, Russell SD. Outcomes with an alternate list strategy for heart transplantation. J Heart Lung Transplant. 2005;24(11):1781–6.

41. Kransdorf EP, Stehlik J. Donor evaluation in heart transplantation: the end of the beginning. J Heart Lung Transplant. 2014;33(11):1105–13.

42. Schumer EM, Ising MS, Trivedi JR, Slaughter MS, Cheng A. Early outcomes with marginal donor hearts compared with left ventricular assist device support in patients with advanced heart failure. Ann Thorac Surg. 2015;100(2):522–7.

43. Colvin-Adams M, Smith JM, Heubner BM, Skeans MA, Edwards LB, Waller CD, Callahan ER, Snyder JJ, Israni AK, Kasiske BL. OPTN/ SRTR 2013 Annual Data Report: heart. Am J Transplant. 2015;15 Suppl 2:1–28.

44. Chou NK, Wang SS, Chen YS, Yu HY, Chi NH, Wang CH, Ko WJ, Tsao CI, Sun CD. Induction immunosuppression with basiliximab in heart transplantation. Transplant Proc. 2008;40(8):2623–5.

45. Lund LH, Edwards LB, Kucheryavaya AY, Dipchand AI, Benden C, Christie JD, Dobbels F, Kirk R, Rahmel AO, Yusen RD, Stehlik J, International Society for Heart and Lung Transplantation. The Registry of the International Society for Heart and Lung Transplantation: Thirtieth Official Adult Heart Transplant Report--2013; focus theme: age. J Heart Lung Transplant. 2013;32(10):951–64.

46. Kobashigawa JA. Mycophenolate mofetil in cardiac transplantation. Curr Opin Cardiol. 1998;13(2):117–21.

47. Valantine HA, Gao SZ, Menon SG, Renlund DG, Hunt SA, Oyer P, Stinson EB, Brown Jr BW, Merigan TC, Schroeder JS. Impact of prophylactic immediate posttransplant ganciclovir on development of transplant atherosclerosis: a post hoc analysis of a randomized, placebo-controlled study. Circulation. 1999;100(1):61–6.

48. Potena L, Holweg CT, Chin C, Luikart H, Weisshaar D, Narasimhan B, Fearon WF, Lewis DB, Cooke JP, Mocarski ES, Valantine HA. Acute rejection and cardiac allograft vascular disease is reduced by suppression of subclinical cytomegalovirus infection. Transplantation. 2006;82(3):398–405.

49. Pescovitz MD, Rabkin J, Merion RM, Paya CV, Pirsch J, Freeman RB, O'Grady J, Robinson C, To Z, Wren K, Banken L, Buhles W, Brown F. Valganciclovir results in improved oral absorption of ganciclovir in liver transplant recipients. Antimicrob Agents Chemother. 2000;44(10):2811–5.

50. Paya C, Humar A, Dominguez E, Washburn K, Blumberg E, Alexander B, Freeman R, Heaton N, Pescovitz MD, Valganciclovir Solid Organ Transplant Study Group. Efficacy and safety of valganciclovir vs. oral ganciclovir for prevention of cytomegalovirus disease in solid organ transplant recipients. Am J Transplant. 2004;4(4):611–20.

51. Hirsh J. Reversal of the anticoagulant effects of warfarin by vitamin K1. Chest. 1998;114(6):1505–8.

52. Karkouti K, Beattie WS, Dattilo KM, McCluskey SA, Ghannam M, Hamdy A, Wijeysundera DN, Fedorko L, Yau TM. A propensity score case-control comparison of aprotinin and tranexamic acid in high-transfusion-risk cardiac surgery. Transfusion. 2006;46(3):327–38.

53. Prendergast TW, Furukawa S, Beyer 3rd AJ, Eisen HJ, McClurken JB, Jeevanandam V. Defining the role of aprotinin in heart transplantation. Ann Thorac Surg. 1996;62(3):670–4.

54. Mangano DT, Tudor IC, Dietzel C, Multicenter Study of Perioperative Ischemia Research Group, Ischemia Research and Education Foundation. The risk associated with aprotinin in cardiac surgery. N Engl J Med. 2006;354(4):353–65.

55. Mahdy AM, Webster NR. Perioperative systemic haemostatic agents. Br J Anaesth. 2004;93(6):842–58.

56. Herbertson M. Recombinant activated factor VII in cardiac surgery. Blood Coagul Fibrinolysis. 2004;15 Suppl 1:S31–2.

57. Deveras RA, Kessler CM. Reversal of warfarin-induced excessive anticoagulation with recombinant human factor VIIa concentrate. Ann Intern Med. 2002;137(11):884–8.

58. Lindelow B, Andersson B, Waagstein F, Bergh CH. High and low pulmonary vascular resistance in heart transplant candidates. A 5-year follow-up after heart transplantation shows continuous reduction in resistance and no difference in complication rate. Eur Heart J. 1999;20(2):148–56.

59. Pascual JM, Fiorelli AI, Bellotti GM, Stolf NA, Jatene AD. Prostacyclin in the management of pulmonary hypertension after heart transplantation. J Heart Transplant. 1990;9(6):644–51.

60. Haraldsson A, Kieler-Jensen N, Ricksten SE. Inhaled prostacyclin for treatment of pulmonary hypertension after cardiac surgery or heart transplantation: a pharmacodynamic study. J Cardiothorac Vasc Anesth. 1996;10(7):864–8.

61. Argenziano M, Choudhri AF, Moazami N, Rose EA, Smith CR, Levin HR, Smerling AJ, Oz MC. Randomized, double-blind trial of inhaled nitric oxide in LVAD recipients with pulmonary hypertension. Ann Thorac Surg. 1998;65(2):340–5.

62. Griffiths MJ, Evans TW. Inhaled nitric oxide therapy in adults. N Engl J Med. 2005;353(25):2683–95.

63. Trachte AL, Lobato EB, Urdaneta F, Hess PJ, Klodell CT, Martin TD, Staples ED, Beaver TM. Oral sildenafil reduces pulmonary hypertension after cardiac surgery. Ann Thorac Surg. 2005;79(1):194–7. discussion 194-7.

64. Rothman SA, Jeevanandam V, Combs WG, Furukawa S, Hsia HH, Eisen HJ, Buxton AE, Miller JM. Eliminating bradyarrhythmias after orthotopic heart transplantation. Circulation. 1996;94(9 Suppl): II278–82.

65. Chen EP, Bittner HB, Davis RD, Van Trigt P. Hemodynamic and inotropic effects of milrinone after heart transplantation in the setting of recipient pulmonary hypertension. J Heart Lung Transplant. 1998;17(7):669–78.

66. Nwakanma LU, Williams JA, Weiss ES, Russell SD, Baumgartner WA, Conte JV. Influence of pretransplant panel-reactive antibody on outcomes in 8,160 heart transplant recipients in recent era. Ann Thorac Surg. 2007;84(5):1556–62. discussion 1562-3.

67. Berry GJ, Burke MM, Andersen C, Bruneval P, Fedrigo M, Fishbein MC, Goddard M, Hammond EH, Leone O, Marboe C, Miller D, Neil D, Rassl D, Revelo MP, Rice A, Rene Rodriguez E, Stewart S, Tan CD, Winters GL, West L, Mehra MR, Angelini A. The 2013 International Society for Heart and Lung Transplantation Working Formulation for the standardization of nomenclature in the pathologic diagnosis of antibody-mediated rejection in heart transplantation. J Heart Lung Transplant. 2013;32(12):1147–62.

68. Smith JD, Banner NR, Hamour IM, Ozawa M, Goh A, Robinson D, Terasaki PI, Rose ML. De novo donor HLA-specific antibodies after heart transplantation are an independent predictor of poor patient survival. Am J Transplant. 2011;11(2):312–9.

69. Tambur AR, Pamboukian SV, Costanzo MR, Herrera ND, Dunlap S, Montpetit M, Heroux A. The presence of HLA-directed antibodies after heart transplantation is associated with poor allograft outcome. Transplantation. 2005;80(8):1019–25.

70. Kaczmarek I, Deutsch MA, Kauke T, Beiras-Fernandez A, Schmoeckel M, Vicol C, Sodian R, Reichart B, Spannagl M, Ueberfuhr P. Donor-specific HLA alloantibodies: long-term impact on cardiac allograft vasculopathy and mortality after heart transplant. Exp Clin Transplant. 2008;6(3):229–35.

71. Leech SH, Lopez-Cepero M, LeFor WM, DiChiara L, Weston M, Furukawa S, Macha M, Singhal A, Wald JW, Nikolaidis LA, McClurken JB, Bove AA. Management of the sensitized cardiac recipient: the use of plasmapheresis and intravenous immunoglobulin. Clin Transplant. 2006;20(4):476–84.

72. Vo AA, Lukovsky M, Toyoda M, Wang J, Reinsmoen NL, Lai CH, Peng A, Villicana R, Jordan SC. Rituximab and intravenous immune globulin for desensitization during renal transplantation. N Engl J Med. 2008;359(3):242–51.

73. Patel J, Everly M, Chang D, Kittleson M, Reed E, Kobashigawa J. Reduction of alloantibodies via proteasome inhibition in cardiac transplantation. J Heart Lung Transplant. 2011;30(12):1320–6.

74. Lick SD, Vaidya S, Kollar AC, Boor PJ, Vertrees RA. Peri-operative

alemtuzumab (Campath-1H) and plasmapheresis for high-PRA positive lymphocyte crossmatch heart transplant: a strategy to shorten left ventricular assist device support. J Heart Lung Transplant. 2008;27(9):1036–9.

75. Smith JD, Danskine AJ, Laylor RM, Rose ML, Yacoub MH. The effect of panel reactive antibodies and the donor specific crossmatch on graft survival after heart and heart-lung transplantation. Transpl Immunol. 1993;1(1):60–5.

76. Michaels PJ, Espejo ML, Kobashigawa J, Alejos JC, Burch C, Takemoto S, Reed EF, Fishbein MC. Humoral rejection in cardiac transplantation: risk factors, hemodynamic consequences and relationship to transplant coronary artery disease. J Heart Lung Transplant. 2003;22(1):58–69.

77. Ratkovec RM, Hammond EH, O'Connell JB, Bristow MR, DeWitt CW, Richenbacher WE, Millar RC, Renlund DG. Outcome of cardiac transplant recipients with a positive donor-specific crossmatch--preliminary results with plasmapheresis. Transplantation. 1992;54(4):651–5.

78. Jordan SC, Vo A, Bunnapradist S, Toyoda M, Peng A, Puliyanda D, Kamil E, Tyan D. Intravenous immune globulin treatment inhibits crossmatch positivity and allows for successful transplantation of incompatible organs in living-donor and cadaver recipients. Transplantation. 2003;76(4):631–6.

成人原位心脏移植：
早期并发症

第 30 章

John R. Spratt，Ziad Taimeh，Thenappan Thenappan，Ranjit John

（王晓军 李亚雄 译 侯宗柳 审校）

引言

心脏手术、围术期频繁的血流动力学不稳定以及免疫抑制状态，这些因素共同使术后早期心脏移植受体面临极高的神经系统、血流动力学和免疫并发症的危险。这些并发症危险以及感染是心脏移植后早期死亡最常见的原因（图30.1）。因此，我们将讨论原位心脏移植的早期并发症。

围术期技术性因素的思考

原位心脏移植（OHT）需要完整的（经常重复的）胸骨切开术、体外循环、病变心脏及任何先前放置的心室辅助装置的移出，以及同种异体移植物植入，这需要使用双腔或双房技术。双房技术包括切除供体左心房在肺静脉口前方的分隔，右心房从下腔静脉向右心耳做切口以及双房吻合[1,2]。双腔技术是一种更受欢迎的技术，其特征是左心房和双腔吻合，保留右心房，并在肺静脉之间仅留下少量受体左心房后部[3,4]。

术中因素诸如纵隔粘连松解（可能繁琐且费时）、主动脉夹闭和体外循环时间长短、心脏操作、麻醉因素和其他问题等，均在再次心脏手术的术后早期起重要作用，OHT也不例外[5]。手术过程必须非常小心，以尽量减少与这些因素相关的失败，以防止术中和术后严重的出血。如果不这样做，可能会导致患者出现卒中（缺血性或出血性）、肾衰竭、肝衰竭和其他全身性后遗症。关于术后卒中评估和管理的详细讨论超出了本章的范围。出血也会导致血流动力学不稳定，需要大量输血，重新探查，并

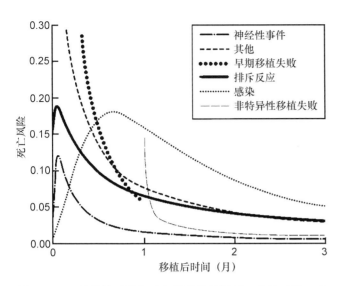

图 30.1　心脏移植后早期死亡的最常见原因。移植后第一个月最常见的死亡原因是移植物衰竭、神经系统事件和排斥反应。感染也是早期死亡的常见原因（引自 Kouchoukos NT et al. Kirklin/Barratt-Boyes Cardiac Surgery，2013）

延长插管时间和 ICU 住院时间。此外，这些因素共同增加了伴或不伴纵隔炎的深部胸骨伤口感染（deep sternal wound infection，DSWI）的风险[6]。

血流动力学并发症

同种异体移植物功能障碍

原发性移植物功能障碍

原发性移植物功能障碍（primary graft dysfunction，PGD）是在术后第一个 24～48 h 无排斥或其他明显病因的单心室或双心室收缩期移植物功能障碍引起的原位心脏移植（OHT）后循环功能不全的现象，导致血流动力学不稳定，需要积极的药物治疗和（或）机械循环支持（mechanical circulatory support，MCS）。长期以来这被认为是一种排除性诊断，2013 年国际心肺移植学会（ISHLT）会议确立了原发性和继发性移植物功能障碍的首次共识定义。继发性移植物功能障碍发生于移植物功能障碍原因已知的情况下，例如急性/超急性排斥反应、手术并发症或肺动脉高压等[7]。PGD 的共识定义和严重程度评估（表 30.1）如下所述：

表 30.1　原发性移植物功能障碍（PGD）的定义和严重程度量表

PGD-左心室（PGD-LV）	轻度 PGD-LV：必须符合以下标准之一	超声心动图显示 LVEF<40%
		血流动力学 RAP>15 mmHg，PCWP>20 mmHg，CI<2.0 L/(min·m²)（持续 1 h 以上），需要低剂量的正性肌力药
	中度 PGD-LV：必须符合 I 的一个标准和 II 的另一个标准	I. 来自以下的一个标准
		（a）超声心动图显示 LVEF<40%
		（b）血流动力学 RAP>15 mmHg，PCWP>20 mmHg，CI<2.0 L/(min·m²)（持续 1 h 以上），需要低剂量的正性肌力药
		II. 来自以下的一个标准
		（a）高剂量正性肌力药——正性肌力药评分>10[a]
		（b）新放置的 IABP（不考虑正性肌力药）
	重度 PGD-LV	依赖左或双心室机械支持，包括 ECMO、LVAD、BiVAD 或经皮 LVAD。除外需要 IABP
PGD-右心室（PGD-RV）	诊断需要（a）和（b）或（a）和（c）	（a）血流动力学 RAP>15 mmHg，PCWP>15 mmHg，CI<2.0 L/(min·m²)
		（b）TPG<15 mmHg 和（或）PASP<50 mmHg
		（c）需要 RVAD

心脏移植后的 PGD 以进行性血流动力学障碍为标志，并基于所需的支持水平进行分级
（引自 Kobashigawa J et al. J Heart Lung Transplant 33：327）
BiVAD，双心室辅助装置；CI，心脏指数；ECMO，体外膜氧合；IABP，主动脉内球囊反搏泵；LVAD，左心室辅助装置；PCWP，肺毛细血管楔压；RAP，右心房压；RVAD，右心室辅助装置；TPG，跨肺压力梯度；PASP，肺动脉收缩压
[a] 正性肌力药评分=多巴胺（1）+多巴酚丁胺（1）+氨力农（1）+米力农（15）+肾上腺素（100）+去甲肾上腺素（100），每种药物的剂量单位为 μg/(kg·min)

1. 通过直接术中观察或通过术中或术后即刻经胸（TTE）或经食管（TEE）超声心动图测量左心室射血分数（left ventricular ejection fraction，LVEF）＜45％，发现严重的左、右或双心室收缩功能障碍。

2. 血流动力学不稳定持续时间超过 1 h，表现为收缩压（SBP）＜90 mmHg 或心脏指数（cardiac index，CI）＜2.2 L/(min·m)[2]，需要两个或更多的正性肌力药物支持或 MCS 伴体外膜肺氧合（extra-corporeal membrane oxygenation，ECMO）、主动脉内球囊反搏泵（intra-aortic balloon pump，IABP）或临时心室辅助装置（VAD）支持，伴或不伴不能脱离体外循环，尽管心脏充盈压足够（CVP＞15 mmHg 和/或 PAWP＜20 mmHg）。

3. 植入后 24～48 h 内发生。

4. 缺乏其他可能导致移植物功能障碍的原因，包括超急性/急性排斥反应、心脏压塞、吻合口扭折、肺动脉高压、低氧血症和酸中毒等[8-11]。

因为最近才形成共识定义，所以 PGD 的回顾性分析具有挑战性，但预测 PGD 的因素可以分为三大类：与供体相关因素，与受体相关因素，与获取和移植的技术方面相关因素。

供体的危险因素包括女性、糖尿病、头部创伤、超声心动图异常（LVEF 减少和/或室壁运动异常），以及供体捐献前使用高剂量正性肌力药/血管加压药治疗[10,12-15]。供体的年龄增加也被认为是危险因素，尽管这有些争议[10,12,16-17]。其他供体危险因素包括滥用药物、先前存在的心肌或瓣膜功能障碍、败血症和高钠血症[7]。

PGD 受体的危险因素包括高龄、需要术前机械循环支持、因先天性心脏病引起的心力衰竭、再次胸骨切开术，相关的左心室辅助装置（LVAD）外植，以及急慢性医学并发症，包括多系统器官衰竭或功能障碍[7,12,14,18]。操作性危险因素包括移植物缺血时间延长（＞2～4 h）、机构手术经验有限、保存方法类型和急诊移植[18-22]。

同种异体移植心肌损伤可以发生在供体脑死亡的早期或植入时的再灌注后期。PGD 最常见的原因是因心肌保护不足而导致心肌顿抑，这可能发生在 OHT 的器官获取前、运输和植入阶段。心肌顿抑的特征是延长但可逆的缺血后心室功能不全。涉及心肌顿抑病因的主要机制是细胞内钙离子（Ca^{2+}）、再灌注损伤和活性氧诱导的氧化应激、细胞肿胀、细胞外水肿、细胞酸中毒、代谢底物耗竭和内皮损伤[23]。虽然心肌顿抑是有生命力的，但是尽管冠状动脉血流正常或接近正常，它仍然是弱收缩性的。恢复可能需要长达 1～2 周，取决于心肌缺血的严重程度和时间长度。目前，取得供体心脏后的离体保存期限为在冷冻缺血情况下 4～6 h，已知更长的缺血时间会对生存率产生不利影响[24]。

OHT 同种异体移植物保存的当前标准是在冰冷和专门的保存溶液中进行静态冷藏，在保存之前先进行冷冲洗。威斯康星大学（UW）和 Celsior 等几个这样的保存方案目前正在使用。其主要包括高浓度的钾和胶体、抗氧化剂，以及旨在缓解同种异体移植物水肿、再灌注损伤和酸中毒的缓冲添加剂。比较不同保存方案对同种异体移植物功能效果的研究并没有显示出某种方案具有明显的优势[21,24-26]。

单独冷却会降低葡萄糖利用率，不利地改变细胞内 pH 调节，并减缓组织氧摄取。线粒体呼吸和膜完整性也降低，这可能导致线粒体 ATP 水平下降和随后因离子转运通道功能受损而导致细胞电化学紊乱。虽然冷藏导致心肌能量消耗急剧下降，但在没有氧气和葡萄糖供应的情况下，残余代谢活性（约 10％的温热活性）会促进无氧代谢和乳酸酸中毒，这会对植入后同种异体移植物功能产生有害的影响[24]。

Segovia 等描述了 RADIAL 评分，这是第一个也是唯一一个基于供体、受体和操作因素的 PGD 预测评分系统。评分要素为受体右心房压≥10 mmHg、受体年龄≥60 岁、受体糖尿病、受体对正性肌力药物依赖性、供体年龄≥30 岁、缺血时间长度≥240 min。每个供体-受体配对每个存在的元素都会得到单一的评分。进一步的研究表明，RADIAL 评分可以用来创建三个危险分层，即低危（RADIAL ＜ 2，PGD 风险 12.1％）、中危（RADIAL ＝ 2，PGF 风险 19.1％）和高危（RADIAL＞2，PGD 风险 27.5％）。

PGD 管理的基础是机械循环支持（MCS）。使用主动脉内球囊反搏泵（IABP）、体外膜肺氧合（ECMO）和临时心室辅助装置（VAD）可以为 PGD 患者提供 MCS。关于在 PGD 患者使用这些设备的大多数数据是回顾性的[9,19,27-28]。PGD 患者使用 MCS 的流程及伴随使用的药物支持通常在高容量中心之间是个体化的[29]。通常在离开手术室之前，有一种趋势是早期开始 MCS，目的是减少长期心功能不全的系统性受损[11]。

在这种情况下，正性肌力药、血管扩张药和吸入性一氧化氮可作为有价值的辅助用药，尽管没有一个普遍的使用方案。左西孟旦（Levosimendan）是唯一一种在这种环境中存在专用数据的药物，它是一种钙通道敏化剂，可作为阳性的正性肌力药和外周血管扩张药，而不会增加心肌需氧量，并且已经专门研究用于 PGD。一项小样本量的描述性病例系列研究使用左西孟旦治疗 PGD 的心脏移植患者，在手术后第 30 天显示患者迅速脱离其他药物支持，并具有 93% 的生存率，仅有一例患者需要 MCS[30]。然而，在 3 年随访期间并没有发现这些益处[31]。

心脏移植受体 30 天的死亡率大约为 8%，在此期间，PGD 导致 35%～40% 的死亡，使其成为心脏移植后早期死亡的主要原因[32]。仅用药物治疗 PGD 的死亡风险为 40%～50%[33]。在一些研究中，使用 ECMO 治疗 PGD 与 30 天和 1 年生存率相关，高达约 80% 和 70%，尽管需要 VAD 支持导致更差的总体结果[33]。

右心室衰竭

危险因素

右心室衰竭的定义为右心室不能维持肺循环中充足的血流以允许充足的左心室充盈，右心室衰竭仍然是心脏移植后显著且令人烦恼的问题，并且是围术期的主要发病原因和死亡原因[34]。严重右心室衰竭的定义为右心室膨胀伴相应的终末器官功能障碍或需要使用右心室辅助装置（right ventricular assist device，RVAD）进行机械循环支持[35]。

OHT 后右心室（right ventricle，RV）衰竭最常见的危险因素是缺血再灌注损伤，这是由器官采集、冷缺血性运送和植入/再灌注造成的。其他危险因素包括运输和植入过程中的机械损伤、手术室热缺血、冠状动脉空气栓塞以及任何可能引起肺血管阻力的外在因素，例如高 PEEP 机械通气、急性和（或）慢性受体肺动脉高压[35]。移植后 RV 衰竭的常见原因总结见图 30.2。

RV 复杂的几何形状使得难以直接测量其功能。临床资料显示颈静脉扩张、周围性水肿、第二心音分裂和三尖瓣反流性杂音提示右侧充盈压增高，特别是在没有左侧功能障碍的情况下。许多超声心动图辅助检查，如 RV 大小、三尖瓣环平面收缩期偏移（RV 基部相对于 RV 心尖部的纵向偏移）和估计的 RV 收缩压，对 RV 衰竭诊断有帮助，尽管其中每一种都可能受到 RV 功能外在因素的影响[34]。肺动脉（pulmonary artery，PA）导管通常在 OHT 后留在原位，获取的数据如中心静脉压（central venous pressure，CVP）和 PA 压力对诊断至关重要。

右心室前负荷和收缩力的管理

RV 衰竭的治疗方案可以分为修改前负荷、后负荷和心室固有收缩性的因素（图 30.3）。RV 是一种薄壁但顺应性强的腔室，对急剧增加的前负荷反应性差。RV 的急剧膨胀会引起一定水平的壁张力，超过该水平它不能有效地泵送。此外，心室相互依赖性是一种现象，即大面积 RV 膨胀可导致形成 RV 后壁的室间隔反转其曲率，并阻碍 LV 充盈。LV 充盈不良对其功能有负面影响，这可能加剧右心衰竭。相反，RV 充盈不足，最常见的原因是全身血容量不足，也可能影响 RV 的输出[36]。RV 对液体超负荷的敏感度要求对这些患者的容量状态进行仔细管理，通常采用利尿剂，并在某些情况下进行血液滤过[34,36]。

RV 衰竭的收缩性下降被认为是由于心肌收缩力受损或心肌灌注受损导致的。受损的收缩力可能是由于缺血再灌注损伤引起的心肌顿抑、机械性创伤以及供体或受体败血症[35-36]。右心室的心肌灌注受损可能由右冠状动脉系统血流受损引起，这可能是由于右冠状动脉（RCA）的空气栓塞或血栓栓塞、外部压迫引起的 RCA 扭曲、植入时同种异体移植物的定位问题，以及 LV 功能障碍导致冠状动脉整体灌注受损。受损的 RV 收缩力主要通过正性肌力药物如多巴酚丁胺、米力农和异丙肾上腺素来控制。异丙肾上腺素通常在 OHT 之后应用数天，因为其正性变时效应，尽管没有前瞻性研究比较它在这方面与其他正性肌力药物的有效性[37-38]。

右心室后负荷和肺动脉高压

右心室后负荷由肺动脉瓣和肺血管床阻力决定。缺氧、高碳酸血症、酸中毒、大量输血和鱼精蛋白给药可能会引起肺血管收缩，这可能会增加肺血管阻力（PVR），而所有这些现象在 OHT 时都很常见[36]。由气胸、大量胸腔积液、肺栓塞和高 PEEP 正压通气引起的胸内压升高导致的肺血流量外源性压迫或其他损害也可以增加 PVR[36]。与 PA 吻合相

图30.2 移植后右心室（RV）衰竭的病因。移植后的 RV 衰竭通常与前负荷调节异常、内源性心肌功能障碍引起的收缩力受损或冠状动脉血流不足有关，或与左心室功能障碍、肺血管收缩/高压或瓣膜/吻合口狭窄引起的过量后负荷有关（引自 Itagaki S et al. Semin. Cardiothorac Surg 24：188）

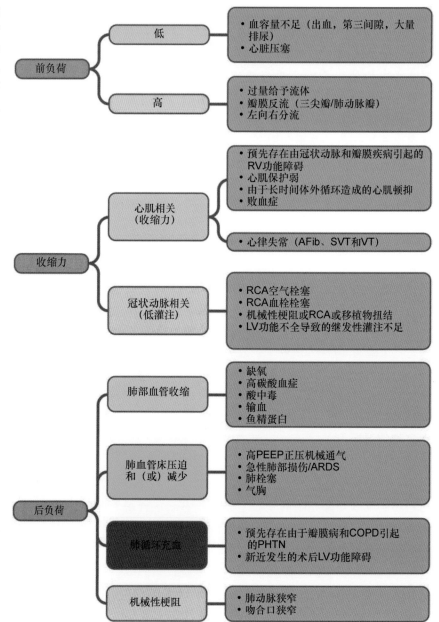

关的并发症，例如缩窄或扭结，可能会造成 RV 卸载负荷的固定机械障碍，并且必须与移植时的上述其他因素一起避免或纠正。

受体肺动脉高压（pulmonary hypertension, PH）定义为有创测量的平均肺动脉压≥25 mmHg，与 OHT 术后急性期的高发病率和死亡率相关[35]。由于 LV 系统功能不全导致的左侧充盈压慢性升高是 OHT 受体肺动脉高压的最常见原因[39]。肺动脉高压的其他常见原因包括慢性缺氧（如 COPD、睡眠呼吸暂停和发育性/间质性肺病）、慢性肺血栓栓塞性疾病，以及许多全身性疾病（如慢性肾病、结节病和溶血性贫血）的继发效应。肺动脉高压可能

是特发性的，或与其他合并症如硬皮病或门静脉高压相关，它在 OHT 受体中罕见。

参数如跨肺压力梯度（TPG，平均 PA 压力-平均肺毛细血管楔压，mmHg）和肺血管阻力$\left(\text{PVR}, \dfrac{80\times\text{TPG}}{\text{心排血量}}, \dfrac{\text{dyn}\times\text{s}}{\text{cm}^5}\right)$，后者常用 Wood 单位$\left(\dfrac{\text{PVR}}{80}\right)$描述，一般通过使用 PA 导管获得，可用于表示肺动脉高压（PH）的严重程度[40]。在测量时，患者接受短效肺血管扩张剂治疗，以确定其 PH 的可逆性。不可逆的 PH 可预测 OHT 后的早期和晚期死亡率，因为伴随有 RV 衰竭的风险。人们普遍认为

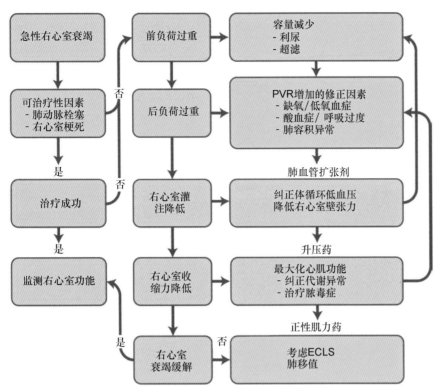

图 30.3 移植后右心室衰竭的管理。移植后纠正右心室功能障碍的推荐流程。在缺乏右心室衰竭明显病因、可能会或不会立即纠正右心室衰竭的情况下，尽管根据特定的临床情况同时纠正多个问题可能是适当的，但应考虑逐步优化右心室功能。（经允许引自 Ventetuolo CE et al. Ann Amer Thorac Soc，11：811.）

静息 PVR＞5 Wood 单位是 OHT 的禁忌证，虽然在这种情况下死亡率与 PH 的严重程度密切相关，但非阈值水平的 PVR 是预测 RV 衰竭的绝对因素[40-41]。在 OHT 之前使用吸入或静脉输注肺血管扩张剂治疗 PVR 可降至≤2～3 Wood 单位的 PH 患者，其死亡风险基本相当于预先没有 PH 的心脏受体[42-45]。然而，术后 RV 衰竭的风险可能会升高，移植后存在 PH 的患者长期生存率可能会降低[42-43]。

可植入的长期左心室辅助装置（LVAD）已被用于改善终末期心力衰竭并考虑 OHT 患者的固定性肺动脉高压[46-48]。6 个月的治疗似乎达到了最大益处，与未接受移植前 MCS 的患者相比，TPG 和 PVR 的降低预示 OHT 后对死亡率减少的最大获益[46-47]。

在手术室，常基于存在 RV 扩张和低动力、LV 充盈不足和（或）肺动脉压升高来识别移植后 RV 衰竭；这些可通过经食管超声心动图、直接观察、肺动脉导管数据来检测[49]。肺血管扩张剂开始治疗应采用低阈值，可以采用吸入一氧化氮或前列环素，两种药物在这种情况下等效[50]。这两种药物需要逐渐减量，因为减量过快有可能引起 PH 反跳。西地那非，常在移植前或移植后数天使用，

也可以有效控制受体的 PH[51]。正性肌力药物（如米力农和/或多巴酚丁胺）的缓慢减量（数天到数周）以及术后尽量减小 PEEP，也可能是肺动脉高压患者和（或）有任何 RV 衰竭证据的患者移植后重要的辅助措施。

机械循环支持

机械循环支持（MCS）常用于治疗最大药物剂量治疗仍难以治愈的移植后 RV 衰竭。IABP 可应用于这种情况，一系列反应显示 IABP 置入后可即刻改善体循环和右心血流动力学且能维持，泵在平均治疗约 44 h 后被撤除[52]。更严重的移植后右心室衰竭病例需要使用右心室辅助装置（RVAD）或双心室辅助装置（biventricular assist device，Bi-VAD）。

从 20 世纪 80 年代后期到 2000 年的多个病例报告和系列报道，总共 20 名患者在 OHT 后立即使用体外 RVAD 支持[53-59]。该队列组中最常见的 MCS 适应证是受体肺动脉高压。这些研究的结局普遍较差；只有三项研究报道总共有 4 名患者存活至出院[53-55]。在死亡的患者中，有 9 人（56%）在死亡前能够脱离 RVAD 支持。所有非幸存者中最常见的死亡原因是脓毒症、多系统器官衰竭和出血性并发症[53-54, 56-59]。

Kavarana 等在 2003 年描述了 20 位接受术后 MCS 的心脏受体，其中 14 位需要 RVAD 或 BiVAD 支持。与既往的研究一致，最常见的适应证是受体肺动脉高压。在本研究所有 RVAD/BiVAD 受体中，仅有 6 例（43%）可以逐渐脱离支持，其中 2 例患者死于多系统器官衰竭。在那些未脱离支持的患者中，最常见的死亡原因是术中发生停搏、顽固性心力衰竭和脓毒症[9]。近来，Klima 等在 2005 年报道了 35 例符合 OHT 后严重右心室衰竭标准的患者，其中 15 例患者接受了 RVAD、ECMO 和 IABP 的联合治疗；在该队列中使用 MCS 未表现出降低死亡率的可能[35]。

总体而言，心脏移植后对右心室衰竭使用 MCS 可出现极高的死亡率。一项关于术后接受长达 80 天 RVAD 治疗的病例报告中提出虽然可能恢复至出院，但该队列中致命性并发症的发生率极高，并且在启动这种支持治疗之前，所有相关供体/受体及亲属之间应该进行坦诚而深思熟虑的讨论[60]。

心脏尺寸不匹配

供体-受体的尺寸匹配是器官匹配过程中的既定组成部分。传统上，OHT 配对的供体和受体的体重差异小于 20%，但过去 20 年的结果数据已经打破了这种规则。既往研究证明，体重和心脏尺寸不存在显著的相关性[61-62]。20 世纪 90 年代早期的一项回顾性单中心研究表明，体重差异达到 30% 时死亡率并未增加，而另一项研究表明，仅在被列入美国器官共享网络（UNOS）状态 I 的受体中，来自身材矮小的供体死亡率增加[63-64]。

2008 年针对 UNOS 数据进行的一项多中心回顾性分析是迄今为止该问题的最大研究，表明供体-受体体重差异＞20% 并不影响生存率，但少数特殊情况除外。在患有重度肺动脉高压的受体中植入尺寸过小的心脏对生存率有负性影响，特别是当女性供体与男性受体配对时。有趣的是，在患有肺动脉高压的受体中使用过大的同种异体移植物不存在生存优势[65]。来自多种族动脉粥样硬化研究（Multi-Ethnic Study of Atherosclerosis，MESA）的最新数据显示，心脏尺寸不仅取决于体重，还取决于身高、年龄和性别，从而表明这些参数对于确定受体和供体的尺寸匹配比仅使用体重数据更为合适[66-67]。

排斥反应

超急性排斥反应

通过预先存在的受体抗体与供体血管内皮结合而引起的同种异体移植物迅速衰竭称为超急性排斥反应。这种免疫反应发生在同种异体移植物血液灌注恢复后数分钟至数小时内，并导致补体激活和血管内血栓形成。毛细血管内皮细胞的破裂导致血管完整性受到破坏，血管内容物损失和血小板暴露于下层基质，导致血小板黏附、聚集和一氧化氮损耗所致的局部血管收缩。最终出现间质出血而没有淋巴细胞浸润[68-69]。ABO 和人类白细胞抗原（HLA）配型在很大程度上能够预防此类反应，对于这种灾难性诊断的唯一疗法是紧急 MCS 治疗和再次移植，尽管可以找到合适的器官，但其预后通常也极差[70]。

急性细胞排斥反应

在 20 世纪 70 年代开发环孢素之前，无法安全和可重复性地控制排斥反应是心脏移植持续发展的主要障碍[71]。虽然排斥反应发生率持续下降，但发生风险仍然很大，尤其是在移植后早期，需要对急性细胞排斥反应（ACR）和抗体介导的排斥反应（AMR）进行常规监测。

ACR 的特征主要表现为由 T 细胞介导的应答、淋巴细胞和巨噬细胞浸润到同种异体移植物的间质中，并可能导致心肌细胞坏死[70]。尽管可以在 OHT 后的任何时间发生，但最常发生在移植后的前 3~12 个月。近 40% 的成人心脏移植患者在第 1 个月内在一定程度上有一次或多次 ACR 发作，超过 60% 的患者在 6 个月内经历一次或多次 ACR 发作。在 1 年时，只有 1/3 的患者未发生 ACR。在移植后第 1 年内，约 30% 的患者会发生排斥反应，需要调整免疫抑制治疗。移植后 1 年以上，ACR 的风险就会降低，但随着时间的推移，发生率似乎不会有较大改变[72-73]。

移植后 1 年内，发生 ACR 的供体危险因素包括

表 30.2　ISHLT 对于急性细胞排斥反应（ACR）的活检分级

1R 级（轻度）	间质和（或）血管周围浸润，最多 1 处心肌细胞损伤病灶
2R 级（中度）	两个或多处浸润灶，伴有相关心肌细胞损伤
3R 级（重度）	弥漫性浸润，伴多灶性心肌细胞损伤±水肿±出血±血管炎

排斥反应的严重程度取决于细胞浸润和心肌细胞损伤/水肿/出血的程度。经允许引自 Stewart S et al. J Heart Lung Transplant，24：1710.

女性、CMV 血清学阳性、脑死亡和缺血再灌注损伤。脑死亡和缺血再灌注被认为会增加供体抗原表达，并可能促进 ACR 发作。受体风险因素包括女性、年轻、非裔美国人、HLA 不匹配度增加、移植前感染以及近期（单独）排斥反应发作[74]。需接受治疗的急性排斥反应的进展预示着心脏同种异体移植血管病变的发生率和远期死亡率更高[75,76]。

部分是由于移植过程中固有的同种异体移植物去神经支配，ACR 的表现本质上可能是变化不定的，表现为发热、白细胞计数增多、轻度低血压或其他系统模糊症状的任意组合[77]。在极少数情况下，临床表现更加严重，患者表现出严重的心力衰竭、顽固性低血压或循环衰竭[69]。ACR 的不一致表现使得心内膜心肌活检（EMB）成为诊断的金标准。活检部位通常选择室间隔，通过经皮穿刺颈内静脉或股静脉使用专用活检钳获取活检组织[69]。根据 ISHLT 指南，推荐使用活检标本的病理学分析对 ACR 的严重程度进行分级，该指南最近于 2004 年更新。根据细胞浸润和组织破坏水平（心肌细胞损伤、水肿、出血和血管炎），ACR 的评分范围为 0R 级（无 ACR 证据）至 3R 级（严重 ACR）（表 30.2）[78]。

OHT 受体接受常规的心内膜心肌活检以确定早期排斥反应。移植后活检的时机因不同的心脏中心而异，但通常在 OHT 术后第 1 个月每周进行一次，第 2 个月每 2 周进行一次，然后每月进行一次直到 OHT 术后 6 个月，然后每季度进行一次直到第 1 年结束。尚无数据支持特定活检方案在所有受体中的有效性，尽管在某些高危人群中进行更为积极的筛查，特别是在移植后 2～5 年，已证明其在一定程度上降低死亡率。在任何人群移植后 5 年以上的活检

筛查似乎都没有益处[79]。基于遗传筛查的 ACR 无创筛查正越来越多地被使用；但是，指南不推荐将其用于常规临床用途。

ACR 的治疗取决于临床表现的灵敏性和持续时间以及在活检标本中观察到的排斥反应等级（图 30.4）。所有经活检证实为 ACR 的患者，无论分级如何，均推荐使用皮质类固醇冲击治疗，无论是口服还是静脉治疗[80]。在无症状患者中，额外的治疗可能仅包括增强目前的免疫抑制方案。对于伴有排斥反应的同种异体移植物功能障碍（从轻度心力衰竭到心源性休克）的患者，可考虑加用抗胸腺细胞球蛋白（ATG）的细胞溶解性免疫抑制治疗。根据心功能不全的严重程度，应启动支持性血流动力学措施，包括正性肌力药物、IABP 或机械循环支持（包括心室辅助装置、ECMO）[80]。在严重的病例中，可能需要其他辅助免疫抑制措施，包括血浆置换、静脉应用免疫球蛋白和抗代谢药物和（或）放疗。重复 EMB 通常用于监测疾病治疗情况。尽管采取了积极的治疗方案，该研究队列中的死亡率仍然很高[81]。

急性抗体介导的排斥反应（AMR）

在移植前受体 HLA 致敏的情况下，AMR 是预先存在的供体抗体靶向同种异体移植物小动脉和毛细血管内皮导致小血管炎的过程[68,81]。在无急性细胞排斥反应证据的情况下，移植后 1 个月内患者（约 70%）通常表现为同种异体移植物功能障碍，AMR 是导致慢性同种异体移植血管病变（CAV）和短期及远期死亡率增加的重要危险因素[68,82-83]。根据临床表现的严重性进行管理。无症状性 AMR 不会影响心脏移植后患者的远期存活率，但会增加 CAV 的风险[81,84]。然而，出现血流动力学损害和 AMR 活检证据的患者需要更积极的治疗，通常涉及正性肌力药和（或）机械循环支持，并减轻抗体介导的同种异体移植物损伤，包括高剂量皮质类固醇或细胞溶解药物疗法，如血浆置换、免疫成分分离或静注免疫球蛋白[69,80]。利妥昔单抗、硼替佐米或抗补体抗体也可用于二级疗法[29]。

感染

与所有实体器官移植受体在慢性免疫抑制方面

图 30.4 心脏移植后急性排斥反应（ACR）的管理。ACR 管理的推荐流程。管理因不同中心而异，但通常会因临床表现的灵敏度和持续时间而异。Ab，抗体；AZA，硫唑嘌呤；MTX，甲氨蝶呤（经允许引自 Chiu P et al. Sabiston and Spencer Surgery of the Chest，2015）

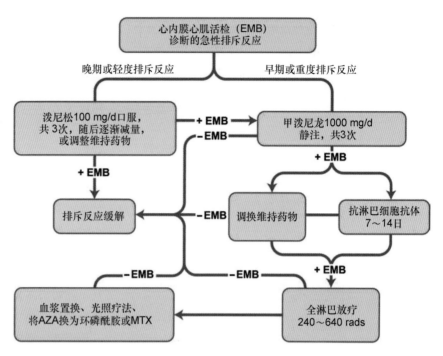

的情况一样，感染性并发症是 OHT 受体发病率和死亡率的主要原因。虽然移植后第 1 年感染的总体死亡率＜5%，但移植后第 1 年的死亡人数约占 20%。移植后 3～4 个月内的感染风险最大；细菌感染最常见，其次是病毒和真菌感染（图 30.5）[85]。心脏移植受体的免疫抑制状态可以模糊甚至掩盖严重感染的临床表现，因此即使是轻度发热、白细胞增多、心动过速或患者主诉不清，也必须及时和积极地评估。同时，应该积极启动肠胃外抗生素/抗病毒/抗真菌治疗。OHT 受体的所有类型感染风险均增加，但真菌和原虫感染患者的死亡率最高[85-86]。移植后感染最关键的移植特异性危险因素包括高龄受体、移植时需要机械通气或 VAD、OKT3 诱导治疗和供体 CMV 血清阳性等[85]。

移植后第 1 个月最常见的感染是细菌感染，首先是肺炎（35%）和尿路感染（24.4%），其次是血源性感染（7.7%）和皮下感染（7.3%）[87]。血源性感染和皮下感染以葡萄球菌和链球菌属为主。在这种情况下，大多数肺炎是由革兰氏阴性菌引起的，嗜肺军团菌（24%）和铜绿假单胞菌（19%）最常见；在约 8% 的病例中，大肠埃希氏菌较为棘手。尿路感染通常为革兰氏阴性菌（大肠埃希氏菌，63%），但革兰氏阳性菌（肠球菌属，17%）感染也很常见[87]。

尽管不如上述感染常见，但心脏移植患者存在手术部位暴露感染（surgical site infection，SSI）的重大风险，包括浅表感染和深部胸骨伤口感染

（deep sternal wound infection，DSWI），免疫抑制状态加剧受体并发症的恶化[88]。所有心脏手术患者的 SSI 危险因素（如糖尿病、再次手术、BMI 增加）也适用于心脏移植受体，但这些患者也可能患有慢性病营养不良、肾功能不全和术前植入 VAD，所有这些都会增加 SSI 的风险[85,88]。其他报道的风险因素包括非白人受体和体外循环时间延长。也有证据表明，使用 mTOR 抑制剂如西罗莫司和依维莫司，会增加 SSI 的风险，因其参与血管生成、心肌成纤维细胞增殖和其他伤口愈合过程，并存在不利的影响[88]。

所有类型的 SSI 可存在于 8%～15% 的受体中。浅表伤口感染影响 4%～16% 的受体，而 DSWI 存在于 2.4%～35% 的患者，12.5%～25% 的患者出现胸骨裂开[88-89]。各种革兰氏阳性菌（葡萄球菌属、肠球菌属）、革兰氏阴性菌（大肠埃希氏菌、不动杆菌属）和真菌（念珠菌属、诺卡菌属、军团菌属和曲霉菌属）等生物体都与浅表和深部胸骨伤口感染有关[85,87,90]。在 149 例心脏移植病例中，DSWI 受体（8.7%）的住院死亡率为 31%，而无 DSWI 的受体仅为 8%[89]。任何对 SSI 的关注都应立即开始对初始病因的控制，包括局部清创和伤口护理，对于 DSWI 伴有纵隔炎的患者，应进行手术重新探查和清创术，并开胸或不开胸引流，以及长期抗菌靶向治疗[85,88]。

侵袭性真菌感染最常发生于术后第 1 个月，尽管其可能在 OHT 后的任何时间发生，并导致死亡率超过 30%[85]。其中最常见的类型是肺炎（41%）和

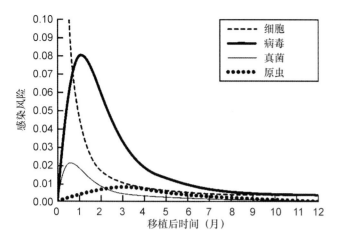

图 30.5　心脏移植后的不同类型感染风险呈时间依赖性。移植后的前 3～4 个月感染风险最大。最常见的病因是细菌和病毒，其次是真菌，虽总体发病率低，但呈早期高峰表现（经允许引自 Kouchoukos NT et al. Kirklin/Barratt-Boyes Cardiac Surgery，2013）

播散性感染（30%），曲霉菌和念珠菌是这两种情况下的主要病原体。如前所述，念珠菌也可以从胸骨伤口和血源性感染的患者中分离出来。在中枢神经系统和播散形式中也可观察到新型隐球菌的感染[85]。最后，肺孢子菌肺炎在所有免疫功能低下的患者中很常见，但不清楚这些感染是否为原发性还是复燃现象。因此，长期口服磺胺甲噁唑-甲氧苄啶治疗肺孢子菌感染的药物预防是所有心脏移植受体的标准方案[85]。

　　影响所有移植受体（包括心脏受体）的主要病毒性病原体是巨细胞病毒（CMV），尤其在移植后的前 3 个月。在所有移植受体中 CMV 的感染发生率为 36%～100%，如果不进行预防性治疗，则 11%～72% 的患者会出现 CMV 感染症状[90]。移植后 CMV 感染的危险因素包括 CMV 血清阴性受体与 CMV 血清阳性供体进行同种异体移植物配对，以及使用单克隆抗体或抗胸腺细胞球蛋白（ATG）进行诱导免疫抑制治疗。播散性感染最为常见，可表现为全身性发热性疾病或无症状性 CMV 滴度升高。30% 的 CMV 感染患者也可能存在组织浸润性感染，并在肺部（影像学异常、缺氧和气促）、胃肠道（腹泻、溃疡、胃肠道出血）、肝（肝炎）或眼睛（伴或不伴有最终失明的脉络膜视网膜炎）出现相应的症状[85,88,90]。

　　目前有研究证实 CMV 感染可增加同种异体移植血管病变的远期风险，并且可能对心脏移植受体的全身血管内皮和肾功能有害[91]。CMV 高危感染的心脏移植受体（供体阳性/受体阴性或受体阳性）

将于移植后 24～48 h 内开始应用更昔洛韦或缬更昔洛韦预防性抗病毒治疗，持续时间至少为 3 个月[80]。

参考文献

1. CASS MH, BROCK R. Heart excision and replacement. Guys Hosp Rep. 1959;108:285–90.
2. LOWER RR, SHUMWAY NE. Studies on orthotopic homotransplantation of the canine heart. Surg Forum. 1960;11:18–9.
3. Sievers HH, Weyand M, Kraatz EG, Bernhard A. An alternative technique for orthotopic cardiac transplantation, with preservation of the normal anatomy of the right atrium. Thorac Cardiovasc Surg. 1991;39(2):70–2. doi:10.1055/s-2007-1013934.
4. Sarsam MA, Campbell CS, Yonan NA, Deiraniya AK, Rahman AN. An alternative surgical technique in orthotopic cardiac transplantation. J Card Surg. 1993;8(3):344–9.
5. Chilwe J, Krishnan S, Conner TM, Leslie R, Stemkowski S, Shander A. Current concepts in reoperative cardiac surgery. Semin CardiothoracVascAnesth. 2009;13(4):206–14.doi:10.1177/1089253209345531.
6. Voisine P, Baillot R, Dagenais F. Deep sternal wound infection. In: Sellke FW, del Nido PJ, Swanson SJ, editors. Sabiston and Spencer's surgery of the chest, vol. 8. Philadelphia, PA: Saunders; 2010. p. 999–1003.
7. Kobashigawa J, Zuckermann A, Macdonald P, et al. Report from a consensus conference on primary graft dysfunction after cardiac transplantation. J Heart Lung Transplant. 2014;33(4):327–40. doi:10.1016/j.healun.2014.02.027.
8. Barge-Caballero E, Segovia-Cubero J, Almenar-Bonet L, et al. Preoperative INTERMACS profiles determine postoperative outcomes in critically ill patients undergoing emergency heart transplantation analysis of the Spanish national heart transplant registry. Circ Hear Fail. 2013;6(4):763–72. doi:10.1161/CIRCHEARTFAILURE.112.000237.
9. Kavarana MN, Sinha P, Naka Y, Oz MC, Edwards NM. Mechanical support for the failing cardiac allograft: a single-center experience. J Heart Lung Transplant. 2003;22(5):542–7. doi:10.1016/S1053-2498(02)00654-X.
10. Segovia J, Coso MDG, Barcel JM, et al. RADIAL: a novel primary graft failure risk score in heart transplantation. J Heart Lung Transplant. 2011;30(6):644–51. doi:10.1016/j.healun.2011.01.721.
11. Iyer A, Kumarasinghe G, Hicks M, et al. Primary graft failure after heart transplantation. J Transplant. 2011;2011:175768. doi:10.1155/2011/175768.
12. D'Alessandro C, Golmard JL, Barreda E, et al. Predictive risk factors for primary graft failure requiring temporary extra-corporeal membrane oxygenation support after cardiac transplantation in adults. Eur J Cardiothorac Surg. 2011;40(4):962–9. doi:10.1016/j.ejcts.2011.01.064.
13. Santise G, D'Ancona G, Falletta C, et al. Donor pharmacological hemodynamic support is associated with primary graft failure in human heart transplantation. Interact Cardiovasc Thorac Surg. 2009;9(3):476–9. doi:10.1510/icvts.2009.202085. [pii] icvts.2009.202085.
14. Young JB, Hauptman PJ, Naftel DC, et al. Determinants of early graft failure following cardiac transplantation, a 10-year, multi-institutional, multivariable analysis. J Heart Lung Transplant. 2001;20(2):212.
15. Hong KN, Iribarne A, Worku B, et al. Who is the high-risk recipient? Predicting mortality after heart transplant using pretransplant donor and recipient risk factors. Ann Thorac Surg. 2011;92(2):520–7. doi:10.1016/j.athoracsur.2011.02.086.
16. Segovia J, Pulpon LA, Sanmartin M, et al. Primary graft failure in heart transplantation: a multivariate analysis. Transplant Proc. 1998;30(5):1932. doi:10.1016/S0041-1345(98)00485-0.
17. Chen J-W, Chen Y-S, Chi N-H, et al. Risk factors and prognosis of patients with primary graft failure after heart transplantation: an asian center experience. Transplant Proc. 2014;46(3):914–9.

doi:10.1016/j.transproceed.2013.11.107.

18. Russo MJ, Iribarne A, Hong KN, et al. Factors associated with primary graft failure after heart transplantation. Transplantation. 2010;90(4): 444–50. doi:10.1097/TP.0b013e3181e6f1eb.

19. Marasco SF, Vale M, Pellegrino V, et al. Extracorporeal membrane oxygenation in primary graft failure after heart transplantation. Ann Thorac Surg. 2010;90(5):1541–6. doi:10.1016/j.athoracsur.2010.05.066.

20. Kim HJ, Jung S-H, Kim JJ, et al. Early postoperative complications after heart transplantation in adult recipients: asan medical center experience. Korean J Thorac Cardiovasc Surg. 2013;46(6):426–32. doi:10.5090/kjtcs.2013.46.6.426.

21. George TJ, Arnaoutakis GJ, Beaty CA, Shah AS, Conte JV, Halushka MK. A novel method of measuring cardiac preservation injury demonstrates University of Wisconsin solution is associated with less ischemic necrosis than Celsior in early cardiac allograft biopsy specimens. J Heart Lung Transplant. 2012;31(4):410–8. doi:10.1016/j.healun.2011.11.023.

22. Agüero J, Zarragoikoetxea I, Almenar L, et al. Differences in early postoperative complications in elective and emergency heart transplantation. Transplant Proc. 2008;40(9):3041–3. doi:10.1016/j.transproceed.2008.09.012.

23. Rivard AL, Gallegos R, Ogden IM, Bianco RW. Perfusion preservation of the donor heart: basic science to pre-clinical. J Extra Corpor Technol. 2009;41(3):140–8.

24. Jacobs S, Rega F, Meyns B. Current preservation technology and future prospects of thoracic organs. Part 2: heart. Curr Opin Organ Transplant. 2010;15(2):156–9. doi:10.1097/MOT.0b013e328337343f.

25. Boku N, Tanoue Y, Kajihara N, Eto M, Masuda M, Morita S. A comparative study of cardiac preservation with Celsior or University of Wisconsin solution with or without prior administration of cardioplegia. J Heart Lung Transplant. 2006;25(2):219–25. doi:10.1016/j.healun.2005.08.009.

26. Kajihara N, Morita S, Tanoue Y, et al. The UW solution has greater potential for longer preservation periods than the Celsior solution: comparative study for ventricular and coronary endothelial function after 24-h heart preservation. Eur J Cardiothorac Surg. 2006;29(5):784–9. doi:10.1016/j.ejcts.2006.01.020.

27. Taghavi S, Zuckermann A, Ankersmit J, et al. Extracorporeal membrane oxygenation is superior to right ventricular assist device for acute right ventricular failure after heart transplantation. Ann Thorac Surg. 2004;78(5):1644–9. doi:10.1016/j.athoracsur.2004.04.059.

28. Mihaljevic T, Jarrett CM, Gonzalez-Stawinski G, et al. Mechanical circulatory support after heart transplantation. Eur J Cardiothorac Surg. 2012;41(1):200–6. doi:10.1016/j.ejcts.2011.04.017.

29. Kobashigawa J, Crespo-Leiro MG, Ensminger SM, et al. Report from a consensus conference on antibody-mediated rejection in heart transplantation. J Heart Lung Transplant. 2011;30(3):252–69. doi:10.1016/j.healun.2010.11.003.

30. Weis F, Beiras-Fernandez A, Kaczmarek I, et al. Levosimendan: a new therapeutic option in the treatment of primary graft dysfunction after heart transplantation. J Heart Lung Transplant. 2009;28(5):501–4. doi:10.1016/j.healun.2009.01.017.

31. Beiras-Fernandez A, Kur F, Kaczmarek I, et al. Levosimendan for primary graft failure after heart transplantation: a 3-year follow-up. Transplant Proc. 2011;43(6):2260–2. doi:10.1016/j.transproceed.2011.05.021.

32. Stehlik J, Edwards LB, Kucheryavaya AY, et al. The registry of the international society for heart and lung transplantation: Twenty-eighth adult heart transplant report-2011. J Heart Lung Transplant. 2011;30(10):1078–94. doi:10.1016/j.healun.2011.08.003.

33. D'Alessandro C, Aubert S, Golmard JL, et al. Extra-corporeal membrane oxygenation temporary support for early graft failure after cardiac transplantation. Eur J Cardiothorac Surg. 2010;37(2):343–9. doi:10.1016/j.ejcts.2009.05.034.

34. Ventetuolo CE, Klinger JR. Management of acute right ventricular failure in the intensive care unit. Ann Am Thorac Soc. 2014;11(5):811–22. doi:10.1513/AnnalsATS.201312-446FR.

35. Klima U, Ringes-Lichtenberg S, Warnecke G, Lichtenberg A, Strüber M, Haverich A. Severe right heart failure after heart transplantation.

A single-center experience. Transpl Int. 2005;18(3):326–32. doi:10.1111/j.1432-2277.2004.00059.x.

36. Itagaki S, Hosseinian L, Varghese R. Right ventricular failure after cardiac surgery: management strategies. Semin Thorac Cardiovasc Surg. 2012;24(3):188–94. doi:10.1053/j.semtcvs.2012.08.001.

37. Miniati DN, Robbins RC. Heart transplantation: a thirty-year perspective. Annu Rev Med. 2002;53(1):189–205. doi:10.1146/annurev.med.53.082901.104050.

38. MacDonald PS, Jansz PC. Heart and lung transplantation. In: Oh's intensive care manual. Oxford: Elsevier; 2014. p. 1053–67.

39. Barst RJ, McGoon M, Torbicki A, et al. Diagnosis and differential assessment of pulmonary arterial hypertension. J Am Coll Cardiol. 2004;43(12 Suppl S):40S–7. doi:10.1016/j.jacc.2004.02.032.

40. Kalogeropoulos AP, Georgiopoulou VV, Borlaug BA, Gheorghiade M, Butler J. Left ventricular dysfunction with pulmonary hypertension: part 2: prognosis, noninvasive evaluation, treatment, and future research. Circ Heart Fail. 2013;6(3):584–93. doi:10.1161/CIRCHEARTFAILURE.112.000096.

41. Vakil K, Duval S, Sharma A, et al. Impact of pre-transplant pulmonary hypertension on survival after heart transplantation: a UNOS registry analysis. Int J Cardiol. 2014;176(3):595–9. doi:10.1016/j.ijcard.2014.08.072.

42. Klotz S, Wenzelburger F, Stypmann J, et al. Reversible pulmonary hypertension in heart transplant candidates: to transplant or not to transplant. Ann Thorac Surg. 2006;82(5):1770–3. doi:10.1016/j.athoracsur.2006.05.114.

43. Goland S, Czer LSC, Kass RM, et al. Pre-existing pulmonary hypertension in patients with end-stage heart failure: impact on clinical outcome and hemodynamic follow-up after orthotopic heart transplantation. J Heart Lung Transplant. 2007;26(4):312–8. doi:10.1016/j.healun.2006.12.012.

44. Drakos SG, Kfoury AG, Gilbert EM, et al. Effect of reversible pulmonary hypertension on outcomes after heart transplantation. J Heart Lung Transplant. 2007;26(4):319–23. doi:10.1016/j.healun.2007.01.012.

45. Costard-Jäckle A, Fowler MB. Influence of preoperative pulmonary artery pressure on mortality after heart transplantation: testing of potential reversibility of pulmonary hypertension with nitroprusside is useful in defining a high risk group. J Am Coll Cardiol. 1992;19(1):48–54.

46. Mikus E, Stepanenko A, Krabatsch T, et al. Left ventricular assist device or heart transplantation: impact of transpulmonary gradient and pulmonary vascular resistance on decision making. Eur J Cardiothorac Surg. 2011;39(3):310–6. doi:10.1016/j.ejcts.2010.05.031.

47. Mikus E, Stepanenko A, Krabatsch T, et al. Reversibility of fixed pulmonary hypertension in left ventricular assist device support recipients. Eur J Cardiothorac Surg. 2011;40(4):971–7. doi:10.1016/j.ejcts.2011.01.019.

48. Elhenawy AM, Algarni KD, Rodger M, et al. Mechanical circulatory support as a bridge to transplant candidacy. J Card Surg. 2011;26(5):542–7. doi:10.1111/j.1540-8191.2011.01310.x.

49. Salgado JC, Boujoukos AJ. Management of patients after heart, heart-lung, or lung transplantation. In: Vincent J, Abraham E, Moore FA, Kochanek PM, Fink MP, editors. Textbook of critical care, vol. 6. Philadelphia, PA: Saunders; 2011. p. 1417–21.

50. Khan TA, Schnickel G, Ross D, et al. A prospective, randomized, crossover pilot study of inhaled nitric oxide versus inhaled prostacyclin in heart transplant and lung transplant recipients. J Thorac Cardiovasc Surg. 2009;138(6):1417–24. doi:10.1016/j.jtcvs.2009.04.063.

51. Pons J, Leblanc M-H, Bernier M, et al. Effects of chronic sildenafil use on pulmonary hemodynamics and clinical outcomes in heart transplantation. J Heart Lung Transplant. 2012;31(12):1281–7. doi:10.1016/j.healun.2012.09.009.

52. Arafa OE, Geiran OR, Andersen K, Fosse E, Simonsen S, Svennevig JL. Intraaortic balloon pumping for predominantly right ventricular failure after heart transplantation. Ann Thorac Surg. 2000;70(5):1587–93.

53. Reiss N, El-Banayosy A, Mirow N, Minami K, Körfer R. Implantation of the Biomedicus centrifugal pump in post-transplant right heart failure. J Cardiovasc Surg (Torino). 2000;41(5):691–4.

54. Tenderich G, Koerner MM, Stuettgen B, et al. Mechanical circulatory support after orthotopic heart transplantation. Int J Artif Organs.

1998;21(7):414–6.

55. Esmore DS, Spratt PM, Branch JM, et al. Right ventricular assist and prostacyclin infusion for allograft failure in the presence of high pulmonary vascular resistance. J Heart Transplant. 1990;9(2):136–41.

56. Girard C, Bastien O, Chuzel M, Dureau G, Estanove S. Right Ventricular Assist Device (RVAD) for the support of the failing transplanted heart (abstract). J Heart Transplant. 1988;7:44.

57. Kanter KR, Pennington DG, McBride LR, et al. Mechanical circulatory assistance after heart transplantation. J Heart Transplant. 1987;6(3):150–4.

58. Nakatani T, Radovancevic B, Frazier OH. Right heart assist for acute right ventricular failure after orthotopic heart transplantation. ASAIO Trans. 1987;33(3):695–8.

59. Fonger JD, Borkon AM, Baumgartner WA, Achuff SC, Augustine S, Reitz BA. Acute right ventricular failure following heart transplantation: improvement with prostaglandin E1 and right ventricular assist. J Heart Transplant. 1986;5(4):317–21.

60. Yerebakan C, Buz S, Huebler M, et al. Right ventricular failure following heart transplantation--recovery after extended mechanical support. J Card Surg. 2008;23(5):578–80. doi:10.1111/j.1540-8191.2008.00698.x.

61. TANNER JM. Fallacy of per-weight and per-surface area standards, and their relation to spurious correlation. J Appl Physiol. 1949;2(1):1–15.

62. Chan BB, Fleischer KJ, Bergin JD, et al. Weight is not an accurate criterion for adult cardiac transplant size matching. Ann Thorac Surg. 1991;52(6):1230–5. discussion 1235-1236.

63. Sethi GK, Lanauze P, Rosado LJ, et al. Clinical significance of weight difference between donor and recipient in heart transplantation. J Thorac Cardiovasc Surg. 1993;106(3):444–8.

64. Blackbourne LH, Tribble CG, Langenburg SE, et al. Successful use of undersized donors for orthotopic heart transplantation--with a caveat. Ann Thorac Surg. 1994;57(6):1472–5. discussion 1475-1476.

65. Patel ND, Weiss ES, Nwakanma LU, et al. Impact of donor-to-recipient weight ratio on survival after heart transplantation: analysis of the United Network for Organ Sharing Database. Circulation. 2008;118(14 Suppl):S83–8. doi:10.1161/CIRCULATIONAHA.107.756866.

66. Kawut SM, Lima JAC, Barr RG, et al. Sex and race differences in right ventricular structure and function: the multi-ethnic study of atherosclerosis-right ventricle study. Circulation. 2011;123(22):2542–51. doi:10.1161/CIRCULATIONAHA.110.985515.

67. Bluemke DA, Kronmal RA, Lima JAC, et al. The relationship of left ventricular mass and geometry to incident cardiovascular events: the MESA (Multi-Ethnic Study of Atherosclerosis) study. J Am Coll Cardiol. 2008;52(25):2148–55. doi:10.1016/j.jacc.2008.09.014.

68. Jessup M, Acker MA. Surgical management of heart failure. In: Mann DL, Zipes DP, Bonow RO, Braunwald E, editors. Braunwald's heart disease: a textbook of cardiovascular medicine. 10th ed. Philadelphia, PA: Saunders; 2015. p. 575–89.

69. Velotta JB, Balsam LB, Fischbein MP, Robbins RC. Heart transplantation. In: Sellke FW, del Nido PJ, Swanson SJ, editors. Sabiston and Spencer's surgery of the chest. 8th ed. Philadelphia, PA: Saunders; 2010. p. 1533–54.

70. Cotts WG, Johnson MR. The challenge of rejection and cardiac allograft vasculopathy. Heart Fail Rev. 2001;6(3):227–40.

71. Colombo D, Ammirati E. Cyclosporine in transplantation - a history of converging timelines. J Biol Regul Homeost Agents. 2011;25(4):493–504.

72. Kobashigawa JA, Kirklin JK, Naftel DC, et al. Pretransplantation risk factors for acute rejection after heart transplantation: a multiinstitutional study. The Transplant Cardiologists Research Database Group. J Heart Lung Transplant. 1993;12(3):355–66.

73. Jarcho J, Naftel DC, Shroyer TW, et al. Influence of HLA mismatch on rejection after heart transplantation: a multiinstitutional study. The Cardiac Transplant Research Database Group. J Heart Lung Transplant. 1994;13(4):583–95. discussion 595-596.

74. Kubo SH, Naftel DC, Mills RM, et al. Risk factors for late recurrent rejection after heart transplantation: a multiinstitutional, multivariable analysis. Cardiac Transplant Research Database Group. J Heart Lung Transplant. 1995;14(3):409–18.

75. Christie JD, Edwards LB, Aurora P, et al. Registry of the International Society for Heart and Lung Transplantation: twenty-fifth official adult lung and heart/lung transplantation report--2008. J Heart Lung Transplant. 2008;27(9):957–69. doi:10.1016/j.healun.2008.07.018.

76. Kobashigawa JA, Miller L, Yeung A, et al. Does acute rejection correlate with the development of transplant coronary artery disease? A multicenter study using intravascular ultrasound. Sandoz/CVIS Investigators. J Heart Lung Transplant. 1995;14(6 Pt 2):S221–6.

77. Young JB. Surgery, mechanical circulatory assist devices, and cardiac transplantation for heart failure. In: Crawford MH, DiMarco JP, Paulus WJ, eds. Cardiology. 3rd ed. Maryland Heights, MO: Mosby; 2010;1025–41.

78. Stewart S, Winters GL, Fishbein MC, et al. Revision of the 1990 working formulation for the standardization of nomenclature in the diagnosis of heart rejection. J Heart Lung Transplant. 2005;24(11):1710–20. doi:10.1016/j.healun.2005.03.019.

79. Stehlik J, Starling RC, Movsesian MA, et al. Utility of long-term surveillance endomyocardial biopsy: a multi-institutional analysis. J Heart Lung Transplant. 2006;25(12):1402–9. doi:10.1016/j.healun.2006.10.003.

80. Costanzo MR, Dipchand A, Starling R, et al. The International Society of Heart and Lung Transplantation Guidelines for the care of heart transplant recipients. J Heart Lung Transplant. 2010;29(8):914–56. doi:10.1016/j.healun.2010.05.034.

81. Patel JK, Kittleson M, Kobashigawa JA. Cardiac allograft rejection. Surgeon. 2011;9(3):160–7. doi:10.1016/j.surge.2010.11.023.

82. Taylor DO, Yowell RL, Kfoury AG, Hammond EH, Renlund DG. Allograft coronary artery disease: clinical correlations with circulating anti-HLA antibodies and the immunohistopathologic pattern of vascular rejection. J Heart Lung Transplant. 2000;19(6):518–21. doi:10.1016/S1053-2498(00)00095-4.

83. Reed EF, Demetris AJ, Hammond E, et al. Acute antibody-mediated rejection of cardiac transplants. J Heart Lung Transplant. 2006;25(2):153–9. doi:10.1016/j.healun.2005.09.003.

84. Wu GW, Kobashigawa JA, Fishbein MC, et al. Asymptomatic antibody-mediated rejection after heart transplantation predicts poor outcomes. J Heart Lung Transplant. 2009;28(5):417–22. doi:10.1016/j.healun.2009.01.015.

85. Kouchoukos NT, Blackstone EH, Hanley FL, Kirklin JK. Cardiac transplantation. In: Kouchoukos NT, Blackstone EH, Hanley FL, Kirklin JK, editors. Kirklin/Barratt-boyes cardiac surgery, vol. 4. Philadelphia, PA: Saunders; 2013. p. 809–72.

86. Jessup M, Atluri P. Cardiac transplantation. In: Mann DL, Felker GM, editors. Heart failure: a companion to Braunwald's heart disease, vol. 3. Amsterdam: Elsevier; 2016. p. 636–52.

87. Montoya JG, Giraldo LF, Efron B, et al. Infectious complications among 620 consecutive heart transplant patients at Stanford University Medical Center. Clin Infect Dis. 2001;33(5):629–40. doi:10.1086/322733.

88. Zuckermann A, Barten MJ. Surgical wound complications after heart transplantation. Transpl Int. 2011;24(7):627–36. doi:10.1111/j.1432-2277.2011.01247.x.

89. Filsoufi F, Rahmanian PB, Castillo JG, Pinney S, Broumand SR, Adams DH. Incidence, treatment strategies and outcome of deep sternal wound infection after orthotopic heart transplantation. J Heart Lung Transplant. 2007;26(11):1084–90. doi:10.1016/j.healun.2007.07.036.

90. Singh N, Limaye AP. Infections in solid-organ transplant recipients. In: Bennett JE, Dolin R, Blaser MJ, editors. Mandell, Douglas, and Bennett's principles and practice of infectious diseases, vol. 8. Philadelphia, PA: Saunders; 2015. p. 3440–52.

91. Roman A, Manito N, Campistol JM, et al. The impact of the prevention strategies on the indirect effects of CMV infection in solid organ transplant recipients. Transplant Rev (Orlando). 2014;28(2):84–91. doi:10.1016/j.trre.2014.01.001.

心脏移植术后晚期并发症

Khalil Murad，Monica M. Colvin

（贾　政　陈志鹏　译　许文苑　审校）

引言

长期以来，心脏移植（heart transplantation，HT）术后的晚期并发症一直是改善 HT 受者寿命的重要障碍。虽然外科技术的改进降低了围术期的发病率和死亡率，采用虚拟供体-受体交叉配型以及识别和治疗超敏感受体的新策略降低了超急性排斥反应的发生率，HT 晚期并发症，包括同种异体移植物排斥反应和血管病、感染和恶性肿瘤，仍然是 HT 受者发病和死亡的主要原因（图 31.1）。大多数 HT 的晚期并发症在某种程度上与缺乏理想的免疫抑制平衡有关。除非在发生不良事件的情况下，治

疗仍然是基础的，几乎没有关于个体化定制治疗的文献指导。从这个角度来看，HT 晚期的并发症可分为三大类：

1. 与缺乏有效的免疫抑制治疗（immunosuppressive therapy，IST）相关的并发症，包括急性和慢性排斥反应，以及心脏同种异体移植物血管病变（CAV），通常被认为是慢性排斥反应的一种表现。

2. 与缺乏理想的免疫抑制平衡有关的并发症，包括对感染和恶性肿瘤的易感性。这些并发症是由 IST 对免疫系统的非特异性作用超出对同种异体移植物的保护所造成的。这是由于无法充分监测对治疗的反应所致。

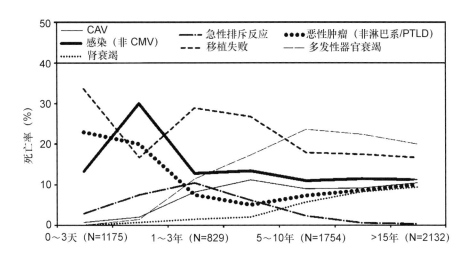

图 31.1 心脏移植术后免疫抑制的趋势。引自 the American Journal of Transplantation，1998-2012，Volume 14，Issue S1，pages 113-38，28 DEC 2013

3. 与 IST 副作用相关的并发症，包括在 IST 中常规使用的各种药物的不良反应，如肾功能不全、神经病变、骨质疏松症、高血压、糖尿病和贫血等。

在本章中，我们将回顾常见的移植术后晚期并发症及其管理。

同种异体移植物排斥反应

尽管 IST 已取得进展，但排斥反应仍是 HT 受者的主要挑战，与发病率、死亡率和治疗费用的增加有关。据估计，25％的 HT 受者在移植后第一年至少发生一次排斥反应，其中 5％是非常严重的，并且与血流动力学的损害有关[1]。排斥反应可以是抗体介导的反应，包括超急性排斥和迟发性抗体介导的排斥反应（AMR），或是细胞介导的反应。反复发作的排斥累积效应如果占据主导地位，最终会导致移植物衰竭或再次移植。

尽管同种异体移植物排斥反应是相对较早的现象，通常在移植后第一年发生，但在移植后不久可逐渐被认识到，这可能与改进的监测策略有关。在儿童 HT 患者，在移植术后的存活患者中，有 25％的患者比例在第 1 年经历排斥反应超过了 1 年以后经历的排斥反应[2]。在成人患者中，晚期反复出现排斥反应似乎与第一年排斥反应发生次数和巨细胞病毒（CMV）感染史有关[3]。迟发性排斥反应的真实发生率尚不明确楚，因为定义随着时间的推移而发生变化，而早期研究着重于描述细胞排斥反应。尽管如此，在 2～7 年后，3.5％～5％的患者监测心内膜心肌活检（EMB），迟发性排斥反应似乎并不常见[4]。在一项更为现代的研究中 Loupy 报道，移植后 7 年以上发生的晚期迟发性排斥反应与显著的微血管损伤、补体沉积和 CAV 有关[5]。

心脏同种异体移植物排斥反应通常在初期是无症状的，直至出现移植物功能障碍。因此，早期诊断依赖于筛查和监测。EMB 仍然是诊断同种异体移植物排斥反应的主要依据。大多数移植中心在移植后第 1 年（第 1 个月内每周 1 次，第 2～3 个月内每 2 周 1 次，第 3～6 个月内每月 1 次，第 6～12 个月内每 2 个月 1 次）执行频繁的 EMB 检测。虽然大多数中心在移植术后 2～5 年持续每年进行 1 次 EMB 检测，但对既往无排斥史的无症状患者持续检测 EMB 的益处尚不明确[4,6]。有希望开展无创检测，这可能被证明是一种有用的临床一线筛查工具，减少了对重复 EMB 检测的需求。已有研究表明，基因表达谱分析测试对急性细胞排斥反应具有较高的阴性预测价值，并且可以用来排除无既往排斥病史的低风险患者的排斥反应[7]。供体特异性抗体（DSA）的评估可有助于评估 AMR；然而，没有移植物功能障碍的情况下，DSA 无症状升高的意义尚不明确。

对于任何程度的 AMR 或与移植物功能障碍相关的急性细胞排斥，都要确保治疗。当临床怀疑出现排斥反应，即使在组织学诊断确定之前，也应该启动对急性移植物功能障碍的治疗。然而，目前尚不清楚治疗无症状 AMR 是否有益，尽管有证据表明无症状 AMR 与 CAV 的发展有关，并且预后不良[8-9]。存在阳性 DSA 或 CAV 的情况下，建议治疗无症状 AMR[10]。推荐对中度和重度无症状细胞排斥反应进行治疗。用于同种异体移植物排斥反应的治疗方案在不同的移植中心是不同的，在此不再单独讨论。

心脏同种异体移植物血管病变（CAV）

CAV 也许是移植物受体所面临的最棘手的医学并发症之一。这在很大程度上是由于没有可靠的手段来确定哪些患者发生临床上显著的 CAV，并且对于大多数恶性形式的 CAV 缺乏有效治疗。CAV 是 HT 受体中可见的特殊病变，在诸多方面不同于动脉粥样硬化性冠状动脉疾病。CAV 的特征是弥漫性内膜增生，表现为弥漫性和周围性病变，并累及冠状动脉远端部分[11-12]。在 HT 受体中，CAV 是很常见的。据估计，在 1 年 HT 存活者中 7.1% 和 10 年 HT 存活者中 52.7% 患有 CAV 和（或）晚期移植失败[13]。在移植术后第 5 年，CAV 和晚期移植失败导致 1/3 的 HT 受者死亡[13]。

关于 CAV 的病因和病理生理学有多种理论。反应性损伤理论提出，CAV 是由于免疫和非免疫性损伤引起的移植心脏中内皮损伤反应的结果[14]。外源性供体内皮细胞的主要组织相容性抗原暴露于受体树突状细胞，引起 T 细胞活化，触发炎症细胞因子和生长因子释放的级联反应，并激活巨噬细胞和淋巴细胞，继而分泌导致血管平滑肌细胞增殖的各种生长因子，且在 CAV 中可见内膜增生[14]。非免疫性损伤包括但不限于缺血、再灌注损伤、供体年龄、供体脑死亡、巨细胞病毒感染，以及受体传统危险因素如糖尿病、高血压和血脂异常等[15]。这些非免疫学因素的改变已经显示出降低 CAV 发病率和进展的益处。

CAV 的诊断是具有挑战性的。由于同种异体移植物去神经支配，绝大多数 CAV 患者不会出现心绞痛。临床上表现为明显的急性心肌梗死很少发生，因为 CAV 首先影响中小型血管。CAV 的首个临床表现通常是移植物功能障碍和移植物衰竭，表现为充血性心力衰竭、心律失常或心源性猝死[15]。因此，在临床上明确之前，建立 CAV 的早期诊断势在必行。冠状动脉造影是诊断 CAV 的金标准试验，通常在移植受体中进行（通常在基线和此后每年进行）。在检查 CAV 病变方面，冠状动脉造影的灵敏度因为病变的弥漫性、周边性以及远端和小血管受累特性而受限制[16]。辅助使用血管内超声（IVUS）测量最大内膜厚度（maximum intimal thickness，MIT）显著提高了冠状动脉造影在早期阶段检测 CAV 的灵敏度[17]。冠状动脉造影和 IVUS 均为 HT 受体提供重要的预后信息。冠状动脉造影中无血管造影显著性病变是无心脏事件生存率的重要预测因子[18]。预测不良结局的 IVUS 结果包括 MIT＞0.5 mm，平均内膜厚度＞0.3 mm，1 年时 MIT 改变超过 0.5 mm，与心血管不良事件相关，即使冠状动脉造影结果正常[19-21]。在冠状动脉造影术中使用的其他辅助措施包括血流储备分数（FFR）、心肌梗死帧数（TFC）中的溶栓和微循环阻力指数（IMR）。所有这些措施都被证明可预测 CAV 的发展和传达不良预后[22]。

当存在冠状动脉造影的禁忌证时，通常使用具有各种敏感性和特异性的无创检查来筛查和监测 CAV。多巴酚丁胺负荷超声心动图和心肌灌注显像可以检测阻塞性 CAV，其阳性结果可预测不良预后[23-24]。心脏磁共振（CMR）在过去 10 年中已经发展成为检测心肌缺血（应激 CMR）、心肌瘢痕形成［晚期钆增强（LGE）］以及细胞外纤维化（T1 标测）非常有前景的工具。心脏同种异体移植中的 LGE 常见于 CAV 患者，并提示亚临床性心肌梗死[25]。用来确定 LGE 对 HT 受体 CMR 预后价值的研究正在进行。多层螺旋计算机断层扫描（CT）作为一种无创成像方式，用于评估阻塞性 CAV 的存在。一项对 102 例患者的研究报道，血管造影显示 CAV（狭窄＞50% 的病变）的阴性预测值为 96.6%～99.7%。然而，与侵入性冠状动脉造影相比，阳性预测值较低（＜45%）[26]。

有数种血液标志物和组织标志物可反映内皮和血管损伤，在 CAV 的 HT 受体中升高，并且进展为 CAV 的风险增加[27]。这些标志物包括：C 反应蛋白（CRP）、三酰甘油与 HDL 比值、脑钠肽（BNP）、高敏肌钙蛋白 T、循环微核糖核酸（microRNA）颗粒、血管性血友病因子（VWF）、凋亡内皮细胞和内皮微粒，以及高基因表达谱（AlloMap）分析。

管理 CAV 的主要方式是一级预防和二级预防。针对已知参与 CAV 病理生理学危险因素的几项干预措施显示可以减少 CAV 的发生和发展。这些干预措施必须在移植后尽早应用，因为大部分内膜增厚发生在术后第一年。由 ISHLT 指南推荐对传统心血管危险因素的最佳管理包括糖尿病、高血压和血脂异常，与生存获益相关[28]。羟甲基戊二酰辅酶 A 还原酶抑制剂（他汀类药物）的应用除降低胆固醇的作用外，还包括抗炎、抑制 DNA 合成，从而抑制巨细胞病毒（CMV）的复制，并具有其他益处[29]。已有研究证明，他汀类药物可以降低 CAV 的发生率，并改善 HT 受体的远期预后[30-31]。研究证明，确定 CMV 感染的治疗和 CMV 预防可改善内皮功能，减少 CAV 的发生和进展[32-33]。研究显示，使用哺乳动物雷帕霉素靶蛋白（mTOR）抑制剂（西罗莫司和依维莫司）可降低 CMV 感染的发生率，改善内皮功能（通过肱动脉血流介导的扩张测量），并减少 CAV 的进展[34-35]。除了上述研究之外，还有研究显示，最大程度减小移植物缺血和手术损伤的措施，可以提高生存率，并减少 CAV 的发生率[36]。

对于 CAV 的血运重建并没有显示出任何死亡率的益处，并且在很大程度上以姑息治疗为基础[37]。经皮冠状动脉介入治疗（PCI）是血运重建的主要方式。支架内再狭窄率明显高于原发性冠状动脉疾病，1 年达 53%，5 年达 69%[38]。这归因于疾病的弥散性质，与原发性冠状动脉疾病（CAD）相比，需要使用更长和更窄的支架。与原发性 CAD 的证据不同，使用药物洗脱支架（DES）降低支架内再狭窄或靶血管血运重建后病变的发生率尚不明确[39]。由于技术挑战（弥漫性疾病、既往胸骨切开术）和高度的手术死亡率（高达 80%），外科性血运重建很少实施[40]。心脏再移植仍然是针对严重 CAV 导致移植失败的患者唯一明确的治疗方法。

移植后恶性肿瘤

恶性肿瘤通常作为 HT 后的晚期临床表现，在 1 年时的发生率为 2.7%，移植后 10 年时为 28.7%[41]。实体器官移植受体中新发恶性肿瘤的发病率增加了 2～4 倍，淋巴系统癌症、皮肤癌和与病毒性因素相关的癌症绝对风险最高[42]。据研究报道，HT 受体新发恶性肿瘤的总发生率为每年 14.3/1000，以肺癌最为常见，其次为前列腺癌、移植后淋巴增殖性疾病（PTLD）和皮肤癌[43]。移植后晚期发生恶性肿瘤的平均诊断时间为 1267 天。年龄大

于 39 岁、男性、乙型肝炎病毒（HBV）阳性受体状态以及非西班牙裔种族，与移植后恶性肿瘤的风险增加有关[43]。使用环孢素 A（CsA）的受体也有增加移植后恶性肿瘤的风险，而在其免疫抑制方案中改用或添加 mTOR 抑制剂可降低恶性肿瘤的风险[44]。根据一项 255 例患者单中心研究的回顾性资料分析报道，使用他汀类药物治疗 HT 受体可降低恶性肿瘤的发生率［累计恶性肿瘤 8 年以上发生率（13% vs. 34%）］[45]。在移植后第一年存活的 HT 受体中，癌症是晚期死亡的主要原因，其在 5 年内占所有死亡人数的 25%[46-47]。

在 HT 后移植前恶性肿瘤的复发也很常见。尽管患有活动性癌症的患者通常不能接受移植手术，但对于既往有癌症病史的患者可以等待手术，这取决于恶性肿瘤的类型，在最佳无癌等待期方面尚无明确的共识。近期一项研究显示，移植前恶性肿瘤复发率分别为 63%、26% 和 6%，分别为 12 个月以内、12～60 个月和 60 个月以上的无癌患者[48]。

皮肤癌

在 HT 受体中所有类型的皮肤癌发病率均显著增加。在所有实体器官移植受体中，群体研究显示 Kaposi 肉瘤、鳞状细胞癌、基底细胞癌和恶性黑色素瘤的发病率分别增加了 84 倍、65 倍、10 倍和 3.4 倍[49]。在移植受体中，皮肤癌的发病率较高，主要归因于免疫抑制治疗（IST），这导致免疫系统对肿瘤监测能力的下降[49-50]。此外，个体免疫抑制剂直接影响皮肤癌的发病率。钙调磷酸酶抑制剂（CNI），如环孢素和他克莫司，通过增加生长因子如转化生长因子 β（TGF-β）和血管内皮生长因子（VEGF）的水平，来增加鳞状细胞癌的发病率[44,51]。研究表明，使用 mTOR 抑制剂，如西罗莫司和依维莫司，可降低 HT 受体鳞状细胞癌的发生率[52]。硫唑嘌呤增加对 UVA 的光敏作用，导致 DNA 直接损伤[53]。硫唑嘌呤也与肿瘤抑制基因 p53 突变发生率的增加有关[54]。ISHLT 指南对 HT 受体的护理推荐包括密切监测、实施有关预防措施的患者教育和年度皮肤科检查（1C 级）[28]。

移植后淋巴组织增殖性疾病（PTLD）

PTLD 是一系列广泛的淋巴系统疾病，从惰性多克隆淋巴样组织增生到侵袭性淋巴瘤[55]。在实体

器官移植受体中，PTLD 发生率高达 5%，在造血干细胞移植受体中为 0.5%～1%[56]。目前，已经确定了多种 PTLD 的危险因素，包括病毒感染和受体特异性。Epstein-Barr 病毒（EBV）阴性受体在移植后因急性暴露，或由于接受 EBV 血清阳性供体的同种异体移植物，而发生血清学转化，其患者发生 PTLD 的风险增加了 6 倍[57]。同样，移植后发生血清转化的 CMV 血清阴性受体发生 PTLD 的风险增加了 7 倍[58]。丙型肝炎病毒和人疱疹病毒-8 的感染也与 PTLD 的风险增加有关，特别是发生在感染 EBV 的宿主中[58]。PTLD 的风险也在以下情况中增加，包括极端年龄患者（<10 和 >60 岁）、有移植前恶性病史的患者，各种遗传变异如某些细胞因子基因的多态性，包括白介素-10（IL-10）)、白介素-6（IL-6）和干扰素-γ（IFN-γ），以及某些供体和受体的人类白细胞抗原（HLA）多态性[59-60]。超过 90% 的 PTLD 是 B 细胞类型。2/3 的 B 细胞 PTLD 与 EBV 相关，而只有 10%～15% 的 T 细胞 PTLD 与 EBV 相关。EBV 阴性的 PTLD 往往是单形性的，诊断较晚，对治疗反应较差[55]。

PTLD 的临床表现通常是非特异性的。除典型的 B 型症状外，淋巴结病还可存在于淋巴结疾病中，而累及相关器官的症状则存在于淋巴结外的疾病中。淋巴结外疾病常常累及胃肠道、肺、皮肤、骨髓和中枢神经系统[61]。

在过去 40 年里，降低免疫抑制（reduction in immunosuppression，RI）仍然是 PTLD 的一线治疗方案[62]。然而，仅减少免疫抑制的反应就多种多样，变化范围在 0～73% 之间，而持续反应仅在 10%～20% 的病例中出现[63-64]。老年、移植后晚期发病、B 型症状、多器官受累和 EBV 血清阴性是对 RI 反应性差的预测因素。此外，仅用 RI 方案治疗的患者有 40% 发生急性移植物排斥反应[60]。因此，除了 RI 以外还常使用辅助治疗，包括利妥昔单抗、化疗、放疗、抗病毒治疗和免疫治疗[56]。其他疗法也已经尝试过，包括 IL-6 和 IL-10 单克隆抗体和自体干细胞移植[65-66]。由于 PTLD 的治疗与新生淋巴瘤的治疗不同，ISHLT 指南推荐将其转诊至具有移植后恶性肿瘤专业知识的移植中心，以便对新诊断为 PTLD 的患者进行初步评估和治疗计划。

移植后感染

感染是导致 HT 后死亡的主要原因之一，其次是移植失败[67]。尽管在移植后第一年中因感染死亡的发生率达到峰值，但之后，在移植后 15 年内因感染死亡的比例约为 10%。由于与 CAV 和 PTLD 相关，病毒感染尤其是巨细胞病毒（CMV）和 Epstein-Barr 病毒（EBV）引起了广泛的关注；然而，在实体器官移植受体中，细菌感染比病毒感染更为常见[68]。在一个有 620 例 HT 受体的系列研究中，细菌感染引起 43.6% 的感染性事件，其次是病毒、真菌、肺孢子菌和原生动物。最常见的感染部位是呼吸道[68]。预防性治疗通常是为了预防机会性感染。

CMV 是实体器官移植发病率和死亡率的主要原因。当一名 CMV 血清阴性受体接受血清阳性供体器官时，发生感染的风险最高。CMV 可能引起广泛的发病率，包括骨髓抑制和血细胞减少、肺炎、肝炎和肾炎，但最常见的可能是 CMV 胃肠道疾病[69]。此外，CMV 可能因其与 CAV 相关而导致移植物衰竭[15]。巨细胞病毒感染与心脏移植排斥反应和动脉粥样硬化都有关[70]。CMV 促使形成一种促炎环境，并导致 NO 合酶途径失调。如果不进行预防，CMV 通常在最初的 3 个月内发生。已有研究证实，缬更昔洛韦和口服更昔洛韦均可有效预防 CMV 血清阳性供体器官感染血清阴性的高危受体[71]。亚临床 CMV 抗原血症可能增加同种异体移植物排斥反应和 CAV 的风险，并且有研究显示，进行 CMV 预防措施，可降低两种疾病的风险[33,72]。

免疫抑制药物的不良反应及移植术后并发症

在免疫抑制治疗（IST）中常规使用的免疫抑制药物主要有四类：糖皮质激素（GCS）；钙调磷酸酶抑制剂（CNI），包括环孢素 A（CsA）和他克莫司；抗增殖药物，包括硫唑嘌呤和吗替麦考酚酯（MMF）；以及哺乳动物雷帕霉素靶蛋白（mTOR）抑制剂，包括西罗莫司和依维莫司。在过去的 15

年中，全球对这些药物的使用趋势发生了重大变化（图 31.2）。这些药物按照标准化的 IST 方案联合使用，这些药物的使用方案在不同的移植中心有所不同，并且通常根据患者的具体情况进行修改。

GCS 在由 CsA、硫唑嘌呤和 GCS 组成的较早的免疫抑制方案中被无限地使用。然而，许多中心如今在移植后 6 个月内停止使用 GCS，而没有出现排斥反应。CNI 仍然是大多数 IST 疗法的中坚力量。尽管他克莫司与糖尿病和高脂血症的发生率较高有关，但与基于 CsA 的方案相比，以他克莫司为基础的治疗方案可能排斥率更低，总体生存率并无显著差异[73-74]。MMF 在很大程度上取代了硫唑嘌呤作为一线抗增殖药物，因为其优势在于允许 GCS 逐渐减量及其与更好的存活和更少的排斥反应相关[75]。相对于含有 MMF 的方案来说，含有 mTOR 抑制剂的免疫抑制方案没有显示出任何存活或抗排斥的益处。然而，mTOR 抑制剂可抑制内皮细胞增殖，研究已证实可减少 CAV 的发展[34-35]。另外，经过 mTOR 抑制剂治疗的患者显示，CMV 感染和其他机会性感染的发生率较低[76]。

肾功能不全

HT 后肾功能不全的患病率显著增加。HT 受体慢性肾疾病（CKD）4 期和 5 期的患病率从移植时的 3％上升到 1 年时的 11％，在移植后 6 年时上升至 15％[77]。根据 ISHLT 注册研究资料显示，1 年时 36.7％的 HT 受体出现肾功能不全，移植后 10 年则有 68.2％的患者出现肾功能不全。在移植后第 10 年，6.1％的 HT 受体接受了慢性透析治疗，3.6％接受了肾移植[78]。肾功能不全的 HT 受体死亡风险显著增加（CKD 4 期风险比为 1.66，透析阶段的 CKD 5 期风险比为 4.07）[78]。在接受 CNI（CsA 和他克莫司）进行免疫抑制治疗的 HT 受体中，肾功能不全的发生率和进展较高，并且与使用 CNI 的剂量相关[79]。近期，基于活检的研究显示，大多数 HT 受体肾功能不全的病因是高血压和糖尿病肾病，而不仅仅是 CNI 的作用，尽管后者证明能加速高血压和糖尿病肾病的进展[80]。这强调了在肾功能不全的移植受体中优化治疗原发性高血压和糖尿病的重要性，同时尽量减少暴露于 CNI 的风险。

CNI 介导的肾毒性被认为是 CNI 介导的改变肾小球血流动力学和肾小管功能，以及 CNI 介导的直

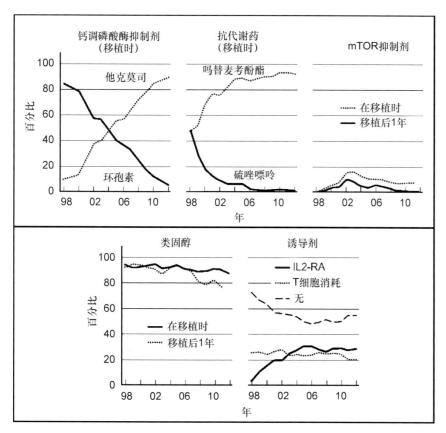

图 31.2　成人心脏移植受体主要死亡原因的相对发生率，2009 年 1 月至 2014 年 6 月。国际心肺移植学会注册研究。由于只显示死亡的主要原因，每个时间段的百分比总和小于 100％。引自 JHLT. 2015；34（10）：1244-54.

接肾小管损伤的最终结局[81]。肾小球血流动力学改变是由于一氧化氮和前列腺素 E_2 减少，以及血栓素、内皮素和肾素-血管紧张素系统增加引起入球小动脉的血管收缩[82]。CNI 的使用还可通过引起电解质紊乱如低镁血症、高钾血症、高尿酸血症和高氯性代谢性酸中毒等，引起肾小管功能改变[83-84]。直接 CNI 毒性的特征是，在入球小动脉的中膜中存在小动脉透明变性和结节状透明质沉积，导致小动脉狭窄、间质纤维化、肾小管萎缩和肾小球硬化的进展。肾素-血管紧张素-醛固酮（RAS）系统的激活和 TGF-β 的上调也可能导致间质纤维化和肾小球硬化，并引起不可逆性肾损伤[85]。

使用 mTOR 抑制剂可以采用 CNI 消除或 CNI 最小化免疫抑制方案，这些方案通常用于全剂量 CNI 发生肾功能不全的 HT 受体。研究证明，CNI 消除（从全剂量他克莫司加 MMF 改为依维莫司加 MMF 用于移植后 >1 年的 HT 受体）和 CNI 最小化（从全剂量他克莫司加 MMF 改为减量的他克莫司加依维莫司用于移植后 <1 年的 HT 受体）可显著改善肾功能[86]。将他克莫司或 CsA 改为 mTOR 抑制剂西罗莫司，患有轻至中度肾功能不全 [GFR 40～90 ml/(min·1.73 m²)] 的 HT 受体 1 年时 GFR 可有显著改善，然而，由于副作用而导致更多患者出现排斥反应[87]。尽管 CNI 最小化方案对肾功能不全患者是获益的，但在肾功能正常的 HT 受体中使用此类方案并不能降低 CNI 诱发肾功能不全的发生率[88]。

神经性不良反应

大约 1/3 的实体器官移植受体出现神经系统症状，涉及广泛的病理学，包括中枢神经系统感染、肿瘤、脑病、卒中和周围神经病变[89]。这些情况通常与免疫抑制有关，或者与特定免疫抑制药物的不良反应有关。

在接受 CNI 的患者中，有 10％～28％ 的患者出现神经毒性副作用，他克莫司比 CsA 的副作用更严重[90]。症状包括震颤、失眠、噩梦、头痛、眩晕、感觉迟钝、畏光、情绪紊乱、运动不能性缄默、癫痫发作、皮质盲、局灶性神经功能障碍、精神病和脑病。治疗通常包括将他克莫司改为 CsA 或反之亦然，通过改为依维莫司为基础的方案以减少 CNI 的剂量，或在可行的情况下，消除 CNI，特别是当症状严重且排斥风险较低时。

其他免疫抑制药物也与神经系统并发症有关。有研究报道，接受 MMF 的患者出现进行性多灶性白质脑病，并将其归因于 JC 病毒的激活[91]。在接受单克隆抗体（如 OKT3 和达克珠单抗）和多克隆抗体 [如抗胸腺细胞球蛋白（ATG）] 的患者中，5％～10％ 出现无菌性脑膜炎，此类药物用于诱导治疗和排斥反应的抢救治疗。这归因于促炎细胞因子的迅速释放、淋巴细胞活化和细胞裂解[92-93]。GCS 的使用通常与行为改变有关，例如意识错乱、情绪障碍、狂躁状态和精神病，尤其是在较高的剂量下。通常在降低剂量后或者在可行的情况下中止 GCS 时可缓解以上现象。

HT 受体中常用的非免疫抑制药物也可以直接导致神经系统并发症，或因与免疫抑制药物相互作用而导致神经系统并发症。例如，抗真菌药物、大环内酯类抗生素和钙通道阻滞剂会干扰 CNI 的代谢，影响其血液水平，并可能诱发神经性不良反应。

最后，HT 受体的神经症状可能是潜在的中枢神经系统机会性感染或恶性肿瘤（特别是 PTLD）的表现。在将症状归因于药物副作用之前，必须警惕评估这些情况。

高血压

在 HT 受体中高血压是很常见的。根据 ISHLT 注册研究 2014 年成人 HT 报告，71.8％ 的受体在 1 年时患有高血压，移植后 5 年时升至 91.7％，这主要是由于老龄化和 IST 的使用，尤其是 CNI[67]。与 CNI 相关性高血压的主要理论是肾和全身血管张力的调节异常，由于血管收缩增加或者血管舒张减少所致。与 CsA 相比，他克莫司可能与系统性高血压的发生率较低有关，由于其对全身血管阻力的影响较小，并且与心血管风险的改善有关[94-95]。HT 后高血压的治疗目标与一般人群的相同，通常使用钙通道阻滞剂进行治疗，而地尔硫䓬和维拉帕米可能会增加环孢素的水平。

骨质疏松

骨质疏松症常见于移植受体，病因为长期不活动、使用肝素和全身类固醇。在 HT 后的最初 3～6 个月期间记录到显著的骨质丢失，如股骨颈和腰椎中骨矿物质密度下降，这归因于使用高剂量的糖皮质激素和肾疾病导致的骨转换增加[96-97]。由于生活方式的因素，如吸烟、酗酒、制动，以及并发疾病（如慢性肾疾病）和药物治疗，常在移植前便有骨病。因此，移植前应对所有移植候选者进行筛选和治疗[98]。脊柱和肋骨是心脏移植术后骨折的常见部位。在一个小型系列研究中，HT 受体的椎骨骨折发生率在第一年为 21%，第二年为 27%，第三年为 31%，第四年为 32%[99]。推荐所有的 HT 受体和候选者，根据年龄和绝经状态以及维生素 D 水平，接受所推荐的每日钙摄入量，将血清 25-羟维生素 D 水平维持在 30 ng/ml 以上。同时也推荐使用双膦酸盐进行抗吸收治疗。

参考文献

1. Guethoff S, Meiser BM, Groetzner J, Eifert S, Grinninger C, Ueberfuhr P, Reichart B, Hagl C, Kaczmarek I. Ten-year results of a randomized trial comparing tacrolimus versus cyclosporine a in combination with mycophenolate mofetil after heart transplantation. Transplantation. 2013;95:629–34.

2. Webber SA, Naftel DC, Parker J, Mulla N, Balfour I, Kirklin JK, Morrow R, Pediatric Heart Transplant Study G. Late rejection episodes more than 1 year after pediatric heart transplantation: risk factors and outcomes. J Heart Lung Transplant. 2003;22:869–75.

3. Kubo SH, Naftel DC, Mills Jr RM, O'Donnell J, Rodeheffer RJ, Cintron GB, Kenzora JL, Bourge RC, Kirklin JK. Risk factors for late recurrent rejection after heart transplantation: a multiinstitutional, multivariable analysis. Cardiac transplant research database group. J Heart Lung Transplant. 1995;14:409–18.

4. Gradek WQ, D'Amico C, Smith AL, Vega D, Book WM. Routine surveillance endomyocardial biopsy continues to detect significant rejection late after heart transplantation. J Heart Lung Transplant. 2001;20:497–502.

5. Loupy A, Cazes A, Guillemain R, Amrein C, Hedjoudje A, Tible M, Pezzella V, Fabiani JN, Suberbielle C, Nochy D, Hill GS, Empana JP, Jouven X, Bruneval P, Duong Van Huyen JP. Very late heart transplant rejection is associated with microvascular injury, complement deposition and progression to cardiac allograft vasculopathy. Am J Transplant. 2011;11:1478–87.

6. White JA, Guiraudon C, Pflugfelder PW, Kostuk WJ. Routine surveillance myocardial biopsies are unnecessary beyond one year after heart transplantation. J Heart Lung Transplant. 1995;14:1052–6.

7. Crespo-Leiro MG, Stypmann J, Schulz U, Zuckermann A, Mohacsi P, Bara C, Ross H, Parameshwar J, Zakliczynski M, Fiocchi R, Hoefer D, Colvin M, Deng MC, Leprince P, Elashoff B, Yee JP, Vanhaecke J. Clinical usefulness of gene-expression profile to rule out acute rejection after heart transplantation: Cargo II. Eur Heart J. 2016; pii: ehv682.

8. Wu GW, Kobashigawa JA, Fishbein MC, Patel JK, Kittleson MM, Reed EF, Kiyosaki KK, Ardehali A. Asymptomatic antibody-mediated rejection after heart transplantation predicts poor outcomes. J Heart Lung Transplant. 2009;28:417–22.

9. Kfoury AG, Hammond ME, Snow GL, Drakos SG, Stehlik J, Fisher PW, Reid BB, Everitt MD, Bader FM, Renlund DG. Cardiovascular mortality among heart transplant recipients with asymptomatic antibody-mediated or stable mixed cellular and antibody-mediated rejection. J Heart Lung Transplant. 2009;28:781–4.

10. Kittleson MM, Kobashigawa JA. Antibody-mediated rejection. Curr Opin Organ Transplant. 2012;17:551–7.

11. Billingham ME. Histopathology of graft coronary disease. J Heart Lung Transplant. 1992;11:S38–44.

12. Tuzcu EM, De Franco AC, Goormastic M, Hobbs RE, Rincon G, Bott-Silverman C, McCarthy P, Stewart R, Mayer E, Nissen SE. Dichotomous pattern of coronary atherosclerosis 1 to 9 years after transplantation: insights from systematic intravascular ultrasound imaging. J Am Coll Cardiol. 1996;27:839–46.

13. Taylor DO, Stehlik J, Edwards LB, Aurora P, Christie JD, Dobbels F, Kirk R, Kucheryavaya AY, Rahmel AO, Hertz MI. Registry of the international society for heart and lung transplantation: Twenty-sixth official adult heart transplant report-2009. J Heart Lung Transplant. 2009;28:1007–22.

14. Colvin-Adams M, Harcourt N, Duprez D. Endothelial dysfunction and cardiac allograft vasculopathy. J Cardiovasc Transl Res. 2013;6:263–77.

15. Colvin-Adams M, Agnihotri A. Cardiac allograft vasculopathy: current knowledge and future direction. Clin Transplant. 2011;25:175–84.

16. Gao SZ, Alderman EL, Schroeder JS, Hunt SA, Wiederhold V, Stinson EB. Progressive coronary luminal narrowing after cardiac transplantation. Circulation. 1990;82:IV269–75.

17. St Goar FG, Pinto FJ, Alderman EL, Valantine HA, Schroeder JS, Gao SZ, Stinson EB, Popp RL. Intracoronary ultrasound in cardiac transplant recipients. In vivo evidence of "angiographically silent" intimal thickening. Circulation. 1992;85:979–87.

18. Barbir M, Lazem F, Banner N, Mitchell A, Yacoub M. The prognostic significance of non-invasive cardiac tests in heart transplant recipients. Eur Heart J. 1997;18:692–6.

19. Mehra MR, Ventura HO, Stapleton DD, Smart FW, Collins TC, Ramee SR. Presence of severe intimal thickening by intravascular ultrasonography predicts cardiac events in cardiac allograft vasculopathy. J Heart Lung Transplant. 1995;14:632–9.

20. Kobashigawa JA, Tobis JM, Starling RC, Tuzcu EM, Smith AL, Valantine HA, Yeung AC, Mehra MR, Anzai H, Oeser BT, Abeywickrama KH, Murphy J, Cretin N. Multicenter intravascular ultrasound validation study among heart transplant recipients: outcomes after five years. J Am Coll Cardiol. 2005;45:1532–7.

21. Tuzcu EM, Kapadia SR, Sachar R, Ziada KM, Crowe TD, Feng J, Magyar WA, Hobbs RE, Starling RC, Young JB, McCarthy P, Nissen SE. Intravascular ultrasound evidence of angiographically silent progression in coronary atherosclerosis predicts long-term morbidity and mortality after cardiac transplantation. J Am Coll Cardiol. 2005;45:1538–42.

22. Haddad F, Khazanie P, Deuse T, Weisshaar D, Zhou J, Nam CW, Vu TA, Gomari FA, Skhiri M, Simos A, Schnittger I, Vrotvec B, Hunt SA, Fearon WF. Clinical and functional correlates of early microvascular dysfunction after heart transplantation. Circ Heart Fail. 2012;5:759–68.

23. Spes CH, Klauss V, Mudra H, Schnaack SD, Tammen AR, Rieber J, Siebert U, Henneke KH, Uberfuhr P, Reichart B, Theisen K, Angermann CE. Diagnostic and prognostic value of serial dobutamine stress echocardiography for noninvasive assessment of cardiac allograft vasculopathy: a comparison with coronary angiography and intravascular ultrasound. Circulation. 1999;100:509–15.

24. Elhendy A, van Domburg RT, Vantrimpont P, Poldermans D, Bax JJ, van Gelder T, Baan CC, Schinkel A, Roelandt JR, Balk AH. Prediction of mortality in heart transplant recipients by stress technetium-99m tetrofosmin myocardial perfusion imaging. Am J Cardiol. 2002;89:964–8.

25. Braggion-Santos MF, Lossnitzer D, Buss S, Lehrke S, Doesch A, Giannitsis E, Korosoglou G, Katus HA, Steen H. Late gadolinium enhancement assessed by cardiac magnetic resonance imaging in heart transplant recipients with different stages of cardiac allograft vasculopathy. Eur Heart J Cardiovasc Imaging. 2014;15:1125–32.

26. Barthelemy O, Toledano D, Varnous S, Fernandez F, Boutekadjirt R, Ricci F, Helft G, Le Feuvre C, Gandjbakhch I, Metzger JP, Pavie A, Cluzel P. Multislice computed tomography to rule out coronary

allograft vasculopathy in heart transplant patients. J Heart Lung Transplant. 2012;31:1262–8.

27. Seki A, Fishbein MC. Predicting the development of cardiac allograft vasculopathy. Cardiovasc Pathol. 2014;23:253–60.

28. Costanzo MR, Dipchand A, Starling R, Anderson A, Chan M, Desai S, Fedson S, Fisher P, Gonzales-Stawinski G, Martinelli L, McGiffin D, Smith J, Taylor D, Meiser B, Webber S, Baran D, Carboni M, Dengler T, Feldman D, Frigerio M, Kfoury A, Kim D, Kobashigawa J, Shullo M, Stehlik J, Teuteberg J, Uber P, Zuckermann A, Hunt S, Burch M, Bhat G, Canter C, Chinnock R, Crespo-Leiro M, Delgado R, Dobbels F, Grady K, Kao W, Lamour J, Parry G, Patel J, Pini D, Towbin J, Wolfel G, Delgado D, Eisen H, Goldberg L, Hosenpud J, Johnson M, Keogh A, Lewis C, O'Connell J, Rogers J, Ross H, Russell S, Vanhaecke J, International Society of H, Lung Transplantation G. The international society of heart and lung transplantation guidelines for the care of heart transplant recipients. J Heart Lung Transplant. 2010;29:914–56.

29. Potena L, Frascaroli G, Grigioni F, Lazzarotto T, Magnani G, Tomasi L, Coccolo F, Gabrielli L, Magelli C, Landini MP, Branzi A. Hydroxymethyl-glutaryl coenzyme a reductase inhibition limits cytomegalovirus infection in human endothelial cells. Circulation. 2004;109:532–6.

30. Kobashigawa JA, Moriguchi JD, Laks H, Wener L, Hage A, Hamilton MA, Cogert G, Marquez A, Vassilakis ME, Patel J, Yeatman L. Ten-year follow-up of a randomized trial of pravastatin in heart transplant patients. J Heart Lung Transplant. 2005;24:1736–40.

31. Mehra MR, Raval NY. Metaanalysis of statins and survival in de novo cardiac transplantation. Transplant Proc. 2004;36:1539–41.

32. Potena L, Grigioni F, Ortolani P, Magnani G, Marrozzini C, Falchetti E, Barbieri A, Bacchi-Reggiani L, Lazzarotto T, Marzocchi A, Magelli C, Landini MP, Branzi A. Relevance of cytomegalovirus infection and coronary-artery remodeling in the first year after heart transplantation: a prospective three-dimensional intravascular ultrasound study. Transplantation. 2003;75:839–43.

33. Potena L, Grigioni F, Magnani G, Lazzarotto T, Musuraca AC, Ortolani P, Coccolo F, Fallani F, Russo A, Branzi A. Prophylaxis versus preemptive anti-cytomegalovirus approach for prevention of allograft vasculopathy in heart transplant recipients. J Heart Lung Transplant. 2009;28:461–7.

34. Eisen HJ, Tuzcu EM, Dorent R, Kobashigawa J, Mancini D, Valantine-von Kaeppler HA, Starling RC, Sorensen K, Hummel M, Lind JM, Abeywickrama KH, Bernhardt P, Group RBS. Everolimus for the prevention of allograft rejection and vasculopathy in cardiac-transplant recipients. N Engl J Med. 2003;349:847–58.

35. Topilsky Y, Hasin T, Raichlin E, Boilson BA, Schirger JA, Pereira NL, Edwards BS, Clavell AL, Rodeheffer RJ, Frantz RP, Maltais S, Park SJ, Daly RC, Lerman A, Kushwaha SS. Sirolimus as primary immunosuppression attenuates allograft vasculopathy with improved late survival and decreased cardiac events after cardiac transplantation. Circulation. 2012;125:708–20.

36. Luciani GB, Faggian G, Montalbano G, Casali G, Forni A, Chiominto B, Mazzucco A. Blood versus crystalloid cardioplegia for myocardial protection of donor hearts during transplantation: a prospective, randomized clinical trial. J Thorac Cardiovasc Surg. 1999;118:787–95.

37. Benza RL, Zoghbi GJ, Tallaj J, Brown R, Kirklin JK, Hubbard M, Rayburn B, Foley B, McGiffin DC, Pinderski LJ, Misra V, Bourge RC. Palliation of allograft vasculopathy with transluminal angioplasty: a decade of experience. J Am Coll Cardiol. 2004;43:1973–81.

38. Bader FM, Kfoury AG, Gilbert EM, Barry WH, Humayun N, Hagan ME, Thomas H, Renlund D. Percutaneous coronary interventions with stents in cardiac transplant recipients. J Heart Lung Transplant. 2006;25:298–301.

39. Park KE, Huo T, Muller KE, Aranda JM, Hill JA, Anderson RD. Drug-eluting stents may not reduce target lesion revascularization in cardiac allograft vasculopathy. J Interv Cardiol. 2014;27:80–5.

40. Musci M, Loebe M, Wellnhofer E, Meyer R, Pasic M, Hummel M, Bocksch W, Grauhan O, Weng Y, Hetzer R. Coronary angioplasty, bypass surgery, and retransplantation in cardiac transplant patients with graft coronary disease. Thorac Cardiovasc Surg. 1998;46:268–74.

41. Christie JD, Edwards LB, Kucheryavaya AY, Benden C, Dobbels F, Kirk R, Rahmel AO, Stehlik J, Hertz MI. The registry of the international society for heart and lung transplantation: Twenty-eighth adult lung and heart-lung transplant report--2011. J Heart Lung Transplant. 2011;30:1104–22.

42. Engels EA, Pfeiffer RM, Fraumeni Jr JF, Kasiske BL, Israni AK, Snyder JJ, Wolfe RA, Goodrich NP, Bayakly AR, Clarke CA, Copeland G, Finch JL, Fleissner ML, Goodman MT, Kahn A, Koch L, Lynch CF, Madeleine MM, Pawlish K, Rao C, Williams MA, Castenson D, Curry M, Parsons R, Fant G, Lin M. Spectrum of cancer risk among us solid organ transplant recipients. JAMA. 2011;306:1891–901.

43. Sampaio MS, Cho YW, Qazi Y, Bunnapradist S, Hutchinson IV, Shah T. Posttransplant malignancies in solid organ adult recipients: an analysis of the U.S. National transplant database. Transplantation. 2012;94:990–8.

44. Hojo M, Morimoto T, Maluccio M, Asano T, Morimoto K, Lagman M, Shimbo T, Suthanthiran M. Cyclosporine induces cancer progression by a cell-autonomous mechanism. Nature. 1999;397:530–4.

45. Frohlich GM, Rufibach K, Enseleit F, Wolfrum M, von Babo M, Frank M, Berli R, Hermann M, Holzmeister J, Wilhelm M, Falk V, Noll G, Luscher TF, Ruschitzka F. Statins and the risk of cancer after heart transplantation. Circulation. 2012;126:440–7.

46. Opelz G, Dohler B. Lymphomas after solid organ transplantation: a collaborative transplant study report. Am J Transplant. 2004;4:222–30.

47. Gutierrez-Dalmau A, Campistol JM. Immunosuppressive therapy and malignancy in organ transplant recipients: a systematic review. Drugs. 2007;67:1167–98.

48. Sigurdardottir V, Bjortuft O, Eiskjaer H, Ekmehag B, Gude E, Gustafsson F, Hagerman I, Halme M, Lommi J, Mared L, Riise GC, Simonsen S. Long-term follow-up of lung and heart transplant recipients with pre-transplant malignancies. J Heart Lung Transplant. 2012;31:1276–80.

49. Jensen P, Hansen S, Moller B, Leivestad T, Pfeffer P, Geiran O, Fauchald P, Simonsen S. Skin cancer in kidney and heart transplant recipients and different long-term immunosuppressive therapy regimens. J Am Acad Dermatol. 1999;40:177–86.

50. Euvrard S, Kanitakis J, Claudy A. Skin cancers after organ transplantation. N Engl J Med. 2003;348:1681–91.

51. Guba M, Graeb C, Jauch KW, Geissler EK. Pro- and anti-cancer effects of immunosuppressive agents used in organ transplantation. Transplantation. 2004;77:1777–82.

52. Duncan FJ, Wulff BC, Tober KL, Ferketich AK, Martin J, Thomas-Ahner JM, Allen SD, Kusewitt DF, Oberyszyn TM, Vanbuskirk AM. Clinically relevant immunosuppressants influence uvb-induced tumor size through effects on inflammation and angiogenesis. Am J Transplant. 2007;7:2693–703.

53. O'Donovan P, Perrett CM, Zhang X, Montaner B, Xu YZ, Harwood CA, McGregor JM, Walker SL, Hanaoka F, Karran P. Azathioprine and uva light generate mutagenic oxidative DNA damage. Science. 2005;309:1871–4.

54. de Graaf YG, Rebel H, Elghalbzouri A, Cramers P, Nellen RG, Willemze R, Bouwes Bavinck JN, de Gruijl FR. More epidermal p53 patches adjacent to skin carcinomas in renal transplant recipients than in immunocompetent patients: the role of azathioprine. Exp Dermatol. 2008;17:349–55.

55. Tsao L, Hsi ED. The clinicopathologic spectrum of posttransplantation lymphoproliferative disorders. Arch Pathol Lab Med. 2007;131:1209–18.

56. Al-Mansour Z, Nelson BP, Evens AM. Post-transplant lymphoproliferative disease (ptld): risk factors, diagnosis, and current treatment strategies. Curr Hematol Malig Rep. 2013;8:173–83.

57. Nourse JP, Jones K, Gandhi MK. Epstein-barr virus-related post-transplant lymphoproliferative disorders: pathogenetic insights for targeted therapy. Am J Transplant. 2011;11:888–95.

58. Buda A, Caforio A, Calabrese F, Fagiuoli S, Pevere S, Livi U, Naccarato R, Burra P. Lymphoproliferative disorders in heart transplant recipients: role of hepatitis c virus (hcv) and epstein-barr virus (ebv) infec-

tion. Transplant Int. 2000;13 Suppl 1:S402–5.

59. Cockfield SM. Identifying the patient at risk for post-transplant lymphoproliferative disorder. Transplant Infect Dis. 2001;3:70–8.

60. Reshef R, Luskin MR, Kamoun M, Vardhanabhuti S, Tomaszewski JE, Stadtmauer EA, Porter DL, Heitjan DF, de Tsai E. Association of hla polymorphisms with post-transplant lymphoproliferative disorder in solid-organ transplant recipients. Am J Transplant. 2011;11: 817–25.

61. Jagadeesh D, Woda BA, Draper J, Evens AM. Post transplant lymphoproliferative disorders: risk, classification, and therapeutic recommendations. Curr Treat Options Oncol. 2012;13:122–36.

62. Penn I, Hammond W, Brettschneider L, Starzl TE. Malignant lymphomas in transplantation patients. Transplant Proc. 1969;1:106–12.

63. Swinnen LJ, Mullen GM, Carr TJ, Costanzo MR, Fisher RI. Aggressive treatment for postcardiac transplant lymphoproliferation. Blood. 1995;86:3333–40.

64. Knight JS, Tsodikov A, Cibrik DM, Ross CW, Kaminski MS, Blayney DW. Lymphoma after solid organ transplantation: risk, response to therapy, and survival at a transplantation center. Journal Clin Oncol. 2009;27:3354–62.

65. Haddad E, Paczesny S, Leblond V, Seigneurin JM, Stern M, Achkar A, Bauwens M, Delwail V, Debray D, Duvoux C, Hubert P, Hurault de Ligny B, Wijdenes J, Durandy A, Fischer A. Treatment of b-lymphoproliferative disorder with a monoclonal anti-interleukin-6 antibody in 12 patients: a multicenter phase 1-2 clinical trial. Blood. 2001;97:1590–7.

66. Komrokji RS, Oliva JL, Zand M, Felgar R, Abboud CN. Mini-beam and autologous hematopoietic stem-cell transplant for treatment of post-transplant lymphoproliferative disorders. Am J Hematol. 2005;79:211–5.

67. Lund LH, Edwards LB, Kucheryavaya AY, Benden C, Christie JD, Dipchand AI, Dobbels F, Goldfarb SB, Levvey BJ, Meiser B, Yusen RD, Stehlik J, International Society of H, Lung T. The registry of the international society for heart and lung transplantation: Thirty-first official adult heart transplant report--2014; focus theme: retransplantation. J Heart Lung Transplant. 2014;33:996–1008.

68. Montoya JG, Giraldo LF, Efron B, Stinson EB, Gamberg P, Hunt S, Giannetti N, Miller J, Remington JS. Infectious complications among 620 consecutive heart transplant patients at Stanford University Medical Center. Clin Infect Dis. 2001;33:629–40.

69. Ljungman P, Griffiths P, Paya C. Definitions of cytomegalovirus infection and disease in transplant recipients. Clin Infect Dis. 2002;34:1094–7.

70. Grattan MT, Moreno-Cabral CE, Starnes VA, Oyer PE, Stinson EB, Shumway NE. Cytomegalovirus infection is associated with cardiac allograft rejection and atherosclerosis. JAMA. 1989;261:3561–6.

71. Paya C, Humar A, Dominguez E, Washburn K, Blumberg E, Alexander B, Freeman R, Heaton N, Pescovitz MD, Valganciclovir Solid Organ Transplant Study G. Efficacy and safety of valganciclovir vs. Oral ganciclovir for prevention of cytomegalovirus disease in solid organ transplant recipients. Am J Transplant. 2004;4:611–20.

72. Potena L, Holweg CT, Chin C, Luikart H, Weisshaar D, Narasimhan B, Fearon WF, Lewis DB, Cooke JP, Mocarski ES, Valantine HA. Acute rejection and cardiac allograft vascular disease is reduced by suppression of subclinical cytomegalovirus infection. Transplantation. 2006;82:398–405.

73. Kobashigawa JA, Miller LW, Russell SD, Ewald GA, Zucker MJ, Goldberg LR, Eisen HJ, Salm K, Tolzman D, Gao J, Fitzsimmons W, First R, Study I. Tacrolimus with mycophenolate mofetil (mmf) or sirolimus vs. Cyclosporine with mmf in cardiac transplant patients: 1-year report. Am J Transplant. 2006;6:1377–86.

74. Grimm M, Rinaldi M, Yonan NA, Arpesella G, Arizon Del Prado JM, Pulpon LA, Villemot JP, Frigerio M, Rodriguez Lambert JL, Crespo-Leiro MG, Almenar L, Duveau D, Ordonez-Fernandez A, Gandjbakhch J, Maccherini M, Laufer G. Superior prevention of acute rejection by tacrolimus vs. Cyclosporine in heart transplant recipients--a large european trial. Am J Transplant. 2006;6:1387–97.

75. Hamour IM, Lyster HS, Burke MM, Rose ML, Banner

NR. Mycophenolate mofetil may allow cyclosporine and steroid sparing in de novo heart transplant patients. Transplantation. 2007;83:570–6.

76. Lehmkuhl HB, Arizon J, Vigano M, Almenar L, Gerosa G, Maccherini M, Varnous S, Musumeci F, Hexham JM, Mange KC, Livi U, Study I. Everolimus with reduced cyclosporine versus mmf with standard cyclosporine in de novo heart transplant recipients. Transplantation. 2009;88:115–22.

77. Thomas HL, Banner NR, Murphy CL, Steenkamp R, Birch R, Fogarty DG, Bonser AR, Steering Group of the UKCTA. Incidence, determinants, and outcome of chronic kidney disease after adult heart transplantation in the united kingdom. Transplantation. 2012;93:1151–7.

78. Hertz MI. The registry of the international society for heart and lung transplantation--introduction to the 2012 annual reports: new leadership, same vision. J Heart Lung Transplant. 2012;31:1045–51.

79. Issa N, Kukla A, Ibrahim HN. Calcineurin inhibitor nephrotoxicity: a review and perspective of the evidence. Am J Nephrol. 2013;37: 602–12.

80. Pinney SP, Balakrishnan R, Dikman S, Nair A, Hammond K, Domanski M, Anyanwu AC, Deboccardo G. Histopathology of renal failure after heart transplantation: a diverse spectrum. J Heart Lung Transplant. 2012;31:233–7.

81. Naesens M, Kuypers DR, Sarwal M. Calcineurin inhibitor nephrotoxicity. Clin J Am Soc Nephrol. 2009;4:481–508.

82. Watarai Y, Morita K, Shimoda N, Miura M, Yoshioka M, Togashi H, Nonomura K, Koyanagi T. Effect of tacrolimus and cyclosporine on renal microcirculation and nitric oxide production. Transplant Proc. 2004;36:2130–2.

83. Heering P, Ivens K, Aker S, Grabensee B. Distal tubular acidosis induced by fk506. Clin Transplant. 1998;12:465–71.

84. Lin HY, Rocher LL, McQuillan MA, Schmaltz S, Palella TD, Fox IH. Cyclosporine-induced hyperuricemia and gout. N Engl J Med. 1989;321:287–92.

85. Bobadilla NA, Gamba G. New insights into the pathophysiology of cyclosporine nephrotoxicity: a role of aldosterone. Am J Physiol Renal Physiol. 2007;293:F2–9.

86. Michel S, Bigdeli AK, Hagl C, Meiser B, Kaczmarek I. Renal recovery after conversion to an everolimus-based immunosuppression in early and late heart transplant recipients: a 12-month analysis. Exp Clin Transplant. 2013;11:429–34.

87. Zuckermann A, Keogh A, Crespo-Leiro MG, Mancini D, Vilchez FG, Almenar L, Brozena S, Eisen H, Tai SS, Kushwaha S. Randomized controlled trial of sirolimus conversion in cardiac transplant recipients with renal insufficiency. Am J Transplant. 2012;12:2487–97.

88. Boissonnat P, Gaillard S, Mercier C, Redonnet M, Lelong B, Mattei MF, Mouly-Bandini A, Pattier S, Sirinelli A, Epailly E, Varnous S, Billes MA, Sebbag L, Ecochard R, Cornu C, Gueyffier F. Impact of the early reduction of cyclosporine on renal function in heart transplant patients: a French randomised controlled trial. Trials. 2012; 13:231.

89. van de Beek D, Kremers W, Daly RC, Edwards BS, Clavell AL, McGregor CG, Wijdicks EF. Effect of neurologic complications on outcome after heart transplant. Arch Neurol. 2008;65:226–31.

90. Bechstein WO. Neurotoxicity of calcineurin inhibitors: impact and clinical management. Transplant Int. 2000;13:313–26.

91. Neff RT, Hurst FP, Falta EM, Bohen EM, Lentine KL, Dharnidharka VR, Agodoa LY, Jindal RM, Yuan CM, Abbott KC. Progressive multifocal leukoencephalopathy and use of mycophenolate mofetil after kidney transplantation. Transplantation. 2008;86:1474–8.

92. Pittock SJ, Rabinstein AA, Edwards BS, Wijdicks EF. Okt3 neurotoxicity presenting as akinetic mutism. Transplantation. 2003;75: 1058–60.

93. Adair JC, Woodley SL, O'Connell JB, Call GK, Baringer JR. Aseptic meningitis following cardiac transplantation: clinical characteristics and relationship to immunosuppressive regimen. Neurology. 1991;41:249–52.

94. Taylor DO, Barr ML, Radovancevic B, Renlund DG, Mentzer Jr RM,

Smart FW, Tolman DE, Frazier OH, Young JB, VanVeldhuisen P. A randomized, multicenter comparison of tacrolimus and cyclosporine immunosuppressive regimens in cardiac transplantation: decreased hyperlipidemia and hypertension with tacrolimus. J Heart Lung Transplant. 1999;18:336–45.

95. Artz MA, Boots JM, Ligtenberg G, Roodnat JI, Christiaans MH, Vos PF, Moons P, Borm G, Hilbrands LB. Conversion from cyclosporine to tacrolimus improves quality-of-life indices, renal graft function and cardiovascular risk profile. Am J Transplant. 2004;4:937–45.

96. Shane E, Rivas M, McMahon DJ, Staron RB, Silverberg SJ, Seibel MJ, Mancini D, Michler RE, Aaronson K, Addesso V, Lo SH. Bone loss and turnover after cardiac transplantation. J Clin Endocrinol Metab. 1997;82:1497–506.

97. Guo CY, Johnson A, Locke TJ, Eastell R. Mechanisms of bone loss after cardiac transplantation. Bone. 1998;22:267–71.

98. Maalouf NM, Shane E. Osteoporosis after solid organ transplantation. J Clin Endocrinol Metab. 2005;90:2456–65.

99. Leidig-Bruckner G, Hosch S, Dodidou P, Ritschel D, Conradt C, Klose C, Otto G, Lange R, Theilmann L, Zimmerman R, Pritsch M, Ziegler R. Frequency and predictors of osteoporotic fractures after cardiac or liver transplantation: a follow-up study. Lancet. 2001;357:342–7.

心脏移植与抗体介导的排斥反应（AMR） 第**32**章

Monica M. Colvin，Ziad Taimeh，Daniel J. Garry

（钱　旭　彭　勇　译　李　鹏　审校）

AMR 的发病率

　　抗体介导的排斥反应（AMR）很可能被低估了，因此，真正的发病率尚不清楚。这主要是由于缺乏常规的筛查和标准化的诊断标准，在已发表的研究中包括了病理学和临床表现。因此，已发表的文章中关于 AMR 的发病率有显著差异（在 3%～85% 之间）。当使用组织学和免疫荧光技术时，报告的发病率为 85%[1]。另外，当使用 C4d 沉积和移植物功能障碍诊断 AMR 时，发生率则 < 3%[2]。一项研究根据国际心肺移植学会（ISHLT）2004 年和 2006 年标准［如同种异体移植物功能障碍、供体特异性抗体（DSA）血清学证据、补体沉积的活检证据］来定义 AMR，分别发现 3% 和 5% 的发病率[3-4]。显然，定义上的不同影响了报告的发病率，但更重要的是，它对治疗有影响。

AMR 的危险因素

　　典型的 AMR 危险因素包括升高的群体反应性抗体（PRA）、既往机械循环支持（MCS）、女性、巨细胞病毒（CMV）血清阳性、既往 OKT3 治疗并产生抗 OKT3 抗体、多胎产、再次移植史和交叉配血结果阳性[5-7]。与男性相比，女性患 AMR 的风险要高得多。女性约占心脏移植受体伴 AMR 反应的 50%，但她们仅占心脏移植受体的 25%[3,6]。在移植后出现的循环抗 HLA 抗体也被证明与 AMR 有关[3,8]。

AMR 的发病机制

　　内皮细胞是受体免疫细胞遇到的第一个免疫细胞层。当移植受体针对移植心脏内皮细胞表面驻留的人白细胞抗原（HLA）产生抗体时，患者就会发生 AMR。这种抗体介导的反应导致了补体级联反应的激活，导致组织损伤。补体激活能刺激先天和后天性免疫反应，从而在移植心脏的微血管内形成补体和免疫球蛋白沉积。这些沉积物可用免疫荧光技术检测。补体沉积刺激和放大炎症反应。这一过程的特点是内皮细胞的活化、细胞因子的诱导、巨噬细胞的活化、血管的通透性增加，以及微血管内血栓形成[9]。最后，导致同种异体移植物功能障碍。

　　对供体 HLA 抗原敏感的患者可在移植后的很短时间（1 周）发生 AMR（超急性排斥反应），在移植后的第 1 个月内由于 DSA 也可发生 AMR，并且 AMR 也可发生在移植后的数年[6,10-13]。虽然在多达 24% 的报告病例中，AMR 可能会与急性细胞排斥反应（ACR）同时发生，但在移植后 7 年以上出现排斥反应的患者中，AMR 的发生率增加到近 50% 的心脏移植受体人群[1,14]。心脏 AMR 的定义正在发生发展，诊断方法也在改进，提供了更多的病理学和免疫学信息。这些研究支持 AMR 可能代表了一系列免疫性损伤，从亚临床（以组织学表现或血清学标志物为特征）到伴血流动力学损害的明显的 AMR。

AMR 的组织病理学特征

　　与 AMR 相关的免疫损伤的主要焦点是与移植心脏的微血管结构相关的内皮细胞。AMR 的进展最终涉及心外膜冠状动脉。与 AMR 相关的最一致的组织学表现包括内皮细胞活化导致的内皮细胞增大或肿胀、间质水肿和出血；然而，生物切片的创伤可能会掩盖这些发现[15-18]。在严重病例中也可以看到血管内血栓。

AMR 的免疫病理学特征

　　补体级联反应的激活是 AMR 的关键引发因素，而补体和免疫球蛋白沉积的证据已被用于诊断 AMR（图 32.1）。在肾活检中发现组织结合的免疫球蛋白（IgG 和 IgM）和免疫复合物（数十年来用于检测肾小球肾炎），是第一批用于检测心脏移植中同种异体移植物 AMR 的检测方法[19-21]。由于灵敏度和特异度有限，这些不再是 AMR 的唯一决定因素。相反，经典补体途径降解产物 C4d 和 C3d 的沉积，已成为肾移植中同种异体移植物 AMR 评估的常规检测手段，最近被提出作为心脏移植 AMR 的诊断标准。C4d 与内皮结合并沉积在毛细血管中（表 32.1）。在

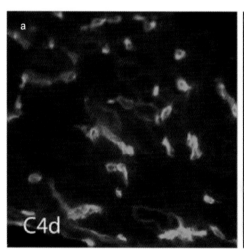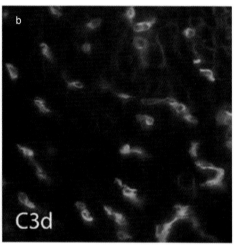

图 32.1　在心脏同种异体移植物 AMR 活检切片中 C4d 和 C3d 沉积。（**a**）免疫荧光技术显示心脏同种异体移植物活检切片的毛细血管中 C4d 沉积。（**b**）免疫荧光技术显示心脏同种异体移植物活检切片的毛细血管中 C3d 沉积

表 32.1　心脏同种异体移植物急性抗体介导的排斥反应（AMR）的标准[22]

	必需发现		可选
1. 急性移植物功能障碍的临床证据			推荐结合其他证据支持 AMR 诊断
2. 急性毛细血管损伤的组织学证据（要求 a 和 b）	（a）毛细血管内皮细胞变化		（c）毛细血管中性粒细胞（重度）
	（b）毛细血管内的巨噬细胞		（d）间质水肿/出血（重度）
3. 抗体介导损伤的免疫病理学证据（要求 a 或 b 或 c）	（a）免疫荧光发现 IgG、IgM 和（或）IgA ＋C3d 和（或）C4d 或 C1q（2～3＋）		
	（b）石蜡免疫组化显示毛细血管（CD31 或 CD34）中巨噬细胞 CD68 和（或）C4d（2～3＋强度）		
	（c）血管内纤维蛋白（重度）		
4. 抗 HLA 抗体或抗供体抗体的血清学证据			活检时抗 HLA Ⅰ类和（或）Ⅱ类或其他抗供体抗体［支持临床和（或）形态学发现］

AMR，抗体介导的排斥反应；HLA，人白细胞抗原
改编自 Reed et al.［1］with permission from the International Society for Heart and Lung Transplantation. Copyright © 2006，International Society for Heart and Lung Transplantation

其他结构中的沉积也可以观察到，但并不表示发生了 AMR。补体级联反应的激活进一步以 C3d 裂解为标志，表示补体级联反应的进展（表 32.2）。单独使用 C4d 这一标准，AMR 的发生率在 35％～71％之间，当与临床移植物功能障碍结合时，发生率约为 27％。C3d 通常与 C4d 结合，与单独使用 C4d 相比，两者结合更能预测移植物功能障碍和死亡率[4]。补体调控因子（CD59 和 CD55）可与补体裂解产物使用以指示中止的补体激活，但这些分析不适合常规使用。此外，毛细血管完整性可以通过 HLA-DR 染色检查，破裂的模式表明内皮细胞损伤[23]。

血管内巨噬细胞是 AMR 的特异病症，巨噬细胞抗原 CD68 可通过显示血管内/血管周围巨噬细胞和淋巴细胞的分化来区分 AMR 与细胞排斥反应。此外，内皮细胞标志物 CD34 和 CD31 可以描述内皮损伤和巨噬细胞的血管内定位[24]。

抗体

在心脏移植后，HLA 和非 HLA 抗体均与免疫介导的损伤有关。在移植后 HLA 抗体的产生，尤其是 II 类抗体，被证明与心脏同种异体移植物血管病变（CAV）、细胞排斥反应和死亡率有关。此外，针对供体的 HLA 抗体似乎与 AMR 有关，除了细胞排斥反应和 CAV。非 HLA 抗体也可能引起免疫损伤，在 HLA 抗体缺失的情况下也可能出现。

症状性 AMR 的临床特征

典型的 AMR 患者由于右和（或）左心收缩或舒张功能障碍而出现心力衰竭的症状和体征（图 32.2）。这些临床症状包括：呼吸短促、端坐呼吸、阵发性夜间呼吸困难、颈部静脉压升高、腹水及周围性水肿。急性 AMR 可能造成血流动力学障碍，这种情况在 40％以上的患者中可观察到[6,15,24-26]。甚至血流动力学障碍的定义也不清楚，可能从左心室射血分数的下降到无法解释的心内压升高伴心排血量降低，以及对正性肌力药物治疗的需求。

亚临床 AMR 的临床特征

虽然 AMR 的定义包括了移植物功能障碍的临床证据，以及组织学和免疫学紊乱，但已经证明补体激活可以在缺乏肾或心脏移植物功能障碍的情况下观察到（图 32.2）。因此，亚临床 AMR 这个术语可用于描述这些患者[27-29]。此外，在调节反应中可以观察到没有移植物功能障碍的补体沉积，这一状态被认为是在补体调节蛋白成功终止激活的补体级联反应后达到的状态[5]。因此，在心脏移植受体的

表 32.2　AMR 的免疫病理学特征[22]

	心内膜心肌活检	循环中的抗体
方法	组织学评价 免疫过氧化酶：C4d 免疫荧光染色：C4d 和 C3d	固相分析和（或）基于细胞的检测来评估 DSA 的存在（及量化，如果抗体存在时）
间隔时间	每种活检组织检查的组织学评价 免疫过氧化酶和免疫荧光染色： 移植后 2 周，及 1、3、6 和 12 个月 在组织学、血清学或临床表现的基础上怀疑 AMR 时，在阳性结果之后在后续的活检标本进行常规 C4d（C3d）染色，直至清除	移植后 2 周，及 1、3、6 和 12 个月，然后每年 1 次 当临床怀疑 AMR 时

AMR，抗体介导的排斥反应；DSA，供体特异性抗体
改编自 Kobashigawa et al. [2] with permission from the International Society for Heart and Lung Transplantation. Copyright © 2011，International Society for Heart and Lung Transplantation

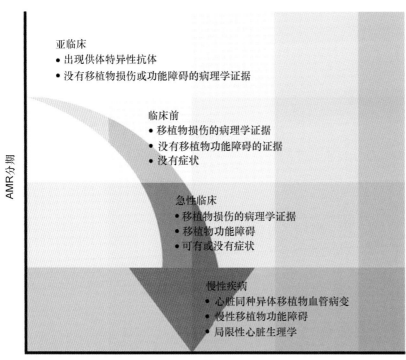

图 32.2 AMR 的进展最终导致移植失败。与 AMR 相关的亚临床、临床和慢性疾病的示意图（由参考文献［22］改编）

亚临床
- 出现供体特异性抗体
- 没有移植物损伤或功能障碍的病理学证据

临床前
- 移植物损伤的病理学证据
- 没有移植物功能障碍的证据
- 没有症状

急性临床
- 移植物损伤的病理学证据
- 移植物功能障碍
- 可有或没有症状

慢性疾病
- 心脏同种异体移植物血管病变
- 慢性移植物功能障碍
- 局限性心脏生理学

AMR分期（纵轴）

时间（横轴）

亚群中，补体沉积而无移植物器官功能障碍表示适应。伴随 C4d 沉积的是组织内补体活化的调控机制的诱导产生，支持了这个观点[30]。是否应治疗亚临床 AMR 尚不清楚。然而，有数据支持亚临床 AMR 与不良结局的联系。Wu 等检查了亚临床 AMR 心脏移植受体、对 AMR 进行治疗且有左心室功能障碍的心脏移植受体，以及无 AMR 的心脏移植受体对照组[31-32]。使用 AMR 的严格定义（包括组织学和免疫组化），亚临床 AMR 组、AMR 治疗组和对照组的 5 年生存率没有显著性差异。亚临床 AMR 组未患心脏同种异体移植物血管病变的患者数明显低于对照组，而与症状性 AMR 治疗组有类似的结局。已有报告认为亚临床 AMR 组患者甚至比急性细胞排斥反应患者有更严重的心血管死亡率，与混合性排斥反应（ACR 和 AMR）患者的死亡率相当[33]。因此，该研究支持亚临床 AMR 与不良预后相关的概念。

AMR 的诊断

2010 年，由国际心肺移植学会（ISHLT）赞助

的委员会成立，并组织召开会议以进一步了解 AMR。委员会和会议人员包括移植心脏病学家、外科医生、病理学家和免疫学家。会议讨论并定义了 AMR、亚临床 AMR 的意义，以及供体特异性抗体（HLA 和非 HLA 抗体）的作用。尽管既往对排斥反应的定义的修订并未推荐对 AMR 进行筛查，但该委员会和会议建议对 AMR 和抗体进行筛查。有关 AMR 的诊断标准在已发表的科学声明中进行了概述[34]。提议的评分系统包括组织病理学、免疫组织化学和免疫荧光技术，并建立了病理性 AMR 诊断的命名规则。该评分系统基于以下事实：虽然考虑了临床特征，但关于病理性细胞排斥反应的定义，AMR 并不存在。AMR 的分类于 2011 年发表，近期于 2013 年更新（表 32.3 和表 32.4）。

虽然该领域通过改进病理性 AMR 的定义而得到进步，但重要的是要考虑到临床表现：症状、血流动力学和移植物的功能。在治疗信息很少的领域，临床表现可能是决定性因素。最后，DSA 也可能会影响 AMR 的治疗决策。AMR 虽有多种分类，但需要临床医生进行决策。

表 32.3　病理性 AMR 的推荐评分系统[22]

阳性活检	免疫组织化学	免疫荧光
毛细血管分布和密度	多灶性/弥漫性的弱或强 C4d 染色	多灶性/弥漫性的弱或强 C4d/C3d 染色
血管内 CD68 的分布	＞10％的点状/多病灶/弥漫性血管内巨噬细胞	—
HLA-DR 分布和密度	—	多灶性/弥漫性弱或强染色
说明	局灶性强 C4d 染色被归类为阴性，但需要密切随访	局灶性强 C4d 染色被归类为阴性，但需要密切随访

AMR：抗体介导的排斥反应；HLA：人类白细胞抗原
引自 Berry et al.［3］with permission from the International Society for Heart and Lung Transplantation. Copyright © 2011, International Society for Heart and Lung Transplantation

表 32.4　病理性 AMR 的推荐命名法[22]

分类	描述
pAMR 0：病理性 AMR 阴性	组织学和免疫病理学研究均为阴性
pAMR 1（H＋）：仅组织病理性 AMR	组织学结果阳性，免疫病理学阴性
pAMR 1（I＋）：仅免疫病理性 AMR	组织学结果阴性，免疫病理学结果阳性
pAMR 2：病理性 AMR	组织学和免疫病理学结果均阳性
pAMR 3：严重病理性 AMR	严重 AMR 伴组织病理学表现：间质性出血、毛细血管破裂、混合性炎性细胞浸润、内皮细胞固缩和（或）核碎裂，并明显水肿

AMR：抗体介导的排斥反应；pAMR：病理性抗体介导的排斥反应
引自 Berry et al.［3］with permission from the International Society for Heart and Lung Transplantation. Copyright © 2011, International Society for Heart and Lung Transplantation

影像学模式

　　尽管诊断 AMR 的金标准是心内膜心肌活检，但影像学可为移植物的功能状态和潜在的免疫学因素提供重要线索。不幸的是，大多数影像学研究都集中在细胞排斥反应方面，而用于 AMR 的数据也很有限。左心室舒张功能障碍可能是急性排斥反应的早期特征之一[35-38]。为了提高影像学的灵敏度，心脏磁共振成像（CMR）越来越多地用于诊断 AMR，因其能够检测心肌水肿，并增加左心室的弥散量[39]。例如，T2 定量是 CMR 的一种重要模式。由于 T2 弛豫时间是兴奋性脉冲后磁信号的衰减时间常数，研究表明 T2 弛豫时间随心肌水肿程度而延长。在所有 CMR 参数中，T2 定量与活检证实的 AMR 相关性最佳。T2 量化仍在持续研究中，未来的研究对于确定无创影像学研究在 AMR 诊断中的作用很有必要[40]。

排斥反应的血清标志物

　　研究显示，B 型利钠肽（B-type natriuretic peptide，BNP）与心脏移植受体发生的急性排斥反应有关。随着时间的推移，BNP 随时间的变化与急性排斥反应相关，而不是与特定水平相关。在 146 例患者的研究中，N 末端 B 型利钠肽（NT-BNP）与排斥反应之间仅存在微弱的联系；NT-BNP 每增加 100 pg/ml，发生排斥反应的风险仅增加 1％；然而，当出现射血分数（EF）降低且肺毛细血管楔压（PCWP）升高并经过调整后，当 NT-BNP 增加 2 倍，排斥反应发生的概率增加 2.4％，当 NT-BNP 增加 5 倍时，排斥反应发生的概率增加 6.8％，当 NT-BNP 增加 10 倍时，排斥反应发生的概率就增加 21.6％。Wu 及同事通过研究证明，BNP 成对数升高与血管排斥反应风险增加大于 5 倍相关[42]。另一个常用的监测排斥反应和心脏损伤的血清学标志物是肌钙蛋白。在排斥反应早期阶段和观察治疗反应期间，需要常规监测肌钙蛋白 I（cTnI）。最后，基因表达谱（AlloMap）已被证实能够可靠地排除急性细胞排斥反应；然而，并未证明其有助于排除 AMR[43]。

病理学

急性细胞排斥反应的诊断完全取决于病理结果。然而，由于缺乏病理学诊断标准，AMR 通常依赖于临床表现。除组织学和免疫病理学表现之外，2009 年发表的 AMR 定义还要求存在移植物功能障碍和（或）供体循环内特异性抗体。这些标准在 2010 年的共识会议期间被删除。同时，建立了 AMR 的病理学定义。在该定义中，确立了阳性诊断的标准（表 32.1）。基于毛细血管内的染色分布（阴性、局灶性或多灶状/弥漫性）和染色强度（阴性、微弱、强）对 C4d 和 C3d 染色进行评分（表 32.3）。此外，推荐 HLA 染色运用免疫荧光法评估，CD68 运用免疫组化技术评估。其他的标志物也可备选。尽管免疫荧光被认为是金标准，但 80% 的美国和欧洲心脏中心都使用免疫组化技术。在共识会议期间，对这两种方法都进行了评估。使用免疫组化技术在各中心之间似乎具有良好的重现性，并且免疫荧光和免疫组化技术之间也具有良好的相关性。免疫病理学检测依赖于经过加工的组织（新鲜冰冻或石蜡浸润和包埋）及通过使用特异性抗体检测特异性抗原。新鲜冰冻和切片的组织（心内膜心肌活检标本）通常使用免疫荧光方法和针对抗 C4d、C3d、免疫球蛋白重链、纤维蛋白、HLA-DR 和 CD55 的初级抗血清。然后使用荧光基团缀合的二抗来检测这些一抗。相反，检测更稳定的抗原（能够承受石蜡加工）需使用免疫过氧化物酶检测系统来检测，如检测 C4d、CD68、C3d、CD34、CD31、CD3 和 CD20 的表达。每一种加工方式（冰冻与石蜡加工）都有其优点和缺点。例如，免疫过氧化物酶方法使用石蜡加工，该方法通常在病理实验室中使用，产生用于分析补体沉积和周围组织的优良形态（如内皮与心肌的分析）。此外，免疫过氧化物酶染色切片/载玻片可提供永久性切片记录档案，并且可以在室温下长时间保存。相反，免疫荧光检测方法依赖于组织的冰冻，其具有快速加工和改善抗原保存的优点，同时减少了非特异性信号。此外，剩余的冰冻组织也可以是病毒聚合酶链反应或其他分子检测的宝贵资源。免疫荧光技术面临的挑战是需要专业技术来获取高质量的冰冻切片，并且免疫荧光信号随着时间的推移而逐渐消失，无法获得永久性切片记录档案。

采用免疫荧光和免疫过氧化物酶染色技术的结果比较对于 AMR 的诊断非常重要。例如，在相同活检程序中获得的心内膜心肌片段使用免疫荧光法或免疫过氧化物酶技术可同样检测 C4d 表达[29,44-45]（图 32.1）。使用免疫过氧化物酶技术，Fedrigo 及同事观察到约 35% 的心脏移植受体存在 C4d 毛细血管染色，并且约 7% 的心脏移植受体存在 AMR（根据 2005 年 ISHLT 标准）[27]。在约 2 年的中位随访期内，无论移植物功能如何，C4d 阳性的心脏移植受体的死亡率高于 C4d 阴性受体。相反，仅通过免疫荧光检测的 C4d 阳性不具有明确的意义。C3d 和 C4d 免疫荧光共表达显著增强了 AMR 的诊断可靠性。例如，Tan 等[4]表明，来自心脏移植受体的心内膜心肌活检标本具有线性毛细血管 C4d 与 C3d 沉积与同种异体移植物功能障碍相关（超过 80% 的患者），并且存在 DSA 的患者移植物功能障碍的发生率高于 90%。仅有一例患者 C4d 单独染色阳性（C3d 阴性）并发移植物功能障碍。该结果表明仅免疫荧光检测 C4d 不是 AMR 的特异性指标。此外，有研究证明再灌注损伤和病毒感染会引起 C4d 沉积，但与 AMR 或不良预后无关。总之，使用免疫荧光技术诊断 AMR 应包括 C3d 和 C4d 沉积，而使用免疫过氧化物酶技术仅需要 C4d 的表达。重要的是，必须拥有专业心脏病理学家的专业知识，以确保及时并一致地向移植团队报告结果。仍需要阐明的领域包括 AMR 的过渡阶段、适当的监控策略、连续活检的作用以及晚期出现 DSA 的意义。

基于是否存在组织学和免疫病理学特征，AMR 病理学标准的工作分类从 pAMR 0 到 pAMR 3（表 32.4 和图 32.3）。推荐进行常规监测。移植后前 2 周内的评估可能会因术前变化而混淆；但是，移植后第 1 个月推荐采用两个样本（2 周和 4 周）。虽然尚不清楚何时消除，但是应监测阳性结果持续到消除为止。一项使用免疫荧光技术的研究表明，C3d 毛细血管染色的消除发生在 2 周～1 个月，而 C4d

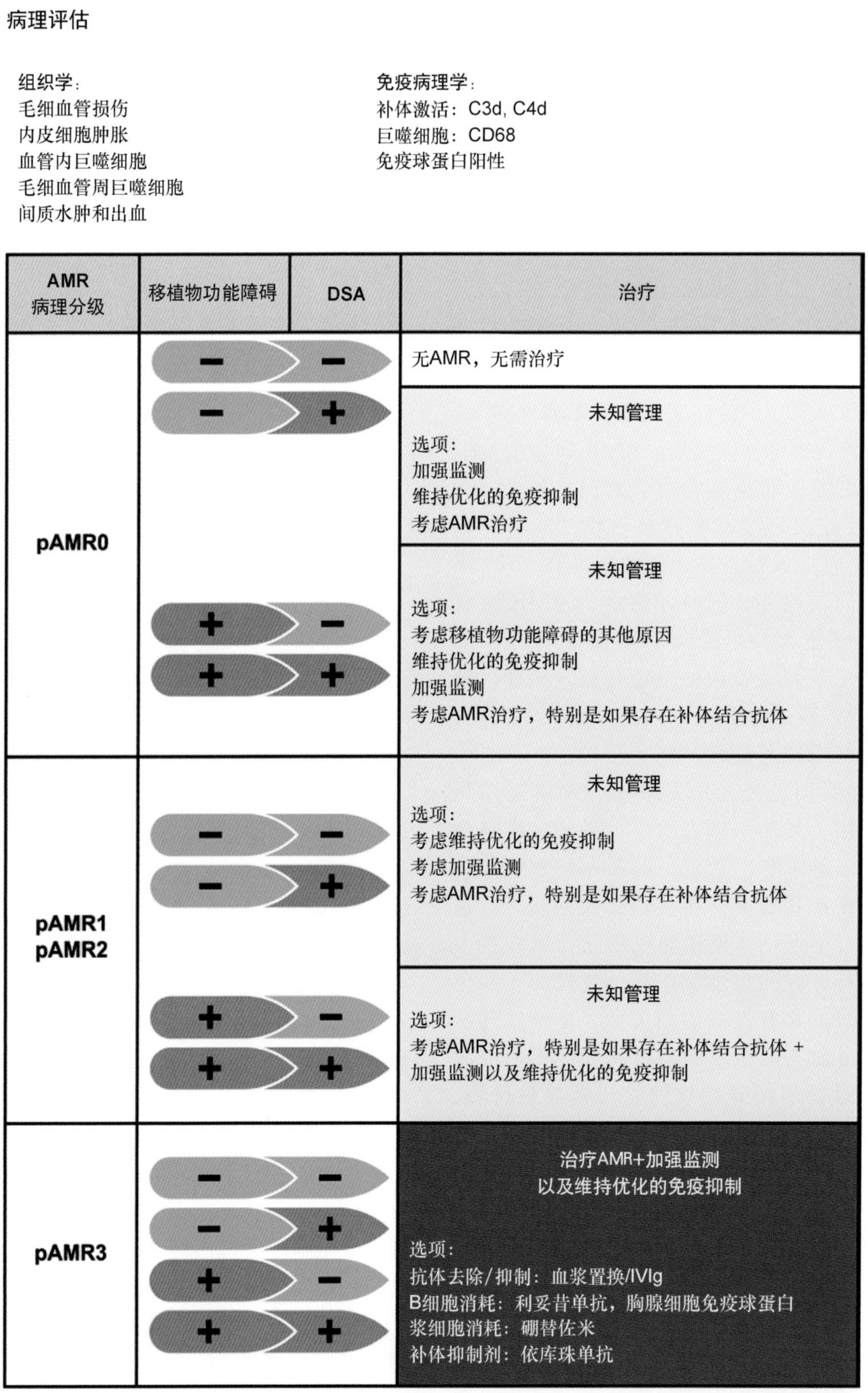

病理评估

组织学：
毛细血管损伤
内皮细胞肿胀
血管内巨噬细胞
毛细血管周巨噬细胞
间质水肿和出血

免疫病理学：
补体激活：C3d, C4d
巨噬细胞：CD68
免疫球蛋白阳性

AMR 病理分级	移植物功能障碍	DSA	治疗
pAMR0	−	−	无AMR，无需治疗
	−	+	**未知管理** 选项： 加强监测 维持优化的免疫抑制 考虑AMR治疗
	+	−	**未知管理** 选项： 考虑移植物功能障碍的其他原因 维持优化的免疫抑制 加强监测 考虑AMR治疗，特别是如果存在补体结合抗体
	+	+	
pAMR1 pAMR2	−	−	**未知管理** 选项： 考虑维持优化的免疫抑制 考虑加强监测 考虑AMR治疗，特别是如果存在补体结合抗体
	−	+	
	+	−	**未知管理** 选项： 考虑AMR治疗，特别是如果存在补体结合抗体 + 加强监测以及维持优化的免疫抑制
	+	+	
pAMR3	−	−	**治疗AMR+加强监测 以及维持优化的免疫抑制** 选项： 抗体去除/抑制：血浆置换/IVIg B细胞消耗：利妥昔单抗，胸腺细胞免疫球蛋白 浆细胞消耗：硼替佐米 补体抑制剂：依库珠单抗
	−	+	
	+	−	
	+	+	

图 32.3 AMR 的分类和可能的治疗干预措施（改编自 ［22］）

发生在 1～2 个月，尽管有研究称染色可以持续至数月，但临床意义尚不明确。尽管推荐使用免疫荧光或组织学技术进行 AMR 监测，但对于部分中心来说可能面临挑战。对于这些中心，推荐免疫染色以组织学特征为指导。通常认为 C4d 和 C3d 阳性染色可能在程度上或弱或强，但必须是多灶性或弥漫性分布。较低程度染色的临床意义尚不清楚，应考虑监测。

还应考虑组织学特征。AMR 的形态学表现包括血管内存在活化的巨噬细胞或内皮细胞、出血、间质水肿、心肌细胞坏死、毛细血管损伤和炎症征象[46]。

AMR 的支持性特征包括供体特异性抗体（DSA）和临床表现。DSA 的主题超出了本章的范围。目前，在缺乏临床或病理学表现的情况下，对于什么构成显著水平的 DSA 以及如何进行管理尚未达成共识。但是，推荐在移植后或怀疑存在排斥反应时应进行常规监测（表 32.5），并使用固相或基于细胞的分析。临床特征可能包括心力衰竭的体征和症状、限制性生理学表现、血流动力学和（或）超声心动图参数，以及对循环支持的要求。目前尚不清楚是否单纯病理性 AMR（pathological AMR，pAMR）的诊断，而无临床或支持性特征，便足以确保治疗，除非是严重的 pAMR 或者 pAMR 3。如果有 AMR 的临床证据，无论 pAMR 水平如何，都应开始治疗（表 32.6 和表 32.7）。中等程度的 pAMR 和缺乏临床表现则明确性较小。应由病理学家、免疫学家和心脏病专家合作，对患者的治疗决策进行深思熟虑。

表 32.5　ISHLT 对 AMR 监测的推荐[22]

	解释	AMR	局限性
IgG/IgM	免疫球蛋白结合	＋	容易分解 半衰期短 观察者间的变异性
C3，C1q	补体激活	＋	半衰期短
C3d/C4d	补体激活	＋	联合使用 C3d 和 C4d 比单独使用 C4d 更能预测 AMR，半衰期长
HLA-DR	血管内皮完整	＋	染色始终存在，但"磨损"模式提示毛细血管损伤
纤维蛋白	血栓形成的环境	＋	间质性渗出提示更严重的 AMR 发作
CD55，CD59	补体抑制剂	－	长时间孵育和颗粒状染色模式 难以解释
CD31，CD34，CD68	血管内巨噬细胞	＋	CD68 证实了单核细胞的巨噬细胞谱系 CD31/34 是内皮标志物，其将巨噬细胞与内皮细胞区分开来，并描绘血管内的位置

AMR：抗体介导的排斥反应，HLA：人类白细胞抗原

表 32.6　用于治疗 AMR 的药物概述[22]

治疗方式	作用机制	不良反应
皮质类固醇 Mg	由活化蛋白-1 和 NF-κB 介导的抗炎基因表达上调，阻断 Fc-q 受体，抑制补体，下调 B 细胞受体，中和循环抗体和细胞因子	血脂异常、高血糖、骨质疏松症、白细胞增多 头痛、发冷、寒战、发热、肌痛、容量超负荷
组织血浆置换（血浆置换）	非选择性去除循环同种抗体、蛋白质、细胞因子；IAP 仅去除免疫球蛋白	抗体反应性回弹、出血体质、低血压、过敏反应、血源性病原体传播
光泳	上调共刺激分子，下调 T 细胞，通过调节 T 细胞进行免疫调节作用	血管通路并发症、皮肤红斑、瘙痒、恶心、罕见的药物性红斑狼疮或硬皮病样综合征
Monomurab（OKT3）	结合 T 淋巴细胞上的 CD3 抗原，导致 T 细胞的早期活化，细胞因子释放与 T 细胞功能的阻断	细胞因子释放综合征、抗鼠抗体、过敏反应、超敏反应、感染（病毒、真菌、细菌），PTLD 和淋巴瘤的发病率增加
兔 ATG（胸腺球蛋白）	减少循环 T 淋巴细胞	胃肠道（腹泻、腹痛、恶心、呕吐）、肌痛、头痛、头晕、呼吸困难、高血压性外周水肿、快速型心律失常、低钾血症、白细胞减少、血小板减少、发热、感染（病毒、真菌、细菌），PTLD 和淋巴瘤的发病率增加

表 32.6　用于治疗 AMR 的药物概述[22]　（续）

治疗方式	作用机制	不良反应
马抗胸腺细胞球蛋白（ATGAM）	结合 T 淋巴细胞上的 CD3 抗原	胃肠道（腹泻、腹痛、恶心、呕吐）、肌痛、头痛、头晕、呼吸困难、高血压性外周水肿、快速型心律失常、低钾血症、白细胞减少、血小板减少、发热、感染（病毒、真菌、细菌），PTLD 和淋巴瘤的发病率增加
利妥昔单抗	B 淋巴细胞耗竭，抗体耗竭，补体诱导的细胞裂解，诱导凋亡	发热、寒战、恶心、头痛、肌痛、皮疹
阿仑珠单抗	所有 B 和 T 淋巴细胞表面抗 CD52 的单克隆抗体，在血小板、造血干细胞和淋巴祖细胞上缺乏；无骨髓清除的成熟淋巴细胞瞬态耗竭	淋巴细胞减少、全血细胞减少、输液相关效应[a]、化疗相关性 CMV 病毒血症、凝血功能障碍、心脏毒性（心力衰竭、心律失常）增加
硼替佐米	存在于浆细胞的可逆性 26S 蛋白酶体抑制剂	腹泻、感觉神经病、疲劳、血小板减少症、结膜炎
依库珠单抗	末端补体（C5）抑制剂	流感样症状、咽痛、头痛、背痛、恶心、中性粒细胞减少症、血管外溶血、脑膜炎球菌感染风险增加
吗替麦考酚酯	可逆的肌苷单磷酸脱氢酶阻滞剂抑制新生鸟苷合成，抑制 T 细胞和 B 细胞增殖	腹泻、食管炎、淋巴瘤和其他恶性肿瘤增加、白细胞减少、贫血、血小板减少、CMV 感染增加、低丙种球蛋白血症
环磷酰胺	氮芥烷化抗肿瘤剂，靶向 B 细胞，抑制胆碱酯酶活性	骨髓毒性、出血性膀胱炎、性腺衰竭、恶性肿瘤、恶心、腹泻、呕吐、口腔炎、黏膜炎、厌食、全血细胞减少、心脏毒性、间质性肺炎、肺纤维化、肝毒性、中毒性表皮坏死松解症，致畸
全淋巴结放疗	抑制活化的 T 细胞和白细胞介素-2 途径，消除循环中的 T 细胞和 B 细胞	骨髓抑制、全血细胞减少、恶心、骨髓增生异常综合征、机会性感染、PTLD
脾切除	通过减少浆细胞活化的 B 细胞来减少抗体的产生	脓毒症和（或）死亡的风险增加（肾移植）

[a] 输液相关效应：恶心、呕吐、腹泻、头痛、乏力、呼吸困难、皮疹、瘙痒、发热、寒战、支气管痉挛，以及低血压

表 32.7　诊断心脏病理性 AMR 的临床指标[22]

免疫病理学指标	要求	支持特征	推荐的临床指标
组织学	毛细血管内皮细胞变化与毛细血管内巨噬细胞	—	心力衰竭的血流动力学决定临床心力衰竭的症状和体征：PCWP>20 mmHg，CI<2 L/min/m
冰冻切片：免疫荧光	C4d、C3d（2～3＋强度），抗 HLA -DR	C1q（2～3＋）、Ig、纤维蛋白、IgG 和 IgM，细胞完整性 HLA	住院期间需要使用正性肌力药物或机械支持
石蜡切片：免疫组化	C4d（2～3＋强度），CD68	泛 T 细胞 Cd3，泛 B 细胞 CD20，C3d 补体，内皮细胞 CD31 或 CD34，补体调节蛋白	收缩功能障碍：EF<50% 或自基线下降≥25%
其他	—	存在循环供体特异性 HLA 抗体，尤其是那些修复性补体	限制性生理特征：EF>50%，E/A>2，IVRT<60 ms，DT<150 ms 和（或）RAP>12，PCWP>25 mmHg，以及 CI<2 L/(min·m^2)

AMR，抗体介导的排斥反应；CI，心脏指数；DT，减速时间；E/A，早期和晚期二尖瓣血流速度比；EF，射血分数；HLA，人类白细胞抗原；IVRT，等容舒张时间；PCWP，肺毛细血管楔压；RAP，右房压

引自 Berry et al.［4］with permission from the International Society for Heart and Lung Transplantation. Copyright © 2013, International Society for Heart and Lung Transplantation

AMR 的管理

由于心脏移植的数量有限，尚无大型研究检查 AMR 的治疗方法。ISHLT 治疗指南已制订，但是所有的推荐都是基于共识（C 级证据）[47]。由于每年心脏移植的数量有限，移植管理通常遵循肾移植计划的治疗方案（图 32.3）。AMR 的治疗通常基于最初用于治疗癌症、血液病和自身免疫性疾病的药物[34]。管理或治疗 AMR 的目标包括：①抑制 T 细胞介导的应答［皮质类固醇、吗替麦考酚酯（MMF）、抗淋巴细胞抗体、光疗等］；②清除循环抗体（如血浆分离置换法）；③抑制残留抗体（如静脉注射免疫球蛋白）；④抑制或消耗 B 细胞（如皮质类固醇、利妥昔单抗或脾切除）；⑤抑制或消耗浆细胞（如硼替佐米）；⑥抑制补体［如依库珠单抗、静脉注射 γ 球蛋白（IVIg）］。用于 AMR 这些疗法的附加信息请参阅表 32.6。

皮质类固醇

皮质类固醇在 1963 年首次用于临床肾移植，最终成为心脏移植中诱导、维持和抗排斥反应的标准免疫疗法[48,49]。几十年来，皮质类固醇激素脉冲和梯度疗法一直被认为是抗急性细胞排斥反应标准治疗的重要组成部分，并已被用于 AMR 的基线治疗[47]。皮质类固醇是一种强效的非特异性免疫抑制剂和抗炎剂，通过影响白细胞和内皮细胞的数量和功能，产生大量的生理和细胞效应[50]。有研究证明，单剂量皮质类固醇可导致循环单核细胞瞬时减少 90%，循环淋巴细胞减少 70%[51]。这种效应在 4～6 h 内发生，24 h 内恢复正常。T 细胞似乎比 B 细胞对抑制更敏感。对免疫球蛋白产生的影响似乎是可变的，低剂量的皮质类固醇几乎没有效果，而高剂量治疗后 2～4 周能抑制免疫球蛋白生成。转录因子 NF-κB 和活化蛋白-1 是介导细胞对皮质类固醇反应的下游效应物[52-53]。皮质类固醇也通过抑制 IL-1 和降低 Fc 和 C3 受体的表达和功能而发挥作用[51]。皮质类固醇对 AMR 治疗的单独影响难以定义，基本上每种治疗方案包括皮质类固醇与其他免疫疗法的联合。然而，皮质类固醇是治疗 AMR 的常用组分。

静脉注射 γ 球蛋白

静脉注射 γ 球蛋白或 IVIG 是从许多供体血浆中获得的混合 IgG 抗体。IVIG 含有抗独特型抗体，其在体外和体内抑制 I 类和 II 类 HLA-特异性同种抗体、共刺激分子、补体、细胞因子和细胞因子受体，以及 T 细胞和 B 细胞受体[54-57]。

IVIG 已被用于治疗心脏移植前高致敏患者，但其对 AMR 的预防效果尚不清楚[58]。IVIG 经常与其他免疫调节疗法联合用于脱敏治疗或 AMR，因此，单独使用 IVIG 的功能影响尚不清楚。在开发 AMR 的肾移植和心脏移植受体的有限研究中，IVIG 与环磷酰胺或他克莫司联合使用成功逆转了排斥反应，但复发率很高[3,59]。与其他免疫调节剂相比，IVIG 较便宜并且可能具有相对更有利的副作用。

血浆分离置换术

使用治疗性血浆置换、双重滤过血浆置换、免疫吸附分离术、血浆去除术移除循环中抗体。血浆置换利用膜过滤或离心来分离血浆与血液中的细胞成分。外源性白蛋白和（或）新鲜冰冻血浆或晶体被添加到患者血液的细胞成分中，并回输至患者体内。因此，血浆分离置换术非选择性地移除所有蛋白质。相比之下，免疫吸附血浆分离术只移除免疫球蛋白类，并且没有有效去除可溶性细胞因子。然而，免疫吸附血浆分离术不需要给患者更换血液。

血浆置换由于其相对较低的成本、实用性和可用性，在美国得到了更广泛的应用[57]。用于降低移植患者中可溶性同种抗体水平的最常见方法是使用血浆置换[58]。尽管血浆置换常用于 AMR 的治疗和管理，但是在心脏移植受体中尚无使用血浆置换的随机临床试验[57]。除了数个病例报告描述使用血浆置换术进行心脏移植的初始治疗和难治性 AMR，还有一些病例报告描述了血浆置换用于减少等待心脏移植的高致敏患者体内同种抗体和促进移植患者的成功配型[60-62]。

将血浆置换作为单一疗法的支持数据有限，因为其报道的用途通常与其他疗法结合使用。Wang 等[62] 报道了血浆置换在心脏移植物功能障碍、血流动力学受损和经活检证实的 AMR 患者中的临床应用。这些患有 AMR 的心脏移植受体使用的治疗方案包括 5 天血浆置换和 3 天静脉注射皮质类固醇（甲泼尼龙 1 g/d）。在许多情况下，他克莫司可替代环孢素。尽管 AMR 患者的总生存期降低，但该治疗方案的 1 年和 5 年生存率分别为 75% 和 51%。

在一项类似的回顾性研究中，12 例血流动力学受损和活检证实 AMR 的患者中，有 11 例采用甲泼尼龙 1 g/d，连用 3 天，及每日血浆置换连续 1 周的治疗方案，随后同种异体移植物的功能恢复[2]。在该系列报道中，用吗替麦考酚酯或环磷酰胺替代硫唑嘌呤以及他克莫司替代环孢素，从而改进了基线免疫抑制疗法。

Grauhan 及同事[35]对 AMR 患者治疗的预后做了比较。这些患者具有血流动力学不稳定或移植物功能障碍，无细胞排斥反应的证据。这些研究者从 1986—1990 年和 1991—1999 年期间，检查了 AMR 患者的治疗情况和存活率。1986—1990 年期间对心脏移植受体采用甲泼尼龙（500 mg）和细胞毒抗体（muromonab-CD3 或抗胸腺细胞球蛋白）治疗至少 3 天。相比之下，1991—1999 年期间的患者也接受血浆置换（按 5% 的体重进行血浆置换）。在两个时期都采用环磷酰胺替代硫唑嘌呤。与早期使用细胞毒抗体治疗的受试者相比，接受血浆置换治疗的受试者存活率更高。

光分离置换法

光分离置换法，或 PUVA［体外补骨脂素（P）和高强度、长波紫外线 A 照射（ultraviolet A irradiation，UVA）］是一种单采血液成分技术，患者的血浆用光敏化剂（8-甲氧基补骨脂素）治疗，暴露于高强度、长波紫外线 A 照射。经过这种治疗后，将患者的血浆回输以改变免疫反应[63]。暴露于 UVA 照射的外周血淋巴细胞受损，随后被活化的单核细胞吞噬。细胞内的凋亡细胞阻止共刺激分子表达上调。受照射的白细胞还释放更多的 HLA-G 分子，通过增加调节性 T 细胞来调节循环 T 细胞的数量。此外，这些白细胞增强休眠树突状细胞的免疫耐受功能。

使用光分离置换法预防或治疗移植 AMR 的疗效尚不清楚。与免疫抑制药物的作用不同，光分离置换法不会导致广泛的免疫抑制[63-66]。虽然尚无研究探讨光分离置换法治疗活检证实的 AMR 的疗效，

但光分离置换法已成功用于治疗复发性 AMR 和伴或不伴血流动力学受损的急性细胞排斥反应[67-71]。Kirklin 等[72]对 36 例成人心脏移植受体进行了研究，其中有复发性 AMR 者 20 例，排斥反应伴血流动力学受损者 12 例，接受光分离置换法治疗 3 个月的抗 DSA 者 4 例。在这项研究中，接受光分离置换疗法的患者由于排斥反应导致的血流动力学受损和死亡显著减少。随后的临床试验支持了我们在移植受体中预防性使用光分离置换法的观点[73-74]。在一项针对 23 例心脏移植受体的先导研究中，Barr 等[73]使用的方案包括移植后 1 个月开始预防性光照治疗，第 1 年每个月连续 2 天，第 2 年前 6 个月每 6 周 1 次，后 6 月期间每 8 周 1 次。在光疗组，PRA 水平在术后前 6 个月显著降低，与对照组相比，光疗组中在 1 年和 2 年时冠状动脉内膜厚度显著降低。由于光疗具有相对有利的风险特征，并且已证明在治疗急性细胞排斥反应中有效，因此有必要进一步研究来确定其对难治性 AMR 的作用和影响。

抗淋巴细胞球蛋白

抗淋巴细胞球蛋白是针对 T 淋巴细胞的单克隆抗体（muromonab-CD3，又也称为 OKT3）或多克隆抗体（淋巴细胞免疫球蛋白或抗胸腺细胞球蛋白或 ATG）。有两种不同的 ATG 制剂，包括兔抗胸腺细胞球蛋白（RATG 或 Thymoglobulin）和马抗胸腺细胞球蛋白（ATGAM）。ATG 已经用于 AMR。Muromonab-CD3 已经过时，不再销售。支持在 AMR 中使用多克隆抗体的数据有限，因为大多数研究都集中在急性细胞排斥反应或诱导[75-76]。RATG 已应用于联合诱导治疗。在这些研究中，将 RATG、IVIg、血浆分离置换和利妥昔单抗共同应用治疗致敏患者[77]。多克隆 ATG 和 muromonab-CD3 这两种制剂之间的直接比较表明它们在降低急性细胞排斥反应方面有类似的疗效；然而，多克隆 ATG 具有较少的副作用[78-79]。新出现的问题集中在 muromonab-CD3 预防性治疗是否会导致心脏移植受体致敏和 AMR[80]。各种多克隆 ATG 方案的疗效类似[81-82]。同样，在缺乏临床 AMR 的情况下，预防性应用马 ATG 与心脏移植受体的 C4d 和马 IgG 毛细血管沉积相关[83]。据报道，ATG（RATG 和马 ATG）诱导

治疗可在非致敏肾移植受体中诱导急性和超急性 AMR[84]。尽管在心脏 AMR 中使用多克隆抗体的数据有限，但它们仍然是许多 AMR 治疗策略的基石。

单克隆抗体：利妥昔单抗

利妥昔单抗是一种人工嵌合的小鼠-人单克隆抗体，可检测在所有 B 淋巴细胞上表达的 CD20。利妥昔单抗首先被肿瘤学家用来治疗 B 细胞非霍奇金淋巴瘤。随后，利妥昔单抗也被用于治疗重症肌无力和移植后淋巴组织增生性疾病[85]。

当用于治疗 AMR 或致敏时，利妥昔单抗通常与其他疗法联合使用。利妥昔单抗的疗效在经活检证实的 AMR 和左心室功能障碍的心脏移植受体中得到证实，其中使用利妥昔单抗单一疗法每周 375 mg/m² ，共 4 周。本研究中的所有患者左心室功能均正常，AMR 完全组织学分辨，无明显感染或与药物相关的并发症[86]。还有报告称成功使用利妥昔单抗进行脱敏和抢救性治疗难治性 AMR[87-88]。这些研究强调了靶向 B 淋巴细胞的重要性，以减少移植受体中有效治疗 AMR 的抗体产生。

单克隆抗体：阿仑珠单抗

阿仑珠单抗（Campath）是一种人工合成且消耗淋巴细胞的大鼠单克隆抗体，能够检测并结合 CD52，CD52 在所有 T 淋巴细胞和 B 淋巴细胞、自然杀伤细胞、单核细胞和巨噬细胞表面表达。由于 CD52 不在大多数粒细胞、红细胞、血小板、造血干细胞和淋巴祖细胞上表达，观察到成熟淋巴细胞的瞬时消耗和有效消耗，而不影响骨髓的细胞重建能力[89]。由于 CD34+ 细胞的亚群可能具有 CD52 的瞬时或可变表达，阿仑珠单抗已被用于治疗淋巴瘤和白血病，特别是慢性淋巴细胞性白血病。阿仑珠单抗已被用作实体器官移植（如腹部和肺移植）中的诱导治疗和脱敏。相对较少的报道强调使用阿仑珠单抗治疗排斥反应。在为数不多的类固醇和 ATG 治疗排斥反应疗效不佳的肺移植受体中，阿仑珠单抗似乎能有效地逆转排斥反应[90]。同样，AMR 的治疗在肾移植受体中同样有效，但这种治疗方法可能

会增加感染相关死亡的发生率[91-93]。Woodside 与 Lick[94] 的研究显示，在具有复发和难治性血流动力学显著排斥反应的心脏移植受体中可成功逆转 AMR。目前在 2016 年，尚无前瞻性研究检验阿仑珠单抗治疗心脏移植受体 AMR 的疗效。当用作无类固醇方案的诱导治疗并与标准治疗方案相比时，阿仑珠单抗似乎与多达 5 年的相似生存率和较少的排斥反应有关[95-96]。

单克隆抗体：硼替佐米

抗体和 B 细胞是 AMR 的重要增效剂；然而，浆细胞是产生同种异体抗体的主要细胞。AMR 治疗方案通常不包括靶向浆细胞制剂。因此，AMR 的基本靶标可能没有使用当前方案进行治疗。硼替佐米是一种可逆的 26S 蛋白酶体抑制剂，除了表现出其他多效免疫调节效应外，还能消耗浆细胞[97]。硼替佐米最初用于治疗多发性骨髓瘤。尽管硼替佐米已被用于肾移植受体的脱敏和 AMR，结果不尽相同，但它已被用作难治性 AMR 的挽救性疗法[98-101]。在这些研究中，患有难治性 AMR 和急性细胞排斥反应的肾移植受体接受单一周期的硼替佐米治疗［共 11 天（第 1、4、8 和 11 天）1.3～1.5 mg/m²×4 剂量］联合细胞毒抗体、皮质类固醇、利妥昔单抗、血浆置换和 IVIG[102]。经硼替佐米治疗后，所有患者均表现出同种异体移植物功能改善，并且 DSA 水平也下降。同样，Perry 等[101] 报道，接受硼替佐米、血浆置换和 IVIG 治疗的两名肾移植受体出现骨髓浆细胞瞬时减少，同种抗体特异性改变。相比之下，Sberro-Soussan 等[103] 观察到单一疗程的硼替佐米（1.3 mg/m²×4 剂量）作为 AMR 单药治疗对致敏肾移植受体的 DSA 水平影响有限。因此，硼替佐米在治疗 AMR 中的成功可能是由于已用于影响免疫系统的联合疗法。关于硼替佐米在心脏移植中的应用资料很少。有研究报道在患有 AMR 的儿童心脏移植受体，在血浆置换单独使用或与 IVIG 和利妥昔单抗联合治疗失败（1 例）之后使用硼替佐米。尽管有 2 例患者死于并发症，但所有患者的移植物功能障碍均得到改善，C4D 和 IgG 清除，以及 DSA 降低[104]。Eckman 及同事报道了成功应用硼替佐米治疗难治性 AMR 患者[105]。最后，Patel 及同事报道

称，在 7 例心脏移植候选者中有 6 例成功脱敏，并有 4 例患者成功移植。这些有限的成功案例和来自肾移植文献的支持性证据表明，很有必要进一步研究硼替佐米在心脏移植中的应用。

依库珠单抗（补体抑制剂）

AMR 发生需要补体激活。它是 AMR 的主要效应途径，因此使补体激活成为 AMR 疗法具有吸引力的靶点。依库珠单抗是一种 C5 抑制剂，被批准用于治疗阵发性睡眠性血红蛋白尿，可阻断血清补体介导的溶血活性[106-107]。临床前研究支持依库珠单抗作为 AMR 治疗方案的可能性。在小鼠预致敏的肾移植模型中，Rother 等[108]观察到，尽管 DSA 持续存在，但完全抑制了移植物内终末补体沉积、AMR 和 ACR。在大鼠和小鼠心脏移植模型中已经报道了类似的观察结果[109]。

Stegall 及同事[110]证明，在高致敏肾移植受体中使用依库珠单抗的诱导疗法可降低 AMR 的发生率。在一例肾移植受体接受依库珠单抗作为挽救性疗法并与 IVIg、血浆置换和利妥昔单抗联合应用，已报道经活检证实的 AMR 完全消除，并且移植物功能恢复。依库珠单抗的使用仍然是实验性和非处方。大多数保险公司因 AMR 指标的成本和缺乏保障限制了其使用。但是，由于其靶向 AMR 病理生理学中最重要的一个环节，依库珠单抗仍可以代表 AMR 的有效疗法。

吗替麦考酚酯

吗替麦考酚酯是心脏移植受体免疫治疗的重要组成部分。尽管临床和科学数据记载了吗替麦考酚酯对 B 细胞增殖和抗体产生的影响，但尚未对 AMR 的预防或治疗进行系统的研究[111]。与健康对照组和心脏移植受体中应用硫唑嘌呤相比，吗替麦考酚酯可有效降低移植后 HLA 和非 HLA 抗体及 B 细胞计数[112]。

环磷酰胺

环磷酰胺（Cytoxan）靶向 B 淋巴细胞，是一种

氮芥烷基化抗肿瘤剂。尽管大多数心脏移植中心不再使用环磷酰胺，但数十年来一直将其用于难治性排斥反应和脱敏。一般来说，在治疗 AMR 时将环磷酰胺与其他疗法联合使用，如血浆置换和利妥昔单抗[113]。在首次心脏移植后的最初几年，环磷酰胺替代硫唑嘌呤作为 AMR 患者的维持性免疫抑制。Almuti 等[114]对 37 例活检证实的 AMR 患者进行了回顾性研究，采用血浆置换治疗（5～6 周期）和静脉注射环磷酰胺（每 3 周 0.5～1 g/m²，持续 4～6 个月），并报告其 1 年生存率为 78%。环磷酰胺由于未能预防 AMR 复发及其潜在的严重和长期副作用而很少使用[22]。

全淋巴放射治疗

全淋巴放射治疗（total lymphoid irradiation，TLI）向淋巴组织提供靶向照射。大约 50 年前，TLI 首次被描述在临床移植中作为霍奇金病的非清髓性治疗。其被用作延长人类肾移植物存活的辅助疗法[115]。据报道，TLI 还可诱导心脏同种异体移植物耐受。移植后心脏同种异体移植物耐受的首次报道（1978 年）出现于啮齿动物中。1984 年在人类中报道了 TLI 的诱导耐受[116-117]。在 20 世纪 80 年代末和 90 年代初期，TLI 更常用于复发性或难治性心脏同种异体移植排斥反应[118-119]。此后，由于潜在的长期放射相关副作用，如骨髓增生异常和白血病，TLI 很少用于心脏移植受体[120]。

尽管大多数心脏移植研究都集中在 ACR，但 TLI 已成功用于活检阴性的心脏同种异体移植物功能障碍的心脏移植受体[121-123]。阿拉巴马大学伯明翰分校项目对 TLI 的影响进行了研究。在其系列研究中，73 名成人受体在移植后的前 6 个月内接受了 TLI 治疗，其中血管炎排斥反应占 4%，排斥反应伴有血流动力学受损占 25%，反复出现排斥反应占 71%。TLI 导致排斥反应发作减少，但在 7 例患者中观察到这种治疗并发骨髓增生异常或急性髓性白血病[124]。考虑到潜在的严重性和潜在致命性副作用，不推荐将 TLI 用于治疗 AMR。

脾切除术

浆细胞产生抗体，因此这种细胞群代表了很有

吸引力的干预靶点。产生 AMR 抗体的 B 淋巴细胞和浆细胞都存在于脾中。浆细胞不表达 CD20 抗原，因此其不受利妥昔单抗的影响[85]。脾切除术是一种去除浆细胞和活化 B 细胞的方法，从而将抗体产生减少到可以用其他疗法控制的水平[125]。然而，脾切除术并不影响位于淋巴结和骨髓中的脾外浆细胞和 B 细胞。因此，无法去除所有活化的 B 淋巴细胞和产生抗体的浆细胞可能限制了脾切除术在 AMR 管理中的作用。脾切除术已经用于肾移植脱敏方案[126-127]，作为难治性肾 AMR[125,128-129] 和 ABO 不相容的肾移植患者的挽救疗法，尽管后来认为 ABO 不相容的肾移植中脾切除是不必要的[130]。

目前，在 2016 年，使用脾切除术治疗心脏移植受体的 AMR 尚未见报道。部分原因是由于肾移植受体脾切除术后死亡和感染并发症的报道[125,131]。如果使用，脾切除术应该被视为难治性 AMR 患者的挽救性治疗。

联合疗法与新兴疗法

如上所述，大多数 AMR 疗法通常联合使用，试图影响免疫应答的多种途径。AMR 经常通过改良基线维持免疫抑制方案、皮质类固醇、抗淋巴细胞球蛋白、血浆置换、IVIG 和利妥昔单抗进行治疗。难治性 AMR 已经用新型药物如依库珠单抗、硼替佐米、阿仑珠单抗和光分离置换法进行治疗。较早的模式，如 TLI 和脾切除术，尽管同时具有理论上的益处，但由于出现不良的副作用而未被使用。用于血液学和肿瘤学中的疗法继续激发对移植医学的兴趣。在血液恶性肿瘤中使用的一个实例包括卡非佐米，它是一种不可逆的蛋白酶体抑制剂。贝利木单抗和阿塞西普是针对 B 淋巴细胞活化和存活的新型工程化单克隆抗体。

机械循环支持与 AMR

机械循环支持已越来越多地用于血流动力学受损患者。它也被用于原发性移植物衰竭的心脏移植受体[132-133]。体外膜肺氧合（ECMO）也被用于原发性移植物衰竭，并且远期生存率（用 ECMO 治疗的患者）似乎与未发生原发性移植物衰竭的受体相似[134-135]。其他非耐用器械的成功使用已被用于原发性移植物衰竭[135-136]，特别是 AMR[137-140]。Kittleson 及同事[137] 观察到发生 AMR 并且接受机械循环支持治疗的心脏移植受体在 ECMO 支持后改善了血流动力学。与挽救性治疗相比，使用 ECMO 可带来显著的生存益处。26％ 使用 ECMO 预防性治疗的患者在 1 年时存活，而仅 7％ 挽救性治疗的患者在 1 年时存活。因急性排斥反应而导致原发性移植物衰竭的心脏移植受体构成高风险组。因此，ECMO 或其他临时机械支持可被视为对 AMR 患者和药物治疗疗效不佳的血流动力学损害的挽救性治疗。

免疫抑制的维持治疗

虽然细胞溶解或抗体靶向疗法通常倾向于治疗 AMR，但应寻求机会来优化背景治疗方案。在这方面几乎没有支持性文献。在依从性不佳、导致免疫抑制药物疗效降低的药物相互作用或亚治疗水平的医源性因素等情况下，修改基线治疗方案是一个极佳策略。在其他情况下，可能存在更微妙的考虑因素，特别是关于 B 淋巴细胞制剂。吗替麦考酚酯（MMF）和西罗莫司抑制 B 细胞增殖、免疫球蛋白产生，并诱导显著的 B 细胞凋亡[141-144]。既往用于 AMR 但不再使用的其他 B 细胞特异性药物包括环磷酰胺[145-148] 和甲氨蝶呤[149-150]。基于有限的数据，推荐采用以下策略：服用硫唑嘌呤的 AMR 心脏移植受体可替换为 MMF，服用 MMF 的患者可转为西罗莫司，服用环孢素的患者应该转换为他克莫司。另外增加 MMF 剂量或添加皮质类固醇可能是获益的[47]。在难治性或持续性 AMR 免疫疗法的患者中，可以增加剂量和（或）可以考虑添加一种新兴疗法。

小结

终末期心力衰竭的唯一治疗方法是原位心脏移植。心脏移植后的存活率在一定程度受到 AMR 的限制。建立心脏 AMR 的病理学标准进一步推动了该领域的发展，尽管存在大量的知识空白。AHA 和 ISHLT 制订的建议在某些领域提供指导性意见，预计它们将成为进一步研究的跳板。数据共享和分子分析将进一步揭示未来限制或阻止 AMR 的新机制。

AMR 诊断、监测和管理的建议（改编自[34]）

诊断（见表 32.1 和表 32.4）

1. AMR 的诊断应包括免疫病理学和组织学特征，以及临床症状和结果（即移植物功能障碍）。AMR 的组织学证据应被视为排斥反应的诊断（Ⅰ 类；证据级别 C）

2. 使用免疫荧光技术或 C4d 和 CD68（或 C3d）免疫过氧化物酶染色技术进行 C4d 和 C3d 的表达，用于 AMR 的诊断（Ⅰ 类；证据级别 B）

3. 当缺乏抗 HLA 抗体并且怀疑 AMR 存在时，可考虑测定抗内皮细胞、抗波形蛋白、抗 MICA 和抗 MICB 抗体（即非 HLA 抗体）（Ⅱ b 类；证据级别 C）

监测（见表 32.5）

1. 在移植后的前 90 天或怀疑 AMR 时，应进行免疫荧光和免疫过氧化物酶染色技术对 C4d 和（或）C3d 的表达进行评估（Ⅰ 类；证据级别 C）

2. 在移植后的前 3 个月或怀疑 AMR 存在时，应进行 DSA 测定和抗体定量检查（Ⅰ 类；证据级别 C）

3. 检查心内膜心肌活检标本，寻找 AMR 的组织学证据。这一点在高度怀疑存在临床 AMR，但无细胞排斥反应的证据时尤为重要（Ⅱ a 类；证据级别 C）

4. 移植后至少 3、6 和 12 个月或使用该心脏中心的常规监测方案，对 C4d 和（或）C3d 的表达进行免疫荧光和免疫过氧化物酶染色技术（Ⅱ a 级；证据级别 C）

5. 在移植后 3、6 和 12 个月以及之后每年或根据心脏中心的常规监测方案进行检测，以评估 DSA 和监测抗体的定量（Ⅱ a 类；证据级别 C）

6. 出现阳性结果后，（对 C4d 和 C3d）进行免疫荧光和免疫过氧化物酶染色技术直至消除（Ⅱ a 类；证据级别 C）

管理（见表 32.6）

1. AMR 的主要治疗方法包括 IVIG、血浆置换、抗淋巴细胞抗体和高剂量皮质类固醇（Ⅱ a 类；证据级别 B）

2. AMR 的二级疗法包括利妥昔单抗、硼替佐米和抗补体抗体（Ⅱ a 类；证据级别 C）

3. 考虑从基于环孢素的免疫抑制剂方案转换为他克莫司或通过增加 MMF 剂量来优化维持治疗。还可以考虑用西罗莫司替代 MMF（Ⅱ b 类；证据级别 C）

4. 在移植后早期应考虑针对升高的 DSA 进行治疗，因为这可能代表快速的记忆性抗体反应。支持抗体修复性补体的证据可能有益（Ⅱ b 类；证据级别 C）

5. 移植后超过 30 天 DSA 出现或增加而无临床症状或体征或 AMR 的病理证据尚不清楚，临床医生可考虑治疗（Ⅱ b 类；证据级别 C）

Colvin MM, et al. (2015) Antibody-mediated rejection in cardiac transplantation: emerging knowledge in diagnosis and management a scientific statement from the American Heart Association. *Circulation* 131 (18): 1608-39

参考文献

1. Kfoury AG, et al. Cardiovascular mortality among heart transplant recipients with asymptomatic antibody-mediated or stable mixed cellular and antibody-mediated rejection. J Heart Lung Transplant. 2009;28(8):781–4.

2. Crespo-Leiro MG, et al. Humoral heart rejection (severe allograft dysfunction with no signs of cellular rejection or ischemia): incidence, management, and the value of C4d for diagnosis. Am J Transplant. 2005;5(10):2560–4.

3. Rodriguez ER, et al. Antibody-mediated rejection in human cardiac allografts: evaluation of immunoglobulins and complement activation products C4d and C3d as markers. Am J Transplant. 2005;5(11):2778–85.

4. Tan CD, et al. Correlation of donor-specific antibodies, complement and its regulators with graft dysfunction in cardiac antibody-mediated rejection. Am J Transplant. 2009;9(9):2075–84.

5. Hammond EH, et al. Relationship of OKT3 sensitization and vascular rejection in cardiac transplant patients receiving OKT3 rejection prophylaxis. Transplantation. 1990;50(5):776–82.

6. Michaels PJ, et al. Humoral rejection in cardiac transplantation: risk factors, hemodynamic consequences and relationship to transplant coronary artery disease. J Heart Lung Transplant. 2003;22(1):58–69.

7. Reed EF, et al. Acute antibody-mediated rejection of cardiac transplants. J Heart Lung Transplant. 2006;25(2):153–9.

8. Cherry R, et al. Vascular (humoral) rejection in human cardiac allograft biopsies: relation to circulating anti-HLA antibodies. J Heart Lung Transplant. 1992;11(1 Pt 1):24–9. discussion 30.

9. Brasile L, et al. Identification of the antibody to vascular endothelial cells in patients undergoing cardiac transplantation. Transplantation. 1985;40(6):672–5.

10. Hammond EH, et al. Vascular (humoral) rejection in heart transplantation: pathologic observations and clinical implications. J Heart Transplant. 1989;8(6):430–43.

11. Hathout E, et al. Cardiac allograft vasculopathy in pediatric heart transplant recipients. Transpl Int. 2006;19(3):184–9.

12. Kfoury AG, et al. Early screening for antibody-mediated rejection in heart transplant recipients. J Heart Lung Transplant. 2007;26(12):1264–9.

13. Taylor DO, et al. Allograft coronary artery disease: clinical correlations with circulating anti-HLA antibodies and the immunohistopathologic pattern of vascular rejection. J Heart Lung Transplant. 2000;19(6):518–21.

14. Loupy A, et al. Very late heart transplant rejection is associated with microvascular injury, complement deposition and progression to cardiac allograft vasculopathy. Am J Transplant. 2011;11(7):1478–87.

15. Lones MA, et al. Clinical-pathologic features of humoral rejection in cardiac allografts: a study in 81 consecutive patients. J Heart Lung Transplant. 1995;14(1 Pt 1):151–62.

16. Loy TS, et al. Immunostaining of cardiac biopsy specimens in the diagnosis of acute vascular (humoral) rejection: a control study. J Heart Lung Transplant. 1993;12(5):736–40.

17. Stewart S, et al. Revision of the 1990 working formulation for the standardization of nomenclature in the diagnosis of heart rejection. J Heart Lung Transplant. 2005;24(11):1710–20.

18. Trento A, et al. Role of the antibody to vascular endothelial cells in hyperacute rejection in patients undergoing cardiac transplantation. J Thorac Cardiovasc Surg. 1988;95(1):37–41.

19. Baldwin 3rd WM, et al. Complement deposition in early cardiac transplant biopsies is associated with ischemic injury and subsequent rejection episodes. Transplantation. 1999;68(6):894–900.

20. Foerster A. Vascular rejection in cardiac transplantation. A morphological study of 25 human cardiac allografts. APMIS. 1992;100(4):367–76.

21. Ratliff NB, McMahon JT. Activation of intravascular macrophages within myocardial small vessels is a feature of acute vascular rejection in human heart transplants. J Heart Lung Transplant. 1995;14(2):338–45.

22. Abrams J, et al. Histologic findings proving the existence of humoral rejection in a cardiac allograft. Cardiovasc Pathol. 2007;16(1):38–42.

23. Hammond EH, et al. Vascular rejection in cardiac transplantation: histologic, immunopathologic, and ultrastructural features. Cardiovasc Pathol. 1993;2(1):21–34.

24. Fishbein MC, Kobashigawa J. Biopsy-negative cardiac transplant rejection: etiology, diagnosis, and therapy. Curr Opin Cardiol. 2004;19(2):166–9.

25. Caple JF, et al. Acute vascular (humoral) rejection in non-OKT3-treated cardiac transplants. Cardiovasc Pathol. 1995;4(1):13–8.

26. Miller LW, et al. Vascular rejection in heart transplant recipients. J Heart Lung Transplant. 1993;12(2):S147–52.

27. Fedrigo M, et al. Can C4d immunostaining on endomyocardial biopsies be considered a prognostic biomarker in heart transplant recipients? Transplantation. 2010;90(7):791–8.

28. Holt DB, et al. Mortality and morbidity in pre-sensitized pediatric heart transplant recipients with a positive donor crossmatch utilizing peri-operative plasmapheresis and cytolytic therapy. J Heart Lung Transplant. 2007;26(9):876–82.

29. Smith RN, et al. C4d deposition in cardiac allografts correlates with alloantibody. J Heart Lung Transplant. 2005;24(9):1202–10.

30. Olsen SL, et al. Vascular rejection in heart transplantation: clinical correlation, treatment options, and future considerations. J Heart Lung Transplant. 1993;12(2):S135–42.

31. Loupy A, et al. Outcome of subclinical antibody-mediated rejection in kidney transplant recipients with preformed donor-specific antibodies. Am J Transplant. 2009;9(11):2561–70.

32. Wu GW, et al. Asymptomatic antibody-mediated rejection after heart transplantation predicts poor outcomes. J Heart Lung Transplant. 2009;28(5):417–22.

33. Kraus ES, et al. Subclinical rejection in stable positive crossmatch kidney transplant patients: incidence and correlations. Am J Transplant. 2009;9(8):1826–34.

34. Colvin MM, et al. Antibody-mediated rejection in cardiac transplantation: emerging knowledge in diagnosis and management: a scientific statement from the American Heart Association. Circulation. 2015;131(18):1608–39.

35. Grauhan O, et al. Plasmapheresis and cyclophosphamide in the treatment of humoral rejection after heart transplantation. J Heart Lung Transplant. 2001;20(3):316–21.

36. Koch CA, et al. Accommodation: preventing injury in transplantation and disease. J Immunol. 2004;172(9):5143–8.

37. Palka P, et al. The role of left and right ventricular early diastolic Doppler tissue echocardiographic indices in the evaluation of acute rejection in orthotopic heart transplant. J Am Soc Echocardiogr. 2005;18(2):107–15.

38. Sachdeva R, et al. Doppler tissue imaging and catheter-derived measures are not independent predictors of rejection in pediatric heart transplant recipients. Int J Cardiovasc Imaging. 2011;27(7):947–54.

39. Marie PY, et al. Detection and prediction of acute heart transplant rejection with the myocardial T2 determination provided by a black-blood magnetic resonance imaging sequence. J Am Coll Cardiol. 2001;37(3):825–31.

40. Abdel-Aty H, et al. Diagnostic performance of cardiovascular magnetic resonance in patients with suspected acute myocarditis: comparison of different approaches. J Am Coll Cardiol. 2005;45(11):1815–22.

41. Kittleson MM, et al. The change in B-type natriuretic peptide levels over time predicts significant rejection in cardiac transplant recipients. J Heart Lung Transplant. 2009;28(7):704–9.

42. Wu AH, et al. Brain natriuretic peptide predicts serious cardiac allograft rejection independent of hemodynamic measurements. J Heart Lung Transplant. 2005;24(1):52–7.

43. Crespo-Leiro MG, et al. Clinical usefulness of gene-expression profile to rule out acute rejection after heart transplantation: CARGO II. Eur Heart J. 2016.

44. Chantranuwat C, et al. Immunoperoxidase staining for C4d on paraffin-embedded tissue in cardiac allograft endomyocardial biopsies: comparison to frozen tissue immunofluorescence. Appl Immunohistochem Mol Morphol. 2004;12(2):166–71.

45. Miller DV, et al. Detection of C4d deposition in cardiac allografts: a comparative study of immunofluorescence and immunoperoxidase methods. Arch Pathol Lab Med. 2010;134(11):1679–84.

46. Berry GJ, et al. The 2013 International Society for Heart and Lung Transplantation Working Formulation for the standardization of nomenclature in the pathologic diagnosis of antibody-mediated rejection in heart transplantation. J Heart Lung Transplant. 2013;32(12):1147–62.

47. Costanzo MR, et al. The International Society of Heart and Lung Transplantation Guidelines for the care of heart transplant recipients. J Heart Lung Transplant. 2010;29(8):914–56.

48. Goodwin WE, et al. Human renal transplantation. I. Clinical experiences with six cases of renal homotransplantation. J Urol. 1963;89:13–24.

49. Venetz JP, Pascual M. New treatments for acute humoral rejection of kidney allografts. Expert Opin Investig Drugs. 2007;16(5):625–33.

50. Lindenfeld J, et al. Drug therapy in the heart transplant recipient: part I: cardiac rejection and immunosuppressive drugs. Circulation. 2004;110(24):3734–40.

51. Boumpas DT, et al. Glucocorticosteroid action on the immune system: molecular and cellular aspects. Clin Exp Rheumatol. 1991;9(4):413–23.

52. Auphan N, et al. Immunosuppression by glucocorticoids: inhibition of NF-kappa B activity through induction of I kappa B synthesis. Science. 1995;270(5234):286–90.

53. Scheinman RI, et al. Role of transcriptional activation of I kappa B alpha in mediation of immunosuppression by glucocorticoids. Science. 1995;270(5234):283–6.

54. Gelfand EW. Antibody-directed therapy: past, present, and future. J Allergy Clin Immunol. 2001;108(4 Suppl):S111–6.

55. Dalakas MC. Mechanisms of action of IVIg and therapeutic consider-

ations in the treatment of acute and chronic demyelinating neuropathies. Neurology. 2002;59(12 Suppl 6):S13–21.

56. Dwyer JM. Manipulating the immune system with immune globulin. N Engl J Med. 1992;326(2):107–16.

57. Singh N, et al. Antibody-mediated rejection: treatment alternatives and outcomes. Transplant Rev (Orlando). 2009;23(1):34–46.

58. Velez M, Johnson MR. Management of allosensitized cardiac transplant candidates. Transplant Rev (Orlando). 2009;23(4):235–47.

59. Jordan SC, et al. Posttransplant therapy using high-dose human immunoglobulin (intravenous gammaglobulin) to control acute humoral rejection in renal and cardiac allograft recipients and potential mechanism of action. Transplantation. 1998;66(6):800–5.

60. Leech SH, et al. Management of the sensitized cardiac recipient: the use of plasmapheresis and intravenous immunoglobulin. Clin Transplant. 2006;20(4):476–84.

61. Ratkovec RM, et al. Outcome of cardiac transplant recipients with a positive donor-specific crossmatch--preliminary results with plasmapheresis. Transplantation. 1992;54(4):651–5.

62. Wang SS, et al. Effect of plasmapheresis for acute humoral rejection after heart transplantation. Transplant Proc. 2006;38(10):3692–4.

63. Marques MB, Schwartz J. Update on extracorporeal photopheresis in heart and lung transplantation. J Clin Apher. 2011;26(3):146–51.

64. George JF, et al. Role for CD4(+)CD25(+) T cells in inhibition of graft rejection by extracorporeal photopheresis. J Heart Lung Transplant. 2008;27(6):616–22.

65. Lamioni A, et al. The immunological effects of extracorporeal photopheresis unraveled: induction of tolerogenic dendritic cells in vitro and regulatory T cells in vivo. Transplantation. 2005;79(7):846–50.

66. Marques MB, Tuncer HH. Photopheresis in solid organ transplant rejection. J Clin Apher. 2006;21(1):72–7.

67. Costanzo-Nordin MR, et al. Photopheresis versus corticosteroids in the therapy of heart transplant rejection. Preliminary clinical report. Circulation. 1992;86(5 Suppl):II242–50.

68. Costanzo-Nordin MR, et al. Successful treatment of heart transplant rejection with photopheresis. Transplantation. 1992;53(4):808–15.

69. Dall'Amico R, et al. Extracorporeal photochemotherapy as adjuvant treatment of heart transplant recipients with recurrent rejection. Transplantation. 1995;60(1):45–9.

70. Dall'Amico R, et al. Extracorporeal photochemotherapy after cardiac transplantation: a new therapeutic approach to allograft rejection. Int J Artif Organs. 2000;23(1):49–54.

71. Wieland M, et al. Treatment of severe cardiac allograft rejection with extracorporeal photochemotherapy. J Clin Apher. 1994;9(3):171–5.

72. Kirklin JK, et al. Rejection with hemodynamic compromise: objective evidence for efficacy of photopheresis. J Heart Lung Transplant. 2006;25(3):283–8.

73. Barr ML, et al. Prophylactic photopheresis and chronic rejection: effects on graft intimal hyperplasia in cardiac transplantation. Clin Transplant. 2000;14(2):162–6.

74. Barr ML, et al. Photopheresis for the prevention of rejection in cardiac transplantation. Photopheresis Transplantation Study Group. N Engl J Med. 1998;339(24):1744–51.

75. Ballester M, et al. Reversal of rejection-induced coronary vasculitis detected early after heart transplantation with increased immunosuppression. J Heart Transplant. 1989;8(5):413–7.

76. Malafa M, et al. Successful treatment of acute humoral rejection in a heart transplant patient. J Heart Lung Transplant. 1992;11(3 Pt 1):486–91.

77. Kobashigawa J, et al. A randomized active-controlled trial of mycophenolate mofetil in heart transplant recipients. Mycophenolate Mofetil Investigators. Transplantation. 1998;66(4):507–15.

78. Costanzo-Nordin MR, et al. Prospective randomized trial of OKT3-versus horse antithymocyte globulin-based immunosuppressive prophylaxis in heart transplantation. J Heart Transplant. 1990;9(3 Pt 2):306–15.

79. Griffith BP, et al. Comparative trial of immunoprophylaxis with RATG versus OKT3. J Heart Transplant. 1990;9(3 Pt 2):301–5.

80. Hammond ME, et al. Utility of histologic parameters in screening for antibody-mediated rejection of the cardiac allograft: a study of 3,170 biopsies. J Heart Lung Transplant. 2005;24(12):2015–21.

81. Deeb GM, et al. A randomized prospective comparison of MALG with OKT3 for rescue therapy of acute myocardial rejection. Transplantation. 1991;51(1):180–3.

82. Weigensberg M, et al. Suppression of cell-mediated immune responses after total lymphoid irradiation (TLI). I. Characterization of suppressor cells of the mixed lymphocyte reaction. J Immunol. 1984;132(2):971–8.

83. Baldwin 3rd WM, et al. Antithymocyte globulin is associated with complement deposition in cardiac transplant biopsies. Hum Immunol. 2004;65(11):1273–80.

84. Colovai AI, et al. Acute and hyperacute humoral rejection in kidney allograft recipients treated with anti-human thymocyte antibodies. Hum Immunol. 2005;66(5):501–12.

85. Gopal AK, Press OW. Clinical applications of anti-CD20 antibodies. J Lab Clin Med. 1999;134(5):445–50.

86. Garrett Jr HE, et al. Treatment of vascular rejection with rituximab in cardiac transplantation. J Heart Lung Transplant. 2005;24(9):1337–42.

87. Balfour IC, et al. Use of rituximab to decrease panel-reactive antibodies. J Heart Lung Transplant. 2005;24(5):628–30.

88. Baran DA, et al. Refractory humoral cardiac allograft rejection successfully treated with a single dose of rituximab. Transplant Proc. 2004;36(10):3164–6.

89. Frampton JE, Wagstaff AJ. Alemtuzumab. Drugs. 2003;63(12):1229–43. discussion 1245-1226.

90. Reams BD, et al. Alemtuzumab in the treatment of refractory acute rejection and bronchiolitis obliterans syndrome after human lung transplantation. Am J Transplant. 2007;7(12):2802–8.

91. Basu A, et al. Reversal of acute cellular rejection after renal transplantation with Campath-1H. Transplant Proc. 2005;37(2):923–6.

92. Das B, et al. Alemtuzumab (Campath-1H) induction in a pediatric heart transplant: successful outcome and rationale for its use. J Heart Lung Transplant. 2008;27(2):242–4.

93. Wang H, et al. Inhibition of terminal complement components in presensitized transplant recipients prevents antibody-mediated rejection leading to long-term graft survival and accommodation. J Immunol. 2007;179(7):4451–63.

94. Woodside KJ, Lick SD. Alemtuzumab (Campath 1H) as successful salvage therapy for recurrent steroid-resistant heart transplant rejection. J Heart Lung Transplant. 2007;26(7):750–2.

95. Teuteberg JJ, et al. Alemtuzumab induction facilitates steroid-free immunosuppression in human cardiac transplantation: five year outcomes. J Heart Lung Transplant. 2013;32(4):S199.

96. Teuteberg JJ, et al. Alemtuzumab induction prior to cardiac transplantation with lower intensity maintenance immunosuppression: one-year outcomes. Am J Transplant. 2010;10(2):382–8.

97. Eckman PM, et al. Management of the sensitized adult heart transplant candidate. Clin Transplant. 2010;24(6):726–34.

98. Everly JJ, et al. Proteasome inhibition for antibody-mediated rejection. Curr Opin Organ Transplant. 2009;14(6):662–6.

99. Trivedi HL, et al. Abrogation of anti-HLA antibodies via proteasome inhibition. Transplantation. 2009;87(10):1555–61.

100. Everly MJ, et al. Bortezomib provides effective therapy for antibody- and cell-mediated acute rejection. Transplantation. 2008;86(12):1754–61.

101. Perry DK, et al. Proteasome inhibition causes apoptosis of normal human plasma cells preventing alloantibody production. Am J Transplant. 2009;9(1):201–9.

102. Solez K, et al. Banff '05 Meeting Report: differential diagnosis of chronic allograft injury and elimination of chronic allograft nephropathy ('CAN'). Am J Transplant. 2007;7(3):518–26.

103. Sberro-Soussan R, et al. Bortezomib as the sole post-renal transplantation desensitization agent does not decrease donor-specific anti-HLA antibodies. Am J Transplant. 2010;10(3):681–6.

104. Morrow WR, et al. Rapid reduction in donor-specific anti-human leu-

kocyte antigen antibodies and reversal of antibody-mediated rejection with bortezomib in pediatric heart transplant patients. Transplantation. 2012;93(3):319.

105. Eckman PM, et al. Bortezomib for refractory antibody-mediated cardiac allograft rejection. Clin Transpl. 2008; 475–8.

106. Hill A, et al. Sustained response and long-term safety of eculizumab in paroxysmal nocturnal hemoglobinuria. Blood. 2005;106(7): 2559–65.

107. Hillmen P, et al. The complement inhibitor eculizumab in paroxysmal nocturnal hemoglobinuria. N Engl J Med. 2006;355(12): 1233–43.

108. Rother RP, et al. C5 blockade with conventional immunosuppression induces long-term graft survival in presensitized recipients. Am J Transplant. 2008;8(6):1129–42.

109. Wang H, et al. Prevention of acute vascular rejection by a functionally blocking anti-C5 monoclonal antibody combined with cyclosporine. Transplantation. 2005;79(9):1121–7.

110. Stegall MD, et al. Terminal complement inhibition decreases antibody-mediated rejection in sensitized renal transplant recipients. Am J Transplant. 2011;11(11):2405–13.

111. Allison AC, Eugui EM. Mycophenolate mofetil and its mechanisms of action. Immunopharmacology. 2000;47(2-3):85–118.

112. Lietz K, et al. Mycophenolate mofetil reduces anti-HLA antibody production and cellular rejection in heart transplant recipients. Transplant Proc. 2002;34(5):1828–9.

113. Keren A, et al. Late humoral rejection in a cardiac transplant recipient treated with the anti-CD20 monoclonal antibody rituximab. Transplant Proc. 2006;38(5):1520–2.

114. Almuti K, et al. The changing pattern of humoral rejection in cardiac transplant recipients. Transplantation. 2007;84(4):498–503.

115. Hamburger J, et al. Renal homotransplantation in man after radiation of the recipient. Experience with six patients since 1959. Am J Med. 1962;32:854–71.

116. Kahn DR, et al. Total lymphatic irradiation and bone marrow in human heart transplantation. Ann Thorac Surg. 1984;38(2):169–71.

117. Slavin S, et al. Transplantation tolerance in adult rats using total lymphoid irradiation: permanent survival of skin, heart, and marrow allografts. J Exp Med. 1978;147(3):700–7.

118. Hunt SA, et al. Total lymphoid irradiation for treatment of intractable cardiac allograft rejection. J Heart Lung Transplant. 1991;10(2):211–6.

119. Winterland AW, et al. Total lymphoid irradiation to treat recurrent heart rejection. Clin Transpl. 1989; 323.

120. Wolden SL, et al. Long-term results of total lymphoid irradiation in the treatment of cardiac allograft rejection. Int J Radiat Oncol Biol Phys. 1997;39(5):953–60.

121. Madden BP, et al. Total lymphoid irradiation as rescue therapy after heart transplantation. J Heart Lung Transplant. 1996;15(3):234–8.

122. Madden BP, et al. Intermediate term results of total lymphoid irradiation for the treatment of non-specific graft dysfunction after heart transplantation. Eur J Cardiothorac Surg. 1999;15(5):663–6.

123. Pelletier MP, et al. Coronary atherosclerosis in cardiac transplant patients treated with total lymphoid irradiation. J Heart Lung Transplant. 2003;22(2):124–9.

124. Salter MM, et al. Total lymphoid irradiation in the treatment of early or recurrent heart rejection. J Heart Lung Transplant. 1992;11(5):902–11. discussion 911-902.

125. Locke JE, et al. The utility of splenectomy as rescue treatment for severe acute antibody mediated rejection. Am J Transplant. 2007;7(4):842–6.

126. Takahashi K, et al. Excellent long-term outcome of ABO-incompatible living donor kidney transplantation in Japan. Am J Transplant. 2004;4(7):1089–96.

127. Uchida J, et al. Desensitization protocol in highly HLA-sensitized and ABO-incompatible high titer kidney transplantation. Transplant Proc. 2010;42(10):3998–4002.

128. Ishida H, et al. Usefulness of splenectomy for chronic active antibody-mediated rejection after renal transplantation. Transpl Int. 2008;21(6):602–4.

129. Kaplan B, et al. Successful rescue of refractory, severe antibody mediated rejection with splenectomy. Transplantation. 2007;83(1):99–100.

130. Gloor JM, et al. A comparison of splenectomy versus intensive posttransplant antidonor blood group antibody monitoring without splenectomy in ABO-incompatible kidney transplantation. Transplantation. 2005;80(11):1572–7.

131. Alexander JW, et al. The late adverse effect of splenectomy on patient survival following cadaveric renal transplantation. Transplantation. 1984;37(5):467–70.

132. Kavarana MN, et al. Mechanical support for the failing cardiac allograft: a single-center experience. J Heart Lung Transplant. 2003;22(5):542–7.

133. Listijono DR, et al. Usefulness of extracorporeal membrane oxygenation for early cardiac allograft dysfunction. J Heart Lung Transplant. 2011;30(7):783–9.

134. D'Alessandro C, et al. Extra-corporeal membrane oxygenation temporary support for early graft failure after cardiac transplantation. Eur J Cardiothorac Surg. 2010;37(2):343–9.

135. Marasco SF, et al. Early institution of mechanical support improves outcomes in primary cardiac allograft failure. J Heart Lung Transplant. 2005;24(12):2037–42.

136. Santise G, et al. Levitronix as a short-term salvage treatment for primary graft failure after heart transplantation. J Heart Lung Transplant. 2006;25(5):495–8.

137. Kittleson MM, et al. Heart transplant recipients supported with extracorporeal membrane oxygenation: outcomes from a single-center experience. J Heart Lung Transplant. 2011;30(11):1250–6.

138. Morales DL, et al. Use of mechanical circulatory support in pediatric patients with acute cardiac graft rejection. ASAIO J. 2007;53(6):701–5.

139. Saito S, et al. Successful treatment of cardiogenic shock caused by humoral cardiac allograft rejection. Circ J. 2009;73(5):970–3.

140. Stendahl G, et al. Humoral rejection after pediatric heart transplantation: a case report. Prog Transplant. 2010;20(3):288–91.

141. Heidt S, et al. Effects of immunosuppressive drugs on purified human B cells: evidence supporting the use of MMF and rapamycin. Transplantation. 2008;86(9):1292–300.

142. Ishida H, et al. Outcome of an ABO-incompatible renal transplant without splenectomy. Transpl Int. 2002;15(1):56–8.

143. Mannami M, Mitsuhata N. Improved outcomes after ABO-incompatible living-donor kidney transplantation after 4 weeks of treatment with mycophenolate mofetil. Transplantation. 2005;79(12):1756–8.

144. Schmid C, et al. Suppression of panel-reactive antibodies by treatment with mycophenolate mofetil. Thorac Cardiovasc Surg. 1998;46(3):161–2.

145. Crespo-Leiro MG. Calcineurin inhibitors in heart transplantation. Transplant Proc. 2005;37(9):4018–20.

146. Hammond EH, et al. Vascular rejection and its relationship to allograft coronary artery disease. J Heart Lung Transplant. 1992;11(3 Pt 2):S111–9.

147. Taylor DO, et al. A prospective, randomized comparison of cyclophosphamide and azathioprine for early rejection prophylaxis after cardiac transplantation. Decreased sensitization to OKT3. Transplantation. 1994;58(6):645–9.

148. Zhu LP, et al. Selective effects of cyclophosphamide therapy on activation, proliferation, and differentiation of human B cells. J Clin Invest. 1987;79(4):1082–90.

149. Bacal F, et al. Methotrexate in acute persistent humoral rejection: an option for graft rescue. Ann Thorac Surg. 2003;76(2):607–10.

150. Costanzo-Nordin MR, et al. Reversal of recalcitrant cardiac allograft rejection with methotrexate. Circulation. 1988;78(5 Pt 2):III47–57.

成人先天性心脏病的 心脏和心肺联合移植 第 **33** 章

Cindy M. Martin，James H. Moller
（陈 妍 李亚雄 译 金醒昉 审校）

引言

自 20 世纪 50 年代初的第一次心内手术以来，先天性心脏病（CHD）患儿的生存率不断提高。现在至少有 85% 存活进入成年。随着生存率的提高，估计有超过 100 万患有先天性心脏病的成年人，已超过有先天性畸形的儿童数量。

许多早期的手术，如房间隔缺损或动脉导管未闭的手术，都有很好的效果，而且随着年龄的增长，患者几乎没有症状或心脏问题。复杂先天性心脏病或已经接受姑息手术治疗的患者成年期会有血流动力学问题。

先天性心脏病患者也活得更长，但不幸的是，即使在今天，先天性心脏病患者的平均死亡年龄仍然显著减低。2007 的死亡年龄中位数为 57 岁[1]。荷兰 CONCOR 国家注册研究显示，77% 的 CHD 死亡患者有心血管疾病，其中慢性心力衰竭是最常见的心脏病诊断[2]。最近的一项研究显示，单纯、中度和复杂 CHD 患者的混合队列中心力衰竭发生率为 26%[3]。然而，与 CHD 本身一样，CHD 患者心力衰竭的真正发病率仍不清楚。

对于许多 CHD 患者来说，心力衰竭对医药治疗逐渐无效，而针对这些个体的治疗方法是心脏或心肺移植。研究表明，接受 CHD 治疗的儿童中 10%～20% 可能最终需要心脏移植[4]。

心脏移植统计

国际心肺移植学会（ISHLT）科学注册研究自 1967 年第一例心脏移植以来，已有超过 10 万例心脏移植和心肺移植报告[5]。从 1987—2006 年，美国器官共享网络（UNOS）和器官获取和移植网络共收到了 35 334 名成人心脏移植病例报告。在这些成年患者中，有 689 例（1.9%）CHD 患者的移植病例。

全球心脏移植总数在过去几十年中保持相对稳定，但 CHD 心脏移植的患病率从总移植人口的 1.8% 增加到 2.5%，增加了 41%。CHD 移植人数的增加与根据其他适应证而接受移植的成年患者有 28% 下降形成对比。随着更多 CHD 患者生长为成人，成人心脏移植人群可能会进一步增加。心肺联合移植也会增加，在成人 CHD 患者中比例为 1.8%～2.4%。

据 ISHLT 报道[6]，CHD 患者在整个移植人群中的这种增加可能是有效的药物治疗和对更"常规"形式的心力衰竭使用机械支持的结合。没有较多数据指导大多数先天性心脏病的有效药物治疗。此外，由于解剖和血流动力学因素，CHD 患者的机械支持选择有限。因此，成人 CHD 患者可能会出现心力衰竭，移植是唯一合适的晚期治疗方案。

需要移植的 CHD 成年患者数量可能会增加，并带来新的挑战[7]。肺血管阻力（PVR）升高、准确测量 PVR、抗体水平升高、Fontan 手术后并发症、外科技术的挑战以及更复杂的术后护理，都是这些患者移植复杂化的问题。

毫不奇怪，先天性心脏病移植的结果和其他疾病的患者不同。比较 1995—2009 年的 41 849 例成年心脏移植患者，1035 例 CHD 移植患者术后早期、1 年和 5 年死亡率较高[8]。早期死亡率较高，部分原因可能与移植手术本身的复杂性有关。

CHD 患者先前往往有复杂心脏手术史。在一项对 24 名成人 CHD 患者的研究中，22 人平均有两次手术。在移植时，24 名患者中有 18 人对心外病变进行了额外的手术[9]。与没有 CHD 的成年人相比，既往胸骨切开术和其他重建手术的并发症导致平均缺血和旁路时间显著延长[10]。这是短期和长期预后不佳的公

认风险因素，独特的手术方式增加了 CHD 患者的再次手术风险，死亡率为 18.9%，而非 CHD 患者的死亡率为 9.6%。CHD 患者的早期死亡率仍然较高（16.6%），即使在以前没有心脏手术的患者中也是如此，相比之下，无 CHD 患者的死亡率为 6.3%。

影响生存的其他因素包括巨细胞病毒（CMV）错配、先前的右心旁路手术、高水平的人白细胞抗原（HLA）和升高的肺血管阻力（PVR）或跨肺压力梯度。在超过半数的 CHD 患者中，PVR 超过 4 Wood 单位，是手术死亡率的明确危险因素。最后，移植前的心力衰竭增加早期死亡率。传统的"桥接"疗法，如机械支持装置或正性肌力药，可能无效或效果较差，导致 CHD 患者在移植时病情较差。因此，CHD 患者在移植时往往比非 CHD 患者病情更重。

过去几十年来获得的知识和经验可能有助于减少 CHD 人群的移植后死亡率。最近的一项研究[11]比较了 19 名 39±13 岁 CHD 成年患者和 428 名 54.7±12 岁因其他疾病接受移植的成年患者的生存情况。在移植后 5 年的任何时间内移植后存活率均无差异，生存率分别为 70% 和 72%。一些因素未发现存在关联，包括失败的 Fontan 手术、终末期肝病或反应性抗体的百分比。通过选择适当的供体和受体，CHD 成人患者的结果与其他接受移植的患者相似。Greutmann 等[12]将 13 例成人和青少年 CHD 患者与 322 名无 CHD 患者进行比较。13 例患者中 30 天、1 年、5 年和 10 年的生存率为 85%，20 年生存率为 77%，该生存率与全组或年龄相匹配的扩张型心肌病患者无差别。

最后，来自 ISHLT 的最新数据证实，移植时成人 CHD 患者往往较年轻，合并症较少。结合改善患者的选择、手术技术、术后管理，这些统计数据说明 CHD 患者总体中位生存期为 13 年，而其余人群则为 10 年。事实上，有条件的 CHD 患者对移植更有利，中位生存时间为 18 年，非 CHD 患者为 13 年[13]。这些数据进一步支持选择适合的 CHD 患者行移植治疗是可行的。

心脏移植的适应证

由于 CHD 成人人数相对较少，成年人获得性心脏病的移植经验和信息被用于指导 CHD 患者移植。由于 CHD 患者移植时年龄较小，移植后存活时间有

限，手术既不能过早也不应因姑息或其他手术而拖延，这可能会降低移植的成功率。一个移植组[14]建议，如果可能的话，移植应延迟到 CHD 儿童至少已经达到青春期后期。作者的 14 个患者中没有一个有早期或晚期死亡，这意味着更大的身体尺寸可以更容易地进行移植和提供术后护理。由于缺乏关于药物治疗结果的数据以及在其他器官系统中出现不可逆并发症的风险，确定 CHD 患者的最佳移植时机是非常复杂的。

成人获得性心脏病中最大摄氧量（$\dot{V}O_2\,max$）已被用来定义严重充血性心力衰竭（congestive heart failure，CHF），并与 1 年的移植后死亡率有关。氧摄取＜14 ml/(kg·min)［或如果采用 β 受体阻滞剂治疗，＜12 ml/(kg·min)］或＜50% 预计的最大摄氧量，被认为是心脏移植的指征[15-16]。尽管缺乏支持性数据，这些指南已经推广到 CHD 患者。由于大部分 CHD 患者的运动能力明显下降[17-18]，这种心肺应激测试结果应辅以其他因素，包括功能分类、住院要求、心室功能、异常实验室结果（低钠血症、肾功能不全、脑钠肽升高等）和基本病因。

肺动脉压力升高和（或）高血管阻力是移植的禁忌证。具体而言，肺血管阻力＞5 Wood 单位和跨肺压力梯度＞15 mmHg 被认为是禁忌证。如果最初的测试显示肺血管阻力增加，则应用肺血管扩张剂来评估患者。如果肺血管阻力降至正常水平，可考虑移植，但风险增加。如果对血管扩张剂无反应，则不应进行移植。

将需要移植的患者的数据提交给 UNOS，并根据体型、血型和临床状况进行分类（见下文）。一个令人鼓舞的事实是，在 1990—1994 年和 2000—2005 年期间，UNOS 所列的患者生存率从 49.5% 提高到 69.0%[19]。

美国器官共享网络（UNOS）分类

1A.
 住院＋机械循环支持＜30 天
 机械循环支持＞30 天，并伴有明显的设备
  相关并发症
 机械通气
 连续输注大剂量正性肌力药
 如果不移植，预期寿命＜7 天

1B.
 心室辅助装置（VAD）＞30 天

 持续输注正性肌力药（非高剂量）
 合理的例外情况

2.

 不符合 1A 或 1B 状态

由于 CHD 患者独特的解剖和生理学特征，与其他成人移植病例相比，持续使用正性肌力药物、机械通气和循环支持可能在 CHD 患者中不常见。因此，许多 CHD 患者由于不能满足传统的 UNOS 标准，不能分类为移植 1A 或 1B 类。要考虑移植，CHD 患者必须列为合理的例外情况。例如，Fontan 手术后发展为显著的蛋白丢失性肠病（protein-losing enteropathy，PLE）的患者不符合 1A 或 1B 类标准，尽管这种严重并发症在移植后有所改善。因此，应向 UNOS 提交将具有显著蛋白丢失性肠病（PLE）的患者作为移植优先列表的例外情况。2005—2009 年间器官获取和移植网络和美国器官共享网络数据库的回顾表明，与等待移植的非 CHD 患者相比，成年 CHD 患者不太可能被列在更紧迫的状态，心血管疾病死亡率更高。CHD 患者在加入移植名单后与非 CHD 患者相比，较难接受移植手术[20]。

在评估 CHD 成人患者时，有两个因素限制了对患者进行分类或寻找合适捐献者的能力。其中一个因素是难以确定有血管异常或肺血流量超过一个来源的患者的肺动脉压力和血管阻力。这些使得难以进入肺血管床的异常可能是先天性的或由手术引起。

第二个限制因素是 HLA 抗体的水平。许多曾接受过心脏手术的患者有输血史或使用同种移植组织，这些都增加了 HLA 抗体增加的风险。曾经怀孕或心室辅助装置的使用进一步增加了风险。抗体的存在使得找到合适的供体心脏更加困难。群体反应抗体（PRA）值超过 10% 增加了急性排斥反应和死亡的机会[21-22]。对于这些患者，在移植前应进行供体-受体交叉配型（虚拟或前瞻性）以减少排斥机会。

抗体水平高的患者在获得合适的供体心脏之前通常会有较长的等候时间。显著 PLE 患者的免疫系统改变确实难以准确测量抗 HLA 抗体，这使患者发生排斥反应的风险更高，移植后的结果也更差。

如果从医学角度来看，成人先天性心脏病（adult congenital heart disease，ACHD）专家应积极鼓励适当的患者考虑移植。当他们进入中年时，许多 CHD 成年人相信他们已经到达了生命的终点，这一预测往往是因为有关 CHD 的信息有限且心脏移植

尚处于起步阶段而做出的。随着时代和能力的变化，适当的患者应该鼓励移植。CHD 患者和获得性疾病患者的期望不同，这突出了 ACHD 专家和移植团队成员之间讨论 ACHD 患者适当评估和转诊的必要性。

移植后的注意事项

CHD 成人患者移植后早期死亡率较高，但 10 年生存率良好[23]。与心肌病相比，18～30 岁年龄段第一年死亡的相对风险是 2.46，31～60 岁年龄段第一年死亡的相对风险是 2.18[23]。这在一定程度上与成人 CHD 移植后所面临的独特问题有关：

- 由于凝血异常使出血可能性增加，可使手术和术后复杂化。
- 凝血异常可能与更复杂的手术和较长的体外循环时间有关，但常因术前肝病加重。如果肝病进展，随之而来的血管扩张可能需要更大剂量的血管活性药物来维持适当的血压。
- 体肺侧支血管可引起明显的左向右分流，导致术后高排血量心力衰竭。如果症状明显，可通过介入导管技术关闭分流。
- 蛋白丢失性肠病患者有感染倾向，而移植后免疫抑制使之恶化。根据这些患者免疫球蛋白丢失的严重程度，可能需要改变免疫抑制方案，但是这会增加移植排斥风险。
- 由于其基础的移植前血流动力学，患者发生移植后三尖瓣反流的风险较高。一项研究对 12～64 岁移植患者的三尖瓣反流影响因素进行评估[24]。早期反流与 2 级或更加严重的排斥反应和肺血管阻力升高有关，晚期反流与标准的（而非双腔）移植技术、排斥反应次数、活检次数和右心压力升高有关。
- 最后，复杂的血管解剖学可能使常规监测活检更加困难。

由于 CHD 患者面临的这些独特的挑战，对于一个由医生和护士组成的团队（包括那些具有先进的 CHD 知识和经验的人员）来说，参与移植后护理非常重要。

CHD 患者也存在常见的移植并发症，但其发病率尚不清楚。这些并发症包括高血压、高胆固醇血症、肾功能不全和糖尿病，这都可能是免疫抑制方案的结果。同种异体移植物排斥反应在移植后第 1 年最为常见，由于潜在的抗 HLA 抗体，存在较高的排斥风险。术后第 1 年有排斥反应的患者生存率较低（88%，而 3 年时为 94%）[25]。此外，排斥反应会增加心脏同种异体移植物血管病变的风险。血管病变可能是一种慢性排斥反应，是长期死亡率的重要因素。其他因素包括高血压、高胆固醇血症、心脏供体患糖尿病、男性、体型偏大和 HLA 错配。虽然恶性肿瘤通常是免疫抑制的晚期并发症，但淋巴瘤，特别是移植后淋巴增殖性疾病（PTLD），在移植后的第 1 年更为常见。PTLD 与 EB 病毒感染密切相关。CHD 患者由于移植时平均年龄较小，常处于 EBV 未致敏状态，这增加了发生原发性 EBV 感染和随后 PTLD 的风险。因此，在所有未感染过 EBV 的受体移植后应加强 EBV 监测。

年龄较小通常与较少的合并症有关，这意味着长期的移植存活率会更高。然而，年轻成人（18～35 岁）死亡率可能高于心脏移植后的老年患者。来自心脏移植研究数据库的数据显示，5 年生存率分别为 67%（18～35 岁）、78%（35～59 岁）、76%（>60 岁）[25]。此外，与 35 岁以上的人相比，年龄较小组死于排斥反应的风险更高，但死于感染的风险较低。年轻患者的依从性较差是一个重要原因，然而，这并不能完全解释这种差异。George 等[25] 认为目前的免疫抑制方案对年轻人是不理想的，认为应该改变，但没有提出具体的修改。

具体的先天性心脏病与移植

先天性心脏病包括各种解剖和血流动力学异常。理想情况下，可以根据每个个体情况来确定生存期，但无法获得数据。接下来的三部分讨论不同血流动力学病变的心脏移植相关问题和结果。

右心转流术治疗的情况

该组疾病包括左心室双入口、三尖瓣闭锁或左心室发育不良的患者。左心室发育不良的患者已经接受 Norwood 术式。最终，每一种疾病都行 Fontan 手术，右心被绕过，因此全身静脉回流直接输送到肺动脉系统，而没进入右心室。

Fontan 手术后心脏移植的主要适应证包括蛋白丢失性肠病（PLE）、伴心室功能不全的心律失常或室性心力衰竭[26]。PLE 是一个严重的并发症，不管是内科治疗还是手术治疗，大约一半的患者死亡[27]。其原因尚不清楚，但可能与全身静脉淤血和淋巴回流紊乱有关。导致蛋白质丢失的这些改变不会在所有静脉压力升高的患者中发生，而静脉压力正常的个体可能出现这种综合征。此外，PLE 在大多数患者移植后会缓解，但偶尔会持续存在[28]，这表明已经发生永久性肠道改变。

经过良好的 Fontan 手术且没有解剖异常，10 年生存率在 60%～81% 之间，晚期死亡率和发病率受到一些术前和术后因素的影响，包括心力衰竭、PLE、房室瓣反流、静脉阻塞、肝功能障碍、主肺侧支血管、血栓栓塞。Fontan 手术后循环的生理特点、复杂的心脏解剖和患者的状况都会影响移植的结果，而这往往是唯一的治疗选择。

Fontan 手术后移植难度增加的问题包括肺血管异常、心脏异常的复杂解剖、出血风险以及之前手术的粘连[29]。肺血管床的变化通常在 Fontan 循环建立之前的生命早期出现。这些肺血管改变包括肺动脉的大小或分布异常、肺血流量增加、肺静脉梗阻与肺血栓栓塞症。获得可靠的数据来计算肺血管阻力是困难的，潜在的障碍包括侧支循环、肺动静脉畸形、低心排血量、肺血流分布不均匀和肺静脉阻塞。当然，肺血管阻力升高会影响移植后的状态，肺部改变是否会随之消失尚不确定。

Fontan 手术失败的儿童和成人接受移植后，生存率较低（1 年和 5 年生存率分别为 77% 和 70%），分别低于非 Fontan 手术患者（1 和 5 年生存率分别为 88% 和 81%）[30]。Davies 及其同事[31]回顾了 43 例年龄介于 1～47 岁的 Fontan 手术病例，将他们的特征与其他 129 例心脏畸形患者进行了比较。Fontan 手术患者的移植指征包括 17 例 PLE、18 例慢性心力衰竭、4 例 Fontan 手术后急性衰竭。这些患者更需要肺动脉重建（85%），并有较长的体外循环时间（278 min）。90 天死亡率为 35%，而另一组为 20%。

在 35 例患者中[32]，24 例行 Fontan 手术，11 例行 Glenn 手术但未接受 Fontan 手术，10 例（28.5%）在心脏移植术后 6 周内死亡。早期死亡主要原因为术后出血或感染，移植前有 PLE 的 15 例患者中 6 例早期死亡。移植后出院的 25 例患者中 10 年生存率为 92%。然而，幸存者并不是没有生命危险的，其中排斥反应 21 例，高血压 9 例，肾功能异常 3 例，1 例发生 PTLD。

在另一项研究中，单心室成人患者移植后早期死亡率（23%）高于有两个功能心室的患者（8%）[33]。然而，两组患者的手术死亡率随着时间推移而下降。Fontan 手术患者或在一般移植手术中有结构改变的患者，如重建近端肺动脉，似乎手术死亡率较高。

华盛顿大学经验丰富的临床医生 St. Louis[34]确定了 34 例 Fontan 手术失败的患者。他们将患者分为两组，17 例为心室功能保留，17 例为心室功能受损。移植后 1 年的死亡率心室功能保存组（42%）与心室功能受损组（24%）相比，前者显著增加。心室功能保留者 PLE 发病率较高，主肺侧支循环较多，肺血管阻力较高。由于这些患者的风险是显著的，移植前对侧支循环和肺血管阻力增加进行治疗可能会改善血流动力学和预后。死亡往往因为严重感染，从而突显出这些患者复杂的多系统受累。

除了败血症之外，Fontan 手术患者移植后的许多死亡是由于多系统衰竭和第 1 周的出血引起的。一个重要的因素是慢性静脉压升高引起的肝硬化，其造成凝血异常和移植后肝功能不全，是对预后产生不利影响的并发症。晚期肝功能障碍也伴有明显的血管扩张，当合并凝血功能不全时，即使没有肝衰竭，血管扩张也会大大增加移植相关并发症。

然而，准确评估这一人群肝功能不全的程度很困难，常规肝功能检查及影像学检查可明显低估肝功能不全程度。许多中心通过肝活检可以更准确地评估肝病理学变化，了解肝异常情况后，可采用更积极的方法，并在某些情况下进行肝和心脏联合移植手术[35]。由于缺乏预后数据，使我们对于因肝功能障碍进展太快而无法单独进行心脏移植的决定变得困难，必须考虑肝再生能力与其功能障碍引起的围术期并发症增加有关。

右心室维持全身循环的情况

右心室可能无法长期维持体循环，导致右心室扩大和心力衰竭的发生。发生这种情况的主要病因是心房调转（板障）手术后大动脉完全转位和先天性矫正型大动脉转位。在这些患者中，房室瓣反流也是很常见的。反流的严重程度可能被忽视，如果不及时治疗，会导致进展性扩张和右心室功能进一步恶化。

即使没有明显的心脏瓣膜病，右心室收缩功能也会逐渐降低。在 61% 的心房转位患者中，右心室功能在术后 14 年内从正常下降到中度或重度功能障碍[36]。虽然右心室功能障碍与左心室功能障碍所致的心力衰竭均激活相同的信号转导通路[37]，但试验一直未能显示常规心力衰竭治疗有效（如 β 受体阻滞剂、血管紧张素转化酶抑制剂、血管紧张素 Ⅱ 受体拮抗剂等）[38]。因此，在右心室维持体循环的患者中，常会发生心力衰竭，导致需要考虑心脏移植。

在移植过程中，主动脉和肺动脉的异常位置要求受体动脉被广泛动员。供体心脏必须有足够长度的主动脉和肺动脉，以便连接不会受阻。有心房间隔的患者中，通常还需要用更多的供体组织重建受体心房。Messner 等[39]仔细描述了完全转位的移植过程。

与 Fontan 手术患者相比，有关右心室功能障碍患者心脏移植的预后数据较少。一项研究报道了 113 例患者进行 Mustard 心房调转手术矫治完全转位。28 年后重新评估，生存率为 80%，75% 为纽约心脏协会心功能 1 级[40]。西班牙心脏移植登记中心[41]报告了 10 例成人先天性矫正型大动脉转位或心房调转术后完全转位病例。在移植后第一个 5 年期间未发生死亡，两次死亡发生在大约 5 年时，然后直到 10 年左右才有死亡病例。10 年后生存率与 Fontan 手术的单心室患者和肺动脉瓣狭窄的右心室容量超负荷患者相似，20 年的生存率是 50%[41]。有关 37～56 岁之间完全或矫正型转位的成年人的其他报告详细说明了其操作细节[39,42-43]。报道描述了使用左心室辅助装置治疗成年人严重的右心室衰竭，以心房调转手术作为移植过渡期[44-45]，使得另一名有明显肺动脉高压的患者获得逆转[46]。

其他情况

对于部分法洛四联症或其他修复后异常的患者，肺动脉反流对右心室容积的长期影响和心力衰竭的发展促使移植实施。心脏移植也用于复杂、不可修复或不完全修复的持续性心力衰竭但肺血管阻力正常的患者。

心肺联合移植和肺移植

在过去的 20 年中，所有患者的心肺移植（CHD 和非 CHD）数量有所减少，趋向于双侧肺移植。影响这一转变的原因在最近的一次回顾中得到了充分讨论[47]。促使转移到肺移植的两个重要原因是消除体外循环的需要和获得治疗肺动脉高压的药物。

这两种方法都有助于治疗成人先天性心脏病和肺血管疾病。随着更多的患者进入成年期，需要治疗的人数可能会增加。

适应证及预后

1/3 的心肺移植是在艾森门格综合征的成人中进行。心肺移植也用于治疗复杂心脏畸形、先前不成功的手术、不可纠正的病症和严重的左心室功能障碍。由于出血、感染和移植物衰竭，手术死亡率高。移植后第 1 年，存活率与移植的其他适应证相似。在某些患者，如室间隔缺损和肺血管疾病，应考虑缺损修补和双侧肺移植。其他先天性肺血管床异常、肺静脉阻塞以及显著周围肺动脉狭窄患者，可以从这个操作中受益。

一项研究显示心肺移植术后心脏血管变化的发生率仅为 8%。一个器官的排斥反应不能预测另一个器官的排斥反应。心肺移植的缺点包括供体器官的等待时间延长、需要体外循环、抗凝和排斥反应以及其他心脏并发症。

2001 年报道的数据[48]对 69 例 CHD 患者进行了回顾性分析。31 例接受心肺移植，30 例接受肺移植，8 例接受心脏移植。对于心肺移植患者，3 年生存率与其他心脏疾病患者相当。1 个月、1 年和 3 年的生存率分别为 74%、58% 和 47%。早期死亡与 5 例患者的出血有关，可能来自支气管侧支血管、移植物衰竭、肺栓塞和气管裂开。晚期死亡是由于感染和移植物衰竭（各 3 例）、脑血管意外（2 例）、不明原因（1 例）。在接受肺移植的 30 例患者中，7 例曾接受过心脏矫治手术，23 例移植同时行修复手术。在其他情况下，心脏移植和肺移植的存活率相似：1 个月时为 73%，1 年时为 60%，3 年时为 60%。早期死亡原因为移植物衰竭（4 例）和感染或脑血管意外各 1 例。晚期死亡为排斥反应（5 例）、移植物衰竭（1 例）、穿孔性溃疡（1 例）。

当然，修复心脏畸形的肺移植增加了心脏供体库，双肺或单肺移植均可施行，存活率相似。

要使用这两种方法，临床医生必须确信他们的患者具有良好的心功能。

其他考虑因素包括肺动脉高压引起的右心室肥大程度，以及左向右分流病变患者降低肺动脉压力的任何问题。同样，右心室扩张和三尖瓣关闭不全可能需要修复瓣膜或放置成形环。肺移植的总体移植后存活率有所提高，在 1984—1991 年和 1992—1999 年两个时期，存活率前者为 40%，后者为 60%。

在另一个单中心研究[49]中，51 例患者接受了移植，46 例接受了心肺移植，5 例接受了同种异体肺移植。早期死亡 6 例，晚期死亡 13 例。

1 年、5 年和 10 年的生存率分别为 80%、69% 和 53%。这两种手术与其他潜在疾病患者的手术相比没有差别。早期死亡通常是由于移植失败或败血症，而晚期死亡则是由于肺炎或阻塞性细支气管炎。

肺移植的等候名单分类

对患者进行心肺移植或肺移植的考虑时间要比单纯心脏移植早。预测患者病程的困难使手术时机的选择变得困难。

患者通常列入肺和心脏分配系统。UNOS 采用考虑疾病严重程度和移植后存活可能性的肺分配评分系统（LAS）。肺动脉高压患者在 LAS 系统中没有被很好地分类，他们可能更准确地按心脏标准分类。

心脏病专家和呼吸科专家监测移植后的患者。呼吸科医师在移植后的第 1 年更频繁地进行支气管镜检查和经支气管活检，心肌活检在最初的 4～6 个月更频繁进行。

小结

在过去 50 年里，外科技术、医疗管理、侵入性和非侵入性诊断方法的进步，极大地提高了 CHD 患者的生存率。这些进展使成人 CHD 人数不断增加，其中相当一部分人需要专门的医疗护理。美国全国住院患者样本数据显示，1998—2005 年，成人 CHD 住院人数增加 101.9%，其中心力衰竭是主要住院指征之一[50]。不幸的是，因为缺乏指导 CHD 患者心力衰竭诊断和治疗的数据，所以 CHD 成人心脏移植的比例可能继续增加。对于那些右心旁路手术的患者尤其如此，例如 Fontan/Kreutzer。在精心挑选的患者群体中，心脏移植和心肺移植可在可接受的风险和 50% 的 10 年生存率下进行。然而，手术与技术问题、等待列表分类的问题以及独特的术后并发症风险有关。由于手术过程复杂，CHD 患者需要在移植前后进行多学科交叉的评估和护理。

参考文献

1. van der Bom T, Zomer AC, Zwinderman AH, Meijboom FJ, Bouma BJ, Mulder BJ. The changing epidemiology of congenital heart disease. Nat Rev Cardiol. 2011;8(1):50–60.
2. Verheugt CL, Uiterwaal CSPM, van der Velde ET, Meijboom FJ, Pieper PG, van Dijk APJ, Vliegen HW, Grobbee DE, Mulder BJM. Mortality in adult congenital heart disease. Eur Heart J. 2010;31:1220–9.
3. Norozi K, Wessel A, Alpers V, Amhold JO, Geyer S, Zoege M, Buchhorn R. Incidence and risk distribution of heart failure in adolescents and adults with congenital heart disease after cardiac surgery. Am J Cardiol. 2006;97:1238–43.
4. Petko M, Myung RJ, Wernovsky G, Cohen MI, Rychik J, Micolson SC, Gaynor JW, Spray TL. Surgical reinterventions following the Fontan procedure. Eur J Cardiothorac Surg. 2003;24:255–9.
5. Hertz MI, Aurora P, Boucek MM, Christie JD, Dobbels F, Edwards LB, Keck BM, Rahmel AO, Rowe AW, Taylor DO, Trulock EP. Registry of the International Society for Heart and Lung Transplantation: introduction to the 2007 annual reports. 100,000 transplants and going strong. J Heart Lung Transplant. 2007;26(8):763–8.
6. Taylor DO, Stehlik J, Edwards LB, Aurora P, Christie JD, Dobbels F, Kirk R, Kucheryavaya AY, Rahmel AO, Hertz MI. Registry of the International Society for Heart and Lung Transplantation: Twenty-sixth Official Adult Heart Transplant Report-2009. J Heart Lung Transplant. 2009;28(10):1007–22.
7. Hosseinpour AR, Cullen S, Tsang VT. Transplantation for adults with congenital heart disease. Eur J Cardiothorac Surg. 2006;30(3):508–14.
8. Patel ND, Weiss ES, Allen JG, Russell SD, Shah AS, Vricella LA, Conte JV. Heart transplantation of the United Network for Organ Sharing database. Ann Thorac Surg. 2009;88(3):814–22.
9. Lamour JM, Addonizio LJ, Galantowicz ME, Quaegebeur JM, Mancini DM, Kichuk MR, Beniaminovitz A, Michler RE, Weinberg A, Hsu TD. Outcome after orthotopic cardiac transplantation in adults with congenital heart disease. Circulation. 1999;100 Suppl 1:II200–5.
10. Davies RR, Russo MJ, Yang J, Quaegebeur JM, Mosca RS, Chen JM. Listing and transplanting adults with congenital heart disease. Circulation. 2011;123(7):759–67.
11. Bhama JK, Shulman J, Bermudez CA, Bansal A, Ramani R, Teuteberg JJ, Shullo M, McNamara DM, Kormos RL, Toyoda Y. Heart transplantation for adults with congenital heart disease: results in the modern era. J Heart Lung Transplant. 2013;32(5):499–504. doi:10.1016/j.healun.2013.01.1047.
12. Greutmann M, Pretre R, Furrer L, Bauersfeld U, Turina M, Noll G, Luescher TF, Trindade PT. Heart transplantation in adolescent and adult patients with congenital heart disease: a case-control study. Transplant Proc. 2009;41(9):3821–6. doi:10.1016/j.transproceed.2009.06.198.
13. McGlothlin D, De Marco T. Transplantation in adults with congenital heart disease. Prog Cardiovasc Dis. 2011;53(4):312–23. doi:10.1016/j.pcad.2010.12.002.
14. Carrel T, Neth J, Pasic M, Laske A, Jenni R, Maggiorini M, Turina M. Should cardiac transplantation for congenital heart disease be delayed until adult age? Eur J Cardiothorac Surg. 1994;8(9):462–9.
15. O'Neill JO, Young JB, Pothier CE, Lauer MS. Peak oxygen consumption as a predictor of death in patients with heart failure receiving beta-blockers. Circulation. 2005;111(18):2313–8.
16. Aaronson KD, Mancini DM. Is percentage of predicted maximal exercise oxygen consumption a better predictor of survival than peak exercise oxygen consumption for patients with severe heart failure? J Heart Lung Transplant. 1995;14(5):981–9. Erratum in: J Heart Lung Transplant. 1996;15(1 pt 1):106-7.
17. Diller GP, Dimopoulos K, Okonko D, Li W, Babu-Naravan SV, Broberg CS, Johansson B, Bouzas B, Mullen MJ, Poole-Wilson PA, Francis DP, Gatzoulis MA. Exercise intolerance in adult congenital heart disease:

comparative severity, correlates, and prognostic implication. Circulation. 2005;112(6):828–35.

18. Kempny A, Dimopoulos K, Uebing A, Moceri P, Swan L, Gatzoulis MA, Diller GP. Reference values for exercise limitations among adults with congenital heart disease. Relation to activities of daily life--single centre experience and review of published data. Eur Heart J. 2012;33:1386–96. doi:10.1093/eurheartj/ehr461.

19. Lietz K, Miller LW. Improved survival of patients with end-stage heart failure listed for heart transplantation: analysis of organ procurement and transplantation network/U.S. United Network of Organ Sharing data, 1990 to 2005. J Am Coll Cardiol. 2007;50: 1282–90.

20. Everitt MD, Donaldson AE, Stehlik J, Kaza AK, Budge D, Alharethi R, Bullock EA, Kfoury AG, Yetman AT. Would access to device therapies improve transplant outcomes for adults with congenital heart disease? Analysis of the United Network for Organ Sharing (UNOS). J Heart Lung Transplant. 2011;30:395–401. doi:10.1016/j.healun.2010.09.008.

21. Nwakanma LU, Williams JA, Weiss ES, Russell SD, Baumgartner WA, Conte JV. Influence of pretransplant panel-reactive antibody on outcomes in 8,160 heart transplant recipients in recent era. Ann Thorac Surg. 2007;84:1556–63.

22. Rossano JW, Morales DL, Zafar F, Denfield SW, Kim JJ, Jefferies JL, Dreyer WJ. Impact of antibodies against human leukocyte antigens on long-term outcome in pediatric heart transplant patients: an analysis of the United Network for Organ Sharing database. J Thorac Cardiovasc Surg. 2010;140(3):694–9. doi:10.1016/j.jtcvs.2010.04.009.

23. Irving C, Parry G, O'Sullivan J, Dark JH, Kirk R, Crossland DS, Chaudhari M, Griselli M, Hamilton R, Hasan A. Cardiac transplantation in adults with congenital heart disease. Heart. 2010;96: 1217–22.

24. Aziz TM, Burgess ML, Rahman AN, Campbell CS, Deiraniya AK, Yonan NA. Risk factors for tricuspid valve regurgitation after orthotopic heart transplantation. Ann Thorac Surg. 1999;68(4):1247–51.

25. George JF, Tallaj JA, Melby SJ, Kirklin JK, Pamboukian SV. Opportunities for improvement in heart transplantation outcomes for young adults 18 to 35 years of age. J Heart Lung Transplant. 2012;31(8):903–4. doi:10.1016/j.healun.2012.05.005.

26. Gamba A, Merlo M, Fiocchi R, Terzi A, Mammana C, Sebastiani R, Ferrazzi P. Heart transplantation in patients with previous Fontan operations. J Thorac Cardiovasc Surg. 2004;127:555–62.

27. Mertens L, Hagler DJ, Sauer U, Somerville J, Gewillig M. Protein-losing enteropathy after the Fontan operation: an international multicenter study. PLE study group. J Thorac Cardiovasc Surg. 1998;115(5):1063–73.

28. Mertens L, Canter C, Parisi F. The outcome for heart transplantation for protein-losing enteropathy after Fontan operation. Circulation. 1999;100 suppl 1:1602.

29. Coskun TS, Coskun OK, El Arousy M, Blanz U, Bockhorst K, Tenderich G, Bairaktaris A, Kececioglu D, Krfer R. Heart transplantation after Fontan procedure in adults. ASAIO J. 2007;53(6):e3–4.

30. Lamour JM, Kanter KR, Naftel DC, Chrisant MR, Morrow WR, Clemson BS, Kirklin JK. The effect of age, diagnosis, and previous surgery in children and adults undergoing heart transplantation for congenital heart disease. Cardiac Transplant Registry Database; Pediatric Heart Transplant Study. J Am Coll Cardiol. 2009;54:160–5.

31. Davies RR, Sorabella RA, Yang J, Mosca RS, Chen JM, Quaegebeur JM. Outcomes after transplantation for 'failed' Fontan: a single-institution experience. J Thorac Cardiovasc Surg. 2012;143(5):1183–92.

32. Jayakumar KA, Addonizio LJ, Kichuk-Chrisant MR, Galantowicz ME, Lamour JM, Quaegebeur JM, Hsu D. Cardiac transplantation after the Fontan or Glenn procedure. J Am Coll Cardiol. 2004;44(10):2065–72.

33. Karamlou T, Diggs BS, Welke K, Tibayan F, Gelow J, Guyton SW, Slater MS, Broberg C, Song HK. Impact of single-ventricle physiology on death after heart transplantation in adults with congenital heart disease. Ann Thorac Surg. 2012;94(4):1281–8.

34. Simpson KE, Cibulka N, Lee CK, Huddleston CH, Canter CE. Failed Fontan heart transplant candidates with preserved vs impaired ejection: 2 distinct patient populations. J Heart Lung Transplant. 2012;31(5):545–7.

35. Pereira NL, Shirali G. Cardiac transplant following failed Fontan or Glenn procedures. J Am Coll Cardiol. 2005;46(7):1374–6.

36. Roos-Hesselink JW, Meijboom FJ, Spitaels SE, van Domburg R, van Rijen EH, Utens EM, McGhie J, Bos E, Bogers AJ, Simoons ML. Decline in ventricular function and clinical condition after Mustard repair for transposition of the great arteries (a prospective study of 22-29 years). Eur Heart J. 2004;25(14):1264–70.

37. Bolger AP, Sharam R, Li W, Leenarts M, Kalra PR, Kemp M, Coats AJ, Anker SD, Gatzoulis MA. Neurohormonal activation and the chronic heart failure syndrome in adults with congenital heart disease. Circulation. 2002;106(1):92–9.

38. Guihaire J, Haddad F, Mercier O, Murphy DJ, Wu JC, Fadel E. The right heart in congenital heart disease. Mechanisms and recent advances. J Clin Exp Cardiol. 2012;8(10):1–11.

39. Messner GN, Gregoric ID, Chu T, Radovancevic B, Kar B, Flamm SD, Frazier OH. Orthotopic heart transplantation in a patient with D-transposition of the great arteries after a Mustard procedure. Tex Heart Inst J. 2005;32(4):541–3.

40. Wilson NJ, Clarkson PM, Barrett-Boyes BG, Calder AL, Whitlock RM, Easthope RN, Neutze JM. Long-term outcome after Mustard repair for simple transposition of the great arteries. 28-year follow-up. J Am Coll Cardiol. 1998;32(3):758–65.

41. Paniagua Martin MJ, Almenar L, Brossa V, Crespo-Leiro MG, Segovia J, Palomo J, Delgado J, Gonzalez-Vilchez F, Manito N, Lage E, Garcia-Guereta L, Rodriguez-Lambert JL, Albert DC. Transplantation for complex congenital heart disease in adults: a subanalysis of the Spanish Heart Transplant Registry. Clin Transplant. 2012;26(5): 755–63.

42. Sui S-H, Wei J, Chuang Y-C, Chang CY, Lee WC, Lee SL. Cardiac transplantation for congenitally corrected transposition of the great arteries: a case report. Transplant Proc. 2008;40(8):2844–5. doi:10.1016/j.transproceed.2008.07.097.

43. Tector AJ, Savitt M, Dankle CJ, Downey FX, Levin J, Nelson R, Gupta A, Kay J. Orthotopic heart transplantation in a patient with corrected L-transposition of great arteries and dextrocardia. J Heart Lung Transplant. 2008;27(12):1362–3. doi:10.1016/j.healun.2008.09.002.

44. George RS, Birks EJ, Radley-Smith RC, Khaghani A, Yacoub M. Bridge to transplantation with a left ventricular assist device for systemic ventricular failure after Mustard procedure. Ann Thorac Surg. 2007;83(1):306–8.

45. Akay MH, Cooley DA, Frazier OH. Implantation of the HeartMate II in a patient of 34 years after a Mustard procedure. J Card Surg. 2012;27(6):769–70. doi:10.1111/j.1540-8191.2012.01521.x.

46. Arendt K, Doll S, Mohr F-W. Failing Mustard circulation with secondary pulmonary hypertension: mechanical assist device to achieve reverse pulmonary vascular remodeling for subsequent heart transplantation. Heart. 2010;96(14):1164. doi:10.1136/hrt.2009.184580.

47. Hayes Jr D, Galantowicz M, Hoffman TM. Combined heart-lung transplantation: a perspective on the past and the future. Pediatr Cardiol. 2013;34(2):207–12. doi:10.1007/s00246-012-0397-2.

48. Pigula FA, Gandhi SK, Ristich J, Stukus D, McCurry K, Webber SA, Keenan R, Griffith BP, Kormos R. Cardiopulmonary transplantation for congenital heart disease in adults. J Heart Lung Transplant. 2001;20(3):297–303.

49. Goerler H, Simon A, Gohrbandt B, Hagl C, Oppelt P, Weidemann J, Haverich A, Strueber M. Heart-lung and lung transplantation in grown-up congenital heart disease: long-term single centre experience. Eur J Cardiothorac Surg. 2007;32:926–31.

50. Opotowsky AR, Siddiqi OK, Webb GD. Trends in hospitalizations for adults with congenital heart disease in the U.S. J Am Coll Cardiol. 2009;54(5):460–7.

心脏异种移植

Jeffrey L. Platt，Marilia Cascalho

（贾政　刘茜　译　曲丽峰　审校）

异种移植物治疗终末期心脏病的潜力　494

替代心脏功能的方法　495

治疗心脏病的异种移植物类型　496

异种移植的免疫学屏障　497

免疫对异种移植物的影响　499

突破异种移植的免疫屏障　501

异种移植的生理学屏障　502

异种移植与感染　502

伦理思考　503

结束语　503

参考文献　503

人类供体心脏的稀缺限制了心脏移植给一小部分潜在接受者。在接下来的几十年里，这种稀缺性可能会增加。原则上，机械和生物工程的心脏可能会取代心脏移植，但所需的相关成本和技术复杂程度可能会限制其使用。使用来自动物的心脏（称为异种移植），尤其是来自猪的心脏，可以解决人类心脏的缺乏以及装置和生物工程器官的局限性。然而，接受者对移植物的免疫应答，以及传播人畜共患病和生理学不相容性的潜在性，似乎对临床心脏异种移植造成了极大的障碍。

使这些障碍看起来不那么令人生畏的是，已经通过猪的基因工程，抑制至少一种关键抗原的表达，并产生抵抗炎症和免疫的多种人类蛋白质。对人类暴露于猪组织和器官的研究，降低了人们对人畜共患病的担忧。而生理上的不相容性可以通过基因工程和使用治疗手段控制炎症、凝血和免疫来解决。因此，心脏异种移植可能很快成为一种可行的桥梁手术，使临床医生能够获得心脏替代所需的信息。

异种移植物治疗终末期心脏病的潜力

在现代社会和现代化社会中，心脏的衰竭比其他任何疾病都更容易导致慢性疾病和死亡[1-3]。在过去的 30 年里，全球人群中缺血性心脏病的发病率从第四位上升到第一位[2]。

对于许多患有重症心脏疾病的患者，不宜接受矫治手术或其他药物治疗，因此移植仍可作为首选的治疗方法[4]。然而，在过去的十年中，现代和现代化国家所开展的心脏移植手术数量几乎没有增加，并且可能随着人口规模和心力衰竭的发生率而下降[5]。更有说服力的是，只有约 5% 的潜在心脏移植受体实际接受了手术。

本章考虑了在未来三十年中，心脏移植的需要或需求是否可能发生变化，以及用动物代替人类作为心脏的来源，可能会使移植对人类健康产生更大的影响。

新技术在移植和其他复杂领域的开发和应用往往跨越数十年。因此，旨在使用异种移植或任何新技术的研究可能首先考虑到治疗的需求，以及是否会随着时间的推移而增加或减少。近期等待心脏移植的患者数量增加了一倍[6]，似乎预测未来几十年内的需求会进一步增加[5]。此外，从过去等待名单的变化来推断，如果那些可能从移植中获益的个人未被列出（例如，由于医疗原因而被视为"低度优先"或居住地远离活跃的移植中心），则可能会低估未来的需求。

人口统计学、疾病流行病学和医疗保健服务的变化可能会重点突出这些趋势。例如，据 Pew 研究中心预计，到 2030 年，65 岁以上的"老年人"将占据美国人口的近 20%，而如今这一比例约为12%[7]。如果未来几十年没有发生其他变化，我们认为随着年龄的增长，对器官移植的需求肯定会增加，因为心力衰竭的发生率和流行率会随着年龄的增长而增加。Heidenreich 等[8]估计，到 2030 年，假设人口统计学或患病率没有变化，则美国 40% 以上的成年人患有心血管疾病，其中 9.3% 患有冠心病，3.5% 患有心力衰竭。肥胖和糖尿病的发生率增加可进一步增加这些患病率。

然而，另一个人口因素可能会深刻地改变对移植和器官供应的需求。在未来 30 年内，如果美国本土人口没有增长，则移民将占美国人口增长的大部分[7]。大多数移民将是西班牙裔，以及部分亚裔。移民可以极大地影响人们所患有的疾病类型、器官移植的需求和器官捐赠的频率。移民法的变化和医疗福利的扩大化也会增加需求。

另一方面，从近期趋势推断，如果医学进展能够降低心力衰竭的发病率，或者如果植入式设备改善到可以等于或超过移植预后的程度，则可能会高估未来的需求。但根据欧洲和美国的经验表明则不然。在欧洲和美国，人们对控制高血压和高胆固醇血症重要性的更多认知以及新药和新设备的可获得

性，被认为显著降低了心血管疾病的发病率和死亡率[9]，但是，心脏移植的受体数量却增加了[4]。疾病流行病学的变化也不会减少该需求。虽然美国心脏疾病的死亡率从约 300/10 万下降到约 150/10 万，但糖尿病和高血压的患病率仍有增加[10]。

替代心脏功能的方法

包括异种移植在内的任何替代心脏功能的方法，都应该在替代治疗的背景下给予关注[5,11-12]。关于其他方法的详细讨论，特别是同种异体移植，在本书的其他章节也有介绍（见第 22 和 23 章）。在本章，我们描述了异种移植是如何作为一种方法出现的，以及为什么在现有和潜在的替代方案中仍然可作为一种可考虑的选择。

对异种移植的兴趣起源于 100 多年前。血管吻合术的发展使器官移植手术成为可能，但对伦理的担忧使得人们放弃使用已死亡捐助者的器官[13-14]。直到 1912 年，当第一例人类肾移植手术实施成功，这种对人体器官的厌恶感似乎逐渐消退了[15]。然而，器官移植的临床应用又等待了数十年，直到免疫抑制剂和抗菌药物可供使用，并且透析和体外循环等体外支持设备使其在医学和手术上成为可行方案。

到 20 世纪 60 年代初期，体外循环和实验性手术的长足进步似乎使得心脏移植在技术上可行。然而，关于伦理上的担忧，人类心脏是否能够在继续跳动时进行采集，并且这样的尸体心脏是否会遭受不能修补的损害问题，阻碍了人们使用人类心脏的意愿。因此，第一次临床心脏移植手术是在 1964 年进行的，使用的是黑猩猩的心脏。人类受试者因心力衰竭而濒临死亡[16]。这种异种移植物的功能持续数小时，但最终由于尺寸不匹配而失败。

与此同时，在 20 世纪 70 年代和 80 年代，临床肾移植手术的成功案例越来越多，使得伦理问题变得黯然失色，也将异种移植转向同种异体移植。尽管如此，仍有一些心脏异种移植手术继续开展。将狒狒和黑猩猩的心脏异体移植到无体外支持的受试者体内[17]。这些异种心脏分别维持了约 5 h 和约 4 天，但最后都以失败告终。这些失败至少在一定程度上是由于先天性心脏的心律失常和移植物的排斥反应而导致的。

表 34.1 心脏功能替代方法的比较，评分为 1～4 星

方法	可用性[a]	成本[b]	免疫屏障[c]	传染性屏障[d]	全球可用性[e]
同种异体移植	*	**	***	****	***
辅助装置	***	**	**	**	**
人造心脏	**	**	**	***	**
工程[f]	*	****	*	*	*
器官再造[g]	*	****	*		*
异种移植	****	*	****	*	****

[a] "可用性"假设方法在生物学上是可行的（目前有些不是），可用性是提供方法所需的时间和技术复杂性的函数
[b] 左心室辅助装置（LVAD）的成本接近同种异体移植的成本[106]，并将桥接到同种异体移植物；工程心脏的成本假设包括产生干细胞和器官再造的成本；人工心脏和异种移植的相对成本可能会有所不同
[c] 假设免疫屏障包括由装置产生的炎症
[d] 传染性屏障是指由移植和手术过程传递的感染
[e] 适用于技术基础有限的发展中地区和位置的可行性
[f] "工程"指的是使用异种脱落细胞心脏作为工程活心脏的支架
[g] "器官再造"指的是一种"反向移植"或其他方法，其中心脏是新"生长"的

1984 年，一颗狒狒的心脏被原位移植到一个 2 周大的婴儿"Baby Fae"中，由于左心发育不良而引起严重的心力衰竭并逐渐恶化[18]。尽管心脏同种异体移植可能作为首选，但来自婴儿"捐献者"的小心脏很少可得。因此，作为一种临时措施，临床医师进行异种移植而不是姑息性手术，希望人类可能成为永久性替代物。原位异种移植物功能良好可持续约 5 天，但由于排斥反应而导致功能逐渐受损。异种移植手术在术后第 20 天停止运作。

多年来，越来越多的成功使得同种异体移植成为心力衰竭的首选治疗方法。但是这一成功导致了人体器官的严重短缺，重新引起了人们对异种移植的兴趣[19]。相信动物来源的基因工程可以解决异种移植中最具挑战性的障碍[20-21]。

过去数十年的研究为异种移植的障碍提供了新的线索，并且指出，如果心脏的异种移植将成为医学实践的常规部分，那么，新的治疗策略必须与基因工程相结合[22-23]。这项研究已经促进了猪的基因工程和受体免疫调节机制的进步。这两种技术发展使得猪心脏异位移植到狒狒中，能够存活并运作超过 1 年[24]，而原位移植能够运行长达数月[25]。

治疗心脏病的异种移植物类型

心脏异种移植 动物可以为心脏替代提供功能

适应的、丰富的、容易获得且便宜的心脏来源（表 34.1）。然而，各种障碍将目前医疗实践中的心脏异种移植排除在外，如下详述。这些障碍包括受体对移植物的免疫反应、人与动物之间的生物化学不相容性，以及移植物可能向受体传递感染性生物体的可能性。

如果将非人类灵长类动物用作心脏来源，那么除了感染之外，这些屏障似乎会被最小化。然而，尽管有这样的逻辑，非人类灵长类动物不再被考虑用于这种用途，因为合适大小的心脏数量太少，不足以解决人类心脏的短缺，而且非人类灵长类动物可能会通过其器官传播新的传染性病原体。相反，猪被认为是最适合用作器官异种移植物来源的物种。猪如此被青睐，是由于：①可以获取大量合适尺寸的心脏；②可以通过培育和基因工程降低生物屏障；③育种（和克隆）可以产生可定义特性的遗传一致的移植物；④可以计划使用猪的器官，并可能比其他替代品的成本更低。

尽管猪可能含有一些能够转移到人体的微生物，但这些生物体比非人类灵长类动物更广为人知，并且"威胁性更小"。与使用人类的心脏相比，使用猪作为心脏的来源可以通过在受控的环境中繁殖、测试，以及在必要时，对受体或动物来源进行预处理来排除已知的病原体。

异种细胞和组织移植 学者们正在探索不同类型的细胞移植用于心脏疾病的治疗[26-29]，尽管这些

优点和机制的益处仍然是辩论的主题[26-27,30]。一个问题是细胞移植，特别是干细胞移植，是直接再生心肌，还是建立一种促进再生的微环境。这个问题具有实际意义，即使没有免疫抑制，同种异体细胞也表现出了益处，这意味着这种益处反映了对微环境的短暂影响[26,31]。

如果细胞移植只需要产生暂时的影响，并且如果对移植的免疫反应并不有害，那么细胞移植的异种来源可以值得考虑。如下文所述，异种细胞和组织移植通常不容易受到器官移植中发生的大部分爆炸性排斥反应（超急性和急性血管排斥反应）的影响（图 34.1）。除了异种细胞的易获得性和潜在一致的特性外，还可以从动物基因工程中获得细胞，以增加有益物质的产生。与同种异体细胞不同的是，致癌的可能性几乎为零。

用异种器官作为支架的组织工程　除了脱落细胞异种瓣的建立与使用之外，已设想将脱落细胞异种器官用于细胞接种和工程化整个器官的支架[32-34]。除了可用性之外，异种组织和器官可能更适合于这种用途，因为生物来源的性质可以被控制，存在潜在一致性，并且经过基因工程化。非细胞器官支架，如非细胞瓣膜组织，可能会引起较低的免疫性，并受到比活组织更少的损伤。（非细胞组织不是一种真正的异种移植物。）然而，在临床应用中，产生一个全尺寸、功能完整的"混合心脏"所需的工程和成本，可能仍然会给临床应用带来巨大的障碍。

反向异种移植　在所谓的反向异种移植中，动物也可用于从干细胞或原体中产生人体组织或器官（即器官再造）（图 34.2）。例如，一种需要治疗的个体的干细胞可以被移植到胚胎动物中，以诱导胚胎器官的分化。在一个合适的发育阶段，器官的雏形将被植入一个异位，并在被治疗的个体中完成发育[5,11,35]。发育好的组织可以用来修复或替换病损器官。

虽然整体模型是理论上的，但是这个方法中的每个步骤都在一个或另一个系统中成功地实现。除了复杂性之外，这种方法的主要限制还包括需要确保新的器官是由人类接受者血管化，而不是暂时的宿主动物（以避免血管排斥），以及器官发育和成熟所需的时间，及每个步骤的高昂成本。

异种移植的免疫学屏障

天然免疫　异种移植的最初屏障被称为"天然"，因为它参与免疫系统的效应成分，在移植时是完全活跃的，并且不会因暴露于外来抗原而诱发。这些效应系统包括"天然抗体"、自然杀伤（NK）细胞、吞噬细胞和补体。

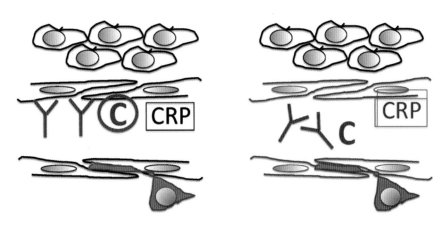

器官异种移植　　　　　　　　细胞或组织异种移植

图 34.1　器官异种移植物与细胞和组织异种移植物对体液免疫和细胞免疫的易感性。器官异种移植具有一种充满动物来源的血管系统（黑色）；因此，血管容易受到受体抗体（红色）的攻击。结合抗体激活受体的补体，因为异源性补体调节蛋白（complement regulatory protein，CRP）不能控制补体级联反应。细胞和组织异种移植物具有通过受体血管向内生长形成的血管。这些受体血管不被受体抗体靶向攻击。受体的补体由受体的 CRP 有效控制。由于受体的淋巴细胞和单核细胞在相邻的内皮细胞之间活跃地迁移，器官异种移植与细胞和组织异种移植都具有细胞介导的免疫易感性

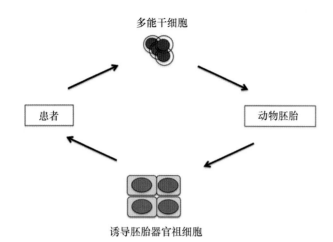

图 34.2 器官再造通过"反向异种移植"实现。通过反向异种移植可以解决使用干细胞产生整个器官的局限性。收获患者的细胞，并用于产生多能干细胞。将这些细胞引入胚胎动物中，诱导或被诱导产生器官原体。收获人器官原体，并将细胞引入患者体内，可形成器官，成熟并血管化。每一个步骤都已在一个或另一个实验系统中取得了成功，但它是否能成功地作为一种策略，及其代价均是未知的

同一物种的个体会遗传许多不同的基因变异，因此可产生许多同种异型分子。尽管存在这些差异，但只有天然免疫才是器官同种异体移植的重要屏障。不同物种的个体在每个遗传位点上都存在差异，并且在许多大分子中具有可检测的、功能上显著的差异。然而，器官异种移植的天然免疫屏障似乎仅反映了少数基因位点上的差异，如下所述。因此，动物的基因工程可能潜在地降低或消除异种移植的先天性免疫屏障，这一可能引起了人们极大的兴趣。

识别其他物种细胞的异源反应性天然抗体，可以在所有免疫能力个体的血液中出现[36]。这些抗体具有与识别血型糖类的天然抗体相同的性质[37]。

人类、猿类和古代猴中的异源反应性天然抗体主要识别二糖——半乳糖-α-1,3-半乳糖（Galα1-3Gal），其终止非人类灵长类动物的糖蛋白和糖脂上复杂碳水化合物取代，例如近代猴[38-42]。当其他天然抗体-抗原结合物存在时，Galα1-3Gal 和抗 Galα1-3Gal 构成心脏异种移植的主要初始屏障，因为去除针对该糖的抗体可防止心脏异种移植物的超急性排斥反应[43]。暴露于 Galα1-3Gal 和与移植相关的炎症导致抗体产生增加和同种异型转换[44]；然而，这些抗体的"亲和力成熟"可能反映了对现有克隆的选择性，而不是体细胞高度突变。猪的基因工程通过消除催化 Galα1-3Gal 产生的酶 α1,3-半乳糖基转移

酶，解决了天然抗 Galα1-3Gal 抗体的问题[45]。不能产生 Galα1-3Gal（有时被称为"αGal-KO"动物）的动物器官在移植到非人类灵长类动物中后，不会发生超急性排斥反应[46-47]。

天然抗体构成的免疫屏障完全依赖于补体的激活，因为补体系统是心脏异种移植中最可怕的天然免疫屏障。补体可识别外来的和（或）受损的细胞，并导致细胞进一步损伤、死亡、吞噬和（或）用于刺激炎症和免疫。

人类的补体通过三种潜在的机制来识别猪细胞。首先，异源反应性天然抗体（或诱导的抗体）与猪细胞的结合涉及 C1q、C1r 和 C1s，通过切割 C4 和 C2 触发经典的补体通路。C4 的片段附着于细胞膜并与 C2 的片段结合，产生裂解 C3 的酶复合物，继续并放大补体的激活。在灵长类动物中，对于猪异种移植物的经典补体通路的募集，取决于异源反应性天然抗体的结合[48]。因此，在很大程度上，移植到猪的"αGal-KO"器官不通过此途径。

其次，通过"替代途径"，外源细胞上的补体也被激活。该途径从 C3 的自发水解开始，依次形成 C3b，附着于细胞，并形成与 B 因子和 P 因子的酶复合物，其进一步激活补体级联反应。与经典的补体通路不同，除非被触发否则处于失活状态，替代补体通路持续激活，但是充分的激活可被抑制剂如衰变加速因子（decay-accelerating factor，DAF）所阻断。DAF 在移植物的细胞表面上表达，H 因子可在血液中不断循环。衰变加速因子的命名是因为它促进了衰变，即经典途径和替代途径酶复合物的解离。与异源复合物相比，其更有效地解离同源复合物。H 因子也解离 C3b-B 因子复合物，并促进 I 因子裂解 C3b。它在同源多聚阴离子表面比异源多聚阴离子表面更加有效。H 因子在微生物、一些异种基因和受损细胞表面，以及多聚阴离子被阻断的表面（例如通过结合的抗体）或脱落的表面功能较差，或根本不起作用。如果 H 因子无法控制异种细胞表面的 C3b-B 因子复合物，那么无论是否结合抗体，替代途径都将被激活而不受限制[49-50]。

在大多数猪对人类异种移植物中，H 因子可有效地调节 C3b-B 因子复合物。因此，补体激活需要通过抗体的经典激活途径，或如下所述通过凝集素途径。然而，H 因子的活性可能，由于细胞表面化学、电荷和损伤的差异而变化很大，替代途径的贡献增加不能因没有证据而被排除。

第三，可以通过凝集素途径在异种细胞上激活补体。与受损细胞或垂死细胞（或微生物）结合的甘露糖结合凝集素（mannose binding lectin，MBL）和（或）纤维胶凝蛋白（ficolins）触发凝集素途径。MBL 和纤维胶凝蛋白会募集一种或多种 MBL 相关的丝氨酸蛋白酶（MASP），特别是 MASP-1 和 MASP-2，形成裂解 C4 和 C2 的复合物，导致如上所述的其余补体级联的活化。与 Galα1-3Gal 或其他靶点结合的 IgM 可募集 MBL 和 MASP-2，导致独立于 C1q 的补体激活[51-53]。考虑到 MBL 和纤维胶凝蛋白的潜在靶点范围很广，所以，由多聚阴离子和抗蛋白酶调控的途径很可能决定了该通路是否有助于异种移植中的组织损伤。

自然杀伤细胞和巨噬细胞也可以与异种细胞相互作用并损伤异种细胞，这引起研究人员最近质疑它们是否在异种移植排斥反应的发病机制中发挥作用[54-59]。当猪的 UL16 结合蛋白或相关蛋白与自然杀伤 2 组 D 成员（NKG2D）相互作用和（或）当猪的 I 类主要组织相容性复合体（MHC）不能与人类杀伤抑制性受体相互作用时，NK 细胞可被激活[60-62]。补体片段和结合的 IgG 可促进人巨噬细胞与猪细胞的相互作用，而猪 CD47 与信号调节蛋白-α（SIRP-α）的相互作用失效可抑制人巨噬细胞与猪细胞的相互作用[63]。

NK 细胞和巨噬细胞对于形成细胞和组织移植的先天性免疫屏障都很重要。但是，它们是否对器官移植造成损伤，并且损伤到何种程度尚不明确。因此，NK 细胞和巨噬细胞迅速（几分钟内）损伤或杀死培养基中的异种细胞。然而，异种细胞在数周或数月后出现在异种心脏移植中，并伴随移植物排斥反应的其他特征[64]。

引发/适应性免疫 在少数例外的情况下，外源细胞组织或器官在移植到受体中后引发"适应性"免疫反应[65]。与先天性免疫不同，适应性免疫需要 B 和（或）T 淋巴细胞的活化和增殖。激活 B 细胞和 T 细胞的第一步是通过抗原受体识别外来抗原（在 B 细胞存在的情况下为完整抗原，或者是与受体 MHC 相关的抗原片段，或在 T 细胞存在的情况下为完整的外源性 MHC 本身）。由于全部淋巴细胞抗原受体以及引发的不同淋巴细胞克隆是如此之大（约 10^9），每个 T 细胞和 B 细胞克隆由至少 10 个细胞组成。因此，B 细胞和 T 细胞的活化必须立即被增殖，以扩大效应细胞的数量级。

将携带外来抗原受体的少数幼稚淋巴细胞与这种抗原结合在一起，并扩增这些细胞，通常需要 2～6 周的时间，如果抗原募集到更多的细胞，如同种异体反应性 T 细胞，则该过程会更迅速。因此，适应性免疫的影响通常与先天性免疫有关。尽管如此，抗体和辅助 T 细胞使用先天性免疫的成分，如补体和巨噬细胞，以发挥效应细胞功能。

有数个因素可能会加速并扩大对异种移植物的适应性免疫反应。实际上，异种移植物中的每种蛋白质都可以引发免疫应答反应。一些蛋白质，如 MHC 蛋白质，在几乎所有个体中都具有高度的免疫原性，并引发免疫反应。其他蛋白质的免疫原性较弱，并且在某些个体中诱发免疫反应，但在其他个体中则不然。

除了对移植物造成的早期损伤外，对异种移植物的强大天然免疫反应加速了适应性免疫过程。例如，补体诱导的组织损伤释放抗原，并激活抗原提呈细胞，增加抗原处理，与 MHC 结合，并迁移到区域淋巴器官。炎症的加剧也加速了 T 细胞向淋巴器官的迁移，加速了与 MHC-抗原复合物相对罕见的相互作用。

补体的激活能使得 B 细胞对抗原的应答增强。由于聚合物（即碳水化合物）抗原的可用性，甚至被认为是"不依赖于 T 细胞"的 B 细胞应答也加速了。虽然 T 细胞对异种细胞的"直接" T 细胞反应可能受到 T 细胞 CD4 和 CD8 与异种 MHC 之间不相容性的阻碍[66]，但这种不相容性对体内异种移植物细胞免疫应答的影响不大。

免疫对异种移植物的影响

免疫反应的强度不一定能够决定在异种移植物（或同种异体移植物）中观察到组织损伤的强度。免疫和影响病理之间的分离反映了两个因素，一种与移植物供血的血管来源有关，另一种与移植物对损伤的内在敏感性有关。

移植物中血管的起源 免疫对异种移植物的影响在很大程度上取决于移植物血管的起源（图 34.1 和图 34.3）[11,67]。心脏等器官通过移植物的大血管与受体血管进行初级吻合（图 34.1）。由于这种吻合，移植物的内皮层完全由供体细胞组成。在再灌注时，受体在移植时循环的异源反应性抗体和后来

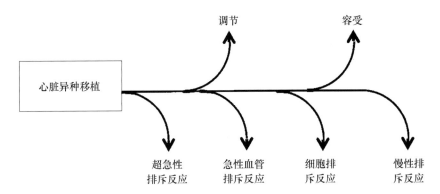

图 34.3 免疫反应对心脏异种移植物的影响。心脏异种移植物易在数小时内出现超急性排斥反应，在数天至数周出现急性血管排斥反应和细胞排斥反应，以及在移植后数月出现慢性排斥反应。超急性和急性血管排斥反应可以通过调节移植物对免疫和炎性损伤的适应性而获得抵抗力。任何类型的排斥反应都可能被容受性所抵消。与器官异种移植物相比，细胞和组织异种移植物主要易受细胞排斥反应以及与免疫无关的自然杀伤细胞和巨噬细胞引起的损伤（未显示）

产生的抗体可与移植血管直接结合，激活补体和募集炎症细胞（图 34.3）。

超急性排斥反应 异源反应性抗体与血管内皮细胞的结合和补体的快速激活（或不依赖抗体直接激活补体）可引起超急性排斥反应。与在同种异体移植物中类似，异种移植物的超急性排斥反应的特征在于血小板血栓、局灶性出血、梗死，以及中性粒细胞与血管壁的附着。心脏异种移植物超急性排斥反应的发病机制完全取决于补体级联反应的充分激活[68]，也可能与充分激活的速率有关，而人类DAF的低水平表达，可减缓但不一定阻止猪器官内的补体激活，可避免出现这种情况[21]。与这一概念相一致的是，ABO血型不合的器官移植，如果供体的补体调节因子如DAF与受体相容，通常不会发生超急性排斥反应。心脏异种移植和ABO血型不合的同种异体移植的命运之间出现的巨大差异，体现了移植物对损伤易感性的重要性。

急性血管排斥反应 当超急性排斥反应没有发生或被阻止时，异种器官受到急性血管或抗体介导的排斥反应，有时称为延迟的异种移植排斥反应。其以局部缺血、内皮细胞肿胀和纤维蛋白血栓形成为特征，伴有或不伴有抗体和补体固定于血管壁，急性血管排斥反应通常在移植后数天或数周开始，但在同种异体移植中可晚期出现。

在早期表现中，急性血管排斥反应是由针对Galα1-3Gal的天然抗体引起的[69-70]。后来，急性血管排斥反应是由移植后重新分泌的抗体引起的[71]，尽管其中一些靶点可能与天然抗体所识别的靶点一致[72]。急性血管排斥反应与内皮细胞活化有关，是

由逃避补体抑制剂控制的少量补体或补体调节蛋白的表达所致[73-76]。

内皮细胞激活和急性血管排斥反应也可能由炎症细胞或血小板与内皮的相互作用引起[77-78]。然而，由于补体调节蛋白的不相容性或少量抗猪抗体的结合，少量补体活化可能会激活炎性细胞和内皮细胞，促进相互作用。

急性血管排斥反应是心脏异种移植临床应用的主要生物屏障。

细胞排斥反应 异种移植物，如同同种异体移植物，容易受到细胞排斥反应，并可能发生慢性排斥反应或冠状动脉血管病变。虽然细胞排斥反应可能更具攻击性，但由于上述原因，可用免疫抑制药物进行控制，使其不太可能造成异种移植物的损失。然而，一个重要的问题是，心脏异种移植物的接受者是否会对人白细胞抗原（HLA）广泛致敏。对HLA的广泛致敏作用，以及接受大多数同种异体移植物的不相容性，可能被认为是使用异种移植物作为同种异体移植"桥梁"的严重障碍。对暴露于猪组织和器官的数量有限的人类受试者与非人类灵长类动物的调查，并未发现这种"交叉敏化"的一致证据；然而，风险并未被排除。

慢性排斥反应 慢性排斥反应是否会损害心脏异种移植物的功能并限制其存活率，一直是令人猜测的问题，因为在慢性冠状动脉血管病变发生之前，实验性心脏异种移植物会发生急性血管排斥反应。尽管如此，对心脏异种移植的慢性排斥反应已有描述[64]，但这种情况是否更可能出现，尚为怀疑或不确定阶段。

细胞和组织异种移植物　细胞和组织移植物从受者的血管生长中获得血管供应。细胞移植物的完整毛细血管网络是起源于受体。组织移植物的毛细血管网络部分或完全起源于受体。因此，异源反应性抗体和补体不直接与细胞和组织移植物的血管结合，并缓慢穿透血管，如果有的话（图 34.1）。移植物中产生的少量异源补体可能由移植物的补体调节蛋白控制。受体的抗体和补体的可用性有限，因此可防止抗体介导的细胞和组织移植物的排斥反应[23,67,79]。另一方面，细胞和组织异种移植物完全易受细胞排斥反应的影响，因为受者体内活化的 T 细胞和吞噬细胞通过血管壁主动迁移。

调节　在移植器官中，异源反应性抗体的结合和补体的固定有时会诱导免疫系统的这些或其他成分对损伤的抵抗。对免疫和炎性损伤的获得性抵抗被称为调节[20,80-81]。在异种移植和同种异体移植中是如何诱导调节的尚未完全清楚。但是关于培养基中细胞的研究表明，暴露于异源反应性抗体和补体的亚毒性水平会诱导细胞抵抗发生变化，使得细胞能够抵抗更高的毒性水平[82-84]。

在培养的细胞中所描述的抵抗性也可能会发生在调节器官中[73,82,85-86]。然而，激素和血管活性物质的可用性等系统性和局部性因素也决定了器官的健康状况[87-89]。在任何情况下，调节是移植物损伤易感性如何决定免疫对移植物影响的另一个例子。

突破异种移植的免疫屏障

基因工程、克隆和育种　异种移植可以利用几种方法来"设计"和优化用于移植入人体的源器官和组织。这些方法包括添加基因，即转基因技术；克隆技术，使得能够实现靶向以及添加基因；育种，以优化现有的基因组，产生更均匀的动物种类[20,90-92]。

已实现在猪体内引入编码人补体调节蛋白的基因技术，以克服猪补体调节蛋白与人补体的不相容性[21,93]。当这些猪的器官移植到非人类灵长类动物（作为人类模型）时，即使人类衰变加速因子（CD55）或 CD46 在转基因猪中的低水平表达也能防止超急性排斥反应。类似的方法也被用来表达凝血调节因子，因为凝集现象经常出现在异种移植物的排斥反应中。但是，这种优点还有待证明。

生殖性克隆的几种方法已经与干细胞中的基因靶向一起结合使用，以产生无功能或缺乏 α1,3-半乳糖基转移酶基因的猪。这些猪不产生 Galα1-3Gal[45,94]，即人类异源反应性天然抗体识别的主要抗原。正如人们预料的那样，来自这些 "Gal-KO" 动物的器官接受者不会遭受超急性排斥反应。用最大量的免疫抑制药物治疗受体使心脏异种移植物在非人类灵长类动物中存活 6 个月，而其他遗传操作可保持 1 年以上[24,46]。

虽然这些结果在无功能（异位）模型系统中可以实现，但完全有可能在临床试验中获得相同或更好的结果，因为转基因猪的器官与非人类灵长类动物部分不相容，并且用于实验系统的监测和医疗保健水平并不能达到用于临床实践中的水平。

免疫治疗　所有或几乎所有用于同种异体移植的免疫抑制药物和生物制剂都已在异种移植模型中进行了试验。免疫抑制药似乎有效阻止了大多数猪对灵长类动物心脏异种移植物的早期细胞排斥反应。然而，药物似乎不能防止 T 细胞依赖性 B 细胞应答。在同种异体移植中也似乎如此[95]。它们在数月和数年内有效抑制细胞排斥反应的能力并未被探索。虽然在临床实践中常规使用的药物和生物制剂不能可靠地延长心脏异种移植物的存活时间，但是这些药物和生物制剂已被开发和优化并用于人类，因此它们可能在人类受体中比在非人类灵长类动物中更有效。

容受性诱导　现有的免疫疗法未能控制对异种移植的免疫应答，致使一些人认为异种移植的临床应用可能取决于对猪抗原的容受性诱导[96]。在异种移植物中，抗原的容受性诱导似乎比同种异体移植物中抗原的容受性诱导带来更大的障碍，因为所有的异种蛋白质和一些碳水化合物都是潜在的免疫靶点，并且因为先天性免疫会加重对这些抗原的应答。

另一方面，由于多种原因，对异种移植物的容受性可能比对同种异体移植物的容受性更容易诱导，或至少没有更大的困难。首先，如果将克隆猪或高度近交的猪用作异种移植物的来源，则一旦识别关键抗原，就可以通过基因工程或猪的预处理来抑制、修饰或掩盖。

其次，由于异种移植可以预先安排，并且接受者在移植过程之前可被诱导容受性，所以可能会优先引起异源反应性淋巴细胞的激活和扩增。

再次，计划测试潜在受体对关键抗原的应答和在初次暴露于移植物之前的有效容受性诱导使之成为可能。近期，在实验性心脏异种移植中使用了共刺激阻断剂（抗 CD154 或抗 CD40），取得了巨大成功，这些方法可能是容受方案的一部分[24,46]。

调节的诱导　移植物可以对抗体介导的排斥反应产生抵抗的观点，源于在 ABO 不相容的肾移植和猪对非人类灵长类动物心脏异种移植的观察结果[20,97]。移植中诱导和维持调节的机制尚未完全明确，但几乎所有已知的对异种移植物造成损伤的通路都表现出随着时间的推移而毒性降低[80]。

因此，一个关键的问题是，是否通过这些通路获得的对损伤的抵抗性是集中协调的，或者反映了许多抵抗性通路的总和[98]。如果调节是集中协调的，那么可以使用药物或生物制剂来诱发调节，并避免移植物暴露于亚毒性的环境中。然而，通过表达保护细胞的"生存蛋白"来诱导适应性的努力，并不能防止免疫性损伤。虽然细胞或组织存活依赖于不止一组的生存通路，但是必要的一组生存基因可能被一个或有限数量的应激传感基因所募集。无论如何诱导调节，人们都可以想象通过控制心脏异种移植物的动物来源以增加对抗体、补体和炎性细胞造成损伤的抵抗性。

异种移植的生理学屏障

长期以来，异种移植物的来源与受体之间在分子、细胞或器官水平上的生理差异，一直被认为是异种移植的潜在障碍[99]。正如之前讨论过的，受体的补体系统和补体调节蛋白之间的不相容性增加了补体激活的速率。受体的凝血酶与异种血管中的血栓调节蛋白不相容会减慢蛋白 C 的活化，从而加速凝血。

然而，尽管如此，在不同物种之间移植的心脏和肾，特别是在猪和非人类灵长类动物之间，可能还存在许多其他相对不相容性，移植的心脏和肾功能足以维系生命。事实上，至少在几个月的时间内，心脏和肾异种移植物的主要功能障碍似乎是上述的免疫应答，而不是内在的不相容性。

异种移植物克服多种分子和生理学不相容性的原因，在某种程度上，是由于增加细胞对补体、缺

血性损伤和血栓形成抵抗性的代偿途径。如果考虑到通路的动力学，代偿途径的影响尤为明显。例如，虽然凝血和调节的不相容性在几分钟内可引起体外血栓形成[100]，但是在没有免疫应答的情况下，在数分钟甚至数天内都没有观察到广泛的血栓形成[64,101]。体内分子不相容性的有限性和延迟性影响，可能允许使用治疗剂来逆转或随着时间的推移将其最小化。

异种移植与感染

成功的心脏同种异体移植需要平衡避免排斥反应与感染风险的需求。这就需要考虑对供体的评估，这些供体可能携带致受体感染的微生物，并决定免疫抑制药物的类型和剂量。

尽管感染通常被认为是异种移植的障碍，但是猪心脏异种移植与人类心脏同种异体移植相比，更不可能将感染传播给受体。由于许多感染猪的微生物不能感染人类，所以潜在的人畜共患病的多样性更小。而且，由于在农场和肉类加工设施中人类和猪接触频繁，人畜共患病的病原体是众所周知的。通过动物来源的分离、处理或基因工程，可以系统地排除许多异种移植物的来源。

尽管如此，关于异种移植感染的风险仍存在一些担忧。异种移植物的受体可以用相对严重的免疫抑制方案，或阻断宿主防御系统关键分支的方案治疗，例如补体或白细胞迁移。移植物和宿主的免疫疗法和不相容性可能会阻碍异种移植中的免疫监视，将受体长期暴露在内。异种移植物也可能含有一种病原体，如内源性反转录病毒，在猪体内没有传染性或致病性，但可能在异种移植接受者中具有传染性或致病性。

猪内源性反转录病毒（porcine endogenous retrovirus，PERV）被认为对异种移植受体有潜在的危险[102]。C 型反转录病毒 PERV，可以在培养的猪细胞中被激活，释放能够感染人细胞株的颗粒。PERV 不能通过育种或基因工程完全消除。然而，对接受过皮肤异种移植的人类受试者和通过猪肝灌注血液的受试者调查研究显示，并未发现任何证据表明 PERV 被传播到受试者[103-104]。尽管如此，在人类-猪造血嵌合体中形成的人-猪杂交体中也发现

了具有潜在传染性的 PERV[105]。在对人类受试者既往的调查中，这些杂交体可能在检测时被遗漏。因此，对异种移植试验进行严格的随访是很有必要的。

伦理思考

心脏异种移植可以解决人类-人类心脏移植所带来的一些最棘手的伦理挑战，但也引发了一些其他的问题。

它的使用将减少或消除人类心脏移植供体的不足，以及因此对稀缺的供应进行分配的需要。心脏异种移植可以解决收获人体器官和购买设备的高昂成本所带来的挑战，尽管免疫抑制的成本在一定程度上抵消了器官的较低成本。心脏异种移植也可能解决卫生保健资源的差距，因为维持移植所需的技术复杂程度低于某些设备。

但是异种移植也带来了一些伦理上的挑战。如果人类和动物的心脏都可用，那么决定哪一个患者接受仍然稀缺的人类心脏与丰富的动物心脏，可能相当于如今分配政策的伦理挑战。关于在实验程序中使用人体受试者以及知情同意等方面的问题，将会挑战这一领域，直到程序和治疗方面得到优化并且结果已知。

最困难的伦理挑战源于异种移植是否能够使异常微生物感染受体，并在人群中广泛传播。PERV被认为是一种不寻常的生物体，但其他情况可能还有待发现。而且，即使没有发现新的生物体，持续的不确定性也可能导致公共卫生部门隔离接受者，并对其进行强制性筛查。只有在异种移植方面有广泛的经验，才有可能将伦理方面的考虑降低到不会构成障碍的程度。

结束语

对于异种移植来说，作为一种替代心脏功能的方法，对其的热情程度已经被每一项似乎解决了应用障碍的进展所引发。当每项进展都未能在实验模型中实现永久性移植时，这种热情就会随之消失。如果有的话，这种兴奋和热情的消退则反映出心脏同种异体移植的历史进程。

至少有四个因素可能会缩短心脏异种移植的临床应用途径。首先，心脏替代的明确作用和需求已被确立。其次，心脏异种移植的细胞和分子障碍，如 Gal α1-3Gal、补体调节和凝血，至少在过去已被定义，允许特定疗法和基因工程的合理发展。再次，这些知识也提供了理由让我们明白，在猪-非人类灵长类动物模型中观察到的结果可能高估了成功的障碍。最后，心脏异种移植在应用于最终治疗之前，可作为永久性心脏替代的桥梁。

考虑到心力衰竭的问题、优先选择移植而非替代疗法、需要几十年来开发新颖且有效的替代疗法（如器官再造、工程补丁和更高端的机械装置），以及目前使用的治疗方法的高成本[106]，将异种移植作为潜在的替代方案之一似乎是谨慎的。

今天我们有理由相信，血管或抗体介导的排斥反应，比其他任何机制都更能阻断异种移植心脏和其他器官的使用。抗体介导的同种异体移植的排斥反应尚不完全明确，现有的疗法常常失败。鉴于目前对这一问题的兴趣和对其的投入，人们可以期待更好的治疗方法即将到来。这些疗法也可能会解决异种移植中相应的问题。

在某种程度上，如果异种移植物血管排斥反应的严重程度反映了猪与人之间的补体、凝血系统或其他系统的不相容性，还应该考虑到非人类灵长类动物和人类之间的遗传差异，可能导致猪-灵长类动物移植模型低估了应用于这些问题的疗效和基因工程功效。因此，我们可能取得了比表面上更大的进展。

参考文献

1. Yach D, Hawkes C, Gould CL, Hofman KJ. The global burden of chronic diseases: overcoming impediments to prevention and control. JAMA. 2004;291(21):2616–22.
2. Murray CJ, Vos T, Lozano R, Naghavi M, Flaxman AD, Michaud C, Ezzati M, Shibuya K, Salomon JA, Abdalla S, Aboyans V, Abraham J, Ackerman I, Aggarwal R, Ahn SY, Ali MK, Alvarado M, Anderson HR, Anderson LM, Andrews KG, Atkinson C, Baddour LM, Bahalim AN, Barker-Collo S, Barrero LH, Bartels DH, Basáñez MG, Baxter A, Bell ML, Benjamin EJ, Bennett D, Bernabé E, Bhalla K, Bhandari B, Bikbov B, Bin Abdulhak A, Birbeck G, Black JA, Blencowe H, Blore JD, Blyth F, Bolliger I, Bonaventure A, Boufous S, Bourne R, Boussinesq M, Braithwaite T, Brayne C, Bridgett L, Brooker S, Brooks P, Brugha TS, Bryan-Hancock C, Bucello C, Buchbinder R, Buckle G, Budke CM, Burch M, Burney P, Burstein R, Calabria B, Campbell B, Canter CE, Carabin H, Carapetis J, Carmona L, Cella C, Charlson F, Chen H, Cheng AT, Chou D, Chugh SS, Coffeng LE, Colan SD, Colquhoun S, Colson KE, Condon J, Connor MD, Cooper LT, Corriere M, Cortinovis M, de Vaccaro KC, Couser W, Cowie BC, Criqui MH, Cross M, Dabhadkar KC, Dahiya M,

Dahodwala N, Damsere-Derry J, Danaei G, Davis A, De Leo D, Degenhardt L, Dellavalle R, Delossantos A, Denenberg J, Derrett S, Des Jarlais DC, Dharmaratne SD, Dherani M, Diaz-Torne C, Dolk H, Dorsey ER, Driscoll T, Duber H, Ebel B, Edmond K, Elbaz A, Ali SE, Erskine H, Erwin PJ, Espindola P, Ewoigbokhan SE, Farzadfar F, Feigin V, Felson DT, Ferrari A, Ferri CP, Fèvre EM, Finucane MM, Flaxman S, Flood L, Foreman K, Forouzanfar MH, Fowkes FG, Fransen M, Freeman MK, Gabbe BJ, Gabriel SE, Gakidou E, Ganatra HA, Garcia B, Gaspari F, Gillum RF, Gmel G, Gonzalez-Medina D, Gosselin R, Grainger R, Grant B, Groeger J, Guillemin F, Gunnell D, Gupta R, Haagsma J, Hagan H, Halasa YA, Hall W, Haring D, Haro JM, Harrison JE, Havmoeller R, Hay RJ, Higashi H, Hill C, Hoen B, Hoffman H, Hotez PJ, Hoy D, Huang JJ, Ibeanusi SE, Jacobsen KH, James SL, Jarvis D, Jasrasaria R, Jayaraman S, Johns N, Jonas JB, Karthikeyan G, Kassebaum N, Kawakami N, Keren A, Khoo JP, King CH, Knowlton LM, Kobusingye O, Koranteng A, Krishnamurthi R, Laden F, Lalloo R, Laslett LL, Lathlean T, Leasher JL, Lee YY, Leigh J, Levinson D, Lim SS, Limb E, Lin JK, Lipnick M, Lipshultz SE, Liu W, Loane M, Ohno SL, Lyons R, Mabweijano J, MacIntyre MF, Malekzadeh R, Mallinger L, Manivannan S, Marcenes W, March L, Margolis DJ, Marks GB, Marks R, Matsumori A, Matzopoulos R, Mayosi BM, McAnulty JH, McDermott MM, McGill N, McGrath J, Medina-Mora ME, Meltzer M, Mensah GA, Merriman TR, Meyer AC, Miglioli V, Miller M, Miller TR, Mitchell PB, Mock C, Mocumbi AO, Moffitt TE, Mokdad AA, Monasta L, Montico M, Moradi-Lakeh M, Moran A, Morawska L, Mori R, Murdoch ME, Mwaniki MK, Naidoo K, Nair MN, Naldi L, Narayan KM, Nelson PK, Nelson RG, Nevitt MC, Newton CR, Nolte S, Norman P, Norman R, O'Donnell M, O'Hanlon S, Olives C, Omer SB, Ortblad K, Osborne R, Ozgediz D, Page A, Pahari B, Pandian JD, Rivero AP, Patten SB, Pearce N, Padilla RP, Perez-Ruiz F, Perico N, Pesudovs K, Phillips D, Phillips MR, Pierce K, Pion S, Polanczyk GV, Polinder S, Pope CA 3rd, Popova S, Porrini E, Pourmalek F, Prince M, Pullan RL, Ramaiah KD, Ranganathan D, Razavi H, Regan M, Rehm JT, Rein DB, Remuzzi G, Richardson K, Rivara FP, Roberts T, Robinson C, De Leòn FR, Ronfani L, Room R, Rosenfeld LC, Rushton L, Sacco RL, Saha S, Sampson U, Sanchez-Riera L, Sanman E, Schwebel DC, Scott JG, Segui-Gomez M, Shahraz S, Shepard DS, Shin H, Shivakoti R, Singh D, Singh GM, Singh JA, Singleton J, Sleet DA, Sliwa K, Smith E, Smith JL, Stapelberg NJ, Steer A, Steiner T, Stolk WA, Stovner LJ, Sudfeld C, Syed S, Tamburlini G, Tavakkoli M, Taylor HR, Taylor JA, Taylor WJ, Thomas B, Thomson WM, Thurston GD, Tleyjeh IM, Tonelli M, Towbin JA, Truelsen T, Tsilimbaris MK, Ubeda C, Undurraga EA, van der Werf MJ, van Os J, Vavilala MS, Venketasubramanian N, Wang M, Wang W, Watt K, Weatherall DJ, Weinstock MA, Weintraub R, Weisskopf MG, Weissman MM, White RA, Whiteford H, Wiebe N, Wiersma ST, Wilkinson JD, Williams HC, Williams SR, Witt E, Wolfe F, Woolf AD, Wulf S, Yeh PH, Zaidi AK, Zheng ZJ, Zonies D, Lopez AD, AlMazroa MA, Memish ZA. Disability-adjusted life years (DALYs) for 291 diseases and injuries in 21 regions, 1990-2010: a systematic analysis for the Global Burden of Disease Study 2010. Lancet. 2012; 380(9859):2197-223. doi:10.1016/S0140-6736(12)61689-4; Erratum in: Lancet. 2013;381(9867):628.

3. US Burden of Disease Collaborators. The state of US health, 1990-2010: burden of diseases, injuries, and risk factors. JAMA. 2013;310(6):591–608.

4. Starling RC. Advanced heart failure: transplantation, LVADs, and beyond. Cleve Clin J Med. 2013;80(1):33–40. doi:10.3949/ccjm.80gr.12003.

5. Platt JL, Cascalho M. New and old technologies for organ replacement. Curr Opin Organ Transplant. 2013;18(2):179–85. doi:10.1097/MOT.0b013e32835f0887.

6. Israni AK, Zaun D, Rosendale JD, Snyder JJ, Kasiske BL. OPTN/SRTR 2012 Annual Data Report: deceased organ donation. Am J Transplant. 2014;14 suppl 1:167–83. doi:10.1111/ajt.12585.

7. Passel JS, Cohn D. U.S. population projections: 2005–2050. Washington, DC: Pew Research Center; 2008.

8. Heidenreich PA, Trogdon JG, Khavjou OA, Butler J, Dracup K, Ezekowitz MD, Finkelstein EA, Hong Y, Johnston SC, Khera A, Lloyd-Jones DM, Nelson SA, Nichol G, Orenstein D, Wilson PW, Woo YJ, American Heart Association (AHA) Advocacy Coordinating Committee; AHA Stroke Council; AHA Council on Cardiovascular Radiology and Intervention; AHA Council on Clinical Cardiology; AHA Council on Epidemiology and Prevention; AHA Council on Arteriosclerosis; Thrombosis and Vascular Biology; AHA Council on Cardiopulmonary, Critical Care, Perioperative and Resuscitation Council; AHA Council on Cardiovascular Nursing; AHA Council on the Kidney in Cardiovascular Disease; AHA Council on Cardiovascular Surgery and Anesthesia; and AHA Interdisciplinary Council on Quality of Care and Outcomes Research. Forecasting the future of cardiovascular disease in the United States: a policy statement from the American Heart Association. Circulation. 2011;123(8):933–44.

9. Laribi S, Aouba A, Nikolaou M, Lassus J, Cohen-Solal A, Plaisance P, Pavillon G, Jois P, Fonarow GC, Jougla E, Mebazza A. GREAT network. Trends in death attributed to heart failure over the past two decades in Europe. Eur J Heart Fail. 2012;14(3):234–9. doi:10.1093/eurjhf/hfr182.

10. Balamurugan A, Mehta P, Bates J, Mehta JL. Change in mortality from coronary heart disease and stroke in Arkansas (1979 to 2007). Am J Cardiol. 2011;107(2):156–60. doi:10.1016/j.amjcard.2010.09.009.

11. Cascalho M, Platt JL. Xenotransplantation and other means of organ replacement. Nat Rev Immunol. 2001;1(2):154–60.

12. Ogle B, Cascalho M, Platt JL. Fusion of approaches to the treatment of organ failure. Am J Transplant. 2004;4 suppl 6:74–7.

13. Jaboulay M. De reins au pli du coude par soutures arterielles et veineuses. Lyon Med. 1906;107:575–7.

14. Ullman E. Tissue and organ transplantation. Ann Surg. 1914;60(2):195–219.

15. Anonymous. (1911 Nov 14). Dr. Hammond gives patient new kidney. The New York Times.

16. Hardy JD, Kurrus FD, Chavez CM, Neely WA, Eraslan S, Turner MD, Fabian LW, Labecki TD. Heart transplantation in man. Developmental studies and report of a case. JAMA. 1964;188:1132–40.

17. Barnard CN, Wolpowitz A, Losman JG. Heterotopic cardiac transplantation with a xenograft for assistance of the left heart in cardiogenic shock after cardiopulmonary bypass. S Afr Med J. 1977;52(26):1035–8.

18. Bailey LL, Nehlsen-Cannarella SL, Concepcion W, Jolley WB. Baboon-to-human cardiac xenotransplantation in a neonate. JAMA. 1985;254(23):3321–9.

19. Auchincloss Jr H. Xenogeneic transplantation. Transplantation. 1988;46(1):1–20.

20. Platt JL, Vercellotti GM, Dalmasso AP, Matas AJ, Bolman RM, Najarian JS, Bach H. Transplantation of discordant xenografts: a review of progress. Immunol Today. 1990;11(12):450–6.

21. McCurry KR, Kooyman DL, Alvarado CG, Cotterell AH, Martin MJ, Logan JS, Platt JL. Human complement regulatory proteins protect swine-to-primate cardiac xenografts from humoral injury. Nat Med. 1995;1(5):423–7.

22. Tisato V, Cozzi E. Xenotransplantation: an overview of the field. Methods Mol Biol. 2012;885:1–16.

23. Cascalho M, Platt JL. The immunological barrier to xenotransplantation. Immunity. 2001;14(4):437–46.

24. Mohiuddin MM, Singh AK, Corcoran PC, Hoyt RF, Thomas 3rd ML, Ayares D, Horvath KA. Genetically engineered pigs and target-specific immunomodulation provide significant graft survival and hope for clinical cardiac xenotransplantation. J Thorac Cardiovasc Surg. 2014;148(3):1106–14.

25. Byrne GW, Du Z, Sun Z, Asmann YW, McGregor CG. Changes in cardiac gene expression after pig-to-primate orthotopic xenotransplantation. Xenotransplantation. 2011;18(1):14–27.

26. Marban E. Breakthroughs in cell therapy for heart disease: focus on cardiosphere-derived cells. Mayo Clin Proc. 2014;89(6):850–8.

27. Pavo N, Charwat S, Nyolczas N, Jakab A, Murlasits Z, Bergler-Klein J, Nikfardjam M, Benedek I, Benedek T, Pavo IJ, Gersh BJ, Huber K, Maurer G, Gyöngyösi M. Cell therapy for human ischemic heart diseases: critical review and summary of the clinical experiences. Mol Cell Cardiol. 2014;75:12–24.

28. Matsa E, Sallam K, Wu JC. Cardiac stem cell biology: glimpse of the past, present, and future. Circ Res. 2014;114(1):21–7.

29. Marquis-Gravel G, Stevens LM, Mansour S, Avram R, Noiseux N. Stem cell therapy for the treatment of nonischemic cardiomyopathy: a systematic review of the literature and meta-analysis of randomized controlled trials. Can J Cardiol. 2014;30:1378. doi:10.1016/j.cjca.2014.03.026. pii:S0828-282X(14)00184-6.

30. Wilson JM. Medicine. A history lesson for stem cells. Science. 2009;324(5928):727–8.

31. Hare JM, Fishman JE, Gerstenblith G, DiFede Velazquez DL, Zambrano JP, Suncion VY, Tracy M, Ghersin E, Johnston PV, Brinker JA, Breton E, Davis-Sproul J, Schulman IH, Byrnes J, Mendizabal AM, Lowery MH, Rouy D, Altman P, Wong Po Foo C, Ruiz P, Amador A, Da Silva J, McNiece IK, Heldman AW, George R, Lardo A. Comparison of allogeneic vs autologous bone marrow-derived mesenchymal stem cells delivered by transendocardial injection in patients with ischemic cardiomyopathy: the POSEIDON randomized trial. JAMA. 2012;308(22):2369–79.

32. Badylak SF, Taylor D, Uygun K. Whole-organ tissue engineering: decellularization and recellularization of three-dimensional matrix scaffolds. Annu Rev Biomed Eng. 2011;13:27–53. doi:10.1146/annurev-bioeng-071910-124743.

33. Badylak SF, Weiss DJ, Caplan A, Macchiarini P. Engineered whole organs and complex tissues. Lancet. 2012;379(9819):943–52.

34. Ott HC, Matthiesen TS, Goh SK, Black LD, Kren SM, Netoff TI, Taylor DA. Perfusion-decellularized matrix: using nature's platform to engineer a bioartificial heart. Nat Med. 2008;14(2):213–21.

35. Cascalho M, Platt J. New technologies for organ replacement and augmentation. Mayo Clin Proc. 2005;80(3):370–8.

36. Parker W, Yu PB, Holzknecht ZE, Lundberg-Swanson K, Buckley RH, Platt JL. Specificity and function of "natural" antibodies in immunodeficient subjects: clues to B cell lineage and development. J Clin Immunol. 1997;17(4):311–21.

37. Parker W, Lundberg-Swanson K, Holzknecht ZE, Lateef J, Washburn SA, Braedehoeft SJ, Platt JL. Isohemagglutinins and xenoreactive antibodies: members of a distinct family of natural antibodies. Hum Immunol. 1996;45(2):94–104.

38. Galili U, Macher BA, Buehler J, Shohet SB. Human natural anti-alpha-galactosyl IgG. II. The specific recognition of alpha(1-3)-linked galactose residues. J Exp Med. 1985;162(2):573–82.

39. Galili U, Clark MR, Shohet SB, Buehler J, Macher BA. Evolutionary relationship between the natural anti-Gal antibody and the Gal alpha1-3Gal epitope in primates. Proc Natl Acad Sci U S A. 1987;84(5):1369–73.

40. Neethling FA, Koren E, Ye Y, Richards SV, Kujundzic M, Oriol R, Cooper DK. Protection of pig kidney (PK15) cells from the cytotoxic effect of anti-pig antibodies by alpha-galactosyl oligosaccharides. Transplantation. 1994;57(6):959–63.

41. Sandrin MS, McKenzie IF. Gal alpha (1,3)Gal, the major xenoantigen(s) recognized in pigs by human natural antibodies. Immunol Rev. 1994;141:169–90.

42. Sandrin MS, Vaughan HA, Dabkowski PL, McKenzie IFC. Anti-pig IgM antibodies in human serum react predominantly with Gal(alpha 1,3) Gal epitopes. Proc Natl Acad Sci U S A. 1993;90(23):11391–5.

43. Lin SS, Kooyman DL, Daniels LJ, Daggett CW, Parker W, Lawson JH, Hoopes CW, Gullotto C, Li L, Birch P, Davis RD, Diamond LE, Logan JS, Platt JL. The role of natural anti-Gal alpha 1-3Gal antibodies in hyperacute rejection of pig-to-baboon cardiac xenotransplants. Transpl Immunol. 1997;5(3):212–8.

44. Yu PB, Parker W, Nayak JV, Platt JL. Sensitization with xenogeneic tissues alters the heavy chain repertoire of human anti-Galalpha1-3Gal antibodies. Transplantation. 2005;80(1):102–9.

45. Phelps CJ, Koike C, Vaught TD, Boone J, Wells KD, Chen SH, Ball S, Specht SM, Polejaeva IA, Monahan JA, Jobst PM, Sharma SB, Lamborn AE, Garst AS, Moore M, Demetris AJ, Rudert WA, Bottino R, Bertera S, Trucco M, Starzl TE, Dai Y, Ayares DL. Production of alpha 1,3-galactosyltransferase-deficient pigs. Science. 2003;299(5605):411–4.

46. Kuwaki K, Tseng YL, Dor FJ, Shimizu A, Houser SL, Sanderson TM, Lancos CJ, Prabharasuth DD, Cheng J, Moran K, Hisashi Y, Mueller N, Yamada K, Greenstein JL, Hawley RJ, Patience C, Awwad M, Fishman JA, Robson SC, Schuurman HJ, Sachs DH, Cooper DK. Heart transplantation in baboons using alpha1,3-galactosyltransferase gene-knockout pigs as donors: initial experience. Nat Med. 2005;11(1):29–31.

47. Chen G, Qian H, Starzl T, Sun H, Garcia B, Wang X, Wise Y, Liu Y, Xiang Y, Copeman L, Liu W, Jevnikar A, Wall W, Cooper DK, Murase N, Dai Y, Wang W, Xiong Y, White DJ, Zhong R. Acute rejection is associated with antibodies to non-Gal antigens in baboons using Gal-knockout pig kidneys. Nat Med. 2005;11(12):1295–8.

48. Dalmasso AP, Vercellotti GM, Fischel RJ, Bolman RM, Bach FH, Platt JL. Mechanism of complement activation in the hyperacute rejection of porcine organs transplanted into primate recipients. Am J Pathol. 1992;140(5):1157–66.

49. Miyagawa S, Hirose H, Shirakura R, Naka Y, Nakata S, Kawashima Y, Seya T, Matsumoto M, Uenaka A, Kitamura H. The mechanism of discordant xenograft rejection. Transplantation. 1988;46(6):825–30.

50. Miyagawa S, Yamamoto A, Matsunami K, Wang D, Takama Y, Ueno T, Okabe M, Nagashima H, Fukuzawa M. Complement regulation in the GalT KO era. Xenotransplantation. 2010;17(1):11–25.

51. Bongoni AK, Kiermeir D, Jenni H, Wunsch A, Bahr A, Ayares D, Seebach JD, Wolf E, Klymiuk N, Constantinescu MA, Vogelin E, Rieben R. Activation of the lectin pathway of complement in pig-to-human xenotransplantation models. Transplantation. 2013;96(9):791–9. doi:10.1097/TP.0b013e3182a3a52b.

52. Zhang M, Takahashi K, Alicot EM, Vorup-Jensen T, Kessler B, Thiel S, Jensenius JC, Ezekowitz RA, Moore FD, Carroll MC. Activation of the lectin pathway by natural IgM in a model of ischemia/reperfusion injury. J Immunol. 2006;177(7):4727–34.

53. McMullen ME, Hart ML, Walsh MC, Buras J, Takahashi K, Stahl GL. Mannose-binding lectin binds IgM to activate the lectin complement pathway in vitro and in vivo. Immunobiology. 2006;211(10):759–66.

54. Malyguine AM, Saadi S, Platt JL, Dawson JR. Human natural killer cells induce morphologic changes in porcine endothelial cell monolayers. Transplantation. 1996;61(1):161–4.

55. Malyguine AM, Saadi S, Holzknecht RA, Patte CP, Sud N, Platt JL, Dawson JR. Induction of procoagulant function in porcine endothelial cells by human natural killer cells. J Immunol. 1997;159(10):4659–64.

56. Inverardi L, Samajam M, Motterlini R, Mangili F, Bender JR, Pardi R. Early recognition of a discordant xenogeneic organ by human circulating lymphocytes. J Immunol. 1992;149(4):1416–23.

57. Schneider MK, Seebach JD. Current cellular innate immune hurdles in pig-to-primate xenotransplantation. Curr Opin Organ Transplant. 2008;13(2):171–7. doi:10.1097/MOT.0b013e3282f88a30.

58. Cadili A, Kneteman N. The role of macrophages in xenograft rejection. Transplant Proc. 2008;40(10):3289–93.

59. Wang H, Yang YG. Innate cellular immunity and xenotransplantation. Curr Opin Organ Transplant. 2012;17(2):162–7. doi:10.1097/MOT.0b013e328350910c.

60. Lilienfeld BG, Garcia-Borges C, Crew MD, Seebach JD. Porcine UL16-binding protein 1 expressed on the surface of endothelial cells triggers human NK cytotoxicity through NKG2D. J Immunol. 2006;177(4):2146–52.

61. Forte P, Lilienfeld BG, Baumann BC, Seebach JD. Human NK cytotoxicity against porcine cells is triggered by NKp44 and NKG2D. J Immunol. 2005;175(8):5463–70.

62. Sullivan JA, Oettinger HF, Sachs DH, Edge AS. Analysis of polymorphism in porcine MHC class I genes: alterations in signals recognized by human cytotoxic lymphocytes. J Immunol. 1997;159(5):2318–26.

63. Ide K, Wang H, Tahara H, Liu J, Wang X, Asahara T, Sykes M, Yang YG, Ohdan H. Role for CD47-SIRPalpha signaling in xenograft rejection by macrophages. Proc Natl Acad Sci U S A. 2007;104(12):5062–6.

64. Hisashi Y, Yamada K, Kuwaki K, Tseng YL, Dor FJ, Houser SL, Robson SC, Schuurman HJ, Cooper DK, Sachs DH, Colvin RB, Shimizu

A. Rejection of cardiac xenografts transplanted from alpha1,3-galactosyltransferase gene-knockout (GalT-KO) pigs to baboons. Am J Transplant. 2008;8(12):2516–26.

65. Lynch RJ, Platt JL. Escaping from rejection. Transplantation. 2009;88(11):1233–6. doi:10.1097/TP.0b013e3181bcc93a.

66. Alter BJ, Bach FH. Cellular basis of the proliferative response of human T cells to mouse xenoantigens. J Exp Med. 1990;171:333–8.

67. Platt JL. New directions for organ transplantation. Nature. 1998;392 suppl 6679:11–7.

68. Brauer RB, Baldwin III WM, Daha MR, Pruitt SK, Sanfilippo F. Use of C6-deficient rats to evaluate the mechanism of hyperacute rejection of discordant cardiac xenografts. J Immunol. 1993;151(12):7240–8.

69. Lin SS, Hanaway MJ, Gonzalez-Stawinski GV, Lau CL, Parker W, Davis RD, Byrne GW, Diamond LE, Logan JS, Platt JL. The role of anti-Gala alpha 1-3Gal antibodies in acute vascular rejection and accommodation of xenografts. Transplantation. 2000;70(12):1667–74.

70. Lin SS, Weidner BC, Byrne GW, Diamond LE, Lawson JH, Hoopes CW, Daniels LJ, Daggett CW, Parker W, Harland RC, Davis RD, Bollinger RR, Logan JS, Platt JL. The role of antibodies in acute vascular rejection of pig-to-baboon cardiac transplants. J Clin Invest. 1998;101(8):1745–56.

71. Byrne GW, Stalboerger PG, Du Z, Davis TR, McGregor CG. Identification of new carbohydrate and membrane protein antigens in cardiac xenotransplantation. Transplantation. 2011;91(3):287–92. doi:10.1097/TP.0b013e318203c27d.

72. McCurry KR, Parker W, Cotterell AH, Weidner BC, Lin SS, Daniels LJ, Holzknecht ZE, Byrne GW, Diamond LE, Logan JS, Platt JL. Humoral responses in pig-to-baboon cardiac transplantation: implications for the pathogenesis and treatment of acute vascular rejection and for accommodation. Hum Immunol. 1997;58(2):91–105.

73. Williams JM, Holzknecht ZE, Plummer TB, Lin SS, Brunn GJ, Platt JL. Acute vascular rejection and accommodation: divergent outcomes of the humoral response to organ transplantation. Transplantation. 2004;78(10):1471–8.

74. Saadi S, Holzknecht RA, Patte CP, Stern DM, Platt JL. Complement-mediated regulation of tissue factor activity in endothelium. J Exp Med. 1995;182(6):1807–14.

75. Saadi S, Holzknecht RA, Patte CP, Platt JL. Endothelial cell activation by pore-forming structures: pivotal role for interleukin-1alpha. Circulation. 2000;101(15):1867–9.

76. Saadi S, Takahashi T, Holzknecht RA, Platt JL. Pathways to acute humoral rejection. Am J Pathol. 2004;164(3):1073–80.

77. Vercellotti GM, Platt JL, Bach FH, Dalmasso AP. Enhanced neutrophil adhesion to xenogeneic endothelium via C3bi. J Immunol. 1991;146(2):730–4.

78. Bustos M, Saadi S, Platt JL. Platelet-mediated activation of endothelial cells: implications for the pathogenesis of transplant rejection. Transplantation. 2001;72(3):509–15.

79. Nagata H, Ito M, Cai J, Edge A, Platt JL, Fox IJ. Treatment of cirrhosis and liver failure in rats by hepatocyte xenotransplantation. Gastroenterology. 2003;124(2):422–31.

80. Koch CA, Khalpey ZI, Platt JL. Accommodation: preventing injury in transplantation and disease. J Immunol. 2004;172(9):5143–8.

81. Platt JL, Lynch RJ. Accommodation in renal transplantation: unanswered questions. Curr Opin Organ Transplant. 2010;15(4):481–5.

82. Dalmasso AP, Benson BA, Johnson JS, Lancto C, Abrahamsen MS. Resistance against the membrane attack complex of complement induced in porcine endothelial cells with a Gal alpha(1-3)Gal binding lectin: up-regulation of CD59 expression. J Immunol. 2000;164(7):3764–73.

83. Dorling A, Delikouras A, Nohadani M, Polak J, Lechler RI. In vitro accommodation of porcine endothelial cells by low dose human anti-pig antibody: reduced binding of human lymphocytes by accommodated cells associated with increased nitric oxide production. Xenotransplantation. 1998;5(1):84–92.

84. Dalmasso AP, He T, Benson BA. Human IgM xenoreactive antibodies can induce resistance of porcine endothelial cells to complement-mediated injury. Xenotransplantation. 1996;3:54–62.

85. Platt JL, Nath KA. Heme oxygenase: protective gene or Trojan horse. Nat Med. 1998;4(12):1364–5.

86. Bach FH, Ferran C, Hechenleitner P, Mark W, Koyamada N, Miyatake T, Winkler H, Badrichani A, Candinas D, Hancock WW. Accommodation of vascularized xenografts: expression of 'protective genes' by donor endothelial cells in a host Th2 cytokine environment. Nat Med. 1997;3(2):196–204.

87. Saadi S, Wrenshall LE, Platt JL. Regional manifestations and control of the immune system. FASEB J. 2002;16(8):849–56.

88. Tuuminen R, Syrjala S, Krebs R, Arnaudova R, Rouvinen E, Nykanen AI, Lemstrom KB. Combined donor simvastatin and methylprednisolone treatment prevents ischemia-reperfusion injury in rat cardiac allografts through vasculoprotection and immunomodulation. Transplantation. 2013;95(9):1084–91.

89. Cristol JP, Thiemermann C, Mitchell JA, Walder C, Vane JR. Support of renal blood flow after ischaemic-reperfusion injury by endogenous formation of nitric oxide and of cyclo-oxygenase vasodilator metabolites. Br J Pharmacol. 1993;109(1):188–94.

90. Cozzi E, White DJ. The generation of transgenic pigs as potential organ donors for humans. Nat Med. 1995;1(9):964–6.

91. Cowan PJ, Chen CG, Shinkel TA, Fisicaro N, Salvaris E, Aminian A, Romanella M, Pearse MJ, D'Apice AJ. Knock out of alpha1,3-galactosyltransferase or expression of alpha1,2-fucosyltransferase further protects CD55- and CD59-expressing mouse hearts in an ex vivo model of xenograft rejection. Transplantation. 1998;65(12):1599–604.

92. Dwyer KM, Robson SC, Nandurkar HH, Campbell DJ, Gock H, Murray-Segal LJ, Fisicaro N, Mysore TB, Kaczmarek E, Cowan PJ, D'Apice AJ. Thromboregulatory manifestations in human CD39 transgenic mice and the implications for thrombotic disease and transplantation. J Clin Invest. 2004;113(10):1440–6.

93. Cozzi E, Yannoutsos N, Langford GA, Pino-Chavez G, Wallwork J, White DJG. Effect of transgenic expression of human decay-accelerating factor on the inhibition of hyperacute rejection of pig organs. In: Cooper DKC, Kemp E, Platt JL, White DJG, editors. Xenotransplantation: the transplantation of organs and tissues between species. 2nd ed. Berlin: Springer; 1997.

94. Kolber-Simonds D, Lai L, Watt SR, Denaro M, Arn S, Augenstein ML, Betthauser J, Carter DB, Greenstein JL, Hao Y, Im GS, Liu Z, Mell GD, Murphy CN, Park KW, Rieke A, Ryan DJ, Sachs DH, Forsberg EJ, Prather RS, Hawley RJ. Production of alpha-1,3-galactosyltransferase null pigs by means of nuclear transfer with fibroblasts bearing loss of heterozygosity mutations. Proc Natl Acad Sci U S A. 2004;101(19):7335–40.

95. Lynch RJ, Silva IA, Chen BJ, Punch JD, Cascalho M, Platt JL. Cryptic B cell response to renal transplantation. Am J Transplant. 2013;13(7):1713–23.

96. Auchincloss Jr H, Sachs DH. Xenogeneic transplantation. Annu Rev Immunol. 1998;16:433–70.

97. Chopek MW, Simmons RL, Platt JL. ABO-incompatible renal transplantation: initial immunopathologic evaluation. Transplant Proc. 1987;19(6):4553–7.

98. Holzknecht ZE, Platt JL. Accommodation and the reversibility of biological systems. Transplantation. 2001;71(5):594–5.

99. Lawson JH, Platt JL. Molecular barriers to xenotransplantation. Transplantation. 1996;62(3):303–10.

100. Lawson JH, Daniels LJ, Platt JL. The evaluation of thrombomodulin activity in porcine to human xenotransplantation. Transplant Proc. 1997;29(1-2):884–5.

101. Shimizu A, Hisashi Y, Kuwaki K, Tseng YL, Dor FJ, Houser SL, Robson SC, Schuurman HJ, Cooper DK, Sachs DH, Yamada K, Colin RB. Thrombotic microangiopathy associated with humoral rejection of cardiac xenografts from alpha1,3-galactosyltransferase gene-knockout pigs in baboons. Am J Pathol. 2008;172(6):1471–81.

102. Patience C, Takeuchi Y, Weiss RA. Infection of human cells by an endogenous retrovirus of pigs. Nat Med. 1997;3(3):282–6.

103. Paradis K, Langford G, Long Z, Heneine W, Sandstrom P, Switzer WM, Chapman LE, Lockey C, Onions D, Otto E. Search for cross-species transmission of porcine endogenous retrovirus in patients treated

with living pig tissue. The XEN 111 Study Group. Science. 1999;285(5431):1236–41.

104. Patience C, Patton GS, Takeuchi Y, Weiss RA, McClure MO, Rydberg L, Breimer ME. No evidence of pig DNA or retroviral infection in patients with short-term extracorporeal connection to pig kidneys. Lancet. 1998;352(9129):699–701.

105. Ogle BM, Butters KA, Plummer TB, Ring KR, Knudsen BE, Litzow MR, Cascalho M, Platt JL. Spontaneous fusion of cells between species yields transdifferentiation and retroviral transfer in vivo. FASEB J. 2004;18(3):548–50.

106. Digiorgi PL, Reel MS, Thornton B, Burton E, Naka Y, Oz MC. Heart transplant and left ventricular assist device costs. J Heart Lung Transplant. 2005;24(2):200–4.

索 引